U0585983

国家卫生和计划生育委员会"十三五"规划教材

全国高等学校教材

供**预防医学**类专业用

毒理学基础

Toxicology

第 **7** 版

主　审　王心如

主　编　孙志伟

副主编　陈　雯　周建伟　张文昌

编　者（以姓氏笔画为序）

牛　侨	山西医科大学	周志俊	复旦大学
朱心强	浙江大学	周建伟	南京医科大学
刘　涛	新疆医科大学	周显青	首都医科大学
刘起展	南京医科大学	郑金平	山西医科大学
刘晋宇	吉林大学	赵秀兰	山东大学
安　艳	苏州大学	郝卫东	北京大学
孙志伟	首都医科大学	钟才高	中南大学
李百祥	哈尔滨医科大学	姜岳明	广西医科大学
张　果	华中科技大学	骆文静	第四军医大学
张文昌	福建医科大学	夏彦恺	南京医科大学
张立实	四川大学	徐培渝	四川大学
张爱华	贵州医科大学	徐德祥	安徽医科大学
陈　雯	中山大学	逯晓波	中国医科大学
林忠宁	厦门大学	蒋义国	广州医科大学

编写秘书

李　阳　首都医科大学

人民卫生出版社

图书在版编目（CIP）数据

毒理学基础/孙志伟主编.—7版.—北京：人民卫生出版社，
2017

全国高等学校预防医学专业第八轮规划教材
ISBN 978-7-117-24633-0

Ⅰ.①毒…　Ⅱ.①孙…　Ⅲ.①毒理学-医学院校-教材
Ⅳ.①R99

中国版本图书馆 CIP 数据核字（2017）第 168575 号

| 人卫智网 | www.ipmph.com | 医学教育、学术、考试、健康，购书智慧智能综合服务平台 |
| 人卫官网 | www.pmph.com | 人卫官方资讯发布平台 |

毒理学基础
第 7 版

主　　编：孙志伟
出版发行：人民卫生出版社（中继线 010-59780011）
地　　址：北京市朝阳区潘家园南里 19 号
邮　　编：100021
E - mail：pmph @ pmph.com
购书热线：010-59787592　010-59787584　010-65264830
印　　刷：人卫印务（北京）有限公司
经　　销：新华书店
开　　本：850×1168　1/16　印张：32
字　　数：753 千字
版　　次：1987 年 5 月第 1 版　　2017 年 8 月第 7 版
　　　　　2025 年 4 月第 7 版第 15 次印刷（总第 54 次印刷）
标准书号：ISBN 978-7-117-24633-0/R · 24634
定　　价：73.00 元

打击盗版举报电话：010-59787491　E-mail：WQ @ pmph.com
（凡属印装质量问题请与本社市场营销中心联系退换）

全国高等学校预防医学专业第八轮规划教材修订说明

我国的公共卫生与预防医学教育是现代医学教育的一个组成部分，并在教学实践中逐步形成了中国公共卫生与预防医学教育的特点。现代公共卫生与预防医学教育强调"干中学"（learning by doing）这一主动学习、终身学习的教育理念，因此公共卫生和预防医学教材的建设与发展也必须始终坚持和围绕这一理念。

1978年，在原卫生部的指导下，人民卫生出版社启动了我国本科预防医学专业第一轮规划教材，组织了全国高等院校的知名专家和教师共同编写，于1981年全部出版。首轮教材共有7个品种，包括《卫生统计学》《流行病学》《分析化学》《劳动卫生与职业病学》《环境卫生学》《营养与食品卫生学》《儿童少年卫生学》，奠定了我国本科预防医学专业教育的规范化模式。

此后，随着预防医学专业的发展和人才培养需求的变化，进行了多轮教材的修订与出版工作，并于1990年成立了全国高等学校预防医学专业第一届教材评审委员会，至今已经是第四届。为了满足各院校教学的实际需求，规划教材的品种也随之进一步丰富。第二轮规划教材增加《卫生毒理学基础》《卫生微生物学》，第四轮增加《社会医学》，第五轮增加《卫生事业管理学》《卫生经济学》《卫生法规与监督学》《健康教育学》《卫生信息管理学》和《社会医疗保险学》，第六轮、第七轮延续了16种理论教材的框架。由此，经过30余年的不断完善和补充，基本形成了一套完整、科学的教材体系。

为了深入贯彻教育部《国家中长期教育改革和发展规划纲要（2010-2020年）》和国家卫生和计划生育委员会《国家医药卫生中长期人才发展规划（2011-2020年）》，通过对全国高等院校第七轮规划教材近四年来教学实际情况的调研和反馈，经研究决定，于2015年启动预防医学专业第八轮规划教材的修订，并作为国家卫生和计划生育委员会"十三五"规划教材的重点规划品种。本套教材在第四届教材评审委员会的指导下，增加《公共卫生与预防医学导论》，有助于学生了解学科历史，熟悉学科课程设置，明确专业研究方向，为专业课程的学习奠定基础。

预防医学专业第八轮规划教材的修订和编写特点如下：

1. 坚持教材顶层设计　教材的修订工作是在教育部、国家卫生和计划生育委员会的领导和支持下，由全国高等学校预防医学专业教材评审委员会审定，专家、教授把关，全国各医学院校知名专家、教授编写，人民卫生出版社高质量出版的精品教材。

2. 坚持教材编写原则　教材编写修订工作始终坚持按照教育部培养目标、国家卫生和计划生育委员会行业要求和社会用人需求，在全国进行科学调研的基础上，借鉴国内外医学培养模式和教材建设经验，充分研究论证本专业人才素质要求、学科体系构成、课程体系设置和教材体系规划后，制定科学、统一的编写原则。

3. 坚持教材编写要求　教材编写遵循教育模式的改革、教学方式的优化和教材体系的建设，坚持科学整合课程、淡化学科意识、实现整体优化、注重系统科学。本轮教材修订之初，在全国高等院校进行了广泛而深入的调研，总结和汲取了前七轮教材的编写经验和成果，对院校反馈意见和建议比较集中的教材进行了较大程度的修改和完善。在教材编写过程中，始终强调本科教材"三基""五性""三特定"的编写要求，进一步调整结构、优化图表、精炼文字，以确保教材编写质量，打造精品教材。

4. 坚持教材创新发展　本轮教材从启动编写伊始，采用了"融合教材"的编写模式，即将纸质教材内容与数字教材内容及智育内容、富媒体资源、智慧平台、智能服务相结合的，以纸质为基本载体，与互联网平台有机融合的立体教材和新兴服务，形成针对本专业和学科的终身教育解决方案。教师和学生都可以通过使用移动设备扫描"二维码"的方式，在平台上获得为每本教材量身创作的富媒体资源，包括教学课件、章末思考题解答思路、丰富的教学案例以及多种类型的富媒体资源，实现学生自主学习、终身学习、移动学习的教育目标。

5. 坚持教材立体建设　从第五轮教材修订开始，尝试编写和出版了服务于教学与考核的配套教材，之后每轮教材修订时根据需要不断扩充和完善。本轮教材共有10种理论教材配有《学习指导与习题集》、《实习指导》或《实验指导》类配套教材，供教师授课、学生学习和复习参考。

第八轮预防医学专业规划教材系列共17种，将于2017年8月全部出版发行，融合教材的全部数字资源也将同步上线，供秋季教学使用；其他配套教材将于2018年秋季陆续出版完成。

希望全国广大院校在使用过程中能够多提宝贵意见，反馈使用信息，以逐步修改和完善教材内容，提高教材质量，为第九轮教材的修订工作建言献策。

全国高等学校预防医学专业第八轮规划教材目录

1. 公共卫生与预防医学导论
   主编：李立明　副主编：叶冬青　毛宗福

2. 卫生统计学　第8版
   主编：李晓松　副主编：陈峰　郝元涛　刘美娜

3. 流行病学　第8版
   主审：李立明　主编：詹思延　副主编：叶冬青　谭红专

4. 卫生化学　第8版
   主编：康维钧　副主编：和彦苓　毋福海　李娟　黄沛力

5. 职业卫生与职业医学　第8版
   主审：孙贵范　主编：邬堂春　副主编：牛侨　周志俊　朱启星　陈杰

6. 环境卫生学　第8版
   主编：杨克敌　副主编：郑玉建　郭新彪　张志勇

7. 营养与食品卫生学　第8版
   主编：孙长颢　副主编：凌文华　黄国伟　刘烈刚　李颖

8. 儿童少年卫生学　第8版
   主编：陶芳标　副主编：武丽杰　马军　张欣

9. 毒理学基础　第7版
   主审：王心如　主编：孙志伟　副主编：陈雯　周建伟　张文昌

10. 卫生微生物学　第 6 版
　　主编：曲章义　副主编：邱景富　王金桃　申元英

11. 社会医学　第 5 版
　　主编：李鲁　副主编：吴群红　郭清　邹宇华

12. 卫生事业管理学　第 4 版
　　主编：梁万年　副主编：胡志　王亚东

13. 卫生经济学　第 4 版
　　主编：陈文　副主编：刘国祥　江启成　李士雪

14. 卫生法律制度与监督学　第 4 版
　　主编：樊立华　副主编：刘金宝　张冬梅

15. 健康教育学　第 3 版
　　主编：傅华　副主编：施榕　张竞超　王丽敏

16. 卫生信息管理学　第 4 版
　　主编：罗爱静　副主编：王伟　胡西厚　马路

17. 医疗保险学　第 4 版
　　主编：卢祖洵　副主编：高广颖　郑建中

全国高等学校预防医学专业第四届教材评审委员会名单

名誉主任委员： 陈学敏　华中科技大学

主 任 委 员： 李立明　北京大学

副主任委员： 孙贵范　中国医科大学

王心如　南京医科大学

委员： 姜庆五　复旦大学　　　　　　胡永华　北京大学

凌文华　中山大学　　　　　　孙振球　中南大学

梁万年　国家卫生和计划生育委员会　马　骁　四川大学

金泰廙　复旦大学　　　　　　郑玉建　新疆医科大学

武丽杰　哈尔滨医科大学　　　郭爱民　首都医科大学

季成叶　北京大学　　　　　　吕姿之　北京大学

牛　侨　山西医科大学　　　　邬堂春　华中科技大学

陈　坤　浙江大学　　　　　　颜　虹　西安交通大学

吴逸明　郑州大学　　　　　　孙长颢　哈尔滨医科大学

浦跃朴　东南大学　　　　　　孟庆跃　山东大学

谭红专　中南大学　　　　　　陶芳标　安徽医科大学

曹　佳　第三军医大学　　　　庄志雄　深圳市疾病预防控制中心

刘开泰　中国疾病预防控制中心　汪　华　江苏省卫生和计划生育委员会

潘先海　海南省疾病预防控制中心

秘书： 詹思延　北京大学

主审简介

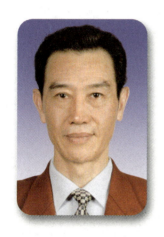

王心如

博士、教授、博士生导师、国家级教学名师。 南京医科大学毒理学研究所所长、现代毒理学教育部重点实验室主任。 先后主编原卫生部规划教材4版、5版、6版《毒理学基础》和1版、2版、3版《毒理学实验方法与技术》。 连续多年主持国家"十五"至"十二五"科技攻关/科技支撑计划项目、国家自然科学基金重点项目、国家基础研究重大项目前期研究专项、"973"课题,以及国际合作项目等,重点对环境化学污染物(ECPs),尤其是对环境内分泌干扰物(EDCs)致生殖内分泌紊乱及其调节机制、男性不育的环境-遗传-表观遗传危险因素及其作用机制进行了较为系统的研究,发表学术论文300余篇,获多项国家发明专利。 先后获国家科技进步奖二等奖(2015)、高教类国家级教学成果奖(2014)等奖项。

主编简介

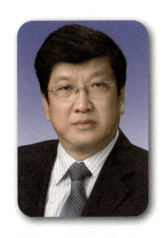

孙志伟

医学博士，教授，博士生导师。 1984年毕业于原白求恩医科大学，1990年于该校获硕士学位，1992年赴德国攻读博士学位，1995年获博士学位后回国。 同年进入原白求恩医科大学基础医学博士后流动站，1997年博士后出站并晋升为教授。 2009年被首都医科大学作为一级学科带头人引进。 多年从事环境毒理和纳米毒理学研究，近五年承担国家重大科技专项、国家自然科学基金重大国际合作项目、国家自然科学基金重点项目和北京市自然科学基金重点项目等国家以及省部级项目10余项，在 *EHP*、*EI*、*PFT*、*Nanotoxicology*、*Biomaterials* 等学术期刊发表 SCI 收录论文 86 篇，主编、副主编教材专著十余部。 现为环境毒理学北京市重点实验室主任、北京市纳米毒理学术创新团队带头人和创新拔尖人才。 兼任中华预防医学会卫生毒理专业委员会主任委员、中国毒理学会纳米毒理专业委员会和遗传毒理专业委员会副主任委员。 曾获国务院政府特殊津贴、卫生部有突出贡献中青年专家和宝钢优秀教师荣誉称号。

副主编简介

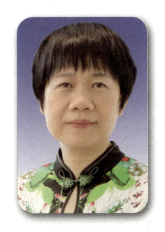

陈　雯

教授，博士生导师。 任职中山大学公共卫生学院；长期从事毒理学教学和科研工作，致力于遗传毒理学和环境化学致癌机制方面的研究。 入选教育部"新世纪优秀人才支持计划"；获得国家杰出青年基金；"珠江学者"特聘教授；国家重点二级学科——卫生毒理学的学科带头人；*Toxicology Research*（RSC）杂志编委；兼任环保部化学物质环境管理评审专家、中国毒理学会常务理事/生化与分子毒理专业委员会主任委员、广东省环境诱变剂学会理事长、中华预防医学会卫生毒理学专业委员会副主任委员。 近年来的主要研究方向是：①人体细胞转化模型建立和应用；②环境致癌表观遗传机制以及人群生物标记物研究；③DNA 损伤修复以及氧化损伤的表观遗传调控机制。

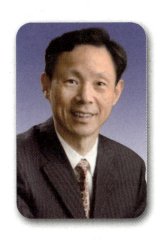

周建伟

医学博士，南京医科大学教授，博士生导师，教育部现代毒理学重点实验室副主任，南京医科大学教学名师。

学术兼职包括中国毒理学会副理事长，江苏省毒理学会理事长等；*Journal of Toxicology & Environmental Health，Part B* 副主编，*Current Cancer Drug Targets* 杂志编委等。 长期从事卫生毒理学和劳动卫生与环境卫生学的教学和科研工作，发表 SCI 收录论文 110篇，研究成果获江苏省科技进步二等奖和教育部自然科学二等奖等。

副主编简介

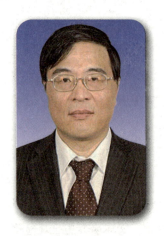

张文昌

　　福建医科大学公共卫生学院院长、二级教授、博士生导师。享受国务院政府特殊津贴，教育部第一届预防医学与全科医学教育指导委员会委员，第二届中华预防医学会公共卫生与预防医学发展贡献奖获得者，福建省高校教学名师。

　　1982年原上海第一医学院卫生专业本科毕业；1989年原浙江医科大学劳动卫生专业研究生毕业。主要研究方向：表观遗传学。国家级预防医学特色专业和国家级公共卫生与预防医学实验教学示范中心项目负责人，主编或参编论著或国家规划教材15部，发表论文100余篇。现主要社会兼职：中国毒理学会生化与分子毒理专业委员会副主任委员，福建省预防医学会副会长等。

前　言

　　毒理学是公共卫生与预防医学的主干学科，也是医学和药学重要的基础学科。现代毒理学主要是研究所有外源有害因素（化学、物理和生物因素）对生物系统的损害作用和生物学机制，进行安全性评价和风险评估的科学，在我国化学品、药品、保健食品、化妆品等健康相关产品的毒理学安全性评价及管理中广泛应用。因此，毒理学同时具有基础学科和应用学科特性，对公共卫生及医学人才培养和保障公众安全具有重要意义，在公共卫生与预防医学学科建设和社会经济发展过程中发挥着越来越重要的作用。

　　《卫生毒理学基础》第1版于1987年出版，作为全国高等医药院校本科生的教科书或研究生的参考书至今已有30年，期间经过6次修订，本教材为第7版。本教材曾荣获"十一五"国家级规划教材和全国高等学校医药优秀教材二等奖，2012年被推荐为"十二五"国家级规划教材。《毒理学基础》已为我国公共卫生与预防医学以及医学、药学等基础学科的教学、科研和人才培养作出了积极贡献。

　　本教材在认真总结前6版教材编写成功经验的基础上，结合国内高等院校毒理学教学需求和近年来国内外毒理学研究进展对《毒理学基础》第6版教材进行修订。教材修订过程遵循以下原则：①以培养高素质、创新性、应用型公共卫生与预防医学人才为培养目标，注重学生能力培养。②理论结合实际，充分体现毒理学的基础学科和应用学科的双重属性。③坚持教材"三基"和"五性"的基本原则。④注重教材的系统性、逻辑性、科学性、连贯性和可读性。

　　本版教材共分24章，其中毒理学总论13章，毒理学各论11章，重点做了如下修订：①更新了各章内容。着重对毒理学机制、管理毒理学、转化毒理学以及靶器官毒理学等章节做了修改和补充。②增加了毒理学实验设计的章节，以增加毒理学研究的实用性及其普及性。③针对互联网迅速发展现状，增加了网络版融合教材，进一步拓宽了学生的学习空间。④每章后附有思考题，以激发学生自主学习的积极性。⑤书末附有毒理学网络信息资源、主要参考文献、中英文名词对照索引，以便于读者查阅。

　　在本教材的修订编写过程中，得到人民卫生出版社的指导与帮助，全国20余所高校的专家教授花费了大量时间和精力，付出了辛勤劳动和汗水，南京医科大学王心如教授对本版教材修订给予了大力支持与具体指导，谨此一并向他们表示衷心感谢和崇高敬意！由于我们的水平和能力有限，本书难免存在错误和不当之处，恳请各位同道和广大师生不吝赐教和批评指正。

孙志伟　陈　雯　周建伟　张文昌
2017年1月

目　录

113　第六章　毒理学实验设计

137　第七章　一般毒性作用

154　第八章　外源化学物致突变作用

215　第十一章　毒理基因组学与系统毒理学

第一章

绪论

第一节　毒理学概述

　　毒理学(toxicology)的传统定义是研究外源化学物(xenobiotics)对生物体(living organisms)损害作用(adverse effects)的学科。现代毒理学则是在传统毒理学基础上形成的,它已超越毒理学的传统定义,发展成为研究所有外源有害因素(化学、物理和生物因素)对生物系统(living system)的损害作用和生物学机制(biologic mechanisms),进行安全性评价(safety evaluation)和风险评估(risk assessment)的科学。现代毒理学可以划分为描述毒理学(descriptive toxicology)、机制毒理学(mechanistic toxicology)和管理毒理学(regulatory toxicology)三个主要研究领域。描述毒理学主要任务是毒性鉴定和表型锚定,了解外源有害因素毒性及其毒性表型,是个"知其然"的过程;机制毒理学的主要任务是探讨产生某种特定毒性的生物学机制,是个"知其所以然"的过程;管理毒理学则是在描述毒理学和机制毒理学研究基础上,对外源有害因素进行毒理学安全性评价、健康风险评估及其干预管理的毒理学分支领域。管理毒理学既是现代毒理学区别于传统毒理学的主要特征之一,也是毒理学基础学科和应用学科双重属性的最佳体现。现代毒理学的三个研究领域既相互区别,又相互联系,构成现代毒理学的有机整体,其核心是毒理学安全性评价和健康风险评估。可见,毒理学对预防和控制外源有害因素对人类和环境的危害,改善环境质量和人类生存状况,保障人群健康,促进社会经济可持续发展具有重要作用。现代毒理学三个研究领域的相互关系见图1-1。

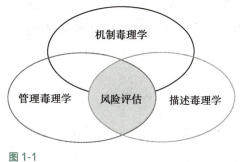

图 1-1
现代毒理学三个研究领域的相互关系

一、描述毒理学

　　描述毒理学主要进行外源有害因素的毒性描述、毒性鉴定和毒性表型锚定。描述毒理学通常采用体内、体外和人群研究方法获取外源有害因素在特定暴露条件下的毒性资料,这些毒性资料是毒理学研究的重要基础数据,既可为机制毒理学研究提供线索,也可为毒理学安全性评价和管理法规与干预措施的制订提供实验依据。对于药品、食品和健康相关产品的毒理学安全性评价,获得政府管理部门评价资质的检测机构按相关法规和技术规范出具的毒性鉴定报告可直接用于对产品的安全性评价和健康风险评估;而对于化学品,尤其是环境中持久性有机污染物(POPs)和内分泌干扰化学物(EDCs)、农药、有机溶剂、重金属等,通过描述毒理学研究不仅可以评价外源有害因素对人类的可能危害,还可以了解其对水生物、鸟类、动物和植物危害的可能性,以及其对生态系统平衡的潜在影响。目前,毒理基因组学(toxicogenomics)或称毒理组学(基因组学、转录组学、蛋白质组学、代谢组学等)新技术在描述毒理学和机制毒理学的相关研究中广泛应用,毒理基因组学研究结果既可为描述毒理学提供高通量数据,也可为阐明外源有害因素的毒作用机制研究及毒性预测提供大量有价值的资料。

二、机制毒理学

机制毒理学重点研究外源有害因素对生物系统产生损害作用的机制。机制毒理学研究,特别是毒理基因组学和药物基因组学的研究成果,对于毒理学在生物医学、药学、临床医学和环境医学等许多领域的应用非常重要,具体体现在:探索损害作用的生物学机制有助于了解外源有害因素与生物大分子的相互作用(interaction)以及毒作用模式(mode of action,MOA)和有害结局通路(adverse outcome pathway,AOP);机制毒理学研究是有效开展毒理学安全性评价的基础,例如,根据有机磷杀虫剂抑制乙酰胆碱酯酶活性的毒作用机制和其在不同物种体内生物转化差异,可外推实验动物中所观察到的某种不良结局,并准确分析有机磷杀虫剂对人类的相对毒性;开展机制毒理学研究可以指导中毒的临床救治,例如,基于 CO 中毒引起机体碳氧血红蛋白增加和携氧能力降低的毒作用机制,临床对 CO 中毒主要采取吸氧和高压氧舱等有针对性的治疗措施;机制毒理学、研究发现并验证的关键靶分子、调控分子和抑制剂可用于生物标志筛查以及新药筛选和新药研发,有助于形成新的治疗策略;机制毒理学研究还可为确定优先控制环境污染物、进行环境治理以及环境相关疾病的早期干预和防治提供科学依据。此外,机制毒理学研究与描述毒理学、定量构效关系(QSAR)分析、计算毒理学、生物信息学、数据挖掘和数据建模技术结合可对外源有害因素的毒性进行预测。

三、管理毒理学

管理毒理学主要在描述毒理学和机制毒理学研究的基础上进行科学决策与管理,其具体管理过程由政府相关管理部门主导,毒理学家从专业的角度协助政府部门制定相关法律法规、技术规范和管理措施,以确保进入市场的化学品、药品、食品、保健品、化妆品等安全有效,达到保护环境和保障人群健康的目的。管理毒理学对药品和化学品的安全使用至关重要,20 世纪 50 年代末和 60 年代初爆发的"反应停事件"就是一个典型的例子:反应停(沙利度胺,thalidomide)由瑞士医药公司研制,德国医药公司生产上市,主要用作孕妇止吐镇静药,但孕妇在妊娠期服用可引起严重的胎儿出生缺陷,导致世界各国出现数以万计"海豹畸形"患儿。该药申请进入美国市场时因人群资料不足未获美国 FDA 批准,从而使美国避免了一场灾难。该药 1962 年被禁用,现在有条件用于某些传染病(麻风、AIDS)和癌症治疗,但孕妇严格禁用。近几十年来,发达国家和许多发展中国家都先后成立了相应的管理机构,并颁布了有关药品、食品、安全饮水、清洁空气、化妆品、农药、杀虫剂、杀菌剂、有毒物质控制和资源保护与回收等法案。2003 年,WHO 公布了《全球化学品统一分类和标签制度》(GHS);2007 年,欧盟推出《关于化学品注册、评估、许可和限制制度》的 REACH 法规;中国也先后颁布了

《药品管理法》《食品卫生法》《环境保护法》《农药管理条例》《工作场所有害因素职业接触限值》。目前，我国纳入管理毒理学监管的对象主要有食品、药品、化妆品、农药、兽药、成瘾物质、医用材料、纳米材料等新材料以及大气、水体和土壤中的环境污染物等。

第二节 毒理学简史

毒理学一词源于希腊文字"toxikon"，是指发射毒箭的弓或浸泡箭头的毒物（poison）。毒物研究最早起源于对动物、植物和矿物毒物以及中毒的研究，并常用来狩猎、作战和暗杀。毒理学科的历史悠久，历史上许多文明古国对毒理学的形成和发展都作出过贡献，我国古代医药文献以及古埃及、印度、希腊、罗马和阿拉伯等国家的有关文献中，都有关于动物、植物和矿物毒物及其解毒剂的记载。伴随着漫长的人类文明史和科学史，毒理学发展过程中经历了萌芽期、形成期和发展期，毒理学研究也经历中毒现象观察、实验毒理学和机制毒理学及管理毒理学等不同时代。从20世纪初开始，毒理学不断从自然科学和生物科学的相关学科中吸收知识，逐渐形成自己的理论体系和技术方法，逐步发展为现代毒理科学。

一、学科萌芽期

神农在我国被誉为中医、草药和农业之父，同时，他也被国际毒理学界公认为毒理学史上里程碑式的人物。约在公元前2735年，神农编辑完成了40卷《本草》典籍，其中包括有毒植物目录、有药用价值的植物365种以及药物265种（例如碘、乌头或箭毒、鸦片、大麻、大黄、硫黄和汞等），同时还描述了这些植物和药物的作用以及相应的解毒剂。国外有关毒物和解毒剂的第一本著作出自埃及人，完稿于公元前1553—前1500年间，后被德国古埃及学家Ebers发现并以他的名字命名为Ebers文稿，其中记载了700多种毒物和药物（如毒芹、乌头、鸦片、大蒜、硫黄、明矾、苏打、铅、铜和锑等）、875~900个处方以及47例病史记录。有关早期埃及（公元前2000—前1400年）医药实践的资料还有Edwin Smith、Hearst、Kahun、Berlin和Brugsch等人的文献。古印度也对医学和毒理学作出了重要的贡献，公元前最后几个世纪，Susruta出版了一本医学教科书，全书分为6章，介绍了1120种疾病，列出了760种本地药用植物，描述了动物和矿物疗法，其中第5章着重叙述了毒理学相关内容，绝大部分是有关解毒剂的介绍，强调了卫生的重要性。古希腊人对植物毒物、金属毒物和解毒剂有着深入广泛的了解，在医学和毒理学方面作出重要贡献的主要代表人物有：Pathagoras（公元前580—前489年），他提出了疾病和中毒的因果关系理论、体液平衡理论，并对金属在机体内的生物学效应进行了研究；Hippocrates（公元前460—前355年），他强调了营养与饮食的重要性，认为健康是体液平衡的结果，空气、水、土壤、气候等环境因素均能影响健康；Theophrastus（公元前370—前286年）是为生物学和毒理学作出重大贡献的Aristotle最著名的学生，被认为是食品毒理学的奠基人。Mithridates六世（公元前120—前63年）被认为是系统研究人体毒物的第一人和临床毒理学的创始人；Dioscorides（公元40—90年）最先尝试将毒物分成植物毒物、动物毒物和矿物毒物，他也是发现汞毒性的第一人。在中世纪有关毒物研究的贡献多源于伊斯兰教国家的医生和炼金术士，他们首次发现氯化汞的作用特征,应用三氧化二砷代替三硫化二砷制备毒药在毒理学发展史上产生了深远影响。西方文艺复兴前,Mainodides(1135—1204 年)在他的著作《毒物及其解毒剂》中详细记载了有关昆虫、毒蛇和狂犬咬伤的抗毒疗法,以及植物和矿物中毒的催吐和导泻疗法。一个世纪后,医学教授Petrus(1250—1316 年)在研究希腊和阿拉伯人著作的基础上,撰写了《关于中毒》一书,书中将毒物分为植物源性、矿物源性和动物源性三大类,列出了所有已知毒物的中毒症状和治疗方法。中世纪末期和意大利文艺复兴时期,中毒的研究被推向了顶峰,毒物常被用于谋杀和政治暗杀,这使得本书广为流传,自公元 1472 年始共出版了 14 次。

二、学科形成期

Paracelsus(1493—1541 年)是中世纪后期科学和医学史上的一位重要人物,是毒理学主要奠基人之一,他一生阐述了许多革命性的观点,一些观点沿用至今。他认为:需要检测化学物的反应,区分化学物的治疗和毒作用特征,并通过这些特征确定化学物的特异性程度及其治疗作用或毒性作用的程度。他的著名格言是:所有的物质都是毒物,不存在任何非毒物质,剂量决定了一种物质是毒物还是药物。Paracelsus 为实验毒理学研究、毒理学中靶器官毒性以及剂量-反应关系等毒理学基本概念的确立作出了重大贡献。意大利内科医生 Ramazzini(1633—1714 年)首先描述了岩石工矽肺病(硅沉着病)、陶器工坐骨神经痛和铅中毒,他被认为是职业医学的创始人。1775 年英国著名职业医学与毒理学家、医生 Pott(1714—1788 年)发现了烟囱清扫工接触多环芳烃(PAHs)及煤焦油与其患阴囊癌之间的因果关系,这是多环芳烃致癌作用的首例报道。其后,在德国和苏格兰相继出现了煤焦油和页岩油作业工人职业性皮肤癌以及苯胺染料作业工人膀胱癌的报道。意大利内科医生和生物学家 Fontana(1720—1805 年)进一步发展了靶器官毒性概念,提出中毒症状是毒物作用于特殊器官的结果,他被认为是第一位研究毒物的现代科学家。19 世纪世界掀起了工业革命的浪潮,工业的快速发展导致许多职业病发病率的升高,也促进了职业医学和毒理学发展。1800 年出现了有机化学,1825 年合成了光气和芥子气,后被用于第一次世界大战。到 1880 年,合成的有机化合物超过了10 000 种。随着有机化学的发展,Magendie(1783—1855 年)、Orfila(1787—1853 年)和 Bernard(1813—1878 年)等人开始了实验毒理学的创新性研究工作。Orfila 被认为是现代毒理学奠基人之一。他首次采用尸检材料和化学分析作为中毒的法律依据,为法医学和法医毒理学作出了伟大贡献。Magendie 研究了依米丁、士的宁和箭毒的作用机制,他的学生 Bernard 不仅研究了箭毒对神经肌肉传导作用的本质,还对 CO 中毒机制进行了研究,提出 CO 与血红蛋白的不可逆性结合导致机体组织缺氧是 CO 中毒的原因,这些研究成果至今都被奉为毒理学和药理学中的经典。Blake(1815—1893 年)发现了药物的化学构效关系,其后英国出现了大量有关化学物构效关系的研究。19 世纪末20 世纪初德国科学家为毒理学的发展作出了巨大贡献,Schmiedeberg(1838—1921 年)着重研究了不同动物物种肝脏中马尿酸的合成和肝脏的解毒机制;Lewin(1850—1929 年)主要研究了尼古丁和其他生物碱的慢性毒性,并开展了对甲醇、甘油、丙烯醛和氯仿毒性的早期研究。此外,Kobert(1854—1918 年)对洋地黄苷和麦角生物碱的毒性进行了研究。

三、学科发展期

通常认为现代毒理学的发展始于 20 世纪初,尤其是第二次世界大战时期,这一时期药品、农药、工业化学品、军需品和合成纤维的生产急剧增加。毒理学作为一门基础和应用学科,在广泛应用合成化学、现代医学、药理学、物理学、生物学和流行病学等理论与技术的同时,也使毒理学科自身得到快速发展。由于 19 世纪末期美国"专利"药品造成多起中毒事件的发生,在农业部负责人 Wiley(1844—1930 年)倡导下,1906 年通过了第一部《美国食品与药品法》;1914 年建立了工业卫生部,1918 年 *Journal of Industrial Hygiene* 创刊。同时,主要化学品生产商开始建立企业内部的毒理学实验室。20 世纪 20 年代,砷化物治疗梅毒导致的急、慢性中毒,促进了相关毒理学研究的发展;美国的禁酒令使科学家们开始了早期神经毒理学的研究,发现 TOCP、甲醇和铅都具有神经毒性;在研究雌激素和雄激素结构与活性的科学家中,Dodds 等合成了 DES、己烯酚和其他二苯乙烯类物质,并发现了具有强雌激素活性的取代性二苯乙烯。20 世纪 30 年代,美、德制药工业开始致力于抗生素的大规模生产。1930 年,美国总统 Hoover 签署法令,正式成立美国国立卫生研究院(NIH)。同年实验毒理学杂志之一 *Archives of Toxicology* 创刊。1937 年引起急性肾衰竭和死亡的"磺胺事件",促使 1938 年通过了 Copeland 法案,并据此成立了美国食品与药品管理局(FDA)。"磺胺事件"在毒理学发展中起了重要作用,而致力于磺胺和乙烯乙二醇毒性机制研究的美国芝加哥大学的 Geiling 和 FDA 的 Lehaman 等科学家在随后毒理学研究中也成为这一领域的领军人物。20 世纪 40 年代前后,毒理学研究的深入促进了解毒剂的研制和应用,例如,二巯丙醇(BLA)用于治疗砷化物中毒,硝酸盐和硫代硫酸盐用于治疗氰化物中毒,解磷定(2-PAM)用于治疗有机磷农药中毒等。有机磷胆碱酯酶抑制剂的发现被认为是"二战"期间的一个重要事件,并成为后来几十年中开展神经生理学和毒理学研究的重要驱动力。Miller 夫妇的开创性研究工作发现了活性中间体在致癌中的作用以及混合功能氧化酶在内质网中的作用。这些发现以及 1944 年的纸色谱法和 1948 年的放射性标记二苯并蒽的使用,促使了对细胞色素 P450 蛋白家族研究工作的开展。20 世纪 50 年代,在美国著名管理毒理学家 Lehman(1900—1979 年)指导下,FDA 对毒理学的职能开始加强。1955 年,他和同事共同出版了《食品、药品和化妆品中化学物的安全性评价》,这是首次通过 FDA 为毒理学研究提供的指南。FDA 为使毒理学研究与安全性评价程序标准化,制定了良好实验室规范(good laboratory practice,GLP)。此外,Lehman 和 Fitzhugh 还首次共同提出安全系数(SF)的概念,WHO 根据 SF 提出了每日容许摄入量(ADI)的概念,Coulston、Lehman 和 Hayes 共同创办了毒理学中的权威杂志 *Toxicology and Applied Pharmacology*。20 世纪和 60 年代前后爆发的震惊世界的"反应停事件"和 Carson 的《寂静的春天》的出版(1962)极大地推动了毒理学科学的发展。1961 年美国毒理学会成立,1964 年欧洲毒理学会成立,国家和地区毒理学学术团体进一步普及了毒理学教育与交流合作,将毒理学研究扩展到环境科学、水生生物学、鸟类生物学、细胞生物学、分子遗传学和分析化学等多个学科领域。化学物的超痕量分析技术和点突变快速检测技术的出现以及芳烃受体(AhR)的发现,使毒理学迅速发展并逐步形成了细胞毒理学、分子毒理学、受体毒理学等新的分支学科,安全性评价和健康风险评估逐步成为毒理学研究的主要工作。20 世纪 70 年代至 80 年代,世界各国涉及毒理学的相关法规、毒理学杂志和协会等学术团体呈指数扩展。70 年代中期核酸测序方法的出现使机制毒理学研究有了新的发展和突破,基因在代谢活化和解毒方面的作用成为现代毒理学研究的前沿领域。1980 年世界各大洲毒理学会共同组建了国际毒理学联合会。1975 年 *Casarett & Doull's Toxicology* 问世,1982 年 Hayes 主编的 *Principles and Methods of Toxicology* 出版,1997 年 Sipes 等主编出版了 13 卷的毒理学丛书 *Comprehensive Toxicology*。

四、我国毒理学的形成与发展

我国现代毒理学起步较晚。20 世纪 50 年代苏联专家在北京举办毒理学讲习班,首先开展了工业毒理学研究。20 世纪 60 年代至 70 年代,逐步开展了环境毒理和食品毒理学研究,部分高等医学院校陆续开设了卫生毒理学课程。20 世纪 80 年代相继成立中华预防医学会卫生毒理学分会和中国环境诱变剂学会(CEMS),并先后创刊《卫生毒理学杂志》(现更名为《毒理学杂志》)和《癌变·畸变·突变》。1987 年,第 1 版《卫生毒理学基础》全国高等医药院校教材出版。1993 年,中国毒理学会(CST)成立,并加入了国际毒理学联合会(IUTOX)团体会员和亚洲毒理学会(ASIATOX)团体会员。中国毒理学会先后与英国毒理学会(the British Toxicology Society)联合创办 *Toxicology Research*,参与创办了《中国药理学与毒理学杂志》和《中国药物依赖性杂志》杂志,并创办内部刊物《中国毒理学通讯》;毒理学会于 2009 年开始开展毒理学家资格认证,目前已完成七个批次的培训认证工作。2003 年以来,中国国家食品药品管理局(SFDA)认证(Good Laboratory Practice,GLP)的毒理学研究与安全性评价中心 60 余家,2004 年我国首次派遣人员参加 OECD GLP 检查员培训班,2005 年 2 月 OECD 第 19 次 GLP 工作组会议决定接纳中国作为观察员,启动 MAD 认可程序,目前已有多家 GLP 单位获得 OECD 认证,通过国际实验动物评估和认可管理委员会(AAALAC)认证的动物实验研究机构已逾 30 家。2011 年,我国成立国家食品安全风险评估中心(China National Center for Food Safety Risk Assessment,CFSA)。进入 21 世纪,我国毒理学分支领域不断增多,研究内容不断深入,已形成以国家重点学科、省部级重点实验室、硕士学位授权点、博士学位授权点和博士后科研流动站为主体的较为完整的毒理学学科体系,毒理学成为医学门类尤其是公共卫生与预防医学一级学科中不可或缺的重要基础学科。目前,我国许多理工、农林、医药和师范等高等院校和科研院所均已开设毒理学课程,为我国培养了大批毒理专业人才。随着现代毒理学研究方法与技术的全面革新和不断进步,我国现代毒理科学快速发展的时代已经到来。

第三节　毒理学应用

一、毒理学研究领域

随着现代毒理学的不断发展,毒理学在各个研究领域的应用日渐广泛和深入。现代毒理学的研究领域按功能分类可包括描述毒理学、机制毒理学和管理毒理学;按应用领域分类可包括环境毒理学、生态毒理学、临床毒理学、职业毒理学、食品毒理学、法医毒理学和放射毒理学等;按研究对象分类可包括纳米毒理学、颗粒物毒理学、金属毒理学、农药毒理学和受体毒理学等;按研究手段分类可包括分析毒理学、分子毒理学、计算毒理学和基因组毒理学等;按毒作用的靶器官分类可包括心血管毒理学、肝脏毒理学和肾脏毒理学等。

二、安全性评价

毒理学安全性评价、风险评估和毒物管理均为毒理学实际应用的具体体现。毒理学安全性评价主要通过体内和体外试验方法,结合人群暴露评估,阐明受试物的毒性和潜在危害,达到确保人群健康的目的。安全性评价通常遵循分层或阶段试验(tiered testing)、成组或组合试验(battery testing)的原则。第一阶段试验主要包括:急性毒性试验、局部毒性试验(如皮肤、眼和黏膜刺激试验等)和短期重复剂量(亚急性)毒性试验(如28天喂养试验等)。第二阶段试验包括:亚慢性毒性试验(如90天喂养试验等),亦可先进行遗传毒性试验(常需3~4个试验组合),再进行亚慢性毒性试验,也可通过代谢试验/药物或毒物代谢动力学试验再进行亚慢性毒性试验。第三阶段试验主要包括:生殖毒性试验、致畸(发育毒性)试验、慢性(长期)毒性试验以及致癌试验。通常根据第一、二阶段试验结果,决定是否进行第三阶段试验。

三、风险评估

风险评估主要通过毒理学研究和毒性试验,并结合人群流行病学调查资料,系统评价外源有害因素暴露对人类和生态的潜在损害作用,并对损害作用的相关证据强度或风险评估的不确定性进行评价。风险评估主要包括四个步骤:危害识别(hazard identification)、剂量-反应评定(dose-response assessment)、暴露评定/接触评估(exposure assessment)和风险表征(risk characterization)。危害识别是风险评估的定性阶段,主要依据定量构效关系分析、体外毒性试验、整体动物实验、现场监测和人群流行病学资料,确定外源物质暴露对人群健康是否产生损害作用。剂量-反应评定是风险评估的定量阶段。主要依据阈值法(threshold approaches)、非阈值法(nonthreshold approaches)、生物剂量-反应关系模型(BBDR)和生理毒物代谢动力学模型(PBTK),阐明外源有害因素暴露水平与人群中有害效应发生率之间的关系。暴露评定主要通过对现场和个体采样监测,定性定量评定外源有害因素暴露来源、类型、途径、水平、频率、持续时间和内剂量。风险评估是对危害识别、剂量-反应评定和暴露评定的综合分析,系统评估暴露对人群健康产生损害作用的风险。需要强调的是,风险评估受不确定性(uncertainty)和变异性(variation)影响,需要结合人群暴露评估、毒理学研究、关联分析和循证决策来确保风险评估结果的科学性与准确性。

四、法规毒理学

毒理学应用更多地体现在政府依法展开的相关管理工作,我们通常称之为管理毒理学,也称法规毒理学,它不同于常规的和探索性的毒理学研究和安全性评价,是依据法律法规开展的毒理学安全性评价工作。新药毒理学安全性评价:我国新药管理由国家食品药品监督管理总局(CFDA)负责,实行注册管理制度,毒理学安全性评价主要依据《药品管理法》和《药物非临床研究质量管理规范》规定及相关毒理学技术指导原则进行。农药毒理学安全性评价:我国农药管理实行农药登记制度,根据《中华人民共和国农药管理条例》《中华人民共和国农药管理条例实施办法》和《农药登记资料规定》,由农业部负责管理。农药毒理学评价依据《农药登记毒理学试验方法(GB 15670—1995)》,由获得农业部考核农药登记毒理学试验资质的单位完成。兽药管理由农业部负责,依据《新兽药研制管理办法》开展安全性评价研究。化妆品毒理学安全性评价:化妆品的安全性评价依据国家标准《化妆品安全性评价程序和方法(GB 7919—1987)》,由国家食品药品监督管理总局内设的药品化妆品注册管理司和药品化妆品监管司负责管理。化学品毒理学安全性评价:根据《中华人民共和国职业病防治法》《危险化学品管理条例》和《化学品毒性鉴定技术规范》等法律法规由多个政府相关职能部门进行管理。保健食品安全性评价:依据《食品卫生法》和《保健食品注册与备案管理办法》由国家食品药品监督管理总局负责管理,食品安全风险评估由国家食品安全风险评估中心(CFSA)负责。医疗器械安全性评价:依据国务院令第 650 号《医疗器械监督管理条例》《医疗器械临床试验规定》和《进口医疗器械检验监督管理办法》分别由国家食品药品监督管理总局、国家卫生计生委和进出口检验检疫局负责管理。

第四节　毒理学展望

毒理学是开放、集成和多元的科学,兼具基础学科和应用学科双重属性,已成为生物医学、预防医学、临床医学和药学等学科的重要基础学科。毒理学不断吸收和应用生物学、生命科学、暴露科学、化学、物理、数学和管理科学等最新的理论知识和技术成果,与生物医学和生命科学共同发展。同时,毒理学作为工具学科研究和阐明生命过程中生物体的损害作用及其生物学机制,推动和促进医学、药学和生命科学的发展。随着科学发展和技术进步,毒理学已历经中毒现象观察时代、实验毒理学时代、机制毒理学和管理毒理学时代,未来将跨入系统毒理学和计算/预测毒理学时代。作为保护环境、维护生态平衡、保障人民生命安全和健康的重要学科,现代毒理学日益受到世界各国政府、企业、学术界的重视和公众的关注,已成为促进经济可持续发展、推动社会文明进步的重要科技支撑力量,彰显出未来大发展、大繁荣的前景。

一、系统毒理学

人类基因组计划(human genome project,HGP),是人类科学史上的一个伟大工程,它首次揭示了人类的生命密码。HGP 与随后发展的各种“组学”技术等把生物学带入了全新的“系统生物学”时代。系统毒理学(systems toxicology)是在系统生物学基础上发展起来的一门新兴和前沿学科。系统毒理学以毒理基因组学为基础,通过分析外源有害因素不同暴露(方式、剂量、时间等)条件下的基因表达谱、蛋白质表达谱和毒物代谢谱的改变,结合传统毒理学的研究资料,利用生物信息学和计算毒理学技术,系统研究外源有害因素/环境应激因素与生物系统(在分子、细胞、组织、器官和生物体整体水平上)的交互作用,定量描述生物功能和毒性表型,阐明毒作用通路(toxicity pathways)与生物学机制,揭示联合(复合)暴露效应,发现新的生物标志(biomarker),并深入进行安全性评价和健康风险评估,实现毒物毒性的快速检测和预测预警。因此,系统毒理学将成为未来毒理学研究领域的重点发展方向。

二、表观遗传毒理学

表观遗传毒理学(epigenetic toxicology)是建立在表观遗传学基础上的新的毒理学研究领域。表观遗传毒理学重点研究外源有害因素引起的不涉及 DNA 序列变化的转录后调控改变、调控机制及其与毒性的关系,具体包括 DNA 甲基化(DNA methylation)、组蛋白修饰(histone modification)、非编码 RNA(non-coding RNA)和染色质重塑(chromatin remodeling)。外源有害因素可以通过引起表观遗传学改变导致毒性和健康危害,表观遗传毒理学在生长发育、出生缺陷、生殖、免疫、神经、肿瘤、心血管疾病和衰老等研究当中均具有重要作用,已经成为现代毒理学尤其是机制毒理学研究的主要领域。在砷的致癌机制研究中发现,人外周血淋巴细胞 $P53$ 基因第 5 外显子低甲基化的发生率在砷中毒和肿瘤病例中的比例明显升高,且存在剂量-效应关系,提示 DNA 甲基化改变可能在砷致肿瘤过程中发挥重要作用。有些表观遗传学改变不仅出现在亲代,而且可以在不同子代间代际传递,这为疾病胎源学说(多哈理论)和生命早期暴露组研究提供了可能。此外,表观遗传毒理学对毒作用机制及发病机制研究、疾病个体化治疗、新的治疗策略及新药研发、多药耐药研究和新的生物标志发现都具有重要科学意义。

三、替代毒理学

毒理学中的"3R"原则指"优化"(refinement)、"减少"(reduction)和"替代"(replacement)。以"3R"原则为导向设计的实验方法被定义为毒理学替代法(alternative toxicological methods)。1959年,英国动物学家 Russell 和微生物学家 Burch 首次提出"3R"理论。1986 年,欧洲通过了动物保护法,使"3R"理论更具体化。1993 年,成立了由 15 个国家组成的欧洲替代法验证中心(ECVAM)。迄今,已在美国、英国、德国、意大利、荷兰、澳大利亚、新西兰等国设立了动物实验替代法研究中心、基金会、信息中心和网站等机构二十余个,出版"实验动物替代法"相关学术期刊十余个。近年来,毒理学替代法研究工作已取得明显进展。例如,对于急性毒性试验,OECD 发布了固定剂量法、急性毒性分级法、上下法等;酿酒酵母基因突变试验(OECD TG480,Annex VB15)和酿酒酵母有丝分裂重组试验(OECD TG481,Annex VB16)等作为遗传毒性试验替代法;SHE、C3H10T1/2 和 BALB/c3T3 细胞体外转化试验被推荐用于非遗传毒性致癌物研究;胚胎干细胞体外试验(EST)等被用于化学物的发育毒性(致畸)试验;报告基因试验被用于测试化学物的雌、雄、甲状腺激素活性等。随着组学技术、干细胞技术、微流控技术和器官芯片技术的发展,毒理学传统的整体动物实验面临严峻挑战,毒理学替代方法已成为未来毒理学的重要发展方向和大趋势。

四、计算毒理学

组学技术、现代分析技术、计算机技术、网格技术、数据挖掘建模技术和生物信息学技术的快速发展,为现代毒理学研究提供了强有力的技术手段,使得毒性预测正逐步成为现实。计算/预测毒理学(computational/predictive toxicology)就是在这样的历史条件下应运而生的新的毒理学分支,计算/预测毒理学以计算化学(computational chemistry)、计算生物学(computational biology/in silico biology)或生物信息学及系统生物学为基础,运用先进的高通量(high throughput)、高内涵(high contents)和高灵敏(high resolution)测试方法,结合光学分子成像(生物发光、荧光成像等)技术和现代仪器分析技术,例如色谱-质谱联用技术(GC-MS、UPLC-MS-MS、UPLC-Q-TOF 等)、磁共振技术(^{1}H NMR、1^3C NMR、^{31}P NMR 等)、电子顺磁共振波谱法(EPR)、紫外-可见吸收光谱法(UV-VIS)、拉曼光谱法(Raman)、稳定同位素标记的质谱流式技术及其联用,研究和发展多种计算模型,诸如定量构-效关系模型(QSARs)、基准剂量模型(BMD)、生理药代动力学/药效动力学模型(PBPK/PBPD)、浓度加和模型(CA)、独立作用模型(IA)、交互作用模型(IAI)、两步预测模型(TSP)等,通过毒理学研究和数据挖掘建模,高效快速筛检和预测外源化学物的毒性和有害健康效应,确定并定量表征外源有害因素暴露的风险(quantitative risk assessment)。

五、管理毒理学

随着科学技术的进步,我国的管理毒理学也不断发展和日趋完善,结合我国国情和国际惯例,已经建立了药品、食品、化学品和健康相关产品的管理体系及技术规范,管理水平不断提高,为保障国民健康作出了巨大贡献。同时,我们应该看到,我国的毒理学安全性评价和健康风险评估体系还处于建设过程当中,尚缺乏国家管理的顶层设计,政府各部门的管理尚存在壁垒,管理过程还需建立有效沟通协调机制和数据共享平台。在大数据和互联网的历史背景下,我国应借鉴美国国家毒理学计划(NTP)和欧洲化学品管理局(ECHA)的经验,顺应 21 世纪现代毒理学快速发展新趋势,尽快建立中国国家毒理学计划和国家毒理学数据库,加快制定并完善中国毒理学专业教育、人员培训和资质认证制度,努力构建符合国际惯例和中国国情的毒理学安全性评价体系,全面实施和推广 GLP 规范,制订、完善并严格执行有毒物质管理法律、法规、标准、条例和措施。

六、转化毒理学

转化毒理学(translational toxicology)是将毒理学的基础研究成果发展转化为能应用于环境与人群监测、环境相关疾病的早期诊断治疗和预防、安全性评价、危险度评定和危险性管理的理论、方法、技术、产品和防控措施的一门新兴的毒理学研究学科。转化毒理学是基于转化医学、暴露科学、"组学"、计算生物学、生物信息学和表观遗传学等方法的创新性研究思路与理念。例如,美国等国家提出将传统的以死亡、突变、肿瘤形成等终点事件作为观测指标的毒效应评价体系,转化为基于毒作用通路和机制研究结果为观测指标的高通量毒效应评价体系;中国毒理学工作者已开展多种生物标志研究,苯、PAHs、氯乙烯等化合物的暴露标志,乳腺癌、高血压、骨质疏松等疾病的易感标志已被应用于人群监测。采用转化毒理学的思路与方法,强化理论与实践、基础与临床、宏观与微观的整合,开展多层次、多靶点、多水平、多学科研究,有针对性地解决环境、生态、职业、食品、药品、新物质和新材料安全等全球性公共卫生问题,不仅是转化毒理学研究的根本任务,也是现代毒理学发展的主要方向与目标。

七、新的毒性测试策略

传统的毒理学研究多采用整体动物实验和细胞系,毒理学替代方法已经成为未来毒理学的发展趋势。2007 年,美国国家研究委员会(NRC)提出了 21 世纪毒性测试新的"愿景与战略"—TOX21,呼吁将毒理学的研究重点从整体动物实验转向以人源细胞系、通路毒性和高通量检测为主的毒性测试策略,更多采用细胞、细胞系或细胞成分评价生物过程变化的体外试验、低等生物体内试验以及毒性评定的计算机建模。为应对这一挑战,美国环境保护局(EPA)、国立卫生研究院(NIH)、国家环境卫生科学研究院(NIEHS)、美国国家毒理学计划(NTP)和食品药品管理局(FDA)等多家机构合作,共同提出并实施了新的毒理学研究测试计划,每年推出 50 个以上的 TOXCastTM(高效、快速筛选并预测化学物潜在毒性计划,EPA,2007)高通量筛选方法,用于研究、建立、发展、创新化学物测试方法,表征毒作用通路,揭示毒作用机制,构建毒性预测模型等,使之成为一个多学科参与、多中心合作、创新而极具前景的研究领域。目前,通过机器人系统已筛选 10 000 余种化学物。总之,TOX21作为 21 世纪毒性测试新的方向与发展战略,正在为未来计算/预测毒理学提供着理论和技术支撑。

(孙志伟)

第二章

毒理学基本概念

在毒理学的学习中,毒理学基本概念及其内涵的准确把握显得十分重要,因为这些概念自始至终贯穿于毒理学研究的全过程,如毒物、毒性、毒作用、剂量、反应(效应)以及毒性参数、安全限值等。基本概念的形成和提出往往需要经历长时间的探索和研究,不仅仅是在毒理学学科研究中具有重要的指导意义和应用价值(如生物标志、毒物低剂量兴奋效应等),而且可能(尤其是创新性概念)极大地推动学科的研究与发展,如安全性和风险度的概念等。

第一节 毒物、毒性与毒作用

一、毒物

(一)环境有害因素

人类赖以生存的外界环境中存在各种物质,如空气、水、土壤、食物等。而人们的生产和生活活动等又使这些物质构成复杂的、不同的环境状态,后者对人类的健康和环境生态产生重要的影响。

环境有害因素是毒理学研究的主要对象,其数量庞大且复杂,主要包括三大类:①物理因素:如电离辐射(X射线、γ射线等)、非电离辐射(高频电磁场、微波等)、噪声、振动、高温、异常气压等。②化学因素:如各种环境污染物、工业毒物(如铅、汞、镉、苯等)、各种药物(如反应停、环磷酰胺等)、农药、食物中含有的各种营养物质等。③生物因素:如各类细菌感染;风疹、肝炎、流感等病毒感染;梅毒螺旋体感染;弓形体感染;毒菇等有毒植物中毒;毒蜂、毒蛇叮咬中毒等。

目前,毒理学主要研究的是环境有害化学因素,即外源化学物对机体的有害效应。毒理学关注的是这些化学物的有害效应(如毒作用),而不是有益效应(如营养作用、治疗作用等)。

(二)外源化学物与内源化学物

外源化学物(xenobiotics)是指存在于人类环境中、可能与机体接触并进入机体,在体内呈现一定的生物学效应的一些化学物质。与外源化学物相对的概念是内源化学物。内源化学物是指机体内原已存在的以及代谢过程中所形成的产物或中间产物。近年来,毒理学已加强了对内源性毒物的研究,如含氧自由基、含氮自由基、同型半胱氨酸等的毒性、毒作用机制研究等,但外源化学毒物仍然是毒理学研究的主要内容之一。

(三)毒物

毒物(toxic substance;poison;toxicant),是指在一定的条件下,较低的剂量时即可导致机体损害的物质。毒物或非毒物的划分也是相对的,我们没有也无法制定一个统一的判定性界值或标准。从某种意义上讲,所有的外源化学物都可能是毒物,只要进入机体并达到一定的量。即使是每日食用的食盐也可能是致命的,如一次性服用200~250 g,则可导致机体严重中毒甚至死亡。同样,各种药物一旦超过安全使用剂量,即可引起毒效应。

（四）毒物的分类

外源化学物的种类繁多,分类方法也不少。按外源化学物的用途及分布范围,可将毒物分为:①工业毒物,包括生产中的原料、中间体、辅助剂、杂质、成品、副产品、废弃物等。②环境污染物,包括生产中排放的废气、废水和废渣。这些污染物可通过空气、水、土壤或食物而危及人类健康。③食品中有毒成分,包括天然毒素或食品变质后产生的毒素,以及食品中添加剂的不当添加。④农用化学物,包括农药、化肥、生长激素等,常因误用、滥用以及农药在食品中的残留而造成危害。⑤嗜好品（如卷烟）、化妆品、其他日用品中的有害成分。⑥生物性毒物,又统称毒素(toxin),如微生物、动物或植物产生的毒性物质。⑦医用药物,包括兽医用药。如各种化疗药物等。⑧军事毒物,如沙林、维埃克斯(VX)等。⑨放射性核素,如^{131}I等。

此外,根据毒物毒作用的主要靶器官不同,可分为生殖毒物、心血管毒物等;根据化学物的物理性状可分为气态毒物、液态毒物、固体毒物等;根据其毒性大小可分为剧毒、高毒、中毒、低毒、实际无毒化学物等。

二、毒性

（一）毒性

毒性(toxicity)是指在特定条件下,化学物导致机体有害作用的一种内在的、固有的能力。毒性是物质一种与生俱来的、不变的特性,是通过测量该物质在特定的条件下对机体产生的毒作用大小来确定的,如通过规范的急性毒性试验来评价毒物的急性毒性等。化学物毒性的大小取决于物质的化学结构。显然,有必要系统研究化学物的化学结构及其理化特性与该物质毒性之间的相互关系。

根据毒物暴露剂量与持续时间不同（如大剂量一次性暴露或较小剂量较长时间或小剂量长时间暴露）,毒性可分为急性毒性、亚慢性毒性和慢性毒性,或分为短期毒性和长期毒性;根据引起的毒效应类型,毒性又可分为一般毒性和特殊毒性（即致畸、致癌和致突变性）。

（二）选择性毒性

选择性毒性一般是指化学物在不同物种间的毒性差异。目前认为,化学物的这种毒性差异即选择性毒性可发生在物种之间,也可发生在同种属群体中个体之间（易感人群为高危人群）或同一个体内不同器官或系统间（易感器官为靶器官）。

外源化学物直接或主要损害的器官就称为该物质的靶器官(target organ)。如脑是甲基汞的靶器官,肾是镉的靶器官等。常见的靶器官有神经系统、血液和造血系统、生殖系统以及肝、肾、肺等。某个特定的器官成为毒物的靶器官,可能同该器官与该毒物间存在的生物学联系、毒动学、毒效学特点等多种因素有关。如:该器官为毒物吸收和(或)排泄器官;该器官的血液供应特点或具有特殊的摄入系统;该器官代谢毒物的能力和活化/解毒系统平衡;存在特殊的酶或生化途径,或存在与毒物结合的特殊的生物大分子等。

人群中化学物的选择性毒性表现缘于个体易感性的不同。在同一环境条件下,少部分人出现患病甚至死亡,而大部分人反应不大。易受环境因素损害的那部分易感人群称为高危险人群。在同一污染环境中,高危险人群比正常人出现健康危害较早而且较严重。构成这种易感性的生物学基础有;①年龄;②性别;③遗传因素;④营养及膳食;⑤健康状况;⑥适应和耐受性等。

(三)蓄积毒性

蓄积毒性(accumulation toxicity):当外源化学物连续地、反复地进入机体,而且吸收速度(或总量)超过代谢转化排出的速度(或总量)时,化学毒物或其代谢物在机体内逐渐增加和蓄积,这种现象为化学毒物的蓄积作用(accumulation)。若机体反复多次接触化学物后,用化学分析方法能测得机体内或某些器官组织内存在该化合物的原型或其代谢产物,成为物质蓄积(material accumulation)。蓄积作用是外源化学物发生亚慢性、慢性毒作用的基础,故蓄积作用又被称为蓄积毒性。

若化学毒物反复多次染毒实验动物后,机体内虽不能检出化学毒物或代谢产物,然而机体可以出现慢性中毒现象,称为功能蓄积(functional accumulation)或损伤蓄积。功能蓄积是损害效应累积的结果,也可能是由于存留的化学毒物或代谢物数量极微,目前技术方法尚不能检出的一种物质蓄积。物质蓄积与功能蓄积可以同时存在。

外源化学物或其代谢产物在机体的蓄积部位称为储存库(depot)。机体常见的储存库有血浆蛋白、脂肪组织、肝脏、肾脏、骨骼等。如骨骼为铅的储存库。蓄积形式主要有原型、代谢产物和结合形式。

(四)毒性分级

化学物的毒性大小差别很大,而化学物的毒性大小又是相对的,目前尚没有也无法对毒性规定一个统一的定性标准。从特定意义上讲,任一化学物进入机体,只要剂量足够,都可导致毒效应。为了衡量不同化学物的毒性大小,许多国家和国际组织制订并正在努力完善各种毒性分级标准。相对应用较多的是以引起实验动物半数死亡的剂量(LD_{50})为依据的急性毒性分级标准,如表2-1。目前,尚缺乏被广泛接受的亚慢性和慢性毒性分级标准。

表2-1　我国农药的急性毒性分级标准(以 LD_{50} 值为据)

毒性分级	经口 LD_{50}(mg/kg)	经皮 LD_{50}(mg/kg)	吸入 LD_{50}(mg/m³·2h)
剧毒	<5	<20	<20
高毒	5~50	20~200	20~200
中等毒	50~500	200~2000	200~2000
低毒	500~5000	2000~5000	2000~5000
微毒	>5000	>5000	>5000

三、毒作用

(一)毒作用

毒作用(toxic effect),也常称为毒性作用或毒效应,是指在一定条件下,化学物导致机体发生的有害生物学改变。毒效应和毒性的概念是不同的,毒性是化学物固有的生物学内在属性,我们不能改变化学物的毒性,而毒效应是化学物毒性在某些条件下引起机体出现的有害的生物学效应,是化学物内在毒性在一定条件下(如一定的剂量等)的外在表现,改变条件就可能影响毒效应。

任何一种化学物在一定条件下都可能对机体产生有害作用。化学物质的毒效应总是与一定的剂量联系在一起的,影响毒效应大小的因素主要是剂量以及与剂量有关的暴露特征(如暴露时间、暴露途径、暴露频率等)。

中毒(poisoning)是生物体受到毒物作用而引起的功能性或器质性改变后出现的疾病状态。根据毒物接触持续的时间和病变发生的快慢,中毒可分为急性中毒和慢性中毒等。

(二)毒作用谱

当外源化学物经暴露吸收进入生物体内的作用强度较低(剂量或浓度较低、作用时间较短)且机体的生理适应和抗损伤过程相对较强时,机体可保持相对稳定,仅有负荷增加或生理意义不明确的一些改变,不出现损害作用。如果外源化学物作用强度较强(即剂量或浓度较高、作用时间较长)时,可引起损害作用,此时机体进行病理性适应,这种病理性适应是可逆的,包括组织改建、代偿性肥大和增生、化生等。当外源化学物作用强度进一步增加时,机体的病理适应和代偿出现失调进而出现一系列较特异的中毒症状及体征,最后可导致死亡。

毒作用谱(spectrum of toxic effects,也称为毒效应谱)由外源化学物作用于生物体,随剂量的增加所表现出来的一系列不同的生物学效应构成,可以表现为:①外源化学物的机体负荷增加;②意义不明的生理和生化改变;③亚临床改变;④临床中毒;⑤死亡。机体负荷是指在体内化学物和(或)其代谢物的量及分布。亚临床改变、临床中毒、死亡属于损害作用(毒效应)。毒作用谱还可包括致癌、致突变和致畸胎作用。

适应(adaptation)、抗性(resistance)和耐受(tolerance)是与毒效应相关的概念,但含义不同。适应是机体对一种通常能引起有害作用的化学物显示不易感性或易感性降低。抗性是指一个群体对于暴露的化学物应激反应的遗传性结构改变,以致与未暴露的群体相比,有更多的个体对该化学物不易感。因此抗性产生必须有化学物的暴露及随后的繁殖遗传。耐受是指个体获得对某种化学物毒作用的抗性(通常是早先暴露的结果),导致对该化学物毒作用反应性降低的状态。

(三)毒作用分类

外源化学物对机体的毒作用可进行以下分类:

1. 速发或迟发性作用

(1)速发性毒作用(immediate toxic effect):是指某些外源化学物在一次暴露后的短时间内所引起的即刻毒作用,如氯气和硫化氢等引起的急性中毒。一般说来,暴露毒物后迅速中毒,说明其吸收、分布快,作用直接,反之则说明吸收缓慢或需经代谢活化。中毒后迅速恢复,说明毒物能很快被排出或被解毒,反之则说明解毒或排泄效率低,或已产生病理性损害而难以恢复。

(2)迟发性毒作用(delayed toxic effect):是指在一次或多次暴露某种外源化学物后,经一定时间间隔才出现的毒作用。如,某些有机磷类化合物引起的迟发性神经毒作用。又如化学致癌物,人类一般要在初次暴露后 10~20 年才能出现肿瘤。

2. 局部或全身毒作用

（1）局部毒作用（local toxic effect）：是指某些外源化学物在机体暴露部位直接引起的损害作用。如酸碱所造成的皮肤损伤，吸入刺激性气体引起的呼吸道损伤等。

（2）全身毒作用（systemic toxic effect）：是指外源化学物被机体吸收并分布至靶器官或全身后所产生的损害作用，如苯胺引起的全身性缺氧。

大多数化学物可产生全身毒作用，而有些物质两种作用兼而有之。例如四乙基铅可作用于皮肤（吸收部位），分布至全身后，又可对中枢神经系统和其他器官产生毒作用。

3. 可逆或不可逆毒作用

（1）可逆毒作用（reversible toxic effect）：是指停止外源化学物的暴露后可逐渐消失的毒作用。如某些有机磷农药对胆碱酯酶活性的早期抑制作用。

（2）不可逆毒作用（irreversible toxic effect）：是指在停止外源化学物暴露后继续存在甚至可进一步发展的毒作用。如游离二氧化硅引起的肺部纤维化作用及肿瘤等。

4. 急性或慢性毒作用

（1）急性毒作用（acute toxic effect）：是指外源化学物一次性、较大剂量暴露对机体产生的损害作用。如短时间吸入高浓度苯蒸气所致的急性苯中毒等。

（2）慢性毒作用（chronic toxic effect）：是指某些外源化学物长期、反复多次暴露对机体产生的损害作用。如慢性镉中毒所致的肾小管重吸收功能障碍等。

5. 一般或特殊毒作用

（1）一般毒作用（general toxic effect）：是指外源化学物暴露对机体产生的、经常性的、传统概念意义上的损害作用。如多数毒物引发的各类靶器官毒效应等。

（2）特殊毒作用（special toxic effect）：是指某些外源化学物暴露引起机体出现的突变、肿瘤、畸胎等特殊的损害作用。如砷化物致肺癌等。

外源化学物导致的各类毒作用还包括：超敏反应（hypersensitivity），是机体对外源化学物产生的一种病理性免疫反应。外源化学物可以是完全抗原或半抗原。许多外源化学物作为一种半抗原进入机体后，首先与内源性蛋白质结合形成抗原，然后再进一步激发免疫系统。当再次暴露后，即可产生超敏反应。超敏反应可分为Ⅰ~Ⅳ型。其中，Ⅰ型超敏反应也称为变态反应（allergic reaction）。如青霉素引起的过敏性休克等；特异质反应（idiosyncratic reaction），通常是指机体对外源化学物的一种遗传性异常的反应性（过强或过弱），主要由于基因多态性，而与免疫性超敏反应无关。例如，一般人接受一个标准治疗剂量肌肉松弛剂（如琥珀酰胆碱），一般情况下引起的肌肉松弛时间较短，因为它能迅速被血清胆碱酯酶分解。但如病人缺乏这种酶，可出现较长时间的肌肉松弛甚至呼吸暂停（血清胆碱酯酶活性缺乏或减少）。又如，体内缺乏烟酰胺腺嘌呤二核苷酸（NADH）-高铁血红蛋白还原酶的人，对亚硝酸盐及其他能引起高铁血红蛋白血症的外源化学物特别易感。

一种外源化学物可能同时涉及上述多种类型的毒效应。

（四）损害作用与非损害作用

外源化学物在机体内引起的生物学效应包括损害作用和非损害作用。损害作用是外源化学物毒性的具体表现。毒理学的主要研究对象是外源化学物的损害作用,因此有必要明确损害作用与非损害作用的概念,并加以区别。

损害作用(adverse effect),是指影响机体行为的生物化学改变、功能紊乱或病理损害,或者对外加环境应激反应能力的降低或机体代偿能力下降,或导致机体对其他环境有害因素的易感性异常等。也有认为还包括寿命的损失和工作能力的下降。损害作用也有称为健康影响(health effect)。

非损害作用(non-adverse effect)是指外源化学物对机体产生的生物学变化是可逆的,应在机体适应代偿能力范围之内,机体对其他外界不利因素影响的易感性也不应增高。

如同在健康和疾病状态之间没有一个明确的分界而存在亚健康状态和亚疾病状态那样,我们有时也难以判断外源化学物引起的生物学效应是非损害作用或是损害作用。随着生命科学的进展,过去认为是非损害作用的生物学效应,可能会重新判断为损害作用。

(五)不良反应与副作用

不良反应(adverse reactions),系指正常剂量的药物用于预防、诊断、治疗疾病或调节机体生理功能时出现的有害的和与用药目的无关的反应,故特称为药物不良反应(adverse drug reactions,ADR)。按照 WHO 国际药物监测合作中心的规定,该定义排除有意的或意外的过量用药及用药不当引起的反应。

一般认为,药物不良反应包括在使用常用剂量的药物防治或诊断疾病过程中,因药物本身的作用或药物间相互作用而产生的与用药目的无关而又不利于病人的各种反应。可以是预期的毒副反应,也可以是无法预期的过敏性或特异性反应。在使用中,包括用药所致的不愉快的心理及躯体反应。

药物副作用(drug toxic effect),是最常见的药物不良反应,它是指药物在治疗剂量下出现的与治疗目的无关而与药物的药理作用有关的作用。副作用产生的基础是药物的药理作用选择性低,作用范围广。因此,当药物的某一效应被用于治疗目的时,其他效应就成了副作用。用某药治疗疾病时,必须用治疗剂量,这样副作用也就会随之出现。可见,副作用常常是难以避免的。

(六)联合毒作用

人们在生产或生活中总是同时暴露于各种环境因素,各种环境有害因素可通过不同的途径(如呼吸道、消化道、皮肤等)进入并作用于机体发生联合作用,如化学物与化学物的共同作用,化学因素与物理因素或生物因素间的共同作用。其中比较普遍存在和危害较大的是化学物间的联合作用。凡两种或两种以上的外源化学物同时或短期内先后作用于机体所产生的综合毒性作用,称为化学物的联合毒作用(joint toxic effect)。

根据多种化学物对机体产生的综合效应结果,联合作用可分为相加作用(等于各毒物效应之和)、协同作用(大于各毒物效应之和)、增强作用(大于各毒物效应之和)、拮抗作用(小于各毒物效应之和)和独立作用(各毒物效应独立呈现)等类型;根据多种化学物对机体作用方式不同,可将联合作用分为非交互作用(各化学物间或其效应间无发生相互作用或影响)和交互作用(化学物及其产生的毒效应间发生了相互作用和影响)两类,前者如独立作用、相加作用,后者如协同作用、增强作用和拮抗作用。

目前对于联合毒作用机制的了解尚不够充分,但大致可分为以下几种:①理化作用机制,如在外环境或机体内,不同化学物间可发生溶解、中和、结合、氧化、还原、水解等物理或化学性反应,从而改变化学物原理化特性或产生新产物;②毒物动力学机制,如一种化学物改变了另一种化学物在机体的吸收、分布、转运和排泄过程,从而改变了其毒性作用;③生物转化机制,如一种化学物诱导、活化或抑制生物转化酶,从而影响与之相关的其他化学物的生物转化过程;④受体作用机制,如一种化学物可竞争性抑制、阻断或激活受体,影响了与之相关的另一化学物生物学效应;⑤生物学效应机制,如这些化学物引起的生物学效应相同、相似或相反,最后出现不同的综合效应。

四、作用模式与毒作用路径

外源化学物对机体产生毒作用的作用模式以及毒作用损害结局的路径问题近年来引起了较广泛的关注。

作用模式(mode of action,MOA),是指以化学物与生物分子交互作用开始的、证据权重支持并可能导致毒性有关终点的一组事件。可测定的作用模式不同于作用机制,后者往往需要对毒作用分子生物学基础的更详细的了解。

随着机制毒理学和风险评估研究的深入,作用模式的概念也不断发展,WHO/IPCS(2007)提出致癌和非致癌 MOA 的指南。此后为评定外源化学物对人群和生态系统的风险,扩展并形成了毒作用路径的概念,OECD(2013 年)提出 AOP 的指南。

毒作用路径(adverse outcome pathway,AOP),也称有害结局路径,是一个概念框架,用以描述已有的关于一个直接的分子起始事件(molecular initiating event,MIE)(如外源化学物与特定生物大分子的相互作用)与在生物不同组织结构层次(如细胞、器官、机体、群体)所出现的与风险评估相关的"有害结局"之间的相互联系。

AOP 概念的形成也是缘于作用机制和作用模式这两个概念在使用时所出现的不确定性。作用机制常常描述的是由分子起始事件导致毒作用过程中生物学反应的具体环节,而作用模式(MOA)通常关注的是分子起始事件或毒作用,很少同时关注两者。AOP 关注的是由分子起始事件到与风险评估相关的毒作用的路径或过程,它包含了作用机制与作用模式的功能。综上所述,AOP 的概念内涵强调由分子起始事件产生毒作用所导致的结局,这种有害结局与风险评估相对应,包含了从起点到终点,即分子起始事件到有害结局的全部过程。

第二节　剂量-反应(效应)关系

一、剂量、效应和反应

(一)剂量

剂量(dose)是决定外源化学物对机体损害作用的重要因素。其概念较为广泛,主要指外源化学物与机体接触或被机体吸收或直接导致机体损害的量。表示剂量的指标可包括以下几种：

1. 暴露剂量 暴露剂量（exposure dose），或称接触剂量，是指与机体实际接触的量或环境中机体接触毒物的总量，又称为外剂量（external dose）。

给予剂量（administered dose），又称潜在剂量（potential dose），是指机体摄入、吸入或应用于皮肤的外源化学物的量。如饮用水中或灌胃液中毒物浓度、染毒柜空气中毒物浓度或涂抹皮肤的毒物浓度等。

应用剂量（applied dose），与给予剂量有所不同，是指直接与机体的吸收部位接触、可供吸收的量。如肺泡气中毒物浓度、胃内毒物浓度或皮肤上毒物的量等。

2. 吸收剂量 吸收剂量（absorbed dose），又称内剂量（internal dose），是指已被机体吸收进入血液到达体内的量。如血液、尿中毒物或其活性代谢产物的浓度或量就是常用的吸收剂量指标。

3. 生物有效剂量 生物有效剂量（biological effective dose），又称靶剂量（target dose），是指被吸收且到达毒作用器官组织产生毒作用的剂量。

化学物对机体的损害作用的性质和强度，除了与该化学物毒性密切相关外，直接取决于其在靶器官中的剂量，但测定此剂量比较复杂。一般而言，暴露的剂量愈大，毒物吸收剂量愈大，靶器官内的剂量也愈大，最后毒物生物有效剂量也就愈大。因此，常可以用暴露剂量或吸收剂量来估计毒物产生效应的剂量。在毒理学中，机体最常见的暴露途径为经口、经呼吸道和经皮肤，此外还有各种注射途径等。暴露剂量以单位体重暴露外源化学物的量（如 mg/kg 体重）或环境中浓度（mg/m³ 空气或 mg/L 水）来表示。

暴露特征是决定外源化学物对机体损害作用的另一个重要因素，包括暴露途径和暴露期限及暴露频率等。实际上，暴露特征对毒作用影响的本质是因为改变了毒作用的剂量。

（二）效应与反应

在毒理学研究中，根据所测定的有害作用的生物学和统计学的特点，将终点分为效应和反应两类。

1. 效应（effect） 效应，又称量反应（gradual response），表示暴露一定剂量外源化学物后所引起的一个生物个体、器官或组织的生物学改变。此种变化的程度用计量单位来表示。如某种有机磷化合物可使血液中胆碱酯酶的活力降低，四氯化碳能引起血清中谷丙转氨酶的活力增高，苯可使血液中白细胞计数减少等。

在游离器官/组织和完整动物均可观察到效应。但在游离器官/组织中效应的分析和描述远比在完整动物中简单，这是因为游离器官/组织不存在多种整体调解系统和机制，如在整体动物的神经和内分泌调节及转运机制等。所以，在毒理学研究中，研究在人、动物或其他整体生物中毒物暴露实际上发生的效应尤其重要，很多类型的效应只能在整体条件下被观察到，如生长速率（体重）、器官重量改变、血压和葡萄糖水平上升或下降等。

不同的化学物有不同的毒效应，即便是同一外源化学物，在不同动物机体条件下，其所致效应也不同，效应类型也不同。如药物反应停是强烈的人类致畸物，但在大、小鼠中则不然。

2. 反应（response） 反应，又称质反应（quantal response），指在暴露某一化学物的群体中，出现某种效应的个体在群体中所占比率,一般以百分率或比值表示,如患病率、死亡率、肿瘤发生率等。其观察结果只能以"有"或"无"、"异常"或"正常"等计数资料来表示。

（三）剂量-反应（效应）关系

剂量-反应（效应）关系（dose-response/effect relationship）是毒理学研究中十分重要的概念。是指外源化学物作用于生物体的剂量与引起的生物学改变的发生率或作用强度之间的相互关系。通常,随着剂量的增加,外源化学物导致的某种生物学作用的发生率或作用强度也随之增加或减少。若以剂量为横坐标,以引起的生物作用发生率或作用强度为纵坐标,则可获得相应的剂量-反应关系或剂量-效应关系曲线。

二、剂量-反应（效应）关系研究及其应用

剂量-反应（效应）关系曲线可呈现上升或下降等不同类型的曲线,包括抛物线型、双曲线型、直线型或S-形曲线等多种形状。

剂量-反应（效应）曲线的形状主要是由于外源化学物导致的生物学作用或作用强度存在个体生物学差异的缘故,反映了人体或实验动物对外源化学物毒作用易感性的分布。如果人体或实验动物对外源化学物易感性完全相同,则在某一个剂量（即中毒剂量,TD）全部个体都发生相同的毒作用（图 2-1 中 1A）,剂量-反应曲线应该成为图 2-1 中 2A 的形状。如果个体对外源化学物毒作用易感性不一致（图 2-1 中 1B）,即少数个体对此外源化学物特别易感或特别不易感,整个群体对此外源化学物的易感性呈正态分布,则呈 S-形曲线（图 2-1 中 2B）。S-形剂量-反应曲线的特点是在低剂量范围内,随着剂量增加,反应增加较为缓慢,然后剂量较高时,反应也随之急速增加,但当剂量继续增加时,反应强度增加又趋向缓慢。曲线开始平缓,继之陡峭,然后又趋平缓,成为 S-形。若个体对此外源化学物的毒作用易感性呈偏态分布（图 2-1 中 2C）,则剂量-反应曲线是非对称 S-状曲线。非对称 S-形曲线两端不对称,一端较长,另一端较短（图 2-1 中 1C）。

在剂量和反应之间的数学关系研究中已建立了不少的理论模型,几种不同的数学转换可用于非线性剂量反应关系外推直线化,如 logit 和 probit 转换。例如图 2-1 的 2C 是一条非对称的"S"形曲线,若横坐标用对数剂量表示,则可转化为一条对称的"S"形曲线;若进一步将纵坐标改为概率单位（probit）,则该曲线可转为一条直线。此时,则更有利于进一步的毒理学分析。

剂量-反应（效应）关系研究在毒理学研究乃至公共卫生与预防医学领域中具有重要意义,应用广泛。如:阈值的估测;因果关系的判断;毒作用特征分析;毒物兴奋效应分析等。化学物剂量-反应关系的比较分析通常能提供有价值的毒理学信息:

1. 毒作用强度与效能分析　强度（potency）是指相等效应时的剂量差别,效能（efficacy）是指可引起的最大效应的差别。图 2-2 表示 4 种不同化学物的某种毒作用的剂量-反应关系。可见毒作用的强度 A >B,C >D;而效能 A = B,C < D。

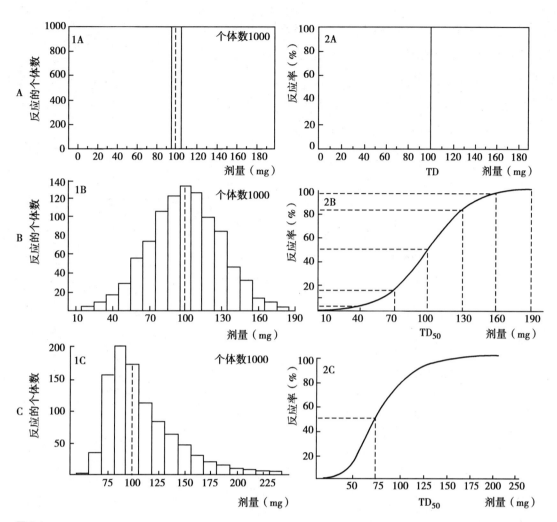

图 2-1

实验动物个体对外源化学物的易感性分布和剂量-反应关系的模式图

个体易感性:A. 完全相同;B. 呈正态分布;C. 呈偏态分布

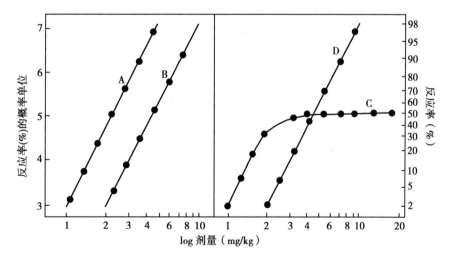

图 2-2

四种化学物剂量-效应关系比较

2. 易感性分析　通过比较在同一污染环境中,不同人群健康危害出现的早晚和严重程度,进行人群的易感性分析(图2-3)。

3. 不同效应剂量分析　研究并给出同一化学物(如食品添加剂等)三条剂量-效应曲线,即化学物的期望效应有效剂量(ED)、毒作用中毒剂量(TD)以及致死剂量(LD)曲线。如图2-4所示:在较低剂量时,该化学物已经呈现一定强度的期望效应,但安全剂量范围较小。随剂量的增加,毒作用出现并快速增加。在较大剂量时,期望效应增大但已经出现死亡。此外,有效剂量曲线和致死剂量曲线显然呈平行关系,虽然无法定论,但仍提示该化学物死亡可能是期望效应加剧的结果。

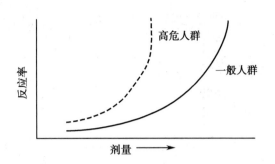

图2-3
高危险人群和一般人群对环境有害因素的剂量-反应关系

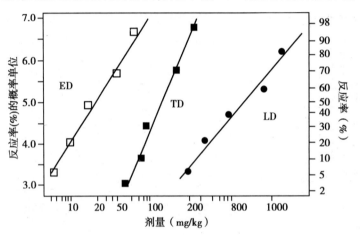

图2-4
有效剂量(ED)、中毒剂量(TD)和致死剂量(LD)的比较

三、时间-反应(效应)关系

时间-反应(效应)关系在毒理学研究中同样具有重要意义,主要涉及两个方面,一是在固定剂量时,研究毒效应发生随时间变化而变化的规律,二是对于相同的效应,研究与时间、剂量的关系。

(一)时间-效应关系

化学物暴露剂量固定后(持续暴露或停止暴露后)毒效应随时间的变化而改变的规律的研究应用广泛。

1. 毒作用潜伏期　化学物毒作用潜伏期长短差别明显,有时潜伏期可能长达几十年(如暴露石棉纤维致间皮瘤等)。根据时间-效应关系,可以获得不同剂量时在毒物暴露和效应出现之间的时间间隔(潜伏期,latency period)。此种情况下,固定剂量暴露已停止,潜伏期的长短主要取决于暴露剂量。

2. 毒作用的时间过程　比较不同剂量暴露,观察持续暴露期间或停止暴露后一段时间内毒作用的变化过程。如可以观察到断乳大鼠卵巢颗粒细胞不同剂量镉暴露后细胞激素分泌水平周期性变化趋势的改变,也可以研究停止镉暴露后镉中毒患者肾小管重吸收功能的变化。

3. 毒作用持续时间　毒作用持续时间的概念仅用于停止暴露后可逆的效应。如果在靶器官中化学物或其活性代谢产物的浓度超过最小有效浓度(Ceff),即可发生效应,当低于 Ceff 后,作用即消失。此过程存在下列关系式:

$$Cint,t = D(e{-\beta \cdot t} - e{-\alpha \cdot t})$$

在此,Cint,t=在靶器官中,时间 t 的浓度;β 和 α 与转运入或出该器官相关的 2 个参数;D=由初始浓度和从血浆转运到靶器官的速率常数所决定的常数;Ceff=最小有效浓度,即如果 Cint>Ceff,发生效应。

4. 延迟效应(delayed effect)　一些物质的效应只有在长期暴露后才出现。这不是因为物质需要在生物中蓄积,而是因为在毒效应出现之前必须有效应蓄积。例如灭鼠剂 Endocid 抑制凝血酶原合成,当凝血酶原贮备耗竭可发生严重内出血,引起大鼠死亡。饲料浓度在 3.2~400 mg/kg 大鼠中位死亡时间为 5~7 天,饲料浓度在 1.6 mg/kg 时中位死亡时间即延长至 30 天。

(二)剂量-时间-效应关系

有些毒物(尤其吸入性毒物)毒效应与暴露时间(t)和暴露剂量(c)间存在一定的关系,如粉尘暴露浓度、暴露持续时间与肺尘埃沉着病发病之间的关系。此时,如果暴露浓度(C)固定,吸收量与暴露浓度和暴露时间的乘积成比例,累积剂量(cumulative dose)与 C·t 成比例。当累积剂量达到有效剂量时,就发生效应。根据化学物累积剂量(C·t)-效应关系:若固定剂量,则可估计引起毒效应所需的暴露时间;若固定时间,则可估计导致毒效应所需的暴露剂量。

毒物暴露剂量与暴露时间的关系并不简单。有些毒物在高浓度时出现毒效应也需要一定暴露时间;浓度再增高,产生效应必需的时间并不缩短。在低浓度/长暴露时,即使长期暴露,低于某浓度也不发生效应,此浓度就是起始有效浓度(incipient effective concentration)。

四、低剂量兴奋效应

自 20 世纪 90 年代以来,毒物低剂量兴奋效应,即毒物兴奋效应(hormesis)问题引起毒理学界的再次关注。U 形或 J 形曲线通常被称为毒物兴奋性剂量-反应关系曲线,即在低剂量条件下表现为适当的刺激(兴奋)反应,而在较高或高剂量条件下表现为抑制作用。这种兴奋作用通常是在最初的抑制性反应之后,表现为对动态平衡破坏后的一种适度补偿。目前,已有 350 多项研究报告了毒物低剂量兴奋效应现象。

由于所检测的效应终点不同,毒物兴奋性的剂量-反应关系可以是 U 形或 J 形或倒 U 形或倒 J 形。如观察的效应终点为生长情况(如多种有毒金属、除草剂和射线在低剂量条件下对植物生长状况的影响)或存活情况(如 γ 射线在低剂量条件下对啮齿动物寿命的影响)时,可见到"倒 U 形";而效应终点为发病率(如突变、畸变、癌症)的研究中,可见到"J 形"。有些环境内分泌干扰物(如壬基酚、镉等)在低剂量时表现为拟激素样作用,而随着剂量的增大则主要表现为各种不同程度的中毒(抑制)效应,可见到"倒 J 形"。

目前,有关毒物兴奋效应的作用机制尚不清楚,有待于进一步研究。已有几种假设:①为抵抗外来刺激,机体产生的应激调节机制,当机体在维持动态平衡时应激过度就会出现兴奋效应;②酶或受体结合位点的饱和,使得不同剂量的同一物质表现出完全不同的效应;③必需微量元素以及氟和砷等物质本身就有多种作用方式,其具体效应取决于剂量。大多数学者认为第一种假设较为合理,可以揭示毒物兴奋效应的普遍性和非特异性,但仍不能从生理学和病理生理学上阐明这种反应机制。

五、生物标志

在剂量-反应(效应)关系研究中,暴露剂量指标和反应(效应)指标的选择尤为关键。其中,生物标志的研究与应用具重要价值。

生物标志(biomarker)是指能反映已被机体吸收的外源化学物或其生物学后果的各类测定指标,可分为暴露标志、效应标志和易感性标志。通过动物体内试验和体外试验研究生物标志并推广到人体和人群研究,已经成为外源化学物对人体健康影响研究的重要内容。

1. 暴露生物标志(biomarker of exposure) 是指测定的组织、体液或排泄物中吸收的外源化学物、其代谢物或与内源性物质的反应产物的含量,且其可作为吸收剂量或靶剂量,可提供关于暴露于外源化学物的信息的指标,如化学物原型、代谢物、血红蛋白加合物、DNA 加合物等的测定,常用以反映机体生物材料中外源性化学物或其代谢物或外源性化学物与某些靶细胞或靶分子相互作用产物的含量。这些暴露生物学标志如与外剂量相关或与毒效应相关,则可评价暴露水平或应用于建立生物阈限值的研究。

2. 效应生物标志(biomarker of effect) 指机体中可测出的生理、生化、行为或其他改变,且能提示与不同靶剂量外源化学物或其代谢物有关联的健康有害效应的信息的指标。效应生物标志包括反映早期生物效应(early biological effect)、结构和(或)功能改变(altered structure/function)及疾病三类标志。效应标志可为毒物暴露与毒物引起的有害效应提供联系,可用于确定剂量-反应关系。

3. 易感性生物标志(biomarker of susceptibility) 是指能反映机体先天具有或后天获得的对暴露外源性物质产生反应的能力的指标。如环境化学物暴露者体内代谢酶及靶分子的基因多态性(属遗传易感性标志物)测定。环境因素作为应激原时,机体的神经、内分泌和免疫系统的反应状态及适应性等的检测,亦可反映机体的易感性。易感性标志可鉴定易感个体和易感人群,应在风险评估和管理中予以充分的考虑。

生物标志研究与选择并非易事,生物标志通常应该是:生物关联性强;敏感性与特异性高;稳定性与可重复性好;创伤小、方便易得,符合医学伦理要求。

第三节 毒性参数与安全限值

为了定量地描述或比较外源化学物的毒性及其剂量-反应(效应)关系,规定或提出了毒性参数的各种概念及其毒理学试验方法。实际上,目前毒性参数主要通过整体动物试验和细胞(或器官、组织)毒性试验获得,包括一般毒性参数和特殊毒性参数两类。

一、一般毒性参数

（一）毒性大小描述参数

寻找描述和比较化学物毒性大小的参数是毒理学研究中的又一个重要内容。目前主要有两个基本思路：一是通过比较化学物引起一定的毒作用所需剂量的大小来衡量其毒性的大小；二是通过比较一定剂量的外源化学物引起的毒作用强度或发生率的大小来衡量毒性的大小。由于目前尚难以规定一个合适的"一定剂量"，因而，目前用于比较毒性大小的参数主要源于前者。

1. 毒性上限参数　　毒性上限参数是在急性毒性试验中以死亡为观察效应终点的各项毒性参数。常见的是各种致死剂量。致死剂量（lethal dose，LD）或浓度（lethal concentration，LC）：指在急性毒性试验中外源化学物引起受试实验动物死亡的剂量或浓度。

（1）绝对致死剂量或浓度（LD_{100} 或 LC_{100}）：指引起一组受试实验动物全部死亡的最低剂量或浓度。但由于一个群体中，不同个体之间对外源化学物的耐受性存在差异，个别个体耐受性过高，可因此造成100%死亡的剂量显著增加。因此，该参数变异性较大，不适用于不同化学物的毒性比较。

（2）半数致死剂量或浓度（LD_{50} 或 LC_{50}）：指引起一组受试实验动物半数死亡的剂量或浓度。它是一个经过统计处理计算得到的数值，常用以表示和比较急性毒性的大小。LD_{50} 数值越小，表示外源化学物的毒性越强，反之 LD_{50} 数值越大，则毒性越低。与 LD_{50} 概念相似的毒性参数还有半数耐受限量（median tolerance limit），指在环境毒理学研究中常用于表示一种外源化学物对某种水生生物的急性毒性，即一群水生生物（例如鱼类）中50%个体在一定时间（通常为48小时）内可以耐受（不死亡）的某种外源化学物在水中的浓度（mg/L），一般用 TLm_{48} 表示。

目前，LD_{50} 的使用最为常见和普遍。近年来，由于 LD_{50} 值仅给出急性中毒死亡信息，且受诸多因素如实验动物种属、实验条件等的影响，对 LD_{50} 的使用有许多异议。寻求新的、更好的参数或寻找更合适的检测试验方法已是面临的新问题。

（3）最小致死剂量或浓度（MLD，LD_{01} 或 MLC，LC_{01}）：指一组受试实验动物中，仅引起个别动物死亡的最小剂量或浓度。该值易受受试动物中个别动物敏感性大小的影响。

（4）最大非致死剂量或浓度（LD_{0} 或 LC_{0}）：指一组受试实验动物中，不引起动物死亡的最大剂量或浓度。

2. 毒性下限参数　　毒性下限参数是指在毒性试验中以"最轻微毒作用"为观察效应终点的各项毒性参数，可以从急性、亚慢性和慢性毒性试验中得到。

（1）阈剂量：阈剂量（threshold dose）又称为阈值，是指外源化学物引起极个别的实验动物出现最轻微的损害作用所需的最小剂量或浓度。可以从急性、亚慢性、慢性毒理学试验获得，分别称为急性阈剂量、亚慢性阈剂量、慢性阈剂量。不引起实验动物出现任何有害作用的最大剂量被称为最大无作用剂量。

阈剂量的概念在理论上很有价值，而在毒性试验实际工作中，由于有限的动物剂量分组与动物数量、较大的组间距和有限的检测技术等问题，几乎不可能得到阈剂量，实际得到的可能是 LOAEL。因此，阈值的应用受到了制约。

（2）观察到有害作用的最低水平（lowest observed adverse effect level，LOAEL）：是指在规定的暴露条件下，化学物引起机体（人或实验动物）某种有害作用的、已被观测到的最低剂量或浓度。此种有害的生物学改变应具有统计学意义和生物学意义。

（3）未观察到有害作用的水平（no observed adverse effect level，NOAEL）：是指在规定的暴露条件下，外源化学物不引起机体（人或实验动物）可检测到的有害作用的最高剂量或浓度。有害的生物学改变可以是机体（人或实验动物）在形态、功能、生长、发育或寿命等方面的改变，但应属于非损害作用。

急性、亚慢性和慢性毒性试验都可分别得到各自的 LOAEL 或 NOAEL。因此，在讨论 LOAEL 或 NOAEL 时应说明具体条件，包括反映有害作用的检测指标，并注意该 LOAEL 有害作用的严重程度。LOAEL 或 NOAEL 是评价外源化学物毒性与制订安全限值的重要依据，具有重要的理论和实践意义。

3. 基准剂量 基准剂量（benchmark dose，BMD），是指外源化学物导致少量个体（如5%）出现特定损害作用的剂量的95%可信区间下限值。如：通过慢性毒性试验，以获得的剂量-反应关系为基础，经统计学处理，可得到镉致大鼠肾小管重吸收障碍（病理检查、尿中 β_2-微球蛋白升高等）剂量的95%可信区间下限值，此即为镉致慢性肾损害的 BMD。实际上，我们通过毒理学试验得到的 LOAEL 和（或）NOAEL 存在的不足之处日益引人关注，即 LOAEL 受试验分组、剂量选择、组距大小等影响很大。BMD 参数通过整体实验设计（梯度剂量分组）经统计学处理求得，参数概括了剂量-反应关系的较多信息（如实验组数、实验动物数、组间距大小、观察值的离散度等），所以具较好的稳定性、准确性和科学性。此外，即使实验结果未能得到 LOAEL 和（或）NOAEL，也可通过计算求出 BMD，且 BMD 也可利用人群流行病学资料求得，因而，BMD 还具实用性，应该重视 BMD 的概念与方法的研究和应用。

（二）毒性特征描述参数

1. 毒作用带 毒作用带（toxic effect zone）是表示化学物质毒作用特点的参数，又分为急性毒作用带与慢性毒作用带。

急性毒作用带（acute toxic effect zone，Z_{ac}）为半数致死剂量与急性阈剂量的比值，表示为：$Z_{ac} = LD_{50}/Lim_{ac}$。$Z_{ac}$ 值小，说明化学物质从产生轻微损害到导致急性死亡的剂量范围窄，引起死亡的危险性大；反之，则说明引起急性中毒死亡的危险性小。

慢性毒作用带（chronic toxic effect zone，Z_{ch}）为急性阈剂量与慢性阈剂量的比值，表示为：$Z_{ch} = Lim_{ac}/Lim_{ch}$。$Z_{ch}$ 值大，说明 Lim_{ac} 与 Lim_{ch} 之间的剂量范围大，由轻微的慢性毒效应到较为明显的急性中毒之间剂量范围宽，易被忽视，故发生慢性中毒的危险性大；反之，则说明发生慢性中毒的危险性小。

2. 急性吸入中毒指数 气体类毒物吸入急性中毒的风险度除了与该毒物的毒性大小等有关外，还与该毒物在空气中的浓度密切相关，故可采用急性吸入中毒指数（$I_{吸入}$）来描述毒物发生急性吸入中毒的可能性大小。$I_{吸入} = C_{20}/LD_{50}$。式中：C_{20} 指该毒物在20℃、一个标准大气压条件下的饱和蒸汽压浓度。$I_{吸入}$ 值越大，表示该毒物（多用于评价作业场所中毒物）发生急性吸入中毒的可能性越大,反之亦然。

3. 蓄积系数　　目前常用的外源化学物蓄积毒性的测试方法主要有蓄积系数法和生物半减期法。蓄积系数(accumulation coefficient)是指机体出现相同的生物学效应时,多次接触所需的累积剂量与一次性接触所需剂量的比值,可用数学式表示为:$K = ED(n)/ED(1)$。经常以动物死亡一半为效应指标,则 $K = LD_{50}(n)/LD_{50}(1)$。根据蓄积系数大小,可将蓄积毒性分为明显蓄积($1 \sim$)、中等蓄积($3 \sim$)和轻度蓄积($5 \sim$)。

采用蓄积系数评价化学物的蓄积毒性也存在应用局限性:如:对于具有免疫毒性的物质不适用;不能判断化学毒物的蓄积是物质蓄积还是功能蓄积;如果以死亡为指标,用 LD_{50} 表示生物效应,则可能漏检某些指标。

4. 剂量-反应(效应)关系曲线斜率　　在毒理学研究中,剂量-反应(效应)曲线通常经直线化处理,直线的斜率(k)大小可以用直线与横坐标夹角来表示。斜率越大,即直线越陡峭,则说明较小的剂量增减则可能引起较大幅度的效应或反应增减变化,反映了在一定剂量范围内该毒物危险性大小和毒作用特点。如图 2-5 所示。尽管其 LD_{50} 相同,但斜率却可以明显不同。因此,斜率大小有助于更全面地了解毒物的毒性特点。

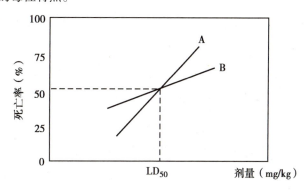

图 2-5
A、B 两种化学物的剂量-反应关系曲线斜率比较

5. 暴露指数与安全指数　　对于药物之外的化学品的风险评估已引入安全指数和暴露指数的概念。暴露、安全指数的概念以人群"暴露量"估计值为中心,定性地反映人群化学物暴露的风险。

暴露指数(margin of exposure,MOE)也称暴露范围,是指动物实验中获得的未观察到有毒作用剂量(NOAEL)与人群"暴露量"估计值的比值,可表示为 MOE = NOAEL/人群暴露量。MOE 大,发生有害作用危险性小。

安全指数(margin of safety,MOS)也称安全范围,是人群"暴露量"估计值与安全限值的比值,可表示为 MOS = 人群暴露量/安全限值。安全限值可以是 RfD 等。MOS 大,发生有害作用危险性大。

安全指数、暴露指数和毒作用范围相结合,可以比较全面反映化学物毒作用特点和与人群暴露的关系。

二、特殊毒性参数

在毒理学评价中,同样提出并制定了一系列毒理学试验方法和参数用于描述化学物的致畸性、致癌性和致突变性。如微核试验、Ames试验、致畸试验、致癌试验等,并通过计算微核率、染色体畸变率、基因突变率、致畸率等指标来描述毒物的特殊毒性(详见本书有关章节)。

值得一提的是,毒性参数是通过特定的毒理学试验而获得的、描述化学物毒性的指标,是根据该化学物在特定条件下出现的毒作用检测结果来确定的。而毒作用指标显然不同于毒性参数,它描述的是一定条件下化学物的毒作用大小和特征,包括一般性指标、生理生化指标、病理学指标、分子生物学指标以及其他指标等。

三、安全限值

安全限值的研究与制定是毒理学重要内容之一,从化学物毒性描述、安全性评价到风险评估,毒理学评价逐渐走向成熟。

(一)安全性

在毒理学研究中,安全(safe)是指一种化学物在规定的使用方式和用量条件下,对人畜不产生任何损害,既不引起急性、慢性中毒,亦不对接触者及后代产生潜在的危害。安全性(safety)则是指在规定条件下化学物暴露对人体和人群不引起健康有害作用的实际确定性。也可认为,安全性即是在一定接触水平下,伴随的危险度很低,或其危险度水平在社会所能接受的范围之内的相对安全概念。其目的是最大限度保护人类的健康。

安全性是毒理学中的重要概念,从某种意义上讲,它引导、伴随或推动了毒理学研究的发展进程。安全性的概念催生了安全限值,促进了安全性评价内容和方法的研究,构成了现代毒理学研究与应用的重要内容。

然而,安全性及毒理学安全性评价的研究与应用中存在的问题值得关注。首先,安全是相对的,安全性的概念也是相对的,绝对的安全显然是不存在的,安全性评价的不安全性难以确定;第二,基于安全性概念发展起来的评价内容和方法难免烦琐庞杂,给实际工作带来困难;第三,绝对的安全不存在,那么试图通过安全性评价以保障人类健康的安全,也显得力不从心。

(二)风险度

风险度(risk),又称为危险性或危险度,系指在具体的暴露条件下,某一种因素对机体、系统或(亚)人群产生有害作用的概率。相对于安全性,风险度是毒理学评价研究中提出的重要的新概念。安全性强调"不产生"健康危害的条件与规定,而风险度着力于研究特定条件下"产生"健康危害的可能性。

人类的各种活动都会伴随有一定的风险度存在,如表2-2。

危害性的概念与风险度不同。危害性(hazard)是指化学物对机体或(亚)人群产生有害作用的实际可能性。这是一个在社会舆论中广泛应用但学术含义较含糊的概念,并未涉及剂量的大小或毒效应(反应)的严重程度,而主要强调实际情况下发生毒作用的可能性大小。一般而言,毒性大的毒物危害性也大,反之亦然,但常有例外。如剧毒类毒物氰化物与毒性相对较小的铅比较,其危害性小得多,原因是后者的分布范围大,接触机会较多,因而发生铅中毒的可能性大。危害性的概念在毒物实际的管理中常被使用。如果能进一步明确毒效应及其观察人群范围,开展环境有害因素危害性评估(如苯致白血病危害性、环境雌激素致女童性早熟危害性等评估),或许更有价值。

表 2-2　某些日常活动和自然事件的危险度

活动内容	危险度[*]
吸烟(每天 10 支)	1/400
全部事故	1/2000
开车(16 000 公里/年)	1/5000
全部交通事故	1/8000
工业生产劳动	1/30 000
自然灾害	1/50 000
雷击	1/1 000 000

[*] 风险度以一年内个体发生死亡的概率表示

(三)安全限值

通过毒理学安全性评价试验可得到受试物毒性的 LOAEL 和 NOAEL,以 NOAEL 作为阈值的近似值。以此为基础可得出安全限值,安全限值＝ NOAEL/安全系数。安全系数(又称不确定性系数)通常采用 100。一般认为,安全系数采用 100,是考虑到物种间差异(×10)和个体间差异(×10)两个安全系数的乘积而设定的。动物试验结果外推到人通常有三种基本的方法:除了利用安全系数(具体数值常常根据专家咨询加权平均法获得)法外,还有利用药动学外推(广泛用于药品安全性评价并考虑到受体易感性的差别)和利用数学模型,但毒理学家对于"最好"的模型及模型的生物学意义尚无统一的意见。

对毒作用存在阈值的化学物而言,安全限值(safety limit value)是指为保护人群健康,对生活和生产环境和各种介质(空气、水、食物、土壤等)中与人群身体健康有关的各种因素(物理、化学和生物)所规定的浓度和暴露时间的限制性量值。在低于此种浓度和暴露时间的情况下,根据现有的知识,无法观察到任何直接和(或)间接的有害作用。

对毒效应无法确定阈值的化学物而言,外源化学物在"0"以上的任何剂量,都是不安全的,如遗传毒性致癌物和致突变物等。因此,对这类化学物无法适用和制订安全限值,只能引入实际安全剂量(virtual safety dose,VSD)的概念。

化学致癌物的实际安全剂量(VSD),是指低于此剂量能以 99% 可信限的水平使超额癌症发生率低于百万分之一(10^{-6})。

实际上,各国政府在制定安全限值时遵循的原则通常是:在保证健康的基础上,应进一步考虑经济合理、技术可行。也正因为如此,即使针对同一种化学物,各国政府机构或组织依然可能提出或推行、规定的安全限值的类型和(或)量值均可不同。安全限值大体可分为二类:一是基于健康的安全限值,其制定仅以保护人体健康为准则。包括:每日允许摄入量(ADI)、可耐受的每日摄入量(TDI)、参考剂量/参考浓度(RfD/RfC)、WHO 提出的基于健康的职业性接触限值等;二是涉及具体的暴露条件和介质的安全限值,其制定是保证健康的前提下,同时考虑经济和技术因素。包括:职业卫生标准、环境空气质量标准、水环境质量标准、土壤中有害物质限量标准、食品中有害物质限量标准等。

　　安全限值的核心问题之一就是该限量值对人体健康安全的保障程度,即保障的人群范围、保障的时效和保障的健康水平。如:美国政府工业卫生学家协会(AGCIH)推荐的阈限值(TLV)规定,工人在该浓度条件下工作每天 8 小时、每周 40 小时,可以保障几乎所有的接触者在就业期间不出现损害效应。显然,该安全限值不排除个别易感者出现损害,只保障就业期间不出现损害,不排除可能出现非损害作用对健康的可能影响。又如:我国政府颁布实施的每日最大容许摄入量(ADI)是指为了保护人群健康,针对食品中某种化学物每日的总摄入量所制定的限制性量值,即正常成人、终生摄入时不出现任何健康损害的每日容许摄入的总量的限量值。

　　风险评估的目的是预测风险和控制风险。如对于致癌性,一般认为某化学物终生暴露所致的风险在百万分之一(10^{-6})或以下,为可接受的风险或危险度(acceptable risk)。相应于可接受风险度的外源化学物暴露剂量称为实际安全剂量(virtually safe dose, VSD)。表 2-3 列出了在美国社会条件下,使死亡率增加百万分之一的活动。

表 2-3　美国社会引起死亡率增加 10^{-6} 的一些活动

活动	死因
吸烟(1.4 支/天)	肺癌
饮酒(0.5 升/天)	肝硬化
煤矿井下劳动(1 小时/天)	煤尘肺
驾车旅行 240 公里	车祸
空中旅行 9600 公里	飞机失事
在纽约市居住 2 天	大气污染

　　毒理学安全性评价和风险评估是管理毒理学的基础。风险评估是在毒理学安全性评价的基础上发展起来的,两者有密切的联系,但也有重要区别。安全性评价致力于"不发生毒性损害作用确定性"的努力,而风险评估则致力于"发生毒性损害作用可能性"的研究,两者从两个不同的角度研究"化学物危害管理"这一共同的问题。基于风险度概念而发展起来的风险评估的理论与实践,以及在此基础之上的风险度管理与交流已经成为现代毒理学的重要发展趋势和方向。

（张文昌）

> **思考题**
> 1. LD_{50} 在毒理学应用中有何优势与局限性?
> 2. 安全性与风险度有何区别与联系?
> 3. 在剂量-效应(反应)关系研究中,常用的剂量指标有哪些?
> 4. 剂量-反应(效应)关系研究有何应用价值?
> 5. 毒性、毒作用与剂量有何关系?　试阐述之。

笔 记

第三章

化学毒物在体内的生物转运与生物转化

剂量(dose)是决定化学毒物对机体损害作用的重要因素,是毒理学最为重要的概念。剂量包括暴露(外)剂量、吸收(内)剂量和到达(靶)剂量,后者系指化学毒物到达靶器官的剂量,对其所致损害作用的性质与强度起着决定性作用。同样重要的还有化学毒物在靶器官内存留的时间,存留时间越长,产生毒作用的可能性越大。相同暴露剂量的不同化学毒物到达某一或某些靶器官的数量可能相差悬殊,存留时间亦可有很大差别,其根本原因在于机体对其处置(disposition)过程不同。机体对于化学毒物的处置包括吸收(absorption)、分布(distribution)、代谢(metabolism)和排泄(excretion)四个过程(又称 ADME 过程)。其中吸收、分布和排泄具有共性,即都是化学毒物穿越生物膜的过程,其本身的结构和性质不发生变化,故统称为生物转运(biotransportation)。代谢则不同,是化学毒物在细胞内发生一系列化学结构和理化性质改变而转化为新衍生物的过程,故称之为生物转化(biotransformation)或代谢转化(metabolic transformation)(图 3-1)。由于化学毒物转化为新衍生物与其被排泄到体外的结果都是使其原形在体内的数量减少,故代谢与排泄过程又合称为消除(elimination),是毒物动力学研究中使用普遍的概念。ADME 各过程之间存在密切关联,彼此相互影响,通常可以同时发生。研究化学毒物的 ADME 过程是毒理学的重要内容,有助于阐明其单独作用或联合作用所致毒效应的机制以及物种差异存在的原因,以便采取有针对性的干预措施和手段,防止中毒的发生。

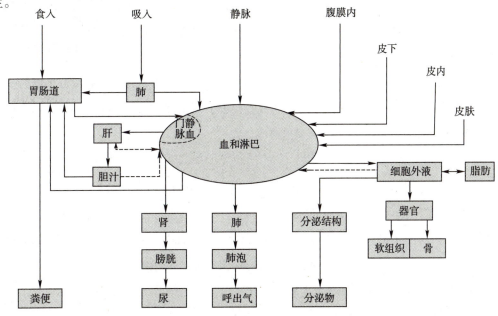

图 3-1
机体对化学毒物进行生物转运和生物转化的途径

毒物动力学(toxicokinetics)研究化学毒物的数量在生物转运和生物转化过程中依时而变的动态规律。通过建立数学模型,计算出各项动力学参数,以定量描述机体对于化学毒物进行处置的特征。毒物动力学研究对于明确靶器官、揭示化学毒物或其代谢产物的水平与毒作用强度、性质之间的关系、探讨中毒机制具有重要意义。

第一节　化学毒物在体内的生物转运

一、化学毒物跨膜转运

化学毒物在体内的转运过程需要穿越多个生物膜屏障。生物膜(biomembrane)是把细胞或细胞器与周围环境分隔开来的半透膜,包括细胞膜(cell membrane,也称质膜)和细胞器的膜,如核膜、内质网膜、线粒体膜、溶酶体膜等。生物膜不仅维持着细胞内环境的稳定,还参与细胞内外物质的交换以及生化反应和生理过程。许多化学毒物可以作用于生物膜,通过破坏其结构和(或)影响其功能而发挥毒作用。

(一)生物膜的结构特点

所有的生物膜都十分相似,一般将生物膜结构描述为流动镶嵌模型,主要由脂质和蛋白质组成,厚度约为 7~9 nm。与化学毒物转运密切相关的生物膜结构和成分有:

1. 磷脂双分子层　磷脂是两性分子,其主要成分是磷脂酰胆碱和磷脂酰乙醇胺。每个磷脂分子都有一个亲水的"头"部和两条亲脂的"尾"部。由于"尾"部的脂肪酸在生理温度下处于半流质状态,因此生物膜具有流动性。"尾"部不饱和脂肪酸成分的含量越高,生物膜的流动性就越大。磷脂双分子层对于水溶性物质具有屏障作用,但易于透过多数脂溶性物质。

2. 镶嵌蛋白　指插入或贯穿于磷脂双分子层中的蛋白质。在这些蛋白质中,一部分为载体或组成特殊通道,其余的为受体、酶和结构蛋白等。某些化学毒物,包括一些极性分子、离子以及与蛋白质结合的物质可以通过该组分通过生物膜。

3. 膜孔　生物膜上具有充满水分的孔道。目前认为这些孔道由贯穿于磷脂双分子层的蛋白质的亲水性氨基酸构成。在大部分细胞膜上的膜孔直径较小,一般为 4 nm,但在肾小球的膜孔直径较大,约为 70 nm。某些水溶性化合物可经膜孔转运。

(二)化学毒物通过生物膜的方式

可分为被动转运(passive transport)、特殊转运(special transport)和膜动转运(cytosis)三类。被动转运包括简单扩散(simple diffusion)和滤过(filtration),特殊转运包括主动转运(active transport)、易化扩散(facilitated diffusion),而膜动转运主要包括胞吞作用(endocytosis)和胞吐作用(exocytosis)。除此之外,某些特殊物质通过生物膜方式也值得注意,例如研究证明纳米 SiO_2 颗粒除以胞吞进入细胞外,也可以通过"打孔"方式直接通过生物膜。

1. 被动转运　为化学毒物顺浓度差通过生物膜的过程。

(1)简单扩散:又称脂溶扩散,是大多数化学毒物通过生物膜的方式。该转运方式不消耗能量,

不需要载体,不受饱和限速与竞争性抑制的影响。简单扩散的速率可用 Fick 定律表示:

$$R = K \times A(c_1 - c_2)/d$$

式中,R 为扩散速率,K 为特定化学毒物的扩散常数,A 为生物膜的面积,c_1、c_2 为生物膜两侧的浓度梯度,d 为生物膜的厚度。以上各项中,生物膜两侧的浓度梯度对于扩散速率的影响最为重要。

脂溶性物质如醇、苯、甾类激素经简单扩散进行转运。脂溶性的高低可用脂/水分配系数(lipid/water partition coefficient)表示,即当一种物质在脂相和水相之间的分配达到平衡时,其在脂相和水相中溶解度的比值。一般情况,化学毒物的脂/水分配系数越大,越易溶解于脂肪,经简单扩散转运的速率也就越快。但由于扩散时不仅需要通过生物膜的脂相,还要通过水相,故脂/水分配系数极高、仅能全部溶解于脂肪的物质也难以通过简单扩散跨膜转运。

化学毒物的解离状态对于简单扩散也可产生重要影响。处于解离态的物质极性大,脂溶性差,不易通过生物膜的脂相进行扩散;而处于非解离态的物质极性弱,脂溶性好,容易跨膜扩散。弱有机酸和弱有机碱类物质在体液中处于解离态和非解离态的比例取决于其解离常数 pKa(该物质 50% 解离时的 pH)和体液的 pH。在 pKa 和 pH 为已知的情况下,可以根据 Henderson-Hasselbalch 公式计算这些物质处于解离态和非解离态的比例:

有机酸:pKa$-$pH$=$log(非解离态 HA)/(解离态 A$^-$)

有机碱:pKa$-$pH$=$log(解离态 BH$^+$)/(非解离态 B)

由公式可知,弱有机酸在酸性环境中、弱有机碱在碱性环境中多处于非解离态,易于通过生物膜转运。

(2)滤过:是化学毒物通过生物膜上亲水性孔道的过程。借助于流体静压和(或)渗透压梯度,大量的水可以经膜孔流过,溶解于水的分子直径小于膜孔的物质随之被转运。肾小球的膜孔较大,可允许分子量小于白蛋白(约为 60 kDa)的物质通过,其他细胞膜上的膜孔则只允许分子量为数百 Da 以下的物质通过。

2. 特殊转运　为化学毒物借助于载体或特殊转运系统而发生的跨膜运动。

(1)主动转运:指化学毒物在载体的参与下,逆浓度梯度通过生物膜的过程。主动转运具有以下特点:①转运系统对于化学毒物的结构具有特异选择性,只有具备某种结构特征的物质才能被转运;②载体具有一定的容量,在底物达到一定浓度后,转运系统可被饱和,即存在转运极限;③使用同一转运系统转运的化学毒物之间可发生竞争性抑制;④需要消耗能量,故代谢抑制剂可以阻断转运过程。主动转运对化学毒物吸收后在体内的不均匀分布以及排泄均具有重要意义。

(2)易化扩散:与主动转运一样,是载体中介的转运方式,又称为载体扩散。但化学物质为顺浓度梯度转运,因此不需要消耗能量。由于有载体的参与,易化扩散也存在对底物的特异选择性、饱和性和竞争性抑制。

目前认为,参与化学毒物及其代谢产物特殊转运的系统主要可分为两类,一类为 ATP-结合盒转运蛋白[ATP-binding cassette(ABC)transporters]超家族,另一类是以溶质载体(solute carriers,SLCs)为主的转运蛋白家族。

ABC 转运蛋白超家族至少包括(A~G)7 个亚型,对维持胃肠道吸收和血脑屏障多种内源性物质的稳态发挥重要作用。其中值得注意的是：①ABC 转运蛋白超家族的 B 亚型（ABCB）又称多药耐受蛋白（multidrug resistance，MDR1）或 P-糖蛋白（P-glycoprotein，P-gp），可将某些化疗药物从肿瘤细胞中排出，导致肿瘤的耐药；也可将化学毒物转运出小肠细胞、脑上皮细胞、肝细胞、肾细胞等，使这些细胞免受损害，保护胃肠道和血脑屏障，还可保护胎儿免受某些化学毒物的伤害。②ABC 转运蛋白超家族的 C 亚型（ABCC）又称多耐受药物蛋白（multidrug resistance associated protein，MRP），也可将化学毒物的代谢产物移出细胞，葡萄糖醛酸和谷胱甘肽结合物是其最适宜的底物。

SLCs 蛋白家族主要通过易化扩散发挥功能，对于维持葡萄糖、神经递质、核苷酸、必需微量元素及多肽的稳态具有意义。其中 43 个基因家族的 300 基因已被鉴定。其中主要关注的是：①有机阴离子转运多肽（organic-anion transporting peptides，OATPs），是位于细胞膜上的双向转运蛋白，可转运各种酸、碱和中性化合物，在肝脏摄取化学毒物的过程中尤为重要；②有机阴离子转运蛋白（organic-anion transporter，OAT），是肾脏摄取阴离子的转运体；③肽类转运蛋白（peptide transporters，PEPTs），可转运二肽、三肽及某些化学毒物和药物（如 β-内酰胺类抗生素）；④有机阳离子转运蛋白（organic-cation transporter，OCT）可以通过易化扩散方式将化学毒物转运至肝、肾细胞中。

3. 膜动转运　较大颗粒和大分子的外源性化学物质的转运常伴有膜的运动，称为膜动转运，是细胞与外界环境交换大分子物质的过程。主要特点是生物膜结构发生变化，转运过程具有特异性、主动选择性、消耗一定能量的特点。膜动转运主要包括胞吞作用和胞吐作用。前者指将细胞外物质转运入细胞的过程，而后者是指将细胞内物质转出的过程。在胞吞作用中摄入颗粒物质的过程称为吞噬作用（phagocytosis），如摄入液体或可溶性物质则为胞饮作用（pinocytosis）。某些固体或大分子物质颗粒可被巨噬细胞和肝、脾单核-吞噬细胞系统移出肺泡和血液，对于异物的清除具有重要意义。

二、吸收

吸收是化学毒物从机体的接触部位透过生物膜进入血液的过程。吸收的主要部位是胃肠道、呼吸道和皮肤。在毒理学研究中还采用某些特殊的染毒途径，如腹腔注射、静脉注射、皮下注射和肌内注射等。

（一）经胃肠道吸收

胃肠道是化学毒物的主要吸收途径之一。凡是由大气、水和土壤进入食物链的化学毒物均可经胃肠道吸收，口服或误服的药物、毒物等也经该途径吸收。

化学毒物在胃肠道吸收的主要方式是简单扩散。部分物质可以通过吸收营养素或内源性化合物的专用主动转运系统进入血液。少数物质经滤过、吞噬作用和胞饮作用被吸收。

整个胃肠道均有吸收化学毒物的能力，即使口腔和直肠也能吸收部分物质。但由于大多数物质在口腔的停留时间短暂，而直肠的表面积较小，故这两个部位的吸收量相对较少。化学毒物在消化道吸收的主要部位是小肠，其次是胃。对于弱有机酸和弱有机碱，只有大多数以非解离态存在时才易于吸收。因此，它们吸收的速率与程度取决于其本身的 pKa 和胃肠道内的 pH 值。胃液为酸性，pH 值约为 2 左右，弱酸性物质（如苯甲酸）主要呈非解离状态，脂溶性高，故易于在胃内和十二指肠吸收;而弱碱性物质大部分呈解离状态,脂溶性差,故难以在胃内吸收。小肠内情况则明显不同,pH值接近于7,弱碱性物质(如苯胺)主要以非解离态存在,易于吸收,而弱酸性物质的情况正好与之相反。但由于小肠的表面积很大(绒毛和微绒毛可使其表面积增加约600倍),血流又可不断地将吸收的弱酸性物质由小肠固有层移除,从而保持一定的浓度梯度,因此,也有相当数量的弱有机酸可在小肠被吸收。

除了简单扩散,主动转运也是胃肠道吸收化学毒物的方式之一。由于某些化学毒物的结构或性质与机体所需营养素或某些内源性化合物相似,故可以借助于后者的转运系统进入血液。如5-氟尿嘧啶可利用嘧啶的转运系统吸收,铊、钴、锰可利用铁的转运系统吸收,铅可利用钙的转运系统吸收。另外,偶氮染料颗粒和聚苯乙烯乳胶颗粒可通过吞噬和胞饮作用吸收。

除胃肠道的 pH 值、化学物的脂溶性及解离常数外,胃肠道内容物的数量和性质、蠕动和排空速度以及肠道菌丛等均可对化学毒物的吸收产生影响。存在于肠道黏膜上皮细胞刷状缘膜上的主动转运蛋白 MDR1、MRP2 和 BCRP 可将其底物(如环孢霉素、紫杉醇、长春新碱、秋水仙素等)由细胞内排回肠腔,使它们难以被吸收,而通过抑制 MDR1 活性可以提高抗肿瘤药物的疗效。

经胃肠道吸收的化学毒物可在胃肠道细胞内代谢,或通过门静脉系统到达肝脏进行生物转化,或不经生物转化直接排入胆汁。这种化学毒物进入体循环之前即被消除的现象称为体循环前消除(presystemic elimination)或首过消除(first pass elimination),可使经体循环到达靶器官的化学毒物原形数量减少,明显影响其所致毒作用的强度与性质。但某些化学毒物如苯并(a)芘、3-甲基胆蒽、顺二甲氨基芪和 DDT 等可通过淋巴管吸收,不需经过肝脏而直接进入体循环分布至全身;具腐蚀性或刺激性强的物质可直接损伤胃肠道黏膜而被吸收入血。

(二)经呼吸道吸收

空气中的化学毒物以气态(气体、蒸汽)和气溶胶(烟、雾、粉尘)等形式存在,呼吸道是其吸收的主要途径,肺是主要的吸收器官。由于肺泡数量众多、表面积大、肺泡气与血液之间的间隔距离短、肺内毛细血管网密集、血液灌注量大等解剖生理特点,化学毒物经肺吸收十分迅速,仅次于静脉注射。

气态物质(气体和蒸汽)和气溶胶经呼吸道吸收的情况不完全相同,分别予以论述。

气体和蒸汽在呼吸道吸收与作用的部位主要取决于其脂溶性和浓度。鼻咽腔和上呼吸道气管、支气管黏膜层内的黏液腺比较丰富,分泌水性黏液湿润黏膜表面。如果盐酸、氨等水溶性刺激气体的浓度不高,可被上述部位的黏膜层吸收而引起局部充血和不适;但如果浓度过大,则有可能深入下呼吸道乃至肺泡而造成化学性灼伤、局灶性或广泛性肺水肿。脂溶性较好的气态物质如二氧化氮、二氧化硫、氯仿等不易引起上呼吸道的刺激症状,也不易被吸收。但它们可以轻易地进入呼吸道深处,由肺泡吸收入血,吸收的方式为简单扩散。化学毒物在肺泡气中与肺毛细血管血液中的浓度差(或分压差)是影响吸收速率的主要因素,该浓度(分压)差越大,吸收的速率越快。吸收开始时,气态物质在肺泡气中的浓度较高,不断溶于血液并被移走;随着吸收过程的进行,溶入血液的分子越来越多,直至达到动态平衡(气态物质由肺泡气进入血液的速度与由血液返回肺泡气的速度相等),分压差为零,吸收不再进行。此时气态物质在血液中的浓度(mg/L)与在肺泡气中的浓度(mg/L)之比称为血/气分配系数(blood/gas partition coefficient)。对于一种特定的气态物质来说,这是一个常数。如乙烯的血/气分配系数为 0.14,二硫化碳为 5,苯为 6.85,氯仿为 20,乙醇为 1300,甲醇为 1700。血/气分配系数越大的物质在血液中的溶解度越高,越容易被吸收,达到平衡所需的时间也越长。

肺通气量和经肺血流量对于维持气态物质在肺泡气和血液间的分压差具有重要意义。血/气分配系数大的物质,呼吸的频率和深度(通气限制)影响其到达肺泡气中的浓度,故肺通气量越大越有利于它们的吸收。血/气分配系数小的物质,经肺血流量(灌注限制)决定其吸收后被移走的速度,该流量越大则越有利于它们的吸收。

气溶胶中雾的吸收与气态物质相似,主要受脂溶性和吸入浓度的影响。烟和粉尘的颗粒直径大小与其到达呼吸道的部位关系密切。直径为 5 μm 或更大的颗粒物通常因惯性冲击而沉积于鼻咽部。沉积于无纤毛的鼻前庭处的颗粒物经擦拭或打喷嚏而被清除;沉积于有纤毛的鼻表面黏液层的不溶性颗粒物通过纤毛运动在数分钟内被咽下;可溶性颗粒物则溶解于黏液中,并被转移至咽部或经鼻上皮细胞吸收入血。直径 2.5 μm 左右的细颗粒物主要依靠重力沉降于气管、支气管区域,并通过呼吸道纤毛推动的黏液层逆向运动移至口腔,最终被咳出或吞咽入胃肠道吸收。咳嗽或打喷嚏可以明显加快这一过程。直径在 1 μm 及以下的颗粒物可以到达肺泡并被吸收入血,也可经抽吸这样的物理过程和(或)肺泡巨噬细胞吞噬而移行至细支气管末端,通过黏液-纤毛系统清除,还可进入淋巴系统并在其中长期存留。直径等于或小于 0.1 μm(100 nm)的颗粒称为超细颗粒或纳米颗粒,其中粒径在 10~20 nm 者最有可能在肺泡内沉积并被吸收入血,或由巨噬细胞吞噬后可经淋巴系统清除。

颗粒物常可作为气体、蒸汽和烟尘的载体,会增加这些污染物在呼吸系统内的存留和作用时间。$PM_{2.5}$ 是指大气中直径小于或等于 2.5 μm 的颗粒物,与较大颗粒物相比,$PM_{2.5}$ 粒径小,可吸附大量化学毒物,且在大气中停留时间较长、输送距离较远,因而对人体健康和大气环境质量的影响较大。另外纳米颗粒同样倾向于吸附更多数量的化学毒物到达肺泡深处,使其毒性增加,研究认为相对粒径大小而言,纳米颗粒表面吸附物的特性是其毒性大小的决定因素。

(三)经皮肤吸收

皮肤是将机体与环境有害因素分隔开来的主要屏障。皮肤主要由表皮层和真皮层构成。其中位于表皮最上层的角质层含有紧密堆积的死亡角化细胞,是化学毒物经皮吸收的限速屏障。化学毒物主要通过表皮吸收,吸收时必须穿透多层细胞才能进入真皮层的小血管和毛细淋巴管。皮肤附属物(毛囊、汗腺和皮脂腺)可使少量化学毒物以较快的速度吸收,但由于它们的总截面积还不到皮肤总面积的 1%,故在吸收中居于次要地位。

化学毒物经皮吸收的过程可分为穿透阶段和吸收阶段。

穿透阶段是指化学毒物通过被动扩散透过角质层的过程。一般认为,非极性物质透过角质层的能力与脂溶性成正比,与分子量成反比,分子量大于 400 Da 的物质难以透过。化学毒物在身体的不同区域透过角质层的难易程度不同:阴囊处最易通过,手臂、后背、腿部、腹部次之,手、脚掌最为困难。即角质层越厚,化学毒物越不易透过。但是没有完全不能透过的部位。水溶性物质难以透过角质层,主要经由毛囊、汗腺和皮脂腺进入表皮深层。

吸收阶段是指化学毒物通过表皮深层(颗粒层、棘层和生发层)和真皮层并经毛细血管或毛细淋巴管进入体循环的过程。这些细胞层中含有非选择性的多孔水相扩散介质,其屏障作用远小于角质层。影响化学毒物吸收的因素包括血流量、间质液体的移动以及真皮成分之间的相互作用。

影响化学毒物经皮肤吸收的因素除化学毒物分子量大小、脂溶性外,还包括角质层的完整性及水化状态、外界温度等。损害角质层的酸、碱、二甲基亚砜、芥子气等可以使皮肤的通透性升高;潮湿的皮肤可使角质层结合水的数量增加 3~5 倍,通透性增加 2~3 倍。此外,皮肤充血及局部炎症等都有利于化学毒物吸收。

(四)经其他途径吸收

化学毒物除通过上述三种途径吸收外,毒理学试验还经常采用静脉、腹腔、皮下、肌内注射等途径染毒实验动物。静脉注射可使受试物直接入血,不存在吸收过程,往往导致最为迅速、明显的毒效应。腹腔血液供应丰富、表面积很大,故经腹腔注射的受试物吸收速度快,吸收后主要经门静脉进入肝脏,再进入体循环。皮下、肌内注射易受局部血液量和毒物剂型的影响,吸收速度相对较慢,但可以直接进入体循环。

三、分布

分布是指化学毒物吸收后,随血液或淋巴液分散到全身组织细胞的过程。分布通常可以迅速发生。化学毒物在体内的分布往往并不均匀,到达各组织器官的速度也不相同。在初期,影响化学毒物分布的主要因素是组织器官的血流量,之后则取决于化学毒物与不同组织的亲和力。一般情况,在毒物吸收的数分钟内,高血液灌注量的器官如心、肝、肾、肾上腺、甲状腺、肺、小肠等毒物的分布量最多,而低血液灌注量的脏器如皮肤、结缔组织、脂肪、静止状态的骨骼肌等分布量很少。但随着时间的推移,分布受到化学毒物经膜扩散速率及其与组织器官亲和力的影响,发生再分布(redistribution)。如铅吸收后,最初分布于红细胞和肝、肾等软组织,但 1 个月后,体内的铅大约有 90% 转移到骨骼并沉积其中。

(一)化学毒物在组织器官中的贮存

化学毒物的吸收速度超过代谢与排泄的速度,以相对较高的浓度富集于某些组织器官的现象称为蓄积(accumulation)。许多化学毒物可以发生蓄积。如 CO 在红细胞中与血红蛋白结合,铅在骨中贮存。化学毒物的蓄积部位可能就是其靶器官,如百草枯蓄积于肺,可引起肺组织充血、水肿、发炎、坏死及广泛的纤维化;也可能只是它们单纯的存积地点,如 DDT 在脂肪中含量最高,但所致毒作用发生在神经系统等组织。凡是化学毒物蓄积的部位均可认为是贮存库(storage depot)。贮存库中的化学毒物与其在血浆中的游离型保持动态平衡。随着血浆中游离毒物的消除,贮存库中的毒物会逐渐释放进入血液循环。如果蓄积部位并非靶器官,贮存库可使到达毒作用部位的化学毒物数量减少,毒效应强度降低,对于急性中毒有保护作用;但由于血中游离型毒物与贮存库中的毒物之间存在动态平衡,当血中毒物因代谢、排泄过程而减少时,贮存库就成为不断释放毒物的源头,使其在机体作用的时间延长,并可能引起毒性反应,故认为贮存库是慢性毒性作用发生的物质基础。在机体应激的情况下,贮存库中的化学毒物可大量释放入血,引起明显的毒作用。

1. 血浆蛋白作为贮存库　　吸收入血的化学毒物可与各种血浆蛋白结合,但绝大多数是与白蛋白结合,如血液中呈离子态的酸性、碱性及中性物质可与白蛋白结合。其他的血浆蛋白如转铁蛋白(一种 β 球蛋白)能与铁结合,铜蓝蛋白可与铜结合,α-和 β-脂蛋白可与多种脂溶性物质结合,α_1-酸性糖蛋白可与碱性物质结合。

化学毒物与血浆蛋白的结合是暂时的、可逆的。结合型毒物与游离型毒物之间维持动态平衡,当后者分布到其他组织器官或排除到体外时,血浆浓度降低,结合型毒物会与血浆蛋白分离成为游离型。血浆蛋白的数量有限,当其结合能力被饱和时,如继续接触化学毒物,会使血浆中游离型毒物的浓度明显升高,毒作用增强。当两种化学毒物均可与血浆蛋白结合时,会发生竞争现象,使结合能力较弱者成为游离型而发挥毒性。如 DDT 的代谢产物 DDE 可将已与白蛋白结合的胆红素置换出来,使其在血中的游离型增多而出现黄疸。此外,当 pH 值、离子强度和温度发生变化的时候,也会影响化学毒物与血浆蛋白的结合。

2. 肝、肾作为贮存库　　肝脏和肾脏对于化学毒物具有很强的结合能力,使许多毒物的浓度高于其他组织器官。这可能与它们的代谢和排泄功能有关。在肝细胞中的有机阴离子转运多肽OATP 能与多种有机酸结合,在有机阴离子从血浆向肝脏的转运中起重要作用。肝、肾中还有一种巯基含量很高的可诱导的金属硫蛋白(metallothionein,MT),能与镉、汞、锌、铅等金属结合。在肝内,MT 与镉的结合可使后者浓集并防止其经胆汁排泄。但在肾脏,镉-MT 结合物的毒性很强,可引起肾损伤。

3. 脂肪组织作为贮存库　　环境中的许多有机毒物具有高脂溶性,易于分布和蓄积在脂肪组织中,如氯丹、DDT、二噁英、呋喃、多氯联苯和多溴联苯等。化学毒物在脂肪组织中蓄积时并不呈现生物学活性,且可降低其在靶器官中的浓度,对于机体具有一定的保护作用。肥胖个体的体脂含量可达 50%,远比消瘦个体高(约为 20%),故对脂溶性毒物的耐受力较强。但当发生快速的脂肪动员时,蓄积其中的毒物会大量入血导致游离型毒物的浓度骤然增加,可造成靶器官的损害。

4. 骨骼作为贮存库　　骨骼是某些化学毒物的主要贮存库。如铅和锶可置换骨质羟磷灰石晶体基质中的钙、氟替代骨质中的—OH 而沉积在骨骼中。虽然一般认为铅对骨骼没有明显的毒性,但近年来研究发现铅是骨质疏松的潜在危险因素。氟可损害骨质引起严重的氟骨症,放射性锶可导致骨肉瘤。化学毒物与骨组织的结合也是可逆的,可以通过晶体表面的离子交换和破骨活动从骨中释放入血,使其血浆浓度增加,再次对机体造成损害。

（二）特殊屏障

有些器官或组织的生物膜具有特殊的形态学结构和生理学功能,可以阻止或延缓某些化学毒物进入,称为屏障。较为重要的有位于脑部的血脑屏障(blood-brain barrier,BBB)和血-脑脊液屏障(blood-cerebral spinal fluid barrier,BCSFB),以及位于母体和胎儿血液循环之间的胎盘屏障(placental barrier),它们对于保护中枢神经系统和胎儿免受毒物损害具有一定的作用。

1. 血-脑屏障和血-脑脊液屏障　　血-脑屏障阻止化学毒物的解剖及生理原因如下:①血-脑屏障主要由毛细血管内皮细胞构成,这些细胞之间结合紧密,可有效阻止极性物质通过。②脑内毛细血管大部分被星形胶质细胞包围,除可以维持屏障的完整性外,还可分泌某些化学因子来调节毛细血管内皮细胞的渗透性。③毛细血管内皮细胞具有 P-gp、BCRP、MRP 等主动转运蛋白,可将阴离子、阳离子、中性分子(包括某些脂溶性物质)和结合反应产物等移回血液。④脑脊液中的蛋白质含量很低,可以限制水溶性分子的通过。因此,只有那些既具有脂溶性,又非主动转运蛋白底物的化学毒物才有可能进入脑内。

血-脑脊液屏障位于循环血液和脑脊液之间,由脉络丛、蛛网膜和脑室周围的部分区域构成。其位于脑脊液侧内皮细胞具有的紧密连接和主动转运系统,以及脑脊液中很低的蛋白质含量,均可防止化学毒物的透过。

与机体其他部位的转运类似,只有在血液中处于游离型的化学毒物才能在脑中分布并达到动态平衡。此时,化学毒物的脂溶性和解离度决定其通过脑部屏障的转运速度。一般情况,增加脂溶性可以加快化学毒物进入中枢神经系统的速度,而解离则会降低其速度。如无机汞难以进入脑组织,而甲基汞则可通过脑部屏障,造成中枢神经系统的损伤。出生时血-脑屏障尚未发育完全,这也是吗啡、铅等对新生儿毒性更大的原因之一。

2. 胎盘屏障　胎盘屏障由分隔母体和胎儿血液循环的一层或几层细胞构成。细胞层数的多少随动物种以及妊娠阶段而异。猪、马、驴的细胞层数有 6 层,称为上皮绒膜胎盘;羊、牛有 5 层细胞,称为联合绒膜胎盘;猫、狗有 4 层细胞,称为内皮绒膜胎盘;人、猴有 3 层细胞,称为血绒膜胎盘;大鼠、豚鼠只有 1 层细胞,称为血内皮胎盘。家兔在妊娠初期有 6 层细胞,到了妊娠末期则仅有 1 层细胞。一般认为胎盘屏障的作用有限,药物、农药、重金属、有机溶剂等多种化学毒物都可经胎盘转运至胎儿体内。

化学毒物通过胎盘屏障的主要方式是简单扩散。因此,凡是能影响简单扩散速率的因素都会影响化学毒物经胎盘转运。脂溶性高者可迅速在母体-胚胎之间达到动态平衡。此时,化学毒物在母体和胎儿血中的浓度相同。胎儿组织中的化学毒物浓度取决于组织的富集能力。如胎儿的肝脏对某些毒物无富集能力,因此这些毒物的肝浓度较低。胎儿的脂肪含量极少,对于高脂溶性物质(如 TCDD)无蓄积。但是由于胎儿的脑部屏障尚未发育完善,致使铅和二甲基汞等毒物易于进入脑内并以较高浓度存留其中。

胎盘具有多个主动转运系统,如内源性嘌呤和嘧啶的载体可将与其结构类似的某些代谢物从母体转运至胎儿体内,而 BCRP、P-gp、MRP 等可排除某些化学毒物使胎儿免受伤害。胎盘还具有生物转化能力,可将某些化学毒物代谢解毒。

四、排泄

排泄是指化学毒物经由不同途径排出体外的过程。最重要的途径是经肾脏随尿液排泄,其次是随粪便排泄,经肺排出的主要是气态物质。此外,一些化学毒物还可随脑脊液、乳汁、汗液、唾液等分泌物以及毛发和指甲排出体外。

（一）经肾脏排泄

肾脏是机体最重要、也是最有效率的排泄器官。化学毒物经肾脏排泄的机制与其排出内源性代谢产物的机制相同,涉及肾小球滤过和肾小管分泌两种方式。

1. 肾小球滤过 肾脏血液供应丰富,约达心搏出量的25%,其中有约80%通过肾小球滤过。肾小球毛细血管有较大的膜孔(70 nm),分子量小于白蛋白(60 kDa)的物质,只要不与血浆蛋白结合,都可以在肾小球滤过。

进入肾小管腔的化学毒物有两条去路:随尿液排出体外或被肾小管重吸收。脂/水分配系数高的化学毒物可以简单扩散的方式进入肾小管上皮细胞并被重新吸收入血,而水溶性高的化学毒物则随尿液顺利排泄。弱酸、弱碱性物质的排泄取决于尿液的 pH 值。弱酸性物质在 pH 值较高、弱碱性物质在 pH 值较低的尿液中多数处于解离态,可被大量排出体外。因此,可以使用药物改变尿液的 pH 值,以促进特定毒物的排泄。如治疗苯巴比妥中毒时,给予碳酸氢钠碱化尿液,可促进其解离与排泄。在生理条件下,尿液的 pH 值一般为6~6.5,低于血浆,有利于弱酸性物质的排泄。

2. 肾小管分泌 多为主动转运过程,与蛋白结合的化学毒物也可经此方式转运。被分泌到肾小管腔内的化学毒物可经尿液排出体外,也可被重吸收。在肾小管有多个转运蛋白家族参与这两个过程,如 OAT、OCT 和 OATP 等可把化学毒物由血液转运至肾小管细胞,再由 MDR、MRP 和 BCRP 将其排入肾小管管腔。重吸收时,情况正好相反,先由 OAT、OATP 和 PEPT 等将肾小管腔中的化学毒物转运至肾小管细胞,再由 MRP 将其输送回血液。与其他主动转运系统一样,经肾小管分泌的化学毒物也存在竞争现象。如丙磺酸可有效地降低青霉素经有机酸转运系统排出的速度。

经肾小球滤过的小分子血浆蛋白也可被肾近曲小管重吸收。如果化学毒物与这些血浆蛋白结合,就可造成近曲小管的损伤。如镉-MT 结合物被肾小管重吸收是其所致肾毒作用的主要原因;三甲基戊烷与 α_{2u}-球蛋白结合后被雄性大鼠近曲小管吸收可导致肾病和肾肿瘤。由于肾脏的许多功能在出生时尚未发育完全,新生儿对于一些化学毒物的排泄能力弱于成人,更易产生毒性。尿中的毒物浓度一般常与血液中的毒物浓度呈正相关,因此,对于尿中毒物浓度或代谢产物浓度的测定往往可间接衡量机体吸收及毒物负荷情况。

(二)经粪便排泄

粪便排泄是化学毒物排出体外的另一个主要途径,过程复杂。下列来源的化学毒物可通过粪便排出。

1. 混入食物中的化学毒物 经胃肠道摄入,但未被吸收的化学毒物可与没有被消化吸收的食物混合,随粪便排泄。

2. 随胆汁排出的化学毒物 这是经粪便排泄的化学毒物的主要来源。经过肝脏生物转化形成的代谢产物及某些化学毒物原形可以直接排入胆汁,最终随粪便排出体外。经胆汁排出的化学毒物多数经历了肝内代谢而水溶性增强,进入肠道后可随粪便排出体外。但葡萄糖醛酸结合物和硫酸结合物可为肠道菌群水解,脂溶性增强后被重新吸收入肝,形成肠肝循环(enterohepatic circulation),致使化学毒物的生物半减期延长,对机体不利。甲基汞主要通过胆汁从肠道排出,由于肠肝循环,使其半减期延长至70天。临床上给予甲基汞中毒患者口服巯基树脂,可与其结合,阻止其重吸收,促进从肠道排出。

化学毒物主要以特殊转运方式排入胆汁,肝细胞存在各种转运蛋白。OATP、OAT 和 OCT 可将化学毒物从血液转运入肝;MDR1 和 MRP2 负责把肝细胞内的化学毒物或其代谢产物转运到胆汁,而 MRP3 可将它们转运回血液。

哪些因素决定化学物质排入胆汁还是排入尿液?化学毒物种类和动物物种可能起着重要作用。低分子量的分子很少经胆汁排出,而分子量大于 325 Da 的物质或其结合物可从胆汁排出相当数量,如谷胱甘肽或葡萄糖醛酸结合物主要由胆汁排出。对于同一化学毒物,不同物种间经胆汁的排出量可能相差悬殊。通常大鼠和小鼠经该途径排出化学毒物的量要多于其他物种。

3. 肠道排泄的化学毒物　化学毒物可经被动扩散从血液直接转运至小肠腔内,也可在小肠黏膜经生物转化后排入肠腔。小肠细胞的快速脱落则是化学毒物进入肠腔的另一种方式。肠道排泄的过程相对缓慢,只有那些生物转化速率低和(或)肾脏、胆汁清除量少的物质才主要以此种方式排泄。另外,在大肠还存在有机酸和有机碱的主动排泌系统。

4. 肠壁和菌群　肠道菌群是粪便的主要成分之一,约有 30%~42% 的粪便干重源自细菌。肠道菌群可以摄取化学毒物并对其进行生物转化,粪便中的许多化学物质是细菌的代谢产物。

(三)经肺排泄

体温下以气态存在的物质以及挥发性液体均可经简单扩散的方式由肺排出,排出的速度与吸收的速度相反。如在血液中溶解度低的乙烯可经肺快速排泄,而溶解度高的氟烃类麻醉剂如氟烷、甲氧氟烷等则排泄速度缓慢。在血液中溶解度低的气态物质,其排出速度受灌注限制,溶解度高的则受通气限制。

(四)其他排泄途径

1. 脑脊液　主动转运参与脑脊液排出化学毒物的过程。包括脂溶性毒物在内的各种物质都可随脑脊液穿越蛛网膜离开中枢神经系统。

2. 乳汁　乳汁对于某些化学毒物的排泄具有重要的毒理学意义。因为化学毒物可经母乳进入婴儿体内,也可随乳制品进入人体内。化学毒物排入乳汁的方式是简单扩散。脂溶性毒物如艾氏剂、氯丹、DDT、多氯联苯、多溴联苯、二噁英和呋喃等可随脂肪从血液进入乳腺中,并主要经乳汁排泄。化学性质与钙类似的金属(如铅)以及能与钙形成配位体的螯合剂也可从乳汁排出相当数量。

3. 汗液和唾液　非解离态、脂溶性化学毒物可经简单扩散排入汗液和唾液。随汗液排泄的化学毒物可能引起皮炎,随唾液排泄的化学毒物可被咽下并经胃肠道吸收。

4. 毛发和指甲　砷、汞、铅、锰等可富集于毛发与指甲中,当它们脱落时,其中的化学毒物也随之排出。因此,毛发和指甲中重金属等物质的含量可以作为暴露生物标志的监测指标。

第二节　化学毒物在体内的生物转化

一、生物转化的意义

生物转化又称代谢转化,是指化学毒物在体内经历酶促反应或非酶促反应而形成代谢产物的过程。生物转化的结果是改变了化学毒物的化学结构和理化特性，从而影响它们所致毒作用的强度和性质，以及在体内的分布过程和排泄速度。因此，生物转化是机体对化学毒物进行处置的重要环节，也是机体维持稳态的主要机制。

1. 代谢解毒和代谢活化　化学毒物经过生物转化后成为低毒或无毒的代谢物（metabolite），这一过程称为代谢解毒（metabolic detoxication）。多数化学毒物代谢后毒性降低，毒作用减弱，所以，人们曾把生物转化视为一个完全对机体有利的解毒过程。随着研究的深入，发现有一些化学物质经过生物转化后，毒性非但没有减弱，反而明显增强，甚至产生致突变、致癌和致畸作用，这种现象称为代谢活化（metabolic activation）或生物活化（bioactivation）。如对硫磷可在体内代谢为毒性更大的对氧磷；氯乙烯、苯并（a）芘等本身不致癌，但其代谢物具有致癌作用。由于代谢活化的产物多数不够稳定，仅在短时间内存在，故称为活性中间产物（reactive intermediate），主要包括以下四类：①亲电子剂：如苯并（a）芘的代谢产物 7,8-二氢二醇-9,10-环氧化物（图 3-2）；②自由基：如四氯化碳、醌等均可经代谢形成自由基；③亲核剂，较为少见，如苦杏仁苷经肠道菌群酶的作用生成氢化物，二卤代甲烷经氧化脱卤形成 CO 等；④氧化还原反应物，较为少见，如抗坏血酸可将 Cr^{6+} 还原为 Cr^{5+}，后者又可催化 HO · 的生成。

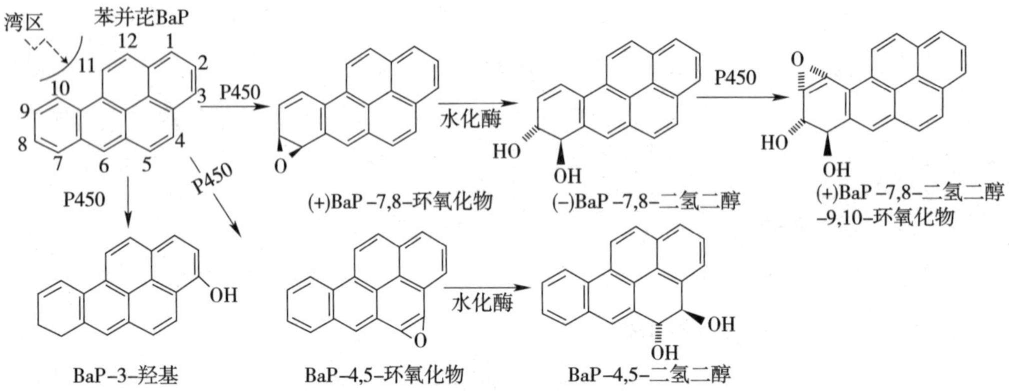

图 3-2
苯并（a）芘的代谢活化和代谢解毒途径

2. Ⅰ相反应和Ⅱ相反应　由于被机体吸收的大多数化学毒物均具有较好的脂溶性。如果没有生物转化过程，它们的排泄将会极其缓慢，以致在体内蓄积到引起中毒的水平，甚至造成机体死亡。

生物转化涉及两大类反应：Ⅰ相反应（phase Ⅰ biotransformation）和Ⅱ相反应（phase Ⅱ biotransformation）。Ⅰ相反应包括氧化反应（oxidation）、还原反应（reduction）和水解反应（hydrolysis），Ⅱ相反应即结合反应（conjugation），包括葡萄糖醛酸化、硫酸化、乙酰化、甲基化、与谷胱甘肽结合及与氨基酸结合。Ⅰ相反应的作用主要是使催化的底物暴露或获得一些功能基团，如—OH、—COOH、—NH₂、—SH 等。这些基团不仅增加了反应产物的水溶性，而且使之更易于Ⅱ相反应的进行。在Ⅱ相反应中，内源性辅助因子与Ⅰ相反应产物获得的功能基团作用而形成结合物。多数Ⅱ相反应使化学毒物的水溶性显著增加，排泄加速。但进入中枢神经系统内的毒物经生物转化后如果水溶性增强,反而难以透过血-脑屏障和血-脑脊液屏障排泄。另外,甲基化反应和乙酰化反应常可使结合物的水溶性降低。

虽然大多数化学毒物须在Ⅰ相反应结束后才能进行Ⅱ相反应,但并非完全如此。如吗啡代谢物就是直接与葡萄糖醛酸结合而成,不需经历Ⅰ相反应;某些类固醇则在Ⅱ相反应后才被氧化。

二、生物转化酶

(一)生物转化酶的基本特性

进入机体的化学毒物种类繁多,不可能对每种毒物都有专一的代谢酶与之对应。因此,生物转化酶通常具有广泛的底物特异性,一类或一种酶可代谢几种化学毒物。

生物转化酶包括结构酶和诱导酶。前者可在体内持续表达,后者在化学毒物刺激或诱导下才能合成。某些生物转化酶的结构(氨基酸序列)在不同个体有所差别,即存在多态性,致使其代谢活性不同。这是造成同一化学毒物在不同个体间出现代谢速率差异的根本原因。氨基酸取代对于生物转化酶催化活性的影响通常存在底物依赖性。

某些化学毒物具有一个或多个手性中心,即存在立体异构体。它们的生物转化表现出立体选择性。如抗癫痫药麦山妥英是 R-和 S-两种立体异构体的外消旋混合物,S-异构体可被细胞色素 P450 酶系的 CYP2C19 迅速羟化而排泄,而 R-异构体的相同代谢则要缓慢得多。还有一些具有抑制生物转化酶能力的手性化学毒物,也呈立体选择性。如奎尼丁是 CYP2D6 的强抑制剂,而其立体异构体奎宁对该酶只有较弱的抑制作用。在某些情况下,非手性分子可转变为立体异构体代谢物的混合物,立体选择性同样有所体现,即一种异构体的形成优于另一异构体。

(二)生物转化酶的命名

涉及化学毒物生物转化的酶类特异性不强,如按其催化的反应命名,势必会造成混乱。目前,许多酶类已被克隆和测序,可据此建立基于氨基酸一级序列的专一命名系统,以避免命名混乱。

(三)生物转化酶的分布

生物转化酶在机体各组织的分布广泛。在脊椎动物,肝脏含有的生物转化酶种类最多、活性最强,小肠次之,皮肤、肺、鼻黏膜和眼等化学毒物的主要接触部位也具有生物转化酶。其他如肾脏、肾上腺、胰、脾、心脏、脑、睾丸、卵巢、胎盘、血浆、血细胞、血小板、淋巴细胞和大动脉等也有一定的代谢能力。肠道菌群对于某些化学毒物的代谢也起着重要作用。

在肝脏和大多数组织的细胞中,生物转化酶主要位于内质网(微粒体)和胞液,线粒体、细胞核和溶酶体中则分布较少。生物转化酶的亚细胞分布与化学毒物的溶解性相适应,高脂溶性物质的代谢酶多位于生物膜,而高水溶性物质的代谢酶多位于胞液。化学毒物发生的生物转化反应及其亚细胞定位见表3-1。

表 3-1　生物转化反应及其亚细胞定位

反应	生物转化酶	部位
氧化反应	细胞色素 P450	微粒体
	黄素加单氧酶	微粒体
	过氧化物酶	微粒体
	醇脱氢酶	胞液
	醛脱氢酶	线粒体、胞液
	醛氧化酶	胞液
	黄嘌呤氧化酶	胞液
	单胺氧化酶	线粒体
	双胺氧化酶	胞液
还原反应	偶氮和硝基还原	肠道菌丛、微粒体、胞液
	羰基还原	胞液、微粒体、血液
	醌还原	胞液、微粒体
	还原脱卤	微粒体
	脱氢	微粒体
	脱羟基	胞液
水解反应	酯酶和酰胺酶	微粒体、胞液、溶酶体、血液
	肽酶	血液、溶酶体
	环氧化物水解酶	微粒体、胞液
结合反应	UDP-葡萄糖醛酸转移酶	微粒体
	磺基转移酶	胞液
	谷胱甘肽 S-转移酶	胞液、微粒体、线粒体
	氨基酸转移酶	线粒体、微粒体
	N-乙酰转移酶	线粒体、胞液
	甲基转移酶	细胞液、微粒体、血液

三、生物转化反应类型

（一）Ⅰ相反应

1. 氧化反应　通常是化学毒物代谢的第一步反应,反应部位以微粒体内氧化为主,但也可以发生在微粒体外。微粒体(microsome)是组织细胞经匀浆和差速离心后,由内质网形成的囊泡和碎片,而非独立的细胞器。

（1）细胞色素 P450 酶系(cytochrome P450 enzyme system):因细胞色素 P450 含有的血红素铁在还原态时与 CO 结合所形成的复合物在光谱 450 nm 处有最大的吸收峰而得名。又称为混合功能氧化酶(mixed function oxidase,MFO)或单加氧酶(monoxygenase)。无论是催化反应的多样性,还是使化学毒物解毒或活化为活性中间产物的数量,细胞色素 P450 酶系均在生物转化酶中居于首位。该酶系广泛分布于各种组织中,但以肝细胞内质网中含量最多,且滑面内质网又多于粗面内质网。

细胞色素 P450 酶系主要由三种成分组成,即血红蛋白类(细胞色素 P450 和细胞色素 b_5)、黄素蛋白(NADPH-细胞色素 P450 还原酶)和磷脂。其中,细胞色素 P450 最为重要,是催化反应的活性中心。黄素蛋白和细胞色素 b_5 是从 NADPH 或 NADH 向细胞色素 P450 传递电子的转运体。细胞色素 b_5 还可增加细胞色素 P450 与底物的亲和力。磷脂的作用是使酶系的各种蛋白成分固定、促进细胞色素 P450 与 NADPH-细胞色素 P450 还原酶之间的偶联反应。

细胞色素 P450 有多种形式,分别给予大鼠 3-甲基胆蒽(3-MC)和苯巴比妥(PB)可使其代谢活性发生不同的变化,说明它们诱导的是不同类型的细胞色素 P450。由于近年来分离和纯化技术的成熟和完善,新的细胞色素 P450 不断被发现,已经形成了一个庞大的超家族。

根据重组 DNA 技术测定的氨基酸序列,可对细胞色素 P450 超家族进行分类和命名。具体的分类原则为:不同细胞色素 P450 之间的相同氨基酸序列低于 40% 的,划分为不同的基因家族;相同序列在 40%~55% 之间的,划分为同一基因家族的不同亚族;高于 55% 的则属于同一亚族的成员。命名方法是:用斜体字 *CYP* 代表除小鼠和果蝇之外(用 *Cyp* 表示)所有物种的细胞色素 P450 基因,其后的阿拉伯数字代表基因族,再后的大写英文字母代表基因亚族(小鼠和果蝇用小写英文字母表示),字母后的阿拉伯数字代表基因亚族中的一个基团。如 *CYP1A1* 表示细胞色素 P450 的第 1 基因族 A 亚族的第 1 基因。基因表达产物(酶,也可理解为相应的 mRNA、cDNA 和蛋白)的命名方法与相应基因相同,但需将全部斜体字改为正体字,且将全部小写字母改为大写,如 CYP1A1、CYP1A2 等,这种命名方法适用于所有物种。

目前认为,与化学毒物代谢有关的细胞色素 P450 主要涉及 3 个基因家族,即 *CYP1*、*2* 和 *3*。

细胞色素 P450 酶系催化的基本反应是单加氧反应。在反应过程中,O_2 起了"混合"的作用,即一个氧原子掺入到底物(RH)中,另一个氧原子与 NADPH 提供的质子结合还原为水。催化的总反应式为:

$$底物(RH)+O_2+NADPH+H^+ \longrightarrow 产物(ROH)+H_2O+NADP^+$$

细胞色素 P450 酶系催化的反应由 7 步组成一个循环(图 3-3):①处于氧化态的细胞色素 P450 与底物结合形成复合物;②血红素中的 Fe^{3+} 接受 NADPH-细胞色素 P450 还原酶从 NADPH 转运来的 1 个电子,还原为 Fe^{2+};③1 个氧分子与还原态细胞色素 P450-底物复合物结合形成三元复合物;④该复合物接受第 2 个电子(由 NADPH-细胞色素 P450 还原酶或细胞色素 b_5 转运而来)和 1 个 H^+,成为 $Fe^{2+}OOH$ 复合物;⑤第 2 个 H^+ 的加入使该复合物裂解为水和 $(FeO)^{3+}$ 复合物;⑥$(FeO)^{3+}$ 复合物将氧原子转移到底物,形成氧化的 ROH 产物;⑦释放 ROH 产物,细胞色素 P450 从还原态恢复为氧化态,又可与底物结合,开始新一轮的循环。

如果上述反应循环出现中断,可依具体步骤的不同发生单电子还原、超氧阴离子形成、过氧化氢生成、过氧化物旁路等反应。

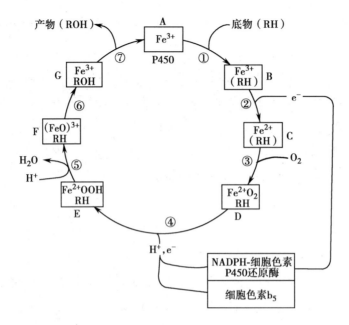

图 3-3
细胞色素 P450 酶系催化的反应循环

细胞色素 P450 酶系催化的主要反应类型有:

1)脂肪族羟化:脂肪族化合物末端倒数第一个(ω-碳)和(或)第二个碳原子(ω-1 碳)被氧化,形成相应的醇或二醇。

$$R—CH_2—CH_3+[O]\longrightarrow R—CH_2—CH_2OH$$

2)芳香族羟化:芳香环上的氢被氧化后,生成酚。

$$C_6H_6+[O]\longrightarrow C_6H_5OH$$

3)环氧化:在脂肪族和芳香族物质的两个碳原子间的双键部位加上一个氧原子,形成环氧化物。环氧化是某些化学物质代谢活化的重要步骤。如黄曲霉素 B1、氯乙烯和苯并(a)芘等可经此反应成为亲电子剂,毒性增强。

$$R—CH=CH—R' + [O] \longrightarrow R—\overset{\displaystyle O}{\overset{\displaystyle \diagup \diagdown}{CH———CH}}—R'$$

4)杂原子(S—、N—、I—)氧化和 N-羟化:含有硫醚键(—C—S—C—)的化学物质,可发生 S-氧化反应,转化成亚砜或砜,这些氧化产物的毒性要比原型增高 5~10 倍。N-氧化的底物多为含有吡啶或喹啉、异喹啉基团的物质。芳香胺类化合物可发生 N-羟化反应,生成羟氨基物,毒性往往升高。

$$R—S—R'+[O]\longrightarrow R—SO—R'+[O]\longrightarrow R—SO_2—R'$$

$$C_6H_5—NH_3+[O]\longrightarrow C_6H_5—NH_2OH$$

5)杂原子(O—、S—、N—)脱烷基:在这类反应中,与化学毒物分子中 N—、O—、S—杂原子相连的烷基被氧化,继而发生裂解重排,形成醛或酮。某些化学物质可经此反应而代谢活化。如二甲基亚硝胺经 N-脱烷基后,分子发生重排形成羟化重氮甲烷,再进一步分解产生游离甲基 CH^{3+}(碳宾离子),可使 DNA 烷基化,导致突变和癌变。

$$R—(NH \cdot O \cdot S)—CH_3+[O]\longrightarrow R—(NH_2 \cdot OH \cdot SH)+HCHO$$

6)氧化基团转移:为细胞色素 P450 催化的氧化脱氨、氧化脱硫、氧化脱卤素作用。如苯丙胺经氧化先形成中间代谢产物苯丙醇胺,再脱去氨基形成苯丙酮。有机磷农药均可发生脱硫反应,在反应过程中 P＝S 基被氧化为 P＝O 基。如对硫磷经氧化脱硫后生成对氧磷,毒性增加 3 倍。

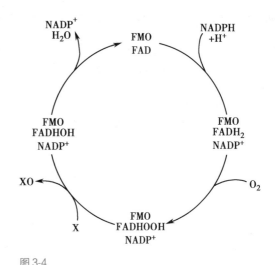

7)酯裂解:酯含有的功能基团裂解后与细胞色素 P450 催化循环中 $(FeO)^{3+}$ 复合物的氧合并为 1 个残基,生成 1 分子醛。

$$R_1COOCH_2R_2+[O]\longrightarrow R_1COOH+R_2CHO$$

8)脱氢:细胞色素 P450 可催化多种化学物质的脱氢反应。如乙酰氨基酚脱氢后形成的 N-乙酰苯醌亚胺具有肝毒性,其他如地高辛、烟碱、丙戊酸等均可发生脱氢反应。

(2)黄素加单氧酶(flavin-containing monooxygenase,FMO):该酶存在于肝、肾、小肠、脑和肺组织的微粒体中,以黄素腺嘌呤二核苷酸(FAD)为辅酶,催化反应时需要 NADPH 和 O_2。

FMO 催化的反应包括几个步骤:首先,FMO 的辅酶 FAD 接受 NADPH 提供的 H^+ 而被还原成 $FADH_2$,但氧化态的 $NADP^+$ 仍然结合在酶分子上,并不脱落;随后,$FADH_2$ 与氧结合形成稳定的过氧化物 FADHOOH(即 4a-羟基过氧化黄素);继之与底物结合并将其氧化,FADHOOH 转变为 FADHOH(4a-羟基黄素);最后,FADHOH 恢复为氧化态 FAD,释放出 $NADP^+$,准备进入下一个催化循环(图 3-4)。

FMO 可催化伯胺、仲胺、叔胺、N-乙酰芳草胺、肼、硫醇、硫醚、硫酮、硫代酰胺、膦等物质的 N-、S- 和 P-杂原子氧化,并形成相应的氧化物,这与细胞色素 P450 催化的反应有一些交叉和重叠,即有些物质是两种加单氧酶的共同底物,但作用机制并非完全相同。如吡咯烷生物碱类、千里光碱、倒千里光碱和单猪尿豆碱等由 FMO 催化形成叔胺 N-氧化物而被解毒,而经细胞色素 P450 代谢后则形成吡咯并最终转化为有毒的亲电子剂。这些反应还存在物种差异。如吡咯烷生物碱对于大鼠为剧毒,对于豚鼠则无毒,原因在于大鼠体内催化吡咯生成的细胞色素 P450 活性较高,催化叔胺 N-氧化物生成的 FMO 活性较低,而豚鼠体内的代谢情况正好与此相反。

图 3-4

黄素加单氧酶催化的反应循环

FMO 与细胞色素 P450 另外的不同点是,该酶不能在碳位上催化氧化反应,也不能催化 O-、S-、

N-杂原子脱烷基反应。

（3）微粒体外的氧化反应

1）醇脱氢酶（ADH）：是一种含锌酶，位于胞液，肝脏含量最高，肾脏、肺和胃黏膜中也有活性存在。人的 ADH 据其组成亚单位的不同分为 5 型：Ⅰ型包括 ADH 1A、1B、1C，在肝脏和肾上腺高表达，催化乙醇和其他短链脂肪醇的氧化；Ⅱ型为 ADH4，主要在肝脏表达，催化长链脂肪醇和芳香醇的氧化，对乙醇和甲醇几乎无作用；Ⅲ型为 ADH5，分布于全身组织，底物也为长链醇（戊醇及更长链的醇）和芳香醇（如肉桂醇），还在甲醛的解毒过程中起重要作用；Ⅳ型为 ADH7，主要在胃肠道上部表达，参与乙醇和维生素 A 的代谢。长期饮酒者发生的胃肠道上部肿瘤可能与 ADH7 将乙醇转化为乙醛有关。Ⅴ型为 ADH6，其功能目前尚不清楚。

2）醛脱氢酶（ALDH）：该酶以 NAD^+ 为辅基，可将醛氧化为酸。醛类氧化反应主要由肝组织中的醛脱氢酶催化，摄入乙醇经脱氢酶催化而形成的乙醛将继续氧化成乙酸。乙醇的毒性主要来自乙醛，由于遗传缺陷可能造成醛脱氢酶活力较低，使乙醛不易经氧化分解而解毒，饮酒后容易出现乙醛聚集，酒精中毒。

3）钼羟化酶：主要包括醛氧化酶和黄嘌呤氧化还原酶，二者均属于黄素蛋白酶。

醛氧化酶主要存在于肝脏，可氧化具有氮杂环结构的物质如吡咯、吡啶、嘧啶、蝶啶和亚胺基离子等，还能将芳香醛（如苯甲醛）氧化为羧酸，但对脂肪醛的催化作用很弱。甲萘醌是醛氧化酶的强抑制剂。

黄嘌呤氧化还原酶（XOR）是一种胞液酶，在心脏、脑、肝、骨骼肌、胰、小肠、结肠和胎盘中含量最高。该酶的主要作用是促进如 6-巯嘌呤和 2,6-二硫代嘌呤等嘌呤衍生物的消除，限制这些抗癌药物的治疗作用。此外，它们还参与抗肿瘤、抗病毒药物如 6-脱氧无环鸟苷、2′-氟阿糖-双脱氧嘌呤等的活化过程。与醛氧化酶相似，XOR 也可催化芳香醛的氧化。

一般认为，适于钼羟化酶催化的底物不能被细胞色素 P450 代谢，反之亦然。原因在于钼羟化酶催化的是具有低电子密度的碳原子（如氮杂环中与氮原子紧邻的碳原子），而细胞色素 P450 催化的却是具有高电子密度的碳原子。另外，在钼羟化酶参与的反应中会产生活性氧，导致氧化应激和脂质过氧化。

4）单胺氧化酶（MAO）和二胺氧化酶（DAO）：MAO 存在于脑、肝、肾、小肠和血小板的线粒体外膜上，DAO 存在于肝、肾、小肠和胎盘的细胞液中。它们催化伯胺、仲胺、叔胺的氧化脱氨反应。其中，伯胺氧化脱氨生成氨和醛，仲胺氧化脱氨生成伯胺和醛。

MAO 有 A、B 两种形式。MAO-A 主要氧化 5-羟色胺、去甲肾上腺素和普萘洛尔的烷基代谢物。MAO-A 和 B 缺陷可导致 Norrie 病，为一种以失明、失聪和智力迟钝为特征的 X 连锁隐性遗传性神经疾病。MAO-B 还可将 1-甲基-4-苯基-1,2,5,6-四氢吡啶（MPTP）代谢活化为神经毒物 1-甲基-4-苯基吡啶（MPP^+），造成脑黑质多巴胺神经元的选择性损伤，被认为与帕金森综合征的易感性有关。

DAO 是含铜离子的磷酸吡哆醛依赖酶，组胺和具有 4 或 5 个碳原子链的烷基二胺是其特异性底物。

5）过氧化物酶依赖的共氧化反应：过氧化物酶催化的反应包括氢过氧化物的还原和其他底物

氧化生成脂质氢过氧化物,这一过程称为共氧化(co-oxidation)。催化该反应的酶包括前列腺素 H 合成酶(PHS)、乳过氧化物酶和髓过氧化物酶等,分布于肾脏髓质、血小板、血管内皮细胞、胃肠道、脑、肺、尿道膀胱上皮细胞、乳腺上皮细胞和白细胞中。PHS 具有环加氧酶和过氧化物酶两种催化活性:前者可将花生四烯酸代谢为环状内氢过氧化物前列腺素 G_2(PGG_2);后者在有供氢体存在的情况下,可将 PGG_2 进一步转化为前列腺素 H_2(PGH_2),同时供氢体发生共氧化。许多化学毒物可作为供氢体,经此反应发生代谢活化。如致癌物苯并(a)芘和黄曲霉毒素 B_1 的环氧化都可经由共氧化反应完成。多环芳烃、苯酚、氢醌和乙酰氨基酚等可被过氧化物酶氧化为醌、亚胺醌等亲电子性细胞毒物。

$$\text{花生四烯酸} \xrightarrow[\text{环加氧酶}]{} PGG_2 \xrightarrow[\text{氢过氧化物酶}]{R\ (\text{共氧化反应})\ RO} PGH_2$$

2. 还原反应　机体内参与还原反应的酶主要是细胞色素 P450 和黄素蛋白酶。另外,肠道菌群的还原酶活性较高,在化学毒物的还原中占有重要地位。某些金属(如五价砷)、醛、酮、二硫化物、N-氧化物、亚砜、烯烃、卤代烃和含有硝基、偶氮基和羰基的化学毒物可在体内发生还原反应。

(1)偶氮还原和硝基还原:主要由肠道菌群催化。但细胞色素 P450、醛氧化酶和 NAD(P)H-醌氧化还原酶-1(NQO1)也可催化这两种反应。后者又称为 DT-黄递酶,存在于肝细胞液中。

2,6-二硝基甲苯在肠道菌群催化下发生的硝基还原反应,是其诱发雄性大鼠肝脏肿瘤的重要步骤。该毒物首先在肝脏代谢,以葡萄糖醛酸结合物的形式从胆汁排出,经肠道菌群的硝基还原酶还原和 β-葡萄糖醛酸酶水解后,被重吸收返回肝脏,再由细胞色素 P450 作用发生 N-羟化反应,其产物可发生乙酰化或与硫酸结合。这些结合物可裂解生成具有高反应性的氮宾离子,攻击 DNA,引起突变和肝癌。

(2)羰基还原:羰基还原酶是 NADPH 依赖酶,属于醛酮还原酶(AKR)和短链脱氢酶/还原酶(SDR)超家族的成员,广泛分布于血液和肝、肾、脑等多种组织的胞液与微粒体中,主要催化某些醛类还原为伯醇或酮类还原为仲醇的反应。底物包括氟派丁苯、己酮可可碱、乙酰苯磺酰环己脲、柔红霉素、依他尼酸、华法林、甲萘醌和 4-硝基苯乙酮等。

(3)醌还原:醌可在 DT-黄递酶催化下经双电子还原生成无毒的氢醌;也可在 NADPH-细胞色素 P450 还原酶催化下经单电子还原形成半醌自由基,发生自氧化而导致氧化应激(oxidative stress),生成超氧阴离子、过羟基自由基、过氧化氢、羟自由基等活性氧,引起脂质过氧化(lipid peroxidation),造成组织损伤,这是含醌或经生物转化可生成醌的物质引起中毒的重要机制之一(图 3-5)。多柔比星和道诺霉素的心脏毒性、百草枯和硝基呋喃妥因的肺毒性、6-羟基多巴胺的神经毒性以及 5-羟巴比土酸所致的胰岛 β 细胞损伤都与这一机制有关。

(4)脱卤反应:脂肪族化合物脱卤涉及 3 种机制,即还原脱卤、氧化脱卤和脱卤化氢。还原脱卤和氧化脱卤由细胞色素 P450 催化,脱卤化氢由细胞色素 P450 和谷胱甘肽 S-转移酶催化。

有几种卤代烷烃经脱卤反应而代谢活化。如四氯化碳(CCl_4)首先在细胞色素 P450 催化下发生一电子还原,脱卤形成三氯甲烷自由基($\cdot CCl_3$),$\cdot CCl_3$ 可攻击生物膜启动脂质过氧化,造成肝细胞损伤和坏死。

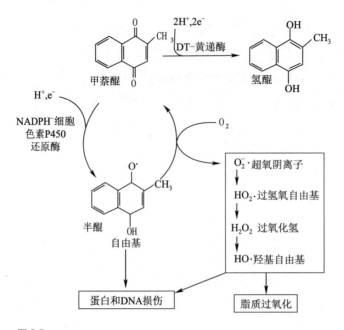

图 3-5
甲萘醌的氧化还原循环

$$e^- + CCl_4 \longrightarrow \cdot CCl_3 + Cl^-$$

3. 水解反应　机体催化化学毒物水解的酶包括酯酶、酰胺酶、肽酶和环氧化物水解酶,它们广泛存在于血浆、肝、肾、肠和神经组织中。

(1)酯酶和酰胺酶:可水解具有羧酸酯、酰胺、硫酯、磷酸酯和酸酐等功能基团的化学毒物。酯类可被水解为醇和酸,酰胺可被水解为酸和胺,硫酯可被水解为酸和硫醇。

根据与有机磷酸酯的相互关系可将酯酶分为 A、B、C 三类。A-酯酶可以水解有机磷酸酯,B-酯酶则为有机磷酸酯所抑制,而 C-酯酶既不能水解有机磷酸酯也不能被其抑制。对氧磷酶等属于 A-酯酶,它们对于磷酸酯键的水解作用是哺乳动物对有机磷农药代谢解毒的最重要途径。羧酸酯酶和胆碱酯酶属于 B-酯酶,催化羧酸、酰胺和硫酯的水解反应。

(2)肽酶:存在于血液和各种组织中,可水解各种肽类。如氨基肽酶和羧基肽酶分别在肽链 N-末端和 C-末端水解氨基酸,而内肽酶则在肽链内的特定部位裂解肽类。肽酶可水解相邻氨基酸之间的酰胺键,故功能上属于酰胺酶。

(3)环氧化物水解酶(epoxide hydrolase,EH):广泛存在于肝、睾丸、卵巢、肺、肾、皮肤、肠、脾、胸腺、脑和心脏等组织中,可催化环氧化物水解,生成具有反式构型的邻位二氢二醇。

在哺乳动物体内有 5 种 EH,但只有微粒体环氧化物水解酶(mEH)和可溶性环氧化物水解酶(sEH)具有代谢化学毒物的作用。由于许多环氧化物是亲电子剂,可与蛋白质及核酸结合而引起细胞毒性和遗传物质损伤,故在多数情况下,mEH 和 sEH 与细胞色素 P450 的组织与细胞分布保持一致,使由其催化形成的环氧化物能够被及时水解解毒。但某些二氢二醇代谢物可进一步氧化形成二醇环氧化衍生物,它们具有的特殊空间构型可阻碍 EH 的催化作用。如苯并(a)芘-7,8-二氢二醇-9,10-环氧化物所具有的湾区结构即有此种功能,可免受 EH 水解而发挥其致突变、致癌作用。

（二）Ⅱ相反应

即结合反应，是化学毒物原有的或经Ⅰ相反应后引入或暴露出来的羟基、氨基、羧基、巯基、羰基和环氧基等基团与内源性辅因子之间发生的生物合成反应，所形成的产物称为结合物（conjugate）。结合反应需要酶的参与并消耗能量。结合反应的速度通常比Ⅰ相反应快得多，故化学毒物的清除速率主要由Ⅰ相反应决定。

多数结合物的水溶性增强，易于从体内排出。同时，生物活性或毒性减弱或消失。但也有被代谢活化者。如2-乙酰氨基芴（2-AAF）经 N-羟化后，可通过与硫酸、葡糖醛酸结合或乙酰化转变为亲电子终致癌物。

结合反应主要在肝脏进行，其次为肾脏，也可在肺、肠、脾、脑等组织器官中发生。

（1）葡糖醛酸结合（glucuronidation）：是体内最主要的结合反应类型。凡是本身含有或经代谢生成—OH、—COOH、—NH₂、—SH 等功能基团的化学毒物都可发生该反应。

该反应的辅因子主要为尿苷二磷酸葡糖醛酸（uridine diphosphate glucuronic acid，UDPGA）（图 3-6），系由糖代谢过程中产生的尿苷二磷酸葡糖氧化形成。催化该反应的酶是 UDP-葡糖醛酸基转移酶（uridine diphosphate glucuronyl transferase，UDPGT），属于微粒体酶，在肝、肾、胃肠道、肺、前列腺、

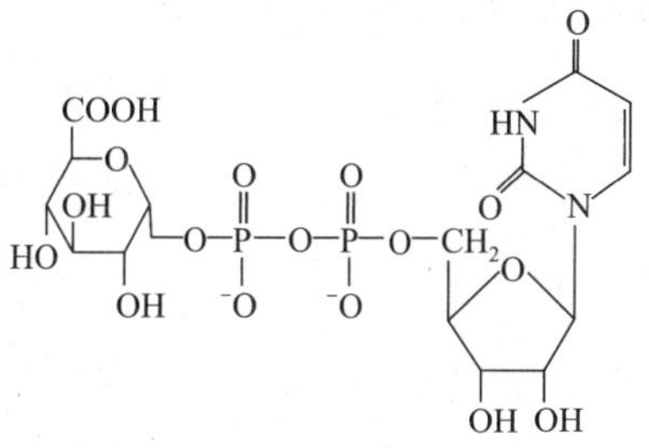

图 3-6
尿苷二磷酸葡糖醛酸

乳腺、皮肤、脑、脾和鼻黏膜中都有分布。该酶使 UDPGA 的糖苷键与底物中富含电子的 O、N、S 杂原子结合，形成 β-葡糖醛酸苷。这种结合物具有高水溶性，可经尿液或胆汁排泄。经胆汁排泄部分可被肠道下段菌群的 β-葡糖醛酸酶水解，致使毒物被重新吸收，进行肠肝循环。

$$UDPGA+ROH \xrightarrow{UDPGT} R—O—GA+UDP$$

（2）硫酸结合（sulfation）：该反应的辅因子是 3'-磷酸腺苷-5'-磷酰硫酸（3'-phosphoadenosine-5'-phosphosulfate，PAPS）（图 3-7），催化该反应的酶是磺基转移酶（sulfotransferase，SULT）。在哺乳动物体内，催化化学毒物代谢的 SULT 主要分布在肝、肾、肠、肺、血小板和脑组织的细胞液中。其底物与葡糖醛酸结合反应的底物有较大重叠，主要是含有—OH 的毒物，含有—NH₂、—SH 者也可发生该反应。反应产物为高水溶性的硫酸酯，主要经尿排泄，少部分随胆汁排出。

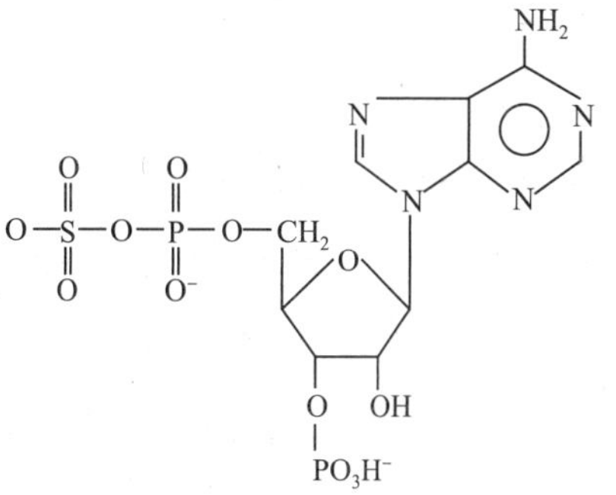

图 3-7
3'-磷酸腺苷-5'-磷酰硫酸

$$PAPS+ROH \xrightarrow{SULT} R—O—SO_3H+PAP$$

由于 PAPS 的前体游离半胱氨酸的数量有限，致使 PAPS 的生理浓度很低（为 4～80 μmol/L，而 UDPGA 为 200～350 μmol/L）。与葡糖醛酸结合比较，硫酸结合的亲和力较高但结合容量较低。故它们的共同底物在浓度低时，主要与硫酸结合；随着浓度的增加，与葡糖醛酸结合的比例也随之

增加。

(3)谷胱甘肽结合(glutathione conjugation):谷胱甘肽(glutathione,GSH)是一种广泛存在于生物组织中的三肽(图 3-8),在亲电子剂解毒和消除自由基中具有重要作用。催化谷胱甘肽结合反应的酶是谷胱甘肽 S-转移酶(glutathione S-transferase,GST),该酶几乎存在于全身所有的组织器官中,其中肝、肠、肾、睾丸、肾上腺和肺中有很高的含量。该酶在细胞内的定位以胞液为主,但微粒体和线粒体中也有少量存在。其底物的共同特点是:①具有一定的疏水性;②含有亲电原子;③可与 GSH 发生非酶促反应。GST 催化 GSH 中的亲核—SH 与底物含有的亲电原子 C、N、S、O 反应,生成结合物。此种结合被认为是亲电子剂解毒的一般机制。一旦体内 GSH 耗竭,常可引起明显的毒性反应。GSH 结合物具有极性和水溶性,可经胆汁排出,也可随体循环转运至肾脏并经一系列酶促反应转变为硫醚氨酸衍生物,由尿排泄。

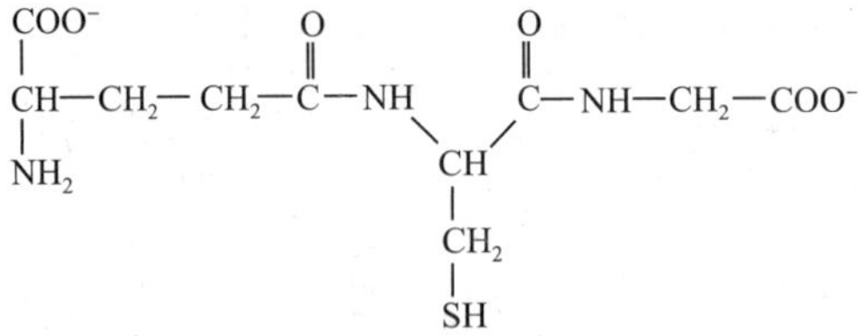

图 3-8
谷胱甘肽

GSH 还能清除过氧化氢、有机氢过氧化物和有机自由基等,在抗脂质过氧化、抵御化学毒物所致的氧化损伤方面起重要作用。

(4)甲基化反应(methylation):该反应主要涉及内源性底物如组胺、氨基酸、蛋白质、糖和多胺等的甲基化,并不是化学毒物结合的主要方式。甲基化反应产物的水溶性通常不如母体毒物,可与结合反应中其他内源性辅因子结合的功能基团也多被掩盖,不利于从机体消除,但毒性普遍降低。

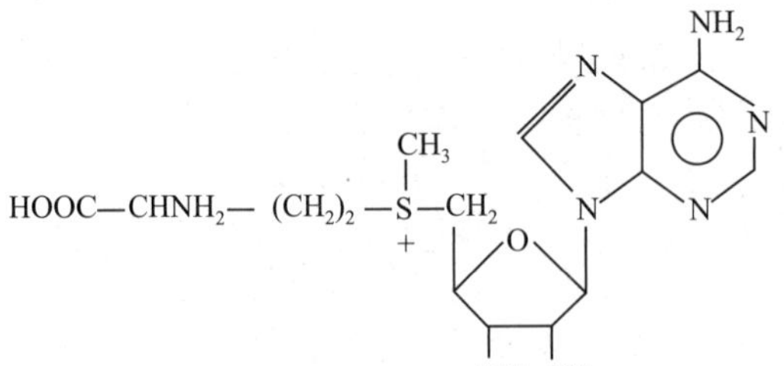

图 3-9
S-腺苷甲硫氨酸

甲基化反应的辅因子是 S-腺苷甲硫氨酸(S-adenosine methionine,SAM)(图 3-9)。结合在 SAM 硫离子上的甲基具有正碳离子特征,可与富含电子的 O、N、S 杂原子反应,在甲基转移酶(methyl transferase)催化下,将该甲基转移至底物形成结合物,SAM 则转变为 S-腺苷高半胱氨酸。甲基转移酶在体内的分布广泛,主要定位于细胞液和微粒体中。其底物包括苯酚、儿茶酚、脂肪胺、芳香胺、N-杂环和含硫氢基化合物。某些金属也可发生甲基化反应,如无机汞和无机砷均可二甲基化,无机硒可三甲基化。

（5）乙酰化作用（acetylation）：是具有芳香胺或肼基团的化学毒物代谢的主要途径，反应产物分别是芳香酰胺和酰肼，水溶性比母体毒物低。乙酰化反应的辅因子是乙酰辅酶 A（图 3-10），催化反应的酶是 N-乙酰转移酶（N-acetyltransferase，NAT），存在于肝和多种组织细胞的胞液中。化学毒物既可经乙酰化作用解毒，又可被代谢活化。如芳香胺在 NAT 催化下形成酰胺，为解毒反应，而芳香胺的 N-羟化产物可在 NAT 的作用下形成乙酸酯并最终分解为高反应性的氮宾离子和碳宾离子，为代谢活化。

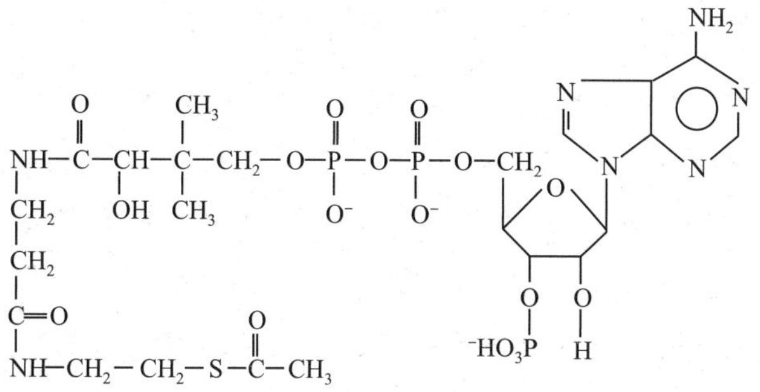

图 3-10
乙酰辅酶 A

（6）氨基酸结合（amino acid conjugation）：是含有羧酸基团和具有芳香羟胺结构的化学毒物的代谢途径。前一类化学毒物首先在酰基-CoA 合成酶（acyl-CoA synthetase）的作用下形成酰基-CoA 硫酯，然后在酰基-CoA：N-酰基转移酶（acyl-CoA：N-acyltransferase）作用下将酰基转移到甘氨酸、谷氨酸和牛磺酸的氨基上，形成酰胺。该反应需要 ATP 和乙酰 CoA，为解毒过程。而后一类化学毒物可与丝氨酸和脯氨酸等含有的羧基结合形成 N-酯，这需要氨酰基-tRNA 合成酶催化和 ATP 供能。N-酯可进一步分解为亲电的氮宾离子或碳宾离子。

四、影响化学毒物生物转化的某些因素

化学毒物在体内的生物转化复杂多变，主要受到遗传和环境两类因素的影响。遗传因素涉及动物的物种、性别、年龄、营养状态等，常表现为毒物代谢酶的种类、分布、数量和活性的差别。代谢酶的遗传多态性是不同个体对化学毒物的敏感性存在差异的重要原因。各种环境因素通过干扰代谢酶与辅酶的合成与催化过程影响化学毒物的生物转化，代谢酶的诱导和抑制是最主要的表现形式。

（一）毒物代谢酶的遗传多态性

遗传多态性（genetic polymorphism）系指在群体中出现了频率大于 1% 的多种等位基因形式。由于基因组内不同位点的 DNA 序列发生改变是非常普遍的现象，故很多参与 I 相反应和 II 相反应的代谢酶具有多态性。代谢酶多态性：染色体上一个或多个等位基因发生突变而产生的遗传变异引起代谢酶的数目、结构和活性发生改变使代谢酶的活性增高或降低，或引起酶蛋白的部分消失甚至全部消失。由于毒物代谢酶的多态性可在很大程度上可以解释个体对于化学毒物所致毒作用易感性的差异，目前已成为毒理学研究的热点。

人的芳烃羟化酶 CYP1A1 在肝外组织表达，肺的活性最强，可催化多种芳香烃成为致癌物。研

究表明,CYP1A1 的低诱导与高诱导表型在肺癌中存在显著差异,说明与肺癌的发病风险具有一定关联。谷胱甘肽 S-转移酶(GST)存在 T1、M1 和 P1 基因多态性,GST T1 基因缺失者易发生星形细胞瘤、脑膜瘤和脊髓发育不良,GST M1 基因完全缺失者对于吸烟所致的肺癌、膀胱癌和头颈部肿瘤的易感性增加。N-乙酰转移酶(NAT)是机体代谢转化含氮药物和芳香胺类化学物的关键酶。根据等位基因变异可将 NAT 酶多态性分为快型和慢型,两者酶的活力相差较大,是某些药物不良反应的重要原因。例如异烟肼引起的周围神经病变及肝损伤主要发生 NAT 慢型者。NAT 慢型高表达与芳香胺接触者患结肠癌和膀胱癌之间的关系已部分明确。NAT 快型者患结肠癌的风险大于慢型者,而对于膀胱癌,情况正好相反。

(二)肠道菌群与宏基因组

肠道菌群是人体内最复杂和种群数量最高的共生微生物生态系统,肠道菌群编码的基因总数是人类基因的 100 多倍,因此被称为"宏基因组"或"人体第二基因组"。机体对于化学毒物的代谢是由自身基因组调节的各种代谢途径及肠道菌群基因组调节的代谢过程共同组成。无论是健康或疾病状态下的人体生理代谢特性都不可避免地受到肠道菌群结构变化的影响。一方面肠道菌群代谢化学物前体产生毒性的代谢产物,如研究发现三聚氰胺在肠道菌群的代谢作用下转化为三聚氰酸,经血液循环,三聚氰酸与三聚氰胺在肾小管中形成结晶,堵塞肾小管,从而产生肾毒性。苦杏仁苷是苦杏仁的主要活性成分,经肠道菌群代谢发生脱糖基反应产生氢氰酸,引起人和动物的毒性反应。另一方面各种原因所致肠道菌群紊乱也与疾病的发生风险相关。如肠道菌群中过量的梭状芽胞杆菌可能通过产生脱氧胆酸促进结直肠癌的发生发展。研究表明苯酚、氢醌等代谢产物可诱发白血病的发生,母乳喂养婴幼儿的肠道菌群中乳酸杆菌占有优势,而缺乏母乳喂养婴幼儿肠道菌群占优势的一些厌氧菌更易于产生苯酚等代谢产物,因此,缺乏母乳喂养可能会提高白血病的发病风险。

(三)毒物代谢酶的诱导和阻遏

许多化学毒物可以引起某些代谢酶的含量增加并伴有活力增强,这种现象称为酶的诱导(enzyme induction)。凡是具有诱导效应的化学毒物称为诱导剂(inducer),可分为单功能诱导剂和双功能诱导剂两类。前者能够诱导催化还原、水解和结合反应的酶类,但不能诱导细胞色素 P450;后者除能诱导与结合反应有关的酶类外,还能诱导多种 CYP 超家族的成员。诱导剂的作用机制一般为:①作为配体与位于胞液的外源化学物感受器(xeno-sensors)形成结合物,使其发生变构并与辅蛋白脱离,由无活性形式转变为活化形式;②结合物与配体蛋白形成异源二聚体并转位进入细胞核;③该二聚体与位于基因 5'-启动子区的反应元件(外源化学物效应元件(XRE)、抗氧化效应元件(ARE)和某些同向、反向、反卷重复的 DNA 短序列)结合,募集其他转录因子和 RNA 聚合酶等形成转录复合物;④启动代谢酶的基因转录。目前发现的外源化学物感受器包括 4 种受体:芳香烃受体(AhR)、结构型雄甾烷受体(CAR)、孕烷 X 受体(PXR)和过氧化酶体增殖剂活化受体 α(PPARα)。此外,转录因子 NF-E2 相关因子 2(Nrf2)调控的酶基因参与亲电代谢产物、氧化应激及 GSH 耗竭等代谢过程,也具有重要的毒理学意义。双功能诱导剂通过与 AhR、CAR、PXR 和 PPARα 结合发挥诱导作用,而单功能诱导剂通过与 Nrf2 结合发挥诱导作用。

毒物代谢酶的主要诱导剂包括:①3-甲基胆蒽(3-MC),TCDD、苯并(a)芘(B(a)P)等,为 AhR 的配体,可诱导 CYP1A1/2、1B1 和 UDPGT;②苯巴比妥(PB)为 CAR 和 PXR 的配体,可诱导 CYP2A6、2B6、2C8、2C9、2C19、3A4、3A7、UDPGT 和 SULT;③贝特、WY-14,643 和全氟癸酸为 PPARα 的配体,可诱导 CYP4A 和 UDPGT;④β-萘黄酮、各种酚类抗氧化剂和 GSH 耗竭剂等,为 Nrf2 的配体,可诱导 NQO1、mEH、UDPGT 和 GST;⑤乙醇、异烟肼可诱导 CYP2E1。

酶的诱导在肝脏最为明显,也可发生于肾、肺、肠、脑、皮肤和胎盘等组织。

毒物代谢酶的阻遏(enzyme repression)指对某些代谢酶诱导的同时可阻遏另一些代谢酶的合成。这种情况比较少见。如过氧化物酶体增生剂在诱导 CYP4A1、UDPGT 等酶合成的同时,显著降低了几种 GST 和 CYP 同工酶的表达水平。

（四）毒物代谢酶的抑制与激活

化学毒物对代谢酶的抑制作用(inhibition)可分为两类。

1. 竞争性抑制　因为毒物代谢酶的底物特异性相对较低,活性有限,如同时有两种或两种以上的化学毒物为同一种酶代谢,可发生竞争性抑制。这种抑制并不影响酶的活性及含量,而是一种毒物占据了酶的活性中心,导致其他毒物的代谢受阻。如甲醇和乙醇都由醇脱氢酶代谢。在甲醇中毒时,临床上常给予乙醇治疗。这是因为乙醇与醇脱氢酶的亲和力比甲醇强,可竞争性减缓甲醇的代谢速度而降低其毒性。

2. 非竞争性抑制　有以下几种:

(1)与酶的活性中心发生可逆或不可逆性结合:如 β-二乙基氨基苯丙基乙酯(SKF-525A)可与细胞色素 P450 结合而抑制其活性。苯硫磷可抑制羧酸酯酶使马拉硫磷的水解速度减慢而增强其毒性。某些物质经细胞色素 P450 代谢后成为该酶系的抑制剂,如呋拉茶碱和甲氧沙林的代谢产物可分别使 CYP1A2 和 CYP2A6 发生不可逆的灭活,此种酶的抑制方式称为自杀式灭活(suicide inactivation)。

(2)破坏酶:四氯化碳、氯乙烯、肼等的代谢产物可与细胞色素 P450 共价结合,破坏其结构和功能。

(3)减少酶的合成:如重金属铅可抑制 δ-氨基酮戊酸脱水酶(ALAD)和血红素合成酶活性,使血红素的合成受阻,从而抑制细胞色素 P450 的合成。

(4)变构作用:如 CO 与细胞色素 P450 结合后引起变构,阻碍酶与氧结合而抑制其代谢过程。

(5)缺乏辅因子:如马来酸乙二酯可耗竭 GSH,使 GST 因缺乏辅因子而无法催化亲电子剂的结合反应。

毒物代谢酶的激活(enzyme activation)指化学毒物直接作用于酶,使其活性增加,但不涉及酶蛋白的诱导合成。这样的现象比较少见。如异喹啉和克霉唑在体外可使 mEH 水解苯乙烯氧化物的活性增加 5 倍;二乙基酮可明显提高 UDPGT 代谢 2-氨基酚的活性。

第三节　毒物动力学

毒物动力学涉及建立数学模型并用速率论的理论来揭示化学毒物的数量在生物转运和转化过

程中的动态变化规律。时-量关系是毒物动力学研究的核心问题。毒物动力学研究的目的是:①求出动力学参数,以阐明不同染毒频度、剂量、途径下化学毒物的吸收、分布与消除特征,为完善毒理学试验设计提供依据;②根据化学毒物时-量变化规律及其与毒理学效应的性质与强度之间的关系,明确靶器官,解释毒作用机制,用于人的危险度评价。在 TOX21 毒理学评价和风险评估策略中,毒物代谢动力学性质是进行种属、途径、体外-体内间外推和预测必不可少的信息。

一、经典毒物动力学

通常想通过获得生物组织来测定一种化学毒物的浓度并明确该浓度与毒作用之间的关系是非常困难的。比较而言,采血是损伤最小且最简单的方法,易于操作和实施。如果化学毒物的血浆浓度与其组织中的浓度保持动态平衡,血浆浓度的变化就可以反映组织中的浓度变化。由此,对时间-体存量关系的研究就转变为对时间-血浆浓度关系的研究,以血浆毒物浓度为纵坐标,以时间为横坐标,绘制曲线,即时-量曲线,通过曲线建立简单的动力学模型就可以描述机体内化学毒物的变化情况。

（一）基本概念

经典毒物动力学有两个基本概念:速率类型（type of rate）和室模型（compartment model）。

1. 速率类型　按照化学物在体内转运或转化的速率不同可分为一级速率过程（first order rate process）和零级速率过程（zero order rate process）。

一级速率过程指化学毒物在体内某一瞬间的变化速率与其瞬时含量的一次方呈正比。在一次染毒时,其特点为:化学毒物的生物半减期恒定;单位时间内消除的化学毒物的量与体存量呈正比;其半对数时-量曲线为一条直线。大多数化学毒物的体内过程符合一级速率。

零级速率过程在化学毒物的数量超过机体的转运和转化能力时发生。此种情况下,化学毒物在体内某一瞬间的变化速率与其瞬时含量的零次方呈正比。在一次染毒时,其特点为:单位时间内消除的化学毒物的量恒定,相当于机体的最大消除能力,而与体存量无关;其半对数时-量曲线为一条曲线。部分需要载体转运或限速酶代谢的化学毒物的体内过程符合零级速率。

2. 室模型　是指在动力学上相互之间难以区分的,转运和转化性质近似的组织、器官和体液。凡是转运和转化速率相似者,均可视为同一个室,这样便可将整个机体视为一个彼此相连的室系统。按照这一概念,如果化学毒物入血后能迅速而均匀地分布于全身并呈现出一致的消除过程时,可视为一室模型（one-compartment model）;如果化学毒物入血后,在体内不同部位的转运和转化速率不同,在达到平衡前需要有一个分布过程时,可视为多室模型（multi-compartment model）。多室模型由一个中央室（central compartment）和若干个周边室（peripheral compartment）相互连接而成。中央室由血液以及供血丰富、血流通畅的组织脏器,如肾、心、肝、肺等组成;周边室则为供血量少、血流缓慢或化学毒物不易进入的组织脏器,如脂肪、皮肤、骨骼、静止状态的肌肉等。脑由于血脑屏障和血-脑脊液屏障的作用,属于哪个室应视具体化学毒物的理化特性而定。

室模型又分为开放式和封闭式两种。如化学毒物仅在各室间转运,并不从机体排泄或代谢转化的,称为封闭式模型;反之,称为开放式模型。绝大多数化学毒物符合开放式模型（图 3-11）。

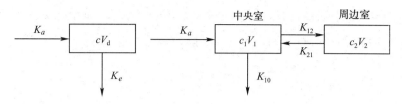

图 3-11
一室和二室开放式模型

（二）室模型和时-量曲线

1. 一室模型及其时-量曲线　理论上，符合一室模型的化学毒物瞬间即可均匀分布到全身，在血液与组织间达到平衡。

一室模型的微分方程为：　　　　　$dc/dt = -KeC$

经转换后的指数方程为：　　　　　$C = C_0 e^{-k_e t}$

式中，C 是在时间为 t 时的化学毒物血浆浓度，C_0 为时间 $t = 0$ 时化学毒物的初始血浆浓度，k_e 是一级消除速率常数，用时间的倒数表示（如 h^{-1}）。

同一化学毒物经由不同途径染毒时得到的时-量曲线并不相同。一次经静脉注射染毒，化学毒物直接入血，其血浆浓度零时最高，继之不断下降；而经静脉外染毒，化学毒物血浆浓度的峰值出现时间相对滞后，数值也较小。这反映了吸收过程对于时-量曲线形式的影响（图 3-12）。

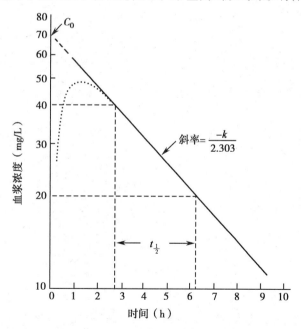

图 3-12
一次染毒一室模型的时-量曲线
实线表示静脉注射染毒的时-量曲线；虚线表示静脉外染毒时吸收过程对时-量曲线的影响

2. 二室模型及其时-量曲线　二室模型由中央室和一个周边室组成。化学毒物首先进入中央室，再向周边室分布，同时不断地消除。故需经过一定时间之后，中央室和周边室的化学毒物才能达到动态平衡。二室模型的半对数时-量曲线为二项指数衰减曲线。前段曲线下降迅速，主要反映化学毒物从中央室向周边室的分布过程(同时还有消除过程),称为分布相或快相;后段曲线下降趋缓,反映化学毒物的消除过程,称为消除相或慢相(图 3-13)。

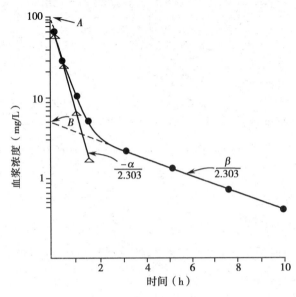

图 3-13
一次静脉注射染毒时二室模型的时-量曲线

二室模型中央室的微分方程为:$dc_1/dt = k_{21}c_2 - k_{12}c_1 - k_{10}c_1$

周边室的微分方程为:$dc_2/dt = k_{12}c_1 - k_{21}c_2$

经 Laplace 变换,得指数方程

中央室:$c_1 = Ae^{-\alpha t} + Be^{-\beta t}$

周边室:$c_2 = (e^{-\beta t} - e^{-\alpha t})$

血浆浓度反映的是中央室内化学毒物浓度的变化。式中,B 为消除相曲线外推至纵轴的截距;该外推线段称为消除相理论曲线。将分布项曲线上的实测值减去消除相理论曲线上各相应时点的计算值,可得到相同数目的差值。将这些差值在半对数坐标纸上画点并连线,得到的线段称为消除相理论曲线。该曲线与纵轴的交点为 A。α、β 分别为分布和消除过程的速率常数,与 k_{12}、k_{21}、k_{10} 有关。k_{12}、k_{21}、k_{10} 分别是从中央室到周边室、从周边室到中央室以及从中央室消除的速率常数。

$$\alpha + \beta = k_{12} + k_{21} + k_{10}$$

$$\alpha\beta = k_{12}k_{10}$$

当化学毒物由非静脉途径进入机体时,分布相曲线可部分或全部被呈上升态势的吸收相曲线所掩盖,此时的时-量曲线与一室模型的曲线类似,容易引起误认。

(三)基本参数

1. 表观分布容积(apparent volume of distribution,V_d) 是表示化学毒物在体内分布容积的重要参数。该参数只有在化学毒物均匀分布于全身组织时才与其真正占有的生理容积相等,而这种情况十分罕见,故称之为"表观"。但由于化学毒物在体内达到动态平衡时,其血浆中的浓度与各组织中的浓度之间比值相对恒定,血浆浓度的变化可以反映组织中的浓度变化。故在染毒剂量确定后,根据血浆浓度的高低可大致估计化学毒物在体内的分布范围。

经静脉注射染毒时,一室模型计算 V_d 的公式为:

$$V_d = X_0 / C_0$$

式中 X_0 为染毒剂量(mg/kg),C_0 是 $t=0$ 时毒物的血浆浓度(mg/L),V_d 的单位为 L/kg。

二室模型计算 V_d 的公式为:$V_d = V_1$(化学毒物在中央室的分布容积)$\times \left(1 + \dfrac{k_{12}}{k_{21} - \beta}\right) = \dfrac{X_0}{(A/\alpha + B/\beta)\beta} V_d$ 的数值越大,表示化学毒物在体内的分布范围越广。当 V_d 分别为 0.05 L/kg、0.2 L/kg 和 0.6 L/kg 时,表示化学毒物主要在血浆、细胞外液或全身分布。如果 V_d 值过大,常提示化学毒物在体内有大量蓄积。

如果化学毒物的 V_d 值和不同时点的血浆浓度为已知,则可根据公式 $X_t = V_d \times C_t$ 求出任何时点该化学毒物的体负荷量。在公式中,X_t 和 C_t 分别代表化学毒物的体负荷量和血浆浓度。

2. 消除速率常数(elimination rate constant,K_e) K_e 表示单位时间内化学毒物从体内消除的量占体存总量的比例,单位为时间的倒数 h^{-1}。例如,某化学毒物的 K_e 值为 0.1 h^{-1},即表示该物质每小时约有体存总量的 10% 被消除。K_e 越大,化学毒物从机体消除的速度越快。

3. 曲线下面积(area under curve,AUC) 曲线下面积指化学毒物从血浆中出现开始到完全消除为止这一时间过程内时-量曲线下覆盖的总面积。

经静脉注射染毒时,一室模型计算 AUC 的公式为:

$$AUC = X_0 / V_d K_e = C_0 / K_e$$

二室模型计算 AUC 的公式为:

$$AUC = A/\alpha + B/\beta$$

AUC 的单位是 $mg/(L \cdot h^{-1})$。AUC 越大,化学毒物从机体消除的速度越慢。

4. 半减期(half life,$t_{1/2}$) 指化学毒物的血浆浓度下降一半所需的时间。它是衡量机体消除化学毒物能力的又一重要参数。一室模型计算半减期的计算公式为:

$$t_{1/2} = 0.693 / K_e$$

二室模型计算分布相和消除相半减期的公式分别为:

分布相: $t_{1/2}\alpha = 0.693 / \alpha$

消除相: $t_{1/2}\beta = 0.693 / \beta$

$t_{1/2}$ 的单位为 min、h 或 d。$t_{1/2}$ 的数值越大,化学毒物从机体消除的速度越慢。

5. 清除率(clearance,CL) 指单位时间内,机体所有消除途径所能排除的化学毒物占有的血浆容积值。CL 同样是一个反映机体清除化学毒物效率的参数。

一室模型计算 CL 的公式为:

$$CL = K_e \cdot V_d = X_0 / AUC$$

二室模型计算 CL 的公式为:

$$CL = V_d \cdot \beta = V_1 \cdot k_{10} = X_0 / AUC$$

CL 的单位是 $L/(kg \cdot h^{-1})$。CL 的数值越大,化学毒物从机体消除的速度越快。

6. 生物利用度（bioavailability, F）   又称生物有效度。指染毒时机体对于化学毒物的吸收率。利用此参数可以比较化学毒物从不同途径进入机体时的吸收程度。一般而言，F 值大者对机体的毒作用较强。计算公式为：

$$F = AUC(非静脉注射途径)/AUC(静脉注射途径)$$

（四）非线性毒物动力学

非线性毒物动力学(non-linear toxicokinetics)是指体内化学毒物的数量过多，超过了机体的生物转运、转化及蛋白质结合能力时，其消除由一级速率过程转变为零级速率过程的现象。当下列情形出现时，可认为出现了非线性动力学过程：①血浆化学毒物的浓度不呈指数下降；②AUC 与染毒剂量不成正比；③V_d、CL、K_e（或 β）、$t_{1/2}$ 等参数随化学毒物的剂量增加而发生改变；④经同一酶系统代谢或经主动转运的化学毒物之间发生了竞争性抑制；⑤在明显的饱和效应出现之后，剂量-反应曲线未随剂量增加而显示出成比例的变化。

非线性毒物动力学可用米曼(Michaelis-Menten)方程表示：

$$-dc/dt = V_{max} \cdot c/K_m + c$$

式中的 V_{max} 为转运的理论最大速率；K_m 即米氏常数，为转运速率相当于理论最大速率一半时的化学毒物浓度。当化学毒物的浓度明显低于 K_m 时，上式可改写为：

$$-dc/dt = V_{max} \cdot c/K_m$$

此时，式中 V_{max}/K_m 的含义与 k_e 类似，符合一级速率过程。但当化学毒物的浓度远大于 K_m 时，公式转变为下列形式：

$$-dc/dt = V_{max}$$

在这种情况下，化学毒物按机体的最大消除能力衰减，表现为非线性的时-量关系，单位时间内消除量与体存量无关。

非线性毒物动力学具有重要的毒理学意义。因为符合此种速率过程的化学毒物从体内消除的速度相对缓慢，可以较高浓度在靶器官中停留较长时间，有利于发挥毒性作用。特别是在重复或连续接触的条件下，机体内的化学毒物总量可能会无限度地升高，以致没有一个稳态的坪值存在。此时，化学毒物的剂量-反应关系不复存在，其所致的生物学效应急剧增强。

二、生理毒物动力学模型

经典毒物动力学模型虽因相对简单而被广泛应用，但缺点也很明显。其基本单位"室"仅依据动力学特征划分，缺乏实际的解剖学和生理学意义，无法描述各组织器官内化学毒物的浓度与时间变化之间的关系。生理毒物动力学模型(physiologically based toxicokinetics, PBTK)与之比较，具有以下优点：①能够提供化学毒物在各器官或组织中的时间-分布过程；②能够估计生理参数改变对化学毒物组织浓度的作用；③通过对动物生命周期的等比例缩放，用相同的模型可预测化学毒物在不同物种动物体内的动力学过程；④适用于研究复杂的染毒方式以及代谢、结合这样的饱和动力学过程。因此 PBTK 近年来得到迅速的发展。

（一）生理室的构成

生理模型的基本单位是彼此连接的室（图 3-14）。室是体内的一个具有相同化学毒物浓度的专一部位，可以是某器官的一个特殊的功能单位或解剖位置，也可以是肝脏或肾脏等彼此分离的完整器官，或是脂肪和皮肤这样广泛分布的组织。室由三个单独的，但连接良好的亚室构成，它们对应着器官或组织的特定生理部位，包括：①血液灌注入室所流经的血管腔；②构成细胞基质的间质间隙；③由细胞内液构成的细胞内环境。

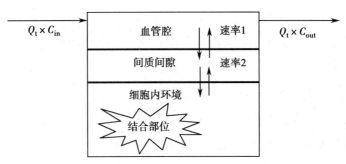

图 3-14
生理模型中室的基本结构

按图 3-14 所示，化学毒物按质量/单位时间（如 mg/h）以一定速率进入血管亚室。进入速率为到达该亚室的血流速度（Q_t，L/h）与血液中化学毒物浓度（C_{in}，mg/L）的乘积。在室内，化学毒物以一定的净速率（$Flux_1$）从血管内进入间质间隙，再以不同的净速率（$Flux_2$）从间质间隙进入细胞内液。某些化学毒物能与细胞成分结合，故可以游离和结合两种状态存在于室内。化学毒物以一定的静脉血浓度（C_{out}）离开血管腔。

在建立生理模型时，首先要确定是哪些室应包括在内以及这些室之间应如何连接，这受到生物体和化学毒物两个方面的因素影响。例如，一个研究化学毒物在鱼体内配置的生理模型要把鱼鳃包括在内，而研究同一化学毒物在哺乳动物体内配置的生理模型则需说明肺中的情况。模型结构也可因化学毒物的性质而发生改变。任何一个生理模型都不能适用于所有的化学毒物，故理想的模型应包括与特定化学毒物有关的所有重要组织器官。

（二）常用参数

生理模型中最常用的参数包括解剖学、生理学、热力学和转运 4 个方面的数据。

1. 解剖学参数　指生理模型中每个室的大小，即容积（ml 或 L）。如果一个室还包括亚室，则还应清楚这些亚室的容积。

2. 生理学参数　最常用的是关于血流、通气和消除方面的参数。如到达每个室的血流速率（Q_t用容积/单位时间表示，如 ml/min 或 L/h）、总血流速率或心输出量（Q_c）、肺泡通气速率（Q_p）、肾脏清除率和反映生物转化（或代谢）的参数等。如为经非线性动力学过程代谢的化学毒物，还应获得 V_{max}（代谢的最大速率）和 K_m（$1/2V_{max}$ 时该物质的浓度）这两个参数。

3. 热力学参数　主要是化学毒物在组织中的总浓度（C）、游离浓度（C_f）及二者的比例。如化学毒物不与任何体内分子结合，其游离浓度就等于总浓度，即 $C=C_f$。但这种情况少见，多数化学毒物可不同程度地与组织成分结合,它们在组织中分布的数量主要取决于组织的构成而不是其本身的浓度。这样,游离浓度与总浓度之间具有比例关系:$C=C_f\times P_t$。式中,P_t 为组织分配系数。

4. 转运参数   化学毒物可以多种方式跨越生物膜。对于简单扩散,化学毒物从膜的一侧到达另一侧的净转运速率 $Flux$(mg/h)为:

$$Flux = PA\times(C_1-C_2)$$

式中,PA 为渗透系数,单位为 L/h,是化学毒物的细胞膜渗透常数(P,单位为 μm/h)与膜的总面积(A,μm²)之乘积。PA 的大小取决于化学毒物的扩散速率和细胞膜的厚度。C_1 和 C_2 是化学毒物在膜两侧的游离浓度。对于任何化学毒物,细胞膜薄、表面积大、膜两侧的浓度差大都有利于扩散。

(三)限制化学毒物跨膜转运的因素

有两个限制化学毒物跨膜转运的因素:灌注限制和扩散限制。

1. 灌注限制室(perfusion-limited compartment)   也称为血流限制室,或简称为流限制室(图 3-15 上图)。如果某一特定化学毒物的渗透系数 PA 远大于到达该组织的血流速率 Q_t,即 $PA>>Q_t$,就会出现流限制室。此种情况下,影响组织亚室摄取化学毒物速率的唯一因素是血液灌注速率,而与化学毒物跨越细胞膜的速率无关。在多数组织,化学毒物在血液亚室与间质亚室之间可迅速达到平衡,故可将这两个亚室合并,称为细胞外室(脑是一个例外,该组织的毛细血管壁连接紧密,在血管和间质之间形成屏障)。这样,细胞膜就成为分隔细胞外室与细胞内室最重要的扩散屏障。由于细胞膜一般不能限制分子量小于 100 或亲脂性物质的跨膜转运,故这些毒物的转运速率只受组织血液灌注速率的限制。进出全部组织室的化学毒物的量可由下式表示:

$$V_t\times dC_t/dt = Q_t\times(C_{in}-C_{out})$$

式中:V_t 为组织室的容积;$V_t\times dC_t/dt$ 是室内化学毒物随时间变化的量,用质量/单位时间表示;Q_t 为到达组织的血流;C_{in} 和 C_{out} 分别为流入、流出血液中化学毒物的游离浓度。

2. 扩散限制室(diffusion-limited compartment)   当化学毒物被摄入室内的速率由细胞膜的渗透性和膜的总面积决定时,称为扩散限制室,或膜限制室(图 3-15 下图)。此时,化学毒物跨越细胞膜的转运速率慢于到达该组织的血流速度,表现为渗透系数 PA 小于血流速率 Q_t,或 $PA<<Q_t$。极性大的分子经由毛细血管渗漏入组织的间质间隙时通常只受血流的限制,而它们在组织细胞中的分布则受跨越细胞膜速率的限制。故对于此种室结构,可将血液与间质间隙这两个亚室合并为一个细胞外室,该室从血液中摄取化学毒物的速率受灌注限制;而细胞内室从细胞外室摄取化学毒物的速率受扩散限制。因此,需要建立两个质量平衡微分方程来加以表示:

细胞外室:$V_{t1}\times dC_{t1}/dt = Q_t\times(C_{in}-C_{out})-PA_t\times(C_{t1}/P_{t1})+PA_t\times(C_{t2}/P_{t2})$

细胞内室:$V_{t2}\times dC_{t2}/dt = PA_t\times(C_{t1}/P_{t1})-PA_t\times(C_{t2}/P_{t2})$

式中:V_{t1} 和 V_{t2} 分别为细胞外室与细胞内室的容积;Q_t 为到达组织的血流;C 为流入(in)、流出(out)血液及细胞外室(t1)或细胞内室(t2)中化学毒物的游离浓度;PA_t 为化学毒物经被动扩散或载体转运时的渗透系数。在两个方程中,化学毒物跨细胞膜的转运与其游离浓度有关,故需分别用细胞外室和细胞内室的分配系数(P_{t1} 和 P_{t2})将其浓度转变为相应的游离浓度。

（四）生理毒物动力学模型的应用

1. 危险度评价 PBTK 在毒理学上最常见的应用就是对人类健康危险度进行剂量分级,利用化学物靶组织的剂量为危险度评定的剂量-效应关系研究提供可靠基础。由于生理毒物动力学模型的参数可以更为精确地描述化学毒物在体内的生物学过程,预测和估算不同暴露期限、途径、剂量下靶器官的化学毒物剂量,故有助降低传统外推方法的不确定性。

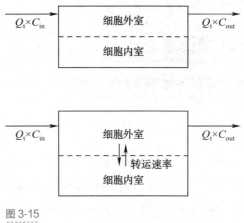

图 3-15
灌注限制室（上图）和扩散限制室（下图）

2. 接触限值的制定与修订 一般使用毒物空气浓度的监测来评价工业毒物的职业暴露情况。但这种暴露剂量并不能代替吸收剂量及靶剂量,很多因素会影响体内的毒物负荷水平。目前,用生物监测技术来客观评定实际接触剂量,用生物材料中的化学物可接受水平作为接触指数（biological exposure indices,BELs）。PBTK 模型可通过暴露水平来推断不同体液和组织的毒物浓度,从而确定 BELs 值。

3. 改进毒性试验的实验设计 生理毒物动力学模型可以了解不同接触条件下外剂量与内剂量之间的关系,对于复杂动力学的了解有助于选择适当的毒理学剂量。对于致癌和慢性毒性试验,PBTK 有助于减少动物的使用量和增加试验信息量。

尽管 PBTK 在模型选择和参数估计存在一定的不确定性。但近年来计算机技术的发展和软件的开发,为 PBTK 模型的建模和计算提供了必要的工具,使得通过复杂计算由体外和动物数据的人体预测成为可能。例如化学毒物转运的三维图像模型、化学毒物原型与其活性代谢产物之间关联的模型、描述不同化学毒物生化过程之间相互作用的模型,以及对构成室的组织进行更为深入、真实的生物学描述的模型等已得到实际应用。此外,将基于人源性生物材料和细胞的体外模型与 PBTK 结合预测药物、毒物在人体的全身暴露及其影响因素,也成为转化毒物代谢动力学的发展方向之一。

（逯晓波）

思考题

1. 化学毒物通过哪些方式进行跨膜转运?
2. 影响吸收、分布、排泄生物转运过程的因素如何概括?
3. 试述化学毒物生物转化的毒理学意义及其主要反应类型。
4. 试述生物转化酶的特点、亚细胞定位和底物类型。
5. 经典毒物动力学的一室模型和二室模型的时-量曲线有何区别?
6. 与经典毒物动力学比较,生理毒物动力学模型有哪些优点?
7. 生理毒物动力学模型的应用有哪些?

第四章

毒作用机制

　　毒物对生物机体的毒性作用主要取决于机体暴露水平与途径。阐明毒物毒作用机制有两方面重要意义:第一,为更清楚地解释描述性毒理学资料、评估特定毒物引起有害效应概率、制定预防策略、设计危害程度较小的药物和工业化学物或开发对靶生物具有良好选择毒性的杀虫剂提供理论依据;第二,有利于人们对机体基本生理和生化过程以及人类某些重要疾病病理过程的进一步认识。

　　目前,大多数毒物的作用机制尚未完全阐明。本章重点介绍通过对人群和实验动物研究已确认或比较肯定的毒作用机制。由于毒物种类和数量繁多,不同种类毒物毒作用机制不完全相同。一些毒物的毒作用机制比较简单,而另一些毒物毒作用机制则可能相当复杂。多数毒物发挥其对机体的毒作用至少经历四个过程:经吸收进入机体的毒物通过多种屏障转运至一个或多个靶部位;进入靶部位的终毒物与内源靶分子发生交互作用;毒物引起机体分子、细胞与组织水平功能和结构紊乱;机体启动不同水平的修复机制应对毒物对机体的作用,当机体修复功能低下或毒物引起的功能和结构紊乱超过机体的修复能力时,机体即出现组织坏死、癌症和纤维化等毒性损害。

第一节　毒物的 ADME 过程和靶器官

　　毒物在机体内的转归一般包括吸收(absorption)、分布(distribution)、代谢(metabolism)和排泄(excretion)四个过程。毒物毒效应强度主要取决于作用靶部位的终毒物浓度与持续时间。终毒物(ultimate toxicant)指直接与内源靶分子反应或引起机体生物学微环境改变、导致机体结构和功能紊乱、表现毒物毒性作用的化学物。终毒物可以是毒物原型,可以是毒物的代谢产物,也可以是毒物体内生物转化过程生成的活性氧(reactive oxygen species,ROS)、活性氮(reactive nitrogen species,RNS)或其他内源性分子。毒物在体内的吸收、分布、重吸收和增毒(代谢活化)过程促进终毒物在靶部位的蓄积,而毒物进入体循环前的消除、毒物从作用部位分布到其他部位、毒物的排泄和解毒则减少终毒物在靶部位的蓄积。

一、毒物在体内转运和转化

(一)毒物的吸收和进入体循环前的消除

　　毒物从接触部位进入血液循环的过程,称为毒物吸收。绝大多数毒物透过细胞扩散穿越上皮屏障到达毛细血管。毒物吸收率与其在吸收表面的浓度有关,主要取决于暴露速率及化学物的溶解度;毒物吸收率也与暴露部位的面积、发生吸收过程的上皮特征(如皮肤角质厚度)、上皮下微循环和毒物理化特性有关。脂溶性是影响毒物吸收的最重要理化特性,通常脂溶性物质比水溶性物质更容易吸收。不同接触途径的吸收速率由高至低依次为静脉注射、吸入、肌内注射、腹腔注射、皮下注射、经口、皮内注射。

毒物从暴露部位转运到体循环的过程中可能被消除(elimination)。从胃肠道吸收的化学物在透过体循环分布到机体其他部位之前,必须首先通过胃肠道黏膜细胞、肝脏和肺。肠上皮细胞和肝细胞均含丰富的药物(毒物)代谢酶和药物(毒物)转运蛋白。经胃肠道吸收进入血液循环前,部分毒物在药物(毒物)转运蛋白作用下从肠上皮细胞快速泵回肠腔,部分毒物在肠和肝药物(毒物)代谢酶作用下迅速代谢,只有小部分毒物可越过屏障进入体循环。环孢素 A 在胃肠道吸收过程中部分被 P-糖蛋白(药物转运蛋白)从肠上皮细胞泵回肠腔,部分在肠上皮细胞经 CYP3A4 代谢;吗啡在肠黏膜和肝脏发生葡萄糖苷酸化作用;锰从门脉血进入肝脏,从胆汁排泄。苯巴比妥、利福平和地塞米松通过诱导肠上皮细胞和肝细胞毒物代谢酶基因表达,加速毒物在肠、肝代谢,减少毒物进入体循环;而细菌脂多糖抑制肠、肝药物(毒物)代谢酶和药物(毒物)转运蛋白表达,增加毒物进入体循环。

（二）从血液循环进入靶部位

毒物离开血液循环进入细胞外间隙并进入细胞。溶解在血浆中的毒物通过毛细血管内皮经水相细胞间隙和穿细胞孔道和(或)穿越细胞膜而扩散。影响毒物分布的主要因素有:毒物脂溶性、分子大小与形状、电离度和组织血流量。脂溶性化合物易于扩散并迅速进入细胞,而高度离子化和亲水性毒物则主要局限于细胞外空间。毒物通过分布过程到达其作用靶部位。

1. 促进毒物分布到靶部位的机制 下列因素促进毒物分布到靶部位:①毛细血管内皮的多孔性:肝窦和肾小管周围毛细血管具有较大孔道,甚至可容许与蛋白质结合的毒物通过,有助于其在肝肾蓄积。②专一化的膜转运:专一化离子通道和膜转运蛋白可转运毒物进入细胞内靶部位。③细胞器内蓄积:具有可质子化的胺基和亲脂特征的两性化学物蓄积在溶酶体和线粒体。毒物在溶酶体的蓄积需借助于 pH 陷阱(trapping)的作用。所谓 pH 陷阱即非质子化形式的胺扩散进入酸性细胞器内部,导致胺被质子化继而阻止其外流。胺与溶酶体磷脂的结合则削弱其降解作用,引起磷脂沉着症。毒物在线粒体的蓄积过程则通过离子渗透而实现。胺在线粒体膜间腔被质子化,由此形成的阳离子借助于强烈的负电势吸引进入基质腔,损害 β-氧化与氧化磷酸化过程。④可逆性细胞内结合:黑色素是细胞内多聚阴离子芳香族聚合物,可结合有机和无机阳离子及多环芳烃化学物。

2. 妨碍毒物分布到靶部位的机制 下列因素妨碍毒物向特定部位分布:①血浆蛋白结合:毒物与血浆高分子量蛋白质或脂蛋白结合影响其通过扩散透过毛细血管。即使其透过孔道离开血流,亦难以渗透通过细胞膜。绝大多数毒物只有游离形式才能进入细胞,与血浆蛋白牢固结合推迟并延长毒物排出与效应。②专一化屏障:脑组织毛细血管内皮细胞缺乏孔道并通过极其紧密的连接联系在一起,所以水渗透性极低。血脑屏障阻止亲水性化学物进入脑组织。生殖细胞与毛细血管之间被多层细胞分隔,精母细胞被足细胞包裹并紧密连接形成血睾屏障。血睾屏障阻止亲水性化学物进入生殖细胞。胎盘组织也有类似屏障结构,亲水性毒物在穿越胎盘屏障过程也受到限制。所有这些屏障对脂溶性毒物均没有屏障作用。③贮存部位的分布:毒物蓄积在某些组织却不发生毒性效应。氯代烃杀虫剂蓄积在脂肪细胞,铅取代羟磷灰石的 Ca^{2+} 沉积在骨骼。毒物在上述组织和细胞贮藏减少其在毒作用靶部位的浓度,起到暂时保护作用。饥饿所致脂肪过量消耗导致储存于脂肪组织的氯代烃重新进入体循环并分布至靶部位——神经组织,推测可能是暴露过杀虫剂的鸟类在迁徙期和冬季食物受限时发生死亡的原因。④与细胞内结合蛋白结合:与细胞内非靶部位特定蛋白结合也能暂时减少毒作用靶部位毒物浓度。金属硫蛋白是富含半胱氨酸的胞浆蛋白。金属硫蛋白与镉结合能减轻急性镉暴露对细胞的毒性作用。⑤从细胞内排出:多药耐药基因编码 ATP 依赖膜转运蛋白(简称 P 蛋白)。P 蛋白能将胞内毒物转运回胞外间隙。脑组织毛细血管内皮细胞膜高表达 P 蛋白,将进入脑组织的毒物泵出毛细血管内皮细胞,起到血脑屏障作用。卵母细胞、肠上皮细胞、肝细胞和肾小管上皮细胞均高表达 P 蛋白。胎盘组织高表达 P 蛋白以阻止环境致畸物透过胎盘屏障引起对胎儿的损害效应。

3. 排泄与重吸收　排泄是指毒物及其代谢产物从血液中消除并返回外环境的过程。排泄是机体消除毒物的物理机制,而生物转化是消除毒物的化学机制。排泄途径与速度主要取决于毒物的理化特性。主要排泄器官(肾和肝)仅能有效清除高亲水性和离子化的化学物。非挥发性高亲脂性化学物尚无有效排泄机制。这些毒物能抵抗生物转化,所以从体内消除过程十分缓慢。当机体重复暴露时,易于在体内蓄积。非挥发性高亲脂性化学物可通过三个效率相对不高的途径从体内消除:①从乳汁排泄;②与胆汁胶团和(或)磷脂囊泡结合从胆汁排泄;③从肠道排泄。

转运到肾小管的毒物可穿越肾小管细胞扩散回小管周毛细血管。小管液的重吸收促进这一过程。经扩散重吸收的过程需要毒物有一定脂溶性。有机酸和有机碱的扩散与离子化程度呈负相关。弱有机酸和有机碱的离子化过程与小管液 pH 密切相关。尿液的酸化有利于弱有机碱排泄,而尿液的碱化有利于有机酸消除。生理性氧阴离子载体介导某些有毒金属氧阴离子在肾脏吸收。铬酸盐和钼酸盐通过硫酸盐转运蛋白重吸收,而砷酸盐通过磷酸盐转运蛋白重吸收。经胆汁和胃肠排泄以及唾液腺和外分泌胰腺分泌而转运到胃肠道的毒物可通过穿越小肠黏膜扩散而重吸收。由于分泌到胆汁的毒物通常是有机酸,只有在肠腔中能被转变为脂溶性较强的化学物才有可能从肠道重吸收。

二、增毒与解毒作用

(一)增毒作用

毒物在体内经生物转化为终毒物的过程称为增毒(toxication)作用。终毒物指直接与内源靶分子反应或引起机体生物学微环境改变、导致机体结构和功能紊乱并表现毒物毒性的物质。有些毒物具有直接毒性作用,而另一些毒物毒效应强度取决于终毒物在作用靶点的浓度和持续时间。终毒物主要分为下列四类:亲电子剂(electrophiles)、自由基(free radicals)、亲核物(nucleophiles)和氧化还原性反应物(redox-active reductants)。

1. 亲电子剂　亲电子剂指含一个缺电子原子的分子。亲电子剂带有部分或全部正电荷,容易与亲核物富含电子的原子共享电子对而发生反应。毒物通过插入一个氧原子而生成亲电子剂,插入的氧原子从其附着的原子中获得一个电子,使其具有亲电性;另一类亲电子剂形成过程涉及共轭双键形成。毒物通过氧的去电子作用而被极化,使其双键碳之一发生电子缺失,继而形成亲电子剂。化学键异裂作用产生阳离子亲电子剂。经典例子是 7,12-二甲基苯并蒽和 2-乙酰氨基芴在形成终致癌物前需经羟化,分别形成苄基醇和 N-羟基芳香胺化合物(酰胺),随后在磺基转移酶作用下发生酯化,所形成酯类化合物中 C-O 或 N-O 键发生异裂反应,分别形成硫酸氢盐阴离子和苄基正碳离子或硫酸氢盐阴离子和芳基正氮离子。金属汞氧化为 Hg^{2+}、CrO_4^{2-} 还原为 Cr^{3+},AsO_4^{3-} 还原为 AsO_3^{2-} 或 As^{3+} 则是无机化合物形成亲电毒物的例子。

2. 自由基　自由基是在其外层轨道中含有一个或多个不成对电子的分子或分子片段。常见自由基包括:羟自由基(HO·)、超氧阴离子自由基(O_2^-·)、过氧自由基(ROO·)、氯离子自由基(Cl·)和一氧化氮分子自由基(NO·)。对乙酰氨基酚本身对肝细胞并无明显毒性损害。对乙酰氨基酚经肝脏细胞色素 P450 2E1(CYP2E1)代谢可转化为毒性更强的 N-乙酰醌亚胺(NAPQI)。NAPQI 属自由基,过量 NAPQI 可引起肝细胞还原型谷胱甘肽耗竭,诱发肝细胞线粒体膜通透性转换(mitochondrial permeability transition,MPT)和 ATP 耗竭,导致肝细胞线粒体肿胀、肝细胞结构与功能丧失和肝细胞死亡。毒物通过多种途径形成自由基。①毒物通过接受一个电子形成自由基。某些毒物从还原酶接受一个电子后形成自由基,这些自由基进一步将额外电子转移给分子氧并生成 O_2^-·,其自身重新形成原型化学物。通过这种"氧化-还原循环",一个作为电子受体的毒物分子能生成多个分子 O_2^-·。机体自身产生的内源性 O_2^-·主要来源于巨噬细胞和粒细胞中 NAD(P)H 氧化酶,线粒体电子传递链解偶联状态也产生 O_2^-·。O_2^-· 在体内进一步生成毒性更强的 HO· 和过氧亚硝基阴离子($ONOO^-$)。②亲核毒物在过氧化物酶催化作用下丢失一个电子而形成自由基。氢醌可连续发生两次单电子氧化,产生半醌自由基,继而形成醌。半醌自由基易于自氧化,生成具有细胞毒性的 O_2^-·、HO_2·、H_2O_2 和 HO·。醌不仅是具有反应活性的亲电子剂,而且是具有启动氧化还原循环或使巯基和 NAD(P)H 氧化的电子受体。氧合血红蛋白(Hb-FeⅡ-O_2)可催化氨基酚氧化为半醌自由基和醌亚胺,这些产物反过来氧化亚铁血红蛋白(Hb-FeⅡ)生成不能携带氧的高铁血红蛋白(Hb-FeⅢ)。③电子向分子转移引起的还原性键均裂过程也可产生自由基。四氯化碳从细胞色素 P450 或线粒体电子传递链获得一个电子,经还原脱卤作用生成三氯甲基自由基(Cl_3C·),Cl_3C· 与 O_2 反应形成活性更强的三氯甲基过氧自由基(Cl_3COO·)。具有很强毒性作用的 HO· 也是由均裂生成的:水在电离辐射作用下均裂为 HO·,过氧化氢(HOOH)均裂为 HO· 和 HO^-。由过渡金属 Fe(Ⅱ)、Cu(Ⅰ)、Cr(Ⅴ)、Ni(Ⅱ)或 Mn(Ⅱ)催化的 Fenton 反应是 HOOH、O_2^-· 及过渡金属的主要增毒机制。氨基三乙酸、博来霉素和丝膜蕈毒通过与过渡金属螯合而提高过渡金属离子对 Fenton 化学反应的催化效率。石棉和二氧化硅对肺的毒性作用至少部分是由颗粒表面 Fe 离子触发 HO· 形成所引起。H_2O_2 是单胺氧化酶、黄嘌呤氧化酶和酰基辅酶 A 氧化酶等酶促反应直接或间接副产物,NAD(P)H 氧化酶产生的 O_2^-· 在超氧化物歧化酶(SOD)作用下进一步反应生成大量 H_2O_2。均裂也参与 $ONOO^-$ 生成自由基的过程,$ONOO^-$ 与 CO_2 反应产生亚硝基过氧碳酸盐($ONOOCO_2^-$)并自发均裂为两种自由基:二氧化氮(NO_2·)和碳酸阴离子自由基(CO_3^-·)。

3. 亲核物形成　亲核物是毒物增毒作用较少见的机制。氰化物属亲核物。苦杏仁经肠道细菌β-糖苷酶催化形成氰化物,丙烯腈环氧化后与谷胱甘肽结合形成氰化物,硝普钠经巯基诱导降解后形成氰化物。亲核物 CO 是二卤甲烷经过氧化脱卤的有毒代谢产物。硒化氢是一种强亲核物和还原剂,由亚硒酸盐与谷胱甘肽或其他巯基反应形成。

4. 活性氧化还原反应物　活性氧化还原反应物的生成有其特殊机制。亚硝酸盐既可在小肠由硝酸盐经肠道细菌还原生成,也可由亚硝酸酯与谷胱甘肽反应产生。氨苯砜和磷酸伯氨喹羟化代谢物氨苯砜羟胺和5-羟磷酸伯氨喹通过协同氧化作用引起高铁血红蛋白形成。维生素 C 和 NADPH 依赖性黄素酶还原 $Cr(VI)$ 为 $Cr(V)$;氧化还原循环生成的外源性自由基和 $O_2^- \cdot$ 与 $NO \cdot$ 能还原结合于运铁蛋白的 $Fe(III)$ 为 $Fe(II)$;$Cr(V)$ 和 $Fe(II)$ 反过来又催化 $HO \cdot$ 生成。

(二)解毒作用

消除或阻止终毒物生成的生物转化过程称为解毒(detoxication)。有时在毒物处置过程中,同时存在解毒与代谢活化两种作用,导致对同一毒物的竞争。毒物解毒作用通过多种途径实现,取决于毒物化学特征。

1. 无功能基团毒物的解毒　不含功能基团毒物的解毒过程分为两相反应。I 相反应包括氧化反应、还原反应和水解反应,I 相反应涉及暴露或引入一个功能基团;II 相反应为结合反应,即一些内源性基团(葡萄糖醛酸、硫酸或氨基酸)与毒物代谢产物功能基团结合而形成无活性、高度亲水并易于排泄的有机酸。

2. 亲核物的解毒　亲核物通过与亲核功能基团的结合反应进行解毒。羟基化合物与硫酸或葡萄糖醛酸结合、巯基化合物甲基化或与葡萄糖醛酸结合、胺类和肼类化合物乙酰化都是亲核功能基团通过结合反应进行解毒的典型实例。亲核功能基团与内源性基团结合以防止亲核物转变为自由基和亲电子剂。消除肼类和巯基化合物的另一途径是黄素单加氧酶催化的氧化反应。醇类化学物经醇及醛脱氢酶催化氧化成羧酸而被解毒。氰化物在硫氰酸酶作用下生成硫氰酸是亲核物解毒的一种特殊机制。

3. 亲电子剂的解毒　亲电子剂通常与谷胱甘肽发生结合而解毒。这种结合反应有时属自发,有时需谷胱甘肽 S-转移酶参与。金属离子(Ag^+、Cd^{2+}、Hg^{2+} 和 CH_3Hg^+)易与谷胱甘肽结合而解毒。亲电子剂解毒的特殊机制包括:环氧化物水化酶催化环氧化物和芳烃氧化物分别生成二醇类和二氢二醇类化合物。

4. 自由基的解毒　$O_2^- \cdot$ 可转变为活性更强的自由基,所以清除 $O_2^- \cdot$ 是一种重要的解毒机制。体内 $O_2^- \cdot$ 自由基的清除主要依赖于超氧化物歧化酶(SOD)的作用。SOD 定位于胞浆(Cu、Zn-SOD)和线粒体(Mn-SOD)。SOD 首先将 $O_2^- \cdot$ 转变为 H_2O_2,H_2O_2 在过氧化氢酶作用下还原为 H_2O。某些相对稳定的自由基(过氧自由基)在谷胱甘肽、α-生育酚或抗坏血酸作用下还原为非自由基。尚无一种酶能有效清除 $HO \cdot$,$HO \cdot$ 的半衰期极短(10^{-9}s),抗氧化剂对 $HO \cdot$ 的解毒无效。预防 $HO \cdot$ 毒作用最有效方法是阻止其生成。$ONOO^-$ 不属于自由基,在体内比 $HO \cdot$ 更稳定(半衰期约 1 秒)。$ONOO^-$ 能迅速与 CO 反应生成具有反应活性的自由基,谷胱甘肽、尿酸、抗坏血酸、α-生育酚很难阻止其在体内生成。体内 $ONOO^-$ 的解毒作用主要依赖于以下几种机制:$ONOO^-$ 在谷胱甘肽过氧化物酶作用下还原为亚硝酸盐(ONO^-);内皮细胞表面含 10 个硒半胱氨酸残基的硒蛋白能有效清除血液 $ONOO^-$;氧合血红蛋白、含血红蛋白过氧化物酶和白蛋白反应也是 $ONOO^-$ 的消除场所;清除两种 $ONOO^-$ 前体($O_2^- \cdot$ 和 $NO \cdot$)、阻止 $ONOO^-$ 生成是预防 ONOO 毒性作用的有效机制。过氧化物酶生成的自由基可从谷胱甘肽获得电子而被消除,氧化型谷胱甘肽在 NADPH 依赖性谷胱甘肽还原酶作用下还原为还原型谷胱甘肽。谷胱甘肽在亲电子剂和自由基解毒过程中起重要作用。

5. 蛋白质毒素的解毒　胞内和胞外蛋白酶参与了有毒多肽的解毒作用。α-和 β-银环蛇毒素、半环扁尾蛇毒素和磷脂酶含有分子内二硫键,这些二硫键是保持蛇毒活性必不可少的。硫氧还蛋白(thioredoxin)可使上述几种蛋白失活。

6. 解毒过程失效　解毒过程可因几种原因而失效。

(1)毒物接触剂量超过机体解毒能力,引起解毒酶耗竭、共底物消耗或者胞内抗氧化剂(还原型谷胱甘肽)耗竭,最终导致终毒物蓄积。

(2)偶尔可见某种具有反应活性的毒物使解毒酶失活。ONOO$^-$ 导致 Mn-SOD 失效,而 Mn-SOD 对抗 ONOO$^-$ 形成。

(3)某些结合反应可被逆转:α-萘胺在肝脏经 N-羟化并与葡糖醛酸结合,以葡萄糖苷酸形式从尿液排泄。葡萄糖苷酸在膀胱被水解,释放的芳基羟胺经质子化和脱水过程转变为具有反应活性的亲电子芳基硝鎓离子。经肺吸入的甲基异氰酸盐在吸收部位形成不稳定谷胱甘肽结合物,分布到其他组织并重新分解为亲电子的异氰酸和异硫氰酸,因此异氰酸和异硫氰酸与谷胱甘肽形成不稳定的谷胱甘肽结合物被认为是毒物转运的另一形式。

(4)解毒过程有时产生潜在有害副产物:自由基解毒过程产生谷胱甘肽自由基和谷胱甘肽二硫化物。谷胱甘肽二硫化物与蛋白巯基形成混合二硫化物,而谷胱甘肽硫基自由基(GS·)在与硫醇盐(GS$^-$)反应后形成谷胱甘肽二硫化物自由基阴离子(GSSG$^-$·),能使 O_2 还原为 O_2^-·。

第二节　靶分子的反应

毒性是由终毒物与靶分子反应所介导的一系列继发生化事件,导致靶分子本身、细胞器、细胞、组织和器官甚至整个机体的结构损伤和功能异常。所有内源性分子均是毒物的潜在靶分子。内源性分子作为毒物靶分子必须具有合适的反应性和(或)空间构型,以容许与终毒物发生共价或非共价反应。靶分子必须接触足够高浓度终毒物才能与终毒物发生反应,位于反应活性化学物邻近或接近其形成部位的内源性分子常常更容易成为靶分子。活性代谢物靶分子有时是催化外源化学物代谢并形成活性代谢物的代谢酶。在密切靠近其形成部位没有合适内源性分子时,活性代谢物可扩散直至遇到这样的反应物。然而,并非外源化学物与机体所有内源性分子结合均能产生毒性效应。某种毒物引起毒性的靶分子,需要最终确认:终毒物与靶标反应并对其功能产生不良影响;终毒物在靶部位达到有效浓度;终毒物以某种机制改变靶分子。

一、终毒物与靶分子反应类型

终毒物可能与靶分子发生非共价或共价结合,也可能通过去氢反应、电子转移或酶促反应而改变靶分子。

（一）非共价结合

某些毒物以非极性交互作用或氢键、离子键等非共价结合方式与膜受体、细胞内受体、离子通道和某些酶等靶分子结合。士的宁与脊髓运动神经元甘氨酸受体的结合、TCDD 与芳烃受体的结合、蛤蚌毒素与钠通道的结合和佛波酯与蛋白激酶 C 的结合均属于非共价结合。这些化学物原子的空间排列使其与内源性分子的互补部位结合，因而表现出毒性效应。非共价结合的键能相对较低，非共价结合通常是可逆性的。

（二）共价结合

共价结合是不可逆的。共价结合持久改变内源性分子，有重要的毒理学意义。一些亲电子剂（如非离子和阳离子亲电子剂及自由基阳离子）以共价结合方式与靶分子结合。亲电子剂通常与生物大分子（如蛋白质和核酸）中亲核原子反应，亲电子剂与亲核原子的反应表现出某些选择性，取决于其电荷/半径比。软亲电子剂容易与软亲核物（二者均具有较低的电荷/半径比）反应，而硬亲电子剂容易与硬亲核物（二者均具有较高的电荷/半径比）反应。银和汞等金属离子被归为软亲电子剂，优先与软亲核物反应；而锂、钙和钡等硬亲电子剂优先与硬亲核物反应；铬、锌和铅等重金属离子与两种类型的亲核物均有较强的结合能力。亲电子剂的反应性决定其与哪种内源性亲核物反应并成为靶分子。

中性自由基（如 $HO\cdot$、$NO_2\cdot$ 和 $Cl_3C\cdot$）也能与生物靶分子发生共价结合。$Cl_3C\cdot$ 加入到脂质的双键碳或脂质自由基生成含有氯甲基脂肪酸的脂质；$HO\cdot$ 加入到 DNA 碱基生成多种产物，常见产物包括 8-羟基脱氧鸟嘌呤、5-羟基甲基脱氧尿嘧啶和胸腺嘧啶与胞嘧啶乙二醇酯。亲核毒物倾向于与亲电内源性分子反应。鉴于生物体内亲电化合物十分罕见，只有少数亲核毒物与体内亲电内源性分子发生反应。经典实例包括：胺类和肼类与吡哆醛的共价反应，一氧化碳、氰化物、硫化氢和叠氮化物与各种血红素蛋白中的铁形成配位共价键。

（三）去氢反应

自由基迅速引起内源性分子去氢并生成新的内源性自由基。经典实例是：自由基使巯基化合物（R-SH）去氢形成硫基自由基（$R\text{-}S\cdot$），该自由基是次磺酸（R-SOH）和二硫化物（R-S-S-R）等巯基氧化产物的前身。自由基能使游离氨基酸或氨基酸残基 CH_2 基团去氢，转变为羰基化合物，并进一步与胺类化合物反应，形成 DNA 或蛋白质交联。自由基脱氧核糖去氢并产生 C-4′ 自由基是引起 DNA 链断裂的第一步，而脂肪酸去氢并产生脂质自由基，最终启动脂质过氧化。

（四）电子转移

化学物将血红蛋白分子中的 Fe^{2+} 氧化生成 Fe^{3+}，引起高铁血红蛋白血症。亚硝酸盐能氧化血红蛋白，而 N-羟基芳胺（如氨苯砜羟胺）、酚类化合物（如 5-羟伯氨喹）和肼类（如苯肼）与氧合血红蛋白共氧化，形成高铁血红蛋白与过氧化氢。

（五）酶促反应

少数毒素通过酶促反应作用于特定靶蛋白。例如，蓖麻毒素诱发核糖体水解断裂，阻断蛋白质合成。几种细菌毒素催化 ADP-核糖从 NAD^+ 转移到特定蛋白质。例如，白喉毒素阻断蛋白质合成过程中延伸因子（elongation factor）的功能，霍乱毒素通过这样一种机制活化一种 G 蛋白，蛇毒含有破坏生物分子的水解酶。

总之,大多数终毒物借助于其化学反应性作用于内源性分子。具有一种类型以上反应性的毒物可以通过不同机制与不同靶分子发生反应。例如,醌类既可作为电子受体启动巯基氧化或导致脂质过氧化,也可以作为软亲电子剂共价结合于蛋白巯基。铅离子与血红素合成过程中的 δ-ALAD 分子的关键巯基形成配位共价键,表现为软亲电子剂的特性;然而,当铅在发挥其阻断钙通道的作用时,却像一种硬亲电子剂或一种离子。

二、终毒物对靶分子的有害影响

毒物对靶分子的影响主要包括两种机制:①引起靶分子功能失调;②破坏靶分子结构。

(一)靶分子功能失调

有些毒物能模拟内源性配体并活化靶蛋白分子。吗啡能激活鸦(阿)片受体,氯贝丁酯为过氧化物酶体增殖物激活剂受体激动剂;佛波酯和铅离子能激活蛋白激酶 C。另一些毒物能抑制靶分子功能。阿托品、箭毒和士的宁通过附着于配体结合部位或通过干扰离子通道功能而阻断神经递质受体;河豚毒素和蛤蚌毒素抑制神经元膜电压激活的钠通道开放;DDT 和拟除虫菊酯杀虫剂则抑制钠通道关闭。某些毒物能阻断离子转运蛋白,而另一些毒物则抑制线粒体电子转移复合物或抑制酶的活性。一些毒物结合于微管蛋白(长春碱、秋水仙碱、紫杉醇和三价砷)或肌动蛋白(细胞松弛素 β 和次环肽毒素)、损害细胞骨架蛋白组装(聚合)和拆装(解聚)过程。

许多蛋白质具有酶催化活性,而另一些蛋白质则包含组装大分子复合物所必需的关键基团。蛋白质巯基极易与毒物发生共价结合或发生氧化修饰。一旦蛋白质巯基与毒物发生共价结合或发生氧化修饰,其活性发生改变并影响细胞信号传导通路、损害细胞能量和代谢稳态。酪氨酸硝化是蛋白质分子基团氧化修饰的常见形式。蛋白质分子中酪氨酸硝化可改变蛋白质功能甚至干扰酪氨酸激酶和磷酸酶参与的信号转导途径。

毒物可干扰 DNA 的模板功能。化学物与 DNA 共价结合引起 DNA 复制过程核苷酸错配。黄曲霉素氧化物与鸟嘌呤共价结合,导致 G-A 配对,继而诱发某些重要基因发生碱基置换突变。8-羟基鸟嘌呤和 8-羟基腺嘌呤是由 HO· 引起的致突变碱基,能引起本身错配及与邻近嘧啶错配。多柔比星插入双螺旋 DNA 中重叠碱基间,导致邻近碱基对分开,通过移动读码框架引起移码突变。

(二)靶分子的结构破坏

毒物通过与内源性分子形成加合物、发生交联和断裂而改变内源性分子的一级结构。双功能的亲电子剂能与细胞骨架蛋白和 DNA 分子发生交联或引起 DNA 与蛋白质之间的交联。羟自由基通过转换大分子为活性亲电子剂(蛋白羰基),与另一生物大分子亲核部位反应;羟自由基也可通过转换大分子为自由基,与另一大分子自由基相互反应。分子交联使生物大分子发生结构与功能障碍。

某些靶分子在毒物作用下发生自发性降解。自由基(如 $CL_3COO·$ 和 HO·)引起脂肪酸脱氢而启动脂质过氧化降解,所形成的脂质自由基(L·)经氧固化作用转变为脂质过氧自由基(LOO·),通过去氢反应形成脂质氢过氧化物(LOOH),通过 Fe(Ⅱ)催化 Fenton 反应形成脂质烷氧自由基(LO·),进一步断裂形成烃和活性醛。脂质过氧化导致细胞膜脂质结构破坏,或与邻近膜蛋白分子反应,甚至扩散至胞核与 DNA 分子反应。

　　毒物可通过几种方式引起 DNA 链断裂。DNA 碱基受 HO·自由基攻击形成咪唑环开放的嘌呤或环收缩的嘧啶,导致 DNA 复制障碍;鸟嘌呤 N-7 位形成大分子加合物使 N-糖苷链不稳定,诱发脱嘌呤作用,导致无嘌呤部位形成;羟自由基通过从 DNA 核糖获得 H、产生 C-4′自由基、随后发生 O_2^-·加成、Criegee 重排和磷酸二酯链的断裂,引起 DNA 单链断裂;电离辐射产生的多种羟自由基攻击长度较短的 DNA,引起双链断裂并导致细胞死亡。

（三）新抗原形成

　　外源化学物及其代谢产物与生物大分子共价结合对多数个体免疫系统并不产生严重后果,但在少数个体可作为新抗原激发免疫应答。硝基氯苯、青霉素和镍本身具有与蛋白质结合的能力,另一些外源化学物则需要通过自氧化为醌类或转化为代谢产物才能与蛋白质发生共价结合,引起机体免疫应答。氟烷在体内经代谢生成三氟乙酰氯,后者作为半抗原与肝微粒体和细胞表面蛋白质结合,诱导抗体生成并最终引起自身免疫性反应,临床上表现为肝炎样综合征。药物引起狼疮和粒性白细胞缺乏症通常是由药物-蛋白质加合物触发的免疫反应所介导。

第三节　细胞调节功能障碍

　　毒物与靶分子反应并导致细胞功能损害,是毒性发展过程的第三个阶段。机体每个细胞均执行着特定的程序。某些程序决定细胞命运,如细胞的增殖、分化、凋亡或自噬;另一些程序则控制细胞瞬息活动,如细胞分泌活性物质的种类和含量及细胞转运和代谢营养物质的速率。为调节上述程序,细胞具有能被外部信号分子激活或失活的信号网络;为执行这些程序,细胞装备有合成、代谢、转运和产生能量的体系及结构元件。细胞内不同组件组装为大分子复合物、细胞膜和细胞器,以维持其自身完整性并支持其他细胞功能。毒物引起哪些细胞功能障碍主要取决于受影响靶分子在细胞的功能。如果受影响靶分子参与细胞信号通路的调节过程,则基因表达调节障碍和(或)细胞瞬息活动调节障碍就会发生;如果受影响靶分子主要参与维持细胞自身功能,则可能威胁到细胞的存活;毒物作用于行使外部功能靶分子,则影响其他细胞甚至整个器官系统的功能。细胞功能障碍的发生也遵循一定的先后次序。通常细胞在受到外界有害刺激情况下,首先会发生细胞应激(cellular stress);如果细胞损伤进一步加重,则引起细胞调节功能障碍,最终发展为细胞稳态失调(deregulation of cellular homeostasis),甚至出现细胞死亡。

一、细胞应激

　　细胞应激指细胞处于不利环境和遇到有害刺激时所产生的适应性反应。根据引起细胞应激的原因不同及细胞应激反应的差异,将细胞应激分为热应激(heat stress)、缺氧应激(hypoxic stress)、氧化应激(oxidative stress)、内质网应激(endoplasmic reticulum stress)和遗传毒性应激(genotoxic stress)。细胞应激反应过程包括一系列高度有序事件:应激原诱发的细胞内信号转导激活相关的转录因子和促进应激基因的快速表达,合成多种特异性和非特异性的、对细胞具有保护作用的应激蛋白质,从而对细胞产生特异性和非特异性保护作用,同时细胞内一些正常基因表达受到抑制;若细胞损伤严重而导致损伤无法修复,则启动细胞自噬、凋亡或程序性细胞坏死过程,加速细胞死亡。接触某些外源性物理因素、化学毒物或生物因素(细菌和病毒感染)均能导致机体产生细胞应激。机体某些必需物质缺乏(缺氧或营养缺乏)或机体内环境紊乱(过量活性氧产生、细胞渗透压改变或细胞钙离子失稳态)也可引起机体产生细胞应激。能导致细胞应激的物理、化学和生物因素称为应激原(包括 DNA 损伤性应激原和非 DNA 损伤性应激原)。DNA 损伤性应激原主要有:紫外线、离子射线、活性氧、化学致畸剂、化学致癌剂和化学致突变剂,DNA 损伤性应激原介导的细胞应激称为遗传毒性应激;非 DNA 损伤性应激原主要有:创伤、感染、营养剥夺、渗透压改变、缺氧和热应激,非 DNA 损伤性应激原介导的细胞应激称为非基因毒性应激(热应激、缺氧应激、氧化应激和内质网应激)。

(一)热应激

热应激是最早被认识的细胞应激反应。热应激的特征性反应是诱导细胞表达生成热休克蛋白(heat shock protein,HSP)。HSP 的产生不限于热应激,其他细胞应激反应(缺氧应激、氧化应激和遗传毒性应激)也可诱导 HSP 生成,故 HSP 又被称为应激蛋白(stress protein)。HSP 按其分子量分成若干个家族(如 HSP90、HSP70 和 HSP27 等),其中与应激反应关系最密切的是 HSP70 家族。这些应激蛋白对细胞具有非特异性保护作用。HSP 能作为分子伴侣(molecular chaperone),参与新合成蛋白的正确折叠和运输;HSP 还能识别并结合于变性蛋白质暴露的疏水区域,防止其凝聚,协助蛋白酶系统对其进行降解或帮助其重新形成天然构象。HSP 可增强机体对多种应激原的耐受能力。应激能诱导 HSP 合成,是因多种损伤性应激能使原位于胞浆的热休克因子(heat shock factor,HSF)激活。HSF 属转录因子,非应激状态下与 HSP70 结合,不表现转录活性。多种应激原能导致蛋白质变性,变性蛋白通过与 HSP70 结合并导致 HSF 游离并激活,与 *HSP* 基因热休克元件(HSE)结合并上调 *HSP* 基因表达。

(二)氧化应激

氧化应激的应激原主要为自由基、活性氧(ROS)或活性氮(RNS)。引起机体发生氧化应激的自由基包括:$HO\cdot$、$O_2^-\cdot$、$ROO\cdot$、$Cl\cdot$ 和 $NO\cdot$。ROS 是一类由氧形成、分子组成上含有氧且化学性质比氧活泼的物质总称,包括 $O_2^-\cdot$、$HO\cdot$ 和 H_2O_2;RNS 是 NO 及其体内继发性产物的总称,包括一氧化氮(NO)、二氧化氮(NO_2)和 $ONOO^-$。生理状态下,ROS 和 RNS 是机体维持多种重要生理功能的物质基础。①ROS 和 RNS 是机体防御体系的重要一环,在吞噬细胞杀灭、清除病原微生物过程起重要作用。②体内多种免疫细胞具有杀伤肿瘤细胞的作用,其作用机制直接或间接与 ROS 有关。③ROS 和 RNS 直接或间接参与体内解毒作用。④ROS 参与细胞信号转导和基因表达的调控作用。细胞内 ROS 是重要信号分子,参与细胞增殖、分化和凋亡相关信号通路的调控作用。⑤ROS 通过影响细胞内 Ca^{2+} 稳态、蛋白质磷酸化和转录因子激活等细胞信号转导过程中多个靶点发挥调节作用。Ca^{2+} 作为细胞内重要第二信使,可诱导广泛细胞效应。蛋白磷酸化是细胞信号传递过程重要环节,ROS 可通过影响多种蛋白激酶和磷酸酶发挥细胞调节作用。ROS 对激活因子蛋白-1(activator protein,AP-1)和核因子-κB(nuclear factor kappa B,NF-κB)家族也有重要调控作用。机体在长期进化过程中形成了有效抗氧化防御系统。机体产生的少量自由基、ROS 或 RNS 在发挥其生理作用的同时被机体抗氧化系统迅速清除而不至于引起细胞氧化性损伤。如果机体因暴露毒物而产生过量自由基、ROS 或 RNS,或因机体抗氧化能力减弱引起 ROS 或 RNS 清除能力减弱,导致细胞内自由基、ROS 或 RNS 过量和机体氧化/还原失平衡,即诱发组织和细胞发生氧化应激。氧化应激是真核细胞的一种保护性应激反应。氧化应激早期,机体通过启动细胞内抗氧化防御系统,清除过量自由基,使细胞免于氧化性损伤。氧化应激具有细胞应激特有的两重性:随着氧化应激反应的持续,机体清除过量自由基和 ROS 的同时,有可能导致细胞调节功能和细胞维持功能的障碍,甚至引起细胞凋亡、自噬和程序性细胞坏死。目前认为 ROS 通过下列机制诱导细胞凋亡:①线粒体机制:ROS 直接作用于线粒体,导致位于线粒体 Bcl-2 家族促凋亡成员(Bax 和 Bim)激活,启动细胞凋亡程序;②过量 ROS 通过激活内质网应激信号通路,启动细胞凋亡程序。体内自由基和 ROS 生成过量可引起机体暂时或持久损害。自由基和 ROS 可与细胞内生物大分子物质发生各种化学反应,对细胞结构和功能产生损害。自由基($CL_3COO\cdot$ 和 $HO\cdot$)引起脂肪酸脱氢而启动脂质过氧化降解,所形成的脂质自由基($L\cdot$)经氧固化作用转变为脂质过氧自由基($LOO\cdot$),并通过去氢反应形成脂质氢过氧化物($LOOH$),通过 $Fe(II)$ 催化 Fenton 反应形成脂质烷氧自由基($LO\cdot$),进一步断裂形成烃和活性醛。自由基与胞内外蛋白质反应,引起蛋白质变性、降解和交联,从而影响蛋白酶活性。自由基能与核酸碱基和核糖-磷酸支架反应,生成氧化性产物(8-羟基鸟嘌呤),破坏核酸分子完整性和构型。

(三)缺氧应激

细胞和组织为适应低氧压力而诱导血管生成、铁代谢和糖代谢相关基因表达,以维持细胞增殖和存活,这一过程称为缺氧应激。低氧是最重要缺氧应激原。重金属(镉、镍、钴、铬)、砷、细菌脂多糖、IL-1、胰岛素、胰岛素样生长因子、TNF-α、去铁胺、凝血酶均可引起缺氧应激。NADPH 氧化酶是最重要的氧感受器,能识别缺氧。Ca^{2+}、NO 和 CO 在低氧信号转导过程中均发挥重要作用。介导缺氧应激反应的关键分子是缺氧诱导因子 1(hypoxia-inducible factor-1,HIF-1)。HIF-1 由 HIF-1α 和 HIF-1β 两种亚基组成,为异源二聚体转录因子。胞浆 HIF-1β 亚基稳定,而 HIF-1α 亚基稳定性取决于其自身羟基化、乙酰化、泛素化和磷酸化水平。正常氧饱和状态下,HIF-1α 亚基被泛素-蛋白酶体水解复合体降解,细胞中基本检测不到 HIF-1α 亚基;缺氧状态下,HIF-1α 亚基降解受到显著抑制。HIF-1β 与 HIF-1α 亚基形成活性型 HIF-1,转移到细胞核内调节多种基因的转录。HIF-1 下游靶基因包括:①红细胞生成和铁代谢相关基因(促红细胞生成素、铁转运蛋白和铁转运蛋白受体);②血管生成相关基因(血管内皮生长因子、瘦素、转化生长因子 β);③血管收缩相关基因(诱导性一氧化氮合酶、血红素氧化酶 1、内皮素-1);④基质代谢相关基因(基质金属蛋白酶);⑤糖代谢相关基因(葡萄糖载体蛋白 1、葡萄糖载体蛋白 3、乳酸脱氢酶、3-磷酸甘油醛脱氢酶);⑥细胞增殖和存活相关基因(胰岛素样生长因子 II、转化生长因子 α)。这些基因产物对缺氧条件下维持红细胞生成、血管形成、细胞能量代谢和细胞在缺氧状态下的增殖和存活起重要作用。

(四)内质网应激

内质网是重要细胞器,细胞内蛋白质和脂质合成、加工、折叠和运输均在内质网进行。内质网蛋白质加工和包装需要内质网特异性分子伴侣的协助,其中糖调节蛋白 78(glucose regulated protein 78,GRP78)是最常见的内质网特异性分子伴侣。当细胞内质网受损或需要加工和包装的蛋白质合成增加即引起内质网应激和未折叠蛋白反应(unfolded protein response,UPR)。三个主要内质网跨膜蛋白(IRE1、PERK 和 ATF6)介导三个未折叠蛋白反应信号。PERK 通路:磷酸化 PERK 通过启动下游翻译起始因子(eIF2α)磷酸化并失活,继而减少蛋白质合成;IRE1 通路:一方面,磷酸化 IRE1 具有 RNA 酶活性,磷酸化 IRE1 能切割完整 XBP1(uXBP-1)mRNA 分子 26 个核苷酸,形成裂解型 XBP-1 (sXBP-1)mRNA,造成蛋白翻译移码和终止密码通读。XBP-1 是重要转录因子,上调内质网降解增强因子 α-甘露糖苷酶样蛋白(EDEM)表达,继而促进内质网非折叠蛋白质降解。另一方面,磷酸化 IRE1 也具有激酶活性,能够导致 JNK 磷酸化。ATF6 通路:ATF6 前体属内质网跨膜蛋白,膜内部分与内质网分子伴侣结合而滞留于内质网。内质网应激条件下,ATF6 脱离内质网分子伴侣,经剪切加工后成为活化型转录因子。活化型 ATF6 能提高编码内质网分子伴侣蛋白基因转录活性,从而增加内质网蛋白转运、折叠和降解能力。内质网应激是真核细胞的一种保护性应激反应,通过内质网应激降低胞内未折叠蛋白浓度,阻碍未折叠蛋白发生凝集。当内质网应激反应超过一定限度,即通过启动多种机制诱发细胞凋亡:①通过激活内质网 caspase12,启动细胞凋亡程序;②通过启动内质网 IRE1 信号下游分子 JNK 磷酸化或上调 PERK 通路下游分子 CHOP 表达,启动细胞凋亡程序。目前普遍认为,内质网应激诱发因素包括:①内质网特异性分子伴侣(GRP78)减少或缺乏;②内质网 Ca^{2+} 耗竭;③氧化应激或缺氧应激;④基因突变导致基因产物蛋白质分子折叠障碍;⑤二硫键形成减少。越来越多的研究资料证实,过量活性氧和一氧化氮产生引起的氧化应激是诱发内质网应激的重要因素,而缺氧应激和热应激通常会伴随有内质网应激。

(五) 遗传毒性应激

人体细胞需不断面对来自环境和自身产生的遗传毒物对 DNA 完整性损伤的威胁。为避免 DNA 受遗传毒物损伤,机体构建了预防和应对遗传物质 DNA 免受损伤的防御网络系统。这一防御网络系统由系列蛋白激酶级联构成,参与 DNA 损伤识别、转录因子激活、DNA 修复蛋白基因表达调控、细胞周期和细胞凋亡调节等一系列重要生命活动。人体细胞启动自身防御网络系统以应对 DNA 免受外源遗传毒物损伤的过程称为遗传毒性应激。遗传毒性应激的应激原主要有:遗传毒性致癌剂和致突变物、紫外线和放射性核素、大多数化疗药物,甚至细胞正常生命过程产生的某些代谢产物(如自由基和活性氧)也是遗传毒性应激的应激原。丝裂原活化蛋白激酶(MAPKs)途径是细胞遗传毒性应激主要信号转导途径之一。MAPKs 途径主要包括 ERK、JNK/SAPK 和 p38 通路。MAPKs 途径不同通路通过特定 MAPK 信号级联放大反应使细胞形成应对 DNA 损伤的应激反应,从而保证细胞正常生长和 DNA 复制的保真度。MAPKs 级联反应的启动依赖于 DNA 损伤的识别。毛细血管扩张性共济失调症突变蛋白(ATM)、ATM 与 Rad-3 相关蛋白(ATR)和 DNA 依赖性蛋白激酶(DNA-dependent protein kinase,DNA-PK)在 DNA 损伤识别和 MAPKs 级联反应启动过程中起重要作用。ATM 基因属于 PI3K 激酶家族成员,ATM 激酶通过启动 p53 和 p21 等抑癌基因和细胞周期调节相关蛋白磷酸化,继而启动 DNA 修复过程和调节细胞周期关卡的功能。DNA 损伤激活的 ATM/ATR 能阻遏 E3 泛素连接酶 Siah-1 和同源结合域相互作用蛋白激酶 2(HIPK2)的相互作用,导致 HIPK2 积累并因此激活 p53。当细胞完成 DNA 损伤修复后,Siah-1 使 HIPK2 泛素化而降解。DNA-PK 属双链 DNA 激活的丝-苏氨酸激酶(包括 Ku 蛋白和 DNA-PK)。DNA-PK 是多细胞生物 DNA 双链断裂修复过程非同源末端连接(NHEJ)过程的关键酶。DNA-PK 也可导致 P53 磷酸化而激活,继而引起细胞周期阻滞而修复损伤的 DNA 链或诱导细胞凋亡。DNA-PK 在电离辐射所致 DNA 损伤过程中发挥关键作用。DNA-PK 缺失延缓机体对电离辐射所致 DNA 损伤的修复进程,使机体易发肿瘤;肿瘤细胞 DNA-PK 高表达则增强抗肿瘤药物所致 DNA 损伤修复,导致肿瘤对药物的抗性。

细胞应激涉及从细胞能量代谢、蛋白质合成与加工、细胞内环境稳态的建立与维持、细胞遗传物质损伤的识别与修复、细胞增殖与细胞周期的调控和细胞存活与凋亡等生命活动几乎所有过程。一方面,细胞应激是机体面对有害因素刺激的防御性反应,有利于维持机体内环境相对稳定;另一方面,细胞应激过程引起细胞信号转导的迅速改变,某些重要信号分子或信号通路的改变可能损害细胞的正常功能。细胞应激与衰老、恶性肿瘤、心脑血管疾病、机体炎症反应、胰岛素抵抗和 2 型糖尿病、非酒精性脂肪肝病和婴儿出生缺陷等人类重要疾病的发病过程密切相关。

二、细胞调节功能障碍

细胞受各种信号分子调节。信号分子通过受体(receptor)将信号传递给基因调节区域和功能蛋白。传递信号的受体包括细胞表面受体和核受体。受体激活最终可导致:①基因表达改变,引起特定蛋白功能增加或减少;②特定蛋白发生化学修饰(磷酸化、甲基化、乙酰化、硝化、泛素化),从而激活或抑制蛋白功能。控制细胞命运的程序主要影响基因表达,而调节控制细胞瞬息活动的程序则主要影响功能蛋白活性。然而,由于信号网络的分支和交互联系,一个信号通常同时触发两类应答。

(一)基因表达调节障碍

毒物可通过直接作用于顺式作用元件,但更多通过作用于细胞内信号转导分子或影响细胞外信号分子的合成、贮存或释放过程,最终导致基因表达调控障碍。

1. 基因转录调节障碍　遗传信息从 DNA 转录给 mRNA 主要受转录因子(TFs)与基因的调节或启动子区域间的相互作用所控制。毒物可通过与基因启动子区域、转录因子或前起始复合物其他元件交互作用调节基因转录过程。毒物主要通过影响转录因子活性继而调节基因表达。已知有两种类型的转录因子:配体激活的转录因子和信号激活的转录因子。某些激素(类固醇和甲状腺激素)和维生素(视黄醇和维生素 D3)是某些受体的天然配体,其通过激活转录因子、调控其下游靶基因表达。有些毒物能模拟内源性配体的作用继而调节其下游基因表达。邻苯二甲酸酯可模拟多不饱和脂肪酸的作用,激活过氧化物酶体增生物激活受体(peroxisome proliferator-activated receptor,PPAR);Zn^{2+} 属于金属应答元件结合转录因子(metal-responsive element-binding transcription factor,MTF-1)的内源性配体,而 Cd^{2+} 进入机体后则发挥与 Zn^{2+} 相同的作用;糖皮质激素与糖皮质激素受体(glucocorticoid receptor,GR)结合可诱发淋巴细胞凋亡;TCDD 与芳香烃受体(aryl hydrocarbon receptor,AhR)结合引起胸腺萎缩。雌激素与雌激素受体(estrogen receptor,ER)结合,可促进生殖细胞增殖和生殖腺正常发育。某些拟雌激素也能与 ER 结合,促进乳腺和肝脏细胞过度增殖甚至诱发肿瘤发生。表 4-1 列举了最常见的几种核受体及其内源性和外源性配体,并举例说明其外源性配体因接触外源性配体所产生的毒性效应。

表 4-1　作用于配体激活的转录因子的毒物

配体激活的转录因子	内源性配体	外源性配体	效应
雌激素受体(ER)	雌二醇	乙炔基雌二醇	乳房和肝脏的致癌作用
		二乙基己烯雌酚	
		DDT	
		玉米赤霉烯酮	猪的外阴下垂
糖皮质激素受体(GR)	皮质醇	地塞米松	淋巴细胞凋亡致畸作用(腭裂)
视黄酸受体(RAR,RXR)	全反式视黄酸	1,3-顺式视黄酸	致畸作用(颅面骨、心脏、胸腺的畸形)
芳香烃受体(AhR)	未知	TCDD	胸腺萎缩
		PCBs	消耗性综合征
		PAHs	致畸作用(腭裂)
			大鼠肝脏致癌
			诱导 CYP1A1
过氧化物酶体增殖物激活的受体(PPAR)	脂肪酸	氯贝丁酯	大鼠肝脏致癌
			过氧化物酶体增殖
		邻苯二甲酸酯	诱导 CYP4A1 和乙酰辅酶 A 氧化酶
组成型雄甾烷受体(CAR)	3α,5α-雄烯醇	苯巴比妥	诱导 CYP2B 和 CYP3A
	3α,5α-雄烷醇	DDT,PCP	
		氯丙嗪	
孕烷 X 受体(PXR)	孕烯醇酮	PCN	诱导 CYP3A
	黄体酮	地塞米松	
		螺旋内酯固醇	
		利福平	
		环丙氯地孕酮	
		PCBs,氯丹	
金属应答元件结合转录因子(MTF-1)	Zn^{2+}	Cd^{2+}	诱导金属硫蛋白合成

2. 信号转导调节障碍　生长因子、细胞因子、激素和神经递质等胞外信号分子通过细胞表面受体和细胞内信号转导网络激活转录因子,调控影响细胞周期进展和决定细胞结局的基因。c-Fos 与 c-Jun 结合、c-Myc 与 Max 结合所形成的二聚体分别调节细胞周期蛋白 D 和 E 基因表达,通过细胞周期蛋白活化细胞周期蛋白依赖性蛋白激酶、加速细胞分裂周期并促进细胞分裂和增殖。TGF-β 则诱导细胞周期蛋白依赖性蛋白激酶抑制蛋白表达,抑制细胞有丝分裂。细胞表面受体接受的信号通过蛋白-蛋白交互作用和蛋白磷酸化传递至转录因子。所有位于细胞表面的生长因子受体均为受体蛋白酪氨酸激酶,配体诱导相应受体自身磷酸化,磷酸化受体进一步与适配体(adapter)结合,通过连接物蛋白激活 Ras、启动丝裂原活化蛋白激酶(MAPK)通路,引起系列蛋白激酶磷酸化,最终使信号传递至转录因子。从表面受体经蛋白激酶至转录因子的许多信号元件活性受特定丝氨酸、苏氨酸和酪氨酸羟基磷酸化的影响,这些信号转导蛋白一般经蛋白激酶介导的磷酸化而激活,经蛋白磷酸酶

介导的脱磷酸化而失活。毒物通过多种途径引起信号转导障碍。引起信号转导障碍的途径有:改变蛋白磷酸化、干扰 G 蛋白 GTP 酶活性、破坏正常蛋白-蛋白交互作用、建立异常蛋白-蛋白交互作用、改变信号蛋白合成与降解。毒物通过影响信号转导过程最终影响细胞周期进展。

细胞内存在一些抑制性结合蛋白(I-κB)。NF-κB 是多种基因的转录因子,由多个亚基组成。在未受胞外信号分子刺激情况下,NF-κB 多个亚基与 I-κB 结合形成异源多聚体,存在于胞浆,不具有调控基因表达的作用。一旦 MAPK 信号通路被激活,MAPK 家族蛋白激酶 Raf 作用于 I-κB,导致 I-κB 磷酸化而降解;一旦 PI3K/AKT 信号通路被激活,磷酸化 AKT 也可作用于 I-κB,导致 I-κB 磷酸化而降解;过量活性氧也可通过启动泛素化降解方式引起 I-κB 降解。上述机制所致 I-κB 降解均可促进游离 NF-κB 进入胞核发挥其基因表达调控作用。一方面,NF-κB 在炎症和急性期反应中起主导作用,NF-κB 激活可导致多种细胞因子和急性期蛋白质表达上调。另一方面,NF-κB 具有抗凋亡作用,其可能机制:①NF-κB 通过上调 c-Myc 基因转录,维持细胞存活;②NF-κB 通过诱导 IAP 蛋白表达,抑制半胱天冬酶活性,阻止细胞凋亡。

3. 细胞外信号产生的调节障碍　垂体前叶激素通过作用于细胞表面受体,促进外周内分泌腺细胞有丝分裂并调控外周腺体激素分泌;而外周腺体激素负反馈调控垂体激素的产生。苯巴比妥促进甲状腺激素代谢,继而降低甲状腺激素水平,通过反馈调控增加垂体促甲状腺激素(TSH)分泌,过量 TSH 刺激甲状腺细胞分裂,导致甲状腺肿或甲状腺肿瘤发生。许多拟雌激素类环境内分泌干扰化学物通过促性腺激素分泌的反馈抑制而引起睾丸萎缩。

(二)细胞瞬息活动的调节障碍

特定细胞正常运行的控制通过作用于膜受体信号分子实现,这些受体通过调节 Ca^{2+} 进入胞浆或刺激细胞内第二信使的酶促反应传递信号。Ca^{2+} 或其他第二信使最终引起功能蛋白磷酸化或去磷酸化并改变其活性,引起细胞功能变化。毒物通过干扰信号转导过程中的任何环节影响细胞瞬息活动。

1. 电可兴奋细胞的调节障碍　许多毒物影响可兴奋性细胞(神经元、骨骼肌、心肌和平滑肌)的活动,这些细胞的功能(神经递质的释放和肌肉的收缩)受邻近神经元合成和释放的递质或介质的控制。许多药物通过调节神经和肌肉活动发挥其药理学效应,而过量药物、杀虫剂及微生物和动植物毒素则通过这种机制产生对机体的毒效应。神经元是信号转换细胞。毒物作用于神经元不仅对神经元本身造成损伤,也影响其下游细胞的正常生理功能。河豚毒素通过阻断运动神经元电压门控的 Na^+ 通道,引起骨骼肌麻痹;环二烯通过阻断中枢神经系统 GABA 受体,诱发神经兴奋和惊厥。毒物可通过下列几个途径引起细胞瞬息活动障碍:①神经递质浓度;②受体功能;③细胞内信号转导;④信号终止过程。

2. 其他细胞活动的调节障碍　很多信号转导机制也在非可兴奋细胞中起作用,但这些细胞信号转导过程的失调通常不产生严重后果。大鼠肝细胞表达 $α_1$-肾上腺素能受体,受体激活可引起葡萄糖水解和谷胱甘肽输出增加,这些改变可能对细胞有一定毒理学意义。许多外分泌细胞受毒蕈碱样乙酰胆碱受体调控。有机磷杀虫剂中毒刺激外分泌细胞毒蕈碱样乙酰胆碱受体引起唾液、流泪和支气管过度分泌,阿托品中毒则阻断外分泌细胞毒蕈碱样乙酰胆碱受体引起高热。饮用乙醇可引起血液细菌脂多糖(LPS)水平迅速升高,LPS 通过激活肝脏库普弗细胞 Toll 样受体 4(toll-like receptor 4, TLR4)、启动 Toll 样受体信号通路并产生大量炎性细胞因子和活性氧,引起邻近肝实质细胞毒性损伤。库普弗细胞具有甘氨酸受体(甘氨酸门控的 Cl^- 通道),摄入甘氨酸(通过 Cl^- 内流诱导超极化)可阻断库普弗细胞分泌炎症介质,缓解乙醇所致肝脏损害。磺胺类降糖药抑制胰腺 β 细胞 K^+ 通道,诱导去极化,引起 Ca^{2+} 通过电压门控的 Ca^{2+} 通道内流和胰岛素外排。抗高血压药二氮嗪以相反方式作用于 K^+ 通道,抑制胰岛素分泌,这种药物可开发应用于无法手术治疗的胰岛素分泌型胰腺肿瘤的治疗。

三、细胞稳态失调

细胞稳态(cellular homeostasis)指在神经、内分泌和免疫系统共同调节下,细胞内各种成分和生理功能保持相对稳定状态。细胞稳态是细胞存活和正常代谢所必需。生物膜决定细胞内外之间和不同亚细胞结构与细胞质之间发生频繁的物质交换。生物膜完整性是维持细胞稳态的关键。线粒体产生细胞生命活动所需的能量。线粒体功能障碍有可能干扰细胞稳态。维持细胞稳态需要一个细胞稳态调节系统。机体生理性衰老状态下,细胞稳态调节系统出现异常,导致细胞内物质转运障碍和代谢功能丧失,甚至诱发细胞死亡,这种现象称为细胞稳态失调。一些毒物可通过干扰细胞稳态调节系统,损害生物膜结构完整性或破坏线粒体功能,最终导致细胞稳态失调。

(一)细胞稳态失调的机制

所有细胞必须合成内源性分子,组装大分子复合物、细胞膜及细胞器,以维持细胞内环境,并产生细胞活动所需能量。破坏这些功能的毒物,特别是损害线粒体能量产生功能和控制基因组功能蛋白合成的毒物均可引起细胞稳态失调,甚至导致细胞死亡。毒物通过启动如下三种机制引起细胞稳态失调:ATP 耗竭、持续性细胞内 Ca^{2+} 升高、ROS 和 RNS 过量产生。

1. ATP 耗竭 ATP 是体内生物合成的重要原料和能量的主要来源,在细胞维持过程中起核心作用。ATP 参与多种生物合成反应,通过磷酸化和腺苷化作用活化内源性化合物;ATP 为肌肉收缩和细胞骨架的聚合作用、细胞运动、细胞分裂和囊泡转运提供能量,对维持细胞形态必不可少;ATP 驱动质膜 Na^+/K^+-ATP 酶、质膜和内质网膜 Ca^{2+}-ATP 酶、溶酶体膜及神经递质囊泡 H^+-ATP 酶等离子转运蛋白,这些离子转运蛋白是细胞维持各种功能所必需。

化学能以 ATP 水解为 ADP 或 AMP 的形式释放,ADP 在线粒体中由 ATP 合酶重新磷酸化,与氢氧化为水相偶联,这一过程称为氧化磷酸化。除 ATP 合酶,氧化磷酸化还需要:①氢以 NADH 形式传递给初始电子转运复合物;②氧传递给终末电子转运复合物;③ADP 和无机磷转运给 ATP 合酶;④电子沿电子传递链流向 O_2,伴有质子从基质腔穿内膜逐出;⑤质子沿电化学梯度下穿越内膜返回到基质腔以驱动 ATP 合酶。

毒物通过干扰线粒体 ATP 合成方式破坏细胞内环境稳态,这些毒物包括如下五类:A 类干扰氢向电子传递链传递。B 类抑制电子沿电子传递链转移到分子氧。C 类干扰氧传递到终末电子转运蛋白——细胞色素氧化酶。D 类抑制 ATP 合酶活性。抑制 ATP 合酶分以下四种方式:①直接抑制 ATP 合酶;②干扰 ADP 传递;③干扰无机磷传递;④剥夺 ATP 合酶驱动力——受控质子向基质间腔内流的力量。疏质子化学物(2,4-二硝基酚和五氯酚)将质子输入到线粒体基质,使驱动质子受控流入基质的质子梯度消散。E 类引起线粒体 DNA 损伤、损害由线粒体基因组编码的特定蛋白质合成。

氧化磷酸化过程障碍对细胞有害。①ADP 重新磷酸化障碍导致 ADP 堆积和 ATP 耗竭。②ATP 缺乏损害离子泵功能，导致离子及细胞容量调节控制功能丧失。③细胞内酸中毒及高镁血症快速引起暴露于 KCN 和碘乙酸的肝细胞内 Na^+ 浓度升高，导致质膜出现大泡状结构。磷酸可与细胞内 Ca^{2+} 形成不溶性磷酸钙盐并阻止胞浆内 Ca^{2+} 浓度升高，因此细胞内磷酸性酸中毒对细胞是有益的。低 pH 也降低磷脂酶活性，抑制线粒体渗透转移。但随着细胞内 pH 升高，磷脂酶活性增加，通过磷脂的降解和内源性去垢剂（如溶血磷脂和游离脂肪酸）的生成，最终导致不可逆性膜损伤。由于溶血性磷脂与脂肪酸酰化过程受损，ATP 缺乏加剧这种变化。

2. 细胞内 Ca^{2+} 持续升高　　细胞内 Ca^{2+} 水平受到严格调控。细胞外液和胞浆之间 10 000 倍 Ca^{2+} 浓度差通过质膜对 Ca^{2+} 不渗透和 Ca^{2+} 从胞浆清除的转运机制维持，Ca^{2+} 从胞浆穿过质膜被主动泵出，并隔离在内质网和线粒体内。由于线粒体配备的转运蛋白亲和力低，只有当胞浆 Ca^{2+} 水平升高到微摩尔浓度范围时，线粒体才在 Ca^{2+} 隔离中起有意义的作用。此时，大量 Ca^{2+} 蓄积于线粒体中，以磷酸钙形式沉积。

毒物通过促进 Ca^{2+} 向细胞质内流或抑制 Ca^{2+} 从细胞质外流而引起胞浆 Ca^{2+} 水平升高。配体或电压门控 Ca^{2+} 通道开放或质膜损伤均可引起细胞外液与细胞质之间 Ca^{2+} 浓度梯度降低。毒物也可诱导 Ca^{2+} 从线粒体或内质网漏出而增加胞浆 Ca^{2+}，可通过抑制 Ca^{2+} 转运蛋白或耗竭其驱动力而减少 Ca^{2+} 外流。细胞 Ca^{2+} 持续升高能导致：①能量储备耗竭；②微丝功能障碍；③水解酶活化；④ROS 和 RNS 生成；⑤钙调蛋白激活。

3. ROS 与 RNS 过度产生一些毒物（重金属）可直接生成 ROS 与 RNS，细胞内高钙也可引起 ROS 和 RNS 过度产生。Ca^{2+} 以下列方式激活生成 ROS 和 RNS 的酶：①Ca^{2+} 活化三羧酸循环中的脱氢酶加速氢产生和电子沿电子传递链流动，这一过程与 ATP 合酶活性抑制共同增加由线粒体电子传递链形成的 $O_2^- \cdot$。②Ca^{2+} 激活的蛋白酶通过蛋白质水解过程使黄嘌呤脱氢酶转变为黄嘌呤氧化酶，其副产品为 $O_2^- \cdot$ 和 HOOH。③神经元和内皮细胞形成 Ca^{2+} 激活的 NOS。NOS 产生的 $NO \cdot$ 与 $O_2^- \cdot$ 具有极高的活性，这两种自由基反应生成毒性更强的 $ONOO^-$。$ONOO^-$ 可通过使高敏感性 Mn-SOD 失效而进一步增加 $ONOO^-$ 的生成。

（二）细胞稳态失调各要素的相互关系

诱发细胞稳态失调的各要素之间并非是各自孤立的事件，而是以多种方式相互作用、彼此放大。①细胞内 ATP 耗竭使内质网质膜 Ca^{2+} 泵失去能量，导致胞浆 Ca^{2+} 升高。随着 Ca^{2+} 内流进线粒体，$\triangle \Psi m$ 下降，ATP 合酶发生障碍。②细胞内高钙促进 ROS 和 RNS 形成，而 ROS 与 RNS 使巯基依赖的 Ca^{2+} 泵发生氧化性失活，反过来又加剧了细胞内高钙。③ROS 与 RNS 消耗 ATP 储备，NO 是一种细胞色素氧化酶可逆性抑制剂。NO^+（亚硝基鎓阳离子，一种 NO 的产物）使甘油醛-3-磷酸脱氢酶发生 S-亚硝酰化并使之失活，影响糖酵解作用；而 $ONOO^-$ 使呼吸链复合物 I、II、III 和顺乌头酸酶发生不可逆的失活。因此，NO 和 $ONOO^-$ 抑制细胞 ATP 合成。④$ONOO^-$ 能诱发 DNA 单链断裂，导致多聚（ADP-核糖）聚合酶（PARP）激活。作为修复策略之一部分，活性型 PARP 将来自 NAD^+ 的多个 ADP-核糖部分转移至核蛋白和 PARP 本身。NAD^+ 消耗严重地危及 ATP 合成，而 NAD^+ 再合成又消耗 ATP。

因此,ONOO⁻引起 DNA 损害的主要后果是细胞能量不足。有些引起细胞稳态失调的连锁反应及代谢状况恶化是某些细胞所特有。例如,氰化物诱发神经元去极化和谷氨酸释放、导致 Ca^{2+} 经电压门控和谷氨酸门控的 Ca^{2+} 通道内流,最终引起神经元毒性。由于表达受 Ca^{2+} 激活的 NOS 调控,所以神经元易于产生"亚硝化应激",不仅影响神经元本身,也影响邻近星形胶质细胞。相反,氰化物和碘乙酸处理的肝脏细胞,胞浆 Ca^{2+} 增加不是早期事件,也不产生 NO。但 ATP 耗竭、细胞内高钙及 ROS和 RNS 过度产生有交互影响,涉及多步毒作用循环,可能进行性加剧生化紊乱,最终引起细胞死亡。

（三）细胞稳态失调的后果

细胞稳态失调的直接后果是细胞损伤。细胞损伤通常经过几个不同的时相后才产生细胞死亡,取决于温度、刺激强度、细胞类型和细胞内环境稳态紊乱程度。致死性损伤作用下,细胞经历"致死前时相"(pre lethal phase)。如果损伤性刺激在致死前时相消除,细胞损伤可恢复;如果损伤性刺激持续超过某一特定时点("不可复时点"或"细胞死亡点"),即使损伤性刺激停止,细胞损伤也不能恢复,细胞进入坏死时相。在致死前时相,细胞可发生凋亡(apoptosis)、胀亡(oncosis)和自噬(autophagy)改变。坏死(necrosis)指细胞死亡时发生的一系列变化,包括:肿胀性坏死、凋亡性坏死和自噬性坏死。

1. 坏死线粒体 Ca^{2+} 摄取、$\Delta\Psi m$ 下降、ROS 和 RNS 生成、ATP 耗竭和原发性代谢紊乱均是引起线粒体渗透性转变(MPT)的重要因素。MPT 是跨越线粒体内外膜间的蛋白质孔(巨通道)开放所致。MPT 使质子自由内流进入基质间隙,引起 $\Delta\Psi m$ 迅速和完全消失、ATP 合成中断及水渗透内流,导致线粒体膨胀,已蓄积于基质间隙的 Ca^{2+} 通过孔流出,涌进胞质。MPT 导致线粒体不仅不能合成 ATP,而且由于内膜去极化迫使 ATP 合酶以相反模式运作,从而浪费剩余 ATP,甚至糖酵解过程也因 ATP供应不足而受影响。如果毒物所致代谢紊乱导致大部分或全部线粒体发生 MPT 并伴随 ATP 耗竭,细胞降解过程随之发生,最终引起细胞结构和功能完全丧失、细胞溶解或坏死。

2. 凋亡对细胞能量代谢、Ca^{2+} 稳态和氧化还原状态造成不良影响并最终引起细胞坏死的毒物也可诱发另一种形式的细胞死亡——细胞凋亡。坏死细胞出现肿胀与溶解,而凋亡细胞则出现皱缩、核和胞质物质浓缩并形成凋亡小体。细胞坏死所涉及多种代谢紊乱互为因果、次序随机,但凋亡过程却有序。引起细胞凋亡的机制有三种途径:死亡受体途径、线粒体途径和内质网应激途径。大多数化学物诱发细胞凋亡涉及 MPT,另一相关事件是细胞色素 c(Cyt c)从线粒体释放进入胞浆。Cyt c从线粒体释放进入胞浆导致:①线粒体 ATP 合成受阻并增加 $O_2^-\cdot$ 形成;②激活胱天蛋白酶(caspases),启动细胞凋亡过程。胱天蛋白酶是一类能在特定天门冬氨酸残基裂解蛋白质的半胱氨酸蛋白酶,通常以无活性胱天蛋白酶原形式存在于胞浆,经蛋白水解转变为具有活性的蛋白酶。主要包括信号型 caspases 和效应型 caspases 两大类。信号型 caspases(caspase 2、caspase 8 和 caspase 9)激活其下游胱天蛋白酶原并最终激活效应型 caspases,剪切特定细胞蛋白,使之活化或失活。正是 caspases催化这些特定蛋白的水解,直接或间接地引起细胞形态学和生物化学改变。决定细胞凋亡的线粒体事件(MPT 和 Cyt c 释放)受 *Bcl-2* 基因家族调控。*Bcl-2* 基因家族包括促凋亡基因(*Bax*、*Bad*、*Bid* 和 *Bim*)和抗凋亡基因(*Bcl-2* 和 *Bcl-xL*)。促凋亡蛋白直接作用于线粒体膜,而抗凋亡蛋白则通过与促凋亡蛋白形成二聚体,使凋亡蛋白失活。抗凋亡蛋白作为细胞存活与死亡的调节开关起重要作用。

促凋亡蛋白作为联系线粒体内外凋亡信号的桥梁,细胞核 DNA 损伤或细胞表面 Fas 受体启动的凋亡信号通过促凋亡蛋白传达至线粒体,以确保同步启动线粒体凋亡通路。电离辐射和 UV 辐射、烷化剂、阿霉素和拓扑异构酶Ⅱ抑制剂引起 DNA 损伤的同时,激活 p53 蛋白并诱导 Bax 蛋白表达。由于 DNA 损伤可能引起突变和致癌作用,DNA 损伤细胞凋亡是机体对抗肿瘤发生的重要自我防御。TNF 受体 1(TNFR1)或 Fas 能直接活化 caspases 并启动细胞凋亡,Fas 也能通过 caspase 介导的 Bid 活化继而启动线粒体凋亡途径。Fas/FasL 系统参与细胞介导的细胞毒性。细胞毒 T 淋巴细胞表达 FasL,激活肝脏、心脏和肺细胞膜 Fas。细胞凋亡过程可能涉及多个通路,几种通路均涉及 caspase 活化。不同通路的先后顺序主要取决于最初的损伤及细胞类型和状态。

凋亡与坏死具有几个共同特征。许多毒物既可引起凋亡,也能引起坏死。通常低水平暴露或高水平暴露早期阶段倾向于诱发凋亡,而高水平暴露后期则引起坏死。毒物引起两种形式细胞死亡涉及相似的代谢紊乱,其中最重要的代谢紊乱是 MPT。MPT 阻断剂(环孢素 A)既可阻止凋亡,也能阻止坏死发生。ATP 利用度是决定细胞死亡形式的关键。当出现 ATP 时耗竭,暴露于 Ca^{2+} 的肝细胞、受 Fas 刺激的 T 淋巴细胞和暴露于 HOOH 的内皮细胞均出现细胞坏死;当提供 ATP 生成基质而使 ATP 耗竭得以缓解时,则细胞发生凋亡。发生 MPT 的线粒体数量影响到细胞 ATP 耗竭的严重性和随后的细胞结局。当仅有极少数线粒体发生 MPT 时,这些受损线粒体及伴随出现的促凋亡信号被溶酶体自吞噬清除,细胞存活;当较多线粒体发生 MPT,自吞噬机制被压制,线粒体释放 Cyt c 并启动 caspase 活化,细胞凋亡发生;当全部线粒体发生 MPT,ATP 严重耗竭,需 ATP 参与的凋亡程序被阻止,细胞倾向于坏死。蛋白激酶受体相互作用蛋白 3(receptor-interacting protein 3,RIP3)通过调节能量代谢,促进肿瘤坏死因子诱导 NIH 3T3 细胞由细胞凋亡转换为细胞坏死。RIP3 是细胞凋亡与细胞坏死之间相互转换的重要分子"开关"。有些毒物通过其他机制引起细胞死亡。这些化学物包括:①可直接损伤细胞膜的脂质溶剂、去污剂和来自蛇毒的水解酶;②可损伤溶酶体膜的氨基糖苷类抗生素和结合于 α_{2_μ}-球蛋白的烃类;③破坏细胞骨架的微丝毒素(鬼笔环肽和细胞松弛素)和微管毒素(秋水仙碱和 2,5-己二酮);④可引起微丝和其他细胞蛋白超磷酸化的蛋白磷酸酶抑制剂(微囊藻毒素);⑤细胞蛋白质合成抑制剂(α-鹅膏蕈碱和蓖麻蛋白)。

3. 细胞程序性坏死　过去的观点认为,细胞坏死是由外界因素导致的一种不可逆、不可调控、被动的细胞死亡方式。越来越多的研究发现,肿瘤坏死因子 α(TNF-α)可诱导两种形式的细胞死亡,即细胞凋亡和细胞坏死,提示细胞坏死与细胞凋亡共用某些信号转导通路,细胞坏死也可能是一种程序性细胞死亡。其他死亡配体(TRAIL 和 FasL)在半胱天冬酶抑制剂 Z-VAD-FMK(Z-VAD)抑制细胞凋亡情况下同样可诱导细胞坏死发生,进一步表明细胞坏死是死亡配体与死亡受体结合后通过级联信号转导反应触发的另一种程序性细胞死亡。细胞坏死也具有诱导因子、起始因子和执行因子三大部分,从而构成完整的信号转导通路。目前认为,部分毒物所致细胞坏死是一种可调控的程序性细胞死亡,称为细胞程序性坏死(programmed necrosis)或坏死性凋亡(necroptosis)。细胞程序性坏死不具有特殊的细胞形态,其细胞膜破裂,细胞器肿胀及细胞质内形成透明样结构等坏死样形态特征与普通细胞坏死相同。缺血再灌注损伤、物理和化学因素诱导的机体损伤、病毒与细菌入侵所致机体感染和神经退行性疾病发生与发展过程中均伴有细胞程序性坏死发生。一些化学药物(DNA

烷化剂)和细胞因子(TNF-α、FasL 和 TRAIL)均能诱导细胞程序性坏死,其中死亡配体诱导细胞程序性坏死的调控机制目前研究得最清楚。受体相互作用蛋白 1(receptor interacting protein 1,RIP1)是调控 FasL 与 Z-VAD 联合诱导细胞程序性坏死的靶蛋白。坏死抑素 1(necrostatin-1,Nec-1)是 RIP1 的别构抑制剂,能显著抑制 RIP1 的激酶活性,从而抑制细胞程序性坏死。RIP3 是调控细胞程序性坏死的另一关键靶点,RIP1/RIP3 形成的坏死复合体成为细胞程序性坏死起始阶段的调控核心。细胞程序性坏死执行阶段涉及的因素包括:细胞内 ROS 水平升高、Ca^{2+} 浓度升高、细胞能量衰竭和组织蛋白酶激活。Ca^{2+} 浓度升高能够影响细胞内线粒体膜通透性,从而阻断线粒体呼吸链,促进 ROS 生成;ROS 具有很强的氧化活性,胞内 ROS 过量导致蛋白质、核酸与脂质氧化,破坏细胞内蛋白质结构,阻断生化反应进行(尤其是 ATP 生成),使细胞发生能量衰竭。细胞膜蛋白质和脂质氧化使得细胞膜变脆、破裂,最终导致细胞程序性坏死的发生。

(四)细胞稳态失调的毒理学意义

细胞稳态对维持细胞能量代谢、基因表达与调控、细胞信号转导、脂质和蛋白质合成与修饰、细胞增殖与细胞周期调控和细胞存活等重要生命活动过程起重要作用。细胞稳态失调则干扰细胞正常生理功能,甚至导致细胞死亡。目前对毒物诱发细胞稳态失调的分子机制知之甚少。越来越多的研究资料证实,细胞稳态失调与衰老、恶性肿瘤、心脑血管疾病、心力衰竭、机体炎症反应、胰岛素抵抗、2 型糖尿病、神经退行性疾病、非酒精性脂肪肝病和婴儿出生缺陷等人类重要疾病的发病过程密切相关。阐明毒物诱发细胞稳态失调发生的分子机制对最终阐明毒物毒作用机制有重要意义。

第四节 修复障碍

一、损伤修复机制

(一)分子修复

受损分子以不同方式修复。蛋白巯基氧化和 DNA 甲基化可以被简单地逆转,有些受损分子则需要完全降解并重新合成后才能有效修复。

1. 蛋白质修复 巯基被氧化使许多蛋白质功能受损。被氧化的蛋白巯基可通过酶促还原而逆转。内源性的还原剂包括:硫氧还蛋白(thioredoxin)和谷氧还蛋白(glutaredoxin),其活性中心均含有两个氧化-还原活性半胱氨酸。磷酸戊糖途径中葡萄糖-6-磷酸脱氢酶和 6-磷酸葡糖醛酸脱氢酶酶促反应生成 NADPH 提供还原蛋白巯基所需的氢。高铁血红蛋白还原依赖高铁血红蛋白还原酶,通过细胞色素 b_5 获得电子。细胞内可溶性蛋白对各种物理或化学刺激均很敏感,容易变性。蛋白变性后合成大量热休克蛋白对变性蛋白再折叠起重要作用。受损蛋白质也可通过水解而消除。ATP/泛素依赖性蛋白酶体在有效调节细胞内某些重要调控蛋白水平,对变性蛋白清除也发挥重要作用。受损蛋白质清除对维持眼睛晶体透明度至关重要。红细胞中含不依赖 ATP 的非溶酶体蛋白水解酶,可迅速而有选择性地降解 HO · 引起的变性蛋白质。

2. 脂质修复 过氧化脂质修复过程涉及系列还原剂及谷胱甘肽过氧化物酶和过氧化物还原

酶;含有脂肪酸氢过氧化物的磷脂,首先被磷脂酶 A_2 水解,继而正常脂肪酸取代过氧化脂肪酸。过氧化脂质修复过程需要 NADPH 参与。

3. DNA 修复   DNA 分子极易与亲电子剂和自由基反应。间期细胞核内 DNA 分子被核蛋白严密包裹,所以核内 DNA 稳定而不易受损。只有处于细胞分裂周期 DNA 复制期 DNA 双链部分暴露而容易突变或断裂。多种修复机制(直接修复、切除修复和重组修复)保证细胞遗传物质相对稳定。线粒体 DNA 缺乏核蛋白保护和有效修复机制,因而更易于受到毒物损害。

（二）细胞修复

机体多数组织可通过存活细胞分裂增殖替代受损死亡细胞。成熟神经元细胞失去增殖能力。外周神经轴索受损主要依靠巨噬细胞和施万细胞(Schwann cell)参与其修复过程。巨噬细胞通过吞噬作用清除细胞碎片并产生细胞因子与生长因子,激活施万细胞增殖并从成髓鞘作用模式反分化为生长支持模式。施万细胞合成细胞黏附分子,精确合成参与基膜构建的细胞外间质蛋白,产生系列神经营养因子(神经生长因子、胶质细胞衍生的生长因子)及其受体。施万细胞与再生轴索共同移动,通过物理引导和化学诱惑轴索而使靶细胞重新受神经支配。哺乳动物中枢神经系统轴索再生受少突胶质细胞合成的生长抑制糖蛋白(NI35)和硫酸软骨素聚糖蛋白及星形胶质细胞产生的瘢痕所限制,因此中枢神经元损害是不可逆的。

（三）组织修复

具有细胞增殖能力的组织,受损细胞通过凋亡或坏死而清除,而受损组织通过细胞增殖和再生而修复。

1. 细胞凋亡   细胞损伤启动凋亡过程是组织修复过程的一部分。①坏死产生比凋亡更易产生有害后果,而凋亡可阻止坏死发生。即将凋亡的细胞出现皱缩,核和胞浆物质浓缩、破裂为凋亡小体而被吞噬。组织坏死导致细胞与细胞内细胞器肿胀并随着膜溶解而碎裂,坏死细胞成分通过损伤相关分子模式(DAMPs)激活先天免疫反应并诱发损伤局部无菌性炎症、加剧细胞损伤,而凋亡细胞碎片不经炎症而清除。②凋亡通过清除具有潜在突变 DNA 受损细胞而抑制肿瘤形成的过程。细胞凋亡作为组织修复过程之一部分,只适合于具有细胞增殖能力的组织。神经元、心肌细胞和精细胞若出现大量凋亡,即可引起器官功能障碍。

2. 细胞增殖   组织由各种各样细胞与细胞外间质组成。组织元件通过穿膜蛋白质相互锚定,钙黏蛋白使相邻细胞彼此黏附在一起,而间隙连接蛋白通过间隙连接点在内部连接邻近细胞,整连蛋白使细胞与细胞外间质相联系。损伤组织的修复不仅涉及丢失细胞和细胞外间质再生,也涉及新形成元件的重新整合连接。各种不同类型细胞参与肝、肾和肺组织修复过程。存在于组织间充质的非实质细胞(巨噬细胞和内皮细胞)和迁移到损伤部位的细胞(单核细胞)分泌细胞因子以刺激实质细胞分裂,同时刺激特定细胞(肝脏星形细胞)合成细胞外间质分子。

细胞分裂:细胞损伤后,邻近损伤区域细胞迅速进入细胞分裂周期。给予大鼠低剂量四氯化碳 2~4 小时即可观察到肝细胞有丝分裂现象,36~48 小时后肝细胞有丝分裂达到高峰。小肠黏膜和骨髓由干细胞首先分裂继而分化并取代受损细胞。肝胆小管也发现干细胞。一旦发生中毒性肝损伤伴随肝细胞复制障碍,存在于肝胆小管的干细胞增殖形成椭圆形细胞并分化为肝细胞和胆管上皮细胞。一旦发生臭氧所致肺损伤，无纤毛 Clara 细胞和Ⅱ型肺细胞经过有丝分裂和分化并分别取代受损有纤毛支气管上皮细胞和Ⅰ型肺细胞。

细胞受损后分裂周期的启动受多种基因调控。细胞损伤早期，MAPK 通路迅速启动并激活NF-κB、AP-1 和 C/EBP 信号，诱导即时早期反应基因快速表达。即时早期反应基因包括：编码转录因子（c-fos、c-jun 和 c-myc）和细胞因子样分泌蛋白相关基因。即时早期反应基因产物通过直接刺激其他基因或通过细胞表面受体及偶联的转导网络放大初始的基因活化过程。细胞损伤数小时迟发早期反应基因（抗凋亡蛋白 Bcl-xL）开始表达，继而调节细胞周期加速蛋白（细胞周期蛋白 D 和MDM2）和细胞周期减速基因（p53 和 p21）表达。细胞增殖过程 DNA 合成和有丝分裂优先于特定细胞活动。肝细胞损伤过程再生肝细胞失去分化能力，导致细胞色素 P450 表达降低，肝脏星形细胞不再储存脂肪和维生素 A。

再生过程由损伤细胞释放化学介质来启动。非实质性细胞（滞留巨噬细胞和内皮细胞）可感受这些化学信号并产生大量信号分子、细胞因子和生长因子。这些因子促进再生过程。细胞因子TNF-α 和 IL-6 可促进静止期细胞向细胞周期过渡（"起爆" priming），而肝细胞生长因子（hepatocyte growth factor，HGF）和转化生长因子-α（transforming growth factor alpha，TGF-α）则启动细胞周期过程已"引爆"细胞向有丝分裂进展。HGF 并不仅限于在肝脏发挥作用，其他组织和器官滞留巨噬细胞和内皮细胞（肝脏、肺和肾脏）均可表达 HGF、以旁分泌方式活化邻近实质细胞受体。中毒剂量四氯化碳显著上调肝和肾非实质细胞 HGF 表达并引起血液 HGF 水平迅速升高。

细胞移动在某些组织重建过程也起重要作用。胃肠黏膜是重要屏障。肠道黏膜受损导致残留上皮细胞迅速移向损伤部位并延伸变薄以重建表面的连续性，这种连续性甚至可能在细胞复制前即已进行。黏膜修复不仅受生长因子和细胞因子调节，而且受特殊因子（胃肠道黏膜相关联的三叶肽）所支配。

3. 细胞外基质的替代　细胞外基质由蛋白质、糖胺聚糖和糖蛋白与蛋白聚糖的糖聚合体组成。肝脏细胞外基质由星形细胞和脂肪贮存细胞合成。星形细胞在肝脏再生期激活，发生有丝分裂和重要表型改变。星形细胞激活主要由血小板源性生长因子（platelet-derived growth factor，PDGF）和转化生长因子-β（TGF-β）所介导。这两种生长因子均可从血小板释放。TGF-β 也可由星形细胞释放，但主要来源于库普弗细胞。PDGF 促进星形细胞增殖，而 TGF-β 通过启动 MAPK 信号通路刺激星形细胞合成胶原、纤连蛋白、生腱蛋白和蛋白聚糖等细胞外间质成分。TGF-β 在其他组织（肺和肾脏）细胞外间质形成中也起核心作用，只是作用靶细胞不同。

二、修复障碍及其引起的毒作用

（一）修复障碍

修复机制发生在分子、细胞和组织水平，但有时不能对损伤起保护作用。①修复机制保真度并非绝对，某些损伤的修复可能被遗漏；②损伤程度超过机体修复能力时，修复失效；③修复所必需酶或辅因子被消耗时，修复能力耗竭；④某些毒性损害不能被有效修复。当修复机制破坏或耗尽，即产生对机体的损害。

修复过程也可能引起毒性,这种情况通常是被动发生的。DNA 损伤修复过程消耗过量 NAD^+,机体抗氧化过程消耗过量 $NAD(P)H$ 均可危及氧化磷酸化过程,导致或加剧 ATP 耗竭,从而引发细胞损害;DNA 剪切修复和脂质再酰化作用也因消耗大量 ATP 而导致细胞供能障碍和损伤。修复过程也可主动产生毒性作用。慢性组织损伤的修复过程有时偏离正确轨道,导致不可控增生而不是组织重建。细胞不可控增生即可形成肿瘤,而细胞外间质过度产生则导致组织纤维化。

(二)修复障碍引起的毒性

1. 炎症

(1)细胞与介质:炎症的标志是微循环改变和炎性细胞(巨噬细胞和粒细胞)聚集。启动炎症反应主要依赖巨噬细胞分泌的炎性细胞因子。巨噬细胞根据活化状态和功能分为 M1 型巨噬细胞和 M2 型巨噬细胞。M1 型巨噬细胞为经典活化型巨噬细胞,主要分泌促炎细胞因子;M2 型巨噬细胞是一群由骨髓多能干细胞和祖细胞分化而来,主要分泌抗炎细胞因子并参与损伤后细胞再生和组织修复。M1 型和 M2 型巨噬细胞之间可相互转化。干扰素(IFN)-γ 可定向诱导巨噬细胞向 M1 型细胞分化,释放促炎细胞因子而加重炎症反应;IL-4、IL-10、IL-13、脂联素和硫氧还蛋白可定向诱导巨噬细胞向 M2 型细胞分化,释放抗炎因子并促进组织愈合;巨噬细胞趋化因子(MIP-2 和 MCP-1)则可定向锚定 M2 型巨噬细胞和粒细胞进入坏死组织部位。

(2)活性氧和活性氮:聚集于损伤部位的巨噬细胞和粒细胞产生并释放大量自由基和水解酶,损害邻近正常组织。炎症过程自由基主要来源于三种氧化酶:$NAD(P)H$ 氧化酶、一氧化氮合酶和髓过氧化物酶。$NAD(P)H$ 氧化酶源自由基产生过程如下:

$$NAD(P)H+2O_2 \rightarrow NAD(P)H^+ + H^+ + 2\ O_2^- \cdot \qquad (1)$$

$$2O_2^- \cdot + 2H^+ \rightarrow O_2 + HOOH \qquad (2)$$

$$HOOH + Fe^{2+} \rightarrow Fe^{3+} + HO^- + HO^\cdot \qquad (3)$$

细菌内毒素和细胞因子(IL-1 和 TNF-α)诱导巨噬细胞表达诱导型一氧化氮合酶,产生一氧化氮($NO\cdot$),并进一步与 $O_2^- \cdot$ 反应生成其他自由基:

$$L\text{-精氨酸} + O_2 \rightarrow L\text{-瓜氨酸} + NO^\cdot \qquad (4)$$

$$O_2^- \cdot + NO \cdot \rightarrow ONOO^- \qquad (5)$$

$$ONOO^- + CO_2 \rightarrow ONOOCO_2^- \qquad (6)$$

$$ONOOCO_2^- \rightarrow NO \cdot + CO_3^- \cdot \qquad (7)$$

粒细胞合成溶酶体髓过氧化物酶催化过氧化氢(HOOH)与 Cl^- 反应生成 HOCl,并接受 Fe^{2+} 或 $O_2^- \cdot$ 转移的电子进一步生成 $HO\cdot$:

$$HOOH + H^+ + Cl^- \rightarrow HOH + HOCl \qquad (8)$$

$$HOCl + O_2^- \cdot \rightarrow O_2 + Cl^- + HO \cdot \qquad (9)$$

2. 坏死

细胞损伤向组织坏死进展可被两种协同修复机制所终止:细胞凋亡与增殖。损伤细胞可启动凋亡过程,阻止损伤细胞坏死和炎症反应。另一终止毒性损伤扩散的重要修复机制是迅速启动损伤局部邻近细胞分裂增殖。给予低剂量四氯化碳后数小时,肝细胞即出现有丝分裂高峰。十氯酮阻断四氯化碳所致早期肝细胞有丝分裂过程。经十氯酮预处理,非致坏死剂量四氯化碳可引起肝组织坏死。因此,早期细胞分裂增殖有助于损伤组织迅速和完全恢复并预防坏死。

有效修复是决定细胞损伤是否进一步发展为组织坏死的重要因素。机体接触低剂量毒物主要引起细胞凋亡与增殖;随着接触剂量升高,细胞损伤程度超过机体修复能力,细胞损伤进一步发展为组织坏死。三种修复能力失效导致细胞坏死:①受损分子修复失效;②凋亡对受损细胞清除失效;③邻近细胞分裂替代受损细胞的机制失效。

3. 纤维化　纤维化是一种以异常成分在细胞外间质过度沉积为特征的病理损害。慢性饮酒或长期接触四氯化碳引起肝纤维化或肝硬化;长期吸入矿物颗粒或服用博来霉素和胺碘酮诱发肺纤维化;多柔比星引起心肌纤维化,而暴露电离辐射则诱发多器官纤维化。纤维化是受损组织修复不良的特殊表现。细胞损伤启动细胞增生和细胞外间质形成,这种情况通常在损伤组织重塑(改建)时终止。假如细胞外基质增生未终止,纤维化即可发生。肝脏星形细胞、肺和皮肤成纤维细胞样细胞在纤维化过程起主要作用,这些细胞在细胞因子和生长因子作用下表型发生改变。TGF-β 是促进纤维形成的主要介质,TNF-α 和血小板生长因子也参与纤维化过程。

纤维化的有害影响包括:①瘢痕收缩挤压实质细胞和血管;②基膜成分沉积于毛细血管内皮细胞和实质细胞之间并形成扩散屏障,导致组织细胞营养不良;③细胞外间质增加,导致组织弹性和易曲性降低,影响心、肺机械功能;④改变细胞外环境,通过跨膜蛋白和偶联的细胞内信号转导网络,影响细胞极性、运动性和基因表达。

4. 致癌作用　化学致癌过程涉及各种修复机制的功能不足,包括:①DNA 修复失效:化学性和物理性因素对机体的损害可通过遗传毒性机制和非遗传毒性机制诱发细胞恶性转化。前者主要引起 DNA 损伤,其损伤后修复不全可通过 DNA 复制而使突变固定,并通过原癌基因活化与抑癌基因失活,最终形成肿瘤;后者通过增强遗传毒性致癌物的致癌作用、促进自发性转化细胞形成及抑制细胞凋亡等途径,诱发癌症产生。②细胞凋亡失效:机体通过细胞凋亡清除 DNA 受损细胞并抵抗癌前细胞克隆扩展。抑制凋亡是有害的,它可促进突变和癌前细胞克隆扩展。抑制凋亡是苯巴比妥(一种肿瘤促进剂)促进癌前细胞克隆表达的机制之一,这在动物实验中已得到证实。③终止细胞增生失效:有丝分裂活性的增高,通过增加突变概率、引起原癌基因过表达、启动细胞克隆扩展形成结节和肿瘤以及破坏细胞-细胞间通讯和细胞间黏附等机制,进而促进致癌过程。④非遗传毒性致癌物:有些化学物并不改变 DNA 或诱发突变但在慢性进入机体后却诱发癌症,称之为非遗传毒性致癌物(non-genotoxic carcinogens)。它包括有丝分裂促进剂和细胞凋亡抑制剂。非遗传毒性致癌物通过促进遗传毒物或自发 DNA 损伤所启动的致癌过程而引发癌症。一方面通过促有丝分裂作用和前面讨论的机制而增加自发突变的频率,另外也可通过抑制细胞凋亡而增加含有 DNA 损伤和突变细胞数,从而引起有丝分裂活性的增高及凋亡活性降低,结果使转化的细胞群体扩展,促进癌症发展。

第五节　毒物毒作用的表观遗传机制

表观遗传学(epigenetics)是与遗传学相对应的一个学科概念,表观遗传是指 DNA 序列不发生变化,但基因表达却发生了可遗传改变,这种改变在发育和细胞增殖过程中能稳定传递。其显著特点是在 DNA 序列没有发生改变的情况下,基因表达调控发生改变,并最终导致表型的变化。表观遗传调控主要包括 DNA 甲基化、组蛋白修饰、染色体重塑和非编码 RNA 等,它们在正常的生长发育等生命过程及疾病的发生发展中起着非常重要的作用。外源化学物可通过影响这些表观遗传调控来影响基因表达,毒物毒作用的表观遗传机制是毒理学科新的研究领域。越来越多的研究资料发现,许多环境毒物可通过改变表观遗传模式而发挥其毒作用效应。尽管目前在这一领域的研究已经取得了很多重要进展,但一些研究结果还需要进一步证实,尤其如何将上述几种表观遗传调控信息加以整合,阐释复杂的基因表达调控网络在环境因素作用下的调控规律是毒理学机制研究的一个重要的研究方向。

一、DNA 甲基化

(一)DNA 甲基化生物学特征

DNA 甲基化(DNA methylation)是 DNA 一种天然修饰方式,在 DNA 甲基转移酶(DNA methyltransferase,DNMT)作用下,DNA 链上胞嘧啶与第 5 位碳原子结合的 H 被甲基所取代,胞嘧啶被修饰为 5 甲基胞嘧啶(5mC)。哺乳动物基因组 DNA 中 5mC 占胞嘧啶总量的 2%~7%,其中大约 70% 的 5mC 存在于 CpG 岛,即富含 CpG 二联核苷的区域。DNMT 酶有多种,DNMT1 酶主要起维持 DNA 甲基化的作用,能使半甲基化的 DNA 双链分子上与甲基胞嘧啶相对应的胞嘧啶甲基化,参与 DNA 复制双链中新合成链的甲基化;而 DNMT1b 和 DNMT3a 酶主要起初始甲基化作用,能在未发生甲基化的 DNA 双链从头合成 5mC。

哺乳动物基因组 DNA 甲基化过程还涉及 DNA 去甲基化酶介导的去甲基化作用。去甲基化包括非特异性和特异性去甲基化。胚胎植入期前,全基因组发生非特异性去甲基化过程。特异性去甲基化具有组织和发育阶段特异性。DNA 甲基化一般与基因沉默相关联,非甲基化多与基因活化相关联,而去甲基化往往与一个沉默基因的重新激活相关联。DNA 甲基化在生命过程中发挥重要作用,DNA 甲基化模式的改变与组织和细胞特定基因表达的时间和空间差异密切相关。胚胎期 DNA 甲基化水平和甲基化模式改变可影响胚胎和胎儿的正常发育,甚至与某些成年疾病的发生相关联;成年期 DNA 甲基化水平和甲基化模式改变可能导致组织和细胞发生恶变,并导致癌症的发生。

(二)DNA 甲基化异常与外源化学物毒性作用

一些常见环境有害因素如多环芳烃、重金属、电离辐射等,除了具有遗传毒性外,还可以通过影响 DNA 甲基化的调控发挥其毒性效应。一些遗传毒性小或暂未检测出遗传毒性的有害因素如部分环境内分泌干扰物、极低频电磁辐射等,可影响 DNA 甲基化等表观遗传过程,产生有害生物学效应。外源化学物主要通过影响 DNA 甲基化供体、DNA 甲基化与去甲基化酶的活性等过程,进一步导致基因异常甲基化和表达失衡,最终产生毒性作用。

1. 重金属与 DNA 甲基化　环境中重金属和类重金属污染物包括汞、锰、镉、铅、砷和镍等,它们具有遗传毒性,也具有明显的表观遗传毒性,可通过 DNA 甲基化调控影响基因组甲基化水平。砷暴露引起的全基因组甲基化水平变化与其剂量有关,高剂量砷暴露可引起全基因组低甲基化,而低剂量砷暴露则引起全基因组高甲基化。短期镉暴露可以通过非竞争抑制 DNA 甲基转移酶的活性使基因组 DNA 甲基化水平降低，慢性镉暴露反而激活 DNMT3B 酶的表达使基因组整体高甲基化。体内外镍暴露可引起 MGMT、p16 和 FHTI 启动子的甲基化，与致癌作用相关。铬酸盐所致的肺癌人群中检测出 p16、APC、hMLH1 等基因的启动子甲基化。此外，铅、锡等重金属也可以通过影响 DNA 甲基化酶的活性，导致基因组甲基化水平的变化和局部基因异常甲基化，发挥其毒性效应。

2. 多环芳烃与 DNA 甲基化　多环芳烃是指二个以上的六碳苯环稠合而成的化合物及其衍生物。多环芳烃具有明显的遗传毒性，可以诱发染色体损伤、DNA 断裂和基因突变。近年发现多环芳烃具有广泛的表观遗传效应，进一步阐明了多环芳烃的毒性作用机制。流行病学研究发现暴露高浓度多环芳烃的非吸烟焦炉工人外周血 DNA 甲基化水平上调。实验研究表明，多环芳烃影响全基因组甲基化水平，如小鼠暴露于城市及工业污染源 3 周后，其精子细胞全基因组出现高甲基化。3-甲基胆蒽和二乙基亚硝胺诱发肺癌发生过程中，从正常支气管上皮细胞、增生、鳞状化生、不典型增生、原位癌、浸润癌的癌变过程中，全基因组甲基化水平逐渐降低，基因组甲基化水平的改变可导致基因组的不稳定性。在 3-甲基胆蒽等化合物诱发的致癌过程中，DNA 甲基化调控基因的协同作用与癌变进程密切相关。多环芳烃导致的 DNA 异常甲基化改变，不仅参与了其毒性效应，而且可以作为损伤程度评估的标志物。

3. 环境内分泌干扰物与 DNA 甲基化　环境内分泌干扰物最主要的毒性效应是导致生殖和发育功能异常，部分可引发恶性肿瘤。环境内分泌干扰物可以在生殖过程的多个环节引起 DNA 的异常甲基化，从而导致生殖系统疾病和功能障碍。一方面它们可以影响全基因组甲基化异常改变，另一方面也可以导致特异性基因甲基化或去甲基化，还可以通过调控印记基因甲基化状态影响胚胎及个体的正常发育。环境内分泌干扰物也可以通过影响 miRNA 调控基因甲基化，影响 miRNA 的表达，如塑化剂 DEHP 可以影响一系列 miRNA 调控基因低甲基化，从而影响精子的发生。二噁英可通过甲基化调控产生其毒性效应。

4. 其他环境化学物与 DNA 甲基化　人们在日常生活中接触的其他环境污染物、药物、营养素等可影响 DNA 甲基化。人体如果叶酸摄入不足会出现基因组 DNA 低甲基化，对叶酸缺乏的人群补充高叶酸膳食可使其 DNA 甲基化水平得以恢复。高酒精摄入可引起结直肠癌相关基因 APC、p14、p16、hMLH1 和 RASSF-1α 启动子的甲基化，与结直肠癌的发病相关。反式脂肪酸摄入可以引起大脑发育中 DNA 的去甲基化，导致神经发育异常。加强 DNA 甲基化标志物的筛选有助于研究 DNA 甲基化在外源化学物的毒性效应过程中的作用以及在疾病发生中的机制。同时，从 DNA 甲基化的可逆调控入手来研发适宜的药物、功能性营养食品等对拮抗外源化学物的毒性和疾病的发生有重要的意义。

二、组蛋白修饰

（一）组蛋白修饰生物学特征

组蛋白是真核生物细胞染色体中与 DNA 结合的一类小分子碱性蛋白质，是核小体重要组成部分。根据赖氨酸和精氨酸在蛋白分子中的比例，组蛋白被分为 H1、H2A、H2B、H3 和 H4 等 5 种类型。由各 2 个拷贝的 H2A、H2B、H3 和 H4 组成圆形异八聚体核小体,核小体之间由组蛋白 H1 相连,捆扎为高度有规则的结构,最后形成紧密组织的染色质。组蛋白在相关酶作用下可发生甲基化、乙酰化、磷酸化和泛素化等反应,称为组蛋白修饰(histone modification),组蛋白的 N-端尾部暴露在核小体表面发生共价修饰作用,调控基因表达。组蛋白修饰对基因表达的调控主要包括两种途径,一是通过影响核小体中组蛋白与 DNA 双链的亲和性,使核小体变成开放式的疏松结构,促进基因转录过程;二是通过影响其他转录因子与结构基因启动子的亲和性而发挥基因调控作用。组蛋白中被修饰氨基酸的种类、位置和修饰方式称为组蛋白密码,其决定基因表达调控状态。组蛋白密码的改变与细胞基因表达的调控过程密切相关。

(二)组蛋白修饰异常与外源化学物毒性作用

由于组蛋白修饰在基因表达调控中起着重要作用,因此外源化学物能够通过影响组蛋白修饰参与基因的表达调控以及毒物的毒性效应和疾病的发生。环境重金属、有机污染物、电离辐射等理化因素均可以影响组蛋白的修饰。镍暴露能使组蛋白 H2A、H2B、H3 和 H4 发生去乙酰化,以及 H2A 和 H2B 泛素化和 H3S10 磷酸化,还可引起部分组蛋白高甲基化,镍类化合物致癌机制可能与组蛋白修饰有关。铬暴露能引起包括 H3、H4 乙酰化及 H3S10 磷酸化、H3L4 三甲基化在内的各种组蛋白修饰,并能与组蛋白精氨酸和赖氨酸残基相互作用。铬暴露与癌症的表观遗传学机制研究显示,铬暴露增加了 H3K9 特异的甲基化酶 G9a 的表达。砷可以通过组蛋白乙酰化发挥表观遗传效应,另外,砷暴露极易引起组蛋白 H3S10 发生磷酸化修饰,且这种修饰在肿瘤发生过程中易引起 *c-fos*、*c-jun* 等癌基因表达上调,最终引起肿瘤发生。其他重金属同样可以显著影响组蛋白修饰,如镉暴露可导致组蛋白 H3K4、H3K27 和 H3K9 甲基化水平增加,铅、汞等重金属能引起组蛋白甲基化和乙酰化水平发生改变。

多种有机污染物和职业有害物引起的表观遗传学改变涉及组蛋白修饰。慢性苯暴露患者拓扑异构酶的表达和活力下降与组蛋白乙酰化、甲基化以及一些调控因子的改变有关。持久性有机污染物毒性作用同样涉及组蛋白修饰。多氯联苯早期暴露引起 H3K4me3 甲基化水平下调。多环芳烃暴露引起毒性的机制也涉及组蛋白修饰的改变。可卡因及酒精等药物滥用会引起组蛋白乙酰化及磷酸化水平的改变。体内急性酒精暴露对大鼠多个脏器、组织中组蛋白 H3 产生影响,肝脏、肺和脾脏组蛋白 H3K9 乙酰化水平明显增加。

三、染色质重塑

(一)染色质重塑生物学特征

当基因活化和转录时,染色质发生一系列重要的变化,即染色质去凝集、核小体变成开放式疏松结构,使转录因子更易接近并与核小体 DNA 结合,从而对基因转录进行调控,此种结构变化称染色质重塑(chromatin remodeling)。染色质重塑由染色质重塑复合物(包括 SWI-SNF 家族、ISWI 家族和 Mi2 家族)介导。染色质重塑主要有两种类型:一种是共价化学修饰,多发生在组蛋白末端,包括乙酰化、甲基化、泛素化和磷酸化等;另一种是依赖 ATP 的物理修饰,即通过 ATP 水解释放的能量使组蛋白和 DNA 的构象发生局部改变。染色质重塑并不针对单个基因,而是全局性调控多个基因区的激活或抑制,参与细胞的命运决定、细胞特化和基因的组织特异性表达等过程。

(二)染色质重塑异常与外源化学物毒性作用

染色质重塑涉及多种环境污染物毒性效应,目前有关环境污染物对染色质重塑调控机制的报道多集中在对组蛋白修饰方面。多种环境污染物,包括重金属(汞、铅、镉、铬、砷等)、有机氯杀虫剂等农药、多环芳烃等持久性有机污染物均可以通过组蛋白修饰参与染色质重塑,引起表观遗传学改变。吸烟暴露导致大鼠肺部大量炎症性细胞聚集,并通过组蛋白 H3 的磷酸化和乙酰化以及组蛋白 H4 的乙酰化水平的升高引起染色质修饰,且与 p38 的磷酸化水平呈正相关。吸烟暴露诱导的染色质重塑的改变可以促进促炎基因的转录,进而加重肺部炎症反应,在肺部慢性疾病的发展过程中发挥着重要作用。

染色体重塑复合体对于毒物的反应最显著的是参与 DNA 修复。DNA 复制、转录、修复和重组均发生在染色质水平,而染色质重塑在其中起着重要作用,这种作用不仅仅是由于染色质重塑复合体和组蛋白乙酰化的调控,还与 DNA 甲基化、组蛋白的其他共价修饰有关。因此,染色体重塑是一个综合的反应,这也不难解释染色体重塑在有丝分裂、细胞凋亡、细胞分化、衰老、肿瘤等多种疾病的发生中均起着重要作用。但是,染色体重塑的调控机制还很不清楚,尤其是 DNA 甲基化、组蛋白修饰、重塑复合体如何有机地共同参与基因的表达调控还需要深入研究。这也提示在分析染色体重塑在毒物毒性中的作用时需要全面考虑其他修饰的作用。

四、非编码 RNA

(一)非编码 RNA 种类与生物学特征

根据基因表达的最终产物是否为蛋白质,把 RNA 分为编码 RNA 和非编码 RNA。非编码 RNA (non-coding RNA,ncRNA)是指不编码蛋白质的 RNA。成熟的非编码 RNA 与信使 RNA 一样,都是单链 RNA。以往,非编码 RNA 以及它们所对应的 DNA 被认为是垃圾或暗物质,不为大家所重视。近年许多内源性非编码 RNA 的发现及对其调控作用的了解,使人们对 RNA 的认识迅速从一个简单信息分子转变到一个具有重要基因表达调控作用的多重功能的分子。非编码 RNA 广泛参与生长、分化、发育、免疫等生命现象的各个环节,与许多疾病的发生发展有密切关系,参与环境化学物对机体的有害作用。非编码 RNA 种类繁多,根据它们在细胞中的作用,可分为看家非编码 RNA 和调控非编码 RNA。调控非编码 RNA 包括微小非编码 RNA(microRNA,miRNA)、长链非编码 RNA(long non-coding RNA,lncRNA)、环状 RNA(circular RNA,circRNA)、短干扰 RNA(siRNA)和 PIWI 蛋白相互作用 RNA(piRNA)等。miRNA、lncRNA 和 circRNA 是目前研究最热点的非编码 RNA,它们与疾病的关系最为密切,科学界最为关注,发展十分迅速。

1. miRNA　miRNA 是一类 17~25nt 的内源性单链 RNA。细胞内 miRNA 生物合成与作用过程可概括为:在细胞核中转录形成 miRNA 前体,加工后进入细胞浆;再在胞浆广泛加工,形成成熟的 miRNA,仅成熟的 miRNA 具有生物活性;成熟的 miRNA 形成沉默复合体,后者特异结合靶 mRNA,引导其降解或阻止翻译,对基因表达起负调控作用。miRNA 的研究时间相对较长,资料较丰富。

2. lncRNA　lncRNA 是一类转录本长度超过 200nt 的 RNA 分子,位于细胞核或胞浆内。非编码 RNA 中,大分子长链非编码 RNA 即 lncRNA 占有相当大的比例。lncRNA 数量是 miRNA 的 10 倍以上,且 lncRNA 序列长、结构丰富。lncRNA 在细胞分化、增殖和凋亡等一系列生命过程中发挥着重要作用。长链非编码 RNA 可以在多个层面以多种不同方式来调控基因表达和蛋白合成。

3. circRNA   与传统的线性 RNA 不同,circRNA 是一类通常由一个以上外显子构成的环形 RNA 分子,呈封闭环状结构。相对于 miRNA 和 lncRNA 而言,circRNA 研究的时间更短,对其了解很有限。circRNA 可以以竞争性内源 RNA(competing endogenous RNA,ceRNA)角色发挥基因表达调控的作用。circRNA 上存在 miRNA 的多个结合序列,通过结合抑制 miRNA 的活性,调控 miRNA 的靶基因。

（二）非编码 RNA 表达异常与外源化学物毒性作用

1. miRNA 表达改变   毒理学有关 miRNA 研究报道主要始于 2009 年,但发展相当迅速,已遍布毒理学的许多方面。虽然对 miRNA 在外源因素有害作用中本质还远未阐明,但依然可以从大量的毒理学相关的 miRNA 研究中总结一些规律,外源化学物对机体或细胞的作用会引起 miRNA 的表达改变,miRNA 表达的异常变化是其导致有害生物学效应的首要环节。化学物诱导 miRNA 表达改变的特点:

(1)表达谱改变:环境化学物的作用,一般并不限于仅引起机体组织或细胞单个或几个 miRNA 的表达改变,而往往是引起数个 miRNA 的改变,乃至 miRNA 表达谱的变化。苯并(a)芘代谢终致癌物诱导转化的人支气管上皮细胞中,54 个 miRNA 显著异常表达。大鼠暴露于香烟烟气 28 天后,在分析的 484 个 miRNA 中,发现 127 个 miRNA 表达显著异常改变。

(2)早期改变:环境化学物对细胞或靶组织器官损伤的早期即有 miRNA 的改变。miRNA 表达改变可能是细胞损伤及恶变有关的早期分子事件。miRNA 的异常改变可能早于基因组中的分子标志,故 miRNA 研究更能有助于对化学因素急慢性毒性作用的理解。

(3)剂量-反应关系:化学物暴露诱导的 miRNA 表达水平的改变,具有一定的剂量-反应关系。例如,苯并(a)芘处理人支气管上皮细胞 24 小时,miR-638 表达呈现剂量依赖性上调。乳腺癌细胞株 MCF7 经肿瘤化疗药 5-氟尿嘧啶处理,其 miRNA 表达水平呈现典型的剂量和时间依赖改变。

(4)相对特异性:化学物对组织细胞的作用,引起某个或某些特定 miRNA 的表达改变具有相对的特异性,寻找 miRNA 表达的细胞组织特异性对揭示 miRNA 功能具有重要意义。一个能很好反映 miRNA 组织特异性的例子是 miR-195 和 miR-200c,它们在大鼠肺组织中特异表达。但迄今却很少发现仅存在某个特定组织或细胞的 miRNA,或只对某种特定化学物反应敏感的 miRNA。

(5)双重作用:化学物诱导的 miRNA 表达异常会引起机体有害反应的发生和导致疾病,但有些 miRNA 的表达改变反而会起到保护机体和细胞的作用。在细胞中,存在有类癌基因样作用的 miRNA,也存在抗癌基因样作用的 miRNA。

2. lncRNA 与 circRNA 表达改变   外源化学物的作用会引起机体组织或细胞 lncRNA 表达水平的改变。小鼠暴露呋喃致癌剂量 3 周,其肝脏的 83 个 lncRNA 发生表达异常改变。组蛋白去乙酰化酶抑制剂曲古抑菌素 A 处理肝癌细胞株,导致 5% 的 lncRNA 水平显著变化。苯并(a)芘诱导人支气管上皮细胞的恶性转化与 lncRNA-DQ786227 高表达有关,苯并(a)芘暴露的小鼠肝中 lncRNA-p21

水平升高。化学物对机体的有害作用与 lncRNA 有密切联系。

circRNA 是非编码 RNA 研究领域刚刚受到关注的分子,其与疾病联系研究报道目前还很少,毒理学的 circRNA 研究仅有个别报道,以苯并(a)芘处理人肝癌 HepG2 细胞株,发现 circRNA 表达谱随暴露剂量和时间而改变。研究发现环状 RNA circRar1 与长链非编码 RNA lncRpa 共同调控微小分子 RNA miR-671,促进铅暴露诱导的神经细胞凋亡。circRNA 呈独特的闭合环状结构,不受核酸外切酶降解,表达稳定,且能在体液中检测到,有很大潜力成为一种良好的生物标志,用于疾病诊断及发病易感性分析。

3. 非编码 RNA 对靶基因调控作用　miRNA 是通过对其靶基因的调控而发挥作用,miRNA 靶基因的鉴定是理解 miRNA 调控功能的必要环节。最具代表性的研究是 miRNA 对外源化学物代谢酶和核受体的调节。研究证明 miRNA 在细胞色素 P450 和核受体的调节中具有中心角色。CYP1A1/1A2 受 miR-142-3p 和 miR-200a 调控,CYP2C19 受 miR-34a 调控,CYP2D6 受 let-7b 调控。核受体是配体激活转录因子,通过与靶基因的启动子结合,调节靶基因的表达。孕烷 X 受体、芳基烃受体、雄烷受体等调节细胞色素 P450 的表达,而这些受体又被一系列 miRNA 所调控,miRNA 是 P450 一个重要的调控方式。具有毒理学意义的 lncRNA 和 circRNA 对靶基因调控研究目前相当缺乏,仅有个别报道。

（徐德祥　蒋义国）

思考题

1. 简述解毒过程失败的原因。
2. 简述细胞应激的毒理学意义。
3. 举例说明毒物引起的细胞调节功能障碍与毒效应的关系。
4. 目前已知引起中毒性细胞死亡的机制有哪些?
5. 简述毒物引起线粒体渗透性转变（MPT）的毒理学意义。
6. 以乙烯菌核利为例说明孕期暴露环境化学物诱发子代发育损害和传代效应的意义。
7. 简述修复障碍的后果。
8. 举例说明表观遗传异常的毒理学意义。

第五章

毒作用影响因素

毒作用又称毒效应,是外源化学物与机体相互作用后所致的各种生物学变化,包括生理生化改变、临床中毒甚至死亡。机体接触外源化学物后是否表现出毒作用,以及毒作用的性质、强度等受多种因素的影响。如不同化学物对同一种属个体产生的毒作用各不相同,而同一化学物对不同物种、品系及个体,在不同条件下产生的毒作用也不尽相同。外源化学物或其代谢产物产生毒作用需以具有生物学活性的形式到达靶器官或靶细胞,并达到有效剂量或浓度,持续足够的时间,进而与靶分子相互作用或改变其微环境等一系列过程,凡能在质或量方面改变此过程的因素均可影响化学物的毒作用。

外源化学物毒作用的影响因素种类繁多且较复杂,概括起来主要有以下几个方面:①化学物因素;②机体因素;③暴露因素;④环境因素;⑤化学物的联合作用。了解外源化学物毒作用的影响因素对毒理学研究与应用具有重要的理论和实际意义,如:①在评价外源化学物毒性时,可针对性对其影响因素进行控制以避免干扰,保证实验结果的准确性与重现性;②各种毒作用影响因素是毒作用机制研究的重要组成部分,明确其影响因素有利于更加深入地探讨毒作用分子机制;③人与动物间存在物种差异,且人类实际暴露中的各影响因素不完全可控,因此在制定预防措施,尤其是将动物实验结果外推于人时,其可提供综合分析与考虑的有用信息。

第一节 化学物因素

不同化学物的生物学作用各异,与其固有特性有关。化学物的化学结构、理化特性、化学物的纯度及其所含杂质等因素可不同程度影响毒作用的性质和大小。

一、化学结构

化学结构(chemical structure)是决定化学物毒性的物质基础,其细微改变可能会导致化学物生物学效应的显著变化。化学结构与毒性的关系非常复杂,化学物的取代基团、异构体和立体构型、同系物的碳原子数和结构、饱和度等都与其毒性密切相关。

(一)取代基团对毒性的影响

化学物取代基团不同,其毒性亦可能不同。如烷烃类的氢如被卤素取代,毒性增强,且取代愈多,毒性愈大,即 $CCl_4>CHCl_3>CH_2Cl_2>CH_3Cl$,其原因是卤素取代氢原子后分子极性增加,易与酶系统结合而使其毒性增强。另如苯具有麻醉作用和抑制造血功能的作用,若苯环中的氢被甲基取代(如甲苯或二甲苯),则造血抑制作用不明显而麻醉作用增强;若被氨基取代,则具有形成高铁血红蛋白的作用;若被硝基(硝基苯)或卤素取代(卤代苯)后,则会产生肝毒性。

取代基团的位置不同也可影响化学物毒性。一般情况下,带两个基团的苯环化合物的毒性对位>邻位>间位,分子对称的>不对称的,如1,2-二氯甲醚>1,1-二氯甲醚;O-氨基酚>P-氨基酚。

（二）异构体和立体构型对毒性的影响

同种化学物的不同异构体在性质上存在一定的差异,其毒作用就可能不同。典型例子如六六六,有七种同分异构体,常用的有α、β、γ和δ等,不同异构体之间生物活性具有明显差异,其毒性也不尽相同。γ、δ-六六六急性毒性强,β-六六六慢性毒性大,α、γ-六六六对中枢神经系统有很强的兴奋作用,β、δ-六六六则对中枢神经系统有抑制作用。

许多外源化学物存在手征性(chirality),可能含有一个或多个手性中心,因此能形成立体异构体或对映体(enantiomer)两种镜像分子。对映体构型的右旋和左旋相应以 R 和 S 表示,对于氨基酸、糖类等少数物质以 D 和 L 表示,其中一部分显示出旋光性的右旋或左旋,相应以(+)和(−)表示,部分也以 d 和 l 表示。化学物的这种立体异构对生物转化和生物转运都有一定影响,进而影响其毒性。

化学物的手征性对生物转化的影响主要体现在以下三方面:①对映体结构影响生物转化反应的位置。如丁呋心定(bufuralol)作为(+)体时在1′位发生羟化,而(−)体时,在 4 位或 6 位发生羟化,当进一步发生葡糖醛酸结合时,仅能对(+)体的 1′位羟化物产生反应。②手性结构在生物转化时存在立体选择性,即一种立体异构体的生物转化速度较其对映体要快。如抗癫痫药麦山妥因是 R-和 S-美芬妥英的外消旋混合物,其在人体的生物转化过程中存在立体选择性,其 S-异构体较 R-异构体更容易发生羟化反应从体内清除。奎尼丁是 CYP2D6 的抑制剂,而其对映体奎宁对该酶的抑制作用却不明显。另外,苯并(a)芘的代谢产物 7,8 二氢二醇-9,10 环氧化物有四种立体异构体,其差别只表现在环氧基团或羟基基团是位于苯并(a)芘分子平面的上面或下面。但这四种立体异构体中只有(+)-苯并(a)芘 7,8-二醇-9,10-环氧化物有明显的致癌性。③有些外源化学物可经生物转化使对映体从一种构型转变为另一种构型,甚至消失其手征性。如布洛芬(ibuprofen)可经生物转化由 R-构型转变为药效更高的 S-构型。

化学结构的手征性对生物转运也有一定影响。如 L-多巴比 D-多巴在胃肠道更易吸收。特布他林(terbutaline)的(+)对映体经肾排出为(−)对映体的 1.8 倍。另外,化学结构的手征性也影响其在体内的分布和蓄积。如布洛芬与血浆蛋白结合,其(+)对映体是(−)对映体的 1.5 倍。

（三）同系物的碳原子数和结构对毒性的影响

烷、醇、酮等碳氢化合物按同系物相比,碳原子数愈多,毒性愈大(甲醇与甲醛除外),但当碳原子数超过一定限度时(7~9 个),毒性反而迅速下降。例如,直链饱和烃多具有麻醉作用,从丙烷起随着碳原子数的增多其麻醉作用逐渐增强,但超过 9 个碳原子后对人体产生的麻醉作用降低。又如戊烷的毒性<己烷<庚烷,但辛烷的毒性反而较低。可能由于其脂溶性随着碳原子数的增多而增加,水溶性下降,不利于经水相转运,在机体内易滞留于最先遇到的脂肪组织中,不易到达靶组织所致。而对 ω-氟羧酸[$F(CH_2)nCOOH$]系列的比较毒性研究发现,分子为偶数碳原子的毒性大,奇数碳原子的毒性小。

另外,同系物当碳原子数相同时,直链化合物毒性大于异构体,成环化合物毒性大于不成环化合物。如直链烷烃的麻醉作用大于其同分异构体:庚烷>异庚烷,正己烷>新己烷;环烷烃的麻醉作用大于开链烃:环戊烷>戊烷。分子饱和度也会影响化学物毒性,一般情况下,碳原子数相同时分子中不饱和键增加,其毒性也相应增加,如二碳烃类的麻醉作用:乙炔>乙烯>乙烷,氯乙烯>氯乙烷。

(四)结构-活性关系对毒性的影响

化学物的分子结构与其毒性关系存在着普遍规律,近年来发展的结构-活性关系(structure-activity relationship,SAR)和定量结构-活性关系(quantitative structure-activity relationship,QSAR)研究对分析化学物与其毒性之间的关系及规律具有重要意义:①有助于通过比较,开发高效低毒的新化学物;②从分子水平上推测新化学物的毒作用机制;③预测新化学物的毒性和安全接触限值。

QSAR即试图寻找出分子的结构与其活性的定量关系,从而预测新化学物的生物学活性。Hansch等(1964年)认为化学物在体内转运与其疏水性参数(π)有关,在作用部位反应与其电性效应参数(σ)和立体效应参数(E_s)有关,进而提出用Hansch方程来描述结构-活性关系,即$\mathrm{Log}1/c = a\pi + b\sigma + cE_s + d$;式中$\mathrm{Log}1/c$是化学物定量生物活性。此后,随着人工智能和计算机技术的快速发展,QSAR的方法也越来越多,如三维QSAR及其多种相应软件包,进一步增强了QSAR研究的准确性和实用性。结构-活性关系研究已成为预测毒理学的重要部分,并已列入国际组织和政府机构的化学物健康风险评估指南。

二、理化性质

化学物的理化特性可影响其吸收、分布、蓄积、代谢和排泄过程,以及在靶器官中的浓度,进而影响毒作用的性质和大小。其中脂/水分配系数、分子量和粒径大小、挥发性、比重、电离度和荷电性是较关键的因素。

(一)脂/水分配系数对毒性的影响

脂/水分配系数(lipid/water partition coefficient)是化学物在脂相(油相)和水相中的溶解分配率达到动态平衡时的浓度之比,是影响化学物在组织中的吸收、分配特性的重要因素之一。一般来讲,非解离、无极性的化学物脂/水分配系数较大,脂溶性高,易以简单扩散的方式通过脂质双分子层,易在脂肪组织中蓄积(如DDT)或易通过血脑屏障侵犯神经系统(如四乙基铅)。但是,脂溶性极大的化学物不利于经水相转运,故不易排泄,并且多需经生物转化成水溶性代谢产物才能排泄。

脂/水分配系数小的化学物其水溶性较高。含有离子化基团的化学物在生理条件下通常具有较高水溶性,不易通过膜吸收,但较易随尿排出体外。化学物的水溶性直接影响其毒性大小和毒作用靶点,一般来说水溶性越大毒性愈大。如砒霜(As_2O_3)在水中的溶解度是雄黄(As_2S_3)的3万倍,其毒性远远大于雄黄。铅化物在体液中的溶解度与其毒性成正比,相应为:一氧化铅>金属铅>硫酸铅>碳酸铅。此外,气态化学物的水溶性可影响其在呼吸道的作用部位:如氟化氢、氨等易溶于水的刺激性气体,主要作用于上呼吸道,引起局部刺激和损害作用;而不易溶于水的二氧化氮(NO_2)则可深入到肺泡,引起肺水肿。

(二)分子量、粒径大小和比重对毒性的影响

1. 分子量　分子量较小(<200)的亲水性分子,如乙醇或尿素能经膜孔(直径0.4 nm)以滤过方

式通过膜;而离子化化学物,甚至小离子(如钠)则不能通过,因其在水性环境中可形成大于正常膜孔的水合物。

2. 粒径大小　粉尘、烟、雾等气溶胶,其毒性与粒径大小有关。外源化学物粒径的大小与分散度成反比,分散度越大粒径越小,其比表面积越大,生物活性也越强。分散度的大小还可影响其进入呼吸道的深度和溶解度。分散度对气溶胶吸入毒性有重要意义,因其对毒物的沉积部位及其呼吸道清除机制和速率有显著影响。气溶胶的沉积部位主要取决于其粒径大小,一般直径在 5 μm 及以上的颗粒通常在鼻咽部沉积;直径在 2~5 μm 的颗粒主要在肺的支气管沉积,可通过呼吸道纤毛运动而被清除;直径在 2 μm 以内的颗粒可穿透到达肺泡,可被吸收入血或通过肺泡巨噬细胞吞噬而被淋巴系统清除。

经口摄入的悬浮物颗粒大小对其毒性也会产生影响。一般情况下颗粒物的溶解度与其粒径呈反比,颗粒越大越难以吸收,如粉末状的砷化物较颗粒状的砷化物毒性更大。因此,经口染毒时,需保证悬浮物粒径大小一致。

随着经济社会的发展,纳米材料的应用范围越来越广,涵盖食品、工业化学品、化妆品、药品、医疗用品等多个领域。纳米粒子(粒径在 10^{-9} m 以下)由于其颗粒结构微小、表面积较大、表面化学活性较强等特性,几乎可以穿透机体所有屏障,故其对人体和生态环境的影响日益受到重视。纳米材料对毒作用的影响相关内容参见第十四章纳米毒理学。

3. 比重　外源化学物的比重在某些特定情况下也可对其毒性产生影响。如在沼气池、竖井、地窖、地沟和废矿井等一些密闭的、长期空气不流通的空间中,有毒气体可能因比重不同而分层,导致中毒事故。又如化学性火灾的有毒烟雾比重较轻,应匍匐逃生等。

（三）挥发性和稳定性对毒性的影响

具有挥发性的液态化学物其毒作用大小与挥发的强度密切相关。常温下挥发性强的化学物易形成较大的蒸汽压,易通过呼吸道和皮肤进入机体,如汽油、四氯化碳、二硫化碳等。有些毒物的绝对半数致死剂量或浓度(LD_{50} 或 LC_{50})相同,但因其挥发性不同,实际毒性相差较大,如苯与苯乙烯的 LC_{50} 均为 45 mg/L 左右,但苯的挥发性较苯乙烯大 11 倍,故经呼吸道吸入的危害性远大于苯乙烯。而易经皮吸收的液态化学物则相反,挥发性强的液态化学物因接触时间较短,其危害性小于挥发性弱且黏稠不易祛除的液态化学物。

化学物使用中的稳定性也可影响毒作用。如有机磷酸酯杀虫剂库马福司在储存中形成的分解产物能够增加其毒作用。因此,在进行毒理学实验研究之前,应获得使用情况下外源化学物的挥发性和稳定性资料,特别是采用喂饲法染毒时应注意,挥发性的外源化学物加入饲料后可因挥发而减少暴露剂量,不稳定的外源化学物可因生成分解产物而影响毒作用。

（四）气态物质的血/气分配系数对毒性的影响

气态物质到达肺泡后,主要经简单扩散透过呼吸膜而进入血液。当呼吸膜两侧气体分压达到动态平衡时,其在血液中的浓度和肺泡气中的浓度之比称为血/气分配系数(blood/gas partition coefficient),该系数越大气态物质越容易通过简单扩散跨呼吸膜吸收入血。如乙醇、乙醚、二硫化碳和乙烯的血/气分配系数相应为 1300、15、5 和 0.4,因此乙醇远比其他三种物质易被吸收。

（五）电离度和荷电性对毒性的影响

许多外源化学物是弱有机酸或有机碱,在溶液中以非电离或电离形式存在。当化学物质呈电离状态时,通常脂溶性较低,难以通过细胞膜的脂质双分子层;而以非电离形式存在的弱有机酸或有机碱具有一定的脂溶性,易通过胞膜,且其转运的速率与其脂溶性大小呈正相关。因此,弱有机酸或有机碱通常在不带电荷或非电离状态时才能以被动扩散的方式通过生物膜。

解离常数 pKa 值不同的化学物,在 pH 不同的局部环境中电离度不同,因此其脂/水分配系数和离子化程度也不同,进而影响其跨膜转运。如在酸性条件下弱酸主要呈非离子化,而弱碱主要呈离子化,故有机酸更容易从酸性环境跨膜转运,而有机碱更容易从碱性环境跨膜转运。值得注意的是,化学结构和电离度相似的化学物可能有明显不同的脂/水分配系数。如戊硫代巴比妥和戊巴比妥在结构和电离度上很相似,但因亲脂性不同而致其在体内的分布也不尽相同。

三、化学物纯度

在化学物的毒性研究中,所用样品的化学成分通常可影响其毒性,因此化学物的毒性评价应尽可能采用纯品。但在实际工作中,受检样品常含有不纯物,包括原料、杂质、副产品、溶剂、助溶剂、稳定剂和着色剂等。这些不纯物可影响受检化学物的毒性,其中存在的杂质毒性可能比受检化学物的毒性还要高,从而影响对受检化学物毒性的正确评价。如在进行除草剂 2,4,5-T 的毒性评价时,由于样本中含有相当量(30 mg/kg)的剧毒杂质二噁英(TCDD),TCDD 的急性经口 LD_{50}(雌大鼠)仅为 2,4,5-T 的万分之一,而致胚胎毒性的剂量相当于 2,4,5-T 经口 LD_{50}(雌大鼠)的 400 万分之一。即 2,4,5-T 毒性评价中获得的毒性结果均为杂质 TCDD 所致。因此,评价外源化学物的毒性时应尽可能明确受检化学物的组成成分及其比例,以提高评价的准确性。

第二节   机体因素

毒作用是外源化学物与机体相互作用的结果,化学物只有到达机体的靶分子并与之发生反应,才可能引起毒作用。因此,机体自身的多种因素均可影响外源化学物的毒作用。动物的不同物种在接触同一外源化学物后其毒作用会存在量和(或)质的差异,如苯可以引起兔的白细胞减少,但却导致犬的白细胞升高。另外,某些外源化学物在相同剂量及接触条件下作用于人或动物,个体(individual)之间的反应差异可从无任何作用到出现严重损伤甚至死亡,个体差异即使在双生子之间亦不例外。

处于相同环境中的人群,其发病的风险和病损程度在不同的个体间可存在很大差异,那些出现异乎常人反应的人被认为对毒作用有敏感性,又称为高危个体(high risk individual)。

目前认为影响外源化学物毒作用的机体因素主要有:①物种、品系差异;②个体间的遗传学差异;③机体其他因素的影响等。

一、物种、品系差异

动物与人在解剖结构、生理、代谢过程等多方面存在差异,了解和比较其差异具有重要的毒理学意义。一方面,实验动物和人之间有许多生理学和解剖学方面的类似性,为毒理学评价选择使用动物提供了依据;另一方面,人几乎能够进行其他哺乳动物能开展的所有代谢转化,并且在酶存在和缺乏方面未显示出特别差异;因此,毒理学研究中可将试验动物结果外推到人。物种和品系的正确选择,对切合实际地评价外源化学物对人类的毒作用至关重要。

（一）解剖结构、生理与生化的差异

因基因组有所差异,不同物种的动物在解剖、生理、转运转化过程等方面均存在明显区别。例如肝脏分叶:人为 5 叶、犬 7 叶、兔 5 叶、小鼠 4 叶、大鼠 6 叶,且大鼠无胆囊。体细胞染色体的数目:人为 46 条、犬 78 条、兔 44 条、小鼠 40 条、大鼠 42 条。人的尿量[ml/(kg·d)]为 9~29,犬为 20~100,猫为 10~20,兔为 50~75,大鼠为 150~300,可见大鼠的排尿速度比人快一个数量级,因此经尿排出外源化学物也较人快,如羟甲乙二醛双丙咪腙的排出率大鼠为 65%,人为 25%,可能与此差异有关。此外,不同物种的脉率也随体重的增加而降低,如小鼠的脉率高达 600 次/分,若以人心脏每分钟输出量占总血量的比值为 1,则小鼠为 20,所以外源化学物在小鼠血浆中的清除半衰期很短,此也是人比小鼠对毒物更敏感的原因之一。

（二）代谢转化的差异

不同物种的动物对外源化学物毒作用的反应不同,主要原因为物种间的代谢转化存在差异,而物种间毒作用差别往往因解毒机制不同所致。例如:由于解毒酶活性的不同,环己巴比妥对各种实验动物所造成的睡眠时间明显不同,不同品系小鼠对环己巴比妥的反应也不尽相同。苯胺在猪、犬体内转化为毒性较强的邻氨基苯酚,而在兔体内则生成毒性较低的对氨基苯酚,因此苯胺对兔的毒作用较猪和犬弱。

生物活化作用的差异也是许多毒作用不同的重要原因。如 β-萘胺经 CYP1A2 催化生成相应的 N-羟胺,其被胞质 N-乙酰基转移酶转变成高度不稳定的 N-乙酰氧萘胺,后者降解成高度反应性的芳基氮宾离子(aryl nitrenium)。β-萘胺在人体内能迅速有效催化 N-乙酰化,大鼠已知是慢乙酰化,犬缺乏胞质 N-乙酰基转移酶,但在微粒体 N,O-乙酰基转移酶和细菌脱乙酰酶的催化下,其能够进行上述活化作用,因此,β-萘胺是人和犬的较强膀胱致癌物。又如 2-乙酰氨基芴(2-AAF)在许多动物体内可经 N-羟化而形成致癌的 3-OH-2-AAF,使动物致癌,但在豚鼠和猴体内则为芳香族羟化,不能形成致癌物,故无致癌性。

鉴于物种间解剖结构、生理和生化的不同均取决于物种间基因组的差异,对人和动物结构基因组和功能基因组进行比较研究,有助于更深入了解物种间差异对毒作用的影响,更有利于实验动物结果外推于人类。

二、个体间的遗传学差异

个体差异指在同一物种(品系)之间,不同个体对外源化学物的毒作用等方面存在的差异。目前研究认为,遗传多态性是产生个体毒作用差异或疾病风险增高的主要原因之一。此外,个体的修复能力和受体与毒作用关系密切,其对毒作用的影响也随之越来越受到重视。相关研究为阐释个体间毒作用差异和易感性机制提供了依据。

（一）代谢酶的多态性

代谢酶的多态性能够导致机体代谢功能出现很大差异,并因此影响某些化学物毒作用的敏感性。许多外源化学物的代谢酶都具有多态性,目前研究较多的具有多态性的代谢酶有细胞色素 P450 酶类(CYP)等Ⅰ相酶和谷胱甘肽硫转移酶(GST)、葡萄糖-6-磷酸脱氢酶(G-6-PD)等Ⅱ相酶。

1. Ⅰ相酶　外源化学物进入机体后需经Ⅰ相酶如细胞色素 P450 代谢转化后产生作用。细胞色素 P450 简称 P450 或 CYPs,是微粒体上的一组酶,广泛分布于动植物界,是生物转化中最重要的代谢酶。CYPs 具有多态性,同一种属个体的不同器官组织,甚至细胞内不同亚细胞结构中,其含量、活性和功能也有很大差异。如在我国人群中,降压药异喹胍的羟化酶 CYP2D6 极快代谢型(ultrarapid metabolism,UM)占 35.83%、快代谢型(extensive metabolism,EM)占 63.33%、慢代谢型(poor metabolism,PM)占 0.8%,而高加索人中有 5%~10% 是 PM。PM 个体使用冠心平(氯贝丁酯)后 50% 的个体可发生外周神经疾病,且对心律平(普罗帕酮)的毒副作用更敏感。又如,人的 *CYP1A1* 基因表达产物芳烃羟化酶(AHH)CYP1A1 主要催化多环芳烃(PAH)羟化成酚类和环氧化物,并进一步转化成为终致癌物。*CYP1A1* 有三种 3′ 端 MspI 多态:*CYP1A1**2A*、*CYP1A1**2B* 和 *CYP1A1**2C*,其分布有种族和地区差异。有研究报道,日本正常人群中 *CYP1A1**2A* 占 44%、*CYP1A1**2B* 占 45%,*CYP1A1**2C* 占 11%,而肺癌患者 *CYP1A1**2C* 占 22%,是正常对照组的 2 倍,*CYP1A1**2C* 基因型人群肺癌易感性的相对危险性比 *CYP1A1**2B* 型高 7.31 倍。

2. Ⅱ相酶　谷胱甘肽硫转移酶(GST)作为体内重要的Ⅱ相解毒酶,能够催化多种疏水性及亲电子物质与谷胱甘肽结合形成硫醚酸,经尿排出体外。现已发现 GST 的 M1、M3、P1、T1、T2、O1、O2 和 Z1 亚型均存在基因多态性,其中 M1、T1、P1 等基因多态性被认为与多种疾病的易感性有关。如 *GSTM1* 基因型缺失的个体,因缺乏 GSTM1 酶活性,对外来化学物的解毒能力降低甚至消失。GSTT1 与 GSTM1 为同工酶,也具有不能表达 GSTT1 酶活力的缺失基因型。有报道 *GSTM1* 和 *GSTT1* 基因缺失的个体患肺癌、胃癌、结肠癌、膀胱癌等的易感性增加。*GSTP1* 基因有两个多态位点,其中 GSTP1 Ala 114 Val 的多态对酶活性无明显影响,而 GSTP1 Ile 105 Val 的多态与肺癌、大肠癌、膀胱癌等的易感性有关。

葡萄糖-6-磷酸脱氢酶(G-6-PD)也是一种重要的Ⅱ相酶,具有明显的个体差异。在正常个体,氧化型谷胱甘肽被谷胱甘肽还原酶转换成还原型的反应依赖于 G-6-PD,该酶缺乏或活性低下可导致红细胞中的还原型谷胱甘肽浓度低,致氧化性物质易损伤血红蛋白而发生溶血性贫血。在地中海地区,意大利和希腊的白人,以及葡萄牙和西班牙来自 Kurdistan 的犹太人中有 53% 存在 G-6-PD 缺乏或活性低下,而在美洲和非洲的黑人中有 5%~10%、我国广东有 8.6%、新加坡华裔有 2.5% G-6-PD 缺乏或活性低下。该类人群在接触苯肼、皂角苷、萘以及服用伯氨喹类药物后,易发生溶血性贫血。

（二）修复能力的个体差异

机体所有的组织、细胞和大分子对化学物所致损害都有其相应的修复机制,但各自的修复能力有所差异。如肝、肾等器官的再生能力很强,对外源化学物所造成损伤的修复能力也相应较强;而脑组织的再生能力差,一旦发生实质性的损害则很难修复。此外,机体修复过程有各种酶参与,若这些酶出现功能缺陷,将明显影响对毒作用损害的修复能力。修复酶亦有多态性,使个体的修复能力出现明显差异。

着色性干皮病(XP)是修复功能缺陷对毒作用影响的典型例子。XP 是一种常染色体隐性遗传病,患者有 DNA 损伤的切除修复、光修复和复制后修复缺陷,对紫外线和某些化学物引起的 DNA 损伤敏感,可出现严重的皮肤灼伤、神经系统损伤,甚至皮肤癌高发。XP 纯合子出现率在人群中十分罕见,但杂合子较常见,发病率大约为 1/300。有报道 XP 纯合子对致癌原作用的敏感性比正常人高 100 倍,杂合子比正常人高 5 倍。

O^6-甲基鸟嘌呤-DNA-甲基转移酶(MGMT)是体内一种高效的 DNA 修复酶,能够将 O^6-烷基鸟嘌呤上的烷化基团转移到自身胱氨酸的残基上,使 DNA 上损伤的鸟嘌呤复原。该酶具有明显的组织差异和个体差异,如脑中的活性为 0.07~0.1 pmol/mg 蛋白,而肝脏中的活性为 0.34~1.09 pmol/mg 蛋白;一些对烷化剂敏感的瘤株,MGMT 活性会降低甚至消失。另有研究显示,*MGMT* 基因多态性与食管癌、肺癌等的易感性有关。

(三)受体的个体差异

受体是高等生物体内的一类重要蛋白质,也是外源化学物毒作用的主要靶分子之一。在不同个体、不同生理状态下,受体在细胞表面分布的数量存在差异。受体本身亦可出现变异型,致其生物活性发生变化,影响机体对相应外源化学物的反应。

早在 20 世纪 60 年代初,就有人观察到一些病人在使用麻醉剂(如卤烷类及琥珀胆碱)后,出现代谢急剧升高、高热、肌肉僵硬、死亡率增高等反应,直到 20 世纪 90 年代初才发现该反应是由于骨骼肌钙释放通道受体中氨基酸序列上的精氨酸变成了半胱氨酸,致其功能缺陷所致。此外,二噁英(TCDD)是作为一类通过活化受体起作用的物质,能够结合到 Ah 受体上使之活化,进而与转录因子(Ah 受体转运蛋白)形成异种二聚体;这种三元复合物能够结合到 DNA 的调控序列上,使一些与化学物的代谢活化有关的蛋白表达发生改变;TCDD 毒作用的强弱还与其结合 Ah 受体的数量有关。近年研究认为,TCDD 还可通过芳香烃受体(AhR)与雌激素抑制性交互作用来抑制乳腺癌的发生,表现为 TCDD 诱导 AhR/ARNT 复合物的形成,增加雌激素受体(ER)的泛素化修饰,从而介导蛋白酶依赖的 ER 降解。新近的研究还发现,TCDD 诱导的线粒体应激表达不依赖 AhR,这也可能是 TCDD 诱导肿瘤发生、发展的机制之一。此外,AhR 亦有基因多态性,其对化学物的毒性及肿瘤易感性有重要影响。

尽管目前受体对毒作用产生的影响及其在疾病发生、发展中的作用研究还不够深入,但其重要性已逐渐显露,进一步开展相关研究有助于深入认识其作用机制及其在个体疾病发生发展中的作用。

三、机体其他因素对毒作用的影响

除物种、品系差异及个体间的遗传学差异以外,机体其他因素也可对外源化学物的毒作用产生不同程度的影响。主要体现在机体的健康状况、免疫状态、年龄、性别、营养状态及生活方式等方面。

(一)健康与免疫状态

1. 健康状况对毒作用的影响 一般情况下,机体处于非健康状态往往会加重外源化学物对其产生的损害作用。如感冒引起的应激能够增加芳香族的羟基化作用;呼吸道疾病(如哮喘)可使患者对空气污染物(如 SO_2)更敏感;内分泌失调能改变机体对毒作用的敏感性,如甲状腺功能亢进、高胰岛素血症等。另如肝脏作为外源化学物在体内代谢最重要的器官,若有肝脏疾患,可减弱其对化学物的代谢,致使化学物在血浆中的半衰期延长。肾脏作为重要的排泄器官,若出现功能下降或衰竭,亦可延长许多外源化学物的排泄半衰期,进而影响药效和毒效。

2. 免疫状态对毒作用的影响　机体过低或过高的免疫反应水平都可能对某些毒作用有直接影响,如患免疫缺陷病的患者易受化学物的侵害;而过敏性反应可出现于接触特定药物或暴露于金属化学物时,但一般发生率不太高,主要见于少数敏感者。

此外,母体妊娠期或哺乳期暴露外源化学物,其敏感性通常较正常状态高,对胎儿造成的影响往往弊大于利。

（二）年龄

不同年龄机体各系统和器官的功能状态有所差异。老年人和婴幼儿由于生物转运和代谢能力较正常成年人弱,对毒作用的敏感性一般较高。

1. 年龄对生物转运的影响　新生儿和老年人因其血浆总蛋白和血浆白蛋白含量偏低而导致与外源化学物的结合较少,使游离化学物的浓度增加进而增强机体的敏感性。如新生儿服用利多卡因后,只有 20% 与血浆蛋白质结合,而正常成年人中则有 70% 与其结合;新生儿和老年人胃酸分泌较少,因此可改变某些外源化学物或药物的吸收,如对青霉素的吸收增加,而对对乙酰氨基酚的吸收减少等。此外,新生儿和老年人肾小球的滤过作用和肾小管分泌也较低,其结果是减少外源化学物从身体内清除,延长接触时间,在慢性给药时导致蓄积毒性增加。新生儿身体总含水量最多并随年龄的增加而逐渐减少,此可明显影响水溶性药物的分布。新生儿还由于血脑屏障发育不完善,对吗啡等的中枢神经系统毒作用较敏感。另有研究显示,幼儿肠道对铅的吸收能力是正常成年人的 4~5 倍,对镉的吸收能力是正常成年人的 20 倍,此可能与乳汁蛋白和金属结合促进其吸收有关。

2. 年龄对代谢酶系统的影响　机体的代谢能力在不同年龄阶段差异较大。胎儿和新生动物的药物代谢酶活性一般很低,要达到正常成年的活性水平,因物种不同所需要的时间也不尽相同。如微粒体单加氧酶在大鼠出生时水平很低,需到出生后 30 天才达到成年大鼠水平,而对于人在妊娠 6 个月时已能测出,且其含量可达成年人水平的 20%~50%。

现有资料表明,幼年动物对许多毒物均有较强敏感性,其敏感性为成年动物的 1.5~10 倍,主要原因为缺乏各种解毒酶系统。如一次给予 10 mg/kg 的环己巴比妥后,1 日龄小鼠的睡眠时间超过 360 分钟,而 21 日龄小鼠则为 27 分钟。需要代谢活化的对乙酰氨基酚对新生小鼠的肝毒性比成年小鼠低;四氯化碳在新生大鼠中无肝毒性。氯霉素主要以葡糖醛酸结合物形式排出体外,新生儿期因葡糖醛酸结合的缺乏导致未结合的氯霉素持续高血浆水平,从而引起婴儿严重发绀甚至死亡。由于发育过程中酶活性水平低下的不仅仅是解毒酶,也有活化酶,因此并不是所有化学物对婴幼儿的毒作用都大,也有毒作用低于成年的,如有报道 DDT 对新生大鼠的半数致死量为成年大鼠的 20 倍以上。老年动物对某些化学物的代谢能力较正常成年动物低,如老年大鼠肝、肾中葡萄糖-6-磷酸酶、线粒体细胞色素还原酶、红细胞膜 Na^+-K^+-ATP 酶等的活性下降,致使老年个体对某些化学物较敏感。

（三）性别

多数情况下，雌雄两性动物对化学物的反应总体相似，但有些化学物毒作用存在性别差异，成年雌性动物对化学物的敏感性多高于雄性动物，但也有例外。

1. 代谢的性别差异　雄性动物代谢化学物的速率一般比雌性动物快，如杀虫剂阿特灵在雄性大鼠中能够更快速地代谢为毒性更大的环氧化物；环己烯巴比妥的生物半衰期在雌性大鼠中比在雄性中长得多，诱导的睡眠时间也比雄性大鼠长；1-萘酚与葡糖醛酸结合、磺胺的乙酰化在雄性大鼠中都比雌性大鼠更强。因此，经代谢活化的化学物通常增加对雄性动物的毒作用，而通过代谢解毒的化学物则通常降低对雄性大鼠的毒作用。如经代谢解毒的有机磷化学物巴拉松对雌性大鼠的毒作用是雄性的两倍；普鲁卡因碱在雄性大鼠中被更多地水解而使其毒作用降低。

代谢的性别差异与性激素密切相关，因此性别差异通常表现在动物性发育成熟开始，直至老年期。氯仿对小鼠的肾毒性具有典型的性别差异，其中雄性小鼠明显比雌性敏感，阉割雄性小鼠后可消除这种差异，而随后给予雄激素后又可恢复性别差异。

2. 排泄的性别差异　某些外源化学物的毒作用性别差异是由于排泄差异所致。如食物添加剂丁基羟基甲苯在雄性大鼠中主要经尿排出，而雌性大鼠则主要经胆汁（粪便）排泄。另外，工业化学物 2,4-二硝基甲苯的致肝癌作用存在性别差异，雄性大鼠较雌性大鼠敏感是因为雄性大鼠的葡糖醛酸结合物更多由胆汁排泄，随后在肠管被解离、还原后再吸收，此被还原的代谢产物导致肝癌发生。

（四）营养状况与生活方式

营养状况对许多化学物的生物利用度均有较强的影响，如机体缺铁能增强镉的胃肠道吸收，血清铁蛋白水平较低的人群对镉的吸收是正常人群的 2 倍。饮食生活方式的不同能改变机体对毒物的代谢、机体的生理或生化功能以及营养状态，进而影响化学物的毒作用。因此合理膳食、合理营养至关重要。在毒理学动物实验中，若实验动物营养素缺乏，易患疾病并影响毒理学研究结果，故实验中实验动物的营养素供给要求完全且充足。

营养物不足或失调影响药物的代谢，其中研究得最充分的是蛋白质缺乏对外源化学物代谢的影响。喂饲含 5% 蛋白饲料与喂饲含 20% 蛋白饲料的动物相比，前者微粒体蛋白质的水平较低，酶活性显著丧失。给予低蛋白质饮食后白蛋白的血浆水平减少，可显著增加非结合化学物的血浆水平，从而增加毒性。

脂肪酸的缺乏可降低微粒体酶的水平和活性，使乙基吗啡、环己巴比妥和苯胺的代谢减少，此可能为脂类是细胞色素 P450 必需所致。

维生素和矿物质缺乏也容易降低外源化学物的代谢。维生素 C、维生素 E 和维生素 B 族复合物可直接或间接参与细胞色素 P450 系统的调节，其缺乏可降低外源化学物的生物转化速率；维生素 A 缺乏可影响内质网的结构，使混合功能氧化酶活性受损。矿物质（钙、铜、镁、锌等）缺乏可降低细胞色素 P450 催化的氧化还原反应，降低其生物转化活性，恢复矿物质摄入水平后，细胞色素 P450 活性可恢复到生理水平。

饥饿可减少必要的辅助因子,如Ⅱ相结合反应必需的硫酸盐可能容易被耗损。短期食物缺乏可增加二甲亚硝胺的脱烷基化作用,增强肝毒性。动物整夜禁食可增加对乙酰氨基酚和溴苯的肝毒性,原因可能为正常水平的谷胱甘肽50%被消耗,导致这些化学物解毒作用所需的谷胱甘肽不足。

酗酒、吸烟等生活行为习惯对机体的有害影响已为人所熟知,具有这些生活习惯的人在接触其他毒物时,对某些毒作用的敏感性可能增加。此外,社会及心理因素、精神因素等对外源化学物毒作用也有不同程度的影响。

第三节   暴露因素

化学物的暴露特征是机体所产生毒作用大小的关键因素。通常情况下影响化学物毒作用的暴露因素有暴露剂量与内剂量、暴露途径、暴露持续时间、暴露频率、溶剂和助溶剂等。

一、暴露剂量与内剂量

化学物暴露剂量是影响毒作用的重要因素,任何物质在达到一定剂量或浓度时都可能产生毒作用。如人们生活生产过程中所必需的水,在正常情况下一般不会出现任何急性或慢性毒作用,但如果一次性摄入过多的水也可能会引起机体组织或细胞水肿,产生明显的毒作用。另一方面,一些具有较强毒性的物质在极低剂量或浓度下也可能不对机体产生毒作用甚至为机体正常代谢所必需。如铬、氟等化学元素具有一定毒性,其含量过高会导致机体出现各类疾病(癌症、氟骨症等),然而两者又是机体维持正常功能所必需的微量元素,对机体的新陈代谢等具有重要作用。

外源化学物对机体毒作用的性质和强度,直接取决于其在靶器官中的剂量(内剂量),一般而言,暴露剂量越大,内剂量也越大,所引起的毒作用就越强。

二、暴露途径

外源化学物的不同暴露途径对其吸收速度、吸收率均产生影响,进而影响其毒作用大小。如经口给药时,外源化学物在胃肠道吸收后经门静脉系统到达肝脏而被代谢(称为首过消除,first pass elimination),在肝中的代谢结果(活化或解毒)将造成其与预期毒性的差异(增毒或减毒效应);静脉注射时,外源化学物因直接进入血流,通常引起最大的效应和最迅速的反应。一般认为,化学物暴露途径的吸收速度和毒性大小的顺序是:静脉注射≈吸入>腹腔注射≥肌内注射>皮下注射>皮内注射>经口>经皮。但也有例外,如农药久效磷小鼠腹腔注射与经口暴露毒性基本一致,其 LD_{50} 分别为5.37 mg/kg 和 5.46 mg/kg,表明久效磷经口吸收速度较快,且吸收完全。大鼠经口给予氨基氰 LD_{50} 为 210 mg/kg,经皮 LD_{50} 为 84 mg/kg,经口毒性反而比经皮毒性低,可能与氨基氰在胃内可被胃酸作用迅速转化,吸收后先到达肝脏被较快降解有关。又如硝酸盐经口染毒后可在胃肠道中还原为亚硝酸盐,从而引起高铁血红蛋白血症,而静脉注射则无此毒作用。

化学物不同暴露途径的急性毒性参考值比较,能够提供其吸收程度的有用资料。如经口或经皮给药的致死量与静脉注射给药的致死量相似时,可推测该化学物容易快速地被吸收;相反,若经皮给药的致死量比经口致死量高几个数量级,则提示皮肤对该化学物的吸收是一个有效屏障。

三、暴露持续时间

根据外源化学物暴露于机体的持续时间,可将染毒分为四类:急性染毒、亚急性染毒、亚慢性染毒和慢性染毒。许多外源化学物,急性大剂量染毒与较长时间低剂量染毒的毒作用表现往往不同。如苯的原发急性毒性显示中枢神经系统(CNS)抑制,但是重复慢性暴露可导致骨髓毒性——再生障碍性贫血和白血病的危险;无机砷的急性毒性常导致胃肠系统及神经系统的损伤,而慢性砷暴露往往引起典型的皮肤病变及脏器损害。

四、暴露频率

一定剂量的外源化学物,若分几次给予动物可能只引起轻微的毒作用,甚至不引起毒作用,而一次性全部给予时,则可能会引起严重中毒,主要取决于两次染毒间隔时间、该外源化学物排出速率和已造成损伤的修复能力。任何重复染毒,毒作用的产生可能完全依赖于染毒的频率和剂量而非染毒的持续时间。如果化学物在体内蓄积(暴露频率间隔时间短于其生物半衰期),可引起严重的毒作用;若机体对毒作用损害恢复的间隔时间不够,则可能发生慢性毒作用。

五、溶剂和助溶剂

采用待测物质进行染毒时往往需要将其用溶剂溶解或稀释,有时还需用助溶剂。因此溶剂或助溶剂、化学物的稀释度等都可对其毒作用产生影响。

原则上,受试物所选择的溶剂和助溶剂应该无毒,与受试物无反应,制成的溶液稳定。常用的溶剂有水(蒸馏水)、生理盐水、植物油(玉米油、菜子油)、二甲基亚砜(DMSO)等。吐温-80(Tween-80)因其为非离子型表面活性剂,具有亲水性和亲脂性基团,可将水溶性和脂溶性物质互溶,所以常作为化学物助溶剂使用,但其对某些化学物的吸收速度有影响,且有一定毒性。溶剂或助溶剂选择不当,可加速或减缓毒物的吸收、排泄而影响其毒作用。如分别采用油和水作为溶剂测试有机氯农药DDT的一般毒性作用,结果以油作为溶剂的DDT溶液对大鼠的LD_{50}为150 mg/kg,而以水作为溶剂的DDT溶液对大鼠的LD_{50}为500 mg/kg,提示油能促进DDT的吸收。又如测定二溴磷和敌敌畏的毒作用时,用Tween-80和丙二醇作溶剂,均出现后者的毒作用比前者高,原因是丙二醇的烷氧基可与该两种毒物的甲氧基发生置换,形成毒性更高的产物所致。

化学物的稀释浓度对毒作用也有一定影响,一般在同等接触剂量情况下,浓溶液较稀溶液毒作用强。化学物的染毒容积不同,其毒作用也有差异。若以灌胃方式进行染毒,一次灌胃容积一般为体重的1%~2%,最大不超过3%;鼠类动物中静脉注射不能超过0.5 ml,较大动物(如犬、猴等)一般不超过2 ml。

第四节　环境因素

机体在暴露化学物的同时,往往还受生活或劳动环境中气象条件、噪声与辐射、昼夜或季节节律、动物饲养条件等因素的影响,引起不同程度的生理、生化和内环境的改变,进而影响其毒作用。

一、气象因素

1. 气温　环境温度可影响机体某些生理功能(通气、循环、体液、中间代谢等)及外源化学物的吸收、代谢与毒作用。有人比较了 58 种化学物在不同环境温度(8℃、26℃和36℃)中的大鼠 LD_{50},结果表明 55 种化学物在 36℃高温环境下毒作用最强,26℃环境下毒作用最弱,引起代谢增加的外源化学物如五氯酚和 2,4 二硝基酚在 8℃毒作用最弱,而引起体温下降的外源化学物如氯丙嗪在 8℃时毒作用最强。

一般在正常生理状况下,高温可致动物皮肤毛细血管扩张、血循环和呼吸加快,胃液分泌减少,出汗增多,尿量减少,以及化学物经皮和经呼吸道吸收增加。

2. 气湿　高湿环境可使某些化学物(如 HCI、HF、NO 和 H_2S)的刺激作用增强,也可使某些化学物发生化学反应(如 SO_2,一部分可变成 SO_3 和 H_2SO_4)导致毒作用增强。高气湿可造成冬季易散热,夏季不易散热,增加机体体温调节的负荷。当高气湿伴高温时,因汗液蒸发减少使皮肤角质层的水合作用增强,进一步增加经皮吸收的化学物的吸收速度,并因化学物易黏附于皮肤表面而延长暴露时间。

3. 气压　通常情况下,由于气压变化不大故对毒作用影响相对较小。但在特殊情况下,气压增高往往影响大气中污染物的浓度;气压降低可致氧分压减小而使 CO 的毒作用增大。

二、噪声与辐射

噪声与辐射等物理因素与外源化学物共同作用于机体时,可影响该化学物对机体的毒作用。如噪声可通过影响 2-萘胺的代谢增加其对大鼠的毒作用强度;紫外线与某些致敏化学物的联合作用,可引起严重的光感性皮炎;全身辐照可增强中枢神经系统兴奋剂的毒作用,降低中枢神经系统抑制剂的毒作用。

三、昼夜与季节节律

生物体的许多功能活动以 24 小时或季节为单位表现出的一贯性、周期性的波动,称为昼夜节律或季节节律。

外源化学物的毒作用可因每日给药的时间不同而有差异。如对于夜行动物小鼠,下午 2 时给予苯巴比妥的睡眠时间最长,而清晨 2 时给药睡眠时间最短(约为下午 2 时给药的 40%~60%)。人排出某些药物的速度亦有昼夜节律,如早上 8 时口服水杨酸,其排出速度慢,在体内停留时间最长;而晚上 8 时口服,排出速度快,在体内停留时间最短。给药季节不同对外源化学物毒作用影响有差异,如给予大鼠苯巴比妥盐,其睡眠时间以春季最长,秋季最短(只有春季的 40%)。

昼夜节律变化可能受体内某种调节因素所控制,如切除肾上腺后的大鼠其昼夜节律变得不明显;也可能受进食、睡眠、光照、温度等外环境因素所调节,如动物处于 24 小时光照下昼夜节律消失;大鼠对吸入二氯乙烯(vinylbenzyl chloride)毒性的感受性有昼夜节律,这与肝脏谷胱甘肽浓度的昼夜节律有关,而谷胱甘肽浓度的昼夜节律又与喂饲活动有关。关于动物对外源化学物的毒性敏感性的季节差异,有学者认为此与动物冬眠反应或不同地理区域的气候有关。

四、动物饲养条件

外源化学物的毒作用还受动物笼养形式、每笼动物数、垫料和其他因素的影响。如大鼠为群居性动物,单独笼养会使其烦躁易怒、凶猛,具有攻击性。异丙基肾上腺素的急性毒性试验中观察到,单独笼养3周以上的大鼠,其急性毒性明显高于群养的大鼠。另外,观察到饲养于"密闭"笼(四壁和底为薄铁板)内的大鼠与饲养于"开放"笼(铁丝笼)中的大鼠相比,其对吗啡等物质的急性毒性低。为防止环境条件影响化学物的毒作用,应把实验动物置于恒温、恒湿及人工昼夜环境中饲养。

第五节　化学物的联合作用

毒理学通常研究单一化学物对生物体的作用,通过研究得到生物体单独暴露于该化学物时的毒作用特征。然而在生产和生活环境中,人类往往同时或先后暴露于来自多种环境介质中的不同化学物,其多种外源化学物作用于机体所致的生物学效应十分复杂。毒理学将两种或两种以上的化学物同时或先后作用于生物体所引起的毒作用称为联合作用(joint action)。

一、联合作用的方式

多种外源化学物所产生的联合作用,可分为在外环境和在体内进行两种主要方式。

1. 外环境中进行的联合作用　该类联合作用指两种或两种以上外源化学物在进入机体前就发生相互作用而改变其作用性质和程度,产生增毒或减毒作用。如烟尘中的三氧化二铁、重金属锰等是二氧化硫氧化成硫酸的最好触媒,其凝结在烟尘上形成硫酸雾,所产生的毒作用比二氧化硫大2倍;而环境中酸碱共存时引起的酸碱中和作用可产生减毒作用。

2. 体内进行的联合作用　有害因素在体内进行的联合作用,往往是通过改变机体的功能状态或代谢能力来实现的。其可发生在毒物摄入、吸收、分布、代谢转化、排泄等多个过程中,或作用于同一靶器官而产生相互作用效应。

二、联合作用的类型

当前公认和普遍应用的联合作用分类仍是世界卫生组织(WHO)于1981年提出的分类法,即相加作用、独立作用、协同作用和拮抗作用。根据各化学物生物学活性是否相互影响,又将其分为非交互作用和交互作用。

(一)非交互作用

非交互作用指两种或两种以上的化学物同时或先后作用于生物体,各化学物的毒作用互不影响,可通过各化学物的暴露剂量或生物学效应总和直接推算其联合毒作用。非交互作用包括相加作用(addition joint action)和独立作用(independent action)。

1. 相加作用　指两种或两种以上化学物各自以相似的方式和机制,作用于相同的靶点,但其毒作用彼此互不影响,对机体产生的毒作用等于各化学物单独对机体产生效应的算术总和,又称为简单的相似作用或剂量相加作用。该联合作用中每个化学物都按各自的相对毒作用和剂量比例对总毒作用作出贡献,原则上不存在阈值。多数刺激性气体引起的呼吸道刺激作用,或同分异构物或结构类似物如多氯联苯(PCB)和 TCDD 的联合毒作用,多呈相加作用。

2. 独立作用　指两种或两种以上化学物,由于其作用模式和作用部位等不同,所引发的生物学效应彼此互不影响,从而表现出各自的毒作用,又称为简单的独立作用、简单的不同作用或反应(效应)相加作用。如铅冶炼工人常同时暴露于铅和镉,铅主要损害神经、消化和血液系统,而镉主要损害肾脏和骨骼,它们的联合毒作用常表现为独立作用。若不区分产生效应的性质(如不同靶器官受损,不同质的有害效应),只关注出现效应的阳性率(如群体中的中毒或死亡率),则该联合作用也可表现为相加作用。

在人体实际的低剂量暴露中,相加作用和独立作用有很大差别。对于相加作用,各化学物低于无作用水平时也可发生联合毒作用。而对于独立作用,当各化学物剂量低于无作用水平,即各化学物导致的反应为零时,总联合作用为零。针对低剂量的多重暴露,剂量相加可能导致严重的毒作用。对于有线性剂量-反应关系的遗传毒性致癌物(假定不存在无作用水平,作用机制是"相似的"),独立作用和相加作用可得到相同的毒作用。

（二）交互作用

交互作用指两种或两种以上外源化学物作用于机体后造成比预期的相加作用更强或更弱的联合效应,主要表现为协同作用(synergistic effect)和拮抗作用(antagonistic joint action)。但若一种化学物对某器官或系统并无毒作用,而与另一种化学物同时或先后暴露时可增强或降低另一种化学物的毒作用则被称为加强作用(potentiation joint action)或抑制作用(inhibition joint action)。如三氯乙烯和异丙基肾上腺素对肝脏并无毒作用,但两者都能明显增加四氯化碳对肝脏的毒作用,即为加强作用。

1. 协同作用　指两种或两种以上化学物对机体所产生的联合毒作用大于各化学物单独对机体的毒作用总和,即毒作用增强。较多见的协同作用是同源性化学物作用于相同靶部位,产生相同的效应。如马拉硫磷与苯硫磷联合染毒,毒作用明显增加,可能是苯硫磷可以抑制肝脏分解马拉硫磷的酯酶,使马拉硫磷分解减慢之故;四氯化碳和乙醇对肝脏均有毒作用,当同时进入机体时,其对肝脏的损害作用要比其单独作用大得多。另如单独接触石棉可使肺癌危险度增高 5 倍,单独吸烟高 11 倍,但吸烟者接触石棉则使肺癌危险度增高 55 倍。化学结构、作用部位和作用机制均不同的一些化学物,若其最终效应一致,也可产生协同作用,如一氧化碳使血红蛋白的携氧能力下降而致缺氧,氰化氢使细胞色素氧化酶的电子传递受阻而不能利用血液带来的氧,也表现为缺氧,两者混合暴露时可产生协同作用。

协同作用常出现在吸收被促进、代谢活化酶被诱导或解毒酶受抑制、排泄被延缓等情况。此外,若两种化学物在体内相互作用后其中一种化学物的结构发生改变或产生新的化学物,可能会出现新的有害效应。如亚硝酸盐和胺类单独无致癌性,但两者可在胃内反应生成具有致癌性的亚硝酸胺类化学物。

2. 拮抗作用　指两种或两种以上化学物对机体所产生的联合毒作用低于各化学物单独毒作用的总和。拮抗作用按其机制不同可分为4种主要类型:①化学性拮抗:两种化学物通过化学反应产生一种毒性较低的物质,如二巯基丙醇和二巯基丁二酸钠都可与砷、汞、铅等金属离子络合,而降低这些金属离子的毒作用。②功能性拮抗:发生于两种化学物对同一生理指标有相反的作用,如中枢神经系统兴奋剂与抑制剂的对抗作用。③配置性拮抗:一种化学物影响另一种化学物的吸收、分布、代谢以及排泄,使之较少到达靶器官或在靶器官中作用时间缩短,如活性炭吸附胃肠道中的化学物减少其吸收,代谢酶诱导剂诱导解毒酶或抑制剂抑制活化酶;又如利尿药加快血液中化学物的排泄等。④受体性拮抗:当两种化学物在体内与同一受体结合时,产生竞争性拮抗,如烯丙羟吗啡酮(naloxone)用于解除吗啡和其他吗啡样麻醉剂对呼吸的抑制作用;当联合作用的双方结合于不同受体,则产生非竞争性拮抗,如治疗有机磷农药中毒的阿托品,其降低有机磷等乙酰胆碱酯酶(AChE)抑制剂的毒作用并非阻滞AChE的受体,而是阻滞胆碱能神经所支配的效应细胞的M胆碱受体。

三、联合作用的评价

人类在实际生活与生产环境中,往往同时或先后暴露于多种外源化学物,因此化学物的联合毒作用评价对人类健康风险评估具有重要意义,同时可为制定卫生标准和研究防治药物提供客观的毒理学依据。

(一)联合作用研究的统计学设计

外源化学物的联合作用评价,首先需选择或确定有效的统计学设计方案。目前最常用的研究外源化学物联合作用的统计学设计为析因设计(factorial design)、正交设计(orthogonal design)、均匀设计(uniform design)等。这些设计均可在统计学软件如SAS、SPSS上得以实现。析因设计是一种多因素的交叉分组设计,对各种组合的交互作用具有独特的分析功能,同时具有直观表达分析结果的优点,其中两因子或三因子是最常用的析因设计。但当涉及的外源化学物及其水平数较多时,实验组数急剧增多,不适宜选用此设计。正交设计利用一套规格化的正交表将各试验因素、各水平之间的组合均匀搭配,能够极大地减少试验次数,提供较多的信息,且结果较稳定。因此当化学物的个数在3个以上且化学物之间的交互作用不可忽视时,应选用此设计。均匀设计适用于全部因素为定量因素的实验研究,但其结果不够稳定。在实际工作中,可先用均匀设计获得可能对试验结果有统计学意义的少数几个试验因素信息,再利用正交设计或析因设计对这些试验因素进行确证性试验,以达到预期目的。

(二)联合作用的评价

国内外尚未形成外源化学物联合作用统一评价体系。目前用于外源化学物联合作用定性或定量评价的方法主要有:联合作用系数法、等效应线图法、等概率和曲线法、共毒系数法、方差分析、Logistic模型、广义三阶多项式回归模型等。但每种方法均有各自的使用条件和优缺点,因此,在进行外源化学物联合作用评价时,应严格根据条件选择方法。

1. 联合作用系数法　是在先获得化学物各自 LD_{50} 的基础上,利用 Finney 毒性相加公式,从各化学物的联合作用是相加作用的假设出发,计算出混合物的预期 LD_{50}。具体公式为:

$$\frac{1}{混合物的预期 LD_{50}} = \frac{a}{A 的 LD_{50}} + \frac{b}{B 的 LD_{50}} + \cdots + \frac{n}{N 的 LD_{50}}$$

式中:A,B,…,N 分别代表参加联合作用的各化学物;a,b,…,n 分别为各化学物在混合物中所占的重量比例,a+b+…+n=1。

根据实测混合物的 LD_{50},求出混合物的预期 LD_{50} 与实测混合物 LD_{50} 的比值(预期 LD_{50}/实测 LD_{50}),即 K 值,以此来判断化学物间联合作用的类型。一般认为,K 值在 0.4～2.5 之间为相加作用,K<0.4 表示拮抗作用,K>2.5 表示协同作用。

评价联合作用的 K 值标准有 Smyth 法和 Keplinger 法,试验方法不同,标准亦不相同,具体见表5-1。

表 5-1　评价联合作用的 K 值标准

评价方法	实验条件	拮抗作用	相加作用	协同作用
Smyth 法	非空腹灌胃	< 0.40	0.40～2.70	> 2.70
Keplinger 法	空腹灌胃	< 0.57	0.57～1.75	> 1.75

2. 等效应线图法　是在试验条件和暴露途径相同情况下,分别求出两个化学物(A 和 B)的 LD_{50} 及其95%可信限,然后以纵坐标表示 A 化学物的剂量范围,以横坐标表示 B 化学物的剂量范围,分别将两个化学物的 LD_{50} 值及95%可信限点连成三条直线(图 5-1),即为等效应线。如果混合物实测 LD_{50} 值在两种化学物可信限上、下连线之间则判断为相加作用,上限以上则为拮抗作用,下限以下则为协同作用。该法简单,结果直观,但只能评价两种化学物的联合作用,而不适用于非概率型效应指标资料。

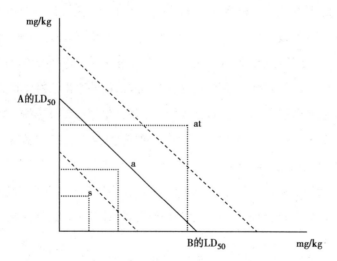

图 5-1

化学物 A 和 B 的联合作用等效应曲线

a:表示相加作用; s:表示协同作用; at:表示拮抗作用

3. 等概率和曲线法　以效应相加为基础进行联合作用评价,其根据混合物中各化学物的剂量-死亡概率回归曲线求出预期死亡概率,再对概率求和,推算死亡率。

4. 共毒系数法　根据指标不同分为 3 种:①以毒性指数为指标,先以常规方法测定混合物及各化学物的 LD_{50},再以一种化学物质的 LD_{50} 为标准与其他化学成分和混合物的 LD_{50} 进行比较(称为毒性指数),然后推算混合物的理论和实际毒性指数,据此计算共毒系数并作出联合作用评价。②以死亡率为指标,根据实测混合物死亡率和预期死亡率计算共毒系数,评价其联合作用。③共毒可信限法,测定两种化学物的 LD_{50} 及可信限,按混合比例和各自 LD_{50} 值推算混合物的预测 LD_{50} 及可信限,预测 LD_{50} 与实测 LD_{50} 之比即为共毒系数,据此评价联合作用类型。同时还可根据实测值与预测值的可信区间是否相覆盖进行分析,覆盖者为联合作用较弱,反之较强。

5. 方差分析　将各单因素的剂量-效应曲线和联合作用的剂量-效应曲线进行重复设计,通过方差分析可确定各因素之间是否有交互作用。以两因素为例,如交互作用显著,两曲线随剂量增大而远离,说明两因素之间具有协同作用;如交互作用不显著,两条量-效曲线互相平行,则说明两因素之间具有相加作用;若两曲线随剂量增大而靠近或交叉,说明两因素之间具有拮抗作用。该方法可以直接利用连续的测量结果进行计算,从而充分利用实验数据中所含的信息。

6. Logistic 模型　是一种应用范围较广的非线性模型,可以函数形式来表示联合作用的剂量-反应关系,其适用范围广,两种或多种因素联合作用的分析均可采用该方法。

7. 广义三阶多项式回归模型　在研究固定剂量或固定比例设计下的联合作用时,若其单独或联合的量-效曲线散点图呈三次抛物线型时,可采用广义三阶多项式回归模型。该模型可成功解决不同效应水平(如 ED_{50}、ED_{60} 等)所对应的联合作用特征可能不一致的问题,具有简便、有效、客观及使用范围较宽的优点。

8. 其他方法　近年来随着研究方法的不断完善,许多新方法也逐步应用于联合作用评价中。如分类与回归树法(classification and regression trees,CART)、多因素降维法(multifactor dimensionality reduction,MDR)等方法用于评价基因-基因和基因-环境因素的交互作用。CART 是一种非参数回归分析方法,能有效克服传统 Logistic 回归、COX 回归模型分析交互作用时无法处理变量之间的共线性,以及多水平变量间复杂的交互作用分析结果难以解释等问题。该法结果直观明了,适用于任何分布类型的资料,并能有效处理缺失数据,但存在样本量较小时稳定性欠佳、不能有效反映高度线性关系的数据结构等缺点。MDR 是目前成功应用的非参数、无须遗传模式分析交互作用的方法。该法通过列举多个因素之间所有可能的组合情况,将组合中的每个单元格按给定的阈值划分为高风险组或低风险组,将研究中涉及的多个因子看作一个多因子组合,减少了因数据划分的偶然性带来的 I 类错误。但因 MDR 采用穷举策略分析自变量的所有组合可能,其上百个甚至上千个位点的数据集可能会使 MDR 分析难度加大;此外,MDR 得到的基因和环境因素交互作用的生物学意义不易解释。

（三）联合作用评价中注意事项

1. 暴露途径　在实际生产生活中,主要经呼吸道和皮肤接触毒物,故联合作用评价时须结合实际,考虑经呼吸道、经皮肤暴露的联合作用。

2. 暴露时间和顺序　多种化学物同时暴露或先后暴露,间隔时间不同或暴露顺序不同,其联合作用结果均可能不同。

3. 毒作用指标的选择　以不同毒作用指标所作的联合作用评价,有时结论相反,故在评价时应注意毒作用指标的针对性选择。

4. 实验结果的代表性　两种或两种以上化学物在某种剂量比例下的实验结果不能作为其联合作用的普遍结果。

5. 实验结果外推的不确定性　动物实验结果与体外实验结果有时并不一致,应充分考虑其影响因素和不确定性,尤其将动物实验结果外推到人时应更慎重。

（张爱华　王大朋）

思考题

1. 毒作用影响因素研究对毒理学研究与应用有何理论及实际意义?

2. 定量结构-活性关系（QSAR）研究对深入解析化学物的毒作用性质及其影响因素有何意义?

3. 影响化学物毒作用的主要理化因素有哪些?　它们如何影响化学物的毒作用?

4. 化学物联合作用的类型及常用评价方法有哪些?

第六章

毒理学实验设计

　　毒理学是一门实验学科,经典的研究方法主要是体内试验和体外试验,还包括离体试验和人群观察等。体内实验是以实验动物或模式生物为模型,体外实验主要以细胞系或原代培养细胞为模型。毒理学实验的目的是观察受试物对模型的毒性效应,探讨毒作用机制,将实验研究结果合理外推到人,以评估外源化学物对人的有害效应和健康风险。毒理学实验的设计、实施和评价是毒理学研究的基础,熟悉毒理学实验的设计原则和研究方法有助于更好地开展毒理学研究和毒理学安全性评价工作。

　　毒理学实验是一个广义的概念,既包括实验室进行毒性测试和机制研究的探索性实验,也包括有法律法规约束和实验室资质要求的规范化实验,本章中涉及的毒理学实验主要是实验室探索性或评价性实验。目前,规范化的评价正逐步成为化学物安全性评价的主要手段,相关国际组织和各国行政部门颁布的相关实验技术规范或指南均属于管理毒理学范畴,也是毒理学应用性的最佳体现。为了对外源化学物的毒性进行全面评价并在此基础上实施有效管理,我国对食品、药品、化妆品、农药等均规定了相应的毒性评价程序和方法。但不论体内还是体外试验,一般毒性还是特殊毒性试验,在实验设计方面都有其共性。现代科学研究强调研究设计、实施和资料统计分析三者的连贯和统一。是否能够获得预期结果,实验设计至关重要。本章主要介绍毒理学实验设计的一般原则和相关知识。

第一节　实验动物的选择

　　实验动物是指经人工饲养、对其携带的微生物实行控制、遗传背景明确和来源清楚的动物,主要用于教学、科学研究和检验等目的。生物医学相关实验应选用标准化的实验动物,尽可能排除因遗传上的非均质性引起的个体反应差异,排除动物所携带的微生物、寄生虫和潜在疾病对实验结果的影响,以获得可靠的实验结果,并便于与国内外同类研究进行比较。实验动物的标准化包括遗传背景标准化(品系)、微生物控制标准化(级别)和动物管理标准化。实验动物的管理包括环境条件的控制和设施的管理等。

一、物种选择

　　外源化学物对人和不同物种的实验动物的毒性程度和表现常有所不同,这种毒性差异可表现在量方面,即引起毒性的剂量大小的差异,也可表现在质方面,即毒效应的差异,如除草剂百草枯对人可引起肺损伤,但对狗则未见到此毒效应。因此,应根据受试物的毒性特点,合理选择实验动物的物种。

对实验动物物种选择的基本原则是:选择对受试物的吸收、代谢、生理生化特征与人最接近的物种;自然寿命不太长的物种;易于饲养和实验操作的物种;经济并易于获得的物种。在选择动物物种和品系时,如无特殊理由,应与传统常用或有关文献使用的动物一致,以使实验结果能相互比较。在毒性试验和相关研究中常用的实验动物包括:大鼠、小鼠、豚鼠、兔和犬等。其他可能用到的实验动物有地鼠、猕猴、小型猪、鸡、斑马鱼等。

小鼠和大鼠是最常用的实验动物。小鼠是小型啮齿类实验动物,有多种毛色,如白色、灰色、黑色、棕色和黄色等,生命周期短,寿命 1~2 年,易于饲养和管理,出生时体重 1.5 g 左右,哺乳饲养 1~1.5 月即可达到 18~20 g,即可供实验使用。大鼠寿命 2~3 年。繁殖力强,2 月龄即可进入性成熟阶段。大鼠喜欢夜间活动,性情较凶猛,抗病力强,对环境适应性较强,成年大鼠很少患病,但对饲养环境的湿度、粉尘、氨气和硫化氢极为敏感。大鼠特有的生理特征是缺乏呕吐反射,无胆囊,分泌的胆汁通过胆总管进入十二指肠;其肝脏再生能力特别强,切除 60%~70% 的肝依然有再生能力。豚鼠是对致敏源较敏感的动物,家兔的眼睛和皮肤对刺激性物质较敏感。

事实上,没有一种实验动物能够完全满足对不同受试物和不同毒性评价的要求。一般假设,如与人比较,相同的暴露方式、接近的暴露剂量水平,在两个物种发生毒性反应,则可推测该化学物对人将出现类似的毒性反应。目前一般公认的方式是使用两个物种,即啮齿类和非啮齿类各一种来进行毒性评价试验。当外源化学物对不同物种动物的毒性反应有很大差异时,应研究在其不同物种的代谢和动力学特点以及毒作用机制,在此基础上才可将实验结果外推到人。

二、品系选择

品系(strain)是实验动物学的专用名词,指用计划交配的方法,获得起源于共同的祖先或有相似基因型的一群动物。常用的实验动物品系有近交系、杂交群、封闭群和突变系四种。

(1)近交系:指两性同胞或亲子之间连续交配 20 代以上而培育的纯品系动物,近交系动物个体有 98.6% 的基因位点是纯合子,个体间的差异非常小。小鼠有 BALB/C、C3H、C57B/6J、DBA/1 和 DBA/2、615、津白 I 和津白 II 等。纯系动物的特点是生物学相似性很好,实验的反应比较一致,但是,由于纯系动物属于近亲交配,所以会携带较多的遗传负荷(genetic load),体质较弱,容易发病,称之为近交衰退。

(2)杂交群(杂交 1 代,F1):指两个不同的近交系之间有计划进行交配,所产生的第一代动物,具有两亲本遗传特性或产生新的遗传特性的动物群。该动物有杂交优势,生命力强,克服近交衰退,又有杂交系动物基本相似的遗传均质性,实验重复性较好,广泛应用于移植免疫和一些疾病模型研究。

(3)封闭群:指一个种群在五年以上不从外部引进新血缘,仅由同一品系的动物在固定场所随机交配繁殖的动物群。如昆明种小鼠、NIH 小鼠、LACA 小鼠、F344 大鼠、Wistar 大鼠、SD(Sprague-Dauley)大鼠等。该品系是毒理学实验常用的动物,抗病能力较强,繁殖量大,可满足实验的要求。

(4)突变系:指保持有特殊的突变基因的动物品系,可通过自然突变和人工定向突变繁殖,在繁殖过程中,其变异的基因可遗传到子代并维持稳定的遗传特性。一般多用于动物模型,比如疾病模型构建等。

一般而言,近交系动物对外源化学物毒性的敏感性最高,杂交群次之,封闭群较低。

三、微生物级别选择

实验动物体内常见的微生物有细菌、病毒和寄生虫等,通过控制生产方式和饲养动物房设施条件等可控制实验动物的微生物状况。实验动物可分为四级,普通动物(conventional animal,CV)、清洁动物(clean animal,CL)、无特定病原体动物(specific pathogen free,SPF)和无菌动物(germ free,GF)(表6-1)。对于一般毒性评价和研究,应尽可能使用Ⅱ级(或Ⅱ级以上)的动物,以保证实验结果的可靠性。清洁级(Ⅱ级)以上的动物要求在屏障系统饲养,无菌动物必须在隔离环境中饲养,屏障系统以上的动物设施需严格控制人员、物品和环境空气的进出。

表 6-1　实验动物微生物控制分类等级

级别	名称	要求
Ⅰ级	普通动物(conventional animal,CV)	不携带能传染给人的疾病病原体
Ⅱ级	清洁动物(clean animal,CL)	除Ⅰ级标准外,种系清楚,没有该动物特有的疾病
Ⅲ级	无特定病原体动物(specific pathogen free,SPF)	除Ⅱ级标准外,动物为剖宫产或子宫切除产、按纯系要求繁殖在隔离器内或层流室内饲养,可有不致病细菌,但没有致病性病原体
Ⅳ级	无菌动物(germ free,GF)	在全封闭无菌条件下饲养的无菌纯系动物,动物体外不带有任何微生物(包括绝大部分病毒)和寄生虫

四、个体选择

实验动物对外来化学物的毒性反应也可能有较大的个体差异,这些差异可能与性别、年龄、生理状态和疾病等因素有关。

(1)性别:除与性别相关的毒性(如生殖毒性)外,同一物种、同一品系的实验动物,通常雌雄两性对相同外源化学物毒性反应性质类似,但对其毒性的敏感性(毒性程度)常存在性别差异。如已知动物性别对受试物的敏感性有差异,则应选择敏感的性别。如不清楚有无性别差异,则应选用雌雄两种性别。一般而言,对于初次评价的受试物,也应采用两种性别。

(2)年龄和体重:在实际工作中,常以动物的体重来粗略判断其年龄。毒性评价选用实验动物的年龄段主要取决于试验的类型和评价的目的。急性试验一般选用成年动物,而亚慢性和慢性试验通常选用较年幼的或初断乳的动物,以观察受试物对生长发育的影响,并使实验周期能覆盖成年期。同一试验中,相同性别的动物的起始体重差异不应超过平均体重的±20%。性别差异较大的观察指标应分性别进行统计分析。

(3)生理状态:应避免使用特殊生理状态时期的动物。如动物怀孕、哺乳等,由于激素分泌等原因,可改变其对化学物毒性的反应,故雌性动物应选用未产未孕者。雌雄动物应分笼饲养。但在某些试验如致畸试验、繁殖试验,则需要有计划地合笼交配,或使用孕鼠等特殊动物。

(4)健康状况:实验动物的健康状态对毒理学试验结果有很大影响,因此应选用健康动物,并注意实验动物的微生物控制,这对于长期毒性试验显得尤为重要。通过观察动物外观和活动等,可初步判定其健康状况。健康动物应发育正常、体形健壮,无外观畸形;被毛浓密、有光泽、顺贴而不蓬乱;行动灵活、反应敏捷,眼睛明亮有神;表皮无溃疡和结痂,天然孔道干净无分泌物。为确保选择健康动物,一般应在试验开始前观察5~7天。对于大鼠和犬的亚慢性和慢性试验,可在试验前采血进行血液学和血液生化学检查,异常的动物应剔除;对犬还应在试验前常规驱除肠道寄生虫。

五、实验动物的管理

中国政府对实验动物的管理机构是在科技部和各省(市)、自治区科技厅(局)领导下的实验动物管理委员会。自1988年国务院批准《实验动物管理条例》以来,发布了多项国家和地方法规,并制定了有关的国家标准,其中强制性国家标准有《实验动物　遗传质量控制》(GB 14923—2022)、《实验动物　微生物、寄生虫学等级及监测》(GB 14922—2022)、《实验动物　配合饲料营养成分》(GB 14924.3—2010)、《实验动物　环境及设施》(GB 14925—2023)等。在毒理学试验中所用的实验动物应有动物合格证、实验动物生产许可证、饲料合格证、实验动物使用许可证。从事动物实验的人员应经培训,取得资格后上岗。

对实验动物的管理和使用应遵循相关法规和标准,在动物的管理、环境条件的控制和设施的管理等方面必须达到标准的要求。此外动物实验还应遵循动物福利的相关规定,尊重生命,善待实验动物。

六、模式生物简介

近年来,研究者们逐渐筛选出一些操作简单、成本低廉、测试周期较短的生物指示物和模式生物进行污染物的毒性评价。例如线虫、斑马鱼、大型溞,蚯蚓等。篇幅有限,在此仅对斑马鱼和线虫做一简单介绍。

(1)斑马鱼(zebrafish):斑马鱼是世界上广泛分布的一种观赏鱼,目前,已被美国国家卫生研究院(NIH)列为继人和大小鼠之后的第三大模式生物。斑马鱼成体长3 cm左右,雄鱼个体修长,雌鱼个体肥大。具有繁殖能力强、体外受精和发育、胚胎透明、性成熟周期短、个体小易养殖等诸多优点,是一种与人类基因同源性较高的新型模式脊椎动物之一。它的神经中枢系统、内脏器官、血液以及视觉系统,尤其是心血管系统,在分子水平上85%与人相同,早期发育与人类极为相似。近年来斑马鱼的细胞标记技术、组织移植技术、突变技术、单倍体育种技术、转基因技术、基因活性抑制技术等已经成熟,且有数以千计的斑马鱼胚胎突变体,已成为研究动物胚胎发育的优良材料和人类疾病起因的最佳模式生物之一。此外,斑马鱼胚胎和幼鱼对有害物质非常敏感,在毒理学研究领域,可用于建立毒理学评价模型。由于斑马鱼形态关联、毒性表达的相关基因与其他脊椎动物相似,且生长快,可以短时间内调查污染状况或用于特殊环境污染物检测等,同时也适合药物的毒性评价及筛选,随着斑马鱼研究和应用的不断深入,将会在毒理学研究中发挥越来越重要的作用。

(2)秀丽隐杆线虫(caenorhabditis elegans,C. elegans):秀丽隐杆线虫作为线虫的代表,是生态毒理学研究和现场研究中应用较多的一种特殊线虫,目前,利用C. elegans进行毒性评估已得到逐步肯定。

秀丽隐杆线虫成体仅 1 mm 左右,雌雄同体,可自体受精或双性生殖,是结构较为简单的多细胞真核生物;具有身体半透明、繁殖迅速、饲养条件简单、廉价和易操作的等特点。研究时不需染色,显微镜下即可看到其清晰结构,是研究细胞分裂、分化、死亡等的好材料;在遗传研究上具有无可比拟的优势,一方面,不同遗传背景的秀丽线虫可以像果蝇等模式动物一样进行遗传交配,获得具有多种性状的个体,进而进行遗传分析;另一方面,经突变或交配产生的新性状无须再经交配,只需转接继代就可以保持。将线虫浸泡到含有核酸的溶液中,就可将基因导入。另外,线虫还可以像动物培养细胞一样储存在-80℃冰箱或液氮中,可大量保存各种遗传背景的秀丽线虫株系。目前,线虫为模式生物的研究几乎涉及生命科学的各个领域并取得了重大突破。近年来毒理学研究中,秀丽隐杆线虫已逐步建立起了多重毒性指标分析系统。三个指标系统分别为生理标志物,如致死率、最长寿命等;行为标志物,如运动行为和记忆行为等;蛋白标志物主要为蛋白、酶活性及 DNA 分子水平的变化等。

第二节　染毒方式

染毒也称接触或暴露,正确的染毒方法是使毒理学实验顺利进行并获得可靠结果的保证,其基本前提条件是选择合适的受试物处理方法、科学的剂量设计和适当的接触途径等,实验准备中细节不容忽视。实验室的质量控制在整个实验的实施过程中尤为重要。

一、受试物及溶剂

应首先了解受试物的结构式、相对分子质量、常温常压下的状态、熔点、沸点、密度、挥发度、水溶性和脂溶性等理化特性,生产批号及纯度、杂质成分与含量,在溶媒、赋形剂或饲料中的稳定性资料等。理化特性对预估受试物的毒性、选择适当的溶剂,给予方式、受试物的配制和储存等有重要意义。一般情况下,毒理学试验尽可能使用同一批号的受试物。

染毒前需要将受试物用适当的溶剂溶解后配制为所需的浓度和合适的剂型,受试物可制备成水溶液、油溶液和混悬液。水是最好的溶剂,对于脂溶性物质可选玉米油等植物油,不溶于水或油的物质,应选择无毒赋形剂(淀粉、甲基纤维素等)配制混悬液,赋形剂用量应尽可能减至最少。应根据受试物的特性选择合适的溶剂或赋形剂。对溶剂和助溶剂的基本要求有四点:无毒或实际无毒;与受试物不起反应,受试物在溶解中必须是稳定的;对受试物在体内的动力学无显著影响;无特殊刺激性或气味。

受试物如混入饲料或饮水中给予,注意必须混匀,必要时做含量检测。饲料中掺入量以不影响动物摄食、营养平衡为原则,饲料掺入量一般低于 5%(W/W),必要时可达到 10%(W/W),若掺入量大于饲料的 5%,应调整对照组或剂量组饲料蛋白质等成分(实际工作中常采用干酪素调整饲料中蛋白质含量),以尽量做到营养平衡。避免因为可能影响动物的营养状况而影响实验结果。

受试物在贮存期内稳定性和在饲料中的稳定性必须进行研究并报告,受试物的总量应在一次备齐全部试验的用量。下面为一般毒性试验应备的受试物总量的计算公式。

$$总量 = (每组动物数 \times 处理组剂量总和 \times 动物平均体重 \times 染毒次数) \times 1.2$$

二、剂量和剂量的换算

剂量的大小决定毒效应大小,也是进行毒理学实验成败的关键因素,剂量设计要根据受试物的种类、理化特性、暴露途径和环境暴露水平决定。剂量的描述方式一般以体重或体表面积计,如 mg/(kg·BW)或 mg/m^2。一般认为以体重计算人比实验动物敏感,但以单位体表面积计算则人产生毒作用的剂量和实验动物相近似。因此可用体表面积进行实验动物剂量和人等价剂量的转换,转换系数见表 6-2 和表 6-3。

表 6-2　不同物种体重-体表面积转换表

物种	体重(kg)	体表面积(m^2)	转换系数(km)
小鼠	0.02	0.0066	3
大鼠	0.15	0.025	5.9
猴	3	0.24	12
犬	8	0.4	20
人:儿童	20	0.8	25
成人	60	1.6	37

表 6-3　实验动物与人体的每公斤体重等效剂量折算系数 W 表

→A 种 B 种↓	小鼠 (0.02 kg)	大鼠 (0.2 kg)	豚鼠 (0.4 kg)	兔 (1.5 kg)	猫 (2 kg)	犬 (12 kg)	成人 (60 kg)
小鼠(0.02 kg)	1.0	1.4	1.6	2.7	3.2	4.8	9.01
大鼠(0.2 kg)	0.7	1.0	1.14	1.88	2.3	3.6	6.25
豚鼠(0.4 kg)	0.61	0.87	1.0	1.65	2.05	3.0	5.55
兔(1.5 kg)	0.37	0.52	0.6	1.0	1.23	1.76	3.30
猫(2 kg)	0.30	0.42	0.48	0.81	1.0	1.44	2.70
犬(12 kg)	0.21	0.28	0.34	0.56	0.68	1.0	1.88
成人(60 kg)	0.11	0.16	0.18	0.304	0.371	0.531	1.0

三、染毒方式

毒性试验的染毒方式或途径有多种,常用的有经口、经皮、吸入、注射(肌内、皮下、腹腔注射)等染毒方式。选择原则是以模拟人群接触的方式为佳。化学物经不同途径染毒,其在体内的吸收、代谢、分布等均可不同,因此应根据受试物的理化性质、实际用途以及可能的毒作用等,合理选择染毒途径。

1. 经消化道染毒　许多工业化学物和环境污染物可通过污染水和食物而进入人体,故经消化道染毒是毒性试验常用的染毒方式,其方法主要有灌胃法、喂饲法和胶囊法三种。灌胃法剂量准确,但易造成消化道损伤,可能影响受试物的吸收,也可影响动物的正常消化功能。灌胃法常用于急性毒性试验,亦可用于长期染毒。喂饲法是将受试物拌入饲料或溶于饮水中,受试动物自由摄取,为食品污染物或水污染物的常用染毒方式,但应注意加入较大量的受试物可能影响饲料中的营养素含量,故必要时应适当调整饲料成分。此外,挥发性或有异味的受试物也不宜采用此方法。胶囊法多用于犬、兔等动物,对于具有挥发性、易分解或有异味的化学物尤其适用。

2. 经呼吸道染毒　是评价经呼吸道接触的毒物或空气污染物优先考虑的染毒途径。常用方法有吸入染毒和气管注入。气管注入虽可定量,但不易折算为吸入浓度,故一般多用在吸入染毒无法实现时,或只需进行定性研究时。吸入染毒分为静式吸入和动式吸入两种。静式吸入染毒是将实验动物置于一定容积的密闭容器,加入一定量的气态或挥发性受试物,在规定的时间内进行染毒。动式吸入染毒是连续不断地送入含有一定浓度受试物的新鲜空气,同时排出等量空气,造成一个浓度相对稳定的动态平衡的空气环境。动式吸入染毒适用于单次染毒时间持续较长的情况,也适用于主要以烟、雾、尘等形式接触的受试物。无论使用静式或动式吸入染毒,均应注意染毒柜或容器中受试物的浓度变化规律。动式染毒需要专门的吸入暴露设备,成本较高。

3. 经皮染毒　常用于可能接触皮肤的化学物染毒,主要观察其经皮吸收的可能性、局部刺激作用及是否具有致敏作用。大鼠浸尾法常用于评价吸收能力的定性试验,亦可使用大鼠做 LD_{50} 试验,即经皮肤吸收的急性毒性试验。

4. 注射染毒　常用于化学物的机制研究、比较毒性研究或毒物动力学研究。根据实验目的和受试物的性质不同,可采用腹腔注射、肌内注射、皮下注射或静脉注射。对于经注射染毒的受试物,一般要求其对注射局部无刺激性。

第三节　毒理学实验设计原则

实验设计是指为特定试验研究制订一个周密的、安排合理的、符合科学性原则的设计方案,是实施实验项目的指南,也是确保研究结果准确和可靠的前提。毒理学实验的对象为生物体,由于生物个体差异较大,常导致实验结果出现偏差。为了能有效地控制随机误差,避免或减少非处理因素的干扰,以较少的实验对象取得较多且可靠的实验数据,达到经济、高效的目的,在毒理学研究的试验设计时必须遵循统计学原则,即随机、重复、对照三个基本原则。毒理学实验设计涉及剂量水平及剂量分组,每个剂量水平的实验单位数和对照组的设置等。实验单位是进行处理时或观察时独立的最大采样单位。动物试验以动物个体作为实验单位,而体外试验则常常以培养器物作为实验单位。各观察值必须具有代表性,如果同时评价几个因素的效应,还应注意均衡性,即实验设计应能区分不同因素的贡献。

实验设计应具有同质性,即各处理组和对照组的非实验因素和条件均一致,为此,各实验单位(动物或培养物)的分组及整个实验操作都应遵循随机化原则。在利用形态学指标的毒理学实验中,必须采用盲法观察,以消除实验者主观因素对观察结果的影响和偏移。样本量应足够大,并有适当的重复次数,以估计处理之间、实验室内和实验室间的变异性。一般可根据统计学显著性水准、检验把握度、容许误差、总体标准差等来估计样本的大小。

一、体内试验设计原则

体内试验即整体动物试验。动物试验设计的要素包括:实验动物、剂量与分组、染毒途径与方法、试验期限、观察指标和结果分析等。

1. 实验动物　不同类型的试验应选择不同物种的动物。大鼠和小鼠可用于急性毒性试验、长期毒性试验和遗传毒性试验,犬用于一般毒性试验较多,豚鼠常用于皮肤刺激试验和致敏试验,而兔常用于皮肤刺激试验和眼刺激试验。

除了动物物种和品系的要求,动物数量的确定也很重要,因为个体数量越多越能减少个体差异所引起的误差,但也应注意尽量避免浪费以及动物保护和伦理等方面。动物数量过少,所得指标不够稳定,结论也缺乏充分依据;数量过多,会增加实际工作量,并造成不必要的浪费。毒理学研究中各组动物数取决于很多因素,如实验目的和设计,要求的敏感度,实验动物的寿命、生殖能力,经济上的考虑及动物的可利用性等。统计学上有专门的公式进行样本含量计算,各组动物数应符合统计学要求。常规毒性试验的动物数习惯性规定如下:

(1)小动物(小鼠、大鼠、鱼、蛙等):每组 10~30 只,计量资料每组不少于 10 只,计数资料每组动物应适当增加;若分成 3~5 个剂量组,每组 8 只也可,但每个处理因素的动物总数不应少于 30 只。

(2)中等动物(兔、豚鼠、鸡等):每组 6~20 只,计量资料每组不少于 6 只,计数资料每组不少于 15 只。

(3)大动物(猫、犬、猪、猴等):每组 5~15 只,计量资料每组不少于 5 只,计数资料每组不少于 10 只。

2. 染毒及方式　如前所述,染毒之前的准备工作是了解受试物或样品的理化性质,做好溶剂的选择,配制合适的溶液以及选择合适的染毒方式等,染毒途径选择的原则一般应与人类接触方式相近。如食品毒理学的研究对象为食品,以经口染毒为首选。给予方式可为灌胃、掺入饲料和饮水,灌胃量一般以动物体重的 1%~3% 折算。常用的是小鼠每 20 g 给予 0.4 ml(即 2% 体重),大鼠每 100 g 给 1 ml(即 1% 体重)。大鼠的饲料摄入量通常按体重的 8%~10% 折算。空气污染物应选择呼吸道接触方式。

3. 体内试验的对照设置　毒理学研究中设立对照的目的是消除和控制非实验因素的影响,以减少试验操作的误差,并对实验质量进行控制和评价。因此,设立对照时应注意,为使组间具有"可比性",除处理因素不同外,要求对照组与处理组其他实验条件均相同。如:动物的年龄、性别、体重、窝别、品系和种属等要一致;动物的饲养条件要一致,如温度、湿度、通风等;操作熟练程度和主观的观察要一致。还应注意在整个实验过程中,处理组与对照组在空间和时间上保持同步。一般情况下,对照组例数不能少于处理组。在统计学上,当各组的例数相等时,组间合并误差最小,效应差值的显著性也最高,能更好地发现处理因素引起的效应。

毒理学实验常用的对照有:

(1)未处理(空白)对照组:即对照组不施加任何处理因素,不给受试物,无相应的操作。以确定受试动物的生物特征本底值,进行质量控制。

(2)阴性(溶剂)对照:除外处理因素需给予必须的试验因素(如溶剂或赋形剂),以排除此因素对实验结果的影响。阴性对照或空白对照组是必须设立的对照。例如,在实验中,受试物各剂量组实验动物出现某些异常,甚至死亡,如果阴性/空白对照组没有相应的表现,即可认为这种异常和死亡是由于受试物的毒作用所致。反之,如果阴性/空白对照也出现同样的表现,则可能是由于其他非实验因素所致,应重新进行实验。

(3)阳性(标准、有效)对照组:用已知的阳性药物(如致突变物,或有效的治疗药物或拮抗剂等)以评价试验体系的有效性。阳性对照组的给予途径和采样时间等最好与受试物组相同。遗传毒性试验、致畸试验等必须设立阳性对照组,且阳性对照组应获得肯定的阳性结果,而同时进行的阴性对照应为阴性结果。否则试验无效。

(4)历史性对照:由本实验室以往多次实验的对照组数据构成,上述三种对照都可构成相应的历史性对照。历史性对照的用途是通过同质性检验来评价试验体系的稳定性和实验质量。由于毒理学实验的许多参数至今尚没有一致公认的参考值,因此历史性对照均值及其范围在评价结果时有重要意义。

4. 剂量与分组　　剂量-反应关系是毒理学的核心。剂量-反应关系是指当受试物剂量增加,实验动物的毒性反应随之增强。剂量-反应关系的有无是确定受试物与有害作用的因果关系的重要依据,同时也可反映实验结果的可靠性。为了获得满意的剂量-反应关系,毒理学体内试验一般至少设3个剂量组。

剂量设计应根据循序渐进的原则,即急性毒性试验为短期毒性试验提供剂量设计依据,而后者又为亚慢性、慢性试验提供剂量设计依据。在设置3个剂量组的试验中,一般要求高剂量组应出现明确的有害作用,但不会引起动物死亡(急性毒性与致癌试验例外),即使有死亡,也应少于10%动物数,或高剂量组达到可操作的极限剂量(如大鼠或小鼠灌胃的最大容量);而低剂量组应不出现任何可观察到的有害作用(相当于 NOAEL)。低剂量组也应高于人的可能接触剂量,或至少等于人接触剂量。中剂量组介于高剂量组和低剂量组之间,应出现轻微的毒性效应,即相当于 LOAEL。高、中、低剂量组剂量一般按等比计算,剂量间距应2或$\sqrt{10}$。

在急性毒性试验测定 LD_{50} 或 LC_{50} 时,剂量组数应根据所选的设计和统计学方法而定。亚慢性毒性试验设计可以急性毒性的 LD_{50} 或 LC_{50} 为依据设计剂量,一般原则是可在 $1/5 \sim 1/20 LD_{50}$ 或 LC_{50} 范围内。药品和食品往往已提供了人体拟用剂量,这也可作为长期毒性试验的剂量设计依据。毒物代谢动力学也有助于确定试验剂量。

5. 观察指标　　选定观察指标和测定方法是科研设计中至关重要的问题,通常应从以下几方面考虑。

(1)指标的有效性:选用的指标与研究目的之间应有本质联系,能确切地反映出处理因素的效应。通常根据专业知识,并通过查阅文献或理论推导来确定指标的有效性,较可靠的办法是通过预实验或用标准阳性对照来验证指标的有效性。

(2)指标的客观性:客观指标不易受主观影响,而主观指标易受研究人员的心理状态、启发暗示和感官差异等影响,故应尽量选用客观的指标,如体重和脏/体比值、血液学指标和血生化指标等实验室检查数据,尽量少用主观指标。一些指标看似客观,如细胞形态学检查、动物行为学观察等,因检查人员掌握程度不同,结果也可能有较大差异。为了消除和减少在指标观察过程中的偏移,研究中可采用盲法。

(3)指标的准确度和精确度:准确度是指实验结果与真实值相符合或接近的程度。实验结果越接近真实情况,准确性就越高。精确度是指重复进行多次实验,所获得结果间彼此接近或符合的程度,即观察值与其平均值的接近程度。无论是准确度还是精确度,都可反映实验体系的质量,一般都需要将其控制在适当的容许范围内。

(4)指标的灵敏性:尽量使用高灵敏性的指标,能如实地反映研究对象体内出现微量变化效应的指标。提供指标的灵敏性是能否检出微量效应变化的关键环节。提高指标灵敏性的主要手段是改进检测方法和实验仪器的性能。

(5)指标的特异性:特异性可表明特定处理因素与所检测效应的关联程度。特异性高的指标易于揭示事物的本质,且不易受其他因素的干扰,这样的指标往往是多个非特异性指标代替不了的。如胆碱酯酶活性的检测在有机磷农药毒理学研究中是其他检测指标所不能替代的。

(6)选择指标的数目:指标的多少,要依据研究目的而定。指标过多,抓不住主要矛盾;指标过少,又可能遗漏重要的信息,降低研究的效能。一般要求所选的指标应能反映试验效能的本质,并可从不同的角度描述试验效能。

(7)指标的标准化:对实验涉及的取样部位、取样时机、检测方法和结果判断等,都应进行标准化,即在研究之前就规定好观察各指标的以上"标准程序和方法",以使所获得的资料能准确反映试验效能,保证该研究的可比性和推广性,并获得可靠结论,也有利于重复验证处理因素与研究结果之间的关系。

6. 试验期限　经典的体内毒理学试验的期限基本是固定的。如急性毒性试验一般是一次或 24 小时内多次给予受试物,观察 14 天;亚慢性试验规定为持续性给予受试物至实验动物的 10% 寿命期,对大鼠和小鼠为 90 天,对狗为 1 年。慢性毒性试验/致癌试验一般规定为持续至实验动物寿命的大部分或终身。某些试验(如致畸试验和多代繁殖试验)期限是由受试实验物种或品系而决定的。

二、体外试验设计原则

体外试验(in vitro test)是指利用分离的原代细胞及已构建的细胞株、细菌、离体器官和一些生物模拟系统等在体外的无菌、适当温度和一定营养条件下,生存和生长并维持其结构和功能的方法。毒理学利用体外试验可进行毒作用的初步筛检、作用机制和代谢转化过程的深入研究等。体外试验取材范围很宽,可取哺乳动物的离体脏器灌流、脏器切片温育、细胞培养、亚细胞器组分以及提纯的某些酶分子或 DNA 分子等。随着生物医学新技术的发展,毒理学研究正逐步由体内动物研究向体外试验转变。3R 替代试验理论的关注和普及,尤其是 21 世纪后关于毒性测试新策略的转变,未来体外实验具有比体内试验更多的优势和发展前景。

（一）毒理学体外试验系统

毒理学体外试验系统主要分为哺乳动物组织细胞试验和微生物试验两大类,除了选择合适的细菌菌株和细胞系外,在这两大类试验中,均需在加有体外代谢活化酶的条件下进行。在本节主要就体外毒理学试验方法做简单介绍。

1. 脏器灌流　剥离动物某脏器之后,体外灌流方式保持脏器的生理活性功能,将化学物注入器官的血流中,然后分析测定流出液中代谢产物或生理活性物质,用于研究化学物在此器官中的代谢或损伤变化。肝脏灌流方法较为成熟,也是毒理学中研究外源化合物对肝脏损伤及代谢的常用方法之一。一般是以下腔静脉和门静脉为插管灌流通路,结扎肝动脉、上腔静脉,在恒温条件下灌流,肝灌流时间以 4 小时之内为宜,否则肝细胞的功能与生存不能维持。有报道用肝灌流方法研究四氯化碳及其氢取代衍生物三氯甲烷与二氯甲烷对肝脏毒性,结果发现随着灌流时间延长(在 4 小时之内),灌流液的上清液中 K^+、谷丙转氨酶(SCPT)、山梨醇脱氢酶(SDH)、谷氨酸脱氢酶(GDH)增加,提示三种化合物对肝细胞均有损伤,以四氯化碳为甚,其次为三氯甲烷及二氯甲烷。此外还有心脏灌流、肠灌流和大鼠膈肌-膈神经灌流液,分别用于研究外源化学物的心脏毒性吸收动力学过程和神经毒物对神经传导功能的损伤及强度。

2. 脏器切片　肝脏、肾脏、脑部及心均可以制备切片。例如,脑片和心肌条等是将组织片置于恒温的孵育液中进行有关实验研究,但需注意切片中的细胞需保持完好的细胞基质和细胞之间的交流。切片厚度一般在 250 μm。不同研究孵育有别,如肝切片研究 CytP-450 不应超过 8 小时,脑切片一般在 6 小时左右。此系统的优点是保持了细胞之间的结构,其操作也比脏器灌流容易。不足之处是切片内的细胞易于缺氧,且受试物也不易均匀到达细胞内。

3. 细胞培养　细胞培养为细胞毒理学提供了快速、简单、准确的检测系统,利用细胞培养技术可以观察研究细胞毒性作用、毒物代谢、异常增殖、致突变、致畸、致癌效应、细胞恶性转化等,是目前应用最广泛的基本实验技术方法。从细胞的来源可分为原代细胞和细胞株。原代细胞(primary culture cell)是指从机体取出后立即培养的细胞。可把培养的第 1 代细胞与传 10 代以内的细胞统称为原代细胞培养。毒理学研究常用的有肝细胞、巨噬细胞、淋巴细胞等原代培养。利用原代培养的肝细胞可以进行多种毒理学研究,用于筛检与鉴定化学物是否具有肝脏毒性。有报道以肝细胞损伤后某些酶释放为指征,研究了 30 个化学物,结果除少数化学物在肝细胞培养中表现毒性比体内试验低之外,多数化学物内外毒性是一致的。

细胞系(cell line)可泛指一般可能传代的细胞。其中能够连续传代的细胞叫作连续细胞系或无限细胞系,不能连续培养的称为有限细胞系。人体的正常组织多数可以建立有限细胞系,如间充质来源的成纤维细胞,牙髓细胞和牙周膜细胞等。通过选择法或克隆形成法从原代培养物或细胞系中获得具有特殊性质或标志物的培养物称为细胞株(cell strain),也就是说,细胞株是用单细胞分离培养或通过筛选的方法,由单细胞增殖形成的细胞群。细胞株的特殊性质或标志必须在整个培养期间始终存在,不同的细胞株有其特定的标志物。肿瘤细胞系是现有细胞系中最多的一类。肿瘤细胞系多由癌瘤细胞构建,常可传几十代或百代以上,并具有永生化特征和异体接种致瘤性,丧失接触抑制能力。

对已建成的各种细胞系或细胞株习惯上都给以名称;细胞的命名无严格统一规定,大多采用有一定意义缩写字或代号表示。如 HeLa 细胞为供体患者的姓名(来源于宫颈癌);CHO 来源于中国地鼠卵巢细胞(Chinese hamster ovary);宫-743 取名于宫颈癌上皮细胞,1974 年 3 月建立;NIH3T3 由美国国立卫生研究所(National Institute of Health)建立,每 3 天传代,每次接种 $3×10^5$ 细胞/毫升。利用哺乳动物细胞进行毒理学体外实验有两种方法:一是建立正在迅速生长的细胞株,用以观察受试物对整体细胞的一般毒作用和正在分裂组织的毒作用;二是利用已高度分化的细胞,无论是原代培养或是特定的细胞株,研究受试物对已分化成熟的细胞或其功能的特殊毒作用;毒理学试验中常用的细胞系有 CHO、CHL(中国仓鼠肺细胞)、V79(中国仓鼠肺成纤维细胞)、NIH3T3 以及一些肿瘤细胞系,比如人肺癌细胞系 H1299,人肝癌细胞系 HepG2、MHCC97 等。利用 300 次传代培养的 LLC-PKl(猪肾近端小管上皮细胞)细胞系进行铅的肾毒性试验,观察铅对细胞的损伤、对细胞膜脂流动性的影响、对细胞膜相变温度的影响、脂质过氧化效应、胞内钙浓度变化及形态学改变等,对铅的肾脏毒性机制提供了依据。

近年来分子生物技术的发展,在体外细胞培养研究领域开发建立了更多的研究平台,如转染技术的兴起和发展。稳转细胞(stable transfected cells):转染技术是指通过生化或者物理方法将具有生物功能的目的基因转移或运送到细胞内染色体 DNA 中,并使目的基因在细胞内维持生物功能,形成的新的细胞叫作转染细胞,稳定转染或持久的转染是用于建立克隆的细胞系。通常需要使用遗传标记物将转染细胞与非转染细胞区分出来。该技术广泛用于基因组功能研究和基因组治疗研究,在毒理学领域也具有广阔的应用前景。瞬转细胞(transiently transfected cells):瞬时转染也是将 DNA 导入真核细胞的技术。在瞬时转染中,重组 DNA 导入感染性强的细胞系即瞬转细胞,在瞬转细胞中,转染的 DNA 不必整合到宿主染色体,目的基因可以暂时的高水平表达。可在比稳定转染较短时间内收获转染的细胞,并对溶解产物中目的基因的表达进行检测。

4. 胚胎干细胞(embryonic stem cell, ESCs,简称 ES、EK 或 ESC 细胞)   胚胎干细胞是早期胚胎(原肠胚期之前)或原始性腺中分离出来的一类细胞,它具有体外培养无限增殖、自我更新和多向分化的特性。比如人胚胎干细胞(human embryonic stem cell,hESC)逐渐成为毒性测试体外替代法的新工具。hESC 的体外替代模型可用于预测外源化学物对人体各种靶器官的毒性及毒作用机制,如生殖毒性测试模型、神经发育毒性测试模型及体外代谢模型等,结合基因组学、蛋白质组学和代谢组学等组学技术快速高效地分析多条代谢通路,寻找潜在的毒性生物标志物,在毒理学研究中具有更广泛的应用前景。

5. 亚细胞组分   分离和纯化细胞中各亚细胞组分,可深入研究外源化学物的靶位点,探讨化学物毒性效应的机制等。现代毒理学中使用最多的亚细胞组分是细胞膜、微粒体及线粒体。在体外毒理学中则主要是定量研究外源化学物对靶酶作用的特征、性质和机制。如能获得纯化酶,可在体外精确地控制各种因素,对纯化酶作用的体征、性质和机制进行研究,如细胞色素 P450 重组系统。

(二)毒理学体外试验设计应注意的几个问题

体外试验方法和基本技术经过几十年的发展和完善,日臻成熟规范,具体程序和操作可参看相关文献专著,本节主要针对毒理学体外试验值得注意的问题做简单阐述。

1. 细胞或细菌类型的选择　细胞类型的选择取决于实验的目的。一般性筛选系列化合物的一般毒性时,应选择生长迅速且易于处理的细胞系。选用的细胞系或菌株应有本底资料证实其在实验系统中稳定,且对致突变物等受试物敏感,对处理因素产生的效应具有一定的特异性且反应较稳定。每个试验至少应设 3~5 个以上受试物剂量水平,另设空白、溶剂对照和阳性对照等。每个剂量水平和对照应有足够的生物学重复,并应包括有无代谢活化系统两种情况。

2. 受试物和溶剂　应了解受试物水溶性和脂溶性等理化特性,尤其是受试物在介质中的溶解性对细胞(细菌)的毒性和 pH 或渗透压可能的影响。出现沉淀的最低浓度可认为是溶解性的极限。对试验中所用溶剂的基本要求是对细胞或细菌无影响,且与受试物不发生反应。最好的溶剂是水。不溶于水则首选二甲基亚砜(DMSO)。如用 DMSO 做溶剂,其在培养基的浓度应低于1%,且溶剂在所有剂量组和对照组培养基中的浓度应保存一致。如果采用不常用的溶剂或赋形剂,应有资料表明其对细胞(细菌)存活率、S9 活性等无影响。此外,受试物应新鲜制备,除非稳定性资料证实可以较长期储存。

3. 剂量设置　体外试验的剂量设置需综合考虑受试物的溶解性和对细胞或细菌的毒性。细胞毒性试验的目的是在无代谢活化条件下利用细胞完整性和细胞生长(如融合程度、存活细胞计数或有丝分裂指数)等指标获得受试物细胞毒性和溶解性。细菌毒性可利用回变菌落数减少、背景菌苔减少或消失,或细菌存活率下降等指标来确定。代谢活化系统可能改变受试物的细菌/细胞毒性。大多数情况下,对可溶的、无细胞(细菌)毒性的受试物的最高剂量推荐是:①对哺乳动物细胞试验为 10 mmol/L 或 5 mg/ml。②对细菌试验为每皿 5 mg(每皿 5 μl)。③当受试物供应困难或非常昂贵(如生物制剂),则最高剂量可低于上述推荐剂量。

关于不溶性受试物的最高剂量的推荐仍有争议。一般认为,无毒性且不溶于介质(培养液等)中的受试物,最高剂量应是溶解性限制浓度(即产生沉淀的最低浓度),但不应干扰终点的观察计数。对于有毒性的受试物,在细菌试验中的最高剂量应该是其产生细菌毒性的最低剂量;对哺乳动物细胞试验的最高剂量也应该是有细胞毒性的剂量,如基因突变试验应达到10%~20%的细胞存活率,而染色体畸变试验和 UDS 试验细胞则应达到50%存活率。对于没有适宜溶剂、完全不溶的受试物,则可按照 10 mmol/L(5 mg/ml)或每皿 5 mg 进行试验,或采用溶剂提取物进行试验。

体外试验的分组可因靶标生物不同而定。细菌试验受试物应至少设 5 个剂量组,间距可为半对数。研究剂量-反应关系时,可以选较小间距。哺乳动物细胞试验受试物至少应设 5 个剂量组,浓度范围应覆盖 2 个 10 倍稀释系列;基因突变试验至少设 4 个剂量组,组间距可为 $2 \sim \sqrt{10}$ 之间。每个剂量检测点至少应有 2~3 个平行样本。

4. 关于代谢活化　细胞(细菌)试验应在有或无代谢活化的条件下暴露于受试物。代谢活化系统的选择和条件依赖于受试物的类别。对于体外哺乳动物细胞试验,可利用大鼠肝原代培养细胞或 S9(体外活化系统)。大鼠肝微粒体酶 S9 混合液作为体外代谢活化系统是经典的方法。S9 的制备最常用的是经酶诱导剂 Aroclor1254(多氯联苯 1254)或苯巴比妥/β-萘黄酮联合诱导的雄性成年大鼠肝匀浆 9000 g 离心上清液(S9)及相应的辅因子,即 NADPH 再生系统(葡萄糖-6-磷酸脱氢酶、葡萄糖-6-磷酸和 NADP)。S9 在培养液中终浓度一般为 1%~10%(V/V)。与原代肝细胞进行复合培养时也可采用其他不同的细胞系,如 V79、中国地鼠肺成纤维细胞和人成纤维细胞。

5. 对照组的设定　对照组的设置在体外遗传毒性试验尤为重要,为实验结果的判定提供前提和质量保证。每一次试验都应包括在有和无代谢活化条件下同时进行的阳性对照和阴性对照。在有代谢活化系统时,阳性对照应是间接致突变物,即需要代谢活化才呈现致突变反应的物质。阳性对照的剂量应选择其剂量-反应关系的直线部分。例如在代谢活化研究中常选择环磷酰胺为阳性对照物,在细胞毒性筛检时可选二甲基环己基烃乙基戊二酰亚胺和二硝基苯酚为阳性对照物。

6. 毒性指标的选择　依据不同的实验目的和试验条件,可选择不同的观察指标。通过光学显微镜和电子显微镜观察,可了解受试物对培养细胞的形态改变情况。半数抑制浓度(IC_{50}):细胞培养时引起生长速率减至对照组一半时所需受试物的浓度,IC_{50}可用于细胞毒性的常规筛检。细胞膜损伤可选择台盼蓝摄取、胞浆酶漏出、Ca^{2+}的释放以及钙泵的变化等指标来评价其损伤。代谢能力除可选择 ATP 浓度、NADP/NADPH 比、谷胱甘肽含量、氧消耗量等指标外,此外,毒物代谢酶的活性、细胞膜脂质过氧化作用及[^{14}C]-葡萄糖氧化代谢成$^{14}CO_2$ 的速率,均可反映出细胞的代谢能力。

三、转基因动物模型应用

转基因动物(transgenic animal),指用方法将外源基因(人工分离或修饰过的基因)导入或整合到其基因组内,并能将外源基因稳定遗传给下一代的一类动物。目前,转基因动物技术在农业、医学、生物材料和环保等领域得到了广泛应用,并显示出巨大的市场潜力和应用前景。

(一)转基因动物的培育原理与技术方法

1. 转基因动物的培育原理　转基因动物培育的基本原理是利用分子生物学和胚胎工程技术,将外源目的基因在体内新增和加工并导入动物的生殖细胞或早期胚胎细胞中,使其整合到染色体上(非靶向整合和靶向整合)。当胚胎细胞被移植到代孕动物的输卵管或子宫后,可以发育成携带有外源基因(foreign gene)的转基因动物。人们可以通过分析转基因和转基因动物表型的关系,从而揭示外源基因的功能,也可以通过转入目的基因培育品种优良的工程动物。

2. 转基因动物的制备方法　目前,建立转基因动物的主要策略有两种。一种是让转基因在动物体内过度表达的方法,最常用的是显微注射方法。另一种是让基因在体内灭活,丧失其功能,即基因敲除技术,这就是近年来发展的用胚胎干细胞进行基因打靶技术,以产生基因缺陷的转基因动物。

(1)显微注射法:又称 DNA 显微注射法,是最早发展、使用较为广泛的一种转基因动物培育方法。DNA 显微注射法即通过显微操作仪将外源基因直接用注射器注入受精卵,利用外源基因整合到 DNA 中,发育成转基因动物。这种方法的优点是外源基因的导入整合效率较高,不需要载体直接转录目的基因,可导入的目的基因长度可达 100 kb,而且实验周期短;缺点是操作复杂、设备昂贵、不易推广、被导入的目的基因为非靶向整合,拷贝数无法控制,易导致宿主 DNA 突变等。

(2)反转录病毒介导基因转染(retrovirus-mediated gene transfer):这种方法是应用分子生物学技术,将外源基因接到逆转录病毒(一种 RNA 病毒)载体上,因此病毒感染动物胚胎。该方法的优点是操作简单,而且能很快得到适当的病毒生产株;转基因效率高,单位点、单拷贝整合,易分析插入位点。其缺点为逆转录病毒载体的构建比较复杂;携带外源 DNA 片段大小受限,一般小于 10kb;随机整合,获得的第一代动物均为嵌合体动物,实验周期长;有安全隐患,有可能因 DNA 重组产生活病毒。

(3)胚胎干细胞基因转染(embryonic stem cells gene transfer):通过电穿孔等方法将外源基因导入胚胎干细胞(ES),然后将胚胎干细胞插入培养的胚胎中。随着基因打靶技术(gene targeting,一种定向改变生物体遗传信息的技术)的日渐成熟,ES 细胞已经成为人们基因操作生产转基因动物的一种主要手段。此技术的优点是:①可对 ES 细胞进行特定遗传修饰,不受细胞代次影响;②对转染的干细胞进行阳性选择,并鉴定外源基因的整合及表达情况,提高转基因效率和表达率。其不足之处在于:①直接由 ES 细胞进行胚胎移植产生后代为嵌合体,只有达到生殖嵌合时才能将修饰性状遗传给下一代,即当代不能获得转基因动物;②大动物的 ES 细胞建系和培养很困难,限制了该技术在大动物转基因上的应用。

(4)精子介导的基因转染:精子载体法(sperm mediated gene transfer)是将活动精子放入 DNA 溶液中,当精子吸附外源基因后,用这些精子进行体外受精,再进行胚胎移植,是外源基因得到表达的一种方法。优点是成本低,缺点是结果不稳定,目前方法体系还未完全建立。

(5)锌指核酸酶(ZFN)技术:锌指核酸酶是利用锌指蛋白分子特意结合 DNA 序列的特异性及 *Fok* I 限制性内切核酸酶活性研制出的人工合成酶。锌指核酸酶的 N 端锌指蛋白 DNA 结合域和 C 端 *Fok* I 切割域相互独立,其 DNA 结合域可通过改变锌指蛋白单体的种类和数量从而特异性结合不同的 DNA 序列,非特异性核酸酶 *Fok* I 在二聚体状态下才有酶切活性,当两个单体 AFN 识别位点相距 6~8bp 时,在 *Fok* I 酶的作用下 DNA 双链断裂,引发修复事件,在这个过程中介导同源重组的效率会大大提高,更易进行精确的基因修饰。锌指核酸酶(ZFNs)技术突破了基因打靶效率低的限制性因素,应用范围更加广泛,不再局限于以 ES 细胞为对象的基因打靶。但是 ZFNs 只能靶向特异序列,对位点序列要求较高,需要大量筛选。

(6)TALEN 基因编辑技术:转录激活因子类感受器核酸酶(TALENs,transcription activator-like effector nucleases)是人工合成的一种限制性内切酶,它由 TAL 的 DNA 结合域和内切酶(行使 DNA 切割功能)融合构成。TALEN 的识别特性及空间结构决定其有更多位点选择空间及更强的位点特异性。与 ZFN 相比,TALEN 能够更高效培育新品种,在斑马鱼上 TALEN 敲除效率较 ZFN 平均效率(10%~20%)高出一倍;但这项技术使人们看到了基因精确修饰的可实现性及日后应用于临床及各医学领域的希望。

(7)CRISPR 基因编辑技术:CRISPR(clustered regularly interspaced short palindromic repeats)来自微生物的免疫系统,全名为规律成簇间隔回文重复。这种工程编辑系统利用一种酶,能把一段作为引导工具的小 RNA(引导 RNA,gRNA)切入 DNA,并在此进行基因编辑。研究表明,通过这种介入,CRISPR 能使基因组更有效地产生变化或突变。正是由于其精确的靶向功能,CRISPR/Cas 系统已开发成一种高效的基因编辑工具。现有多种不同类型的 CRISPR/Cas 系统,其中以 CRISPR/Cas9 研究最深入,应用最成熟,是第三代"基因组定点编辑技术",被誉为生物领域得力帮手。

与 ZFN/TALEN 相比,CRISPR/Cas 系统具有极大的优势:①从应用角度来说,ZFNs 和 TALENs

需要根据不同的靶基因,从头设计和合成组装,而 CRISPR 系统只需简单地合成一小段 gRNA(不超过 100bp)就可以实现特异性识别,更易于操作,经济高效,也具有更强的扩展性;②可在不同位点同时引入多个突变;③避免了较长、高度重复的 TALEN 编码载体所带来的并发症,因此,CRISPR 有望成为替代目前基因组工程方法的一种更安全、毒性较低的新方法。目前,CRSIPR/Cas9 系统已被成功用于人源细胞、小鼠细胞、细菌、斑马鱼胚胎等多个物种基因组改造的工作中。如今的研究难点是如何克服脱靶效应,如何提高基因组改造的效率和特异性,以及如何将这项技术应用于更多物种培育研究等方面。

3. 转基因动物的鉴定和保种　转基因动物的鉴定是进行转基因动物生产的重要环节之一。假孕动物经过受精卵或胚胎移植后精心饲养、分娩后取动物组织(尾尖、耳尖),提取基因组 DNA,用点杂交、Southern 杂交和 PCR 等方法进行鉴定,以确定转基因是否整合以及用整合的拷贝数等来鉴别目的鼠的基因组 DNA 中是否含有外源基因,还可以用染色体原位杂交技术检测整合的位点。通过鉴定确定转基因动物构建成功,再经过子代检测建立转基因种系。

一般 PCR 方法简单快捷,但由于这种方法敏感度高,DNA 样品的微量污染即可导致假阳性,故 PCR 阳性的样品通常经过 Southern 杂交重新检测。

(二)转基因动物模型在毒理学中的应用

转基因动物模型作为 21 世纪人类研究疾病的理想动物模型在生命科学的各个领域得到了广泛的应用。在毒理学中应用最多的是探索毒理学机制,其次,在毒理学安全评价和基因功能分析等方面发挥着较大的作用,影响着传统的外源化学物对于人类健康风险评估方法的发展方向。

1. 外源化学物代谢和中毒机制研究模型　在基因敲除动物中,某个基因的敲除和失活使人们能研究这个基因及其产物在正常生理稳态中所起的作用,或在外源化学物的代谢和毒性的介导或调节中所起的作用。而且,基因组定点编辑技术的发展使得转基因动物在机制研究方面变得更加容易和便捷,在靶位点引入特定的基因突变,探索其基因功能,深入准确了解某些化学物导致中毒效应或遗传疾病的发病机制,也可以通过对目标生物的基因组进行特异性的基因编辑,得到需要的性状。

细胞色素 P450 是化学毒物重要代谢酶类,体内可降低或激活化学物毒性,甚至潜在致癌性等作用。通过 *P450* 基因敲除小鼠的应用,更为精确地研究外源化学物代谢反应机制。例如通过胚胎干细胞同源重组发展的 *CYP1A2* 基因敲除小鼠研究咖啡因的代谢。*CYP1B1* 基因敲除小鼠被用来表明 *CYP1B1* 在 7,12-二甲基苯并(a)蒽的致癌作用中的介导作用。利用 *CYP2E1* 和 *CPY1A2* 基因双敲除小鼠的研究表明两类 CYP 均与对乙酰氨基酚毒性有关,但 *CYP2E1* 起主要作用。

AHR 参与介导多环芳烃和卤代环芳烃等化学物质的毒理学效应,包括致畸、致癌、降低免疫力等毒作用,其毒性效应与 AHR 的功能多态性有关,故为了进一步了解其对人类健康的危害,导入人 *AHR* 基因(human aryl hydrocarbon receptor,hAHR)的小鼠模型,可以更精确地探索其毒性机制和效应,包括受体在内分泌功能、细胞生长、凋亡、生殖和免疫中的生理和毒理学作用。利用转基因小鼠模型来研究不同 AHR 配体引起的反应在小鼠和人之间的差异。研究发现,与野生型小鼠相比,*AHR* 基因剔除小鼠对多环芳烃和卤环芳烃引起的毒性有抵御作用。

2. 转基因突变模型　自 Malling 等在 1983 年首次提出利用转基因动物模型进行体内转基因突

变的检测以来,进行了大量的工作,目前常用转基因致突变模型为 Muta 小鼠(Muta mouse)、Big Blue 啮齿类(Big Blue rodents)、LacZ 质粒小鼠(LacZ plasmid mouse)、Gpt 缺失啮齿类(Gpt delta rodents)等。这些转基因动物模型有助于深入研究 DNA 复合物、靶组织中基因突变和癌症之间的关系。

NOHMI 等(1996)设计出两种不同的 λEG10 正向选择系统:gpt 法(应用大肠杆菌 *gpt* 基因)和 Spi-法(应用 λ 噬菌体 *red/gam* 基因)。gpt 法主要用于测定点突变;而 Spi-法主要用于大片段缺失的检测。研究者使用 F344 gpt delta 转基因大鼠致突变模型对 2,4-二氨基甲苯和 2,6-二氨基甲苯的遗传毒性和致癌性同时进行检测,结果显示其与传统的检测方法一致,既能达到安全性评价的目的,也符合 3R 原则。

与传统体内生物测试相比,新的啮齿类动物致突变模型的优点在于可以提供以不同暴露途径(包括经口摄入)在多种组织和器官的致突变资料。另外,在实验室之间结果的一致性良好。Lambert 等(Toxicology Sciences,2011)对啮齿类转基因致突变模型的综述表明,该模型对 105 种化学物(致癌物 92 种,非致癌物 13 种)致癌性预测的灵敏度为 78%,特异度为 69%,阳性预测率为 95%,阴性预测率为 31%,总相符性为 77%,并推荐转基因致突变模型用于管理毒理学。但是据现有的资料报道来看,啮齿类动物的转基因试验数据在初级筛选和对管理安全性评定的随访研究中应用还需要积累更多的科学依据。

3. 转基因致癌性模型　常规的动物致癌试验是利用小鼠和大鼠终身接触,然后观察其致癌效应,以预测化学物的潜在致癌性。但这种预测筛选方法存在明显的缺陷,比如耗时长(至少 2 年),成本高,需要大量的动物和受试物,且特异性较低,加大了致癌风险评估的不确定性。常规的动物致癌试验也不能提供肿瘤形成的机制学的信息。为了突破传统致癌试验的多种局限性,转基因动物模型的兴起为检测致癌物提供了新的途径。

目前应用的转基因动物模型如 *p52+/-*、*Tg-AC*、*Xpa-/-* 和 *ras H2* 基因修饰小鼠模型可改善致癌性模型测试和缩短其周期。1997 年,在国际生命科学协会下属的健康与环境科学协会的组织下,由多个领域共同参与证实这四种致癌性模型。来自美国、欧洲和日本的 50 多个实验室加入了这项大约需要花费 350 万美元的项目。按照致癌物(基于传统的 2 年动物致癌试验)的类别选取了 21 种物质,使用一个或多个上述的标准模型对其进行评估,在 6 至 12 个月后处死动物。实验结果显示,*p52+/-*、*Tg-AC*、*Xpa-/-* 和 *ras H2* 基因修饰小鼠模型在识别潜在人类致癌物具有明显优势。除了减少使用动物以外,与传统的 2 年生物检测相比也更加快速、经济,并且特异度达到 100%。但是这些试验无法分辨致癌物质的遗传毒性和非遗传毒性。

在过去几年中,美国食品药品管理局(FDA)的药物评价和研究中心的致癌物评估委员会审查的致癌物检测方法中,转基因动物模型占 25% 的比例。国际协调会议(ICH)采用转基因动物致癌检测模型结合传统 2 年致癌试验来评估化学物质的致癌性,欧洲化学品法规也推荐认为转基因动物致癌检测模型的效果等同于传统 2 年致癌试验。因此,转基因动物致癌检测模型在遗传毒性试验和致癌试验的应用已经被监督管理机构所接受。美国环境保护局为了建立致癌的作用模式(mode of action,MOA),发布了识别肿瘤形成过程中包括突变在内的一系列"关键事件"的致癌物危险评价指南。与非致突变物质的 MOA 不同,致突变物质 MOA 的评估更为严格,需要以体内数据作为依据。

目前已经提出使用转基因动物致突变数据来建立致癌的 MOA 总体框架,转基因动物致突变模型将在建立化学物质致癌的 MOA 中发挥着重要的作用。目前由于研究时间的限制,得到的实验数据有限,未来的工作需要建立一套标准的实验指南,完善转基因动物的致癌评价。

四、毒理基因组学实验设计原则

毒理基因组学(toxicogenomics)是应用基因组学的理论与技术,在基因组水平研究生物体的整个基因组与环境有害因素间的交互作用及其方式的一门新兴学科。毒理学研究涉及的环境有害因素包括化学、物理和生物因素。通过毒理基因组学的技术和分析手段,可以更为全面地研究外源化学物的毒性作用和分子机制,探讨新的生物标志,应用于建立更加灵敏高效的毒理学安全性评价方法。

毒理基因组学实际上是在体内外试验基础上的延伸和拓展,基本原则是一致的:样品均衡、随机,合理设置对照和试验可重复性,但考虑毒理基因组学技术以及经济成本等因素,①样品的重复数比较难达到一般毒性等试验所要求的小动物每组 10~30 只,即使多个剂量组也应达到每组 8 只。一般而言,不论利用基因芯片或二代测序进行毒理基因组学研究,生物学重复每组至少 3 份样品。②一般毒性等试验会设置 3~5 个剂量,毒理基因组学研究,可以类似地设计几个剂量,而在已知剂量-反应关系的毒性模型中进行机制研究,也可设计 1 个剂量。③对照设计,一般要求同体内试验设计一致,需要有空白对照、阴性对照、阳性对照;若在前期一般毒性试验中,完全确定空白对照与阴性对照无显著差异,阳性对照结果稳定,在进行毒理基因组学研究时,允许只测定样品和阴性对照。④区别于体内外毒性试验,毒理基因组学研究得到的初步结果,一般都需要后续试验验证,比如转录组、蛋白组差异表达分析出的差异基因、蛋白,要进行定量 PCR、蛋白印记及相关功能学试验验证。⑤对于数据的分析处理,相比于一般的体内外试验,毒理基因组学需要更多更复杂的分析软件,进行质量控制和数据分析等。

五、毒理学实验设计常用的方法

处理因素的多少对于选用适当的统计学方法设计试验起着重要作用。根据研究目的,基于统计学原则,常用的毒理学实验设计方法包括完全随机设计、配对设计、析因设计和拉丁方设计等。

1. 完全随机设计(completely random design)　只研究一个处理因素,故又称单因素设计,但可有多个剂量水平。完全随机设计常用于比较两个样本或多个样本均数的差异。优点是具有多个剂量水平,缺点是实验效率不高,只能分析单一因素。

随机方法可使用抽签法,查随机数字表或用计算机产生随机数据等。各组样本应尽量相等,至少不能相差悬殊,否则会降低检验效率。毒理学实验所用动物通常不是很多,可使用小型随机数字表。完全随机设计实验结果的统计分析方法,如为两处理组的均数比较常用 t 检验,多个处理组的均数比较则常用方差分析或秩和检验。

2. 配对设计(paired design)　将受试对象按一定条件或某些特征配成对子,再随机分配到试验组和对照组,称配对设计。如在动物实验中,常将窝别相同、性别相同、体重相近的动物配成对子。另一种配对设计是同体自身配对设计,即按时间先后进行实验结果的比较。其优点是受试对象间的个体差异小,处理组间均衡性好;局限性是由于配对条件比较严格,不易达到要求;如果是自身前后对照,只有在被观察的评价指标随时间先后变化稳定且受试对象不受时间条件因素影响的情况下,才能进行有效和可靠的比较。配对设计的实验结果,通常用配对 t 检验或秩和检验进行统计学分析。

3. 随机区组设计(randomized block design)　　随机区组设计是配对设计的扩大,是将几个条件相同或近似的受试对象组成配伍组(即区组),再将每一配伍组的各组对象随机分配到各处理组,每个配伍组的受试对象数目取决于处理组的数目。如果一个试验安排了 4 种不同的处理,即每个配伍应有 4 个受试对象。其优点是每个配伍组内的受试对象有较好的同质性,缩小了受试对象间的个体差异,能提高实验效率,最大限度满足各处理组间的均衡,比完全随机设计更容易发现处理组间的差异;缺点是要求配伍组内受试对象数与处理组数相同,实验结果若有缺失,将降低统计效能。随机区组设计的实验结果通常用配伍组方差分析进行统计处理。

4. 析因设计(factorial design)　　为了同时观察几种处理因素在不同水平时对机体产生的效应,需要分析各处理因素的单独作用以及处理因素之间的交互作用对效应产生的影响,这时可用析因设计进行实验。析因设计是将两个或多个因素的各个水平进行排列组合,交叉分组进行实验,用于分析各因素间的交互作用。根据因素和水平数不同,可有 2×2,2×3,3×4,2×2×2 等组合,2×2 组合是最简单的一种,析因设计的实验结果,可以用方差分析进行统计学分析。

5. 拉丁方设计(latin-square design)　　当试验过程涉及 3 个因素,各因素间存在交互作用且水平数相等,即可用拉丁方设计,将 3 个因素按水平及其不同水平,在拉丁方阵如 3×3 拉丁方,4×4 拉丁方,规定行列和字母代表 3 个因素及其不同水平。在拉丁方阵的同一行或同一列均无重复字母,故设计效率较高,可用较少的试验次数获得较多的信息,可大大减少试验次数,但要求处理数等于拉丁方的行数或列数,一般试验不容易满足此条件,而且要求数据完整,否则统计处理很困难。拉丁方设计试验数据可用方差分析比较处理各因素水平的差异。

第四节　毒理学实验结果处理和分析

毒理学研究中的数据统计是建立在合理设计、客观观察、资料完整、记录准确的基础上,是分析样本、推论总体的过程。在此过程中,统计分析的主要任务是进行显著性检验,即分析假设成立的概率(P),因此,经统计分析所得出的结论不是绝对的肯定和否定,而是概率性的。如何正确地选择统计学方法以及正确理解统计学结论,将直接影响到对毒理学研究结果的评价。

一、毒理学实验数据处理和统计方法

1. 毒理学研究的数据类型　　毒理学实验的数据通常是由剂量水平和相应观察值组成的二维关系型数据。如毒理学实验处理组与阴性对照组观察值均数比较,可根据数据的类型,选用不同的统计学方法。一种毒理学实验资料可以有若干种正确和可用的统计学分析方法。毒理学实验结果数据一般可分为计量资料、计数资料(分类资料)和等级资料三大类。计量资料(measurement data)是

指通过对观察单位用定量的办法测量某项指标的数量大小所得到的资料。如动物的身长(cm)、体重(kg)和进食量,以及血清生化指标等都属于计量资料,一般长期毒性试验的数值性指标也基本上属于计量资料,对这一类资料常用的描述性指标有平均数和标准差,而推断性分析有 t 检验、u 检验、方差分析、相关与回归分析等。分类资料(categories data)指将观察单位按某物种性别或类别分组,然后清点各组的观察单位数目所得的资料,如实验动物的性别分雌、雄,实验结果分阳性和阴性等,这一类资料常用的描述性指标有构成比、率、相对比和率的标准误等,其推断性分析主要有 u 检验、χ^2 检验、Poisson 分布等。等级资料(ranked data)指将观察单位按某种属性的不同程度分组,统计各组的观察单位数目所得到的资料,如效果判定为显效、有效、无效;程度分轻、中、重,或将实验室检测结果分-、+、++、+++等,它们之间只有等级、程度上的差异,这一类资料常用的描述性指标是几何均数和对数标准差;推断性分析可用 Ridit 分析、秩和检验等。

数据类型可根据需要进行相互转化,如血红蛋白属计量资料,若将血红蛋白按正常与异常分组,资料便转换为计数资料,若按正常和轻、中、重度贫血分组,资料便转换为等级资料。在多因素分析中有时需要将定性指标数量化,如将多项效果按程度不同转化为评分,分布用 $0,1,2,3\cdots\cdots$,则可按计量资料处理。

2. 常规毒理学实验资料推荐的统计学方法　一般毒性试验的测定指标大多属于计量资料,且基本为正态分布。体重及器官重(器官的绝对和相对重量)通常是反映动物健康状况的敏感指标。此类指标通常均可使用方差分析进行处理。组织病理学损害常可采用损害发生率或程度等级来描述。处理组与对照组动物病理损害发生率的比较常用 χ^2 检验或 Fisher 精确检验。损害程度的差异(如无效应、轻微损害、中等损害和严重损害等)常用的描述性指标是几何均数,推断性分析有 Ridit 分析、秩和检验等。

某些特殊毒性试验的统计学分析可能有其特殊性。如反映发育毒性的致畸试验,统计学分析常常是以窝(或妊娠雌性动物)为分析单位,而不是单个仔鼠。绝大多数遗传毒理学短期试验(STT)的观察值为计数资料(如突变体数、畸变数、SCE 数等)或是相对数(如存活细胞的突变频率等),因此 STT 结果的统计学处理主要是对离散性资料的统计学推断。

二、统计学意义和生物学意义

毒理学实验结果评价步骤,首先考虑是否具有统计学意义,然后考虑有无生物学意义,即是否是真实的效应,最后考虑是否具有毒理学意义,即是否有害效应。一般而言,具有统计学意义是具有生物学意义的必要条件之一,故正确地利用统计学检验的结果有助于确定实验结果的生物学关联。但统计学分析仅能判定对照组与处理组之间是否存在统计学上的显著性差异,而不能作为受试物生物学效应的唯一判断标准。最后的实验结论应根据统计学分析结果、生物医学知识和经验,综合考虑生物学意义和统计学意义后,才能做出科学的判断和解释。

当受试物剂量组与对照组之间差别有显著性(统计学意义)时,还需要从有无剂量依赖性(即剂量-反应)趋势、结果重现性、其他相关指标的变化情况、两种性别动物的一致性、效应的时间变化趋势等多方面来判别剂量组与对照组之间的差异是否具有生物学意义。

1. **剂量依赖性趋势** 剂量-反应关系是反映所观察到的效应与处理因素是否相关的最重要的指标之一。如果剂量组与对照组的某效应结果之间存在差异,且随着受试物剂量的增加,该效应与对照组的差异也随之增加,那么此效应就很可能与受试物处理相关。若某效应只在对照组与高剂量组(或其他某剂量组)之间有差异,而其他剂量组与对照组之间并无显著性差异,同时也没有显示出一定的剂量-反应关系,在确定其是否有生物学意义时应十分谨慎。因此,适当的剂量设计极为重要,最好的试验结果是高剂量毒效应明显、中剂量组有轻度表现,而低剂量组无明显的毒效应。

2. **反应重现性** 若试验观察到的某种毒性效应可重复,则基本可确定该效应与受试物相关。重复可包括在同一研究中的不同时间点、在同一种系实验动物的其他试验研究中,或在另一种系动物的试验中发生相同或相似的改变。如研究结果不可重现,尤其是在实验条件相同的情况下不能重现,则所观察到的"毒性效应"可能是偶然的,其意义也就很有限。

3. **相关指标变化** 与对照组比较,受试物处理组某项指标变化同时伴随其他相关的指标改变,则此效应可能与处理相关。如在分析血液生化指标时,应进行横向分析,即分析同类型的血液生化指标的变化情况,并结合相关的病理组织学结果进行判断。例如,血清丙氨酸氨基转移酶活性升高,同时伴有天门冬氨酸转移酶活性升高,且病理组织学检查发现肝坏死,则可判断此效应与受试物处理相关。反之,如没有相关指标的改变支持,单凭某种酶活性的改变而判断其是否具有生物学意义就需要十分谨慎。

4. **性别差异** 一般认为,除某些生殖毒物和内分泌干扰物外,雌雄动物对外源化学物的反应性质是基本一致的。但由于雌雄动物体内某些代谢酶活性有差异,因此对外源化学物的敏感性也有差异。如果受试物处理组与对照组某指标的差异仅在一种性别的动物中发生,那有可能是在一定剂量范围内只有敏感性较高的性别组动物产生效应,故在分析结果时,应将两种性别分开分析并分别进行比较。

5. **效应的时间变化趋势** 一般认为,所观察到的受试物处理组与对照组之间的效应差异,若是随实验时间的延长仍能继续观察到,且差异逐渐加大,则这种效应极有可能是由受试物引起的。

6. **效应差异的大小** 受试物处理组与对照组之间效应差异的大小也往往可提示该效应与受试物的关联性大小。例如,虽然与对照组比较都具有统计学显著性差异,但受试物处理组血清丙氨酸氨基转移酶活性升高达对照组的 2 倍,比增加 10% 或 20% 更应考虑是与受试物相关的效应。但以差异大小来判断某种改变的毒理学意义时,需要明确该指标的正常值变动范围和变化趋势。

7. **历史对照的作用** 本实验室的历史对照(正常值)参考范围可作为评价受试物处理组与对照组的差异是否有生物学意义的有用工具。历史对照资料可反映正常的生物学变异,其作用包括:①有助于判别阴性对照组是否正常;②有助于解释某些低发生率事件,如肿瘤、致死性畸形等,可能没有显著性差异,但仍可能有生物学或毒理学意义;③如受试物处理组某指标的变化与对照组相比有统计学意义,但仍在历史对照的范围内,也就是说在正常的生物学变异范围内,则该差异不能判断为受试物产生的作用。

即使受试物处理组与对照组之间某效应的差异有生物学意义,也还需进一步判断这种效应是否为有害效应。其差异的大小仍然是应主要考虑的问题之一,差异越大,越有可能是有害作用。如有以下情况,可帮助排除有害效应的可能:①动物的相关功能没有改变;②该效应为短暂的、适应性的改变;③没有其他相关指标或参数的变化。此外,还应注意某些指标变化的方向性不同,其意义大小也可能不同,如与对照组比较,受试物处理组的红细胞数和 Hb 含量有所增加,血清 ALT 或 AST 活性、肌酐或尿素氮含量有所降低,其毒理学意义就相对较小(与这些指标向相反方向改变的意义比较)。

在进行生物学意义的判断时可以从三方面着手:第一,纵向比较,该观察指标的改变有无剂量-反应关系。存在阳性剂量-反应关系,就可认为此参数的改变与受试物染毒有关。第二,横向比较,即该观察指标的改变是否伴有其他相关参数的改变。如果有,往往具有生物学意义。例如,血清生化参数很少是彼此独立的,单个剂量组的一个参数有统计学显著性的改变一般不认为有生物学意义,除非此改变为其他参数改变所支持。如果没有骨髓或脾组织学改变或没有高铁血红蛋白生成,则单有红细胞计数的改变是没有生物学意义的。同样,在免疫毒理学中,单有淋巴细胞计数的改变不伴有淋巴结组织改变也可能是没有生物学意义的。最后,与历史对照比较。如果该次试验的对照组指标超过了历史阴性对照的 3S(3 倍标准差)范围,表明试验失败,应重新试验。某实验组观察值与对照组比较,差别具有统计学显著性($P<0.05$),且符合下列情况之一者,即可认为已偏离正常参考值范围,属于有害作用:①数值不在正常参考值范围内;②数值在正常参考范围内,但停止接触后,此种差异仍持续一段时间;③其数值在正常参考范围内,但如机体处于功能或生化应激状态下,此种差异更明显。但应指出,后两种情况往往需要重复试验加以证实。

表 6-4 为 OECD 根据美国 EPA 关于亚慢性毒性效应的严重程度的排序。

表 6-4 毒理学实验发现的效应严重性排序

1. 无病理、器官重量改变的生化/血液学变化,器官重量改变而无病理、生化/血液学变化(NOE)
2. 无病理改变,但有器官重量改变的生化/血液学变化(NOE 至 NOAE)
3. 酶诱导、亚细胞增殖及细胞器的其他变化,但无明显影响(NOE 至 NOAE)
4. 有轻微病变的生化/血液学变化(NOE 至 NOAE)
5. 伴随器官重量变化的增生、伴增生或萎缩(LOAE)
6. 可逆的细胞变化、浑浊肿胀、水肿或脂肪变性(LOAE)
7. 器官功能无明显降低的坏死及组织变形;无明显行为、感知及病理变化的神经病变(AE)
8. 可检测到器官功能减弱的坏死、萎缩、肥大及组织变形;具有可检测的行为、感知及生理活动的神经病变;身体重量的减轻和临床体征(AE 至 FE)
9. 器官功能明显减弱的坏死、萎缩、肥大及组织变形;具有明显的行为、感知及生理活动的神经病变(AE 至 FE)
10. 伴随严重的器官功能失调的病理变化;行为、运动支配能力或感知能力的丧失;失去生殖能力,对母体作用后造成致畸(FE)
11. 死亡或显著的生命周期缩短。母体无任何中毒表现时致畸(FE)

注:效应等级分类:无作用(NOE)、无有害作用(NOAE)、最低有害作用(LOAE)、有害作用(AE)和显著作用(FE)。(参照 DeRosa 等,1985)

三、高通量检测及数据处理简介

DNA 测序(DNA sequencing)是指分析特定 DNA 片段的碱基序列,已经广泛应用于生物医学、人类基因组计划、基因芯片、个性化分子诊断和生物云计算等领域。从 20 世纪 70 年代的手动测序到 80 年代的自动测序仪出现,以及 90 年代中期的测序仪重大改进,均为分子生物学技术发展带来一次次革命性的改变。高通量测序技术(high-throughput sequencing)又称"下一代"测序技术,是对传统测序划时代的改变,以能一次并行对几十万到几百万条DNA分子进行序列测定和一般读长较短等为标志,同时高通量测序使得对一个物种的转录组和基因组进行细致全貌的分析成为可能,所以又被称为深度测序(deep sequencing)。近年来,高通量测序技术发展迅猛,根据发展历史、影响力、测序原理和技术不同等,主要有以下几种:大规模平行签名测序(massively parallel signature sequencing,MASS)、聚合酶克隆(polony sequencing)、454焦磷酸测序(454 pyrosequencing)、illumina(solexa) sequencing、ABI SOLiD sequencing、离子半导体测序(ion semiconductor sequencing)、DNA纳米球测序(DNA nanoball sequencing)等。

测序技术推动着科学技术的发展,正在颠覆传统生物学技术,引领着生命科学的未来,传统的对单个基因进行研究的方式已无法满足后基因时代的要求。人类对生命的复杂活动全面的认识,必须建立在整体、动态、网络的平台上进行深度细致地研究。2001年完成了人类基因组框架图,毒理基因组学也在此基础上获得前所未有的跨越性发展。通过对人类基因组图谱的解读,借助全基因组关联分析(GWAS),关注人类基因的单核苷酸多态性(SNP)位点,科学家已先后发现癌症、糖尿病等70余种疾病的易感基因。随着第二代测序技术来解决许多未解的生物学问题。比如在基因组水平上对于没有参考序列的物种进行重头测序,获得该物种的参考序列,为后续研究奠定基础;对有参考序列的物种,进行全基因组重测序,扫描并检测突变位点,发现个体差异的分子基础;在转录组水平上进行全转录测序,从而可开展可变剪接、编码序列单核苷酸多态性(cDNA)等研究;或者进行小分子RNA测序(small RNA sequencing),通过分离特定大小的RNA分子进行测序,从而发现新的microRNA分子。在转录水平上,与染色质免疫共沉淀(ChIP)和甲基化DNA免疫共沉淀(MeDIP)技术相结合,从而检测出与特定转录因子结合的DNA区域和基因组上的甲基化位点。

基因组高通量数据日益成海量增长,计算机和网络分析处理数据的需求越来越迫切,由此基因组学与IT技术相结合,诞生了一门新兴的学科——生物信息学。简而言之,生物信息学包括从事基因组研究相关生物信息的获取、加工、储存、分配、分析和解释,这一定义有两层含义,一是对海量数据的收集、整理和服务,另一个是从中发现新的规律。海量测序数据的基本处理和分析可分以下几个步骤:

第一步,对测序获取的短序列进行比对拼接。如果是重测序,可以用bowtie(一个超级快速、节省内存的短序列拼接至模板基因组的工具)进行参考基因比对,即匹配测序短片段在参考基因的位置;如果是对新物种进行从头(De Novo)测序,用velvet进行拼接,即利用测序短片段重构基因组序列。

第二步,比对拼接后,进行全基因组基因注释。包括基因组组分分析、SNP分析,编码基因测序、重复序列注释、Non-coding RNA基因注释和Micro RNA基因注释等。如SNP分析可以用MAQ软件。

第三步,对预测的基因进行功能(gene ontology,pathway等)注释。可以用interproScan,WEGO(web gene ontology annotation plot)。

第四步,比较基因组和分子进化分析。如快速进化(rapid evolution)分析、共线性分析(synteny block)、基因家族分析等。常用的进化树分析软件如MEGA(molecular evolutionary genetics analysis)。

目前高通量检测数据处理存在突出的问题是软件选择难,上百种软件难以确定哪种软件更合适;其次是分析效率不高;分析流程中软件衔接难,各软件资源使用特征差异大等。目前已有软件包括:UCSC 开发的针对第二代测序数据分析的应用系统 Galaxy;Notre Dame 大学开发的用来在集群云和网络中执行大而复杂任务的工作流引擎 makeflow,计算大规模 RNA-seq 数据集基因差异表达的云计算工具 Myrna,基于序列片段数据进行 SNPcalling 的 Map Reduce 软件 Crossbow,并且各软件在分析和算法上不断进行更新和优化。总之,大数据处理需要跨学科的合作,跨时代的高通量测试技术和数据分析处理技术将有更广阔的发展未来。

（徐培渝　张立实）

思考题	1. 如何保证毒理学实验使用健康动物进行?
	2. 如何进行毒理学体内试验设计?
	3. 体外试验设计与体内试验设计有何差异?
	4. 如何分析毒理学实验结果的统计学意义和生物学意义?
	5. 转基因动物在毒理学领域应用的现状和意义?

第七章

一般毒性作用

第一节 概述

外源化学物的一般毒性作用研究是毒理学的重要基础内容。一般毒性作用指机体对外源化学物的非特异性毒性反应,是与特殊毒性(致癌、致突变、致畸、生殖发育毒性等)相对应的概念。按接触毒物的时间长短,一般毒性作用可分为急性毒性、亚急性毒性、亚慢性毒性和慢性毒性作用。

一般毒性评价也是外源化学物安全性评价和危险性评估的重要内容和基础。一般毒性评价和研究的主要目的包括:

1. 确定受试物毒作用的表现和性质 通过一般毒性评价试验,观察受试物对机体的有害作用,初步评价外源化学物对人体产生损害的可能性。

2. 确定受试物毒作用的剂量-反应(效应)关系 剂量-反应(效应)关系研究是毒理学评价的主要目的之一。通过对一般毒性作用的剂量-反应关系研究,可得到外源化学物的多种毒性参数。如在急性毒性试验中,可得到半数致死量(median lethal dose,LD_{50});在亚急性、亚慢性及慢性毒性试验中,可得到相应的观察到有害作用的最低水平(lowest observed adverse effect level,LOAEL)和(或)未观察到有害作用水平(no observed adverse effect level,NOAEL)。

3. 确定毒作用的靶器官 确定受试物有害作用的靶器官,为进一步的机制研究和毒性防治提供线索。

4. 确定损害的可逆性 如在一般毒性实验研究中观察到有害作用,还应研究停止接触该物质后损害是否可逆或消除,受损的器官和组织功能能否恢复。毒性是否可逆关系到对人的危害评价,如受损的器官组织在停止接触后能够修复并恢复正常功能,则对人的危害相对较低。

第二节 急性毒性作用

急性毒性研究是毒理学的基础工作之一,是了解外源化学物对机体产生急性毒性损伤能力的主要方法,急性毒性试验也是化学物安全性评价的第一步工作。

一、急性毒性的概念

急性毒性(acute toxicity)指实验动物一次接触或 24 小时内多次接触一定剂量的某种外源化学物短期内所产生的健康损害作用和致死效应。"一次接触"对于经口或经注射途径染毒而言,一般是指通过一次操作(灌胃、注射等)瞬间给予实验动物一定剂量的受试物,而对经呼吸道或皮肤染毒而言,一般是指在一段规定的时间内使实验动物持续接触化学物的过程。"24 小时内多次"是指当外源化学物的毒性很低或溶解度很低时,即使一次给予实验动物最大容积染毒仍不能观察到明显的毒性作用,且远未达到规定的剂量,便需要在 24 小时内多次染毒,但一般规定 24 小时内不超过 3次,且应有一定的时间间隔,如每次灌胃应至少间隔 4 小时。

二、急性毒性试验的目的

急性毒性试验(acute toxicity test)是评价化学物一般毒性作用的基础性实验,在短期内即可获得关于受试物毒作用的相关信息。急性毒性试验的主要目的有:

1. 通过急性毒性试验可确定受试物的一系列急性毒性参数,其中最重要的参数是半数致死剂量(LD_{50}),即能引起 50% 动物死亡的受试物剂量。LD_{50} 通常是经过统计得出的计算值,并可根据 LD_{50} 对化学物的急性毒性进行分级。其他急性毒性参数包括:绝对致死剂量(LD_{100}),即能使所有实验动物死亡的最低剂量;最小致死剂量(minimum lethal dose,MLD 或 LD_{01}),即能使个别动物死亡的剂量;最大无致死剂量(maximum non-lethal dose,MNLD 或 LD_0),即未引起动物死亡的最大剂量;最大耐受剂量或浓度(maximum tolerated dose/concentration,MTD/MTC),即已达到最大染毒剂量或浓度而未见动物死亡。这些急性毒性参数都是以死亡为终点的参数。此外,亦可得到以非致死性急性毒作用为终点的急性毒性参数,如急性毒性 LOAEL 和急性毒性 NOAEL 等。

2. 通过观察实验动物的中毒表现和死亡情况,初步评价受试物对动物的毒性和对人体产生损害的危险性大小、毒效应的特征、靶器官和剂量-反应(效应)关系等。

3. 为亚急性、亚慢性和慢性毒性试验以及其他毒理学研究的染毒剂量设计和观察指标选择提供依据和建议。

4. 为毒作用机制研究提供初步线索。

三、急性毒性试验方法要点

对不同化学物的急性毒性试验方法不尽相同,但基本原则和方法要点是相似的。在我国和其他许多国家、国际组织相应的毒理学评价方法标准或规范、指南中,对各类化学品的急性毒性试验方法均有详细描述,以下主要以经口急性毒性试验为例,就其一般原则和方法要点作简要介绍。

(一)经典的急性毒性试验

1. 基本方法   经济合作与发展组织(Organization for Cooperation and Development,OECD)的毒性评价方法指南(Test Guideline 401)中关于经典急性毒性试验(传统的 LD_{50} 法)的规定是:实验动物首选大鼠,试验动物体重变异不应超过平均体重的 20%;应设足够的剂量组(至少 3 组,一般为 5~7组),组间有适当的剂量间距,可观察到明显的毒性和不同的死亡率,以得到剂量-反应关系并求得 LD_{50}。每组至少使用同性别的 5 只动物,如用雌性动物,应未产和未孕。限量试验剂量为2000 mg/kg体重,用雌雄各 5 只动物进行试验。观察期应依据受试物的特殊性质、毒性反应、症状发生的时间和恢复期的长短等而定,一般应至少观察 14 天。临床观察每天至少一次,重点观察皮肤、被毛、眼睛和黏膜改变、呼吸、循环、自主神经系统和中枢神经系统、四肢活动和行为方式的变化,应记录每种症状的发生时间、症状表现程度、各症状的发展过程、死亡前特征和死亡时间。于染毒前、染毒后每周和死亡时测定体重。所有动物均应进行大体尸体解剖,并记录观察到的全部病变,必要时进行组织病理学检查。可用任何一种公认的统计学方法计算 LD_{50} 及其 95% 可信限范围。

2. LD_{50} 的计算方法　　可分为两大类,即曲线拟合法和插值法。曲线拟合法的基本原理是将反应率转换为概率单位,剂量转换为对数,然后拟合剂量-反应关系的线性方程,常称为概率单位(对数)法,该方法最早是由 Bliss(1934)提出,故也称为 Bliss 法,此方法采用极大似然法进行拟合,需要反复多次校正。其他还有图解法、加权最小二乘法、简化概率单位法、加权近似法等。插值法包括累积法、面积法(寇氏法)、点斜法(改良寇氏法)、移动平均法,以及霍恩氏法(设定动物数、组数、组间距,并假设出现效应的动物数,进而按移动平均法查表)、Weil 查表法等。目前我国常用改良寇氏法和霍恩氏法。

3. 经典的急性毒性试验的缺点和局限性　　①使用动物量大:按经典法的要求测定 LD_{50},一次实验通常需要 60~100 只动物。②获得信息有限:LD_{50} 值并不等同于急性毒性,死亡仅仅是评价急性毒性的许多观察终点之一。化学物一次大剂量染毒所致的急性中毒,动物多死于中枢神经系统及心血管功能障碍,并不能很好地显示出各自的毒作用特征,而且由于死亡迅速,一般也不能显示出靶器官的病变。③测得的 LD_{50} 值实际上仅是近似值且波动性很大。动物种系、性别、年龄、健康状况和环境条件等许多因素都可能影响 LD_{50} 值,故不同实验室对相同化学物所测得的 LD_{50} 值可能有很大差异。1977 年欧洲共同体(European Economic Community,EEC)组织了 13 个国家的 100 个实验室,统一了主要的实验条件,对 5 种化学物的 LD_{50} 进行测定,对所收集到的 80 个实验室的结果分析表明,同一受试物 LD_{50} 的差异可达 2.44~8.38 倍。

(二)急性毒性替代试验

从动物保护和动物福利的角度考虑,开展动物试验都应遵循替代(replacement)、减少(reduction)和优化(refinement)动物使用的原则,即"3R"原则。近年来,发达国家尤其是欧盟地区动物保护主义的强化,对毒理学动物实验造成了巨大的压力和影响。因此,2001 年 OECD 对急性经口毒性试验方法进行了很大的修改,并发布了 3 种测定急性经口毒性的新方法,即固定剂量法、急性毒性分级试验法和上-下法。美国环境保护局(USEPA)《健康效应测试指南》推荐使用的方法也包括 OECD 的这三种替代方法,以及限量试验和传统的急性毒性试验。

1. 限量试验(limit test)　　如受试物的毒性很低,可使用限量试验。一般使用啮齿类(大鼠或小鼠)20 只,雌雄各半。经口灌胃剂量一般至少应为 10 g/(kg·BW),如不能达到 10 g/(kg·BW),则应给予动物最大剂量(最大可用浓度和最大灌胃体积)。染毒后连续观察 14 天,如动物无死亡,则可认为受试物对该种动物的经口急性毒性耐受剂量大于灌胃剂量,亦即其 LD_{50} 大于此剂量。如果动物出现死亡,则应选择其他方法进一步测试。

2. 固定剂量法(fixed dose method)　　该法分 2 个阶段进行。固定剂量:5、50、300 或 2000 mg/kg。观察指标是明显毒性(clear sign on toxicity),而非死亡,故结果不是具体的 LD_{50} 值。

预试验使用单性别 1 只动物循序进行,前后 2 只动物间隔至少 24 小时。如 1 个剂量无中毒表现,其上一个剂量动物死亡,则需在其间插入剂量。根据预试验结果进行正式试验,一般只需 1 个剂量,使用 5 只动物(包括预试验在该剂量水平做过的动物)。如果 2000 mg/kg 预试验和正式试验都不出现中毒表现,则终止试验。

OECD 组织了对固定剂量法的国际性验证(Van Den Heuvel 1990),11 个国家的 33 个实验室用固定剂量法和 OECD(1981)经典急性毒性试验法进行实验,结果表明:①毒性分级:比较了 30 种化合物在两种试验中所得结果,根据欧共体的急性口服毒性分级标准,516 次固定剂量法试验中,有 414 次实验结果的毒性分级与 LD_{50} 的分级相同,一致性为 80.2%。②毒性反应:从毒性反应的类别以及毒性出现、持续和消失的时间等多方面分析,两种试验方法未显出明显差异。③实验所用动物数:LD_{50} 经典急性毒性试验,平均每个化合物用大鼠 24.2 只,而固定剂量法平均用大鼠 14.8 只。

3. 急性毒性分级试验法(acute toxic class method)   该法也是分阶段试验法,所用动物较少,但仍可得到较可靠的结论,根据死亡动物数,平均经 2~4 阶段即可判定急性毒性。此法的原理是基于生物统计学,并已经过 OECD 组织的国际性验证研究(Schlede 等,1994)。依照固定的判别表格,每次选用设定剂量(5、50、300、2000 mg/kg)之一,单性别 3 只动物进行试验,确定动物的生死后再进行下一步试验。有 3 种可能的结局:①不需进一步试验即可分级;②下一步试验降低一挡或升高一挡剂量进行;③下一步试验以相同剂量再做 3 只动物,根据结果决定是终止,或升高一挡,或降低一挡剂量。根据在某一染毒剂量下发生死亡的数量来判定大致的 LD_{50} 值范围,直接进行毒性分级。为了适合不同国家和不同管理机构的需要,本法也给出了 LD_{50} 的估计值。

4. 上-下法(up-and-down procedure)   该法通常以死亡为终点,但也可用于观察其他的毒性终点,适用于"全或无"的反应。根据受试物的初步资料,确定第 1 只动物接受的剂量,观察 48 小时,若不死亡,下一只提高一挡剂量,若死亡就降一挡剂量继续试验,按此序贯进行。但每一只存活动物都需观察至 14 天,后期死亡动物在统计结果时也应记为死亡。推荐采用的剂量序列为 1.75、5.5、17.5、55、175、550、2000 或 5000 mg/(kg·BW)。该法需要选择一个较合适的剂量范围,使大部分动物所接受的染毒剂量都在平均致死剂量左右。Lipnick 等(1995)比较了上-下法、固定剂量法和经典 LD_{50} 法,根据欧共体(EEC)分级系统对化学物进行急性毒性分级,上-下法和经典法的一致性为 23/25,上-下法与固定剂量法的一致性为 16/20。上-下法仅需 6~10 只单性别动物,少于固定剂量方法和急性毒性分级法。

(三)急性毒性作用观察

急性毒性试验的动物效应观察应包括皮肤、被毛、眼、黏膜以及呼吸系统、泌尿生殖系统、消化系统和神经系统等,特别要注意观察有无震颤、惊厥、流涎、腹泻、呆滞、嗜睡和昏迷等。在试验开始和结束时称取并记录动物体重,在观察期间,每周至少称取动物体重 1 次。全面观察并记录动物异常反应发生的时间、程度和持续时间,估计可能的毒作用靶器官。如发现动物处于濒死或表现出严重和持续的疼痛或痛苦状态,应及时处死动物。死亡时间记录应尽可能精确。啮齿类动物急性中毒的常见表现见表 7-1。

表 7-1　啮齿类动物急性中毒常见表现

器官和系统	观察及检查项目	中毒常见表现
中枢神经系统及 神经肌肉系统	行为	体位异常、叫声异常、不安、多动、少动或呆滞、侧卧
	运动状态	痉挛、抽搐、强直、麻痹,震颤、运动失调、步态蹒跚、后肢无力、管状尾
	对外界刺激的反应性	易兴奋、易激惹、感觉过敏或缺乏感觉、反应低下或亢进
	大脑及脊髓反射	减弱或消失
	肌肉张力	松弛或紧张
自主神经系统	瞳孔	扩大或缩小
	腺体分泌	流涎、流泪、出汗
呼吸系统	鼻	鼻孔流液、鼻翼扇动
	呼吸	呼吸徐缓或过速、张口呼吸或腹式呼吸、呼吸困难
心血管系统	心区触诊	心动过缓或过速、心律不齐、心跳过强或过弱
	末梢循环	充血、四肢末端发红
消化系统	摄食	不摄食、少食、拒食
	大便	腹泻或便秘
	腹形	气胀或收缩凹陷
	粪便硬度和颜色	粪便不成形、颜色异常(黑色、灰白色、褐色等)
生殖泌尿系统	小便	尿频、尿失禁、血尿、混浊尿
	阴阜和乳腺	肿胀、分泌物增多
	阴茎	脱垂
	会阴部	污秽、有分泌物
皮肤和被毛	皮肤颜色和张力	皮肤发红、发绀、皱褶、松弛、皮疹、溃疡
	被毛	竖毛、被毛蓬松
黏膜	黏膜	流黏液、充血、出血性发绀、苍白、水肿、黄疸
	口腔	溃疡
眼	眼睑	上睑下垂
	眼球	眼球突出或震颤、结膜充血
	角膜	混浊、血性分泌物
其他	直肠或皮肤温度	降低或升高
	一般情况	消瘦

　　所有动物包括试验期间死亡、人道处死和试验结束处死的动物都要进行大体解剖检查,记录每只动物的大体病理学改变,出现大体解剖病理改变时应做病理组织学观察。

四、急性毒性分级

　　急性毒性试验的主要目的之一是对化学物的急性毒性实验进行分级,以评价和比较化学物的急性毒性大小,并为化学物的安全性评价和危险性管理提供一个共同的尺度。但目前国内外急性毒性分级标准并不完全一致,世界卫生组织(WHO)的急性毒性分级标准见表7-2。欧共体(EEC)把急性经口毒性分为四个等级：高毒（very toxic，$LD_{50}<25$ mg/kg）、有毒（toxic，LD_{50} 25~200 mg/kg）、有害（harmful，LD_{50} 200~2000 mg/kg）、不分级（unclassified，$LD_{50}>2000$ mg/kg）。我国根据化学物的不同用途，也制定了相应的急性毒性分级标准（表7-3）。

表7-2　外源化学物急性毒性分级（WHO，2003）

毒性分级	大鼠经口 LD_{50} [mg/(kg·BW)]	6只大鼠吸入4小时死亡2~4只的浓度（ppm）	兔经皮 LD_{50} [mg/(kg·BW)]	对人可能致死剂量	
				[mg/(kg·BW)]	[mg/(60 kg·BW)]
剧毒	<1	<10	<5	<0.05	0.1
高毒	1~	10~	5~	0.05~	3
中等毒	50~	100~	44~	0.5~	30
低毒	500~	1000~	350~	5~	25
微毒	5000~	10 000~	2180~	15~	>1000

表7-3　我国 GB 15193.3《食品安全性毒理学评价程序和方法——
急性经口毒性试验》的急性毒性分级标准

级别	大鼠经口 LD_{50} [mg/(kg·BW)]	相当于人的致死量	
		[mg/(kg·BW)]	g/人
极毒	<1	稍尝	0.05
剧毒	1~50	500~4000	0.5
中等毒	51~500	4000~30 000	5
低毒	501~5000	30 000~250 000	50
实际无毒	>5000	250 000~500 000	500

联合国《全球化学品统一分类和标签制度》（Globally Harmonized of Classification and Labelling of Chemicals，GHS）于2003年公布，2008年全面实施。在 GHS 第三部分健康危害中，关于急性毒性的分级以危害类别和急性毒性估计（ATE）值方式表示，比传统的急性毒性增加了粉尘和烟雾的急性毒性分级。见表7-4。

表7-4　GHS：急性毒性危害类别和急性毒性估计（ATE）值

接触途径	第1类	第2类	第3类	第4类	第5类
经口（mg/kg 体重）	5	50	300	2000	
皮肤（mg/kg 体重）	50	200	1000	2000	
气体 ppmV	100	500	2500	5000	5000
蒸气（mg/L）	0.5	2.0	10	20	
粉尘和烟雾（mg/L）	0.05	0.5	1.0	5	
相当于	极毒	剧毒	中等毒	低毒	实际无毒

第三节　局部刺激作用

局部刺激作用指机体暴露于化学物后,在其接触和暴露部分造成的局部损伤和刺激,如眼刺激和皮肤刺激作用等。常用的评价局部刺激作用的试验包括眼刺激试验、皮肤刺激/腐蚀性试验、皮肤致敏试验等,其目的是了解外源化学物对皮肤、眼睛的局部刺激性、腐蚀性和致敏性。我国农药、化妆品和消毒产品的毒理学评价程序均规定局部刺激试验为常规必做项目。

一、眼刺激试验

眼刺激试验(eye irritation test)的观察终点为化学物导致的眼刺激和眼腐蚀性。眼刺激性(eye irritation)指眼球表面接触受试物后所产生的可逆性炎性变化,而眼腐蚀性(eye corrosion)指眼球表面接触受试物后引起的不可逆性组织损伤。

在试验前应全面分析受试物的已有信息以避免不必要的动物试验。这些信息包括现有的人体资料(如临床或职业接触方面的研究和病例报告)和(或)动物试验的资料(如单次或多次经皮染毒的毒性试验资料)、构效关系分析、pH 值、体外或离体试验结果等。只有在体外皮肤腐蚀试验的结果为阴性时,才考虑进一步进行体内眼刺激/腐蚀性试验。可对皮肤产生强刺激作用的强酸或强碱性物质,一般无须再做眼刺激试验。

眼刺激试验推荐的传统方法为家兔眼刺激试验,此方法系 Draize 在 1944 年提出,故亦称 Draize 试验。试验原则是受试物以一次剂量滴入每只实验动物的一侧眼结膜囊内,以未作处理的另一侧眼作为自身对照。在规定的时间内观察对兔眼的刺激和腐蚀作用程度并按规定的分级标准进行评分。观察指标主要包括结膜(发红、球结膜水肿和分泌物)、角膜(混浊程度和范围)、虹膜(充血、肿胀和角膜周围充血)。观察期限应足以评价刺激效应的可逆性或不可逆性,一般为 7 天,必要时可延长至 21 天。Draize 法对试验结果的判定以主观判断为主,故不同实验室和操作者所得结果可能有一定差异,尤其对于有色物质和刺激性较小的物质更是如此。

目前,传统眼刺激动物实验的替代方法研究已有很大进展,但迄今为止尚无一种体外替代方法能完全替代 Draize 试验。对眼刺激试验替代方法的研究,根据其使用材料和作用原理,主要有以下几种:

1. 用非实验动物组织替代兔眼　如检测刺激受精鸡卵尿囊绒膜试验(hen's egg test-chorioallan-toic membrane,HET-CAM),就是利用受精鸡卵尿囊绒膜(CAM)与结膜结构相似的特性,检测化学物质对 CAM 的损伤。

2. 检测细胞膜损伤的溶血试验（hemolysis test）　试验原理是接触受试物所导致的细胞膜损伤可使膜渗透性发生改变,血红蛋白从红细胞中漏出而发生溶血。

3. 检测血红蛋白变性　眼刺激作用中,角膜透明度降低的重要原因之一是化学物破坏蛋白质空间构象从而使蛋白变性。血红蛋白变性试验(haemoglobin denaturation test,HD test)就是用血红蛋白标准品与受试物共同孵育,评价其致使蛋白质变性的程度。

4. 细胞毒性试验　包括特殊细胞毒性试验和一般细胞毒性试验,前者使用来自靶器官的原代培养细胞作为试验对象,如兔眼角膜上皮细胞 SIRC 模型;后者则使用非眼组织细胞(如 HeLa 细胞、Balb/c3T3 细胞等),主要观察细胞增殖、膜完整性和细胞形态学的变化。

5. 生物模型替代法和其他非生物试验法　如使用培养的立体人类皮肤作为眼刺激模型来进行细胞毒性试验,以及使用植物蛋白,通过检测蛋白变性来预测受试物的眼刺激性的方法等。

二、皮肤刺激试验

皮肤刺激试验(skin irritation test)包括单次和多次皮肤刺激试验、完整皮肤和破损皮肤刺激试验等,其观察终点为皮肤刺激和皮肤腐蚀性。皮肤刺激性(dermal irritation)指皮肤接触或涂敷受试物后,局部产生的可逆性炎性变化。皮肤腐蚀性(dermal corrosion)指皮肤接触或涂敷受试物后,引起局部的不可逆性组织损伤。

破损皮肤刺激试验是人为将动物皮肤某部位擦伤(不能伤及真皮和导致出血),以比较受试物对完整皮肤及受损皮肤造成的刺激反应的差异。伤口消毒用的产品一般都需要做破损皮肤刺激试验。

经典的皮肤刺激实验亦为 Draize 法,可用家兔或豚鼠进行。将受试物一次或多次涂敷于受试动物的皮肤上,在规定的时间内观察皮肤反应。皮肤反应通常为红斑或紫红色斑、水肿等,损伤严重时可形成焦痂,一般按红斑和水肿的严重程度评分,并与自身对照比较,从而评价受试物对皮肤的刺激作用。皮肤刺激性试验的观察期限应足以评价其作用的可逆性或不可逆性,急性皮肤刺激试验的观察期一般不超过 14 天。

下列几种情况无须进行皮肤刺激试验:①受试物为强酸或强碱类腐蚀性物质(pH≤2 或 ≥ 11.5);②受试物有很强的经皮吸收毒性,经皮 LD_{50} 小于 200 mg/kg 体重;③在急性经皮毒性试验中受试物剂量达 2000 mg/kg 体重仍未出现皮肤刺激性作用。

进行皮肤刺激试验时应注意:①皮肤的完整性破坏后其吸收增强;②固态受试物的物理特性,如边缘锋利的颗粒状物质或硬质的纤维状物质可能对皮肤产生机械刺激或引发原发性刺激反应;③固态受试物在溶解状态和非溶解状态下的试验结果可能不同,一般而言,溶解状态下的刺激作用更强;④如受试物可能用于人体受损伤的皮肤,则应做破损皮肤刺激试验,即对受试动物皮肤做与人体实际接触相似的处理;⑤随着实验动物的年龄增长,其皮肤敏感性会降低,雌雄动物皮肤厚度及皮肤血流等也有差异;⑥试验人员主观判断的差异可使皮肤刺激试验的结果有一定程度的差异。

经典的家兔或豚鼠急性皮肤刺激/腐蚀试验方法虽所得结果较可靠,但该方法系直接将受试物涂抹于动物皮肤上进行试验,有严重刺激性和腐蚀性的受试物可致动物产生重度疼痛和痛苦,因此,有关替代试验的研究也已得到很大发展。目前,OECD 已验证并发布了 3 种评价皮肤腐蚀性的体外试验方法,即分别用分离的大鼠皮肤、重建的人体皮肤、人工膜来模拟人体皮肤进行试验。OECD 还在皮肤刺激/腐蚀性评价指南中规定,如果经过上述体外皮肤腐蚀试验发现受试物具有皮肤腐蚀作用时,可不再进行动物皮肤刺激/腐蚀试验,并可根据体外皮肤腐蚀试验的结果进行危害分级;如果体外皮肤腐蚀试验的结果为阴性,则需考虑进一步进行动物皮肤刺激/腐蚀性试验。欧盟于 2009 年起禁止用动物实验来评价化妆品（包括成品和原料）。目前较成熟的皮肤刺激/腐蚀的体外替代方法有以下几类：

1. 单层皮肤细胞培养模型　目前应用较多的有皮肤角质形成细胞、皮肤黑色素细胞、皮肤成纤维细胞等。但单层细胞培养技术不具有皮肤完整性。正常表皮细胞排列紧密，表面膜结构对水溶性化学物质有一定阻滞作用，角质细胞构成表皮的穿透屏障等，目前在体外细胞培养中都难以实现。且单层细胞培养技术在皮肤刺激试验中仅考虑了对某种细胞的作用，但由于其可消除物种差异，并有重现性好的特点，仍可应用于皮肤刺激物的初筛。

2. 表皮组织培养模型　气液交界面皮肤组织培养可模拟人类正常的表皮，在很大程度上维持人表皮的结构及细胞排列。目前已建立了几种重组人表皮模型，如美国 MatTek 公司研发的 EpiDerm™ 人重组皮肤模型，系用正常人皮肤来源的表皮角质细胞培养后形成的多层、高分化的人表皮模型，已由欧洲替代方法确认中心（European Centre for the Validation of Alternative Methods，ECVAM）认可用作体外皮肤刺激试验。

3. 器官型人工皮肤模型　即体外构建含表皮和真皮双层结构的器官型人工皮肤，由于其结构和功能更接近正常皮肤，已成为体外替代法的研究热点。用于皮肤毒性试验的人工皮肤必须满足以下基本要求：表皮结构完整，分化完全；能与受试物直接接触，且不受剂型和溶解性质的限制；与动物实验结果的相关性好。

三、皮肤变态反应试验

皮肤变态反应（skin sensitization，allergic contact dermatitis）又称过敏性接触性皮炎或皮肤致敏反应，是皮肤对化学物产生的免疫源性皮肤反应。在人类，这种反应可表现为瘙痒、红斑、丘疹、水疱、融合水疱等。但在实验动物，通常只能见到皮肤红斑和水肿等反应。一般使用皮肤变态反应试验（皮肤致敏试验）来确定重复接触外源化学物是否可引起变态反应以及反应的程度。

皮肤第一次接触外源化学物可能产生较轻的反应或无明显反应，但经过一段时间（致敏期，几周至几年）再次接触同一物质或类似物质，可能引起迟发性超敏反应（接触性皮炎），且还可发生在最初接触或染毒的部位以外的皮肤。其机制可能是外源化学物在穿透皮肤的过程中，可作为半抗原与体内某些特定的载体蛋白共价结合，形成完全抗原，诱导抗体形成，产生免疫记忆，此后再次接触较低浓度的相同或结构相似的物质，即能引发皮肤变态反应。

传统的皮肤变态反应试验方法有局部封闭涂皮法（buehler test，BT）和豚鼠最大值试验（guinea pig maximization test，GPMT），GPMT 采用完全福氏佐剂（freund complete adjuvant，FCA）皮内注射染毒，常使用豚鼠。分诱导接触（induction exposure）和激发接触（challenge exposure）两步。诱导接触是以较低或中等浓度受试物对皮肤重复染毒，该阶段一般需要 10~14 天（诱导阶段）。间隔 10~14 天后，用激发剂量（低于诱导剂量）的受试物处理未染毒的皮肤部位，观察 24 小时、48 小时和 72 小时后的皮肤反应，比较诱导及激发后的皮肤水肿、红斑等反应出现的情况，判断受试物是否具有致敏性及其作用强度。

局部淋巴结试验（local lymph node assay，LLNA）作为一种优化的动物皮肤变态反应实验方法，已经过长期的科学验证,并证实与豚鼠最大值试验有良好的一致性,故目前已得到广泛使用,并已于2002年列入欧盟化学物检测指南。LLNA 法的原理为:致敏化学物涂施在局部,能引起该部位引流淋巴结中淋巴细胞的分裂增殖,使 DNA 合成增加,通过测定一定时间内分裂淋巴细胞 DNA 中的放射性同位素掺入量,即可反映这种淋巴细胞增殖(即致敏)的程度。

目前正在研究的皮肤致敏体外替代方法主要有:①基于树突状细胞(dendritic cells,DC)及 T 细胞等在接触性过敏性皮炎发生过程中"免疫识别"化学过敏原的关键免疫细胞,发展利用这些细胞系建立相关模型;②建立化学物渗透表皮生发层/真皮层的皮肤模型;③角质形成细胞培养模型。

第四节　短期、亚慢性和慢性毒性作用

一、概述

在实际情况下,人类对生活和生产环境中的化学物一般是较低剂量的长期、重复接触,不至于发生急性中毒,故使用急性毒性试验难以评价低毒或长期低剂量接触可能导致慢性中毒的物质。此外,机体对 1 次大量染毒与多次重复染毒的反应可能不同,故仅有化学物的急性毒性资料无法预测和评价其慢性毒性。所以,研究长期重复接触化学物的毒性作用,对于其安全性评价更为重要。

根据机体对外源化学物持续接触的时间长短,可分为短期毒性作用(亚急性或重复剂量毒性)、亚慢性毒性作用和慢性毒性作用。其相应的评价试验分别为重复剂量毒性试验(亚急性毒性试验)、亚慢性毒性试验和慢性毒性试验。

(一)蓄积作用

外源化学物在体内的蓄积作用是发生慢性中毒的基础,故蓄积毒性是评价其是否可能和容易出现慢性中毒的重要指标,也是制订其限量标准时选择安全系数的重要考虑因素之一。

外源化学物连续、反复地进入机体,且其吸收速度/总量超过代谢转化排出的速度/总量时,该物质就可能在体内逐渐增加和贮存,称为化学物的蓄积作用(accumulation)。化学物可以原形或代谢转化产物的形式蓄积在体内,或与机体中某些物质结合而存在。机体反复多次接触化学物后,可用化学分析方法在体内测出该物质的原形或代谢产物的蓄积,这种蓄积称为物质蓄积。如在机体内不能测出其原形或代谢产物的蓄积,却产生了相应的慢性毒性作用,则称为功能蓄积或损伤蓄积。随着现代分析技术灵敏度的不断提高,不少原认为是功能蓄积的,也已证实有物质蓄积。外源化学物或其代谢产物在机体内蓄积的部位称为储存库或蓄积器官,某些外源化学物可对储存库或蓄积器官造成损害,如四氯化碳的肝损伤作用;而有些化学物对其储存库或蓄积器官并无明显的毒性作用(如骨骼中的铅、汞等金属)。

蓄积作用的检测可用两类方法,即理化方法和生物学方法。理化方法主要是应用化学分析或放射性核素分析测定化学物进入机体后在体内含量变化的动态过程,从而判断其在机体内的蓄积情况、储存库及半衰期等。生物学方法则是将重复染毒与单次染毒所产生的生物学效应进行比较分析,判断其是否具有蓄积作用。

当外源化学物与机体多次相互作用后,机体对于本来可引起一定毒效应的剂量,可能不再引起反应,故欲产生原有效应,必须加大剂量,这种现象即机体对化学物产生了耐受性。机体耐受性的产生取决于接触化学物的种类、动物种属及接触剂量等因素。一般低于某一剂量时,机体不会产生耐受性,故使用定期递增染毒剂量法可增强机体的耐受性。蓄积作用和耐受性是反映化学物与机体相互作用的两个方面。研究表明,机体在化学物长期作用下,虽能耐受较高的冲击剂量,但病理学检查可发现肝脏等实质器官常已发生明显病变。故一般认为机体出现耐受性,表明已受到毒物的作用并有明显反应,所以耐受性也应视为蓄积毒性的表现之一。

（二）短期毒性、亚慢性毒性和慢性毒性作用的基本概念

短期毒性作用(重复剂量毒性作用、亚急性毒性作用)指实验动物或人连续接触外源化学物14~30天所产生的毒效应。OECD《化学品测试方法》和 USEPA《健康效应评估指南》中啮齿类动物重复剂量经口毒性试验均规定染毒期限为 28 天。28 天重复剂量毒性试验能初步确定相应的NOAEL 和(或)LOAEL,初步评价受试物的安全性,为下一步亚慢性毒性和慢性毒性试验选择剂量、观察指标、毒性终点等提供依据。我国食品、消毒剂、农药和新化学品的毒理学评价标准均列入了重复剂量毒性试验。

亚慢性毒性(subchronic toxicity)指实验动物或人连续较长期(约相当于其生命周期的1/10)接触外源化学物所产生的中毒效应。亚慢性毒性试验已成为较常用的长期重复染毒毒性试验,可基本确定外源化学物的 NOAEL 和(或)LOAEL,在许多情况下可替代慢性试验。OECD《化学品测试方法》和 USEPA《健康效应评估指南》中啮齿类动物亚慢性毒性试验均规定染毒期限为 90 天。

慢性毒性(chronic toxicity)指实验动物或人长期接触外源化学物所引起的毒性效应。所谓"长期"并没有统一严格的时间界限,对于啮齿类动物,一般规定至少为 12 个月,亦可终生染毒。由于慢性试验耗费大量的实验动物和人力物力,一般在必要时才进行。

需要注意的是,新药临床前毒性评价中的长期毒性评价与亚慢性和慢性毒性评价的概念不同,其长期试验的期限取决于临床拟用药的期限,一般为临床用药的 2~3 倍,如临床用药期限为10 天,则"长期试验"时间可定为 1 个月。对未限制临床用药期限者,才进行 6 个月的亚慢性毒性试验。

短期毒性试验、亚慢性毒性试验和慢性毒性试验的主要目的:

1. 观察长期接触受试物的毒性效应谱、毒作用特点和靶器官。

2. 探索受试物的毒作用机制。

3. 观察长期接触受试物所致毒性作用的可逆性。

4. 确定长期接触受试物所致毒性作用的剂量-反应(效应)关系,确定其 NOAEL 和(或)LOAEL,为制定人类接触的安全限量提供依据。

5. 观察不同动物对受试物的毒效应差异,为确定适当的安全系数,将试验结果外推到人提供依据。

二、研究方法

（一）短期毒性和亚慢性毒性试验

短期(重复剂量)毒性试验和亚慢性毒性试验在试验设计、指标选择和结果评价等方面有许多共同之处,分析其结果可初步或基本确定受试物的 NOAEL 和(或)LOAEL,并为慢性毒性试验的剂量设计和动物选择等提供依据,故已被纳入各类化学物的常规毒性评价程序,是最重要的一般毒性评价试验之一。

1. 实验动物的选择

(1)物种和品系:应选择已有资料证明对受试物敏感的实验动物种系。亚慢性毒性试验最好选择两种实验动物,即一种啮齿类动物和一种非啮齿类动物。啮齿类动物通常首选大鼠,常用品系为 Wistar 和 SD;非啮齿类动物首选犬(通常选用 Beagle 犬),有条件时可用猴。

(2)性别、年龄和动物数:大鼠周龄一般应不超过 6 周,体重 50~100 g。试验开始时动物体重(同性别)的差异不应超过平均体重的±20%,每组动物数不少于 20 只。犬通常选用 4~6 月(一般不超过 9 个月)的幼犬,试验开始时动物体重(同性别)的差异亦不应超过平均体重的±20%,每组动物数不少于 8 只。对照组动物性别和数量应与受试物组相同。一般各组均要求雌雄各半,特殊情况(如重点研究生殖毒性),可选用单性别动物。

(3)动物微生物等级和饲养条件:应选择清洁级及以上等级动物,饲养在屏障环境内。动物应保证有足量的营养,符合要求的饲料、清洁的饮水和清洁无污染的垫料。不同项目的试验应分室进行。严格控制昼夜交替。

2. 染毒途径与染毒期限   短期毒性试验和亚慢性毒性试验的染毒一般应考虑尽量选择与人群实际接触途径相似的途径,并应与预期将要进行的慢性毒性试验的染毒途径一致。染毒频率一般为每日 1 次,连续给予,也可每周给予 5 次或 6 次。应保持每日染毒时间尽量一致,一般在每日上午进行,最好在给药后再喂食。在经不同途径染毒时还应注意以下问题:

(1)经口染毒:小动物常用灌胃法和喂饲法,如要求染毒剂量准确,建议使用灌胃法。犬则常用胶囊法。对于食品或食品污染物,可选择将受试物混入饲料的方法,但应确认受试物在饲料中的稳定性和均一性,以不影响动物摄食、营养平衡和饮水量为原则。受试物掺入饲料的比例一般应小于 5%,最大不应超过 10%,且掺入量如超过 5%还应调整饲料的营养成分,以使受试物组与对照组饲料的营养成分基本一致。

(2)经呼吸道染毒:染毒时间通常为每日 2~6 小时,OECD 规范中对亚慢性吸入染毒的要求是在染毒柜中受试物浓度达到平衡后,持续 4 小时。

(3)注射染毒:静脉注射染毒在重复剂量和亚慢性试验中实施有一定难度,必要时可用腹腔注射作为替代方法,但长期反复腹腔注射应注意无菌操作。

3. 剂量选择和分组   对于短期重复剂量试验和亚慢性毒性试验而言,剂量设计是最重要的问题之一。为了获得明确的剂量-反应关系并确定 NOAEL/LOAEL 值,以及阐明受试物的毒作用特点,一般应设至少 3 个剂量组和 1 个阴性(溶剂)对照组,若计划试验中期观察或试验结束后做恢复期观察,还应增加动物数,或在对照组和高剂量组增加卫星组。试验剂量的设计应参考 LD_{50} 和人体实际摄入量,原则上高剂量应使部分动物出现较明显的毒性反应,但不引起死亡;低剂量则不宜出现任何可观察到的毒效应(相当于 NOAEL),且一般应高于人的实际接触水平;中剂量介于两者之间,可出现轻度的毒性效应,以得出 LOAEL。剂量组间距一般以 2~4 倍递减为宜,如受试物剂量总跨度过大,可增设剂量组。

剂量设计可参考以下原则:

(1)以同一动物品系和同一染毒途径的短期毒性资料为依据。如对能求出 LD_{50} 的受试物,28 天经口毒性试验可以 LD_{50} 的 10%~25% 作为高剂量组,其具体选择可参考 LD_{50} 剂量-反应曲线的斜率。然后在此剂量下设若干剂量组,最低剂量组一般应是人体(预期)摄入量的 3 倍以上。

(2)对于求不出 LD_{50},且人体常常是主动摄入的食品或药品等受试物,可采用人体拟用的最高剂量为剂量设计依据。对药品而言,大鼠可用人临床拟用剂量的 10、30 和 100 倍,非啮齿类可用 5、15、50 倍。对食品而言,试验剂量应尽可能涵盖人体预期摄入量的 100 倍量,在不影响动物摄食及营养平衡的前提下,应尽可能提高高剂量组的剂量。对于人体拟摄入量较大的受试物,高剂量组亦可按最大给予量设计。由于各类化学品的特殊性及管理政策不同,其相应的毒理学评价程序对剂量设计的要求也有一定差异。

4. 观察指标的选择　在短期重复剂量和亚慢性毒性试验中,应使用能发现受试物的靶器官和敏感的毒性观察指标。一般而言,在短期重复剂量试验中,观察指标的范围应适当放宽,即进行较为全面、系统的观察,以免遗漏重要的信息。而在其后的亚慢性毒性试验中,则可重点观察意义较大而敏感的终点和毒性损伤指标。

(1)一般观察:包括被毛、皮肤、眼、黏膜、分泌物、排泄物、呼吸系统、神经系统、自主活动(如流泪、竖毛反应、瞳孔大小、异常呼吸)及行为表现(如步态、姿势、对外界刺激的反应、有无强直性或阵挛性活动、反常行为等)。对体质弱的动物应及时隔离,濒死和死亡动物应及时解剖。

(2)体重、摄食及饮水消耗量:每周称量和记录体重、摄食量,计算食物利用率;并计算整个试验(染毒)期间动物体重增长量、总摄食量和总食物利用率。受试物经饮水给予时,应每日记录饮水量。受试物经掺入饲料或饮水给予,还应计算和报告受试物各剂量组的实际摄入剂量。

(3)眼部检查:在实验室有条件的情况下,试验前和试验结束时,至少对高剂量组和对照组实验动物进行眼部(角膜、球结膜、虹膜)检查,若发现高剂量组动物有眼部变化,则应对其他剂量组所有动物进行检查。

(4)血液学指标测定:推荐指标为白细胞计数及分类(至少三分类)、红细胞计数、血红蛋白浓度、血细胞比容、血小板计数、凝血酶原时间(PT)等。如受试物对血液系统有影响,则还应加测网织红细胞、骨髓涂片细胞学检查等。

(5)血生化指标检查:应空腹采血。测定指标应包括电解质平衡、糖、脂和蛋白质代谢、肝(细胞、胆管)功能和肾功能等方面。至少应包含丙氨酸氨基转换酶(谷丙转氨酶,ALT)、天门冬氨酸氨基转换酶(谷草转氨酶,AST)、谷氨酰转肽酶(GGT)、碱性磷酸酶(AKP)、尿素(Urea)、肌酐(Cre)、血糖(Glu)、总蛋白(TP)、白蛋白(Alb)、总胆固醇(TC)、甘油三酯(TG)、氯、钾、钠等指标。必要时还应检测钙、磷、尿酸(UA)、胆碱酯酶、山梨醇脱氢酶、总胆汁酸(TBA)、高铁血红蛋白、激素等指标。应根据受试物的毒作用特点或构效关系分析增加相关的检测指标。

(6)尿常规检查:包括尿蛋白、比重、pH、葡萄糖和潜血等。若预期有毒性反应出现,还应增加尿沉渣镜检和细胞分析等相关项目。

(7)体温和心电图检查:对于犬而言,在试验前、试验结束和恢复期结束时应进行体温和心电图检查。

(8)病理检查:应包括:①大体解剖:试验结束时必须对所有动物进行大体解剖检查,包括体表、颅、胸腔、腹腔及其脏器,至少应称量心脏、胸腺、肾上腺、肝、肾、脾、睾丸的绝对重量,并计算相对重量(脏/体比值)。②组织病理学检查:可先对高剂量组和对照组动物进行主要脏器的组织病理学检查,如发现病变,则需再对较低剂量组的相应器官、组织进行检查。检测脏器应包括脑、甲状腺、胸腺、心脏、肝、脾、肾、肾上腺、胃、十二指肠、结肠、胰、肠系膜淋巴结、卵巢、睾丸、膀胱等,必要时增加脊髓(颈、胸、腰段)、垂体、食管、空肠、回肠、直肠、唾液腺、颈淋巴结、气管、肺、动脉、子宫、乳腺、附睾、前列腺、骨和骨髓、坐骨神经和肌肉、皮肤和眼球等组织器官的组织病理学检查。对肉眼可见的病变或可疑病变组织,尤其需要进行仔细的病理组织学检查。检查结果应出具详细的组织病理学检查报告,病变组织还需提供相关的照片和文字说明。

(9)其他特异性指标:指能反映受试物对机体毒作用本质的特征性指标,常与其毒作用机制有关,有时还可作为效应标志物。故应根据受试物的相关毒性资料和构效关系线索等,增加相应的特异性指标,如内分泌毒性、免疫毒性或神经毒性相关指标等。

5. 观察时间   短期重复剂量染毒若设恢复期观察,则动物应在停止给予受试物后继续观察 14 天;90 天亚慢性毒性试验若设恢复期观察,则动物应在停止给予受试物后继续观察 28 天,以观察受试物所致毒性的可逆性、持续性和迟发效应等。试验期间至少应每天观察一次动物的一般表现,详细记录动物出现中毒表现的体征、程度、持续时间和死亡情况。必要时可在试验中期增加检测上述相关指标一次或多次。

(二)慢性毒性试验

慢性毒性试验的目的是确定在实验动物的大部分生命期间重复给予受试物而引起的慢性毒性效应,阐明受试物慢性毒性的剂量-反应关系和靶器官,并确定慢性毒性的 NOAEL 和(或)LOAEL,为预测人群接触该受试物后可能发生慢性毒性的危险性,并为制定人群的接触限值(健康指导值)提供依据。

1. 实验动物和染毒途径的选择   实验动物和染毒途径的选择与上述短期毒性和亚慢性毒性试验相同,染毒途径也应与同一受试物在同种动物的短期和亚慢性毒性试验一致。

2. 染毒剂量和期限的选择   试验应至少设受试物 3 个剂量组和 1 个阴性对照组。高剂量的选择应参考亚急性毒性试验的结果,原则上应使动物出现较明显的毒性反应,但不致引起过高的死亡率;低剂量不引起任何毒性效应;中剂量应介于高剂量与低剂量之间,可引起轻度的毒性效应。剂量组间距一般以 2~4 倍为宜,不应超过 10 倍。

慢性毒性试验的试验期限一般至少为 12 个月。可根据需要设置卫星组,以监测由受试物所致毒性反应和改变的可逆性、持续性或延迟性作用,一般应在停止给予受试物后至少观察28天,但也不宜多于主体试验期限的1/3。在试验期间,如最低剂量组或对照组存活的动物数仅为开始时的25%时(雌、雄性动物分别计算),应及时终止试验。如仅高剂量组动物因明显的受试物毒性作用而出现较多的死亡,则不应终止试验。

3. 观察指标的选择　观察指标的选择亦与短期毒性和亚慢性毒性试验相同。但应依据亚急性/亚慢性试验的结果进一步确定重点观察的指标,或增加能反映受试物特异性毒作用的其他指标。

4. 慢性毒性试验的注意事项　慢性毒性试验由于周期长,动物消耗大,需要投入大量的人力物力。如果试验设计不严密或实施过程中发生失误,不仅影响试验结果,更可能带来难以弥补的损失。故实验室质量控制是保证实验成功并使实验结果具有科学性和准确性的先决条件。慢性毒性试验应严格按良好实验室规范(good laboratory practice,GLP)要求进行管理。

(1)合理的实验设计:剂量设计是慢性毒性试验成败的关键。只有在剂量设计达到有关技术规范的要求时,得到的结果,尤其是阴性结果才有意义,否则所得结论并不可靠。良好的实验设计也是获得明确的剂量-反应关系和理想的LOAEL/NOAEL的重要条件。

(2)动物质量和检疫:①对动物生产单位的考查和选择;②按实验方案的要求,选择实验动物的种类、品系、质量级别和性别等;③准确记录实际到达的动物的级别、动物数量(分性别)和体重范围等,然后通过检疫和适应性饲养,获得完整的检疫期动物的相关健康信息资料;④必要时进行动物的微生物检疫;⑤如果是长期实验,还应在实验方案中规定微生物检疫的时间及检疫动物的数量。

(3)动物的饲养环境:动物饲养室的温湿度和照明,动物喂养饲料和饮用水,垫料,以及动物饲养室使用的消毒剂等均与动物的健康状况密切相关。在实施GLP的过程中最容易出现问题的环节之一是动物饲料、垫料及温湿度。目前我国生产实验动物用饲料、垫料的厂家数量和规模均有限,饲料和垫料的质量常常难以得到保证。垫料中重金属的影响有时可能是致命的,因此需要对垫料进行严格的质量控制。对于饲料和饮用水,我国《药物非临床研究质量管理规范》明确规定:"动物的饲料和饮水应定期检验,确保其符合营养和卫生标准。影响实验结果的污染因素应低于规定的限度,检验结果应作为原始资料保存。"动物设施内的温湿度控制也应予以重视,一旦温湿度超出规定的范围,应及时采取相应的纠正措施,并观察动物的状况,对异常情况及时进行记录,以判断对实验是否有影响。

(4)受试物的配制及管理:按GLP的要求,受试物的管理需要了解其相关背景,并对其接收、保存、使用、留样、剩余供试品的废弃、返还等进行详细记录和监控,做到总量、保存条件和使用过程都有严格的控制。此外还应注意:①根据受试物的特性,在适当的条件下进行保存;②准确、详细地记录受试物的配制方法,如果配制的供试品是混悬液,则其均匀度对给药量的影响很大,必须详细记录配制使用的容器、搅拌器、转速以及在给药过程中如何控制等;③注意使用时是否需要避光、能不能反复冻融等。

(5)实验操作:在慢性毒性实验中,有以下几方面的实验操作需要特别关注:①动物中毒症状观察:应准确和规范,要求观察者具有足够的毒理实验背景知识,在多个实验人员进行同一个实验的症状观察时,容易出现主观影响及记录用语的不统一,因此需要制定和完善症状观察标准操作规程

(SOP)中对中毒症状观察的具体要求和统一的记录用语,并加强对实验人员的培训。②动物血样采集:一般毒性实验的血样采集特点是样本量大,并且检测结果受血液样本取血后放置时间、温度等因素影响很大,故应注意样本处理条件的一致性,此外还应注意各个步骤中样本编号与动物编号的对应性,以避免可能引起的混淆;在加样时也要有相应的确认和复核程序。③给药操作:实验人员首先要具备熟练的操作技术,避免因操作技术不熟练对实验产生不良影响;对给药体积和操作等也应进行确认。④体重和摄食量的测定:要求实验人员的操作要统一,避免人为因素和误差对实验产生的影响,特别是电子天平等仪器的操作 SOP 内容要简单和通俗易懂。

(6)检测条件的控制:实验室检测指标在慢性毒性试验结果评价中占重要地位,且试验前、试验过程中和结束时往往需要多次进行指标检测,这就要求所有检测仪器和有关的辅助条件等尽可能一致,且在较长时期内稳定,具有可比性。对相关仪器实施严格的质量控制和管理是相当重要的。我国在临床检验规范化和质控方面有相应的规范和标准,承担慢性毒性试验相关检测的机构应主动建立和实施有关的质量控制体系。从仪器设备和试剂、耗材等的选购、安装调试、保管、维护和校正等方面保证指标检测的准确性和重现性。

(三)结果评价

重复剂量毒性试验、亚慢性毒性试验和慢性毒性试验的主要目的都是为了确认剂量-反应关系和毒作用的靶器官,并求得相应的亚急性/亚慢性/慢性 NOAEL 和(或)LOAEL。因此对其结果评价,需要全面分析和研究实验所得的数据资料,借助统计学方法,并结合毒理学和相关学科的理论知识,才能得出较为可靠和科学的结论。

慢性毒性试验的观察指标很多,因此在分析结果时应注意相关指标的组间比较,尤其是各剂量组与正常对照组的比较,如组间差异有统计学意义,则需进一步分析有无剂量-反应关系,这是确定受试物与有害作用为因果关系的前提。其次还应重视相关系列指标的比较,例如,反映肝功能的血清酶改变应结合肝脏的病理组织学检查结果的改变,才能得出受试物是否有肝损伤作用的合理科学的结论。结果评价的具体内容包括毒效应表现、剂量-反应关系(NOAEL 和 LOAEL)、靶器官和损伤的可逆性等,对各参数应分别评价其统计学意义、生物学意义和毒理学意义。

此外,对于某些特殊的试验和实验物种,还应考虑动物间和动物自身的变异导致指标"表面上"的差异。例如,老年啮齿类动物由于自发疾病的发生概率增大而使得动物个体间的变异增大,因此较小的组间差别并不能反映真实的效应。很多实验方法上的因素,诸如受试物给药途径、血液采样方式、血液采样的随机性等都可能影响变异度,必须加以考虑。例如,连续静脉内输液可增加某些实验动物间变异(如 WBC 计数、RBC 比容、血清蛋白含量等),使得结果有微小差异的解释常很困难。重视实验过程的管理对于获得准确的指标也是至关重要的,GLP 的实施可为控制实验质量提供基本保障。

总之,在重复剂量试验、亚慢性和慢性试验的结果评价过程中,必须对试验期间的全部观察和检测结果进行全面的综合分析,并结合受试物的理化性质和相似化学物的构效关系分析,综合应用统计学、生物学、毒理学和其他相关学科的理论知识和方法进行评价,并结合可能得到的人体资料和流行病学调查数据,力求得出科学、合理的结论,为有害化学物的危险性管理提供毒理学实验依据。

(徐培渝　张立实)

思考题

1. 什么是一般毒性作用？ 按接触时间长短，一般毒性作用可分为哪几种？

2. 一般毒性评价主要包括哪几类试验？ 其主要目的和意义分别是什么？

3. 什么是 LD_{50}？ LD_{50} 如何获得？ 其毒理学意义是什么？

4. 什么是局部刺激作用？ 其常用评价方法有哪些？

5. 短期毒性、亚慢性毒性和慢性毒性试验的剂量设计原则是什么？ 主要的观察指标有哪些？

第八章

外源化学物致突变作用

第一节　概述

生物物种以相对稳定的状态存在于自然界,并繁衍子代,这个过程称为遗传(heredity)。生物体历代之间或同一代不同个体之间出现的不同程度的差异称为变异(variation)。遗传与变异是生物界普遍的生命现象。遗传使物种保持相对稳定,保证世代间生命的延续,而变异使物种不断进化,是生物物种推陈出新的来源。细胞内遗传物质结构发生的可以遗传的变异称为突变(mutation)。突变分为自发突变(spontaneous mutation)和诱发突变(induced mutation)。物种进化与自发突变有密切关系,通常自发突变发生率较低。诱发突变比较常见,是指由于化学、物理、生物学等环境因素引起的突变,也可以是由于某些目的(如农作物新品种培育)而人为的构建突变。1927年,Müler最早发现X射线可诱发果蝇生殖细胞的基因突变,直到20世纪60年代,Cattanack第一个报道化学物可诱导哺乳动物发生遗传物质的突变,至此人们开始认识到致突变对人类健康的危害。

能够引起突变的物质称为致突变物或诱变剂(mutagen)。致突变物是多种多样的,包括许多化学物质、电离辐射等物理因素、内源及外源性生物因子。根据作用方式,可将致突变物分为直接致突变物和间接致突变物,前者化学活性很高,不需要代谢活化就能引起生物体突变,后者本身不具有致突变活性,必须经过代谢活化后才具有致突性。由于致突变物是作用于生物体的遗传物质,故又称为遗传毒物(genotoxic agent或genotoxicity)。化学物质或其他环境因素引发遗传物质发生突变的性质和能力称为致突变性(mutagenicity)。致突变作用(mutagenesis)是指突变发生的过程或突变发生的状态,是致突变物和生物体的遗传物质相互作用的结果。突变是致突变作用的后果。化学物的致突变性和遗传毒性概念既有联系又有区别。致突变性是精确的概念,指引起遗传物质发生突变的能力,在一个实验群体中突变率可以定量检测。遗传毒性概念更为广泛,是指对基因组的损害能力,包括对基因组毒作用引起的致突变性及其他各种不良效应。遗传毒性比致突变性有更广泛的终点,如非程序性DNA合成、姐妹染色单体交换以及DNA链断裂等都是遗传毒性检测,而不是检测致突变性。遗传毒性的效应可能转变(固定)为突变,也可能被修复。

遗传物质DNA受损后,细胞利用其修复系统对损伤进行修复,如果DNA损伤能被正确无误地修复,对生物体而言,这种损伤不会产生什么后果,也即不引起突变。只有损伤不能被修复或修复中出现了错误,经过2次或多处细胞周期才有可能固定为突变,并传递到后代的细胞或个体。

近些年,毒理学研究者们在这些方面开展了广泛的深入研究,产生一门新学科,即遗传毒理学(genetic toxicology),它是研究环境中的化学、物理及生物学等因素对遗传物质DNA和遗传过程的作用,以及人类接触致突变物可能引起的健康效应的学科。遗传毒理学的目的是发展遗传物质损伤检测方法,筛选和鉴定致突变物质,探索致突变作用的机制,提出致突变物健康危害的评价方法。

第二节 突变类型

环境化学物诱导的突变可分为基因突变、染色体畸变和基因组突变三类。它们的本质是相同的,其区别在于受损程度。基因突变是组成一个染色体的一个或几个基因发生变化,突变限制在特定小部位,不能用光学显微镜直接观察,可以通过生长发育、生化、形态等表型改变来判断。染色体畸变和基因组突变是某一个或几个染色体的结构或染色体数目发生变化,损伤范围较大,用光学显微镜可以直接进行观察。

一、基因突变

基因突变(gene mutation)是指基因中 DNA 碱基序列的变化。因为基因突变通常发生在基因的某一特定位点,因此又称为点突变(point mutation)。化学物诱导的基因突变可分为碱基置换、移码突变、密码子插入或缺失三种类型。

1. 碱基置换 碱基置换(base substitution)是指 DNA 多核苷酸链上某个碱基被另一种碱基取代,导致 DNA 碱基序列的异常。碱基置换包括转换和颠换两种情况。原来的嘌呤被另一嘌呤置换或原来的嘧啶被另一种嘧啶置换,称之为转换(transition);原来的嘌呤被嘧啶置换或原来的嘧啶被嘌呤置换,则称之为颠换(transversion)。一些化学物质可引起碱基置换,如 5-溴尿嘧啶(5-bromouracil,5-BU)属于碱基类似物,是典型的致突物,有酮式和烯醇式两种异构体,酮式 BU 可取代胸腺嘧啶(T)掺入 DNA,与腺嘌呤(A)配对,酮式 BU 转变为烯醇式 BU 后又可与鸟嘌呤(G)配对,经两次 DNA 复制,使原来的 A-T 配对转变为 G-C 配对(图 8-1)。芥子气(mustard gas,MG)与 G 形成的加合物,其配对性质类似于 A,经过两次 DNA 复制,突变固定下来,由原来的 G-C 配对转换为 A-T 配对(图 8-2)。碱基置换中,无论是转换还是颠换都只涉及一对碱基,其结果可造成一个三联体密码子的改变,可能出现同义密码、错义密码、无义密码和终止密码。转换和颠换对生物损害的后果取决于其在蛋白质合成过程中的错义密码和无义密码的多少。相应的,突变分为同义突变、错义突变和无义突变三种。同义突变(synonymous mutation)是因密码子具有简并性,当单个碱基被置换后,密码子所编码的是同一种氨基酸,表型不改变;错义突变(missense mutation)是 DNA 分子中的碱基被置换后形成新的密码子,导致所编码的氨基酸种类发生改变;无义突变(nonsense mutation)是由于某个碱基的改变使编码某种氨基酸的密码子变为终止密码子,从而使肽链合成提前终止。

2. 移码突变 移码突变(frameshift mutation)指在 DNA 碱基序列中,插入或缺失一个或几个碱基(除了 3 或 3 的倍数),于是按三联密码连续阅读的规则,该部位以后的密码子组成全部改变,指导合成的多肽链也全部发生改变。在移码突变中,基因产物有明显的改变,移码突变较易成为致死性突变。

3. 密码子插入或缺失 基因突变中,如果减少或增加的碱基对刚好是 3,则称为密码子的缺失或插入。基因产物肽链中减少或增加一个氨基酸,其后果与碱基置换相似,与移码突变不一样。

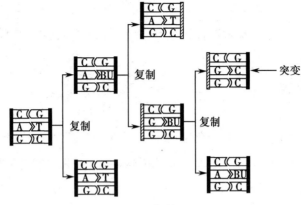

DNA复制

酮式5-BU（左）与腺嘌呤（右）配对结构

烯醇式5-BU（左）与鸟嘌呤（右）配对结构

图 8-1

化学物 5-溴尿嘧啶（5-BU）诱发突变的机制

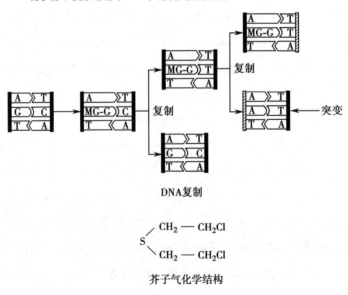

DNA复制

芥子气化学结构

图 8-2

化学物芥子气（MG）诱发突变的机制

二、染色体畸变

染色体畸变(chromosome aberration)是指染色体的结构改变,是遗传物质较大范围的改变,是染色体或染色单体断裂及断裂的不正确重接所致。由于化学或物理因素作用,引起染色体或染色单体断裂,造成染色体或染色单体部分片段缺失,或引起各种重排,从而出现染色体结构异常。用光学显微镜观察细胞有丝分裂中期的染色体可以发现染色体畸变。断裂作用可发生在两条染色体,也可能发生在其中一条,因此染色体结构畸变可分为染色体型畸变(chromosome-type aberration)和染色单体型畸变(chromatid-type aberration)。电离辐射可导致染色体型畸变,而大多数化学断裂剂则主要引起染色单体型畸变。

1. 染色体型畸变　染色体断裂时,当断端不发生重接或虽重接而不在原处,即可出现染色体结构异常。染色体型畸变涉及两条染色单体。染色体型畸变的类型包括:①缺失:一个染色体发生一次或多次断裂而不重接,染色体片段丢失;②插入:染色体的断裂处插入了其他部位的片段;③重复:在一套染色体里,一个染色体片段出现不止一次;④倒位:一个染色体片段倒180°再重接,如颠倒的片段包括着丝点,称为臂间倒位,如不包括着丝点则称为臂内倒位;⑤易位:从某个染色体断下的片段连接到另一个染色体上;⑥环状染色体:染色体两臂各发生一次断裂,重接形成环状结构;⑦双着丝粒染色体:两个染色体断裂后,两个有着丝点的节段重接。

2. 染色单体型畸变　染色单体型畸变的类型与染色体型畸变基本相似,但仅涉及一条染色单体。外环境因素作用常引起染色单体裂隙和断裂。染色单体的对称互换和不对称互换可形成四射体、三射体和复杂射体构型。某种化学物质引起染色体型畸变还是染色单体型畸变,主要取决于该化学物质的性质及接触该化学物质时靶细胞所处的细胞周期。一般染色单体型畸变都将在下一次细胞分裂时衍生为染色体型畸变。

染色体畸变有稳定性畸变(stabilizing chromosome aberration)和非稳定性畸变(non-stabilizing chromosome aberration)。稳定性染色体畸变可通过细胞分裂传给子代,例如缺失、重复、倒位及易位等,多数为染色体重排,可在机体或细胞群传递。由于仍具有与正常染色体一样的着丝点,能进行有丝分裂,因此细胞的复制不受影响,畸变继续留在细胞内。稳定的畸变需要用染色体分带染色技术检测。非稳定性染色体畸变是不稳定的畸变,如染色体断裂可产生环状染色体、双着丝粒染色体及各种其他不对称重排等。不稳定的畸变丧失了重要的遗传物质或造成有丝分裂的机械障碍,常导致细胞死亡。

三、基因组突变

基因组突变(genomic mutation)即基因组中染色体数目的改变,也称为染色体数目畸变。在细胞内,如果细胞分裂或染色体分离出现障碍,就会出现染色体数目异常。以二倍体细胞染色体数目为标准,染色体数目异常可能表现为整倍性畸变和非整倍性畸变。整倍性畸变是指染色体数目以染色体组为单位的增减,如单倍体、三倍体和四倍体。凡染色体组数目超过2的统称为多倍体。非整倍性畸变指增加或减少一条或几条染色体,染色体的增加或减少不是染色体组的整倍数。例如,人类体细胞正常为二倍体(2n),有 46 条染色体。如果细胞有 45 或 47 条染色体,定义为非整倍体;如果有 69 条染色体,定义为多倍体,此为三倍体。

第三节　DNA 损伤的修复

遗传物质 DNA 会受到自发性化学降解、氧化、甲基化等内源性因素和化学致突物和辐射等外源性因素的损伤,但遗传物质仍能够代代相传,这是因为 DNA 可执行高保真度的复制,对复制中的错误能及时修复,从而达到高度的保真。细胞还能够通过对 DNA 损伤的修复而保护亲代 DNA 链,使之避免由于内、外各种因素的损伤而发生改变。

DNA 修复(DNA repairing)可分为直接修复、碱基切除修复、核苷酸切除修复、双链断裂修复和链内交联修复等几类。DNA 损伤和修复与表观遗传也是相互影响的。

一、直接修复

直接修复存在于多数生物体内,主要依赖酶的作用,如光裂合酶和烷基转移酶。

1. 光复活修复　是一种酶促的简单特异的修复过程,是复制前的 DNA 修复机制。光复活是一种依赖光的过程,在光裂合酶作用下可修复紫外线诱发的嘧啶二聚体,使其在原位上恢复为单体。光复活修复广泛存在于生物体内,包括原核生物和真核生物。

2. 烷基转移酶修复　一些烷化剂能使鸟嘌呤的 6 位氧烷化,引起碱基错配。O^6-烷基鸟嘌呤-DNA 烷基转移酶是广泛存在的一种烷基转移酶,主要修复 DNA 烷化损伤。DNA 中 O^6-烷基鸟嘌呤上的烷基被转移到该酶的半胱氨酸残基上,酶失去活性,烷化的碱基又变成正常的碱基。该酶广泛存在于酵母、大鼠及人类,烷基转移酶修复机制可保护细胞免受烷化剂的毒性影响。

二、碱基切除修复

由 DNA 糖基酶作用于受损的 DNA,识别异常的碱基,切断碱基与脱氧核糖的连接,使受损的碱基脱落,留下一个无嘌呤或无嘧啶位点。无碱基核酸内切酶将 DNA 链切断,由聚合酶及连接酶作用完成修复过程。碱基切除修复的 DNA 糖基酶特异性很强,碱基切除修复是细胞对碱基氧化损伤的主要防御系统。

三、核苷酸切除修复

核苷酸切除修复系统可使细胞从 DNA 上移除较大的损伤。核苷酸切除修复是系列连续的酶促反应过程,其基本步骤是:①损伤识别;②损伤两侧切开损伤链,释放出一个 24~32 核苷酸长度的低聚体;③切除寡聚核苷酸;④修复合成填补产生的缺口;⑤DNA 连接酶封闭,恢复原有 DNA 序列。核苷酸切除修复是生物体内最常见的修复机制,基本上能修复所有种类的 DNA 损伤。核苷酸切除修复在基因转录中有着重要意义,转录基因的 DNA 损伤较基因组的其他 DNA 损伤更优先得到修复,保证了细胞转录过程的完整性。

四、双链断裂修复

DNA 双链断裂严重威胁细胞存活。未修复的双链断裂可以启动 DNA 损伤反应系统,使细胞阻滞于周期的某一期或诱发细胞凋亡。双链断裂可以通过同源重组或者非同源末端连接机制被修复。同源重组的特点是可以从同源双螺旋中重新获得因双螺旋断裂而丢失的信息。非同源末端连接是高等真核细胞中双链断裂修复的主导机制,它与同源重组修复最大的差异在于完全不需要任何模板的帮助。非同源末端连接机制中,修复蛋白可以直接将双链断裂的末端彼此拉近,再由 DNA 连接酶将断裂的双链重新结合。

五、交联修复

当细胞内发生 DNA 链内交联,会造成双链的断裂,机体主要启动无误交联修复机制进行修复,还存在另一种次要的易误交联修复机制。

上述各种修复机制是生物体长期进化的结果,不同的修复途径可以共用某些酶和反应的中间体,特定的损伤也可以通过一种或多种修复途径修复。细胞内修复与突变有着不可分割的关系,致突变作用是一涉及多因素相互作用的复杂细胞过程,包括突变修复和代谢。化学致突变作用的模式是损伤-修复-突变。

近年发现,DNA 损伤和修复与表观遗传是相互影响的。表观遗传是基因表达发生改变但不涉及 DNA 序列的变化,能够在代与代之间传递,涉及 DNA 甲基化、染色质重塑、组蛋白修饰及非编码 RNA 调控等。表观遗传在维护基因组稳定性方面发挥重要的调节作用。虽然表观遗传不直接涉及 DNA 序列变异,但可以通过改变 DNA 甲基化、组蛋白修饰等影响细胞 DNA 损伤结局。如组蛋白 H3 和 H4 乙酰化,利于 DNA 损伤的修复;如果重塑复合物中的关键蛋白发生突变造成核小体不能正确定位,则损伤 DNA 得不到修复。化学诱变剂导致 DNA 损伤后,可激发组蛋白 H2A 的磷酸化,促进修复蛋白结合。H2A 磷酸化修饰无论在 DNA 损伤应答过程中,还是在 DNA 修复过程都起到核心枢纽的作用。表观遗传按照一定的时空顺序与修复蛋白形成一个复杂的网络调控系统,参与 DNA 损伤修复。表观遗传与经典遗传彼此协调、互相调节,控制细胞的生物学功能和活性,在人类正常发育、疾病发生过程中起重要的作用。

第四节　致突变化学物及其作用机制

细胞中 DNA 损伤和基因突变可以是自发性的,但更重要的是由于环境化学和物理因素引起的诱发性损伤和突变。细胞内代谢过程形成的活性氧可致 DNA 损伤,但更多的外源性化学物质具有诱发 DNA 损伤和基因突变的作用,称化学诱变剂(chemical mutagen)。目前认为,细胞内的任何 DNA 损伤,只要正确修复,突变就不会发生,如果未能修复或者修复错误,损伤固定下来,就会发生突变。化学物质诱导基因突变和染色体畸变的主要靶分子是 DNA,而诱导染色体数目改变的靶部位主要是有丝分裂或减数分裂的成分,如纺锤体。

一、以 DNA 为靶的直接诱变作用

1. 碱基烷化　硫酸二甲酯、甲基磺酸乙酯、乙基黄酸乙酯、氮芥和硫芥等是常见的烷化剂。烷化剂对 DNA 和蛋白质具有强烈烷化作用,提供甲基或乙基等烷基与 DNA 共价结合。各类烷化剂其分子上的烷基不同,烷化活性也不同,一般情况下,甲基化>乙基化>高碳烷基化。烷化剂所致 DNA 链上的碱基发生烷化表现为错配。最常发生烷化作用的是鸟嘌呤的 N-7 位,其次是 O-6 位,腺嘌呤的 N-1、N-3 和 N-7 也易烷化。

2. 碱基类似物取代　有些化学物的结构与碱基非常相似,称碱基类似物。它们能在 DNA 复制时与正常的碱基竞争,取代其位置,并与互补链上的碱基配对,常常引起碱基替代突变。如 5-溴脱氧尿嘧啶取代胸腺嘧啶,2-氨基嘌呤取代鸟嘌呤。

3. 碱基结构破坏　有些化学物可对碱基产生氧化作用,从而破坏碱基的结构,有时还可引起链断裂。例如,亚硝酸盐能使腺嘌呤和胞嘧啶发生氧化性脱氨,相应生成次黄嘌呤和尿嘧啶;羟胺使胞嘧啶 C-6 位的氨基变为羟氨基,上述改变将造成碱基置换。还有些物质可在体内形成有机过氧化物或自由基,间接破坏嘌呤的化学结构,最终导致 DNA 链断裂。甲醛和氧基甲酸乙酯(又称尿烷或乌拉坦)等化学物都以这种机制诱导突变。

4. 平面大分子嵌入 DNA 链　有些大分子能嵌入 DNA 单链的碱基之间或 DNA 双螺旋结构的相邻多核苷酸链之间,称为嵌入剂。它们多数是多环的平面结构,如前黄素(2,8-二氨基吖啶)、吖啶橙、吖黄素等。这些吖啶类化学物分子含有吖啶稠环,大小与 DNA 的碱基对类似,可以嵌合到 DNA 的碱基对之间。嵌入剂一般是以非共价结合的形式嵌入 DNA 链,如果嵌入到新合成的互补链上,就会缺失一个碱基,如果嵌入到两模板链的碱基之间,就会使互补链插入一个碱基。这些改变会造成移码突变。

5. 二聚体形成　一些化学物和紫外线作用于机体或细胞后,DNA 同一条链上的两个相邻的嘧啶核苷酸会发生共价连接,形成嘧啶二聚体。主要的二聚体类型是胸腺嘧啶二聚体(TT),此外还有胞嘧啶二聚体(CC)以及胞嘧啶-胸腺嘧啶二聚体(CT)。嘧啶二聚体能使 DNA 两条双螺旋链之间的氢键减弱,使 DNA 结构局部变形,含有二聚体的 DNA 链不能作为复制的模板,因此二聚体的形成会严重影响 DNA 的复制和转录,诱导突变的发生。

6. DNA 加合物形成　许多化学物或其活化产物是亲电子剂,易与核酸等生物大分子中的亲核基团发生共价结合,形成加合物。例如,黄曲霉素 B 和苯并(a)芘经生物活化形成环氧化物,然后与 DNA 共价结合,形成 DNA 加合物,从而诱发突变。不同的致突变物和 DNA 共价结合时所攻击的碱基和位置的专一性不同,如乙酰氨基芴仅特异性地作用于鸟嘌呤的 C-8 位,而烷化剂在中性环境中几乎能与核苷酸链上的全部氧原子和氮原子发生烷化作用。

7. DNA-蛋白质交联分子形成　许多致突变物如烷化剂、苯并(a)芘、砷化合物、醛类化合物、铬、镍等能够引起 DNA 和蛋白质的共价结合,形成稳定的 DNA-蛋白质交联物而造成突变(图 8-3)。

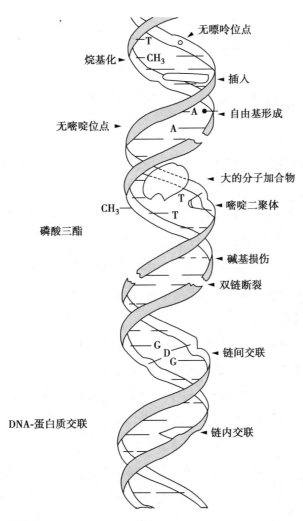

图 8-3

化学物引起的 DNA 损伤示意图

二、不以 DNA 为靶的间接诱变作用

1. 干扰细胞分裂过程　染色体数目改变主要涉及细胞分裂过程的改变,一些化学物作用于纺锤体、中心粒或其他核内细胞器,从而干扰细胞分裂过程。如秋水仙碱、长春碱可与微管蛋白二聚体结合,影响纺锤体正常功能,导致细胞分裂异常;某些化学物、药物和铅、锌、汞、砷等金属可以与微管上的巯基结合,使细胞分裂部分抑制,造成非整倍体;灰黄霉素、毛地黄皂苷和异丙基-N-氨基甲酸苯酯等化合物可破坏微管结构或功能;秋水仙碱可妨碍有丝分裂早期两对中心粒的分离和移向两极。

2. 对 DNA 合成和复制相关酶的影响　对 DNA 合成和修复有关酶系统的作用可间接损伤 DNA,诱发基因突变或染色体畸变。DNA 的高保真复制需多种酶类的参与,并在基因调控下进行,其过程的任何一个环节损伤,将影响 DNA 复制的高保真性,有可能引起突变。例如,一些氨基酸类似物可破坏与 DNA 合成有关的酶系统,从而诱发突变。

3. DNA 修复抑制　一些抑制 DNA 修复功能的化合物,如咖啡因、吖啶黄素、普鲁卡因、铍和锰等,可作用于酶促防错修复系统而诱发突变。

第五节　致突变作用的危害

一、体细胞突变后果

体细胞突变会引起肿瘤、致畸、老化、动脉粥样硬化等。其中最受关注的是突变致癌问题。大多数环境化学物的致癌都是通过影响遗传物质起作用的,肿瘤是细胞中多种基因突变累积的结果。基因突变主要发生在原癌基因(proto-oncogene)和抑癌基因(tumor suppressor gene)。原癌基因经点突变或染色体畸变可转变成活化的癌基因。人类许多肿瘤中 ras 原癌基因有碱基置换。抑癌基因的突变、失活或缺失在许多肿瘤的发生过程中起重要作用。大多数人体细胞致癌物在致突变试验中呈阳性结果,如吸烟、黄曲霉素 B、氯乙烯等。肿瘤组织细胞任何一个特性的获得都或多或少与突变有关。因此,致突变性数据至少在直接评估肿瘤发生的剂量-反应关系中可以作为一种有效的替代,这也成为肿瘤风险评估方法的基础。

胚胎体细胞突变导致畸胎是另一个突出的问题。人类妊娠最初 3 个月流产中,有 60%存在染色体畸变,在一定程度上这是致突变物透过胎盘作用于胚胎体细胞所致,而不完全是亲代生殖细胞突变的后果。体细胞突变也与动脉粥样硬化症有关。研究发现氯乙烯和多环芳烃等致突物具有致动脉硬化的效应。暴露于砷和二噁英的人群中,肿瘤和动脉粥样硬化相关疾病死亡率均增加,动脉粥样硬化作用与致突变作用和致癌作用有关。体细胞突变是衰老的一个原因。体细胞的突变积累是由内外环境因素引起的,细胞内产生的自由基以及外源性化学物质和辐射等可引起衰老相关的DNA 损伤。内外环境因素引起的突变的积累可能导致细胞死亡、细胞转化和细胞衰老,从而构成生物体衰老的基础。

二、生殖细胞突变后果

如果突变发生在生殖细胞,无论其发生在任何阶段,都可能会对后代产生影响,其后果可分为致死性和非致死性两种。致死性影响可能是显性致死和隐性致死。显性致死即突变的精子不能受精,或合子在着床前死亡或着床后的早期胚胎死亡,对基因库不会产生影响。隐性致死要纯合子或半合子才能出现死亡效应。如果生殖细胞突变为非致死性,则可能出现显性或隐性遗传病,包括先天性畸形。显性存活突变不会引起胚胎死亡,遗传缺陷可在子一代表现出来,即为显性遗传病。隐形存活突变在杂合子不能表现出来,必须在纯合子才能出现疾病。

个体生殖细胞或受精卵的遗传物质发生突变引起的疾病称遗传病,可由基因突变或染色体畸变引起。某些遗传病是环境致突变物危害的结果。在遗传性疾病频率与种类增多时,突变基因及染色体损伤将使基因库遗传负荷增加。突变除引起遗传病外,还可造成生殖毒性,表现为胚胎死亡、畸胎、胚胎功能不全及生长迟缓。生殖毒性可由亲代生殖细胞突变所致,也可由胚胎细胞突变所致(图 8-4)。

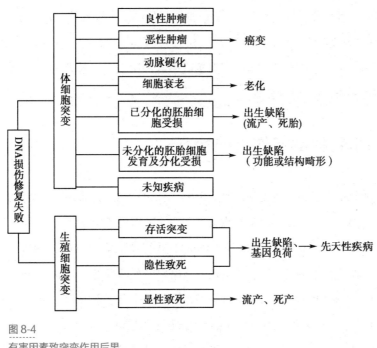

图 8-4

有害因素致突变作用后果

三、遗传损伤对人类基因库的影响

人类基因库(gene pool)是指人群生殖细胞内所具有的能传给下一代的所有基因总和。人类 23 对染色体上约有 30 亿对碱基,2.0 万~2.5 万个基因,人类基因库的组成决定了人类的遗传整体性。人类基因库的组成并非完美无缺,存在有部分致病基因。人类每一个体携带的可遗传给后代的有害基因的平均频率或水平称为遗传负荷(genetic load)或突变负荷(mutation load)。当代人遗传负荷的大小直接影响到下一代或几代人的健康,遗传负荷的增加将引起人群发病率和死亡率上升,出生缺陷增多,群体健康水平下降。环境有害因素的大量和长期暴露无疑会破坏正常的人类基因库,因此,研究环境因素与遗传负荷增加的关系,对维护基因库的完整性和稳定性、保障人类健康具有重要意义。

四、影响化学物致突变作用的遗传因素

在生活环境中,人们同样接触相同剂量的化学致突变物,但并不是每个人机体都出现致突变反应,个体之间的差异很大。个体因素影响致突变作用有两个方面:一是先天性,即遗传因素,主要是遗传多态性;二是后天性,主要指不同生活方式如吸烟、饮酒、营养缺乏或不平衡,以及年龄等因素。机体对致突变作用的影响非常复杂,遗传多态性在个体因素影响化学物致突变作用中起重要作用。影响个体对致突变物敏感性差异的遗传多态性主要有代谢酶的遗传多态性和 DNA 损伤修复酶的多态性等。

代谢酶的遗传多态性主要涉及细胞色素 P450、谷胱甘肽硫转移酶和环氧水化酶等。这些酶在环境致突变化学物转变为其活性代谢产物中具有重要作用,活性代谢物诱导突变发生。这些代谢酶

基因的多态性影响活性代谢产物的水平，从而影响化学物的致突变作用。DNA 损伤修复酶的多态性主要涉及 O^6-甲基鸟嘌呤-DNA-甲基转移酶（MGMT）及聚（二磷酸腺苷-核糖）多聚酶（PARP）等。MGMT 多态性可解释某些个体对烷化剂作用特别敏感，PARP 与氧化损伤的 DNA 修复相关，其多态性影响着氧化活性物质的致突变作用。

第六节　化学物致突变作用的检测

致突变实验的目的是确定化学物引起细胞 DNA 损伤的能力，从而为该化学物是否引起肿瘤，或者生殖细胞遗传物质受损导致出生缺陷提供证据。致突变作用的研究可以追溯到 20 世纪 20 年代，著名的遗传学家穆勒（H. J. Muller）发现 X 射线辐射能够引起果蝇表型改变。此后，遗传学家萨克斯（K. Sax）进一步发现 X 射线能够导致植物花粉细胞出现染色体畸变。20 世纪 40 年代，英国遗传学家奥尔巴赫（C. Auerbach）和同事发现芥子气导致果蝇出现突变；同一时期，前苏联科学家拉波波特（I. A. Rapoport）独立发现甲醛能够引起果蝇的突变，从而开辟了化学诱变研究领域。此后，一系列重要的突变检测方法，如细菌回复突变和哺乳动物红细胞微核实验相继被发明。化学物致突变作用的检测和研究成为毒理学的一个重要组成部分。

一、致突变实验的分类

目前，致突变测试方法已经达到 200 多种，用于测试的指示生物包括病毒、细菌、真菌、植物、昆虫、体外培养的哺乳动物细胞和哺乳动物等。表 8-1 列出了目前常用的遗传毒理学检测方法（引自 *Casarett & Doull's Toxicology: The Basic Science of Poisons*，8 版）。根据指示生物在进化过程中的顺序，可以简单分为原核生物测试和真核生物测试两种，前者如细菌回复突变，哺乳动物红细胞微核实验则属于后者。其中的真核生物测试又可以进一步分为体外（In vitro）测试和体内（In vivo）测试两种。培养细胞胸苷激酶（thymidine kinase, Tk）突变实验属于体外实验，而啮齿类动物骨髓来源细胞微核实验则属于体内实验。

二、化学物致突变检测需遵循的基本原则

当一种特定的化学物需要进行致突变检测时，首先需要分析它的化学结构，因为结构往往决定了该物质的性质和功能，亦即所谓的构效关系研究。由于可能与 DNA 分子上面的亲核位点发生反应，含有亲电位点的分子成为值得注意的潜在诱变剂。当然，目前用于化学诱变剂预测的软件和算法还处于开发阶段，并不能准确指出某种化学物是否为诱变剂，需要采用经典的生物学致突变实验进行进一步的分析。前面我们提到，致突变实验根据观察的对象可以简单分为原核生物和真核生物实验。可以理解，由于真核生物，特别是哺乳动物在进化上与人类的接近程度要显著高于原核生物，采用真核生物进行的测试在证据的可信性和重要性方面要高于原核生物。另一方面，利用真核生物进行的测试又可以分为体外和体内实验两种。采用哺乳动物的体内实验由于受试物在实验对象体内经过了一系列接近于人体的过程，如吸收、代谢和排泄等，在证据的

可信度方面要高于体外实验。一般来说,体内实验的周期较长,对于人力和物力的投入要求较高,而利用细菌等原核生物在这些方面则具有明显的优势。鉴于这些特点,在实际工作中,许多国家或者组织常要求同时采用几种致突变实验进行测试,即组合检测的策略,例如国际协调组织(International Conference on Harmonisation,ICH)。

表 8-1　主要的遗传毒理学检测方法

1. 主要的检测方法

1.1　广泛采用的基因突变的检测实验

　　　　鼠伤寒沙门菌回复突变实验(Ames 实验)

1.2　哺乳动物染色体损伤检测

　　　　啮齿类动物骨髓细胞中期染色体分析或者微核实验

2. 其他重要的检测方法

2.1　基因突变检测

　　　　大肠杆菌 WP2 回复突变实验

　　　　体外培养细胞胸苷激酶或者次黄嘌呤-鸟嘌呤磷酸核糖基转移酶(hypoxanthine guanine phosphoribosyl transferase,Hprt)突变实验

　　　　果蝇伴性隐性致死实验

2.2　中国仓鼠卵巢细胞(Chinese hamster ovary cell,CHO)或人细胞的细胞遗传学分析

　　　　染色体畸变或者微核分析

　　　　染色体非整倍性分析

2.3　其他遗传损伤的指标

　　　　哺乳动物 DNA 损伤和修复分析

　　　　酵母或者果蝇有丝分裂染色体重组分析

2.4　哺乳动物生殖细胞检测

　　　　小鼠特定遗传位点的检测

　　　　小鼠骨骼肌疾病或者白内障致病突变分析

　　　　细胞遗传学分析或染色体转位检测

　　　　啮齿类动物生殖细胞 DNA 损伤或者修复检测

　　　　小鼠串联重复序列位点的突变分析

在人用药品注册技术要求(2011版)中即建议了两种标准的测试组合:

测试组合1:

1)利用细菌测试基因突变。

2)利用细胞遗传学测试检查染色体损伤(如体外中期染色体畸变实验,或者体外微核实验),或体外小鼠淋巴瘤 *Tk* 基因突变实验。

3)体内遗传毒理学实验。一般情况下可以观察受试物对于啮齿类动物造血细胞的染色体损伤,如微核试验或中期染色体畸变实验。

测试组合2:

1)利用细菌测试基因突变。

2)利用体内实验检查两种组织的致突变作用。通常包括啮齿类动物造血细胞的微核实验和另外一种体内实验,如肝脏 DNA 链断裂实验。

这种组合式的实验策略兼顾了测试的生物学特点和进行实际操作的逻辑问题,从而能够高效、灵敏、准确地识别出潜在的化学诱变剂。

三、常用的遗传毒理学实验

1. 细菌回复突变实验　以细菌为指示生物的检测是基因突变检测中最为常用的方法。细菌具有遗传背景清楚、生长快速等特点,从而成为基因突变检测的优良指示生物。特别值得一提的是,在细菌代谢,特别是氨基酸代谢的研究中制备了一些特定基因突变的大肠杆菌(*Escherichia coli*)和鼠伤寒沙门菌(*Salmonella typhimurium*)菌株。这些菌株仅在特定营养元素存在时才能存活,所以称为营养缺陷型菌株(auxotroph)。这些菌株中的一些类型,如鼠伤寒沙门菌组氨酸营养缺陷型菌株和大肠杆菌色氨酸营养缺陷型菌株在基因突变检测中的应用最为广泛。当使用具有致突变作用的化学物处理这些营养缺陷型菌株时,其中的一些细菌能够回复突变(reverse mutation)为原养型(prototroph)菌株,从而能够在氨基酸缺乏的培养基中形成克隆,这种检测方法称为细菌回复突变实验(bacterial reverse mutation assay)。其中,利用鼠伤寒沙门菌组氨酸营养缺陷型菌株进行基因突变检测的研究由加州大学伯克利分校的 Bruce Ames 教授在 20 世纪 70 年代初建立,因此该方法又称为 Ames 实验(图 8-5)。常用的 Ames 实验方法包括平板掺入法(plate incorporation assay)及预培养平板掺入法等。

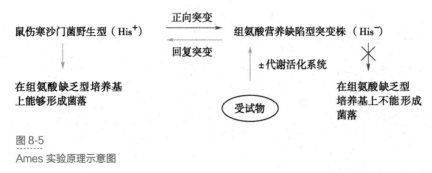

图 8-5

Ames 实验原理示意图

表 8-2 列出了细菌回复突变实验常用菌株的基因型和其他特征。其中,鼠伤寒沙门氏菌除

了组氨酸合成相关基因 C、D 和 G 的突变,这些菌株也引入了一些用于增加检测适用性和敏感性的突变,如 *rfa* 突变能够破坏细菌脂多糖的合成,增加细胞壁的通透性,从而使该方法适用于检测大分子量的疏水性化学物。*uvrB* 突变引起 DNA 剪切修复系统的缺失,从而能够增加检测的灵敏度。另外,一些菌株转化有含易错重组 DNA 修复通路的质粒 pKM101,从而能够进一步增加检测的敏感性。

表 8-2　细菌回复突变实验菌株的分子特征

菌株	氨基酸突变位点	染色体基因型	质粒	检测突变类型
TA1535	*hisG46*	*hisG46 rfa∆uvrB*	无	BPS
TA100	*hisG46*	*hisG46 rfa∆uvrB*	pKM101(*mucAB* Amp^r)	BPS;FS
TA1538	*hisD3052*	*hisD3052 rfa∆uvrB*	无	FS
TA98	*hisD3052*	*hisD3052 rfa∆uvrB*	pKM101(*mucAB* Amp^r)	FS
TA1537	*hisC3076*	*hisC3076 rfa∆uvrB*	无	FS
TA97	*hisD6610*	*hisD6610* *hisO1242 rfa∆uvrB*	pKM101(*mucAB* Amp^r)	FS;BPS
TA102	*hisG428*	*his∆(G)8476 rfa*	pKM101(*mucAB* Amp^r)和 pAQ1(hisG428 Tc^r)	BPS;FS
TA104	*hisG428*	*hisG428 rfa∆uvrB*	pKM101(*mucAB* Amp^r)	BPS
WP2,*uvrA*	*trpE*	*∆uvrA*	无	BPS
WP2 *uvrA*, pKM101	*trpE*	*∆uvrA*	pKM101(*mucAB* Amp^r)	BPS

rfa 突变用于破坏细胞壁的完整性,从而增加对受试物的通透性。

∆*uvrB*,*uvrB* 突变,破坏鼠伤寒沙门菌 DNA 剪切修复系统,从而增加细菌对受试物检测的敏感性。

mucAB 编码 DNA 易错修复通路相关的基因,增加检测敏感性。

Amp^r,氨苄西林抗性。

hisO1242,影响组氨酸合成相关基因的调控,增加 *hisD6610* 回复突变的频率。

his∆(G)8476,缺失 *hisG* 基因,从而能够检测 pAQ1 质粒上的 *hisG428* 回复突变。

∆*uvrA*,*uvrA* 突变,破坏大肠杆菌 DNA 剪切修复系统,从而增加细菌对受试物检测的敏感性。

Tc^r,四环素抗性。

BPS, base-pair substitution mutation,碱基置换突变。

FS, frameshift mutation,移码突变

　　表 8-2 显示了不同菌株主要检测的突变类型。从中可以看出,鼠伤寒沙门菌组氨酸营养缺陷型主要显示的是碱基置换突变和移码突变,而大肠杆菌色氨酸营养缺陷型主要显示碱基置换突变。根据这一特点,我国(化学品测试导则,2004 年,1 版)和国际协调组织(人用药品注册技术要求,2011 版)均建议采用下列菌株组合进行受试物的细菌回复突变检测:

　　1)鼠伤寒沙门菌 TA98;

　　2)鼠伤寒沙门菌 TA100;

3）鼠伤寒沙门菌 TA1535；

4）鼠伤寒沙门菌 TA1537 或 TA97 或 TA97a；

5）鼠伤寒沙门菌 TA102 或大肠杆菌 WP2 *uvrA* 或大肠杆菌 WP2 *uvrA*（pKM101）。

需要注意的是，由于细菌缺乏哺乳动物细胞的代谢酶，为了区分直接及间接致突变剂，在进行回复突变实验时，应分别进行不加及加代谢活化系统（如 S9 混合物）的检测。

2. 染色体畸变实验　染色体畸变实验（chromosome aberration test）又称为细胞遗传学实验（cytogenetic assay），是利用显微技术直接观察细胞中期染色体损伤的方法。根据观察细胞来源的不同，染色体畸变实验可分为体外和体内两种。其中，体外实验的观察对象主要是经受试物处理过的离体培养细胞，而体内实验观察的是从受试物处理过的实验动物体内分离出来的细胞。用于体外实验的细胞要求传代时间短，有相对稳定的核型，染色体数目较少但是染色体本身较大。常用的细胞有中国仓鼠卵巢细胞、中国仓鼠肺细胞（Chinese hamster lung cell，CHL）和外周血淋巴细胞等。染色体结构的异常主要包括缺失、重复、断裂、易位、倒位和等臂染色体等。染色体数目的异常则包括非整倍体和多倍体等。由于体外培养细胞容易受到实验操作的影响，进行染色体畸变检测时需要严格控制实验条件，如受试物的最高剂量需要控制在一定范围内，以及设置适当的阴性和阳性对照等。体内染色体畸变实验是用受试物处理实验动物，然后制备细胞进行细胞遗传学分析的方法。体内实验的优点主要是存在细胞代谢、DNA 损伤修复和药效动力学。所观察的组织需要存在大量处于分裂期的细胞。根据这一要求，骨髓来源的细胞是常用的检测对象。另外，经促有丝分裂原（如植物凝集素，phytohemagglutinin，PHA）刺激的外周血淋巴细胞也常作为检测的对象。成功的体内染色体畸变实验需要：①选择合适的受试物剂量范围和给药途径，从而保证计划观察的细胞能够充分暴露于受试物；②从用化学物处理动物到收集细胞进行分析需要适当的时间间隔；③观察足够数量的动物和细胞。

3. 微核实验　在有丝分裂过程中，染色体片段，或者完整染色体在分裂末期未被分配到子细胞的细胞核中，从而形成的由生物膜包被的圆形或椭圆形结构，被称为微核（micronucleus）。由于微核的出现通常表明存在无着丝粒染色体片段或完整染色体，因此它主要用于检测染色体损伤，以及染色体非整倍性（aneuploidy）。根据检测对象的不同，微核实验可分为体外和体内两种。体外微核实验主要观察体外培养的细胞系，如 CHO 或者 CHL 细胞，或者原代培养的细胞，如人外周血淋巴细胞或者大鼠肝细胞。在用原代细胞进行检测时，常用胞质分裂（cytokinesis）阻断剂细胞松弛素 B（cytochalasin B）将处于有丝分裂过程中的细胞阻滞在末期，从而形成双核或者多核细胞。通过对双核细胞里面的微核进行分析可以更为准确地评估受试物导致染色体损伤和非整倍性的程度。体内微核实验多以经受试物处理过的啮齿类动物未终末分化的红细胞（多染红细胞，polychromatic erythrocyte）作为观察的对象，也有少量研究采用外周血细胞。在幼红细胞发育成熟的过程中，细胞核会被排出，而染色体损伤后形成的微核则会留在细胞质中。体内微核实验现在越来越多地被用来代替骨髓中期染色体畸变分析。

4. 姐妹染色体交换实验　姐妹染色单体（sister chromatid）是在细胞分裂间期由同一条染色体复制形成的、联系在一个着丝粒上面的染色单体。在正常的细胞分裂过程中，姐妹染色单体交换

(sister chromatid exchange)出现的频率较低。在有化学诱变剂等致突变因素存在时,姐妹染色单体出现的频率明显增加。因此,姐妹染色单体交换频率的增加可以作为检测染色体损伤的一个通用指标。姐妹染色单体交换实验同样包括体外实验和体内实验两种。体外实验常采用细胞系或者人外周血淋巴细胞,体内实验常用骨髓细胞。该实验利用将 BrdU(5-bromo-2′-deoxyuridine)掺入合成中DNA 的方法来标记和显示存在差异的染色单体。由于本实验需要经过两个细胞分裂周期,用受试物处理细胞或者动物的时间需要进行准确的计算。

5. 显性致死实验 显性致死实验(dominant lethal assay)是一种用来检测生殖细胞突变的体内实验。引起显性致死的突变并不引起配子功能的异常,但是会导致受精卵或者胚胎的死亡。观察到显性致死现象表明受试物能够进入实验动物的生殖组织并引起突变。自 20 世纪 70 年代起,显性致死实验逐渐成为一种测试受试物诱变能力的常用方法。由于相对来说易于操作,显性致死实验常采用雄性动物进行受试物的处理。用雌性动物与经受试物处理的雄性动物定时进行交配,在妊娠的中期进行处理并检查黄体、着床的胚泡、存活以及死亡胚胎的数目。通过对着床前丢失(preimplantation loss)、着床后丢失(postimplantation loss)、受精指数(fertility index),以及显性致死发生的次数(着床前与着床后丢失之和)进行统计分析,可以判断受试物是否在雄性动物体内引起可遗传的致突变效应。

6. 彗星实验 彗星实验(comet assay),又称为单细胞凝胶电泳实验(single cell electrophoresis assay),是一种常用的检测 DNA 单、双链断裂和碱性不稳定位点(alkali labile site)的方法。与微核实验相同,彗星实验也可以检测体外培养细胞或者从动物体内直接分离出来的细胞。这些细胞被包埋在琼脂糖凝胶中,经过碱性电泳缓冲液的处理以促进 DNA 变性和解链,然后进行低温电泳。对于致突变化学物敏感的细胞,形成的 DNA 单、双链断裂和碱性不稳定位点会引起 DNA 迁移速率增加,从而形成彗尾状结构。

7. 正向基因突变实验 经典的 Ames 实验是利用回复突变使异常的基因恢复正常功能来检测受试物的致突变作用。反过来,正向突变(forward mutation)的原理也可以应用于遗传毒理学的检测。用于正向突变检测的对象包括细菌、体外培养细胞和从实验动物分离出来的细胞等。对于哺乳动物细胞来说,常用于检测的基因包括胸苷激酶 Tk、次黄嘌呤-鸟嘌呤磷酸核糖基转移酶 Hprt、磷脂酰肌醇聚糖 a 类基因 Pig-a(phosphatidyl inositol glycan,class A),以及利用基因工程技术制备的转基因小鼠的报告基因等。Tk 基因的突变会使细胞对嘧啶类似物三氟胸苷(trifluorothymidine)产生抵抗。Hprt 基因突变则使细胞对嘌呤类似物 6-巯基鸟嘌呤(6-thioguanine)产生抵抗。Pig-a 蛋白参与糖基化磷脂酰肌醇(glycosyl phosphatidylinositol,GPI)的合成。GPI 是将细胞外蛋白质锚定于细胞膜上的介导分子。当 Pig-a 基因发生突变导致蛋白功能丧失时,细胞缺失 GPI 和通过 GPI 锚定的蛋白质。缺失这些蛋白质的细胞可以通过流式细胞术来进行检测。另外,缺失 GPI 锚定功能的细胞也可以利用气单胞菌溶素原(proaerolysin)进行检出。气单胞菌溶素原能够结合 Pig-a 基因野生型细胞表面的 GPI,进而被加工为气单胞菌溶素(aerolysin)。气单胞菌溶素能够在细胞膜表面形成聚合物,并在细胞膜上打孔从而引起细胞死亡。Pig-a 基因突变的细胞由于缺失 GPI 而不能结合气单胞菌溶素原,从而能够在其存在时继续增殖。通常,通过计算经不同处理的细胞在选择性药物存在时的存活数可以评估受试物的致突变效应。

8. 程序外 DNA 合成实验　DNA 损伤修复的发生可以用来作为 DNA 出现损伤的一个显著指标。迄今为止,用于 DNA 损伤修复检测的模型包括微生物、体外培养细胞和动物等。对于哺乳动物细胞来说,程序外 DNA 合成实验(unscheduled DNA synthesis assay)是常用的 DNA 损伤修复检测方法。一般来说,哺乳动物的 DNA 复制合成仅出现在 S 期,但在受到损伤时,对 DNA 进行修复常需要合成新的核酸,称为程序外 DNA 合成。进行程序外 DNA 合成测试时,常需要将细胞同步化到 G_1 期(阻断 DNA 的合成),然后同时加入受试物和同位素或者荧光素标记的脱氧核苷。如果受试物引起 DNA 损伤修复,则细胞中新合成的 DNA 会增加,具体反映在同位素或者荧光信号的增加。

9. γ-H2AX 与 DNA 双链断裂检测　双链断裂(double strand break,DSB)是一种重要的 DNA 损伤形式,如果得不到修复会对细胞产生严重的毒性作用。通常,DSB 会引起细胞的 DNA 损伤修复应答反应,包括修复复合物的形成和 ATM 激酶(ataxia telangiectasia mutated kinase)的活化等。H2AX 是组蛋白 H2A(Histone 2A)的一种变异体。在双链断裂修复的过程中,位于 DNA 断裂点近侧 H2AX 上面的特定丝氨酸,如人类 H2AX 的第 139 位丝氨酸,会被 ATM 等激酶磷酸化。这种磷酸化修饰的 H2AX 被称为 γ-H2AX。γ-H2AX 有助于招募其他的 DNA 损伤修复蛋白聚集在双链断裂的位点。同时,有研究显示,细胞内 γ-H2AX 的水平与 DSB 的数目呈正相关,因此,γ-H2AX 常被用作 DSB 损伤修复的标志物。γ-H2AX 的检查常借助于特异性的抗体进行。在进行抗体标记后利用荧光显微镜或者流式细胞仪分析 γ-H2AX 阳性细胞出现的频率,以及每个细胞核内 γ-H2AX 灶点(Foci)的数量,从而能够对受试物导致 DSB 的作用进行评估。

10. 高通量测序技术在遗传毒理学中的应用　一般而言,目前常用的遗传毒理学检测方法均为间接的方法,即借助于特定的遗传学方法观察 DNA 和(或)染色体改变。这些方法不能从遗传信息的一级结构,即核酸序列上说明受试物是否引起 DNA 发生变化。由于诱变剂引起的 DNA 损伤多在染色体上随机发生,这要求以核酸序列作为检查的对象时进行系统的、尽可能包含所有基因组序列的观察。传统的 Sanger 测序法在通量上无法满足这一要求。但是,近几年随着高通量测序(high throughput sequencing)方法的应用,使得从一级结构研究受试物的遗传毒理学效应成为可能。这一方法的优点在于:①高通量测序的本质特征允许测试各种来源的遗传物质。这样,检测的样品,特别是细胞来源的范围可以得到显著的拓宽。②进行高通量测序能够提供 DNA 序列,亦即核苷酸序列的信息,从而能够提供各种 DNA 和染色体变异的信息,并从全基因组范围内显示受试物对于遗传物质完整性的影响。③基于高通量测序的遗传毒理学检测方法可以高度自动化。实际上,目前已有多种用于高通量测序的仪器和试剂,测序的结果也可以通过程序化的软件进行分析。在遗传毒理学测试中应用高通量测序的主要障碍在于方法的成本,即测序本身的费用较高。但是鉴于测序的成本近年来一直在下降,在可以预见的未来,这一问题应该能够得到解决。另外一个常见的问题是,由于需要借助于 PCR 等方法对基因组 DNA 文库进行扩增,高通量测序结果有一定的错误率。这需要通过对测序技术进行相应的改进,如利用环形测序(circle sequencing)等方法来提高结果的准确性。总之,随着高通量测序技术在基础研究和医学诊断中的广泛应用,利用该技术服务于遗传毒理学分析已成为一个值得关注的方向。

（蒋义国　张　果）

思考题

1. 化学物诱导的突变有哪些类型？它们有什么联系与区别？

2. 环境化学物诱导的基因损伤都会产生危害吗？为什么？

3. 为什么检测致突变物需要一组配套实验？

第九章

外源化学物致癌作用

第一节 概述

　　肿瘤的发生是环境因素与遗传因素相互作用的结果。人类肿瘤的发生90%与环境因素有关,环境因素包括化学因素、物理因素、生物因素(病毒)等,而其中最主要是化学因素。外源化学物质为外界存在、非机体细胞所产生的化学物质。对外源化学物致癌作用的认识可以追溯到1775年,英国医师Percivall Pott报道童年时当过烟囱清扫工的工人易患阴囊癌,并推测致癌物质可能是煤燃烧后产生的煤焦油和烟灰;1915年Yamagiwa和Ichikawa用煤焦油涂抹兔子的耳朵诱导皮肤癌获得成功;1934年Kennaway从焦油沥青中分离到二甲基苯蒽、苯并(a)芘、二苯蒽等成分,最终证实上述多环芳烃类物质是引发阴囊癌的元凶。

　　化学致癌作用(chemical carcinogenesis)是指化学物质引起或诱导正常细胞发生恶性转化并发展成为肿瘤的过程,具有这类作用的化学物质称为化学致癌物(chemical carcinogen)。随着现代工业的迅速发展,越来越多的外源化学物进入我们的生活,阐明化学物的致癌机制并建立敏感、准确、快速的化学致癌物筛查系统是目前亟待解决的科学问题。

第二节 化学致癌过程

　　癌症,也叫恶性肿瘤,是以细胞生长失控为共同特征的一类疾病。通常从接触致癌因素到肿瘤发生直至出现临床症状前,有一个相当长的潜伏期,平均为15~20年,故大多数的肿瘤发生在生命的晚期。在动物诱癌实验中,潜伏期可短至几周,也可以长达1年以上。致癌的过程大致分为引发(initiation)、促长(promotion)、进展(progression)三个阶段;人体组织细胞的病理改变可以观察到从增生、异型变、良性肿瘤、原位癌发展到浸润癌和转移癌等改变;而在体外细胞,通常要经历永生化、分化逆转、转化等多个阶段,这就是细胞癌变的多阶段学说。肿瘤在发生发展过程中逐步获得区分于正常细胞的十种特征:自给自足生长信号(self-sufficiency in growth signals);对抗增殖信号不敏感(insensitivity to anti-growth signals);抵抗细胞死亡(resisting cell death);无限的复制能力(limitless replicative potential);持续的血管生成(sustained angiogenesis);组织浸润和转移(tissue invasion and metastasis);免疫逃逸(avoiding immune destruction);促进肿瘤的炎症(tumor promotion inflammation);细胞能量失调(deregulating cellular energetics);基因组不稳定和突变(genome instability and mutation)。

　　肿瘤源于机体内许多特定种类的细胞,大多数是上皮细胞。在肿瘤引发阶段,细胞在各种致癌因素作用下,发生基因突变或表观遗传变异,导致异常增生的单个克隆癌细胞的生成,从而引发致癌过程。然而,克隆性起源并不意味着产生的原始癌细胞从一开始就获得了恶性细胞的所有特征。在癌变过程中,常积累一系列的基因突变,可涉及不同染色体上多种基因的变化,包括癌基因、抑癌基因、细胞周期调节基因、细胞凋亡基因及维持细胞基因组稳定性的基因。这些基因的激活/失活在时间上有先后顺序,在空间位置上有一定配合。此外这些基因的变化,有的是从种系细胞遗传得来,有的则是由于环境因素作用由体细胞从后天获得的,故癌症有遗传性和散发性之别。在肿瘤进展过程中,肿瘤细胞群中常有另外的基因突变发生,授予细胞恶性的表型如快速生长,或具有侵袭和转移的特性。一个肿瘤的细胞群体可以是一个十分均质的细胞集合(成长为单一克隆群体),但很快由于其中不同的细胞各自出现不同的突变,这一群体又可能变得十分异质。这种异质性常常会掩盖癌细胞是单克隆来源的实质。

　　人类结肠肿瘤的发生与发展过程中所发生的分子事件为理解癌变多阶段过程,癌基因和抑癌基因的协同作用提供了一个经典的分子模型。如图 9-1 所示,结肠肿瘤的发生是由抑癌基因——结肠腺瘤样息肉病基因(adenomatous polyposis coli,APC)的杂合子丢失开始的,*K-Ras* 癌基因的突变进一步促进了克隆的发展,导致腺瘤发生。随后发生的抑癌基因——结直肠癌缺失基因(deleted in colorectal cancer,DCC)和 *p53* 基因的缺失促进了结肠肿瘤从良性到恶性的发展过程。从腺瘤到腺癌的演进过程中还伴有 DNA 损伤修复基因的突变以及 DNA 甲基化修饰的改变。许多化学物诱导动物致癌过程可以检测到基因突变;体外人体细胞实验研究也证明,从正常细胞到恶性转化细胞的过程至少涉及 4~5 种基因的突变,上述结肠癌癌变的过程证明肿瘤发生是一个基因变异累积、多步骤发展的过程。

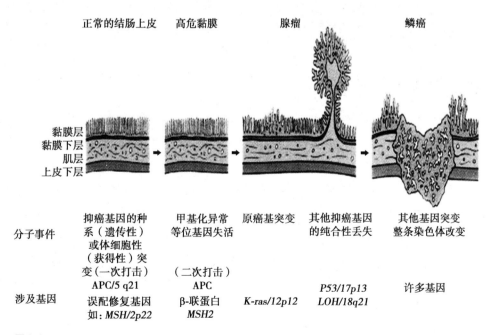

图 9-1

结肠癌发生发展多阶段过程涉及多种基因改变

(Vogelstein B,et al. Genetic alterations during colorectal-tumor development. N Engl J Med, 1988, 319:525)

促长阶段是单克隆的癌细胞在一种或多种促癌物质的不断作用下,表型发生了改变,恶性肿瘤细胞的各种性状得以表达的过程。这个过程涉及选择性地促使启动细胞增殖的某些遗传或非遗传的改变。具有促癌作用的促癌剂是通过刺激细胞增生使启动的细胞发展进入促长阶段,促癌剂本身无或仅有极微弱的引发作用,但反复使用能刺激细胞分裂,形成肿瘤,它们的作用相对短暂,且是可逆的。肿瘤促癌剂包括许多人工合成的或天然的化学物质,如多肽、固醇类激素及生长因子等,通过受体结合介导它们的作用,或改变基因表达的特性、刺激细胞的增生,或抑制细胞的凋亡而起肿瘤促进剂的作用。其中最经典的促癌剂是佛波酯(12-o-tetradecanoyl-phorbal-13-acetate,TPA),它通过激活蛋白激酶 C 刺激细胞增生而起促癌作用。小鼠多阶段皮肤诱癌试验研究显示:一些致癌剂虽能致突变,但不能诱导肿瘤发生,直到用佛波酯等处理突变的细胞,才能诱导细胞增生并形成肿瘤。

癌症的进展阶段是指由良性肿瘤转变为恶性肿瘤,并进一步演变成更具恶性表型或具有侵袭特征的肿瘤的过程,主要的表现是细胞自主性和异质性增加、生长加速、侵袭性加强、出现浸润和转移的恶性生物学特征。当细胞开始失去维持核型稳定的能力并出现染色体畸变时,它们即进入进展期。核型不稳定性进一步促进肿瘤细胞的生长和恶性表型的发展,同时引起细胞代谢调节功能的改变,并赋予肿瘤细胞逃避机体的免疫监视等功能。核型不稳定性的原因是多方面的:既有 DNA 的破坏和基因突变的修复机制缺陷,也有癌基因、抑癌基因或细胞周期调节基因表达水平的改变。在肿瘤细胞中发现的微卫星不稳定性(micro satellite instability,MSI)的现象可作为整个基因组中 DNA 复制错误增多的一种指标,是基因组不稳定性的一种生物标志。进展期是一个动态的过程,其与促长期的主要区别是出现核型不稳定性及由它演变而来的染色体异常。

总之,化学致癌通常是一个漫长复杂的过程,受体内、外多种因素的影响,其中个体遗传易感性的研究解释了暴露于特定致癌物的人群,有的发生肿瘤,有的不发生肿瘤。有关个体遗传易感性在第五章毒作用影响因素中有详尽叙述。

第三节　化学致癌机制

虽然目前化学致癌机制还未彻底阐明,但一致认为:化学致癌是多因素、多基因参与的多阶段过程。在化学致癌机制研究中形成了多种学说,如体细胞突变学说、癌基因学说、癌变多阶段学说、表观遗传机制学说等。其中最经典的是体细胞突变学说或称遗传损伤机制学说,这里所指的遗传损伤专指涉及 DNA 碱基序列的改变,这种改变可以通过细胞分裂传递给子代。而与之相对应的非突变致癌学说泛指所有不涉及碱基序列改变的致癌机制。目前普遍认为外源化学致癌物诱导的肿瘤发生可能是上述两种主要机制共同作用的结果,两者协同作用,共同控制细胞癌变的过程。

一、体细胞突变学说

体细胞突变学说理论的提出基于以下几个方面的研究证据:①致癌物活化代谢后生成的 DNA 加合物诱导基因突变;②大多数的致癌物在致突变实验中呈阳性;③DNA 修复缺陷可以导致肿瘤发生,如着色性干皮病、毛细血管扩张性共济失调等;④在许多肿瘤组织中发生染色体畸变或基因组不稳定性;⑤肿瘤细胞来源于单细胞克隆;⑥癌基因的突变以及抑癌基因突变或缺失在肿瘤细胞中普遍存在,而且突变的基因型可以通过细胞分裂传递给子代细胞。

大多数的化学致癌物进入体内,需经代谢活化转变为化学性质活泼、带电荷的亲核或亲电子物质,才具有致癌活性。这些活化了的致癌物与生物大分子物质如 DNA、RNA、蛋白质等进行共价或非共价的结合并导致损伤效应。其中与 DNA 碱基的共价结合所形成的 DNA 加合物(DNA adduct),是 DNA 损伤的重要形式。致癌物与 DNA 大分子的结合具有位点特异性,不同位点的加合物有着不同的生物学效应,绝大多数化学致癌物加合物形成热点与基因突变位点密切关联。通常突变的频率或肿瘤的发生与加合物的形成量成正比,如黄曲霉毒素 B_1、多环芳烃、芳香胺等致癌物,但也有例外,如 N-亚硝胺诱发肿瘤的活性与形成量较少的加合物[O^6-烷化-G 和(或) O^4-烷化-T]关系更加密切。DNA 加合物形成后可导致碱基突变、缺失、插入、交联等后果,严重的甚至发生 DNA 链断裂,这些 DNA 改变成为体细胞突变机制的分子基础。由于 DNA 加合物的形成及持久性反映了生物体暴露于化学物的浓度及时间、生物体对化学物的吸收、代谢以及对 DNA 损伤的修复能力。因此它既可以作为接触生物标志,又可以作为效应生物标志,在肿瘤防治、人群生物监测、环境化学物暴露风险评价中有着广泛的应用价值。

致癌因素引起细胞的遗传学改变包括基因突变、基因扩增、染色体重排和非整倍性。大量的研究报道基因点突变和染色体重排在某些肿瘤中使原癌基因(proto-oncogene)激活或使抑癌基因(tumor suppressor gene)失活;同样也观察到基因扩增和染色体数目改变在许多肿瘤的发生发展中起重要的作用。一般认为,致癌因素诱发基因突变或染色体畸变(如缺失、插入、易位、拷贝数和数目改变等)的逐渐积累是肿瘤形成的必要条件。

在环境有害因素作用下,部分原癌基因发生改变,引起异常激活而成为癌基因(oncogene)。已发现的癌基因有一百多种,虽然它们的产物功能各不相同,但大体上可归纳为生长因子、生长因子受体、信号转导物、蛋白激酶或转录激活物等几大家族。大量的研究证明癌基因点突变是导致癌基因活化的主要形式,例如 H-Ras 基因第 12 密码子 GGC 突变为 GTC,编码的蛋白质结构发生改变,影响 Ras 蛋白的 GTP 酶活性,使细胞增殖信号处于持续性激活的状态。与肿瘤发生关系密切的另外一类基因——肿瘤抑癌基因或称抗癌基因(anti-oncogene),是细胞内一类能对抗肿瘤作用的基因,抑癌基因往往在细胞癌变或恶性变的过程发生突变或纯合缺失、染色体易位、启动子高甲基化修饰导致基因功能丧失或表达阻抑。通常情况下,抑癌基因在控制细胞生长、增殖等过程起负调控的作用,而在诱导细胞分化及诱导细胞凋亡的过程则发挥正向调节的功能。抑癌基因的失活一般涉及两个等位基因,如视网膜母细胞瘤基因(retinoblastoma gene, Rb)。视网膜母细胞瘤是发生于婴幼儿时期最常见的眼内恶性肿瘤,美国儿科医生 Knudson AG 发现在显性遗传的儿童视网膜母细胞瘤患者细胞中 Rb 基因的缺失可能源自两次突变,并提出著名的肿瘤"两次打击"假说(two-hit hypothesis),认为在有遗传倾向的个体从亲代遗传了一个 Rb 突变的基因,在此基础上发生第二次突变时,即可导致肿瘤的发生,这种有遗传倾向的患者通常发病年龄小,且肿瘤为多发性。而非遗传性患者两次突变都在后天逐步发生,因此发病的年龄较大。Rb 基因编码的蛋白是细胞周期重要的调控因子,通过自身的磷酸化状态,调节转录因子 E2F 的活性,控制细胞的增殖。另外一个重要的抑癌基因是 $p53$,人类肿瘤中接近50%存在 *p53* 基因的异常,包括点突变、缺失突变、插入突变、移码突变、基因重排等。现已明确 *p53* 参与细胞周期调控、DNA 修复、细胞分化、细胞凋亡等过程,在细胞内的核心作用是介导 DNA 损伤后的应激反应,使细胞阻滞于 G_1 期以利于损伤修复和维持基因组的稳定性。突变了的 *p53* 失去上述正常功能,细胞失去正常的监控进而发生恶性变。

　　DNA 损伤后机体细胞会启动一系列修复系统,以维持遗传信息的完整性和稳定性。DNA 修复可分为"无差错"修复及"易错"修复两大类,前者指能有效地去除损伤并恢复到原来状态的修复途径,而后者指能耐受 DNA 损伤的存在并绕过损伤部位继续复制,因此在 DNA 修复的同时伴有较高的突变频率。外源性化学物导致的 DNA 损伤经多种途径进行修复(参考第七章第四节)。每条修复途径都有许多基因参与,组成复杂的功能体系。如果 DNA 损伤在复制前未能正确修复,经历一个或多个细胞周期后,DNA 损伤即有可能固定为突变,如果突变累及的是一些重要基因(如癌基因和抑癌基因),就可能启动细胞恶变程序。事实上,细胞基因组一直受到内源性生物化学过程的攻击,例如在氧化过程中产生的活性氧,通常在几秒钟之内就能与细胞中很多分子形成共价键。DNA 中的碱基是众多活性氧分子攻击的位点之一,严重的可导致 DNA 链断裂,以及 DNA-蛋白质交联。由于机体细胞存在的多种对抗遗传损伤的保护机制,例如一些 Ⅱ 相代谢酶如谷胱甘肽硫转移酶(gluta-thione transfer-ase,GST)在化学物解毒代谢过程发挥重要的作用,使上述损伤的积累减少至最低。总之,DNA 结构的完整性和低突变率依赖于细胞内存在的强大的修复系统,这些系统在一定范围内使体细胞的突变以很低的频率在组织细胞内累积,保证了基因组处于相对稳定的状态。但是没有绝对可靠的损伤修复系统,一些突变能够逃避修复系统的监察而幸存下来,并且固定在细胞基因组中,通过细胞增殖分裂传递给子代细胞。

　　点突变和染色体重排使原癌基因激活或过度表达,抑癌基因突变或失活导致细胞增殖失控,而 DNA 修复功能缺陷进一步促进基因组的不稳定性和增加患肿瘤的概率。上述遗传学改变在肿瘤细胞最常出现,也是体细胞突变机制学说的理论基础。

二、表观遗传变异学说

　　表观遗传(epigenetic)提供何时、何地及如何应用遗传信息的指令,在时空顺序上控制基因的表达,它不涉及 DNA 序列改变但可以通过细胞分裂传给子代细胞。表观遗传修饰主要通过 DNA 甲基化(DNA methylation)、染色质重塑(chromatin remodeling)、组蛋白修饰(histone modification)、非编码 RNA(non coding RNA,ncRNA)几种模式来控制基因的表达。在环境应答状态下,上述几种调控模式相互作用,形成特定的表观遗传调控网络。表观遗传调控最重要的特点是可逆性,且在配子发生和早期胚胎发育中经历重编程过程。表观遗传的跨代传递现象证明了环境因素对亲代的作用可以通过子代的生殖细胞传递,这种获得性遗传特性会影响子代罹患疾病的风险。已经发现在多数肿瘤的发生发展过程伴随着许多基因的表观遗传变异(epimutation),目前普遍认为遗传突变与表观遗传变异协同作用,决定肿瘤的发生发展。

　　研究表明许多化学致癌物可以导致表观遗传模式改变,如砷、镍、苯、苯并(a)芘、二噁英、烟草提取物、大气颗粒物、焦炉逸散物等,可引起细胞全基因组的低甲基化和特定基因的高或低甲基化;金属镍、砷或铬可以改变组蛋白的修饰而影响基因的表达。随着高通量检测技术的发展和广泛应用，许多化学致癌物诱导细胞恶性转化过程中的差异甲基化谱和差异 miRNA 表达谱被解析出来，毒物的表观遗传组学得到初步的阐述。无论在整体动物试验还是人体肿瘤细胞中都发现表观遗传变异的一些共同的特征，包括全基因组的低甲基化、某些抑癌基因和 DNA 修复基因的高甲基化以及印记丢失等。在肿瘤发展过程中，DNA 甲基化修饰变化常常是最早观察到的分子事件，甲基胞嘧啶（^5mC）C∶G 至 T∶A 转换是突变的热点，许多肿瘤抑癌基因 CpG 位点突变频率增加，例如 1/4 的 *p53* 基因突变和 1/3 的 *p16* 基因的 C∶T 转换发生在 CpG 位点上。除了 DNA 甲基化修饰，非编码 RNA（ncRNA）与肿瘤发生发展密切关联的证据越来越清晰。目前对短链 ncRNA 如 siRNA 和 miRNA 的研究较为透彻，通过与靶基因互补序列的结合抑制靶基因的转录表达，间接发挥"促癌"或"抑癌"的作用，调控细胞的生物学功能。总之，表观遗传修饰改变通过调控重要通路的关键基因表达影响 DNA 损伤修复、氧化应激、细胞周期调控或凋亡等过程，参与化学致癌过程。整合 DNA、核小体和染色质水平上的表观遗传信息，阐释在环境化学致癌物作用下，复杂的基因表达调控网络的变化特点和规律是化学致癌机制研究的重要方向。

三、非突变致癌机制

遗传和表观遗传突变不是致癌的唯一机制，在正常的体细胞转变为癌细胞的过程中，有时基因的结构即 DNA 的序列或修饰并没有发生改变，而是发生了基因外的一些变化，这些变化影响了基因转录调控，出现不正常的关闭和开放。如果这些基因异常的表达对细胞的增殖调控非常关键，就有可能诱发肿瘤的发生。因此有学者提出了非突变致癌机制，主要包括细胞异常增生、免疫抑制、内分泌激素失衡、过氧化物酶增殖剂激活受体等。

（一）细胞异常增生

肿瘤是正常细胞在致癌因素长期作用下，出现过度增生或异常分化而形成的新生物。与正常细胞相比，肿瘤细胞具有超常的增生能力。增生可分为良性增生与异常增生或称恶性增生，前者常有明显的刺激因素，且增生限于一定程度和一定时间，一旦刺激因素消除，增生则停止，但如超越一定限度，发生质变，也可演变为恶性增生。恶性增生的特点是细胞不受任何约束和控制，呈无规律的迅速生长，以致破坏正常组织器官的结构并导致功能紊乱。许多因素如慢性炎症和感染可以诱导局部组织的增生，反复的炎症刺激可使良性增生发展为异常增生，是人类肿瘤发生的重要因素之一。例如胃幽门螺杆菌感染与胃癌、乙肝病毒和丙肝病毒慢性感染与肝癌、人乳头瘤病毒感染与宫颈癌等关系密切。环境致癌物的长期刺激也可以导致慢性炎症，适度的炎症是机体对环境刺激作出的防御反应，对组织的损伤修复、再生等起重要作用。但如果机体处在长期的慢性炎症状态下，炎症又是潜在有害的。研究表明慢性炎症与肺癌、胃癌、结肠癌、肝癌、前列腺癌等癌症均密切关联。临床研究发现细胞增生是许多癌前病变的共同特征，纤维化增生是慢性炎症促进肿瘤发生的一个重要的中间环节，例如乳腺囊性小叶增生、黏膜白斑病、慢性溃疡、大肠多发性息肉病、肝硬化等与恶性肿瘤发生密切相关。一般认为诱发与致癌过程相关的细胞增殖的机制主要有两种：一是再生细胞增殖和促有丝分裂剂引起细胞增殖。在再生增殖情况下，由于癌前损伤的细胞比正常细胞更能耐受毒性效应，癌细胞有生长增殖的优势;二是促有丝分裂剂引起的细胞增殖是指某些化学物能直接诱导细胞增殖,而且这种增殖常具有组织特异性。细胞增生促进癌前细胞灶优先生长,这种刺激作用在肿瘤发展阶段起重要作用。

（二）免疫抑制

肿瘤的发生与机体的免疫状态密切相关。例如胸腺摘除动物和胸腺先天发育不良患者,由于细胞免疫缺陷,恶性肿瘤发病率升高;原发性和继发性免疫缺陷患者,淋巴造血系统恶性肿瘤发病率上升;大剂量化疗、放疗、免疫抑制剂的使用,降低了机体的免疫监视功能,也易引起肿瘤发生;艾滋病患者由于免疫缺陷,伴发 Kaposi 肉瘤和淋巴瘤很常见。当机体免疫功能增强时,肿瘤可自行消退,如神经母细胞瘤、恶性黑色素瘤、绒毛膜上皮癌等均有少数自行消退的报告。由于肿瘤免疫原性非常弱以及主要组织相容性复合体(major histocompatibility complex,MHC)和肿瘤细胞协同刺激分子表达异常等原因,难以诱发机体产生有效的抗肿瘤免疫应答。此外,肿瘤细胞可破坏宿主的免疫功能,以保护肿瘤细胞免受宿主细胞的攻击,使肿瘤细胞能继续生长、扩散,并发生转移,这就是"避免免疫摧毁"效应。原因可能与以下多种因素有关,包括肿瘤抗原的缺陷和抗原调变,MHC 抗原的表达异常,肿瘤细胞抗原的"封闭"或"覆盖",肿瘤抗原的加工、处理和提呈障碍,肿瘤细胞协同刺激分子表达异常,肿瘤细胞的"漏逸"和"免疫刺激",肿瘤细胞分泌免疫抑制性因子等。免疫抑制过程从多方面影响肿瘤形成。硫唑嘌呤、6-巯嘌呤等免疫抑制剂或免疫血清均能使动物和人发生白血病或淋巴瘤,但很少发生实体肿瘤。环孢素是近年器官移植中广泛使用的免疫抑制剂,现已查明,使用过该药的患者淋巴瘤的发生率增高。一些化学致癌物如多氯联苯、二噁英(TCDD)、7,12-二甲基苯蒽、三甲基胆蒽、苯并(a)芘、镉、砷等具有免疫抑制作用。因此外源化学物可能通过抑制免疫功能促进肿瘤的发生。

（三）内分泌激素失衡

研究发现长期使用激素可导致肿瘤发生。在动物实验中观察到雌激素或孕酮可诱导大鼠和小鼠发生垂体和乳腺肿瘤;许多人群流行病学资料表明长期使用激素类药物会增加肿瘤发生的危险。一些药物如己烯雌酚、抗甲状腺类药物、抗肾上腺类药物等在治疗过程中也会导致内分泌系统的失衡继而诱发肿瘤。例如孕妇接触己烯雌酚可导致后代睾丸癌发生率上升。一些外源化学物质可通过影响体内激素的产生、合成、释放、转运、代谢或清除,与相应的受体结合,干扰血液中激素正常水平的维持,模拟或干扰天然激素的生理、生化作用。这类物质统称环境内分泌干扰物。研究表明接触环境内分泌干扰物不仅与生殖障碍、出生缺陷、发育异常、代谢紊乱等相关,还与人类肿瘤的发生密切关联。许多环境内分泌干扰物如多氯联苯、农药 DDT、TCDD 等是明确的致癌物,也是典型的环境雌激素,被证明具有诱发人类某些肿瘤如乳腺癌、睾丸癌、前列腺癌、卵巢癌等的作用。有关内分泌干扰物的致癌机制目前尚未明确,可能与干扰激素的正常代谢,与激素受体结合而发挥拟激素作用,与大分子物质形成加合物,影响神经、免疫等系统功能相关。

（四）过氧化酶体增殖剂激活受体

过氧化酶体是一种单层膜的亚细胞器,在细胞代谢中发挥重要作用,其功能除了清除分子氧和降解过氧化氢外,还参与甘油酯的合成、胆固醇生物合成和降解(胆酸形成)和脂肪酸氧化等过程。

一些化学物有刺激肝脏过氧化物酶体增生的作用,这类物质统称为过氧化酶体增殖剂(peroxisome proliferators),包括降脂药氯贝丁酯(clofibrate,安妥明)、异丙酯(fenofibrate)、吉非贝齐(gemfibrozil)、哌磺氯苯酸(tibric acid)、除草剂乳氟禾草灵(lactofen)、增塑剂苯二甲酸(terephthalic acid)等;过氧化酶体增殖剂通过受体介导的模式刺激过氧化酶体的增殖,在细胞内通过与一种雌激素样核受体——过氧化酶体增殖物激活受体 γ(peroxisome proliferator-activated receptor-γ,PPAR-γ)结合并激活该受体。PPAR-γ 是一类由配体激活的核转录因子,为核激素受体超家族中的成员,通过与特异的 DNA 反应元件作用控制基因表达,在调节脂质代谢、糖代谢等方面起重要的作用。临床发现许多肿瘤如乳腺癌、结肠癌、胃癌等细胞中有 PPAR-γ 的高表达;动物实验中也观察到过氧化酶体增殖剂 Wy14 643 和氯贝特有促进肝肿瘤发生的作用。目前认为过氧化体增殖剂诱发肿瘤的原因可能与诱导氧化应激状态,导致过氧化氢的产生和降解失衡,损伤细胞内膜或 DNA,继而诱导 DNA 复制、干扰细胞周期调控,影响分化和增生有关。

第四节　与化学致癌相关的分子事件

除了体细胞基因突变和基因异常表达,与化学致癌关系密切的重要分子事件有很多,其中以端粒调控异常、细胞周期紊乱以及干扰细胞凋亡最为重要。

一、端粒调控与细胞永生化

细胞永生化过程是细胞恶性转化的必经阶段,因为所有的肿瘤细胞都具备无限分裂的特性。原代培养的人上皮细胞在体外分裂 40~60 次以后,就停止生长,进入老化阶段 M_1 期,如果此时细胞中的抑癌基因 p53 和 Rb 失活,细胞就能暂时逃脱老化的威胁而继续分裂,但由于染色体端粒(telomere)随着细胞的分裂而逐渐地缩短,这些细胞最终都进入以细胞死亡为特征的危机阶段 M_2 期,如果在这个危机点细胞的端粒酶(telomerase)被激活,端粒长度得到维持,细胞就获得了不断增殖分裂的能力而成为永生化细胞(immortalized cells)。因此抑癌基因 p53 和 Rb 的失活以及端粒酶的激活是人体细胞获得永生化的必要条件。这就是所谓的"端粒假说"。端粒酶是一种核糖核蛋白酶,由 RNA 和蛋白质组成,具有反转录酶的功能,能以自身的 RNA 为模板合成端粒 DNA,从而维持端粒的长度。端粒是真核生物染色体末端的特殊结构,人类端粒是由 10~15 kb 的重复序列(TTAGGG)组成。端粒的长度与有丝分裂次数相关,所以端粒又有细胞"有丝分裂钟"之称。端粒酶的激活可使端粒长度保持相对稳定,从而使细胞获得无限增殖的能力。大多数肿瘤组织中可以检测到端粒酶的活性以及端粒酶激活可能发生在肿瘤的早期阶段的实验证据有力地证明端粒酶的激活与恶性肿瘤的发生密切相关。

二、细胞周期调控紊乱

细胞增殖过程由细胞周期(cell cycle)循环来实现,细胞由一次分裂结束到下一次分裂结束,都经历相同的变化阶段(即 G1→S→G2→M)周而复始地进行。细胞周期调控的核心成员是细胞周期素(cyclin),周期素依赖性蛋白激酶(cyclin dependent kinases,CDKs)和 CDK 的抑制性蛋白(CDK inhibitor,CDKI)。上述几种不同分子与其他相关调控蛋白精确调控细胞周期的每一个关卡(check point)。其中重要的是 G1-S 转换和 G2-M 转换关卡,前者是肿瘤形成最为关键的控制点。细胞周期调控依赖两大机制:一是细胞周期驱动机制;二是细胞周期监控机制。从功能上看,细胞周期有 DNA 损伤检测点和时相次序检测点两大类,这些检测点对细胞周期进程进行严格监控,确保 DNA 复制和有丝分裂准确地执行。细胞周期监控包括 DNA 损伤感应、细胞生长阻滞、DNA 修复和细胞凋亡启动等功能,对维持细胞基因组的稳定性具有重要的意义。上述任何一个环节发生障碍,就有可能使正常细胞的周期调控遭到破坏。需要指出的是一些癌基因或抑癌基因也在细胞周期调控过程扮演重要角色,如 p53,Rb,p21,p16,cyclin D1,BRCA1,c-Myc 等基因。因此,在化学致癌过程中,环境外源化学物通过诱导基因突变或表观遗传变异的过程,细胞周期调控紊乱是重要的分子事件,细胞周期的驱动能力增强,正常的监控能力下降,是导致细胞进入失控生长状态的分子基础。

三、细胞凋亡与肿瘤发生

细胞凋亡(apoptosis)是指细胞在一定的生理或病理条件下,受内在遗传机制的控制自动结束生命的过程,是一种自然的生理过程。它是机体为了清除多余的、有害的、已经完成使命的细胞,维持机体的稳态所启动的系统。与细胞凋亡不同,细胞坏死是在各种不利因素影响下,由于细胞正常代谢活动受损或中断引起的细胞死亡。细胞凋亡是生物界广泛存在的一种基本生命现象,它的生物学意义涉及生长发育、细胞增殖、细胞稳态、免疫等方面。诱导细胞凋亡的因素分内源性的和外源性。内源性的因素包括细胞凋亡诱发机制(如 Fas 配体、肿瘤坏死因子等)的激活和凋亡抑制因子(如激素、生长因子、受体因子等)的失活;外源性的因素包括物理性因素、化学性因素以及生物学因素。细胞凋亡调控异常与肿瘤发生密切相关。促癌剂 TCDD、苯巴比妥等能特异性抑制癌前细胞的凋亡;我国学者应用三氧化二砷(也称砒霜)治疗急性早幼粒细胞白血病 APL 获得成功,而发挥抑癌作用其中一个重要的机制就是诱导细胞凋亡。细胞凋亡的调控严密且复杂,涉及调控的基因有很多,一些基因的激活能促进细胞凋亡,如 p53、Rb、p16、WT1、Bax 等;另一些则抑制细胞凋亡,如 c-Myc、Ras、c-Abl、Src、Bcl-2 家族等。外源环境因素在诱导肿瘤发生过程中,通过改变上述基因的表达和功能,干扰细胞的正常凋亡过程,使本该清除掉的受损细胞得以保留下来,携带的突变得以固定和传递。迄今已经发现了许多重要的凋亡通路,而以诱导细胞凋亡为目标的策略为肿瘤治疗提供了一个非常有效的靶点。

第五节　化学致癌物的分类

化学致癌物种类繁多,分类方法也各异。目前主要有两种分类法,即根据对人类和动物致癌性和作用模式分类。

一、根据对人类和动物致癌作用分类

世界卫生组织下属机构国际癌症研究所(International Agency for Research on Cancer,IARC)根据

人类致癌性资料(流行病学调查和病例报告)和对实验动物致癌性资料,将化学物分为4级:致癌性证据充分、致癌性证据有限、致癌性证据不足以及证据提示缺乏致癌性。

对人致癌性证据充分是指致癌物和人类癌症发生之间存在因果关系。致癌性证据有效是指因果关系的解释是可信的,但不能完全排除偶然性、偏倚、混杂因素等因素。人类致癌性证据不足是指现有的资料的性质、一致性或统计学把握度等不足以判断因果关系或没有对人致癌性的资料。缺乏致癌性证据是指在已知的人类充分暴露水平范围内,暴露与所研究的癌症无关联。

根据在动物诱癌实验中证据是否充分把致癌物分为:①致癌性证据充分:在多个物种或多个品系的动物试验中,用不同的染毒途径均观察到肿瘤发生率升高,并有剂量-反应关系;②致癌性证据有限:部分动物诱癌试验获得阳性结果,但是资料有限,如只涉及单一物种或品系,或单一试验所得到的结果;③致癌性证据不足:现有的实验结果由于试验设计因素(如剂量、接触时间、动物数目、观察时间等)或某些重要因素的限制,无法明确化学物与致癌作用的关系;④无致癌性证据:在多物种或多品系的动物诱癌试验中,没有结果显示该化学物具有致癌性;⑤无证据可引用:目前尚无相关的研究数据。

自1971年起IARC共发表了116个专题报告,迄今对990种物质包括单一化学物、同类化合物、物理因素、生物因素、生产过程、职业接触等进行了致癌性综合评估,IARC根据对人类和实验动物致癌性资料,以及在实验系统和人类研究相关的资料(包括癌前病变、肿瘤病理学、遗传毒性、构效关系分析、代谢动力学、理化参数及与同类的生物因子比较)进行综合评价。数据库呈动态调整状态,除了增加新的环境因子外,新增的数据所提供证据可改变致癌物的分类组别。

根据环境因子和类别、混合物及暴露环境与人类的致癌风险,把各种致癌因素分为以下4组:

组1,人类致癌物(carcinogenic to humans),对人类致癌性证据充分。

组2,分为两组,即2A和2B。组2A,人类可能致癌物(probably carcinogenic to humans),指人类致癌性证据有限,而实验动物致癌性证据充分。组2B,人类可疑致癌物(possibly carcinogenic to humans),指人类致癌性证据有限,以及实验动物致癌性证据不充分;或人类致癌物证据不足,但实验动物致癌证据充分。

组3,基于现有证据不能对人类致癌性进行分类(not classifiable as to carcinogenicity to humans)。

组4,人类非致癌物(evidence of non-carcinogenicity for humans)。

根据IARC专家组报告(资料来源:http://monographs.iarc.fr/ENG/Classification/index.php,2016年)对环境因子和类别、混合物及环境暴露与人类致癌关系的评价结果,截至2016年6月,组1有118种,组2A有80种,组2B有289种,组3有502种,组4仅1种(己内酰胺)。表9-1列举了部分人类确切致癌物、生产方式及其靶器官。

表9-1 已知的人类致癌物或及其靶器官举例

致癌物或生产方式	靶器官
黄曲霉毒素	肝(肺)
4-氨基酚	膀胱
砷及砷化合物	肺、皮肤
石棉	肺、胸膜、腹膜(胃肠、咽部)

续表

致癌物或生产方式	靶器官
硫酸嘌呤	淋巴系统、间质、肝胆系统、皮肤
苯	造血系统
联苯胺	膀胱
N-N-双(2-氯乙基)-2-苯胺	膀胱
双氯甲醚及工业级氯甲甲醚	肺
1,4,丁二醇-二甲磺酸盐	造血系统
口服避孕药(复合)	肝
口服避孕药(连续)	子宫
氡及其裂变产物	肺
含石棉纤维的滑石	肺
硫替哌	造血系统
treosulfan	造血系统
氯乙烯	肝、血管(肺、脑、淋巴系统)
酒精饮料	咽、食管、肝、喉、口腔(乳房)
含非那西丁的退热剂	膀胱、肾
含烟草的槟榔	口腔、咽喉、食管
煤焦油沥青	皮肤、肺、膀胱(咽、口腔)
煤焦油	皮肤、肺(膀胱)
矿物油(轻度处理或不处理)	皮肤(肺、膀胱、胃肠道)
页岩油	皮肤(胃肠道)
烟炱	皮肤、肺
烟草制品(无烟)	口腔、咽、食管
烟草制品(有烟)	肺、膀胱、口腔、咽喉、食管、胰、肾
铝生产	肺、膀胱(淋巴系统)
金胺生产	膀胱(前列腺)
鞋制造与修理	鼻腔、造血系统(咽、肺、肝、胃、肠道、膀胱)
煤气生产	皮肤、肺、膀胱
焦煤生产	皮肤、肺、肾
硬木家具生产	鼻腔
钢铁冶炼	肺(胃肠、生殖泌尿系统、造血系统)
异丙醇生产	鼻腔(咽)
品红生产	膀胱
职业油漆工	肺
橡胶业	膀胱、造血系统(肺、胃肠道、皮肤、淋巴系统)
地下开采赤铁矿接触氡	肺

靶器官栏( )内是指可能作用的其他靶器官或系统

二、按化学致癌作用模式分类

按作用模式可把化学致癌物分成三类：①不经过体内代谢活化就具有致癌作用的直接致癌物（direct acting carcinogen）；②必须经过体内代谢活化才具有致癌作用的间接致癌物（indirect acting carcinogen）；③本身并不致癌，但有促进致癌作用的促癌剂（tumor promoting agent）。

致癌物在活化代谢前称为前致癌物（procarcinogen），在活化过程中接近终致癌物的中间产物称为近致癌物（proximate carcinogen），近致癌物进一步代谢产生的活化产物称终致癌物（ultimate carcinogen）。终致癌物通常是带正电荷的亲电子物质，化学性质非常活跃，但寿命极短，容易和 DNA、RNA 以及蛋白质等生物大分子物质共价结合并导致遗传损伤，进而诱发肿瘤。

（一）直接致癌物

有些致癌物由于其化学结构的固有特性，因而不需要代谢活化即具有亲电子活性，能与大分子物质共价结合形成加合物（adduct）。这类物质包括：内酯类、烯化环氧化物、硫酸类酯、氮芥、活性卤代烃类、铂的配位络合物、镍、铬、钛、镉、砷或它们的盐类化合物等。

（二）间接致癌物

这类致癌物需要在体内代谢活化后才具有致癌作用。代表性的化学物包括：多环或杂环芳烃，如苯并（a）芘、苯并（a）蒽、3-甲基胆蒽等；单环芳香胺，如邻甲苯胺、邻茴香胺等；环芳香胺，如 2-萘胺、联苯胺等；喹啉、硝基呋喃、偶氮化合物、亚硝胺类、甲醛和乙醛；氨基甲酸酯类，如卤代烃中的氯乙烯。一些天然物质如黄曲霉毒素 B_1、环孢素 A、烟草和烟气、槟榔及酒精性饮料等也是间接致癌物。其中黄曲霉毒素 B_1 是最强的致癌物之一，对人和大鼠等都能诱发肝癌。烟草的烟气中含有多种致癌物，如多环芳烃、杂环化合物、酚类衍生物等致癌物，与肺癌发生密切关联；嚼食烟叶和使用鼻烟有机会摄入亚硝胺等致癌物，这些致癌物能诱发口腔癌和上呼吸道癌。图 9-2 列举了间接致癌物苯并（a）芘的代谢活化过程，其中（+）Bap-7,8-二氢二醇-9,10-环氧化物就是代谢终致癌物，可以和 DNA 碱基中的鸟嘌呤形成加合物。

（三）促癌剂

虽然促癌剂单独作用时不致癌，却可使启动的突变细胞克隆扩增，促进肿瘤的发展。常见的促癌物有佛波酯（TPA）、巴豆油（croton oil）、煤焦油中的酚类、卤代烃等。TPA 是两阶段小鼠皮肤癌诱发试验中的经典促癌剂，在体外多种细胞中有促癌作用。苯巴比妥对大鼠或小鼠的肝癌发生有促癌作用。色氨酸及糖精对膀胱癌也有促癌作用。近年来广泛使用丁基羟甲苯（butylated hydroxytoluene，BHT）也能促进小鼠肺肿瘤的发生，对肝细胞腺瘤和膀胱癌发生也有促进作用。此外有研究证明有机氯农药 DDT、多氯联苯、氯丹、二噁英是肝癌促进剂。

除了以上两种分类法，以往还有一种按照致癌机制的分类法，根据是否直接作用于遗传物质把致癌物分成遗传毒性致癌物和非遗传毒性致癌物。遗传毒性致癌物（genotoxic carcinogens）指进入细胞后与 DNA 共价结合，引起机体遗传物质改变，导致癌变的化学物质。这类致癌物占化学致癌物的大多数，因其作用机制是损伤遗传物质，故可利用遗传毒理学试验来检测这类致癌物。非遗传毒性致癌物（non-genotoxic carcinogens）泛指不直接作用于机体遗传物质的致癌物。这里需要指出的是

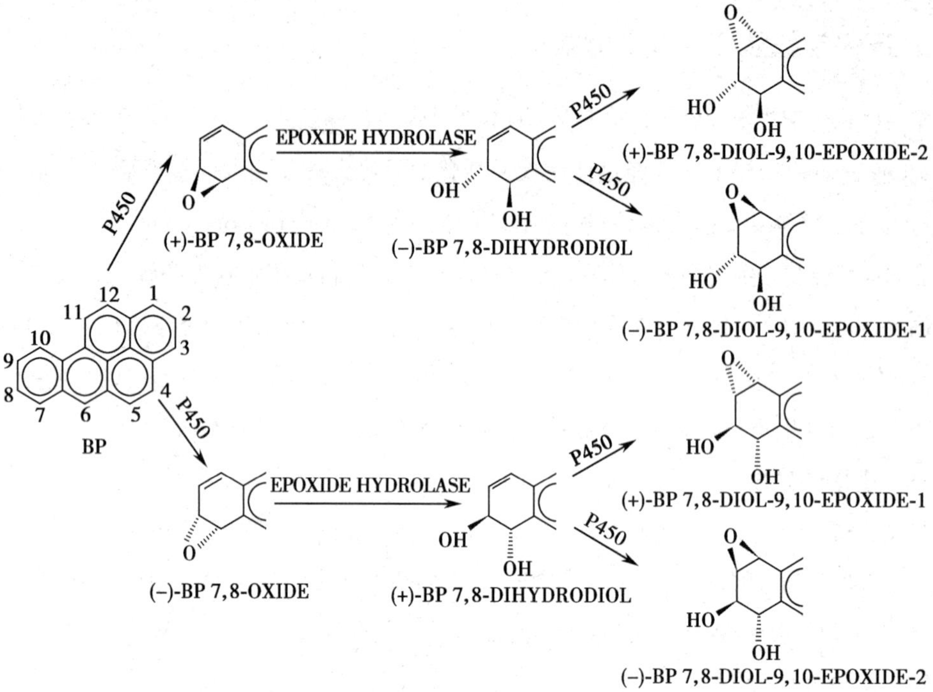

图 9-2

苯并(a)芘的代谢活化

（引用出处：Conney AH. Cancer Res，1982，42（12）：4875-4917）

由于许多毒物的致癌机制并不是单一的，一些环境化学物，既有诱导突变的作用，也有非遗传毒性机制参与。此外表观遗传模式如基因甲基化修饰和非编码 RNA，实际上直接作用在 DNA 或 RNA 上，且研究证明表观遗传变异也会通过亲代传递到子代，因此应该把诱导表观遗传突变的化学物归入遗传毒性致癌物。因此 IARC 早在 1983 年就指出这种分类法存在一定的局限性。但是由于传统习惯，目前这种分类法仍然普遍使用。

第六节　化学致癌物筛查的基本方法

化学致癌物的判定是一项艰巨、耗时、复杂的工作。人群流行病学调查和动物试验结果是评价化学物致癌危险性的两类主要的证据。但是流行病学调查结果的可信度取决于严密的设计，且研究过程受许多因素的限制和干扰；动物诱癌试验花费大，周期长，动物使用数量大，因此难以应对实际需要。人类所接触的外源化学物质至少数十万种，因此必须建立一套快速、高效、准确的外源化学物质检测系统来预测外源化学物的致癌作用。目前通常先进行化学物构-效关系分析、致突变组合试验、细胞恶性转化试验等对化学物的致癌性进行初步的筛查，实验结果若出现阳性才进行经典的动物诱癌试验。随着分子生物学技术的飞速发展，一些转基因动物在毒理学研究以及评价中已经得到广泛应用，为快速检测致癌物、促癌物和研究化学致癌的机制提供了新的重要途径。

总之，上述各种评价系统和检测方法各有优、缺点，必须整合各方面的资料数据，综合分析后才能作出客观准确的判断。

一、定量构-效关系分析

定量构-效关系（quantitative structure-activity relationship，QSAR）是利用理论计算和统计分析工具来研究化合物结构与其生物学效应之间的定量关系。是集生物、化学和统计学为一体的综合技术，它的理论基础是影响化学反应速率的程度将体现为不同的活性或可量化的响应指数。相似的元素构成和空间结构以及相似的生物活性构效关系分析多从一种同系物着手，找出该系物质化学结构中与致癌性关系最密切的结构成分，以及其他结构成分改变时所产生的影响。因此在预测外源化学物质产生的健康危害作用时，可以首先从有害物质的化学结构特点来预评估化合物潜在的致癌风险。通过对数百种多环芳烃类化合物的小鼠皮肤癌诱发试验结果与构-效关系的分析表明，致癌性的强弱不仅与化学结构的微小变化相关，而且受其立体结构变化的影响。

对于具有诱导遗传毒性的环境致癌物，通常是一些亲电试剂，包括碳正离子、正氮离子、环氧化物、氧离子、醛、极性 α 或 β 不饱和物、过氧化物、自由基和酰化中间体等。一些因素也决定着化学物的致癌特性，如分子量、物理性状、亲水性、化学活性等；与 DNA 分子易发生反应的化合物通常是空间构型趋于平面的，带有亲电基团的；另外了解代谢途径有利于构-效关系模型的建立。尽可能地掌握化合物毒性效应的机制，有助于选择合理的表征参数，使多元特征的数据在低维空间中较直观地表现出来。上述特性的引入在目前开发的一些预测软件如 Derek 和 Oncologic 中得到了体现。随着 QSAR 理论及统计方法的迅速发展，反映更加丰富信息的 3D-QSAR 法得到了广泛应用。目前QSAR 在药物研发领域是一个非常活跃的方向，相信随着生物科学、计算机科学的进步，应用 QSAR 预测化合物毒性的技术也将得到进一步的发展和完善。

二、遗传毒性试验

遗传毒性试验是指用于检测通过不同机制直接或间接诱导遗传学损伤的环境化合物的体外、体内试验，这些试验主要检测 DNA 损伤效应，效应终点包括基因突变、染色体畸变等，试验结果呈阳性的化合物为潜在致癌剂和（或）致突变剂。许多化学致癌物具有诱导突变的作用，目前致突变试验是毒理学安全性评价中应用最常见的检测项目（参考第七章第五节）。由于每个试验只能反映 1~2 个遗传终点，通常采用组合试验，以灵敏度和特异性两个指标来衡量试验的可靠性。灵敏度亦称阳性符合率，即在试验中已知致癌物呈现阳性结果的比例。特异性亦称阴性符合率，是在试验中已知非致癌物呈现阴性结果的比例。致突变试验具有方法简单、快速、费用低、无须特殊检测仪器等优点，但是缺点是无法检出非遗传毒性致癌物。致突变试验阳性结果提示受试物可能是遗传毒性致癌物，也可能是具有致突变性的非致癌物；而阴性结果提示受试物为非致突变性的非致癌物，也可能为非致突变性的致癌物。致突变试验常用的有细菌回复突变试验（Ames 试验）、微核试验、彗星试验、染色体畸变试验、程序外 DNA 合成试验、姐妹染色单体交换试验等。上述试验中，Ames 试验对致癌物的预测率最高，与动物诱癌试验结果比较，敏感性约为 54%（已知致癌物在 Ames 试验中呈阳性），特异性为 70%（非致癌物在 Ames 试验中呈阴性）。

三、细胞恶性转化试验

IARC 归类为 1、2A 和 2B 组的致癌物中有 12% 为非遗传致癌物,因此需要建立筛查非遗传毒性致癌物的方法。细胞转化(cell transformation)是指外源因素对体外培养的细胞所诱发的恶性表型改变,包括细胞形态、细胞增殖速度、生长特性(锚着独立性生长或接触抑制消失等)、染色体畸变等变化,当细胞接种在裸鼠皮下可形成肉眼可见的肿瘤。进行恶性转化试验的目的在于揭示体外培养细胞接触受试物后,细胞的生物学特性的改变,包括细胞生长自控能力的丧失,接触抑制消失,细胞排列紊乱或呈灶状生长。本试验的观察终点是细胞恶性变,因此既可以筛查遗传毒性化学物,也可以检测非遗传毒性化学物,这是致突变组合实验所不具备的。以往恶性转化试验主要采用动物原代细胞如叙利亚仓鼠胚胎细胞(syrian hamster embryo,SHE 细胞),动物细胞系如 BALB/C-3T3、C3H10T1/2 和 BHK-21,病毒感染的永生化细胞如大鼠 RLV/RE 细胞和仓鼠 SA7/SHE 细胞等。细胞选择的主要原则为:①体外容易培养和传代,阴性细胞克隆背景较低;②细胞自发突变率低或自发转化能力很弱,动物裸鼠试验呈阴性;③已获无限生长能力,但仍保持接触抑制而无致瘤性的细胞系。细胞转化试验阳性说明受试物具有诱导细胞恶性变表型、生长特性发生改变的能力,提示受试物具有致癌的潜能。但是体外细胞转化试验有一定局限性,因为测试细胞中代谢酶活性相对低下,降低了系统对间接致癌物的检测敏感性。

欧洲替代方法验证中心(ECVAM)已经把细胞转化试验研发为致癌试验的替代试验,其中叙利亚仓鼠胚胎 SHE 细胞形态转化试验是比较成熟的方法,其敏感性为 87%,特异性为 83%,和动物致癌性试验的一致率达 85%。近年 ECVAM 还推出了 BALB/c 3T3 成纤维细胞以及 Bhas 42 细胞转化试验,后者采用转染了 v-Ha-ras 癌基因的 BALB/c 3T3 细胞株,试验的特异性及与致癌试验一致率与 SHE 细胞转化试验相近。体外转化实验虽然可作为化学品致癌性的早期筛查试验和致癌机制探讨,阳性结果仅提示受试物有致癌可能性,但不能直接用于致癌性的确定。

四、哺乳动物致癌试验

哺乳动物致癌试验按照观察时间和靶器官范围分成两种类型:一种是哺乳动物长期诱癌试验,即终身试验(life-time test),是经典的和公认的化学物致癌性检测方法;另一种动物短期致癌试验,又称有限动物试验(limited in vivo bioassay),实验观察时间不是终身而是在有限的时间范围内,而且观察的靶器官通常限定为一个而不是全部。

(一)动物短期致癌试验

国内外目前应用较多的短期致癌试验有四种:①小鼠肺肿瘤诱发试验;②雌性 SD 大鼠乳腺癌诱发试验;③大鼠肝转变灶试验;④小鼠皮肤肿瘤诱发试验。国际上把上述试验称为中期致癌试验(medium-term test)。一般情况下,短期致癌试验适用于按照构-效关系能预测靶器官的受试物。由于观察的终点不是病理确认的恶性肿瘤,而是以癌前病变如腺瘤、瘤性增生结节为主,因此大大地缩短了实验周期。肺和肝是最常发生肿瘤的器官,也是众多致癌物的靶器官,所以多数试验选用小鼠肺肿瘤诱发试验和(或)大鼠肝转变灶试验。进行短期致癌试验时,除特定要求外,应遵从长期动物致癌试验的一般要求。任一试验的阳性结果,其意义与长期动物致癌试验相当。由于实验期短,又未检查其他器官和系统,特别是皮肤肿瘤和乳腺癌的诱发试验仅适用于较小范围的化学物质类型,所以哺乳动物短期致癌试验阳性结果意义较大,而阴性结果的意义较弱。

(二)哺乳动物长期致癌试验

长期致癌试验是确认动物致癌物较为可靠的方法。例如氯乙烯诱导的肝血管肉瘤,便是 1970 年先从实验动物身上取得证据,继后在 1974 年才获得对人类致癌的证据;己烯雌酚、黄曲霉毒素 B_1、4-氨基联苯、芥子气等也都是首先通过动物实验发现的致癌物。在啮齿动物中,进行 1.5~2 年的试验即相当于人类大半生的时间;而且动物试验能严格控制实验条件,排除混杂因素的影响。因此哺乳动物长期致癌试验在毒理学安全性评价中的地位是任何其他体外试验所不能替代的。但是动物试验也有它的局限性,除了上面提及的花费大、周期长、动物使用数量大外,动物试验的暴露水平往往超过人体的实际接触剂量,染毒的方式也不能完全模仿人类的实际暴露途径,因此实验结果外推到人存在一定不确定性。实验方案的试剂参照国外和国内组织机构发布的致癌试验指导原则,结合受试物的特点,制定实验系统的选择、剂量设计、检测指标、终止条件等方案。

1. 动物选择　在致癌试验中,动物物种、品系、年龄、性别、肿瘤自发率、靶器官特异性等因素非常重要。一般选用断乳或断乳不久的动物,雌雄各半,除非已有证据说明该受试物的作用具有明显的性别差异,或者观察的靶器官是性腺时,才选择单一的性别。目前通常选用两种动物(大鼠和小鼠)进行试验。

2. 动物数量　每组动物数应较一般毒性试验为多,一般每组至少有雌雄各 50 只动物,希望在出现第一个肿瘤时,每组还有不少于 25 只动物。当对照组肿瘤自发率越高,或染毒组肿瘤发生率越低时,所需动物数应增加。

3. 剂量设计　为观察剂量-反应关系,一般设计三个或以上剂量。各剂量组按等比下推,如分别为上一个剂量的 1/2 或 1/3。最高剂量一般参照最大耐受剂量(maximal tolerance dose, MTD),MTD 指动物能够耐受的不引起动物死亡的最高剂量。低剂量组应不影响动物的正常生长、发育和寿命,即不产生任何毒性效应。但低剂量组应略高于人的实际接触剂量,一般不低于高剂量的 10%。中剂量组介于高、低剂量之间,可参照受试物的毒物动力学数据。对照组除不给受试物外,其他条件均与实验组相同。

4. 实验期限与染毒时间　原则上实验期限要求长期或终生。一般情况下小鼠至少 1.5 年,大鼠 2 年,条件允许时分别延长至 2 年和 2.5 年。染毒时间通常是从实验开始直至实验结束反复多次染毒。

5. 结果的观察、分析和评定　实验过程中密切观察动物,及时发现濒死动物并进行病理学解剖。记录发现第一例肿瘤时存活的动物数,作为实验终结时的有效动物数,体表及体内各组织器官均应肉眼观察,找出可疑肿块,并进行组织病理学检查。主要的分析指标如下:①肿瘤发生率:肿瘤发生率是最重要的指标,需要计算肿瘤(良性和恶性)总发生率、恶性肿瘤总发生率、各器官或组织肿瘤发生率和恶性肿瘤发生率,以及各种病理类型肿瘤发生率。②多发性:肿瘤的多发性是化学致癌的显著特征。多发性是指一只动物出现多种器官肿瘤或一个器官出现多个肿瘤。一般计算每一组的平均肿瘤数和每一组中出现2、3个或多个肿瘤的动物数或比例。③潜伏期：从接触致癌物到各组出现第一个肿瘤的时间作为该组的潜伏期。这种办法只适用于能在体表观察的肿瘤，如皮肤肿瘤或乳腺肿瘤。对于内脏肿瘤的潜伏期，则需分批剖杀，计算平均潜伏期。在分析和判断结果时，以上3种指标只要有1项与对照组有差异并存在剂量-反应关系时，可判定为阳性结果。如染毒组发生的肿瘤类型在对照组未出现，也作为阳性结果，但此时的对照组应当有历史对照资料。阳性结果的评定应当非常慎重。与对照组相比，在较高剂量组才出现统计学差异，不如在较低剂量下或在人类实际接触的剂量出现显著差异的意义重大。阴性结果的判定应满足试验设计的最低要求：两种动物、两种性别、3个剂量中有1个接近最大耐受剂量、每组有效动物数雌雄至少各50只。如将动物数增至每组100只，则假阴性概率可明显下降，因此，即使符合最低要求得到阴性结果时，仅表明该受试物在特定染毒条件下不引起肿瘤净增率增高。

五、促癌剂的检测

上述哺乳动物短期致癌试验的4种方法中，除大鼠乳腺癌诱发试验外，其余3种都适用于促癌剂的检测。具体方法是选用适当的启动剂，启动后的1~2周开始用受试物染毒。对于启动剂，在小鼠皮肤肿瘤诱发试验中可用多环芳烃类，在小鼠肺肿瘤诱发试验中可用氨基甲酸乙酯；在大鼠肝转变灶诱发试验中可用二甲基苯并蒽，启动剂的剂量应较低，单独使用时不应引起或仅引起很少肿瘤形成。对于一些作用靶器官未知的受试物，可以应用体外试验进行检测。常用的有细胞恶性转化试验、划痕试验等。

六、转基因或基因敲除动物在致癌物筛查中的应用

通过转基因和基因敲除技术所构建的小鼠模型为研究化学致癌作用提供了新的手段，并为快速检测致癌物提供了新的重要途径。例如在代谢途径上，通过代谢酶基因高表达或沉默，人为控制某一化学物的代谢过程；在整体动物水平，可以人为控制某一基因的表达水平，从而阐明该基因在化学物致癌过程中的作用。例如CYP2E1可氧化三氯甲烷生成毒性较大的光气，而在 CYP2E1 基因敲除小鼠中，三氯甲烷的肾脏和肝脏毒性大大降低，有助于观察三氯甲烷的其他作用。目前应用于致癌机制研究或致癌物筛查的转基因动物模型主要包括抑癌基因敲除小鼠或癌基因高表达小鼠。前者代表性的模型为 p53 基因敲除小鼠，杂合子缺失型 p53$^{+/-}$ 和正常（野生型）动物 p53$^{+/+}$ 一样，发育和生长均无异常，虽然平均寿命仅为29周（正常小鼠平均寿命为42周），但是对化学物的诱癌作用的敏感性提高，使实验间期大大缩短。此外，一些癌基因高表达的转基因动物如 HK-fos 小鼠、Ras-H2 小鼠以及DNA损伤修复基因敲除动物如 XPA$^{-/-}$ 小鼠等，也对化学物的诱癌作用的敏感性增强。与传统的致癌试验相比，转基因动物和基因敲除动物的诱癌试验一般在6个月以内就可以完成，在省时、省力、省费用的同时，还大大提高了检测系统的敏感性。虽然转基因或基因敲除动物在致癌物筛查应用还未大范围全面铺开，标准的实验方案还需进一步完善，但相信在毒理学安全性评价中有其广泛的应用前景。

七、人群肿瘤流行病学研究

肿瘤流行病学调查是确定人类致癌物的重要手段。已知的许多环境致癌物都是通过人群流行病学调查发现的,包括煤焦油、木焦油酚、芳香胺、矿物油、苯、石棉、砷、铬、镉、镍、电离辐射、紫外线、酒精饮料、烟草、槟榔等。除无机砷外,大多数致癌物的致癌性都在动物实验中得到证实。

由于化学致癌的潜伏期很长,在人类短至几年,长达 20~30 年,采用人群流行病学调查方法来确定一种新化学物是否为致癌物,往往需要追踪观察的时间很长。而且肿瘤发生的病因复杂,人群的环境接触以多因素、长期、低剂量的暴露为特征,因此对于绝大多数的外源化学物,相关的流行病学研究资料是有限的,研究结果有时也不一致,可能的原因是缺乏以往暴露的评估数据;无法估计多种化学物的联合效应;或者没有充分考虑到个体易感性因素等。要从肿瘤流行病学调查中得到正确的结论,关键在于严谨的研究设计和研究条件的具备,基本的条件包括有足够量的接触人群、一定的接触史(15~20 年)、能推算出接触剂量、对照组选择合理(干扰因素的控制)等。

结合多种方法综合评价化学物的致癌性将是一个重要发展趋势。过去几十年应用的常规毒理学方法已经无法满足实际的需要。目前许多科学家正致力于建立耗费动物少、试验周期较短、方法简便、费用较低的毒理学安全性评价体系。鉴于传统的化学致癌物的判定方法耗时、费用高,而且存在种属外推的局限性,因此,美国环境保护局(EPA)及国立环境与健康科学研究所(NIEHS)近年来提出基于毒作用机制、以毒性通路(toxicity pathways)紊乱为观察指标和关键靶点,结合高通量(high-throughout)组学技术的新的毒性效应评价策略。基于毒作用通路的风险评估不同于当前评价体系只对毒性结局或效应终点的检测,也不是通过毒作用通路对化学品进行筛选,继而再进行动物试验,而是完全依赖体外的模式生物、体外模型或细胞分子水平的生物学试验结果进行风险评定。新的策略虽然为致癌物的认定拓展了新的方向,但是还有许多关键科学问题亟待解决,比如如何在分子细胞水平区分适应性反应和毒性效应? 如何解决化学物在体内的代谢过程在体外无法模拟的问题? 如何与人群低剂量暴露链接并确定剂量-反应关系? 这些问题的解决依赖于建立有效的系统毒理学的研究模式来确定化学致癌通路或毒作用模式。

（陈　雯）

思考题

1. 举例说明肿瘤发生是多阶段多基因参与的过程。
2. 体细胞突变和表观遗传变异如何参与致癌过程?
3. 国际癌症研究所 IARC 对致癌物的分类方法主要基于哪些研究证据?
4. 试述转基因动物在毒理学安全性评价中的应用前景。
5. 要判断一化学物质是否具有致癌性,如何设计评价试验?

第十章

发育毒性与致畸作用

第一节 概述

发育毒理学(developmental toxicology)研究出生前暴露于环境有害因子导致的异常发育结局及有关的作用机制、发病原理、影响因素和毒物动力学等。

发育毒理学是在畸胎学基础上发展起来的现代毒理学分支学科。最早可以追溯到6500 B.C.,当时人们相信出生异常的婴儿是上天的惩罚、星象的反映和未发育受阻学说,认为畸形起因于器官或结构的不完全发育。现代实验畸胎学始于19世纪初,当时的胚胎学家用多种物理因素(震动、倒置、针刺)和化学毒物处理鸡蛋,产生了神经管缺陷、无脑、脊柱裂、独眼、心脏缺陷、位置颠倒和联体双胞胎等畸形的小鸡,还注意到作用时间在决定畸形类型方面非常重要。1935年,Hale首次报道维生素A缺乏诱导母猪产下突眼和腭裂的畸形后代。此后又有一些研究发现母体营养缺乏和许多环境因素(氮芥、锥蓝、激素、抗代谢药、烷化剂、缺氧和X线等)可以引起哺乳动物畸形。

在经历了一系列重大事件后,人们对先天出生缺陷与环境因子之间的关系才有了深刻的认识,与此同时,发育毒理学也得到迅速发展。1940年澳大利亚发生风疹大流行,次年出生婴儿中先天性白内障、耳聋、智力发育不全和先天性心脏病的发生率显著增高。1945年日本广岛、长崎受原子弹核辐射的胎儿出生后患小头畸形和智力低下,婴儿一年内死亡率高达25%。1950年代日本水俣湾甲基汞中毒发生先天性水俣病。1960—1962年间反应停(thalidomide)作为抗妊娠反应药物应用后,出现上万例胎儿海豹肢畸形,表现为四肢短小缺陷、无眼、腭裂、骨骼发育不全、十二指肠和肛门闭锁等。1968年日本多氯联苯污染米糠油事件,孕妇出现死产、早产或产下"油症儿"。1969年发现,母亲妊娠18周前服用己烯雌酚,可诱发女性后代青春期阴道和宫颈透明细胞癌,男性后代则发生附睾囊肿、睾丸囊性硬结、小阴茎畸形及精子异常等。20世纪70年代Jones等描述了胎儿酒精综合征(FAS),包括面部畸形、宫内和产后生长迟缓、精神运动和智力发育障碍及其他畸形。孕期吸烟也可能引起不良妊娠结局,包括流产、围生期死亡、婴儿猝死综合征、学习和行为及注意力障碍、低出生体重等。可卡因暴露可引起多种不良发育效应,如胎盘早期剥离、早产和流产、小脑畸形、异常前脑发育、低出生体重、新生儿异常睡眠综合征、震颤、泌尿生殖道畸形等。

上述事件让人们逐渐认识到生物、物理、化学因素和不良生活嗜好都可以引起人类畸形。尤其是反应停事件,大大推动了新药发育毒理学研究和管理法规的建立。1966年美国食品药品管理局(FDA)提出三段生殖毒性试验指南;1986年美国环境保护局(EPA)提出可疑发育毒物风险评估指南,首次明确提出要对化学物进行发育毒性评价。

现代研究发现人类成功妊娠结局的比率出人意料地低,只有不到半数的受孕能产生完全正常的健康婴儿。美国的统计资料表明,着床后丢失(流产和死胎)占31%,着床前丢失(早早孕丢失)的比例更高。婴儿出生时有严重畸形的占2%~3%(到1岁时因诊断明确使该比率上升为6%~7%),轻微畸形占14%,低出生体重占7%。1岁前婴儿死亡率1.4%,神经功能异常占16%~17%。根据原卫生部2012年公布的《中国出生缺陷防治报告》,我国出生缺陷发生率5.6%左右,每年新增出生缺陷约90万例,其中出生时临床明显可见的出生缺陷约25万例。全国出生缺陷监测数据表明,我国围产期出生缺陷总发生率呈上升趋势,由2000年的109.79/万上升到2011年的153.23/万。据估计全球每年大约有790万先天缺陷的婴儿出生,已确认的缺陷类型有8000多种,前5位的先天缺陷分别为先天性心脏病、神经管缺陷、血红蛋白病(地中海贫血和镰状细胞贫血)、唐氏综合征、G-6-PD缺陷(蚕豆病)。全球每年大约有330万5岁以下儿童死于先天缺陷,其中27.6万新生儿在出生4周内死于先天缺陷。先天缺陷占围生期死亡原因的第2或第3位,先天缺陷所致平均寿命缩短分别是肿瘤和心血管疾病的8倍和5倍。

人类出生缺陷的原因尚未完全明了。估计15%~25%为遗传因素,4%归因于母体状况,3%为母体感染,1%~2%由于脐带阻断等宫内机械性问题,有明确化学物或其他环境因素的不到1%,65%为未知病因。有人推测,这些病因不明的出生缺陷很可能与某些环境因子的暴露有关,或者是环境因子与遗传因子相互作用的结果。

第二节 发育毒性与致畸性

一、基本概念

1. 畸形(malformation) 指发育生物体解剖学上形态结构的缺陷。可分为严重畸形(major malformation)和轻微畸形(minor malformation),前者对外观、生理功能和(或)寿命有明显影响,后者则只有轻微影响或没有影响。能引起畸形的环境因子叫致畸物或致畸原(teratogen),致畸物引起畸形的过程和特性分别叫致畸作用(teratogenic effect or teratogenesis)和致畸性(teratogenicity)。

2. 变异(variation) 是由遗传和遗传外因素控制的外观变化,或由于分化改变而引起的差异(deviation)。指同一种属的子代与亲代之间或子代的个体之间,有时出现不完全相同的现象,一般是小的或次要的结构改变,例如肋骨或椎骨数目多于或少于正常,某些内脏易位也属于变异。一般认为变异不影响正常生理功能,更不危及生命。但在动物致畸试验中,如果某种变异异常增多,并呈一定剂量-效应关系,也应引起注意。

3. 胚体-胎体毒性 外源性理化因子对孕体着床前后直到器官形成期结束时的有害影响叫胚体毒性(embryotoxicity),对孕体器官形成期结束以后的有害影响叫胎体毒性或胎儿毒性(fetotoxicity),在动物发育毒性试验中,往往笼统地将胚体毒性和胎儿毒性叫胚胎毒性(embryo-fetal toxicity)。广义地说胚胎毒性包括孕体结构和功能方面的各种损害,但一般情况下胚胎毒性是指孕体死亡和生长发育迟缓,而不包括结构畸形。

4. 发育毒性（developmental toxicity）　指出生前后接触有害因素,子代个体发育为成体之前诱发的任何有害影响。发育毒性的主要表现为:

（1）发育生物体死亡（death of the developing organism）:包括受精卵未发育即死亡或胚泡未着床即死亡（早早孕丢失）,或着床后发育到某一阶段死亡。早期死亡被吸收或自子宫排出（自然流产）,晚期死亡成为死胎。

（2）生长改变（altered growth）:一般指生长迟缓（growth retardation）。当胎儿生长发育指标低于正常对照的均值2个标准差时,可认定为生长迟缓。

（3）结构异常（structural abnormality）:指胎儿形态结构异常,即畸形,包括外观畸形、内脏畸形和骨骼畸形。

（4）功能缺陷（functional deficiency）:包括生理、生化、免疫、行为、智力等方面的异常。功能缺陷往往要在出生后经过相当时间才被发现,如听力或视力障碍、生殖功能障碍等。

另外,有人把子代对某些疾病的易感性增加也归入发育毒性,如孕期接触己烯雌酚,女性后代易患青春期阴道癌。近年来提出肥胖和糖尿病等成年疾病的胎源学说也应属于发育毒性。

5. 出生缺陷（birth defect）　是指婴儿出生前即已形成的发育障碍,包括畸形和功能缺陷。与营养缺乏和环境有害因子有关的出生缺陷常见的有先天性心脏病、唇腭裂、神经管畸形、尿道下裂和低出生体重等。

6. 不良妊娠结局（adverse pregnancy outcomes）　指妊娠后不能产生外观和功能正常的子代,包括所有的不良结果,如流产、死胎、死产、宫内生长迟缓、发育异常、新生儿和婴幼儿期死亡等。

二、发育毒性作用的特点和影响因素

与对其他器官系统的毒性作用相比,外源化学物的发育毒性作用有显著的特点,主要表现在致畸作用受到多种因素的影响,包括敏感期、剂量、遗传类型、母体毒性等。

（一）发育各阶段发育毒性作用的特点和致畸敏感期

不同系统和器官的形成与发育不完全同步,速度不同,有先有后。发育毒物可作用于不同发育阶段,产生不同的效应。因此,孕体发育不同阶段接触各种发育毒物所引起的发育毒性表现不一样（表10-1）。最容易引起畸形的阶段是器官形成期。

1. 着床前期　又称分化前期,从受精时算起,到完成着床之前。其期限在人类为妊娠11~12天,啮齿动物为妊娠的前6天。卵子受精后,细胞迅速分裂形成胚囊,分化很少,受损的是相对未分化细胞。一般情况下,此时很少发生特异的致畸效应,通常是未分化细胞受化学毒物损伤而致胚泡死亡,称为着床前丢失（preimplantation loss）。然而,也有着床前期接触毒物导致胎儿畸形的例子。如小鼠妊娠第2.5天、第3.5天和第4.5天用甲基亚硝脲处理可造成子代神经管缺陷和腭裂。

2. 器官形成期　着床后孕体即进入器官形成期,直到硬腭闭合。人为妊娠3~8周,大鼠和小鼠为妊娠6~15天,家兔为妊娠6~18天。器官形成的迅速变化需要细胞增殖、移动,细胞与细胞间交互作用和形态发生的组织改造,其中细胞增殖的速度极为重要。如大鼠在妊娠8~10天之间,有10

次细胞有丝分裂,产生 $N×2^{10}$ 个新细胞(N 表示器官形成开始时的细胞数)。研究表明器官形成期是发生结构畸形的关键期(critical period),也叫致畸敏感期。如反应停事件多是由于孕妇在妊娠 20~35 天之间服药后发生的,有的母亲甚至在此期间只服过一次药。大多数器官对致畸作用有特殊的敏感期,即所谓的时间"靶窗(target windows)"。致畸试验的染毒时间应包括整个敏感期,有利于发现致畸效应。各种物种妊娠期长短不一,敏感期的时间也不同。图 10-1 表示人、大鼠和家兔的致畸作用敏感期及不同器官诱发畸形的"靶窗"。器官形成期暴露也可能引起胚胎死亡。一胎多仔动物(如啮齿类)胚胎死亡后被吸收,称吸收胎(resorption),人和灵长类则表现为流产(abortion)。在这一时期外源化学物发育毒性的表现以结构畸形最为突出,也可以有胚胎死亡和生长迟缓。

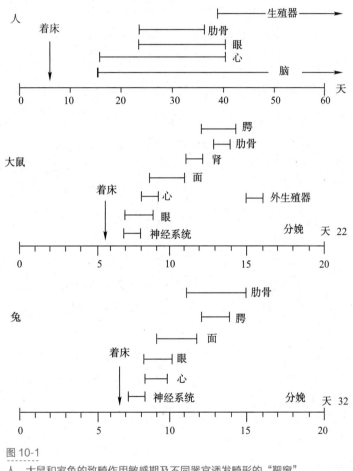

图 10-1
人、大鼠和家兔的致畸作用敏感期及不同器官诱发畸形的"靶窗"

3. 胎儿期 器官形成结束(以硬腭闭合为标志)后即进入胎儿期,人类从妊娠 56~58 天开始,直到分娩。胎儿期以组织分化、生长和生理学的成熟为主。在胎儿期接触发育毒物很可能对生长和功能成熟产生影响,如免疫系统、中枢神经系统和生殖器官的功能异常等。这些改变出生前表现不明显,需要出生后对子代的仔细观察和检查才能发现。某些结构变化在胎儿期也能发生,但是通常是变形(干扰先前正常的结构)或异常而非畸形。在胎儿期暴露的一些毒性效应可能需要多年才变得明显。所以,胎儿期外源化学物的不良作用主要表现为生长迟缓、特异的功能障碍、经胎盘致癌,偶见死胎。

　　4. 围生期和出生后的发育期　一些功能方面的缺陷出生时不易被发现,需要出生后继续观察一段时间。研究较多的是发育免疫毒性、神经行为发育异常和儿童期肿瘤。围生期接触某些外源化学物,如二噁英、多氯联苯、菊酯类农药、乙醇等,可以影响出生后 T 细胞、B 细胞和巨噬细胞发育、分化、迁移、归巢和功能,可能暂时或永久性损伤子代的免疫系统;也可以影响感觉、运动、认知、学习、记忆等神经系统的功能。近年来,这些方面的研究迅速增多,已逐渐形成新的毒理学分支——发育免疫毒理学(developmental immunotoxicology)和发育神经毒理学(developmental neurotoxicology)或神经行为畸胎学(neurobehavioral teratology)。有研究表明,围生期是一生中对致癌物最敏感的时期。因为这一时期细胞增殖快,药物代谢酶的个体发生不全,免疫监视功能低,许多儿童期高发的肿瘤(急性淋巴细胞性白血病、神经母细胞瘤、骶骨前畸胎瘤、胚性腺肌瘤等)都可能与出生前后暴露某些环境因素有关。动物实验证明孕期接触能诱发子代肿瘤高发的所谓发育致癌物已有 30 多种,如亚硝基化合物等。最近又发现实验动物在围生期和出生早期接触多种内分泌干扰物(TBT、DES、PCBs、BPA 等),可以引起肥胖,这些化学物被称作增肥剂(obesogen)。研究表明这些环境增肥剂可以使骨髓间充质细胞向骨细胞分化减少,向脂肪细胞分化增多,结果容易出现肥胖。

表 10-1　各发育阶段暴露与妊娠结局之间的关系

发育阶段	靶系统	观察到的效应
精子	整个孕体	低出生体重;新生期死亡
卵母细胞	整个孕体	细胞死亡;先天畸形
胎盘	心血管系统	干扰主动转运;改变母体-胎体循环;
	代谢	改变营养素的生物合成;外源化学物生物转化改变
胚体	整个孕体	子宫内生长迟缓;先天畸形;死亡
胎体	整个孕体	生长迟缓;死亡;经胎盘致癌
	生殖系和肾	泌尿生殖器畸形
	骨	骨骼畸形
婴儿	CNS	神经行为异常;断瘾症状;心理能力改变
	生殖系统	生育力改变
	呼吸器官	呼吸抑制
	肌肉组织	肌张力减退
	整个机体	新生期死亡

（二）发育毒性的剂量-反应模式和阈值问题

　　发育毒性的剂量-反应关系十分复杂,可因化学物的类型、暴露的时间和剂量而改变。常见的有以下三种类型(图 10-2):

　　1. 正常胎、生长迟缓、结构畸形和胚胎死亡可以同时存在,低剂量可先引起生长迟缓、胚胎吸收和畸形,剂量增加,胚胎死亡占优势,直至整窝胚胎死亡。致畸性高的化学物产生的反应谱是致畸曲线左移,但仍与胚胎死亡曲线重叠。这种反应类型较常见,多为细胞毒性致畸物,包括烷化剂、抗癌药及很多致突变物(图 10-2A)。

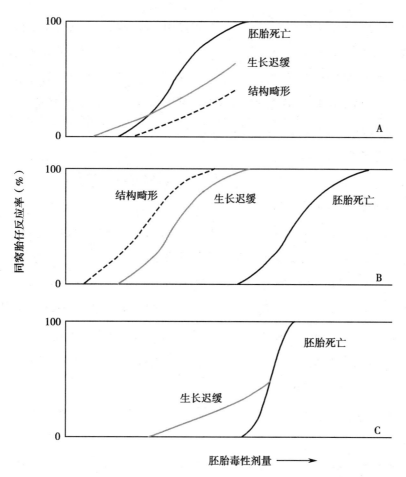

图 10-2

发育毒性的剂量-反应模式

2. 在远低于胚胎致死剂量下即可出现致畸,甚至全窝致畸,畸形胎儿常有生长迟缓,生长迟缓曲线常平行于致畸曲线。剂量增加到超过全窝畸形的剂量时,出现胚胎死亡,常伴有明显的母体毒性。这种模式较少见,表示受试物有高度致畸性,作用于胚胎分化过程的某些特殊事件,作用机制不一,如反应停、天然或合成的糖皮质类固醇及除草剂 2,4-二氯-4'-硝基二苯醚等(图 10-2B)。

3. 只有胚胎生长迟缓和胚胎死亡,没有畸形发生。往往生长迟缓首先出现,曲线较平缓。较大剂量才出现胚胎死亡,其曲线较陡,近乎表现为"全或无"。具有这种反应谱的化学物被认为具有胚胎毒性,但没有致畸性。出现这种曲线时,应在开始出现生长迟缓到致死的剂量之间多设几组重复实验,以确证无畸形发生(图 10-2C)。

典型致畸作用的剂量-反应曲线的斜率比较大,从致畸 NOAEL 到胚胎 100% 死亡的剂量往往只差 2~4 倍,如给孕小鼠腹腔注射环磷酰胺 5~10 mg/kg 未见畸形发生,而 40 mg/kg 几乎引起胚胎 100% 死亡。从 NOAEL 到胚胎死亡剂量之间的剂量范围叫致畸带。致畸带越宽的致畸物,致畸危险性越大。

因为哺乳动物的胚胎有较高恢复健康的生长潜力,细胞有自我平衡机制,母体有代谢防卫机制,通常认为哺乳动物的发育毒性是一种有阈值的效应,假定的阈值是低于它就不出现发育毒性的母体剂量。目前在人类健康的风险评估中,一般也按有阈值的效应来评价外源化学物的发育毒性。

但是,发育毒性是否有阈值还有争论。首先,很难用实验找出一个发生率很低的剂量-反应关系,因为那需要很大的样本数,如每个剂量组几百到几千窝;其次,多数发育毒性机制还不清楚,有的已知机制支持阈值的存在,而有些机制则不支持。如基因突变导致发育异常,理论上,只要一个分子能到达胚胎中的一个原始细胞,一次击中一个关键的基因,导致一个点突变,就可能导致基因产物的有害改变,出现发育异常,而其他机制往往是有阈值的。

(三)发育毒性的物种差异

发育毒性尤其是致畸作用与遗传类型有关,存在明显的物种差异。这种差异是因为不同物种之间因代谢变化、胎盘种类、胚胎发育的速度和方式等方面的差异引起的。化学致畸物往往有各自易感的物种(species)和品系(strains),易感性主要取决于机体的基因型。化学物生物转化为活性中间产物或终产物的速度和途径与遗传有关,而畸形仅发生在那些能够形成活性代谢产物的物种。如反应停 4000 mg/kg 对大鼠和小鼠无致畸作用,但 0.5~1 mg/kg 对人就有极强的致畸作用。这是因为人和其他灵长类以及家兔能将反应停代谢产生活性中间产物(可能是一种极性代谢产物或一种芳烃氧化物),而大鼠和小鼠则不能产生。相反,一些对啮齿类动物有强烈致畸作用的化学物,却没有对人类致畸的证据。如农药敌枯双(polyglycolic acid)是大鼠和小鼠的强致畸物,虽然人类也有接触,但至今没有对人类致畸的直接证据。

一种化学物对不同物种的致畸作用可能不一致,对不同动物并不一定都具有致畸作用,引起畸形的类型也可能不同。如,杀虫剂西维因对豚鼠有致畸作用,但对家兔和仓鼠并不致畸。杀虫剂二嗪农和除草剂草完隆对豚鼠与家兔致畸,但对仓鼠未见致畸作用。因此在筛选致畸物时强调要用两种动物进行试验,以减少因实验动物不敏感而出现的假阴性。目前一般选用一种啮齿类和一种非啮齿类,首选大鼠和家兔。

三、母体毒性与发育毒性

(一)母体因素对发育毒性的影响

母体毒性(maternal toxicity)是指化学毒物对妊娠母体的有害效应,表现为增重减缓、功能异常、出现临床症状甚至死亡。在发育毒性试验中常用母体增重减缓和死亡率来表示。母体毒性可直接(特异)或间接(非特异)影响发育过程,导致发育毒性。影响发育的母体因素主要包括遗传、疾病、营养、应激等,也可以通过胎盘毒性影响发育。

1. 遗传　孕母的遗传结构是影响发育结果的一个决定因素。如唇腭裂的发病率依赖于母体的而非胚胎的基因型,白人的发病率比黑人更高。A/J 品系和 CL/Fr 品系小鼠自发唇腭裂率分别为 8%~10% 和 18%~26%。

2. 疾病　母体未控制的糖尿病和某些感染发热,可经过疾病相关的母体变化或直接经胎盘感染对孕体产生不利影响。如巨细胞病毒感染与胎儿死亡、小头畸形、智力发育延缓、先天性失明和耳聋有关联。过高热是实验动物的强致畸因子,在人类妊娠最初三个月内母体发热与中枢神经系统畸形有关。

3. 营养　已知蛋白质、热量、维生素、微量元素及酶辅因子缺乏都对妊娠有不利影响。美国医学研究会（MRC）发现，有生育神经管缺陷（NTDs）婴儿危险的妊娠妇女，孕期每日补充 4 mg 叶酸，NTD 再发率降低 70% 以上。

4. 应激　不同形式的母体毒性可能通过诱导生理学的应激反应产生发育毒性。如大鼠和小鼠对整个妊娠期的噪声应激可产生发育毒性。

5. 胎盘毒性　胎盘是母体和孕体进行物质交换的结构，提供营养、气体交换和废物移出。胎盘还产生维持妊娠的关键激素，而且能代谢和（或）储存外源化学物。胎盘也可成为毒作用的靶。对胎盘的毒性可能危及上述功能和产物，对孕体产生有害效应。

（二）母体毒性与发育毒性的关系

在动物发育毒性试验中，母体毒性与发育毒性之间的关系常见以下几种类型：

1. 具有发育毒性，但无母体毒性，表示发育毒性有特定的机制，与母体毒性无关，如反应停。这类化学物最容易被忽视也最危险。

2. 出现发育毒性也出现母体毒性，尤其当发育毒性只在母体毒性存在时才能被观察到的时候，发育效应可能是间接的，往往不具有特定的致畸机制。许多已知的人类发育毒物，包括乙醇和可卡因，主要在母体毒性水平对胚胎/胎儿产生有害影响，其发育毒性可能部分归因于母体生理学紊乱的继发效应。如嗜酒者通常营养状态不良，而且酒精影响营养物的胎盘转运，可增强对孕体的直接效应。

3. 具有母体毒性，但不具有致畸作用。这类物质在妊娠期容易引起警觉，避而远之。

4. 在一定剂量下，既无母体毒性，也不表现发育毒性。

要证明发育毒性是继发于母体毒性，必须明确有发育毒性的母体同时也有母体毒性，而且发育毒性的严重程度和发生率与母体毒性相关。一般认为胚胎死亡和生长迟缓是母体中毒剂量水平引起的胚胎毒性表现，但先天畸形是否继发于母体毒性还有争论。1984 年 Khera 提出各种化学物的母体毒性与致畸作用之间有三种关系：①母体毒性不伴致畸作用；②母体毒性伴有包括腭裂在内的多种畸形；③母体毒性伴有特征性的致畸谱。判断第二类化学物的致畸性很困难，因为腭裂是小鼠在妊娠期禁食和禁水所能诱发的最主要的畸形，但也是糖皮质类固醇等多种致畸物在不引起母体毒性的剂量水平诱发的特异性畸形。为了区别腭裂是化学物特异的致畸作用还是继发于母体毒性的非特异毒性作用，需要观察饲料和饮水消耗量，母体体重及母体内稳态改变（组织病理学、肝肾功能、血液学改变、药理作用及其他可能的毒性作用）。第三类化学物引起的特征性畸形包括露脑、开眼、融合肋、缺肋、多肋及胸骨融合。这些缺陷的严重性和发生率与母体毒性直接相关，无母体毒性的剂量水平不出现或罕见。Khera 认为这些缺陷是由于母体毒性，并不反映受试物的致畸性，但多数学者认为母体毒性只能引起肋骨和胸骨的微小变异，却不会引起露脑和开眼等重要畸形。

四、父源性发育毒性

过去一般认为发育毒性主要是母体在妊娠期间接触环境有害因子所致。近年来发育毒性的概念得到延伸，往前延伸包括两性配子发生过程受环境有害因子的作用对发育的影响，往后延伸包括子代出生早期受环境有害因子的作用对出生后发育过程的影响。越来越多的人群流行病学研究发现,某些出生缺陷也与男性因素有关,被称为父源性出生缺陷(paternal/male-mediated birth defect)。引起父源性出生缺陷的因素主要有遗传缺陷、年龄因素和外界暴露因素(包括职业和环境暴露、化疗和放疗、其他药物以及饮酒、抽烟等不良嗜好),这些因素通过父亲对发育个体产生不良影响,因此叫父源性发育毒性(paternal/male-mediated developmental toxicity)。父源性暴露可以引起的子代发育异常包括流产、死胎、低出生体重、畸形、功能障碍等,甚至可能与儿童期肿瘤相关。

（一）父源性发育毒性的主要表现

1. 自然流产或出生缺陷　已有多项研究表明父源性环境或职业暴露与自然流产或出生缺陷有关,相关化学物包括铅、汞、麻醉气体、油漆、致癌溶剂和杀虫剂等。汞和麻醉气体与自然流产的关联程度比较强,铅和有机溶剂次之,杀虫剂则较弱。致癌溶剂、油漆和杀虫剂暴露可明显增加出生缺陷(如神经管缺陷及口面、眼、心血管、泌尿生殖道等其他多种先天性畸形)的发生率。美国巴尔的摩-华盛顿地区婴儿心血管畸形和父亲环境暴露之间可能关系的病例对照研究结果显示,从事一些职业的父亲,其妻子所产婴儿有出生缺陷的风险增加:珠宝制作工与婴儿房间隔缺损(OR 12.6,95%CI 2.3~68.6)和膜部室间隔缺损(OR 8.1,95%CI 2.0~33.3);焊接工与心内膜垫缺损伴有唐氏综合征(OR 1.8,95%CI 1.1~3.0);有铅焊锡工与肺动脉闭锁(OR 2.3,95%CI 1.1~4.9);电离辐射与心内膜垫缺损不伴有唐氏综合征(OR 4.7,95%CI 1.7~12.6);脱漆工与主动脉缩窄(OR 3.5,95%CI 1.5~8.0)、肌部室间隔缺损(OR 3.5,95%CI 1.5~8.5)与左心发育不全综合征(OR 11.9,95%CI 2.4~60.0)。

出生缺陷还与父亲的遗传和年龄因素有关。有出生缺陷的男性,其后代出现出生缺陷的概率是正常人群的2倍,甚至高于母亲有出生缺陷的后代,其中患与父亲相同缺陷的危险性是正常人群的7倍。年龄在20~24岁的父亲所生的后代,与25~29岁的父亲所生的后代相比更容易出现腹裂畸形,现患比(PR)为1.47。

2. 儿童肿瘤　自从1974年Fabia和Thuy提出烃类物质的父源性暴露可能与儿童脑肿瘤的发生有关以来,父源性因素与儿童肿瘤关联的研究逐渐增多。目前已有的研究主要包括白血病和脑肿瘤。如Feychting等对瑞典人口普查中刚出生的23.5万儿童进行了队列研究,发现父亲职业暴露杀虫剂增加儿童脑肿瘤风险(RR 2.36,95%CI 1.27~4.39),油漆工也增加儿童脑肿瘤发生风险(RR 3.65,95%CI 1.71~7.80);木工增加儿童白血病风险(RR 2.18,95%CI 1.26~3.78)。核辐射的父源性暴露与儿童肿瘤的风险增加也可能存在关联,最典型的证据就是苏联切尔诺贝利核电站附近的父亲,其后代的生殖细胞微卫星突变显著增加,而同样暴露的母亲则无此影响。

但是到目前为止,父源性暴露与儿童肿瘤的风险增加之间并没有非常明确的证据支持。虽然有研究表明父源性暴露有机溶剂或烃类与白血病风险存在正关联,但更多的研究并没有证实它们之间的这种联系;杀虫剂与白血病风险的关系也呈现出矛盾的结果。已有多个证据显示暴露于油漆或颜料的父亲,其后代脑肿瘤的风险明显增大,呈现出较明确的正关联关系;而烃类的父源性暴露与脑肿瘤的关联则并不明确,各研究获得的OR值在1.0上下浮动。电磁场也被认为可能与儿童肿瘤的风险增加有关,有研究发现电工、电子行业技工或电力线路工后代脑肿瘤的发生率明显较高,但这种关联同样也没有得到后继研究的证实。

父亲的年龄同样会影响后代肿瘤的发生。40 岁以上父亲所生的后代患 13 号染色体三体征较少(PR 0.40),但患乳腺癌的概率增加(OR 1.9)。

3. 男女出生比例失调 Mocarelli 等(2000)研究发现父亲暴露于 TCDD(血清 TCDD 浓度>15 ppt)导致后代出生性别比(secondary sex ratio,SSR)明显下降,而母亲暴露于 TCDD 并不影响 SSR。类似的研究还有:曾在越战中接触过落叶橙剂(Agent Orange)的美国老兵后代中以男性居多;喜食密歇根鱼的父亲(PCBs 暴露量>8 μg/L)后代男性明显增加。但有流行病学研究出现不同的结果:米糠油事件中,重灾区之一台湾(1979 年)的调查结果显示父亲暴露于多氯联苯类(PCBs)的后代 SSR 明显降低,但同样是重灾区的日本(1968 年)则没有发现这种关联。父源性暴露与 SSR 产生关联可能有两个方面的原因:一是孕前毒物对 Y 染色体精子具有显著影响,二是雄性胚胎具有较高的敏感性,易受毒物影响而导致性别差异性的流产。

(二)父源性因素和发育毒性的关系

父源性发育毒性和出生缺陷的机制还不清楚,一般认为与环境因子造成的雄性生殖细胞发育异常有关。另一个原因是少量的酒精等发育毒物可以通过精液进入受精卵甚至发育中的胚胎,产生不良影响。有人认为,父亲的职业暴露可以通过精子产生直接的影响,或通过对母亲的污染间接起作用。后者包括与父亲职业有关的家庭环境污染,也可能与接触进入父亲精液中的致畸物有关。各种因素及确切的作用机制尚有待进一步深入研究。

五、人类发育毒物或致畸物

(一)已知的发育毒物或致畸物

目前经流行病学调查证实能引起人类发育异常的发育毒物或致畸物有 40 余种(表 10-2)。主要包括辐射、感染、母体损害和代谢失调的因素、药物和环境化学物质。

表 10-2 已知的人类发育毒物或致畸物

辐射	药物/化学物
治疗	雄激素类化学物
放射碘	血管紧张素转换酶抑制剂:卡托普利、依托普利
原子辐射微尘	抗生素:四环素
感染	抗肿瘤药物:氨基蝶呤、甲氨蝶呤、环磷酰胺、白消安
风疹病毒	抗惊厥药:苯妥英钠、三甲双酮、丙戊酸
巨细胞病毒(CMV)	抗甲状腺药:甲巯咪唑
单纯疱疹病毒 I 和 II	**螯合剂:青霉胺**
弓形体病	氯联苯
委内瑞拉马脑炎病毒	吸烟
梅毒	可卡因
水痘病毒	香豆素抗凝药
细小病毒 B-19(传染性红斑)	乙醇

续表

母体创伤和代谢失调	环氧乙烷
酒精中毒	氟康唑,高剂量
羊膜腔穿刺术、早期绒毛膜取样(60 天前)	己烯雌酚
克汀病、地方病	碘化物
糖尿病	锂
叶酸缺乏	金属:汞(有机)、铅
高温	羊膜内注射亚甲基蓝
苯丙酮尿症	米索前列醇
风湿症和先天性心脏传导阻滞	视黄酸:13-反式-视黄酸
舍格伦综合征	**异维 A 酯**
	反应停
	甲苯滥用
	维生素 A(大剂量)

（二）典型的人类发育毒物或致畸物

几种比较典型的人类发育毒物/致畸物介绍如下:

1. 己烯雌酚 己烯雌酚(diethylstilbestrol,DES)是一种人工合成的非甾体雌激素,1948—1977年间作为预防流产的处方药物广泛使用,据估计大约有 200 万至 800 万孕妇使用了 DES。DES 是典型的内分泌干扰物,它既有致畸作用又有致癌作用。DES 可以跨越母亲胎盘进入胎儿体内,导致己烯雌酚综合征(DES syndrome),表现为后代的生殖器官畸形和癌症。男性后代可发生尿道下裂、附睾和睾丸异常、精子畸形和精液异常以及前列腺癌和睾丸癌患病风险增加;女性后代可发生输卵管畸形、宫颈及阴道透明细胞癌。调查发现母亲妊娠期间服用 DES 保胎与女性后代阴道癌之间存在因果关系,服药妇女所生的女儿患阴道癌的风险比不服药高 132 倍。近年来还发现 DES 是一种典型的增肥剂,孕期和哺乳期接触 DES 容易引起后代的肥胖。

2. 反应停 反应停(thalidomide)1957 年首先在当时的联邦德国上市,因其镇静、催眠及镇吐作用被用于改善睡眠和妊娠早期的恶心、呕吐反应。据不完全统计,1960—1962 年间,有 20多个国家的孕妇服用反应停,全世界大约有 12 000 名胎儿出现短肢畸形,即海豹肢畸形。表现为四肢短小、无眼、腭裂、骨骼发育不全、十二指肠和肛门闭锁等。是人类历史上引起胎儿畸形最严重的临床药害事件。目前认为反应停的毒性可能来源于其代谢产物 4-羟化反应停与 5-羟化反应停。

3. 甲基汞 甲基汞(methylmercury)极易通过胎盘进入胎儿体内,在胎、幼儿体内大量蓄积。20世纪 50 年代在日本发生了因长期食用受甲基汞污染的鱼和贝类而引起慢性甲基汞中毒,该病最早发现于日本九州水俣湾,因此称水俣病(Minamata disease)。从 1954 年 5 月官方认可首例到 1992 年3 月,日本共发现 2252 例水俣病患者,其中死亡 1043 人,另有 12 127 人声称患有水俣病但未得到官方承认。水俣病最常见的表现是末梢感觉障碍、中心性视野缩小、高频域听力障碍及运动失调,统称为 Hunter-Russel 症候群。虽然多数被调查母亲体内的甲基汞水平还不能导致母体明显的汞中毒症状,但是所蓄积的甲基汞足以引起出生婴儿的中枢神经系统发育异常,如脑瘫、智力障碍、运动失调等,即先天性水俣病。

4. 铅 铅是一种常见的工业毒物和环境污染物,可导致机体多器官、系统的毒性效应,包括心脏、骨骼、小肠、肾、生殖系统和神经系统。神经系统对铅的毒性非常敏感,尤其对儿童中枢神经系统,由于胎儿及婴幼儿时期的血脑屏障发育不完善,铅较容易进入中枢神经系统。大量流行病学研究表明,铅可造成儿童智商(IQ)明显降低、注意力缺陷多动障碍(attention-deficit hyperactivity disorder,ADHD)、阅读和学习能力显著减弱。有研究显示,当血铅浓度在 50~350 mg/ml 间每增加 10 mg/ml,IQ 值下降 2~4 分。孕中期母亲的血铅水平与新生儿神经行为发育呈显著的负相关关系。

5. 视黄酸 视黄酸(又称维甲酸,retinoic acid,RA)是具有维生素 A 结构或与其功能相似的天然或人工合成的化合物。研究证明维生素 A 可以引起多种动物胚胎畸形,维生素 A 衍生物、13-反式-视黄酸和视黄酸均可引起人类胚胎畸形,主要包括中枢神经系统、颌面部和泌尿生殖系统畸形,智商低下等。视黄酸的生物活性由多种受体及其配体介导,涉及的受体主要包括视黄酸受体(RAR)、视黄酸 X 受体(RXR)、甲状腺素受体(TR)、维生素 D 受体(VDR)和过氧化物酶体增殖物激活受体(PPAR)等。视黄酸介导的信号转导在不同组织器官的形成过程中起重要作用。RAR 的配体多为强致畸物,RXR 的配体则无致畸作用,对 RAR 和 RXR 均可激活的配体呈现中度致畸性。

6. 酒精和烟草 胎儿酒精综合征(fetal alcohol syndrome,FAS)是由父母嗜酒引起的后代出生缺陷,典型的表现为面部畸形、宫内和产后生长迟缓、精神运动和智力发育障碍等,生长迟缓是母亲孕期饮酒最敏感和最常见的表现。FAS 的发生可能与母体的营养状态、代谢和内分泌平衡有关。不仅母亲孕期饮酒可以引起 FAS,孕前父亲大量饮酒也可以影响胚胎发育,引起流产、死胎、低出生体重、智力发育障碍和哭闹、多动等行为异常。

母亲吸烟与胎儿生长发育迟缓明显相关。吸烟引起的胚胎毒性表现有流产、死胎、低出生体重、疾病易感性增加等。实验和临床研究都证明孕期吸烟(主动或被动)可以导致胎儿低出生体重。吸烟孕妇出生的异常胎儿称为胎儿烟草综合征(fetal tobacco syndrome,FTS)。父亲吸烟能影响精子发生,也具有发育毒性。研究发现父亲吸烟与尿道下裂呈明显正相关(OR 3.8,95% CI 1.8~8.2),另有报道父亲严重吸烟的婴幼儿生存能力下降,儿童肿瘤发病率增加 35%。

第三节 致畸(发育毒性)作用机制

发育毒物引起发育毒性的机制十分复杂,多数还不清楚。Wilson(1977)曾提出畸形发生的 9 种机制,包括突变、染色体断裂、有丝分裂改变、改变核酸完整性或功能、减少前体或底物的补给、减少能量支持、改变膜特性、渗透压不平衡和酶抑制作用等。这些损伤并非特异地针对发育,但可能更容易在胚胎中引起独特的病理反应。如影响细胞增殖,引起细胞死亡,改变细胞-细胞交互作用,减少生物合成,影响形态发生过程中的细胞迁移,或机械地破坏发育中的结构。虽然胚胎有代偿机制可能弥补这些影响,但是否产生畸形取决于致病过程中每个环节损伤和修复之间的平衡。近年来,随着现代细胞和分子生物学以及分子胚胎学的发展,对发育毒物毒作用机制的认识也不断得到深化。

一、基因突变与染色体畸变

胚胎发育过程受众多基因的调控,这些基因在时间和空间上高度有序地表达,控制着胚胎细胞的增殖和死亡,细胞形态变化和运动,细胞识别和黏着,组织分化和相互影响,直到器官形成和胚胎的生长成熟。各种发育相关基因都可能成为某些发育毒物的靶。已知的诱变剂往往有潜在致畸性,如电离辐射、烷化剂、亚硝酸盐;多数致癌物可以引起基因突变和染色体畸变,也有致畸作用。环磷酰胺(cyclophosphamide,CP)是一种烷化剂,也是典型的发育毒物,常作为动物致畸试验的阳性对照,其致畸作用机制研究比较充分。妊娠第13天的大鼠胚胎羊膜内注入CP及其两个具有致畸活性的代谢产物PM和AC后,CP和AC引起脑积水、露眼、腭裂、小颌畸形、脐疝、尾部和肢体缺陷,而PM仅引起脑积水、尾部和肢体缺陷。^{3}H标记CP的研究显示87%的放射性与蛋白质结合,5%与DNA结合,8%与RNA结合。使用碱洗脱证实CP和PM引起单链DNA断裂以及DNA-DNA和DNA-蛋白质交联。进一步的实验证实:PM的一个单功能烷化衍生物,能产生单链断裂但无DNA交联作用,其效应谱和PM一样;而PM的一个非烷化衍生物(CP类似物)和AC则不引起DNA损伤。AC易与蛋白质结合,而PM易与DNA结合。PM和AC对培养中的肢芽有明显的不同效应。这些结果提示PM和AC在胚胎中有不同的靶,PM主要诱导DNA损伤,而AC可能通过与蛋白质结合而致畸。

有报道染色体畸变占人类发育缺陷原因的3%左右,这个数字可能比实际低得多,因为常染色体数目改变易导致孕体死亡,其中着床前丢失难以发现,自然流产的胚胎中至少50%存在染色体畸变。两性生殖细胞各种染色体结构和数目异常引起的流产、死胎、畸形、智力低下或功能缺陷已为人们所知。目前无创产前基因检测技术已经广泛应用,可以发现胎儿非整倍体和其他类型的DNA异常。

二、细胞损伤与死亡

在胚胎发育过程中细胞增殖、分化和死亡都是必要的,它们之间存在精致的平衡,每种过程的抑制或过度都可能影响正常的发育。研究发现细胞死亡在正常的胚胎发育尤其在形态发生中扮演重要的角色,包括系统匹配(system matching)、躯体雕刻(body sculpting)、短暂结构去除(outlived structure removing)等。不同动物的不同组织在发育过程中都存在细胞死亡。

细胞死亡的研究近年来取得长足的进展,发现了多种程序性细胞死亡的方式,除了人们熟知的凋亡(apoptosis),还有自噬(autophagy)、副凋亡(paraptosis)、焦亡(pyroptosis)、胀亡(oncosis)、裂亡(mitotic cell death)或有丝分裂灾变等。研究最多的是细胞凋亡,自噬与发育关系的研究报道也陆续出现,涉及中枢神经系统发育等,其他几种细胞死亡方式与胚胎发育的研究报道尚少。

高温、电离辐射、化学致畸物、病毒感染等可以通过不同机制影响细胞凋亡,干扰正常发育,引起胚胎畸形。典型的致畸物反应停就是一种强烈的致凋亡原,可以诱导胚胎细胞凋亡,并能通过抑制胰岛素样生长因子1(IGF-1)及纤维母细胞生长因子(FGF)的基因复制而阻止其表达,从而抑制血管生成,导致胎儿畸形。全反式视黄酸(RA)的致畸作用也与凋亡有关,RA可以通过 box 等 I 类凋亡基因编码的信号通路诱导胚胎细胞凋亡。小鼠胚胎暴露于致畸剂量的 RA,发现在出现畸形部位的细胞凋亡增加,RA 受体 β_2(RAR-β_2)转录上调。妊娠第 12 天的小鼠胚胎体外接触环磷酰胺,能增加肢顶尖外层嵴(AER)区域的细胞凋亡,可能与其诱导的短趾、少趾、无趾有关。体外培养的大鼠胚胎接触 N-乙酸基-2-乙酰氨基芴(N-Ac-AAF),引起剂量依赖的胚胎细胞凋亡,提示 N-Ac-AAF 可以通过提高胚胎发育过程中细胞凋亡水平而引起畸形。甲基汞可以通过细胞凋亡引起胚胎脑部畸形,乙醇、生长激素等也可以通过促进细胞凋亡引起畸形。

　　胚胎发育过程中往往出现胚胎细胞的快速增殖,如在原肠胚形成期,胚胎原条里的细胞周期时间是哺乳动物细胞中最短的。一些致畸物可以通过氧化损伤和 DNA 断裂,引起细胞周期阻断。如 CP 诱导 DNA 损伤可导致细胞周期混乱和特定细胞群体中的细胞死亡。用 CP 处理妊娠第 10 天的大鼠,引起胚胎的 S-期阻断,在细胞迅速增殖的区域观察到细胞死亡。细胞周期的长短可以影响对 CP 的敏感性。如妊娠第 10 天胚胎的神经上皮的细胞周期大约为 9.5 小时,对 CP 诱导的细胞死亡相当敏感,而心脏中细胞的 G_0/G_1 期时间较长,细胞周期大约是 13.4 小时,对 CP 相对不敏感。DNA 的损伤可在 G_1-S 转换时、S 期和 G_2-M 转换时抑制细胞周期的进展。如果 DNA 损伤被修复,细胞周期能恢复正常,如果损伤太广泛,或细胞周期抑制太久,可能引发凋亡。在 DNA 损伤修复过程中,可以诱导 p53 等蛋白的合成,p53 蛋白又能促进细胞凋亡和细胞周期阻滞。

三、干扰细胞与细胞间交互作用

　　细胞-细胞间的相互作用主要通过细胞通讯来实现,包括缝隙连接(gap junction)通讯、膜表面分子接触通讯等直接的细胞间通讯和由受体介导的细胞信号转导系统。当一个细胞发出信号后可以通过缝隙连接直接到达相邻细胞,也可以与相邻细胞的膜表面蛋白、糖蛋白、糖脂等表面分子特异性相互识别、相互作用,还可以与另一细胞的跨膜受体蛋白结合,使后者的状态发生改变,并从其细胞内转录一个信号,启动信号通路。信号通路是细胞内的一些中间体,当第一个中间体被信号激活后,即可转而激活下一个中间体,而其自身恢复到非激活状态,如此逐一传递,形成信号通路。在通路的末端,所传递的信号使靶蛋白激活或抑制,从而调控基因转录表达、细胞增殖、分化、移动、存活等。因此,细胞通讯在胚胎发育尤其是组织器官发生过程中有十分重要的作用。

　　研究发现胚胎发育的各个阶段都有不同的细胞通讯方式存在,细胞通讯受到破坏就可以影响正常的细胞生物学过程,引起畸形或其他发育毒性。小鼠早期胚胎在囊胚早期分化出滋养层和内细胞团,这一分化与 8 细胞晚期细胞间形成的间隙连接有关。将大鼠肝细胞缝隙连接的纯化蛋白抗体注入 8 细胞阶段的蟾蜍胚和单个细胞中,这些抗体在没有出现细胞毒性或抑制细胞分裂的水平下,就可以使细胞产生异常的形态,并在成熟蝌蚪中出现可重复的特征性畸形。目前已证实多种致畸物,如灭蚊灵、杀鼠灵、苯巴比妥、氯丙嗪、苯妥英钠、多种烷基乙(撑)二醇醚和乙醇等,都可以抑制细胞缝隙连接通讯。

反应停的代谢活化产物引起胚胎细胞的粘连受体（adhesive receptors）下调,阻碍发育过程中细胞与细胞和细胞与基质之间的相互作用,干扰了细胞之间的通讯从而导致肢芽结构异常。视黄酸等致畸物引起的胚胎细胞凋亡和胚胎畸形也都涉及对细胞信号转导系统的影响。

四、通过胎盘毒性引起发育毒性

已知对卵黄囊或绒（毛）膜尿囊胎盘有毒性的毒物至少有46种,包括镉（Cd）、砷、汞、香烟烟雾、乙醇、可卡因、内毒素和水杨酸钠等。如Cd在妊娠中晚期通过胎盘毒性（引起坏死和血流减少）和抑制对营养物质的传送导致发育毒性。

研究发现,在妊娠晚期大鼠体内注入Cd造成胎儿死亡,但几乎没有镉进入胎儿体内,而是在10小时内伴随子宫胎盘血流减少发生胎儿死亡。如胎儿直接注射Cd,尽管胎儿的Cd负荷比母体给药后高几乎10倍,胎儿死亡仅有轻微增加。此外,Cd可在胎盘诱导金属硫蛋白（MT）,MT对Zn有高亲和力,可在胎盘中结合Zn而干扰Zn转移通过胎盘。Cd的理化性质与必需元素锌（Zn）相似,可竞争性抑制人类通过胎盘微泡吸收Zn跨膜转运,以及竞争性地在胎盘中抑制其他Zn依赖的过程。联合给予Zn可以改善Cd的发育毒性。

五、干扰母体稳态

某些化学物只有在出现母体毒性时才引起发育毒性,或在出现母体毒性时,发育毒性明显增加,说明它们的发育毒性及致畸作用是通过干扰母体稳态而实现的。二氟尼柳能引起兔的中轴骨骼缺陷,其发育毒性剂量可引起严重的母体贫血并损耗红细胞ATP水平。孕第5天给单剂量的二氟尼柳引起母体贫血,持续到孕第15天,而这正是缺氧引起类似的中轴骨骼缺陷的关键日子,胚胎中血药浓度低于母体血药峰水平的5%。因此,二氟尼柳对家兔的致畸性或许是由于母体贫血造成缺氧的结果。

苯妥英在实验动物中能影响母体的叶酸代谢而致畸。孕第10天,苯妥英能剂量依赖性地降低易感的A/J小鼠的心率,实验性给氧可减少苯妥英对小鼠的致畸性;而抗性的C57B1/6J小鼠心率不降低。因而认为,苯妥英诱导的畸形与母体心率降低和胚胎缺氧有关。

减少子宫的血流被认为是羟基脲致畸的一种机制,它提高收缩压,改变心率,减少心输出量,严重地减少子宫的血流,而且在妊娠家兔中增加血管的阻力,给药后胚胎立即显示颅面和心包出血。而通过夹紧妊娠家兔子宫血管10分钟可引起同样的胚胎异常。

金属硫蛋白（MT）合成可被包括金属、乙醇、胺基甲酸乙酯、内毒素、烷化剂、高或低血糖和电离辐射等诸多化学和物理因素诱导,也可被糖皮质激素和某些细胞因子等内源性调节剂诱导。MT合成的诱导可导致孕母肝MT浓度大大高于正常,降低血浆Zn浓度,进而使孕体可利用的Zn减少、锌缺乏而导致发育毒性。这已为多种不同的化学物,包括丙戊酸、6-巯基嘌呤、乌拉坦、乙醇和常春藤皂苷的实验所证实。

孕妇缺乏代谢前体或基质也是致畸机制之一。膳食中某些营养素缺乏,特别是维生素和无机盐类缺乏易导致生长迟缓、畸形或胚胎死亡。我国因孕期母体缺碘或新生儿期缺碘导致的智力低下儿童近 1000 万,所以政府推广食用加碘盐。

激素对维持内环境稳定和发育过程的调节有重要作用。环境内分泌干扰物可以影响内源性激素水平,改变母体内环境的稳态,引起发育毒性,如干扰妊娠,引起流产等,有的还可引起畸形。内分泌干扰物的作用机制至少包括:①作为类固醇受体的配体起作用;②改变类固醇激素代谢酶;③扰乱下丘脑-垂体激素释放。还可能通过目前还不清楚的模式作用。

六、宫内重编程与胚胎发育毒性

重编程(Reprogramming)是指在 DNA 序列不发生改变的情况下,基因的表达与功能发生改变,并产生可遗传的表型。原指哺乳动物生殖细胞发育过程中消除其亲本携带的表观遗传标志的过程,后被证实,胚胎的体外操作如核移植、细胞融合也能改变其原本的表观遗传特征。目前重编程主要指两个过程:一是分化的细胞逆转恢复到全能性状态的过程;二是从一种分化细胞转化为另一种分化细胞的过程。

宫内重编程是指孕期不良宫内环境所致胎儿物质代谢或结构功能的改变,一般可持续到胎儿出生后甚至终生。宫内不良环境可引起胎儿某些分子、组织结构发生永久性改变,即重编程效应,使其成年后对内外环境变化的反应性产生异常,进而导致其患某些疾病风险增加,即许多成年时期的疾病病因可追溯到胎儿时期。胚胎发育是遗传信息和环境因素相互作用而产生特异表型的编程过程,具有很强的可塑性。宫内重编程概念中的表观遗传是指由非 DNA 序列改变引起的可遗传的基因表达水平的改变,包括基因转录过程调控和基因转录后调控两部分。调控的方式主要包括 DNA 甲基化、组蛋白乙酰化、RNA 调控和染色质重塑等。表观遗传通过调控基因表达参与发育编程,如早期发育重编程、基因组印记、X 染色体失活和组织分化等事件。哺乳动物胚胎基因组表观遗传学重编程的两个主要周期是胚胎植入前和干细胞发育过程中。

表观遗传修饰能够维持机体内环境稳态,有助于机体正常生理功能的发挥。当胚胎发育编程受到饮食或者环境因素的影响,表观遗传修饰可发生改变,从而影响其表型,甚至增加成年疾病的易感性。表观遗传参与个体表型的建立,例如同卵双生子的基因组序列完全相同,但长大后往往在性格、健康和疾病易感性方面存在很大差异,主要归结于表观遗传对不同基因表达的调控。近年来,随着基因工程和胚胎发育生物学的快速发展,改变表观遗传修饰对胚胎发育中基因组的重编程和早期胚胎发育模式的建立具有重要作用。

(一)表观遗传修饰机制

1. DNA 甲基化　是指在 DNA 甲基转移酶的催化作用下将 S-腺苷甲硫氨酸上的甲基转移到胞嘧啶第 5 位碳原子上,形成 5-甲基胞嘧啶。DNA 甲基化是最常见的表观遗传修饰现象,主要发生在启动子区 CpG 岛,通过干扰转录因子与识别位点结合等使基因沉默并抑制其表达,相反,去甲基化则使基因激活。

2. 组蛋白修饰　真核细胞染色质的基本组成单位是核小体,它含有四种组蛋白。组蛋白尾部可发生多种共价修饰,包括乙酰化、甲基化、磷酸化和泛素化等,这些共价修饰组成了控制基因转录的组蛋白密码。组蛋白乙酰化状态取决于组蛋白乙酰化酶(HATs)和去乙酰化酶(HDACs)的动态协调。HATs 使组蛋白赖氨酸发生乙酰化,导致局部 DNA 与组蛋白八聚体解开缠绕,使各种转录因子与 DNA 序列特异性结合,促进转录;相反,HDACs 可降低组蛋白乙酰化水平,使染色质紧缩,限制了转录因子与 DNA 结合,从而抑制转录,此过程称为组蛋白修饰。

3. RNA 调控和染色质重塑　非编码 RNA 种类繁多,功能各异。其中 micro RNA 和小干扰RNA 是真核细胞基因表达的主要调控因子,都能参与形成 RNA 介导的沉默复合物,并结合在靶RNA 上,使其降解或抑制其翻译。研究发现,micro RNA 可通过多种途径影响表观遗传,如调节 DNA甲基化转移酶表达,直接维持细胞中 DNA 甲基化或改变组蛋白修饰等途径。染色质重塑是指通过能量驱动使核小体发生置换或重新排列,改变染色质的紧密程度并影响转录因子与 DNA 结合,从而调控转录。

（二）影响表观遗传修饰的因素

宫内重编程过程中,影响表观遗传修饰的两大主要因素是饮食和环境。如宫内暴露于高脂饮食的子代大鼠雌激素受体过表达,增加肿瘤发病率;母鼠产前和产后饮食中加入甲基供体会改变小鼠毛色;孕期低蛋白饮食大鼠子代成年发生脂质代谢紊乱风险增高。

环境因素主要包括金属、药物及环境污染物。亲代暴露于重金属三价铬增加子代癌症发生率;母亲孕期服用雌激素己烯雌酚,可增加子代阴道癌发病率;环境污染物如多氯联苯和邻苯二甲酸酯,可干扰子代生殖系统发育或诱发肿瘤。

（三）宫内重编程中的表观遗传学解释

表观遗传学标记维持着哺乳动物发育过程中稳定的基因表达。正常机体在发育早期发生两次表观遗传学重编程,以 DNA 甲基化为主。具体过程如下:胚胎发育时精子或卵子发生首次表观遗传学重编程,原生殖细胞从胚外中胚层向生殖嵴迁移时(胚胎第 11.5~12.5 天)基因组广泛地去甲基化,清除父母基因组印记(genomic imprinting),然后又重新建立表观遗传标记和印记。这个过程中男性要持续到前精原细胞期,女性要持续到成熟卵子排出前才结束。第二轮重编程开始于受精卵植入前期,在受精后的早期细胞周期里,父母来源的基因组分别发生主动和被动的去甲基化,但都不影响重新建立的印记。囊胚期分化出的内细胞群和滋养层开始不同程度的重新甲基化,移除已有的表观遗传标记,分别建立胚胎和胎盘的 DNA 甲基化模式。

基因组印记指的是亲代来源染色体上的等位基因差异表达,即一方表达,另一方沉默。不同性别亲本传给子代引起的表型不同。哺乳动物的印记建立于配子形成期,并持续到出生后。但在子代自身配子发生时,亲代的印记会被清除,重新形成自身的印记标记,其中任何一个环节出错均可导致胚胎发育异常。印记形成的关键在于 DNA 甲基化和组蛋白修饰等。哺乳动物中的一些印记基因与胚胎和胎盘的发育有关,从而影响胎儿的大小及存活率。

哺乳动物雌雄个体 X 染色体数目不同,为了达到平衡,雌性个体 X 染色体失活,其发生在胚胎早期,X 失活中心的控制属于一种反义转录调控模式。大量研究表明,DNA 甲基化、组蛋白去乙酰化等是 X 染色体失活的机制。表观遗传修饰能调节转录,对胚胎从全能干细胞逐渐分化成各种高分化细胞具有重要意义。

（四）宫内重编程中的表观遗传相关疾病

由于遗传具有不稳定性，表观遗传学对营养和环境非常敏感。如在宫内重编程早期受到异常的表观遗传修饰的影响，这种异常的修饰随年龄增加而不断累积，达到一定程度后可引起成年的代谢综合征。

1. 宫内营养不良与心血管疾病的早期调控　宫内营养不良可引起低出生体重（小于 2.5 kg），低出生体重可使成人罹患心血管疾病风险提高。妊娠期宫内环境可以改变子代的表观基因组，形成不同的表型。DNA 甲基化、组蛋白修饰可影响 miRNA 的表达，反过来 miRNA 可以调节 DNA 甲基化、组蛋白修饰的相关蛋白表达。研究表明，宫内环境改变引起表观遗传学改变，即宫内重编程，继而调控相关基因表达，最终导致成年后心血管疾病的发生。

多种编码表观遗传修饰酶的基因表达改变，改变的程度与各器官发挥功能的时间成反比，器官发挥功能的时间越晚，表达的改变程度就越大。可以通过营养干预、控制有害因素等方式在发育早期阻止或者延缓异常基因表达，从而改善机体成年后的心血管情况。例如：妊娠期和哺乳期补充营养素和药物制剂（瓜氨酸）可以拮抗子代的遗传易感性和早期危险因素。

宫内营养不良引起心血管疾病的机制是胚胎对于宫内营养不良产生适应性反应，引起胚胎和胎盘激素水平的改变，激素水平的持续改变和胚胎组织对激素敏感性的改变导致成年期机体结构、功能异常并发生疾病。

2. 宫内营养不良、高血糖环境与糖尿病　Hales 提出的"节约表型假说"认为胎儿在营养匮乏的情况下采取策略保证出生后在同样恶劣环境中存活下去的概率最大化，包括为存储营养而对代谢进行重编程。若出生后环境与宫内营养匮乏环境不一致，就会引起成年后代谢性疾病。表观遗传学角度分析，胎儿的遗传基因序列没有改变，但在环境因素作用下，机体的代谢被重编程，使得基因表型发生改变。宫内高血糖环境不仅增加巨大儿的概率，而且影响胎儿宫内重编程，导致胎儿胰腺、脂肪细胞结构及功能发生持续的、永久的改变，使后代发生肥胖、胰岛素抵抗。因此，宫内营养不良导致出生后对环境因素更敏感，发生代谢性疾病如糖尿病、肥胖的风险提高。

3. 低出生体重与神经精神疾病　宫内的不良环境特别是暴露在发育可塑窗口期的不良环境，可通过表观遗传学修饰如 DNA 甲基化来编程某些基因表达，从而提高成年后某些疾病患病风险。研究表明，妊娠期母体应激（接触噪声或不良的社会环境等）或暴露糖皮质激素可增加成年后罹患精神神经疾病的风险，这与宫内重编程（多为 DNA 甲基化）有关。同时，胎儿母亲孕期患有焦虑，其胎盘 11β-HSD2CpG4 甲基化水平升高。此外，流行病学调查发现，低出生体重儿在成年后患精神障碍如抑郁症的概率明显高于正常出生体重儿，而母体孕期营养不良、应激等都可以使其子代出生体重减低。临床研究发现，低出生体重儿的脑组织和胎盘中脑源性神经营养因子表达水平降低，可能与胚胎期胎儿中枢神经系统 DNA 甲基化水平增加有关。

孕期不良的宫内环境可通过组蛋白修饰改变胎儿发育过程中一些印迹基因表达，进而导致成年后一些精神系统疾病。研究发现，HDACs 可去除同源基因 *Hox* 启动子区的组蛋白赖氨酸甲基化抑制标记，进而增加基因的表达水平，从而维持胎儿的体重增长。研究表明，许多常见的精神神经系统疾病如双向情感障碍、精神分裂症、孤独症等都与脑内 microRNA 表达异常有关。microRNA 转录修饰通过编程某些关键基因的表达在胚胎期胎儿脑发育中有重要作用。

第四节　发育毒性和致畸作用试验与评价

外源化学物发育毒性的评价可以分为哺乳动物发育毒性试验、人群流行病学调查和发育毒性替代试验，化学毒物的结构与活性资料对安全性评价也有一定帮助。

一、哺乳动物发育毒性试验

动物发育毒性试验的优点是容易控制接触条件、接触动物数量、年龄、状态以及选择合适的检测指标。对新的化学物或产品，不可能进行流行病学研究，首先靠动物实验来预测它们的生殖发育毒性。但是，动物实验结果外推到人存在不确定性。

目前管理毒理学要求的动物发育毒性试验方案主要有三段生殖毒性试验和一代或多代生殖毒性试验。三段生殖毒性试验主要用于评价药物和医药相关产品的生殖发育毒性，1966 年美国食品药品监督管理局（FDA）首先提出，后被人用药物注册技术要求国际协调会议（ICH）采纳并经多次改进，我国国家食品药品监督管理总局（CFDA）规定的新药生殖发育毒性试验也基本参照美国 FDA 的方案。一代和多代生殖毒性试验由美国国家环境保护局（EPA）首先提出，OECD 也采用类似的方法，主要用于评价食品添加剂、农药及其他化学物的生殖发育毒性。此外，还有大鼠和家兔产前发育毒性试验（OECD GL 414）、大鼠发育神经毒性试验（OECD GL 426）、与重复给药相结合的大鼠生殖/发育毒性试验（OECD GL 422）以及扩展的大鼠一代生殖毒性试验（OECD GL 443）等。本节主要介绍三段生殖毒性试验。

为了进行生殖发育毒性实验设计方便，人为地将连续、完整的生殖发育过程分为以下 6 个阶段：

A. 从交配前到受孕：检查成年雄性和雌性生殖功能、配子的发育与成熟、交配行为、受精。

B. 从受孕到着床：检查成年雌性生殖功能、胚胎着床前发育、着床。

C. 从着床到硬腭闭合：检查成年雌性生殖功能、胎体发育、主要器官形成。

D. 从硬腭闭合到妊娠结束：检查成年雌性生殖功能、胎体的发育与生长、器官的发育与生长。

E. 从出生到断乳：检查成年雌性生殖功能、新生仔对宫外生活的适应性、断乳前的发育与生长。

F. 从断乳到性成熟：检查断乳后的发育与生长、对独立生活的适应、达到完全的性功能。

三段生殖毒性试验主要是根据以上发育阶段的区分来设计的，每一段试验大致相当于上述两个阶段。三段生殖毒性试验分别为：

Ⅰ段：生育力和早期胚胎发育毒性试验（一般生殖毒性试验）

Ⅱ段：胚体-胎体毒性试验（致畸试验）

Ⅲ段：出生前后发育毒性试验（围生期毒性试验）

三段生殖毒性试验的名称主要是根据给药的时间，而不是观察的时间。设计的关键是各个生殖阶段之间不留空隙,三段生殖毒性试验受试药物的暴露时间至少有一天的重叠(图 10-3),并能直接或间接地评价生殖发育过程的所有阶段。三段生殖毒性试验的要点总结于表 10-3。

表 10-3　三段生殖毒性试验方案要点

	I 段	II 段	III 段
试验名称	交配前和妊娠前期给药的生殖毒性试验,生育力和早期胚胎发育毒性试验,一般生殖毒性试验	敏感期给药的生殖毒性试验或致畸敏感期生殖毒性试验,胚体-胎体毒性实验,致畸试验	妊娠后期和哺乳期给药的生殖毒性试验,出生前和出生后发育毒性试验,围产期生殖毒性试验
研究目的	评价化学毒物对配子发生和成熟、交配行为、生育力、胚体着床前和着床的影响	评价母体自胚泡着床到硬腭闭合期间接触受试物对妊娠雌体和胚体-胎体发育的影响	评价母体自着床至断乳期间接触化学毒物对妊娠/哺乳母体、孕体及子代发育直至性成熟的影响
实验动物	至少 1 种,首选大鼠。每组动物数应足以对数据进行有意义的解释,建议每种性别16~20 只(窝)	通常两种,一种啮齿类,首选大鼠,另一种非啮齿类,最好是家兔。建议每组 16 ~ 20(窝)	至少 1 种,首选大鼠。每组动物数应足以对数据进行有意义的解释,建议每组 16~20(窝)
给药时间	交配前雄性 4 周,雌性 2 周,交配期(2~3 周),雌性着床前(大鼠孕 6 天)	大鼠、小鼠孕 6~15 天,家兔孕 6~18 天	雌性从着床到哺乳期结束,大鼠孕 15 天至产后 28 天
终末处死与标本制作	雄性证实交配并使雌性受孕成功后处死,雌性在孕 13 ~ 15 天终止妊娠	妊娠结束前 1 天处死,胎仔一半茜素红染色,观察骨骼,另一半 Bouin's 液固定,观察内脏	断乳后处死母体和部分幼仔,每窝选 8 只幼仔(尽量雌雄各半)抚育到性成熟并交配,评价生育力的 F1 代在 F2 代出生后处死
主要观察指标	雄性:饮水量、摄食量、体重变化、睾丸、附睾重量及脏器系数、附睾精子计数、活动度和形态观察、生育率、睾丸附睾病理组织学检查; 雌性:饮水量、摄食量、体重变化、一般健康状况及死亡数、交配行为、受孕率、卵巢和子宫组织学检查; 孕鼠:妊娠体重变化,处死后检查黄体数、着床数、吸收胎、死胎和活胎数	母体:体重变化、中毒症状、黄体数、着床数、吸收胎、早死胎、晚死胎和活胎数、胎盘重量; 胎仔:性别、体重、身长、外观畸形、内脏畸形、骨骼畸形和发育(骨化)情况	母体:饮水量、摄食量、体重变化、中毒症状和死亡率、妊娠分娩时间、产仔数、受孕率; F1 代:性别比例、外观畸形、出生存活率、哺育存活率、生长指数、生理发育和断乳前神经行为测试;断乳后处死的检查主要脏器及睾丸附睾或卵巢子宫重量、内脏畸形;断乳后行为测试、交配行为及受孕率
常用统计方法	各种"率"用卡方检验,体重等计量资料用方差分析,仔体资料以窝为单位	各种"率"用卡方检验,体重等计量资料用方差分析,仔体资料以窝为单位	同左。仔体资料断乳前以窝为单位,断乳后按个体计
结果评定	F0 代毒性及 NOAEL,F1 代毒性及 NOAEL,考虑各组受影响的窝数等	母体毒性及 NOAEL,胚胎毒性、致畸性及 NOAEL	母体毒性及 NOAEL,胚胎毒性、致畸性、子代神经行为影响及 NOAEL

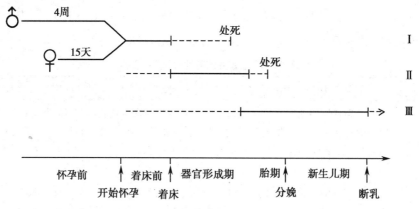

I   生育力与早期胚胎发育毒性试验；
II   胚体-胎体毒性试验；
III 出生前和出生后发育毒性试验。实线表示染毒期。

图 10-3
三段生殖毒性试验示意图

二、流行病学研究和人类发育毒物的确定

（一）发育毒性的流行病学

生殖流行病学是研究父体和母体、孕体特定的暴露与生育结局之间统计学关联的科学。一般情况下，出生缺陷少见、人群暴露少见、人群样本量小、研究周期短以及生物学上关联越大，越容易建立特定暴露与不良生育结局之间的关系。某些罕见的暴露，如风疹、反应停等，其发育毒性比较强，导致的不良妊娠结局是罕见的事件，可能不需要正式的流行病学研究就可以识别异常生育结局的病因。在其他多数情况下往往需要通过病例对照研究或队列研究来寻找关联关系。这两种研究方法都需要有十分肯定的生殖结局和暴露，而且需要毒效应很明显、研究人群的样本量很大，才能得出相对可靠的结论。因此，发育流行病学家往往面临很多难题，如在美国，丙戊酸（valproic acid）的暴露率不到 1‰，其导致脊柱裂畸形的风险也只有对照的 2 倍，因此，要发现具有统计学意义的丙戊酸导致的畸形率上升，至少需要观察 100 万例分娩。流行病学家面临的另一个挑战是人群中妊娠的失败率很高。据统计，大约有 31% 左右的妊娠失败发生在着床前后，还有 15% 是临床可见的流产。因此，在一般人群中，特定暴露导致的妊娠失败很多被忽略了。另外，随着产前检查的普及，一些人可能选择性地及早将畸胎流产。因此出生缺陷发病率可能难以真实反映孕体发育异常的比率，而用患病率来表示更为合适，因为患病率的分母是出生活胎数而不是所有妊娠数。其他生殖流行病学相关的问题还有研究的同质性、记录的专业性以及对混杂因素的处理等。同质性是指对于同一个结局，不同的研究者可能有不同的记录方式，即使指定某个特定的结局事件，不同的研究者也可能从不同的病理发生机制入手研究（如胎盘裂可能由许多不同的机制引起）。记录的难题主要跟两个因素有关：定义与命名方法的不一致，以及对结果和暴露的确定和回忆有一定的困难。如出生体重容易被准确记录及回忆，但自然流产及特定畸形的记录就不太容易。最后，混杂因素如母亲生产时的年龄及产次、饮食因素、疾病和用药情况以及社会特征等在研究变量的设计中都要考虑，因为这些因素对

暴露和妊娠结局都有影响。

利用流行病学研究生殖结局异常的目的主要有3个：①寻找导致出生缺陷的原因，通常借助于对病例报道或对同类现象集中报道的分析获得信息；②通过广泛监督世界各国的出生缺陷登记，了解出生缺陷发生的趋势；③引起公众注意，并保护公众健康。

（二）人类发育毒物的确定

据估计目前经过动物致畸试验的化学物至少有4100多种，约66%没有致畸作用，7%对一种以上动物有致畸性，18%对大多数受试动物有致畸性，9%结果可疑。可见至少有1000种以上的化学物对动物有致畸作用。但是，目前经证实的人类致畸物只有40种左右（表10-2）。其原因可能是人群接触剂量比较低，没有达到阈值水平，也可能跟物种之间的差异有关。因为没有完全合适的动物模型，在确定人类新的致畸物时，不能把动物实验的结果轻易外推到人，而应以流行病学研究和受控的临床研究结果为主要依据。

病例报告和出生缺陷监测登记对获得对人类的发育毒性证据是有用的。Schardein曾对28种人类化学致畸物的证据进行分析，有23种是人类的病例报告提出第一证据，其中己烯雌酚和锂的病例报告很快被出生缺陷登记证实，而甲基汞和乙内酰脲类得到了随后流行病学研究的支持。只有4种化学物（酒精、多氯联苯、卡马西平和可卡因）是分析流行病学研究提供了第一手证据，而化学物丙戊酸的证据首先来自对出生缺陷登记的分析。

确认人类致畸物的标准如下：

1. 一种特殊的缺陷或几种缺陷并发（综合征）的频率突然增加；

2. 缺陷的增加与某种已知的环境改变（如一种新药的广泛使用）相关联；

3. 在妊娠的特殊阶段已知暴露于某种环境的改变，产生有特征性缺陷的综合征；

4. 缺少妊娠时引起特征性缺陷婴儿的其他共同的因子。

（三）致畸物及发育毒物的风险分类

1. 国际生命科学研究所（International Life Science Institute，ILSI）1989年根据动物试验中发育毒性效应的类型、严重性和发生率，将化学物分为四类，并规定各种类型的安全系数范围（表10-4）。

表10-4　化学物致畸作用的分类

基准	A类	B类	C类	D类
1. 最小母体中毒剂量与最小致畸剂量的比值	远大于1	大于1或两剂量间有很大重叠	小于1	母体中毒时无致畸
2. 畸胎率	高，与剂量有关	高，与剂量有关	低，但与剂量有关	——
3. 较低剂量时畸形的类型	有特定的器官系统	一般为多发性，也可能有特定的特点	无特异性，广泛多发	——
4. 靶细胞	特定细胞	特定细胞	泛化、非特定细胞	不详
5. 安全系数范围	~400	~300	~250	~100

2. **ICH人类用药风险分类**　分为五类，要求临床医师开处方时遵守，让怀孕妇女按规定使用这

些药品(表10-5)。

3. 美国 FDA 关于妊娠期和哺乳期用药的风险分类　为指导妊娠期和哺乳期用药,将妊娠用药分成 A、B、C、D 和 X 五类,哺乳期用药也分为五类,L1 很安全,L2 安全,L3 中等安全,L4 有害的,L5 禁忌的。

表10-5　妊娠期用药类型

人群研究结果	动物实验结果		
	+	−	无可用资料
+	X 或 D	X 或 D	X 或 D
−	B	A	A 或 B
无可用资料	C_1	B	C_2

A、B、C_2：仅在明显需要时，妊娠期间可以使用；

C_1：仅在如果证明可能效益与对胎儿的可能危险比较时可取时，妊娠期间可以使用；

D：如果在妊娠期间使用，应通知病人对胎儿可能的危害；

X：在妊娠期间或可能妊娠的妇女中禁止使用

4. 世界卫生组织(WHO)全球化学品统一分类和标签制度(GHS)对于生殖毒物的危害分类和哺乳期影响的危害分类(详见相关章节)。

三、发育毒性的初筛和替代试验

常规的哺乳动物生殖发育毒性试验费钱、费时,很难满足对大量投放市场的化学品进行生殖与发育毒性评价的需要。多年来人们一直在寻求简单、快速的体内体外试验方法,用来评价化学毒物的发育毒性,但迄今还没有非常满意的方法。因为发育毒性涉及亲代两性和从配子到下一代出生的多个发育阶段,只用一两种简单的方法难以反映如此复杂的毒性问题。因此,发育毒性试验的完全替代目前尚不可能,更多的是用于发育毒性的初筛以及发育毒作用机制的探讨。近年来已有一些体外、体内的初筛和替代实验方法相对比较成熟,经过国际权威机构组织的协作验证,显示有较好的预测价值,有的在国外已经被列入化学品安全评价规范。

(一)体内初筛试验

哺乳动物生殖/发育毒性的体内预筛试验 1982 年由 Chernoff 和 Kavlock 提出,也叫 C. K 试验,可用大鼠或小鼠。1995 年被列入 OECD 化学品测试准则(TG 421),推荐用大鼠。其原理是大多数出生前受到的损害将在出生后表现为存活力下降和(或)生长障碍。因此在仔鼠出生后,观察其外观畸形、胚胎死亡、生长迟缓等发育毒性表现,而不进行常规试验中内脏和骨骼检查,就可以达到初筛目的。该法使用的动物数少,检测终点少,实验周期短,又能提供有关化学物对生殖和(或)发育可能产生影响的初步信息,被认为是一种比较理想的生殖/发育毒性体内初筛试验。该试验方法分别于 2015 年和 2016 年经过修订,增加了内分泌干扰作用的相关检测指标。但由于提供的信息有限,OECD 强调该方法不能替代一代和多代生殖毒性试验。

(二)体外初筛试验

体外初筛试验方法比较多,包括小鼠卵巢瘤(mouse ovarian tumour)试验、人胚胎盘间叶细胞(human embryonic palatal mesen chymal cell)试验、大鼠胚胎细胞微团培养(micromass culture)试验、小鼠胚胎干细胞(mouse embryonic stem cell)试验、鸡胚视网膜神经细胞培养(chick embryo neural retina cell culture)试验、啮齿动物全胚胎培养(rodent whole embryo culture)试验等。其中大鼠全胚胎培养试验、大鼠胚胎肢芽微团试验和小鼠胚胎干细胞试验比较得到公认。欧洲替代方法验证中心(European Alternative Method Validation Center,ECVAM)已提出用这三项实验替代上述大鼠体内初筛试验(OECD TG 421)。这些体外试验方法可以用于初筛,也可以用于机制探讨,但是由于缺少与发育过程一致的复杂性和母代与发育个体之间互动的动力学机制,这些试验并不能肯定某种效应的存在,对危险/暴露评价的意义有限,因此不能完全替代整体动物发育毒性试验,目前尚不属于产品登记必需资料。

1. 大鼠全胚胎培养（whole embryo culture，WEC）　是从孕期第9~10天大鼠子宫取出胚胎,剥去Reichert膜,放入培养液中加入受试物,在含O_2、CO_2、N_2环境中旋转培养。观察胚胎发育情况,记录胚胎存活,检测胚芽、卵黄囊直径、体节和体长等。以胚胎的心跳和血液循环是否存在作为胚胎存活的指标;以卵黄囊直径、颅臀长和头长、体节数和胚胎重作为胚胎生长发育的指标;根据Brown评分对器官形态分化进行评价。可以筛试化学物的发育毒性、探讨其剂量反应关系和作用机制。

2. 胚胎细胞微团培养（micromass culture）　是从孕期第11天的大鼠胚胎取得代表CNS的原代中脑细胞微团、肢芽区或其他区的细胞微团,在培养瓶中分别加入不同浓度的受试物共同培养5天。用中性红染色判断细胞存活;用Alcian蓝染色判断肢芽软骨细胞分化数量;苏木素染色判断CNS细胞分化数量。分别求出影响各终点的IC_{50},分析评价化学毒物的细胞毒性和发育毒性。

3. 小鼠胚胎干细胞试验（the mouse embryonic stem cell test，EST）　小鼠胚泡内细胞团衍生的胚胎干细胞在特定条件下,可定向分化为机体多种细胞,因此可作为生物测试系统,用于哺乳动物细胞分化、组织形成过程的发育毒性研究。采用体外长期培养的细胞系进行的试验中,目前较成熟的ES细胞是小鼠ES细胞株D3,它可分化成各种类型的细胞,包括心肌细胞、内皮细胞、胰岛细胞、神经细胞等。其优点是:①利用建立的细胞株作为研究对象,而不用剖杀怀孕动物;②胚胎干细胞具有定向分化为多种细胞的潜能,对模拟早期胚胎发育具有很强的代表性。其中一个实例是ES细胞分化成心肌细胞的EST。该试验同时采用D3和小鼠已分化的成纤维细胞株3T3。其中D3用于评价染毒后分化成为心肌细胞的能力,D3和3T3用于比较分析细胞的存活能力。

近年来,基于人胚胎干细胞(hESC)的生殖和发育毒性测试替代方法得到国内外学者的推崇。与小鼠胚胎干细胞相比,其最大的优点是克服了种属差异这一安全评价中的难题。可用于生殖毒性、神经发育毒性、代谢和组学方面的研究。因为hESC细胞可以定向分化为各种细胞、组织甚至器官,因此还可以用来检测相应的靶器官毒性。目前已经用该方法检测了上百种药物和化学物的毒性,有望在不远的将来通过国际权威机构的论证并被列入化学物毒性评价规范。

（三）模式生物初筛试验

哺乳动物实验费时、费力、敏感性低,难以对大量化学物质进行发育毒性评价,且不符合毒理学3R原则。人和哺乳动物细胞体外实验又存在代谢转化能力低、缺乏整体调节、不能观察行为学指标等缺点。近年来,非哺乳动物整体实验模型得到快速发展。采用的模式生物包括果蝇(drosophila)、线虫(nematodes)、海胆(urchin)、水蛭(Hydra)、非洲爪蛙(FETAX)、斑马鱼(zebrafish)等。其中斑马鱼由于胚胎透明,易于形态学观察,可大量获取,某些发育过程与人类相比具有遗传保守性等特点而得到广泛应用,尤其在神经发育毒性和致畸性方面已有大量的研究报道。但是,到目前为止,这些模式生物的初筛试验方法大多还没有被国际权威机构认可正式作为化学物发育毒性的规范化评价方法。

（朱心强　刘晋宇）

思考题

1. 什么是发育毒性？ 发育毒性主要有哪些表现？
2. 外源化学物发育毒性的特点和影响因素有哪些？
3. FDA 三段生殖毒性试验的要点是什么？
4. 如何确定人类发育毒物？

第十一章

毒理基因组学与系统毒理学

第一节　概述

　　毒理基因组学(toxicogenomics)是应用基因组学的理论与技术,在基因组水平研究生物体的整个基因组与环境有害因素间的交互作用及其方式的一门新兴学科。毒理学研究涉及的环境因素包括化学因素(外源化学物、混合化学物等)、物理因素(电离与非电离辐射、噪声、异常气温等)和生物因素(细菌、病毒等)。由于环境因素诱导机体和细胞的毒性效应及其毒性机制,往往不只是涉及一个或几个基因的改变,而是许多基因(甚至是基因组)及其表达产物相互作用的结果。因此,通过毒理基因组学的技术和分析手段,可以更为全面地研究环境因素诱导的毒性作用及其相关分子机制,为探讨新的生物标志和应用于建立更加灵敏高效的毒理学安全性评价方法提供依据。

　　随着人类基因组计划(human genome project,HGP)的顺利进行,生物医学研究已进入后基因组时代(post-genome era)。基因组学的研究已从结构基因组学(structural genomics)过渡到功能基因组学(functional genomics)。自 HGP 实现初步的目标以来,先是在环境科学领域建立了环境基因组计划(environmental genome project,EGP),加速了对环境应答基因及其多态性的研究,继而在毒理学领域启动了毒理基因组学研究计划(toxicogenomics research program,TRP),还将微阵列技术和 RNA 测序技术引入毒理学研究中,从而形成了一个新的毒理学分支学科,即毒理基因组学。

　　毒理基因组学的概念于 20 世纪 90 年代后期提出,最初的定义是将基因组学的理论和技术应用于毒理学,研究组织细胞特定基因的功能并预测受试物毒性的学科。随着组学技术的飞速发展,目前毒理基因组学的研究不仅包括基因组水平的效应,还包括基因转录谱(毒理转录组学)、蛋白表达谱(毒理蛋白质组学)、代谢谱(毒理代谢组学)、反应谱、遗传多样性及生物信息学数据的整合等方面,融合了生物技术、信息技术、材料技术以及分析技术的精华,采用高通量、高灵敏度以及大规模的技术和方法,通过系统性地研究基因组及其转录和表达的所有蛋白质在不同时间和空间的表达谱、功能谱和生物效应,从整体上全景式地揭示生命活动的本质。

　　转录组学(transcriptomics)是研究特定细胞、组织或器官在特定生长发育阶段或某种生理状况下所有转录本的科学。毒理转录组学(toxicotranscriptomics)是研究在外源物理、化学、生物因素作用下,生物体特定细胞、组织或器官所有转录本的科学,分析外源因素对基因表达谱的影响,阐明外源因素毒作用机制,以及寻找生物标志应用于毒理学安全性评价。蛋白质组学(proteomics)是以蛋白质组作为研究对象,揭示蛋白质的组成、来源、功能及动态变化规律的科学。毒理蛋白质组学(toxicoproteomics)是在毒理基因组学的基础上发展而来,是广义毒理基因组学的一部分,它通过对组织细胞和体液中动态变化的蛋白表达情况进行比较、分析与鉴定,识别外源化学物作用于机体产生毒效应的靶蛋白及其可能的毒作用机制。代谢组学(metabolomics)是定性和定量分析单个细胞或单一类型细胞的代谢调控和代谢流中所有低相对分子量的代谢产物,探讨基因功能调控机制的学科。毒理代谢组学(toxicometabonomics)是代谢组学与毒理学交叉融合而形成的新的毒理学分支,关注的重点问题是因外源化学物暴露而导致的机体受损(作用靶器官、损伤程度)和由此产生的病理生理状态改变以及生化机制。

通过基因组学、转录组学、蛋白质组学、代谢组学、相互作用组学和表型组学技术,可在不同水平揭示从基因组序列和调控的改变到毒性表现的过程和机制。利用生物信息学和计算毒理学进行数据分析和挖掘,可以对环境因素的损伤机制进行研究,建立新型的危险评估模型和损伤预测,能全面、系统地阐明复杂的毒性效应,促成了传统毒理学向系统毒理学的发展。生物系统在暴露于环境有害因素之后,会从适应性、药理学、毒理学到病理学上发生各种反应。系统毒理学(systems toxicology)是通过机体暴露后在不同剂量、不同时点的基因转录谱、蛋白表达谱和代谢物谱等的改变,结合传统毒理学的研究参数,借助生物信息学和计算毒理学技术,系统地研究外源性化学物和环境应激等与机体相互作用的一门学科。事实上,整体的生物信息需要生物体网络和系统的反映。对此,必须发展系统毒理学的方法,通过对全套组学资料的适当统计学分析,以数学模型的方式加以综合描述。

毒理基因组学的基本任务,是利用人类基因组的信息,应用于筛选和鉴别潜在的环境有害因素,并在基因组水平上阐明毒作用发生的机制;近期目标是确定某种有害因素的反应基因(信号基因)用于毒理学和相关疾病的研究,远期目标则是建立全基因组/蛋白质组毒性反应数据库,并在此基础上开辟以微阵列技术、测序技术和生物信息技术为特征的数字毒理学(digital toxicology)。

毒理基因组学的快速进展引发了众多领域的相关研究和促进了国际性合作。国际生命科学研究院(International Life Sciences Institute,ILSI)基因组学委员会于1999年成立了第一个合作研究机构,对肝脏毒物、肾脏毒物和遗传毒物进行了国际合作研究。美国国立环境卫生科学研究所(National Institute of Environmental Health Sciences,NIEHS)于2000年建立了一个国家毒理基因组学中心(National Center for Toxicogenomics,NCT),主要任务包括:促进基因和蛋白表达技术在毒理学中的应用;促进人类环境暴露和疾病易感性关系的研究;确定暴露和毒效应的生物标志物;推进暴露与生物学反应关系的计算和处理方法;建立毒理基因组学的公用数据库。2003年,美国国立卫生研究院(National Institutes of Health,NIH)成立了代谢组学技术合作组织(Consortium for Metabolomics Technology,COMET),目标是建立可供各成员实验室共享的代谢组学数据库。

第二节   毒理基因组学研究的技术平台

毒理基因组学的研究,首先是获得大规模的生物学数据和信息,包括基因组、转录组、蛋白质组和代谢组等的数据。例如,采用DNA微阵列技术,一次可获得上万个基因的表达信息和约300 000个数据。当前,高通量筛选系统(high throughput screening system)的发展,特别是测序技术、高灵敏质谱技术的应用,新技术新方法的不断涌现,为毒理基因组学研究提供了测试技术平台和开辟了广阔的应用前景。

其次,毒理基因组学研究需要对所得到的大量数据进行挖掘和海量信息进行及时而合理的处理。例如,采用 RNA 测序技术同时测定整个转录组获得的海量数据,再整合分析经典毒理学的试验资料,如体重和器官重量、生化指标、病理改变和代谢分布等,以及剂量-反应关系和时间-反应关系的结果,必须借助生物信息学技术才能整理和整合如此巨量的信息,为深入了解毒性作用和阐明毒性机制提供分析技术平台。

一、基因组学和转录组学技术平台

(一)基因表达序列分析

基因表达序列分析(serial analysis of gene expression,SAGE)技术的主要理论依据是:来自 cDNA 3′端特定位置的一段 9~11 bp 长的序列能够区分基因组中 95% 的基因差异。这一段基因特异的序列被称为 SAGE 标签(SAGE tag)。通过对 cDNA 制备 SAGE 标签并将这些标签串联起来,然后对其进行测定,不仅可以显示各 SAGE 所代表的基因在特定组织中是否表达,而且还可以根据各 SAGE 标签所出现的频率作为其所代表的基因表达丰度的指标。结果可为不同外源受试物暴露对特定组织器官和细胞中基因表达影响提供线索。应用 SAGE 技术的一个前提条件是 GeneBank 中必须有足够的某一物种的 DNA 序列信息,尤其是表达序列标签(expressed sequence tag,EST)的序列资料。

(二)微阵列技术

DNA 微阵列(DNA microarray)或 DNA 芯片(DNA chip)技术是利用已知核酸分子的碱基序列作为靶基因与互补的探针序列进行杂交,随后通过收集成千上万的探针与样品的杂交信号,由计算机系统对每一探针上的信号进行检测,对待测基因进行定性与定量分析,从而实现对基因序列大规模、高通量的研究。在受试动物染毒后,提取靶器官或细胞总 RNA,然后将 RNA 标记上荧光染料,加入 DNA 芯片进行杂交试验,最后用图像解析显微镜或激光扫描显微镜进行探测和分析基因表达。

通常采用发红色荧光的 Cy3 和发绿色荧光的 Cy5 荧光染料,分别标记实验和对照样品中的 RNAs。由于荧光的强度与 RNAs 的含量间呈一定的相关关系,可通过两种荧光的相对强度变化来确定实验组样品中 DNA 表达的差异。例如,当实验样品中的 RNA 多于对照样品时,荧光呈现红色;反之则为绿色荧光;当两个样品中的 RNA 含量相等时,发出的是黄色荧光。若与实时定量 PCR 相结合,可得到特定基因的定量表达信息,发现新的毒性损伤相关基因等。另外,可以通过数据库比对、文献发掘和生物模型分析,将生物体的适应性反应和毒性效应加以区别,从而在基因表达的水平上,提供环境因素作用的新的生物学终点。

DNA 微阵列技术主要应用于外源化学物暴露后基因转录的表达谱分析、基因聚类分析、差异表达基因及共有表达基因分析、差异信号通路分析、差异基因生物过程、细胞组分和分子功能分析、蛋白互作网络分析和单核苷酸多态性(single nucleotide polymorphisms,SNPs)分析等。DNA 微阵列技术的主要优点是灵敏度高,mRNA 丰度低至 1/10 万仍能被检测出;而且可同时采用几种不同颜色的荧光染料标记探针,这样在同一张 DNA 芯片上进行一次杂交实验就可分析不同样品间基因表达的差异。但是 DNA 微阵列的缺点是成本较高,需要特殊的信号检测分析系统,微阵列不能重复使用,以及不能分析未知基因等。

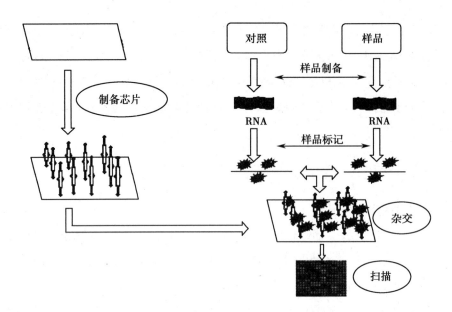

图 11-1
DNA 芯片杂交技术流程

（三）RNA 测序

转录组测序，又称 RNA 测序（RNA sequencing，RNA-seq），广泛应用的是下一代测序（next generation sequencing，NGS）。即单链 RNA 经反转录得到双链 cDNA，而后对其进行高通量测序分析比对或从头组装拼接，形成全基因组范围的转录谱。相比较芯片技术，RNA-Seq 技术采用数字化信号，灵敏度高，能检测到低丰度表达的基因，检测到单个碱基的差异和对 RNA 表达的定量化研究；测序成本比基因芯片低；不需要预先设计探针，适用于所有物种，不但可以分析已完成基因组测序的物种，还可以分析没有参考基因组的物种（包括还没有完成全基因组测序的），可以从头（de novo）转录组测序研究，而且测序结果得到的是完整的 RNA 序列。

转录组测序技术正逐步取代芯片技术。针对 RNA-Seq 结果可以开展特异表达及共有表达基因分析、差异基因的表达模式聚类分析、差异表达基因通路显著富集分析、差异基因转录因子分析、差异基因的蛋白网络互作分析、鉴定基因的可变剪切和 SNP 位点、基因结构优化、外显子定量、转录本定量以及新转录本预测和注释等研究。

新近已发展出单细胞 RNA-Seq 技术，可测定来自一个单细胞的 RNA。同时，还出现了以单分子测序和纳米孔测序为标志的第三代测序技术，也被称为"下、下一代的测序"（next-next generation sequencing，NNGS）。第三代测序技术大多不需经过 PCR 扩增，这种方法测序较二代测序通量更高，操作过程更简单，成本也更低。

二、蛋白质组学技术平台

毒理蛋白质组学的实验技术基于传统蛋白质组学，并遵循毒理学的相关研究准则及方法。具体研究技术平台主要包括三个方面：①首先是蛋白质的分离技术，主要是双向凝胶电泳（two-dimensional electrophoresis，2-DE）为代表的基于凝胶的分离方法和以液相色谱（liquid chromatography，LC）技术为代表的非凝胶的分离方法。②其次是蛋白质的表达谱研究技术,以双向凝胶电泳联合基质辅助激光解析电离飞行时间质谱(matrix-assisted laser desorption/ionization time of fly mass spectrometry,MALDI-TOF-MS)为代表的基于凝胶的蛋白质分析方法是最经典的蛋白质组学表达谱研究技术之一。其中的双向电泳技术也分为传统的基于化学染色的 2-DE 和基于荧光标记的荧光差异双向凝胶电泳(fluorescence two-dimensional differential in-gel electrophoresis,2D-DIGE)技术。其中的生物质谱技术近年来日益成熟,先后涌现了以液质联用为基础的非凝胶定量蛋白质组学方法,如非标记定量技术(label-free quantification)、同位素亲和标签技术(isotope-coded affinity tags,ICAT)、同位素标记相对和绝对定量技术(isobaric tags for relative and absolute quantitation,iTRAQ)、细胞培养稳定同位素标记氨基酸技术(stable isotope labeling with amino acids in cell culture,SILAC)。③第三需要生物信息学分析技术,主要包括对大量产生的蛋白质组学实验数据和海量信息的挖掘和分析,其中最经典的技术路线是利用 2-DE 分离蛋白、结合质谱(MS)和生物信息学分析技术进行已知蛋白的鉴定和未知蛋白的预测。这里重点介绍部分常用的毒理蛋白组学研究的核心实验技术。

(一)双向凝胶电泳

蛋白质组分的分离技术,主要是以双向凝胶电泳(2-DE)为代表的基于凝胶的分离方法,其原理是分别基于蛋白质不同组分的等电点和分子质量差异,运用等电聚焦电泳(isoelectric focusing,IEF)和十二烷基磺酸钠-聚丙烯酰胺凝胶电泳(SDS-PAGE)在相互垂直的两个方向上使成分复杂的蛋白质样品得到分离。

首先是样品制备,目的是尽可能使样品在保持原有的电荷和等电点的情况下转变为适合等电聚焦的状态。通常情况下,可通过在裂解液中加入离液剂、去垢剂、还原剂和两性电解质等试剂,来达到使样品处于溶解、解聚、变性和还原状态的要求。为了尽可能多地获得样品中的蛋白质,可采用多种方式的预分级处理方法。例如可根据蛋白质溶解性的不同进行分步顺序抽提,可增强特定蛋白点的浓度,提高低丰度蛋白质的上样量;或者预先对细胞的亚结构进行分离,先利用传统梯度离心技术分离各种细胞器,再提取蛋白进行二维电泳,建立相应的亚细胞蛋白质组的数据库;而对于血清、血浆样品,则可以通过预先用亲和层析法去除所含高丰度的白蛋白和 IgG,才可能分离出更多低丰度的蛋白。

其次,在进行电泳时使用窄 pH 及极窄 pH 范围梯度凝胶,可提高 2-DE 的分辨率,尤其适用于低丰度蛋白的检测。近年来采用的 2D-DIGE 技术,应用不同的荧光染料标记不同样品蛋白质,例如 Cy 染料可以标记 lys 残基并且与 lys 残基上的电荷中和,因而不影响等电点;在同一块胶上进行电泳分离,用荧光扫描仪进行识别。与传统的 2-DE 相比,2D-DIGE 具有重复性好、灵敏度高和质谱兼容等优点。

2-DE 仍然是能将数千种蛋白质同时分离展示的技术,是大多数蛋白质组学研究中分离复杂蛋白质混合物的首选。其中样品制备是 2-DE 实验成败的关键;而且,双向电泳技术本身存在一些固有的缺陷,包括不能很好地显示低丰度蛋白、疏水性膜蛋白、极酸或极碱性蛋白、极大和极小分子量蛋白,不同样本间难以进行定量比较,费时、费力,不容易自动化,重复性差,2D-DIGE 在实际应用中还受到一定的限制等。

（二）生物质谱技术

质谱（mass spectrum，MS）技术的基本原理是使样品分子离子化后，根据不同离子间质荷比（m/z）的差异来分离并确定相对分子质量。

目前的生物质谱技术（biological mass spectrometry，BMS）主要包括两类，即基质辅助激光解吸离子质谱（matrix assisted laser desorption ionization mass spectrometry，MALDI）和电喷雾离子化质谱（electrospray ionization mass spectrometry，ESI）。新近的表面增强激光解吸电离-飞行时间质谱（SELDI/TOF/MS）采用表面增强激光解吸电离（surface-enhanced laser desorption ionization，SELDI）技术，结合了芯片和质谱技术，将蛋白质样品的制备、生化反应和检测分析等过程集成在芯片上进行，可在数分钟内同时分析几百种蛋白质。有效地实现蛋白质高效、快速和高通量的检测，并且样品体积可低至 0.5 μl，有利于微量样本的毒理蛋白质组学研究。

多维蛋白质鉴定技术（multi-dimensional protein identification technology，MudPIT）是在多级质谱技术（LC/MS/MS）的基础上发展起来的。该方法将蛋白质酶解后得到多肽混合物，进样到强阳离子交换色谱柱，直接洗脱后进样到反相液相色谱柱上，然后进行梯度洗脱，用 MS/MS 对分离的馏分进行鉴定。通过采用专门的高通量数据库和搜索软件的支持，MudPIT 技术一个分析周期可检测和鉴定 100 多种蛋白质，适用于大规模蛋白质的分离鉴定。

三、代谢组学技术平台

生物体液中包含着复杂的内源性代谢物信息，用于检测和分析这些代谢物信息的技术包括核磁共振、色谱及联用技术、红外光谱（infrared spectrum，IR）和毛细管电泳等技术。其中，核磁共振以其非破坏性和普适性已成为代谢物组学的主要分析手段；色谱的联用技术（GC/MS 和 LC/MS）以其在分离定性方面的极大优势也在研究中占有重要地位。

（一）核磁共振

核磁共振（nuclear magnetic resonance，NMR）可在一次单独的检测中获得生物体液中成百上千的代谢物组分的信息，而无须预先确定被检测物质的性质。此外，NMR 对样品实现无创性、无偏向的检测，具有良好的客观性和重现性，所需样品量较少，不需要复杂的样品处理或衍生措施，且样品还可回收用于其他分析。

依据离子发生源，NMR 又分为氢谱（HNMR）和碳谱（CNMR）。高分辨率的 HNMR 在生物体液的分析中占据着不可替代的地位。HNMR 对含 H 化学物均有响应，能完成对样品中大多数代谢物的检测，具有较高的灵敏度和较好的重复性，满足代谢组学中对尽可能多的化学物进行检测的目标。但是，样品中的蛋白质或其他大分子物质会由于磁化率不均匀、分子运动受限等因素，影响 HNMR 的分析使用。近年来，采用魔角自旋（magic angle spinning，MAS）技术克服了这些缺陷，获得高质量的谱图，已被用于组织器官样品的检测，如肝、肾皮质、肾髓质和脑组织等。CNMR 最大优点是无水峰的干扰，因而无须选取有效溶剂抑制其共振。CNMR 可以给出分子量在 500 以下的有机化学物丰富的碳骨架信息，适合检测低分子量物质，并可为 HNMR 提供物质结构的补充信息；但 CNMR 也存在灵敏度低、采样时间长、所需样品量大等缺点。

（二）色谱-质谱联用技术

色谱法是一种高效分离技术,能有效地分离复杂混合物,其原理是利用代谢物组分在两相间亲和力、吸附能力、分配系数和离子交换能力等的差异,经过多次在两相间交换,从而分离不同组分。气相色谱(gas chromatography,GC)主要用于微量或痕量组分的分析,如血清中各种糖和脂肪酸的含量分析。由于受组分挥发性和热稳定性的限制,需对样品进行衍生化处理,所得产物可能不稳定。预先对样品进行肟化处理,使含羰基的组分转化为惰性衍生物,再进行硅烷化反应,可得到较好的衍生化结果。高效液相色谱(high performance liquid chromatography,HPLC)不受样品挥发性的约束,适用于挥发性低、热稳定性差的物质。

质谱(mass spectrum,MS)则能将分子电离成带电荷离子,根据其质量和电荷之比(质荷比,m/z)不同进行分离检测,从而推断分子的结构。GC、HPLC 和质谱的联用技术作为强有力的仪器分析手段,色谱技术为质谱分析提供纯化的试样,质谱则可提供准确的结构信息,使样品的分离、定性和定量一次完成;联用技术以其较好的分离特性,且具有较高的灵敏度和选择性,能够提供大量的分子结构信息,已在代谢组学研究中得到广泛应用。目前常用的联用技术是气质联用(GC/MS)和液质联用(LC/MS)。

GC/MS 是运用广泛且最为成熟的代谢组分析技术,适合分析低极性、低沸点代谢物或衍生化后具有挥发性的物质。GC/MS 的主要优点是灵敏度和分辨率高,重现性好,具有大量标准代谢物谱图库,而且成本较低,受基体效应影响小。GC/MS 适用于混合物中未知组分的定性分析,并可判断化合物分子结构;不足之处在于样品中难挥发或极性较大的代谢产物需经过衍生化后才能分析。

与 GC/MS 相比,LC/MS 的优点在于样品预处理简单、无须衍生化、检测物质的范围更广,适用于那些热不稳定、不易挥发、不易衍生化和相对分子质量较大的物质。在代谢组学的研究中,LC/MS 已经广泛应用在疾病诊断、毒理学分析、中药机制方面研究、植物代谢组学、物种差异的研究以及微生物代谢物研究等方面。尤其是液相色谱-飞行时间质谱联用(LC/TOF-MS)的较高采样速率和灵敏度,非常适用于代谢物组学高通量、低浓度的检测要求。

毛细管电泳(capillary electrophoresis,CE)也被用于代谢物组学的研究中。并且 CE 和质谱联用(CE/MS)与 LC/MS 很相似,但分离样品的速度和效率要比 LC/MS 和 GC/MS 快而且好,往往在 10 分钟内就能完成一个样品的分析过程。CE/MS 代表着代谢组分析的一个新的发展方向。

四、生物信息学

自从人类基因组计划和其他的生物基因组研究以来,产生了海量的生物数据。除了核苷酸和蛋白质序列的数据迅速增长外,各种生物的特征基因和蛋白质结构的数据量也以几何速度增长。由于生命现象的多样性和生命本质的复杂性,研究所产生的数据在急剧增长的同时也呈现出相当的混乱性。面临这种新的巨大挑战及计算机信息管理技术的飞速发展,诞生了一门新兴的交叉学科——生物信息学(bioinformatics)。

生物信息学是获取、处理、储存、分析和解释生物信息的一门学科,它综合运用数学、计算机科学和生物学的各种工具,以核酸、蛋白质等生物分子数据库作为主要研究对象,对巨量生物学原始实验数据进行存储、管理、注释、加工,使之成为具有明确生物学意义的生物信息。通过对生物信息的查询、搜索、比较、分析,从中获取基因编码、基因调控、核酸和蛋白质结构功能及其相互关系等知识,在大量信息和知识的基础上,探索生命起源、生物进化以及细胞、器官和个体的发生、发育、病变、衰亡等生命科学中的重大问题。

生物信息学由生物学数据库、分析方法和应用软件三部分组成。

(一)生物学数据库

生物学数据库按照一定的标准收集和处理生物学实验数据,并提供相关的数据查询和处理等服务。生物学数据库的类型几乎覆盖了生命科学的各个领域,国际上主要的 DNA 序列数据库有 Gene-Bank、EMBL、DDJB、ESTdb、OMIM、GDB、GSDB 等;蛋白质一级结构数据库有 SWISS-PROT、PIR、OWL、ISSD、MIPS 等;蛋白质二级结构数据库有 PROSITE、BLOCKS、PRINTS 等;蛋白质和其他生物大分子的三维结构数据库有 PDB、NDB、CCSD 等;与蛋白质结构分类有关的数据库有 SCOP、CATH、FSSP 等。这些数据库只是对原始生物学实验数据进行简单的整理和归类,为基本数据库。将多个基本数据库整合在一起,并提供综合服务的为二次数据库。常用的二次数据库有 EPD、Prosite、Prints、Pfam、Blocks、Profiles、DSSP、PubMed 等。现在大多数数据库能实现自动投送数据、在线查询、在线计算和空间结构的可视化浏览等多种功能。目前几乎所有这些数据库都是公开性的,可以免费下载或提供免费服务。见表 11-1。

表 11-1 常见生物学数据库

生物数据库	网址	说明
GenBank	http://www.ncbi.nih.gov/Genbank/	核苷酸序列数据库
EMBL	http://www.embl-heidelberg.de/	核苷酸序列数据库
DDBJ	http://www.ddbj.nig.ac.jp/	核苷酸序列数据库
ESTdb	https://www.ncbi.nlm.nih.gov/dbEST/	核苷酸序列数据库
OMIM	http://omim.org/	核苷酸序列数据库
GDB	http://drug.report/	核苷酸序列数据库
UniGene	https://www.ncbi.nlm.nih.gov/unigene/	核苷酸序列数据库
TRANSFAC	http://www.gene-regulation.com/	基因转录调控预测
Profiles	ftp://ftp.ncbi.nlm.nih.gov/geo/	转录谱二次数据库
SWISS-PROT	http://kr.expasy.org/sprot/	蛋白一级结构数据库
PIR	http://pir.georgetown.edu/	蛋白一级结构数据库
OWL	http://www.bioinf.man.ac.uk/dbbrowser/OWL/	蛋白一级结构数据库
PROSITE	http://kr.expasy.org/prosite/	蛋白二级结构数据库
PDB	http://www.rcsb.org/pd	蛋白和其他生物大分子的三维结构数据库
NDB	http://ndbserver.rutgers.edu	蛋白三维结构数据库
FSSP	http://www.embl-ebi.ac.uk/dall/fssp/	蛋白结构分类数据库
CATH	http://www.biochem.ucl.ac.uk/bsm/cath/	蛋白结构分类数据库

续表

生物数据库	网址	说明
SCOP	http://scop. mrc-lmb. cam. ac. uk/scop/	蛋白结构分类数据库
MIPS	https://www. mips. com. au	二次数据库
EPD	http://epd. vital-it. ch	二次数据库
Pfam	http://pfam. sanger. ac. uk/	二次数据库
Pubmed	https://www. ncbi. nlm. nih. gov/pubmed/	二次数据库
DSSP	http://www. cmbi. kun. nl/gv/dssp/	二次数据库

（二）生物信息学分析方法

借助于信息科学等学科的支持,已发展出多种生物信息学分析方法,其中最基本的方法有 3 种:序列比对预测法、结构比对预测法和功能比对预测法。

序列比对是以核酸和蛋白质序列为依据,比较 2 个或 2 个以上核酸或蛋白质在碱基(A,T,C,G)、氨基酸(20 个氨基酸)水平上的相似性和不相似性。序列比对是生物信息学最基本的分析方法,又包括两两序列比对和多序列比对。

结构对比的基本问题是比较两个或两个以上蛋白质分子空间结构的相似性或不相似性。蛋白质结构预测包括二级和三级结构预测,其中二级结构预测有两种策略,即以单一序列为基础和以多重序列对齐为依据的分析;而三级结构预测方法有同源模建和穿针引线算法。首先以蛋白质的序列为依据,预测蛋白质的物理性质,如分子量、等电点、亲水性和疏水性、跨膜区域、信号肽和蛋白定位等,然后进行蛋白质的功能预测,以目的蛋白为线索,力图发现与功能已知蛋白质的相似性。

目前的功能预测主要侧重在序列同源性和功能区序列的保守性方面。具体的分析方法包括:

1. **聚类分析**　微阵列数据分析的核心问题是如何鉴定基因的共同表达模式,并把基因按共同表达模式分成不同的种类,从而得到对其生物学功能及关联性的了解。探索这种完全未知的数据特征的常用方法是聚类分析(clustering analysis),即通过建立数学模型和统计分析,确定不同基因在表达模式上的相关性,找出未知基因的功能信息或已知基因的未知功能。

聚类的基础是对象间的相似性或非相似性,对于基因表达数据矩阵来说,聚类的对象可以是基因或序列。系统聚类(hierarchical clustering)是把相似的个体划分到相同的组别,把不相似的个体划分到不同组别的过程。通过系统聚类,可对产生的嵌套结构用树形结构进行图形呈现,即系统树图(dendrogram);它是一个分支图,单个基因的表达模式为树的叶子,分支的汇合点称为根;同类的基因根据表达向量距离被划分为一类,而不同类的基因则通过类间的向量距离远近连接起来。由此形成的包含所有基因的表达模式称为聚类树(cluster tree)。除了系统聚类外,还有自组织图、k-means 聚类等聚类方法。

系统聚类是一种无监督的分析方法(unsupervised methods),算法较为成熟,应用较为广泛。但是,它也有一些局限性。首先,明确的聚类结果需要建立在分离得很好的类中产生同样的聚类结果。如果类与类之间是扩散且互相渗透的,则不同算法将得到不同的聚类结果,这使得对结果意义的解释变得困难。其次,聚类分析仅仅是一对一的关系,忽视了生物系统中多因素和非线性的特点。

2. 分类识别　由于基因的大多数功能可以根据精确的分子生物学实验测定出来,从而将基因表达与生物学功能相联系,因此利用这样的先验知识来指导基因分类时,聚类问题就转化为分类问题,成为有监督的分析方法(supervised methods)。由于应用了一定的先验特征,有监督的分析方法比无监督的分析方法更有效,在大量复杂的多变量基因表达谱分析中起着更重要的作用。

有监督的分析方法利用一个训练集,其中包含属于和不属于某类功能的基因群,以此来训练模型,帮助识别属于同一类的样本。包括线性判别分析、最近邻分类法、决策树法、神经网络分类法和支持向量机等。这些方法首先都要进行数据分类,其步骤有建立模型训练数据集、使用分类器进行分类和对分类器性能进行评价等。

3. 信号通路与功能网络分析　人类基因组中含有 2 万多个基因,这些基因及其表达产物之间存在着各种形式的相互作用。发生相互作用的基因联系在一起,组成了生物信号通路,而不同的信号通路相互连接,构成了功能网络。研究信号通路与蛋白功能网络的方法有多种,如用高斯图形模型推导、用时间序列数据推导的以及通过基因差异表达方法推导的基因调控网络等。基因调控网络可由方向性图表示,其中每一个结点代表一个基因,结点间的连线代表基因间的相互作用,而箭头代表作用的方向,如分子流动的方向或基因调控的方向。表示图形特征的变量有路径长度、聚类系数和图形度等。一个结点的度是这个结点与图形中其他结点相连的个数,又分为流入度和流出度。基因调控网络中不同结点之间的联系模式被称为网络基序(modif),基序包括前馈环形环、单一输入模式和密集调控模式。

对信号通路与功能网络的分析,常依赖于一些数据库进行,如 KEGG(Kyoto encyclopedia of genes and genomes,京都基因和基因组百科全书)数据库、BioCarta 数据库、Transpath 数据库等。以 KEGG 数据库(http://www.kegg.jp/)为例,它是一个综合数据库,大致分为系统信息、基因组信息和化学信息三大类,进一步可细分为 16 个主要的数据库(表 11-2)。

表 11-2　KEGG 数据库分类

分类	数据库	目录
系统信息	KEGG PATHWAY	KEGG 通路图
	KEGG BRITE	BRITE 功能层次
	KEGG MODULE	KEGG 功能单元的模块
	KEGG DISEASE	人类疾病
	KEGG DRUG	药物
	KEGG ENVIRON	天然药物和与健康相关的物质
基因组信息	KEGG ORTHOLOGY	KEGG 直系同源组
	KEGG GENOME	KEGG 中带有完整基因组的物种
	KEGG GENES	在完整基因组中的基因目录
	KEGG SSDB	与基因有关的序列相似性数据库

分类	数据库	目录
化学信息	KEGG COMPOUND	代谢物及其他小分子化合物
	KEGG GLYCAN	多糖
	KEGG REACTION	生化反应
	KEGG RPAIR	化学反应中的反应物对
	KEGG RCLASS	RPAIR 定义的反应级别
	KEGG ENZYME	酶命名法

KEGG 把从已经完整测序的基因组中得到的基因目录与更高级别的细胞、物种和生态系统水平的系统功能关联起来。它是一个生物系统的计算机模拟,与其他数据库相比,KEGG 的一个显著特点就是具有强大的图形功能,它利用图形介绍众多的代谢途径以及各途径之间的关系,能更直观全面地了解研究的通路。

（三）生物信息学应用软件

根据功能不同,生物信息学应用软件主要包括以下几种:序列比对、基因预测、基因组/基因注释、调控网络分析等。

基因组测序后,需要对序列进行比对分析,序列比对分为全局比对和局部比对。全局比对主要的软件有 Clustal 系列程序,其广泛用于分子生物学的研究中,涉及核酸、蛋白质的全局多序列比对,为进一步构建分子进化树等进化分析提供了基础。应用广泛的主要有 Clustal W,可从开发单位欧洲分子生物信息中心（EBI）网站（http://www.ebi.ac.uk/clustalw/）免费下载安装。局部比对应用最多的是 NCBI 数据库下的 BLAST 工具（basic local alignment search tool）,BLAST 能够实现多段核酸或者氨基酸序列之间比对,快速找到多段序列间的同源序列,确定其同源性。

测序得到基因组信息后,下一步进行基因预测。Genscan 是目前主要常用的基因预测软件,由美国麻省理工大学的 Burge 和 Karlin 于 1997 年开发。它不依赖于已有的蛋白库,是一种"从头预测"的软件。它是通过设计基因序列模型来得到真核生物的基因。该软件可从 Burge 实验室的网站免费下载（http://genes.mit.edu/GENSCAN.html）。此外还有 Glimmer 预测系统（http://www.cbcb.umd.edu/software/glimmer/glimmer302.tar.gz）,GlimmerM（ftp://ftp.tigr.org/pub/software/GlimmerM/GlimmerM-2.5.1.tar.gz）等预测软件。

基因组/基因注释在测序后尤其重要,常用的软件有 EBI 开发的 InterProScan,它是一个集域和功能位点的数据库,其中把 SWISS-PROT、TrEMBL、PROTSITE、PRINTS、PFAM、ProDom 等数据库提供的蛋白质序列中的各种局域模式,如结构域、motif 等信息统一起来,提供了一个较全面的分析工具,下载网址:ftp://ftp.ebi.ac.uk/pub/databases/interpro/iprscan。WEGO（Web Gene Ontology Annotation Plot）是由华大基因公司开发的用于图形显示 GOTree 注释的 Web 工具。应用于许多重要的基因组计划中,如水稻基因组计划、家蚕基因组计划。现已成为基因注释分析下游的一个日常工具。下载网址:http://wego.genomics.org.cn/cgi-bin/wego/index.pl。

调控网络分析多依赖于生物信息学大型综合软件包,其将许多序列分析工具和程序集成在一起,使用统一的用户界面和输入输出格式,以方便用户。IPA(ingenuity pathway analysis)是一款基于云计算的一体化应用软件,可以分析、整合、理解来源于转录组学、代谢组学、蛋白组学等实验数据,搜索基因、蛋白、化学分子的靶标信息,帮助构建实验系统下的相互作用模型。IPA 囊括人工阅读提取的几百万条公开发表的科研成果和报告,它的数据分析和搜索能力可以帮助使用者了解数据、候选靶标在庞大的生命体系中的作用。然而,IPA 是一款昂贵软件,一般由科研院校统一采购后于平台上供付费使用。相比 IPA,同样功能强大的 Cytoscape(http://www. cytoscape. org/)则是免费软件,专注于开放源码网络可视化和分析。Cytoscape 的核心是提供基础的功能布局和查询网络,并依据基本的数据结合成可视化网络。Cytoscape 可以通过插件扩展适应快速发展的附加计算分析和其他功能。此外,还有多款在线免费工具,如 DAVID(https://david. ncifcrf. gov/),GeneMANIA(http://genemania. org/)等,方便科研工作者在研究中使用。

第三节　毒理基因组学研究的内容及其应用

毒理基因组学研究融合了基因组学和毒理学的技术和方法,既包括在基因组水平上探讨机体对环境因子的应答反应,也涵盖与基因转录谱、蛋白表达谱、代谢谱等生物信息相结合,为毒理学多个领域的研究提供了更加快速和高效的途径,从而更好地认识毒性损伤和疾病发生过程的环境-基因交互作用。

通过毒理基因组学研究,主要目的是在组学(-omics)水平探讨影响生物体应激以及人群健康和损伤效应的环境因素;寻找外源化学物暴露以及诱导毒性损伤和疾病发生发展的生物标志;阐述毒性作用机制;研究个体基因多态性对环境有害物质的反应差别,预测环境暴露对机体健康的危险度,了解环境应激和人类疾病易感性之间的关系;建立环境有害因素与生物效应的公共数据库,对于相关环境政策和疾病预防控制措施的制定和实施具有重大的公共卫生意义。

近年来,毒理基因组学开展的主要研究内容及其应用包括:毒作用机制研究、毒性预测、比较毒理学研究、混合物毒性研究、表型锚定、风险评估以及信息整合。

一、毒作用机制研究

传统毒理学主要采用动物模型进行毒性试验,实验中通常采用一系列的功能和形态学指标反映毒性终点,其存在需使用大量动物、实验周期长、工作量大等局限性。然而,几乎所有的毒性效应都伴随着相应基因水平改变。因此,毒理基因组学研究中基于基因表达变化的评价比传统毒理学指标更敏感,而且,微阵列技术和基因测序技术实现了对基因进行高通量筛选,可同时分析全基因组、转录组水平的基因改变。识别毒物所特有的分子标志或指纹基因(fingerprint genes)是阐明毒作用机制和预测新化学物毒性的关键,这通常依赖于对基因转录表达的分析。由于单基因检测方法的分析能力有限,而且化学物所诱导基因表型的变化并非单一基因功能改变的结果,而是基因表达网络、多个细胞生物效应的综合表现。因此,对毒作用"指纹基因"的识别可以通过高通量、平行检测的 DNA

微阵列技术才有可能实现。一旦对化学物的某种作用机制确定了"指纹谱",就可将未知化学物的基因表达模式与已知化学物相比较,确定其毒性机制,同时也为安全性评价和毒性筛选试验的设计提供参考。

传统毒理学的限制因素使某些已知毒性化学物的毒作用机制依然未知,利用基因组学技术对其基因表达谱进行分析,可为阐明该化学物的毒作用机制提供有力的证据。例如,砷是一种常见的具有致癌性的环境污染物,然而砷致癌作用机制尚不清楚。通过对砷暴露人群的基因表达谱分析,发现在砷暴露人群的肝组织中存在基因表达异常,而且长期慢性砷暴露人群的基因表达谱与长期慢性砷暴露的小鼠肝脏和大鼠肝细胞中的基因表达谱相一致。由此推测,砷暴露人群中差异表达基因可能参与砷的肝毒性和致癌作用过程,为砷的毒作用机制研究提供了方向。

毒理基因组学还可对未知化学物的毒作用机制进行研究。对噻吩并吡啶(A-277249)处理后的细胞或动物模型进行微阵列技术分析,提示其可引起肝脏损伤;与已知具有肝损伤作用的 15 种化学物的基因表达谱进行比较,结果发现 A-277249 的基因差异表达谱与3-甲基胆蒽、多氯联苯 1254 和 2 个已知芳烃受体(AhR)激动剂的表达谱相似度最高;进一步发现,受 AhR 调控的多个基因,包括 *CYP450 1A1*,也受 A-277249 调控,而且参与细胞周期和凋亡的基因发生差异表达,并与组织观察发现的细胞更新、组织肥大和增生的结果相一致。由此提供了 A-277249 可能经由直接激活 AhR 的机制介导诱发肝脏毒性的依据。

二、外源化学物毒性预测

基因表达谱的应用领域之一,是应用于外源化学物毒性预测。通过 DNA 微阵列或基因测序技术分析基因组在转录水平上的改变,并将其与具有相同毒性终点的已知化学物或标准参照物的相关基因表达谱进行比对,得到具有"诊断功能"的基因表达谱,从而预测未知外源化学物潜在毒性效应。

目前,毒理基因组学将众多跨物种的基因组研究结果进行整合,形成一个多基因组、多领域的信息数据库,即所谓的网络反应(network responding);并将基因组、转录组、蛋白质组、代谢物组和反应性谱的整体分析应用于外源化学物毒效应的预测。随着毒理基因组学的发展,预测毒理学(predictive toxicology)系统可在短时间内处理数以万计的化学物,提供合理的预测结果。利用化学物的理化性质、结构特征以及其诱导的基因、蛋白、代谢物分子标签的变化进行查询,根据某一新型化学物的实验结果,对其潜在的毒性和效应进行类推。而且,基于化学物的结构特性分析的预测结果,可应用于设计效价更高、毒性更低的化学物。在对一种新的外源化学物进行传统毒理学实验之前,可将其基因表达谱与已知化学物的"基因指纹"相比较,初步推测新化学物是否具有某种相似的毒性效应,从而加速了筛选可疑有毒化学物的过程,同时也为下一步全面的毒性检测提供信息参考。

根据研究目的,可分别设计用于识别化学物的毒性、毒作用途径或在机体内代谢转化和分布的模型,其基本程序如下:①将常见的重金属或类金属(如砷、铅、汞)、多环芳烃[如致癌物苯并(a)芘]、环境内分泌干扰物等已知毒性化学物作为标准参照物,选定其已知或可能作用的靶基因,如细胞色素 P450(*CYPs*)基因家族、DNA 修复酶基因、*TP53* 基因、*AhR* 基因、雌激素受体(ER)基因等,作为未知外源化学物潜在作用的目标基因;②在特定组织或细胞中,将标准参照物作用后的靶基因表达谱与受试物作用后的表达谱进行比较,预测受试物的毒作用类型;③运用聚类分析等生物信息学方法确定未知化学物与已知参照物的基因表达谱差异,确定适宜毒性参数,筛选机体内与毒作用机制相关的生物标志。对于某些化学物,还可通过预测毒理学提供足够的信息以选取合适的动物种属进行试验,降低因种属差异而造成结果向人外推的不确定性。

三、比较毒理学研究

在生物反应过程中,微阵列技术和基因测序技术可用于研究毒性反应的空间定位和时间特征。这些特征可作为特定的毒物标签(toxicant signature),有助于了解不同物种是否有着相同的、类似的或交叉的基因毒性反应,在比较毒理学上有着重要的应用价值。

由于遗传背景、生化途径、受体亲和力等差别,同一毒物在不同物种间的毒性效应可有较大差异,有时甚至是质效应的差异。毒性实验一般用动物作为模型,然后将动物实验的结果外推到人是一个复杂的问题,解决这一问题的核心在于在不同物种间进行毒性比较的生物标志,或者叫桥式生物标志(bridging biomarker)。由于物种间存在基因同源性,种属接近的物种间具有极高的同源性,为寻找和研究桥式生物标志提供可能。当前,组学技术提供了寻找桥式生物标志新的途径,为评价不同物种间基因相似度提供了一种新的衡量工具,减少跨物种风险评价中的不确定性。这种基因表达类型的相似性,还能为毒理学研究选择最合适的动物模型,以及在外推过程中设定合适的安全系数。

不同种属、亚种间的毒性比较研究,将有助于阐明化学物毒性的作用方式和机制。在选择用于研究的化学物时,除了考虑人类的暴露情况外,还应当尽量考虑与人类有共同的或相似的种属反应。例如,利用毒理基因组学研究乙酰氨基酚,发现其在哺乳动物中包括人类具有共同的代谢方式和肝脏毒性,既有治疗作用又有毒性作用。目前,美国 Mount Desert Island Biological Laboratory 开发的比较毒理基因组学数据库(Comparative Toxicogenomics Database,CTD),收集了不同物种来源的化学物和基因、基因和疾病、疾病和化学物之间相互关系的数据,试图建立起化学物-基因-疾病的网络系统,致力于提供物种间的毒理基因组方面的基本数据,已成为毒理学研究中一个有力的工具。

四、混合物联合毒作用研究

人类接触的外源化学物绝大多数以混合物的形式存在,在机体内常表现为复杂的交互作用,通过多种不同的方式,如影响生物转运和转化,或直接相互作用或发生反应,或共同竞争受体等,改变各自的毒性。传统毒理学一方面对各种化学物单独试验的结果无法外推混合物的毒效应;另一方面因需要投入大量的动物、资金和时间,使传统整体动物实验难以进行混合物的"拆分"后的研究。

毒理基因组学在混合物的毒性和毒作用机制研究中具有优势。毒理基因组学可以方便地进行交叉设计等各类"拆分"性研究,以探讨各组分间的交互作用,在混合物联合毒作用研究上有特殊的价值。对已知毒作用的多个化学物,进行单个和多个基因表达谱改变的比较,阐明混合物的联合毒性效应;对于毒作用明确的化学物,可将混合物暴露后基因图谱的改变和单个化学物的基因表达谱整合,分析混合物毒性和相互作用机制。对于毒作用未知的毒物,可根据动物或人的基因表达谱改变进行联合作用分析。将混合物的表达谱与参考化学物表达谱进行比对,有助于分析混合物中的成分,识别混合物中的潜在毒性化学物。代替传统的动物实验方法,利用定量构-效关系(quantitative structure-activity relationship,QSAR)模型来预测混合物联合毒性效应已受到全球关注。

五、表型锚定

表型锚定(phenotypic anchoring)是毒理基因组学研究的另一个主要内容,是将特定的基因组表达谱的改变与特定剂量或时间的毒性损伤相联系的过程。相关表达谱的表型锚定是毒性评价的基础,毒理基因组学在表型锚定中可连接起基因表达谱改变和敏感的生物学终点,并确定两者间的联系。例如,在细胞毒性检测中,可将一些常规毒性指标与细胞增殖相关的基因表达改变相联系,而且越来越多的基因表达谱与疾病病理表型相关联,如坏死、凋亡、纤维化、炎症等的研究,由此提供的表型锚定可明确基因改变与毒性损伤的关联性。

此外,应用毒理基因组学方法还可发现具有临床诊断价值的生物标志。例如,血液中检测到高表达的前列腺特异抗原通常是前列腺癌的临床标志,其准确率可达到70%以上。再者,通过鉴别出重要的毒性反应靶基因,可帮助建立新的毒性测试模型,并为人群流行病学调查提供分子生物标志。筛选危险相关基因的表达谱,结合敏感的生物学终点可建立新的风险评估模型。同时,为了将毒性暴露的剂量、时间和毒作用的表型用分子表达图谱进行"锚定",需要将毒理基因组学和生物信息学结合。目前,已有许多理论模型用于表型锚定的描述,但由于机体是一个复杂的整体,现有许多模型尚不能精确模拟毒物的代谢和发挥毒作用的过程,还有待进一步的深入探讨。

六、风险评估

毒理基因组学研究涉及风险评估的各个阶段,通过微阵列技术和基因测序技术检测转录谱改变,可定量检测生物样品中对外源化学物产生反应性的应答基因,阐明在不同接触剂量和时间下出现的毒效应,筛选新型敏感的生物标志;基因组学技术可以简单快捷地检测遗传多态性,有利于筛选个体易感性分子生物标志。因此,将个体易感性分析引入风险评估,筛选易感人群,预测敏感个体,可为进一步提出针对性预防措施提供科学依据,建立以个体特征为基础的风险评估体系。

目前毒作用模式(mode of action,MOA)也常被应用于风险评估中。MOA是对细胞暴露于化学物后从相互作用开始到组织、器官发生变化,最终疾病发生的整个过程的整体描述。MOA的优势在于为动物实验数据外推到人提供依据,为剂量-反应关系的确定提供重要信息。组学技术可高通量地检测基因、蛋白及代谢物的变化,因此毒理基因组学技术发展完善了MOA的研究方法。细胞、组织和器官在不同毒作用模式下呈现特异的基因和蛋白质表达谱,这些特征性的改变称为毒性指纹。可利用特异性的指纹谱预测未知化学物的毒性,通过MOA对这些化学物进行分类。对比传统毒理学方法需要依赖动物实验,毒理基因组学技术对化学物MOA进行初步分类是风险评估的巨大进步。

目前,在风险评估中不同毒物基因转录谱、蛋白表达谱、代谢谱数据的应用日益增多,将基因组学技术运用于化学物暴露人群的风险评估体系还面临以下主要挑战：①基因转录谱、蛋白表达谱、代谢谱的改变与化学物暴露的剂量、时间-反应关系的信息较少；②基于转录组的毒理学终点，比较难界定机体的适应性反应和毒性损伤效应；③低水平暴露下检测哪些组织或生物样本最切合机体的实际改变？④需要监测的关键基因有哪些？另外，毒理基因组学还面临伦理学以及卫生政策制定与管理等方面问题。例如，基因组学技术一方面有可能改变以血亲关系为基础的生命谱系；另一方面基因组学技术的研究和应用也产生了不同以往的新的伦理问题，包括对个人基因信息的隐私权和知情权的尊重、基因知识成果的可专利性、转基因食品的安全性等问题。

七、信息整合

信息整合（information integration）是毒理基因组学的另一项重要内容，它包括三层含义。第一层：对某种化学物暴露后的个体，由不同的组学技术平台（基因组学、转录组学、蛋白质组学、代谢组学等）获得的检测结果，可以通过比较和分析进行信息整合，找出其联系和变化规律。第二层含义：对不同个体甚至不同种属生物的实验结果进行分析处理，找出相同或差异之处。第三层含义：对不同实验室的研究结果进行比对，获得能够重复的、可进入公共数据库的可信资料；要求进入数据库的资料必须标准化，不仅能够准确存取和交换，而且要易于分析和比较，以便各个实验室实现资源共享。目前，一些国际组织和机构已经发布了有关资料准入的指导纲要或规定，包括：医院信息管理系统（Hospital Information System，HIS）、临床数据交换标准协议（Clinical Data Interchange Standards Consortium，CDISC）、非临床数据交换标准协议（Standard for Exchange of Nonclinical Data，SEND）、微阵列实验基本信息指南（Minimum Information About a Microarray Experiment，MIAME）等。

第四节　从毒理基因组学到系统毒理学

随着人类基因组计划的完成和高通量技术的迅猛发展，产生了一门在系统水平研究生命的结构、功能和调节网络的学科——系统生物学。这是一门在细胞、组织、器官和生物体整体水平研究结构和功能各异的各种分子及其相互作用，并通过计算生物学来定量描述和预测生物功能、表型和行为的学科。系统生物学将在基因组序列已知的基础上完成由生命密码到生命过程的研究。

基于外源化学物的多数毒理学相关效应可直接或间接影响基因表达这一假设。通过基因组学、转录组学、蛋白质组学、代谢组学、相互作用组学和表型组学技术，可在不同水平揭示从基因组序列和调控的改变到毒性表现的过程和机制。利用生物信息学和计算毒理学进行数据分析和提取，可以对外源化学物的损伤机制进行研究，建立新型的危险度评价模型和损伤预测，才能全面、系统地阐明复杂的毒性效应，从而促使传统毒理学向系统毒理学发展。系统毒理学是通过机体暴露后在不同剂量、不同时点的基因转录谱、蛋白表达谱和代谢物谱的改变，结合传统毒理学的研究参数，借助生物信息学和计算毒理学技术，系统地研究外源性化学物和环境应激等与机体的相互作用的一门学科。

系统毒理学是后基因组时代出现的毒理学新学科分支，但一些理论问题和技术问题尚待解决，例如外源化学物应答基因表达量的变化在多大程度上是真实可靠的、基因表达的变化与蛋白功能变化及与疾病后果的时空关联如何等。虽然基因组学、蛋白质组学和代谢组学的方法正逐渐被毒理学家所接受,但这些技术需要进一步发展和完善,从而形成统一的标准。此外,毒理学的研究对象是复杂多变的,从众多种类的化学物和环境因子,到差异多样的暴露条件(时间、剂量、方式)和机体毒性反应。针对如此复杂的情况,以毒理基因组学为基础发展系统毒理学,将成为今后数十年毒理学的发展趋势。

（林忠宁）

思考题

1. 毒理基因组学的内涵是什么?

2. 毒理基因组学的技术平台包括哪些内容?

3. 毒理基因组学在表型锚定研究中的意义如何?

4. 毒理基因组学如何向系统毒理学发展?

第十二章

管理毒理学

第一节　概述

一、管理毒理学的定义

目前世界上大约有 800 多万种化学物质,每年还有大约 1500 种新化学物质问世。人类能够接触到的化学品在 3 万~8 万种。控制化学品对人体和环境造成的危害是各国政府面临的重大问题。行政管理部门通过行政立法,制定了一系列有关的法律、法规及标准,并依法进行行政执法和行政司法,加强对化学品的管理,保障人民健康和保护环境。管理毒理学(regulatory toxicology)是在毒理学家积极参与化学品安全性管理过程中发展起来的一个毒理学分支,是将毒理学的知识、技术及研究成果应用于外源化学物的安全性管理,以保护人类免遭外源化学物的危害,并保护环境。管理毒理学的内容包括收集、处理和评价人群流行病学和实验毒理学数据,基于对化学物有害效应的认识,为保护健康和环境的决策提供科学依据。管理毒理学也支持毒性评价标准方案和新测试方法的发展,为改进决策程序提供科学基础。

毒理学研究的成果、毒性评价和风险评估的资料和数据是管理部门制定化学物的处置、防治法规,进行决策的科学基础。对化学物的安全性管理中,管理部门制定的规范、程序、准则等,也要依据毒理学的知识及成果。另一方面,化学物安全性管理的需求对毒理学研究的深入、检测方法的发展和标准化起到重要的推动作用。但是毒理学在作为科学和作为管理机构应用的目的有所不同。科学的目的是研究、探索自然现象、自然规律,是在寻求真理,具有相对活跃、崇尚争论的特点,而管理是试图影响人们的行为、规范人们的活动,它追求的是效果,具有相对稳定、要求一致的特点。毒理学对于化学物毒作用的研究会不断深入,认识也会不断全面,经常会有新的发现和新的不同的观点出现。但管理部门不可能对其制定的规范、法规等经常改变,也不可能把有争议的问题带入法规中,只能把其管理、立法的基础建立在毒理学的普遍规律及基本被公认的观点之上,并在一定阶段的实践后进行修改。由于存在各方的利益冲突,且科学提供的信息往往不足等原因,管理者处在调解并满足各种要求和期望的压力之下,有时必须根据当时所掌握的资料做出最好的决定。科学的评价转化为法规决策可能包括非科学的考虑,包括法律的适用性、技术的可行性、费用-风险平衡的评价、与现行法律和公众的认知的相容性等。

二、化学品安全性管理

对各种化学品的管理主要采用许可(licensing)制度和登记(notification)制度。许可制度的核心是颁发许可证(licence)，用于与人体直接接触的产品，如食品、药品、化妆品等。许可证本身是一种有一定时限的书面文件，由管理机关颁发，允许某化学物上市。与"登记制度"不同，"许可制度"是在上市前的一种官方授权，一般包括申请、受理、评审和批准等环节。化学物的登记制度主要用于管理工业和环境化学物。登记制度要求在产品生产上市前向管理机构提供有关资料，并确保它尽可能地被安全使用，包括进行必要的毒性试验，采用适当的分类标签，制定安全贮存、运输和排放的措施，以及意外泄漏事故的处理等。

对化学品一般采用分类分级管理，对不同毒性分类分级的化学品采取适当的行政措施对生产、排放、经销和使用进行宽严不同的管理(容许使用、条件使用、限量使用和禁止使用等)。对现有化学品管理优先性也要根据该化学品的毒性分类和分级，并结合该化学品的生产量、环境介质中的浓度及人类可能的暴露量来确定。

化学品的管理是在科学基础上的法规化管理。世界各国都制定了一系列的法律和法规来控制有毒化学品对环境的污染，保护人类的健康，这些法律、法规是进行化学物安全性管理的依据。我国从 20 世纪 80 年代以来，陆续制定、颁布了一系列的有关化学物管理的法律、法规，如涉及环境中有毒有害化学品管理的有《中华人民共和国环境保护法》(2014 年)、《中华人民共和国大气污染防治法》(2015 年)、《中华人民共和国水污染防治法》(2008 年)等，涉及药品管理的有《中华人民共和国药品管理法》(2015 年)、《麻醉药品和精神药品管理条例》(2005 年)等，涉及化妆品管理的有《化妆品卫生监督条例》(1989)等，涉及食管理的有《中华人民共和国食品安全法》(2015 年)，涉及农药管理的有《农药管理条例》(2001 年)，涉及化学品管理的有《新化学品环境管理办法》(2010)、《危险化学品安全管理条例》(2011)，涉及工业化学物管理的有《中华人民共和国职业病防治法》(2011 年)等。另外，还制订了一系列的具有法规性质的卫生标准，作为技术法规和管理部门进行管理和卫生监督的法定依据。目前我国有关食品、化妆品、药品的监督管理归口国家食品药品监督管理总局，涉及饮用水卫生安全产品和消毒药剂、器械的监督管理归口卫生计生委，农药、兽药的监督管理归口农业部，化学品的监督管理归口环保部，爆炸品归口公安部。

三、毒理学家在化学品管理中的作用

化学品管理过程中，毒理学家的主要作用有：①参与有关法律、法规的制订，提供技术支持和技术咨询。②在现有化学物质中，提出基于健康和环境原因需优先管理的化学品。这类化学品主要是人体可能接触的高毒性、有致癌、致畸、致突变作用或在环境中难以降解的化学物质，对这些化学品需要进行严格管理。③为化学品分类、分级、标签管理提供技术咨询和技术支持。④在对优先化学品的卫生标准和环境标准制订中，通过进行动物体内试验、体外试验、人体研究和流行病学调查等研究，阐明其对人体健康的影响，确定剂量-反应关系，在制订安全限值中起关键性作用。⑤对新化学物质和新产品根据有关法规、规范进行毒理学安全性评价，并参与其专业技术评审。⑥对重要的环境污染物和化学品进行风险评估。⑦参与化学事故的应急救援。毒理学家参与国家行政机构的化学品管理，除了提供有关毒理学的理论、资料和经验外，对化学物进行毒理学安全性评价和风险评估是最重要的任务。

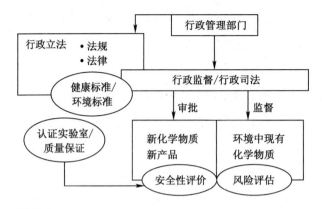

图 12-1
化学品安全性管理与毒理学评价/研究的关系

第二节　安全性评价

一、概念

化学物的安全性评价(safety evaluation)即按照一定的程序要求对化学物的毒作用进行检测,综合毒性试验的结果,说明化学物的毒性作用特点,提出未观察到有害作用剂量或有毒阈剂量,评价在规定条件下对人体健康是否安全。安全性评价常用于:①暴露可能是受控制的化学物的安全评价,例如对食品添加剂和在食物中杀虫剂和兽药等残留物的评价。②新化学物或新产品生产、使用的许可和管理。为适应管理部门提出的化学物注册、审批的要求而进行的毒理学试验和安全性评价是毒理学工作者日常工作的主要内容。

二、安全性评价的原则

为了使安全性评价需要的毒理学研究更规范,有关的化学品安全性管理机构制订了一系列的毒性研究指导原则及标准程序,对安全性举证需要提供的资料提出具体要求,详细说明需要进行的试验类型,甚至对具体的毒性实验方法提出规范。这些指导原则及规范作为外源化学物安全性管理的技术支持,一般是指导性的,容许研究者有一定的选择性。

随着国际贸易及国际合作交流的发展,应用于安全性举证的毒理学试验的规范趋向于国际化。如人体用药注册技术要求的国际协调组织(International Conference on Harmonisation of Technical Requirements for Registration of Pharmaceuticals for Human Use,ICH)致力于确定不同国家都认同的试验方法。经济合作与发展组织(Organization for Economic Co-operation and Development,OECD)为了统一成员国化学物安全性评价的方法,使成员国之间能相互承认研究、评价结果,提出了新化学品上市前的最低限度安全性评价项目,制订了一系列毒性试验准则。

我国有关化学品安全性部门陆续制订、颁布了不同外源化学物的安全性毒理学评价程序和规范,并随着社会、经济的发展及新的毒理学评定方法的出现,这些程序不断被修订、完善。正在进行的各安全性毒理学评价程序及方法的修订中都参照了 ICH、OECD 等国际组织的标准。

毒理学安全性评价一般遵循分阶段试验的原则。这一方面是由于毒理学试验设计本身的要求。因为各毒理学试验之间是有关联的,在未完成某些试验前,不能进行另一些试验。如急性毒性试验是所有毒理学试验的基础,LD_{50} 是蓄积毒性试验、致畸试验、亚慢性(慢性)毒性试验和某些致突变试验剂量设计的参考依据;慢性毒性试验各组剂量和观察指标的选择要参考亚慢性毒性试验的结果。另一方面也是出于经济的考虑。需要进行安全性毒理学评定的外源化学物成千上万,要对每一个化学物都进行全面的毒性试验,然后再做出评定,从人力、物力、财力上都是不可能的,也没有必要。首先,这些化学物质的用途、人群接触面等各不相同,可根据情况选择进行部分毒理学试验。对于新的化学物,尤其是生产量大、使用面积广、摄入机会多,或估计可能有慢性毒性、潜在性遗传危害或致癌性的应进行全部四个阶段的毒性试验。而对于与已知毒性不大的化学物的化学结构基本相同,或是其衍生物、类似物,或者仅是改变原来化学物的存在形态及用途,或在化学物刚处于试验或试生产阶段,则可根据第一、第二、第三阶段毒性试验结果,判断是否需要进行第四阶段的毒性试验。另外,对于有些受试化学物,进行部分毒性试验后发现其毒性很小,就可对其安全性做出评价;有些化学物在毒性评定试验进行到某一阶段,或仅进行了某些试验,发现其毒性太大,没有应用前途,应放弃,也就不再需要进行以后的试验了。

三、毒理学安全性评价的基本内容

由于各类化学物质的使用方式、暴露途径和程度的不同,对其进行安全性评价的程序与内容也有所差别。以下介绍对化学物进行全面安全性评价的一般程序和内容。

（一）毒理学试验前有关资料的收集

为了预测外源化学物的毒性、做好毒理学试验的设计,在毒理学试验前必须尽可能收集外源化学物的有关资料。如化学结构式、纯度、杂质含量、沸点、蒸气压、溶解性以及类似物的毒性资料、人体可能的摄入量等。通过化学结构可预测化学物的毒性特征,通过类似物毒性资料及人体可能摄入量的了解有助于毒性试验时染毒剂量的选择,根据挥发性可判断是否需要进行经呼吸道染毒试验,对溶解性的了解有助于溶剂、助溶剂的选择。有些样品的毒性可能受其中杂质成分的影响,所以进行毒性试验的样品必须是生产过程已经固定不变,有代表性的样品,或者为实际生产使用或人类接触的产品。对于检测样品必须注明其批号、生产日期等。可能时进行结构-活性评价。

（二）化学物毒理学试验的程序和项目

我国现行的毒理学评价程序大部分是把毒理学试验分为四个阶段。

第一阶段:急性毒性试验和局部毒性评价。

急性毒性评价,一般都要求用两种动物、两种染毒途径进行。通过急性毒性试验求得 LD_{50},确定化学物急性毒性的特征,进行急性毒性的分级,为以后的毒性试验剂量选择提供依据。

对于皮肤黏膜用药品、消毒剂及农药、化妆品等可能通过皮肤接触的化学物还需进行皮肤、黏膜刺激试验,皮肤致敏试验,皮肤光毒和光变态反应试验等局部毒性的评价。

第二阶段:一般包括遗传毒理学试验和致畸试验。

遗传毒理学试验用于研究受试物有无致突变作用,对其潜在的遗传危害作出评价,并预测其致癌性。遗传毒理学试验需成组应用,一般应包括多个遗传学终点,要包括体细胞及性细胞的试验。致畸试验用来判断受试物的胚胎毒作用及对胎仔是否具有致畸作用。

第三阶段:一般包括亚慢性毒性试验、繁殖试验和代谢试验。

亚慢性毒性试验用来进一步确定毒作用性质和靶器官,初步确定阈剂量或最大无毒作用剂量,并为慢性/致癌试验提供剂量、指标的选择依据。繁殖试验一般是要求进行两代繁殖试验,以判断外源化学物对生殖过程的有害影响。代谢试验一般是测定染毒后不同时间外源化学物的原型或其代谢物在血液、组织及排泄物中的含量,以了解外源化学物的吸收、分布、排泄特点及敏感的接触标志,了解蓄积性及毒性作用的可能靶器官。

第四阶段:包括慢性毒性试验和致癌试验。

慢性毒性试验与致癌试验常常结合进行。慢性毒性试验的目的在于确定外源化学物毒作用的阈剂量或最大无毒作用剂量,并以此为主要依据对外源化学物的安全性做出评价或加以一定的不确定系数,提出人体接触的容许剂量。致癌试验用来确定对试验动物的致癌性。

(三)人群暴露资料

化学物的安全性评价是以毒性试验为基础,主要是依据各种动物试验的结果。一般来讲,人与其他动物在对外源化学物的毒性反应性质方面大多数情况下是相似的,当然要除外那些在人才能表现出来的毒性反应,如精神症状、头痛、耳鸣等。基于毒理学试验的资料进行的安全性评价对于防止和减少外源化学物对人类的危害、保护人类的健康起到了很大的作用。但是,用实验室的毒理学试验资料外推到人群接触的安全性时,会有很大的不确定性。这是因为,外源化学物的毒性作用受到许多因素的影响。首先,实验动物与人对外源化学物的反应敏感性不同,有时甚至存在着质的差别。虽然在毒理学试验中通过用两种或两种以上的动物,并尽可能选择与人对毒物反应相似的动物等来避免这种差异导致对结果评价的影响,但要完全避免是不可能的。第二,在毒理学试验中,为了寻求毒作用的靶器官,并能在相对少量的动物上就能得到剂量-反应或剂量-效应关系,往往选用较大的染毒剂量,这一剂量通常要比人实际接触的剂量大得多。对于有些化学物高剂量与低剂量的毒性作用规律并不一定一致,这就存在大剂量向小剂量外推的不确定性。第三,毒理学试验所用动物数量有限,那些发生率很低的毒性反应,在少量动物中难以发现。而化学物一旦进入市场,接触人群往往会很大。这就存在小数量实验动物到大量人群外推的不确定性。第四,实验动物一般都是实验室培育的品系,一般选用健康动物,反应较单一,而接触人群分不同的人种、种族,而且包括年老体弱及患病的个体,在对外源化学物毒性反应的易感性上存在很大差异。以上这些都构成了从毒理学试验向人群安全性评价外推时的不确定因素。为了补偿这些不确定性,有效地保护人类的健康,一方面在从动物实验的未观察到有害作用剂量或有毒阈剂量外推出人的允许接触量时,使用合适的不确定系数,另一方面,应尽最大可能收集受试化学物对人群毒作用的资料。如通过对接触外源化学物生产工人的医学监测,对接触人群的流行病学调查,急性中毒事故的调查等。人体资料对于评价外源化学物对人体的危害是最直接、可靠的,往往是对外源化学物安全性进行再评价的重要资料。

四、优良实验室规范

化学品的安全性评价是关系到公众健康的重大问题,安全性评价资料的真实、可信、准确是保证做出正确安全性评价的前提,符合 GLP 规范的化学品安全性研究成为国际通用的基本要求。优良实验室规范(good laboratory practice,GLP)指为保证试验数据的准确、可靠,对从事非临床研究的实验室的组织管理、人员组成、研究设施、仪器设备、实验动物、受试物及对照物、试验方案、原始记录、试验报告、质量监督和保证体系等各个方面提出明确的要求和具体规定。

为减少实验过程中各种因素的干扰,使研究所得结果准确、可靠,GLP 要求对每项具体的实际操作项目制定标准操作规程(standard operation procedure,SOP)。SOP 是保证实验过程规范、严格,结果准确、可信的重要手段。

GLP 要求实验室设置质量保证部门(quality assurance unit,QAU),对各项试验的全过程进行监督,以确保试验是按研究方案及 SOP 的要求进行。QAU 应对研究设施、仪器、人员、实验方法、实验记录、实施过程及质量控制等研究工作的每个关键环节进行检查,及时发现存在的问题,提出解决措施,并向管理者及课题负责人报告。另外 QAU 还应对研究报告进行检查,以保证报告准确描述了采用的方法、正确反映了原始资料。

近年来,我国药品、食品、农药及环境化学品等管理部门都对安全性评价的实验室资质进行了要求,相关毒理学研究机构都陆续在建立 GLP 实验室。

五、3R 原则和毒理学替代法

目前全世界每年用于实验的动物数以千万计。如此巨大的实验动物用量,招致动物保护组织的强烈抗议,也引起国际社会对实验动物的保护、使用、管理和福利制度问题的普遍关注。早在 1959年英国动物学家 Russell 和微生物学家 Burch 在其著作《人道实验技术原理》(Principles of Humane Experimental Technique)中第一次全面系统地提出了 3R 的理论:在生物医学实验中减少(reduction)、替代(replacement)和优化(refinement)使用实验动物。"减少"是指在科学过程中使用较少的实验动物获得相同的信息或使用同等数量的动物获得更多的信息。"替代"是指不利用实验动物进行检测或试验,同样可以达成特定目的的试验方法。"优化"是指试验过程中任何能减少或消除动物疼痛及痛苦的方法。过去人们强调 3R 原则,主要是出于对动物福利的考虑,是缓和动物保护势力与动物科学实验之间矛盾冲突的一种需要。但近年,人们逐渐认识到 3R 原则的应用不仅仅是适应动物保护主义的一种需要,而且也符合生命科学发展的要求。3R 研究不仅可以优化试验程序、降低试验费用,更重要的是随着对 3R 认识的深入,可以进一步开拓人们的科研思路,完善研究手段,最终达到推动科学发展的目的。

毒理学替代法(toxicology alternatives)是 3R 原则的具体应用。在毒理学安全性评价领域中,替代法的范围包括用组织学、胚胎学、细胞学或物理化学方法及定量构-效关系(QSAR)等计算机方法取代整体动物实验,或以低等动物取代高等级动物等。在毒理学安全性评价中替代动物实验的体外模型研究已成为毒理学发展的重要方向。近年来,国外毒理学替代法研究发展十分迅速,体外替代试验已经涵盖一般毒性、遗传毒性、器官毒性等多种毒性终点,研究手段也从一般的细胞、组织培养延伸到基因组学、蛋白质组学与代谢组学,以及计算机模拟辅助评价系统。目前,许多毒理学替代法已通过有关权威机构的验证并已广泛应用于毒理学研究各个领域,欧盟和美国等发达国家已将毒理学替代法纳入法规管理范围。

六、毒性测试新策略

长期以来,毒性评价都依赖于在动物身上使用相对较高的剂量的测试结果来推断在低剂量情况对人体的毒性,试验周期长、花费大,需要试验动物量大,难以评价不同的生命周期、众多的健康损害结局,也不能满足大量有待评价化学物的需求。随着毒理基因组学等高通量技术、生物信息学、系统生物学的发展和进步,为理解人体组织中化学物的生物效应提供了新的视角,这些技术和方法有助于科学家更好地理解人体的细胞网络或路径如何发挥维持健康的正常功能。化学物接触引起重要通路的明显改变就可能引起有害健康效应,但有害效应的发生需要接触化学物达到一定的强度和时间,发生在敏感的个体或敏感的生命周期。

针对毒性测试与毒理学发展面临的挑战,美国 EPA 提请美国国家研究委员会(NRC)提出推进21 世纪毒性测试的理念和策略。2007 年美国 NRC 发布了"21 世纪的毒性测试-观点和战略(TT21C)"的研究报告,提出了毒性测试和评价的新框架。提出将以整体动物试验为基础的传统毒性测试转变到主要以体外毒性试验为主,通过使用细胞、细胞株或细胞器(最好是人体来源)观察生物学过程的变化来实现。

新毒性测试观点和策略包括化学表征、毒性测试和剂量-反应关系及外推模型(图 12-2)。

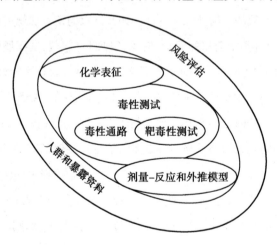

图 12-2

NRC 毒性测试新观点和策略框架

化学表征主要要明确化学物在环境中的稳定性,人体暴露的可能性,可能暴露途径、生物蓄积性、代谢路径、基于化学结构和理化特性推测的化学物和代谢物的可能毒性等。这些特性可通过收集相关信息和资料及应用计算机方法得到。根据化学表征决定需要进一步进行的试验。

毒性测试包括毒性通路试验和靶毒性试验两部分,毒性测试系统主要基于阐明毒性通路。细胞信号、遗传、细胞应答网络的紊乱是最终可能导致疾病的化学物暴露引起的主要变化。生物学紊乱的后果取决于紊乱的程度,与剂量、紊乱的时机和持续时间及宿主敏感性有关。毒性测试观点和策略强调发展使用细胞、细胞株(最好是人源的)的具有预测性、高通量的试验方法来评价关键毒性通路的相关紊乱。这些方法可以是测定比较简单的过程,如环境化学物与细胞蛋白的结合及结合导致的基因表达改变,也可以是测定更为整合的反应,如细胞分裂、细胞分化。除希望的高通量方法外,其他反映细胞毒性、细胞增殖、凋亡等更为整合性细胞反应的中通量方法也可使用。所有情况下,应该减少或尽可能不用传统动物试验。

靶毒性试验用来补充毒性通路试验,满足评价的需求。靶毒性测试可根据情况用体外或体内试验。在一定期间,有些基于动物试验的靶毒性试验是必要的,因为目前我们还不能仅用细胞试验来完全阐明化学物在体内的代谢。尽管靶毒性测试可能还要用目前的毒性测试方法,但在将来可能要用有别于传统测试的方法,如用转基因动物、新的动物模型、新的试验体系及在大的剂量范围内的组织反应的毒性基因组分析等。

剂量-反应关系和外推模型是为了将细胞试验结果向人体整体转化。剂量-反应关系模型描述试验介质中化学物浓度与体外反应程度的关系。根据外推模型估计与引起体外毒性通路紊乱相当的人体组织浓度的环境暴露或人体摄入量,并计算宿主敏感性系数。

人群和人体的暴露资料也是该毒性测试策略的重要组成部分,这些资料可为其他部分提供重要的信息,确保整个测试策略的完整性。收集生物监测资料有助于确定人体暴露、效应和敏感性标志物。

NRC 这份报告自提出以来,引起了学术界和相关管理部门的强烈反响,已启动了一系列相关研究,有关内容已反映在美国 EPA 化学物毒性评价策略计划中。但也有一些有待深入研究和解决的问题,如不同靶器官细胞的毒性途径的特异性,毒性途径网络中各毒性途径对毒性结局的相对贡献,靶器官细胞间的交互作用,以及如何预测整体动物实验长期染毒观察到的最低作用剂量和未观察到的有害作用剂量等。

第三节 风险分析

一、风险分析基本概念

危害(hazard):是指当机体、系统或(亚)人群暴露时可能产生有害作用的某一种因子或场景的固有性质。

风险(risk):也称为危险性或危险度,系指在具体的暴露条件下,某一种因素对机体、系统或(亚)人群产生有害作用的概率。

风险分析(risk analysis):是指对机体、系统或(亚)人群可能暴露于某一危害的控制过程。风险分析包括三部分内容,即风险评估、风险管理和风险交流。

人类的各种活动都会伴随有一定的风险存在,如表 12-1。风险分析的目的是预测风险和控制风险。

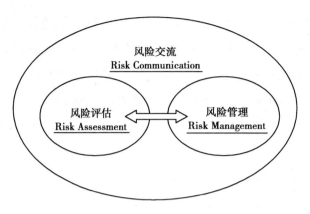

图 12-3
风险分析框架

表 12-1 某些日常活动和自然事件的估计风险*

活动内容	风险
吸烟(每天 10 支)	1/400
全部事故	1/2000
开车(16 000 公里/年)	1/5000
全部交通事故	1/8000
工业生产劳动	1/30 000
自然灾害	1/50 000
雷击	1/1 000 000

* 风险以 1 年内个体发生死亡的概率表示

风险评估(risk assessment):指对不良结果发生的概率进行描述和定量。包括环境风险评估(environmental risk assessment)和健康风险评估(health risk assessment)。健康风险评估基于人群流行病学资料、毒理学试验资料、环境化学物的接触资料等科学数据的分析,确定接触外源化学物后对公众健康危害的可能性,包括对有害作用性质、强度的定性描述,接触水平与可能出现损害的风险水平的定量评定及对于评价结论和评定的不确定性的分析和描述。

化学品安全性评价和健康风险评估是化学品安全性管理的基础。健康风险评估是在安全性评价的基础上发展起来的,两者有联系,也有区别。安全性评价和风险评估的危害识别阶段所用的毒性测试的实验方法基本相同。安全性评价表示为确定安全的程序,安全性评价具有预警性质,以NOAEL/LOAEL 或从基准剂量作为外推的起始点,并考虑变异性和不确定性,制订安全限值或暴露指导值。安全性评价常用于:①暴露可能是受控制的化学物的安全评价情形中,例如用于对食品添加剂和在食物中杀虫剂和兽药等残留物的评价。②新化学物或新产品生产、使用的许可和管理。风险评估是风险分析决策程序的一部分。风险评估通常在较高暴露范围(即高于安全限值或 VSD 的暴露范围)内进行研究,将暴露水平与剂量-反应曲线比较,并确定实际的风险水平(损害作用的发生率)。

可接受的风险及实用安全剂量:人类的活动总会有危险相伴随,接触和使用外源化学物也要冒一定的风险,关键在于发生风险的概率有多大。理论上,大多数化学物存在毒作用的阈值,在低于此剂量下将不会出现有害作用。但是,由于多种因素的影响,精确地确定绝对安全的接触水平是不可能的,有时,由于经济的原因,要想使化学物的接触水平降到对人类绝对无危害也是不现实的,对于致癌物等无阈化学物更是如此。于是提出了可接受风险的概念。可接受风险(acceptable risk)指公众及社会在精神及心理等方面可以承受的风险。相应于可接受风险水平的外源化学物接触剂量称为实际安全剂量(virtually safe dose,VSD)。不同个体、不同群体对于有害环境因素的反应会有所不同。某一事件,对于一个人、一个群体是可接受的,对于另一个人、另一个群体则可能是不可接受的。另外,风险的可接受程度还受活动性质的影响。人们对于吸烟、开车或乘飞机等自愿参加的活动,尽管有较高的风险仍能接受,但对于接触污染物等非自愿活动的风险则难以接受,总是希望这些风险越小越好。对于致癌性,一般认为接触某化学物终生所致的风险在百万分之一或以下,为可接受的风险。

二、健康风险评估

健康风险评估由以下4个步骤组成:危害识别;危害表征(剂量-反应关系评定);暴露评定和风险表征(包括定量的和定性的风险和不确定性)。

(一)危害识别

危害识别(hazard identification)是风险评估的第一阶段(定性阶段)。根据流行病学、动物试验、体外试验、结构-活性关系等科学数据和文献信息确定人体暴露于某种外源因素后是否会对健康造成不良影响、造成不良影响的性质和特点。在收集科学数据和文献信息的基础上,要评价资料的质量,进行取舍、权衡重要性后进行分析。对不同研究的权重一般按如下顺序:人体及流行病学研究、动物毒理学研究、体外试验以及定量结构-活性分析。对于化学危害因素,危害识别应从危害因素的理化特性、吸收、分布、代谢、排泄、毒理学特性等方面进行描述。

(二)危害表征

危害表征(hazard characterization)即对与危害因素相关的不良健康作用进行定量描述。可以利用动物试验、人体及流行病学研究确定危害因素与各种不良健康作用之间的剂量-反应关系(dose-response relationship assessment)。

对于风险评估,人类接触的资料往往很有限,这样常要用到动物试验的资料,而风险评估最为关心的是处于低剂量接触的人群,这一接触水平往往要低于动物试验观察的范围。这样需要有从高剂量向低剂量外推及从动物毒性资料向人的风险外推的方法,用高剂量化学物的动物试验所发现的有害作用究竟对预测人类低剂量暴露所产生的危害有多大意义是面临的主要问题。把动物试验数据外推到人体暴露水平的低剂量情形时,在量和质上皆存在不确定性。如果动物与人体的反应在本质上不一致,危害的性质或许会随剂量而改变或完全消失。人体与动物在同一剂量时,毒物动力学作用有可能有所不同,化学物在高剂量或低剂量时,代谢特征也可能不同。

根据外源化学物毒作用类型不同,危害表征的剂量-反应关系评定可分为阈值法和非阈值法。

1. 阈值法　安全限值(如ADI等)都可用来描述剂量-反应关系。

US EPA 在对非致癌物的风险评估中提出了参考剂量(reference dose,RfD)和参考浓度(reference concentration,RfC)的概念。RfD 和 RfC 为日平均暴露剂量或浓度的估计值,人群(包括敏感亚群)终

生暴露于该水平,预期发生非致癌或非致突变的有害效应的风险可以忽略。确定有阈毒性的化学物的 RfD 可用下式计算:

$$RfD = NOAEL 或 LOAEL/(UFs \times MF)。$$

式中:RfD、NOAEL 或 LOAEL 的单位均为 mg/(kg·d),UFs 为不确定系数,MF 为修正系数。

确定有阈化学物的参考剂量应充分收集现有的化学物毒理学资料、流行病学资料及毒代动力学资料等,并进行资料的质量评价及取舍,选择可用于剂量-反应关系评定的动物及人群研究资料,一般以这些资料中最为敏感的有害效应(关键效应)作为参考剂量推导的基础,确定关键效应的 NOAEL 或 LOAEL 及相应的不确定系数(uncertainty factor,UF)。

在 RfD 推导中应用了关键效应的 NOAEL(或 LOAEL)作为推导的基础。NOAEL(或 LOAEL)受到试验剂量组数、试验组剂量设计及每个剂量组的实验动物数等的影响,变异较大,且它们都是化学物毒性效应剂量-反应关系中的一个点值,不能反映化学物剂量-反应关系的全部信息,如剂量-反应关系曲线的斜率对推导出的 RfD 的保守程度会有所影响。为解决这些问题,USEPA 提出了用基准剂量(benchmark dose,BMD)代替 NOAEL(或 LOAEL)来推导 RfD 的方法。BMD 是依据动物试验剂量-反应关系的结果,用一定的统计学模式求得的引起一定比例(通常定量资料为 10%,定性资料为5%)动物出现阳性反应剂量的 95% 可信限区间的下限值。用 BMD 值计算 RfD 值,较 NOAEL 有许多优点。首先它是依据关键效应的剂量-反应关系的全部数据推导出来的,增加了其可靠性和准确性。另外,BMD 值是采用引起反应剂量值的 95% 可信限下限,在计算时必须把试验组数、试验动物数及指标观察值的离散度等作为参数纳入,这样 BMD 的值可反映所用资料质量的高低。对阈值法还发展了化学特异性调节因子(chemical-specific adjustment factors)法、分类回归法(categorial regression)、概率危险性分析(probabilistic RA)、基于生理毒动学(PBTK)模型等。

推导 RfD 时,理想的数据库应包括两个不同物种的哺乳动物慢性毒性研究,一个哺乳动物多代生殖毒性的研究,两个不同物种的哺乳动物发育毒性的研究。数据库的完整性不同,所得到的 RfD 值的可信性也不同。

不确定系数(UF)与安全系数类似,但此术语比安全系数更为适当,此术语避免误解为绝对安全,并且 UF 的大小与不确定性大小成比例,而不是与安全性成比例。UF 的选择应根据可利用的科学证据,推导慢性 RfD 时不确定性系数和修正系数的描述见表 12-2。在这些 UF 中,H 和 A 实际上就是安全性评价中的安全系数,S、L 和 D 则是为数据库的充分性和完整性设置的,而 MF 则是由专家判断的其他不确定性。

表 12-2　推导慢性 RfD 时不确定性系数和修正系数的描述

标准的 UFs	一般指导
H(人群个体敏感性变异)	在由人体实验或职业性暴露外推时,估计人群中个体敏感性的差异
A(动物资料外推到人)	当无人类长期暴露的资料或人类的资料不合适时,由慢性动物试验结果外推到人时,估计动物外推到人的不确定性
S(亚慢性研究外推到慢性)	估计由人或动物亚慢性暴露 NOAEL 结果推导慢性暴露的不确定性

续表

标准的 UFs	一般指导
L(由 LOAEL 代替 NOAEL)	由 LOAEL 代替 NOAEL 推导 RfD 时,说明由 LOAEL 推导 NOAEL 的不确定性
D(数据库不完整)	当数据库不完整,而需要通过部分判断来弥补时,说明用单个研究来解释全部有害结局的不确定性
MF(修正系数)	由专家判断而确定的附加的 UF,它在 0 和 10 之间,但不为 0。其大小取决于对 UF 没有考虑到的存在于研究和数据库中的其他不确定性的专业判断

  一般把每种 UF 的默认值定为 10,如果现有数据减少或排除了对某一特殊部分的不确定性,可以选择低于 10,甚至为 1 的不确定性系数。如若有关于人体资料,则 10 倍物种间变异可能不是必需的。但是人体研究的资料往往有限,特别是关于致癌性、生殖和慢性毒性的资料。动物实验中确定 NOAEL 的资料性质和质量可影响 UF 的选择,如最初的毒性反应的类型和重要性,毒效应的可逆性,实验动物数量,剂量-反应关系的形状,代谢饱和导致毒性,实验动物和人代谢和毒作用机制的差异等。

  总的 UF 究竟应采用多少,需要根据各个部分总的不确定性系数由专家来判断,若前 4 种不确定性同时存在时,标准的做法是 UF 选用 3000,而不是 10 000。如果一个不能确定 NOAEL 的亚慢性动物研究是唯一能够得到的资料,此时,5 种不确定性均存在,总 UF 可选择 10 000。如果数据库少于一个单独的哺乳动物亚慢性毒性试验,又不能确定 NOAEL,则数据库不充分,不能进行定量的风险评估。对特殊人群,如儿童可增加额外的 UF。美国 EPA 建议,在农药风险评估中如果针对儿童的资料缺失或不足,应考虑额外增加 10 倍以内的不确定系数(一般为 3~10 倍),具体值取决于其他信息以及所缺失的资料在判断危害性中的重要性。

  2. 非阈值法 对于遗传毒性致癌物及致突变物,没有毒性阈值,不能用 NOAEL-不确定系数法来制订允许暴露量。一般采取确定一个极低的、对健康影响可忽略不计或者社会可接受的风险水平,评估化学物接触的风险。一般选用的可接受的风险水平是百万分之一(10^{-6})。

  现在发展了多种有关致癌物的剂量-反应关系评定的数学外推模型,主要有两类,一类是概率分布模型(probability distribution models)或称统计学模型(statistical models),另一类是机制模型(mechanistic models)。用数学外推模型进行评定时,可分为两个步骤,首先,对在观察接触剂量范围内的资料选用一定的数学模型进行剂量-反应关系的表达;第二,对观察范围之下的情况进行外推。

  分布模型是基于每个生物体个体对受试物都有一个耐受水平,人群中不同个体的耐受水平差异很大,所以对于群体的耐受程度没有阈值,群体中的个体反应率可作为一特定概率分布函数中的变量,反应可用累积剂量-反应函数表达。如基于正态分布原理提出的概率单位模型,剂量-反应关系呈 S 形曲线,而且这一曲线经数学处理后可被直线化。虽然概率分布模型中,有关个体耐受的概念已有一些生物学证据,但依据这种方法进行低剂量外推时,不能得到期望的保守估计,对于许多试验资料也表明其不能很好地拟合。Logistic 模型及 Weibull 模型也属概率分布模型,分别假设效应发生的分布遵循 Logistic 及 Weibull 分布,在这类模型中可加入与肿瘤发生潜伏期及化学物接触时间有关的曲线拟合参数,增加了对毒理学资料的拟合性。

机制模型是基于生物学效应(毒性效应)起因于一个或几个生物学事件的随机发生的认识,用可反映反应发生的生物学机制的数学模型来表达剂量-反应关系。如在致癌物的风险评估中有一次打击(one-hit)、多次打击(multihit)、多阶段(multistage)、线性多阶段(linearized multistage)及随机两阶段(stochastic two stage)模型等。一次打击模型相对比较简单,它假设肿瘤可由细胞在一定时间内经受一次生物学有效剂量打击而引起,该模型推断依据的是在低剂量区域的剂量-反应关系呈线形,低剂量线形的假设导致因此得出的 VSD 是一个非常保守的低剂量。随着致癌机制研究的深入,致癌的一次打击概念也显得过于简单。多次打击模型是比一次打击模型更符合实际机制的模型。该模型假定在细胞水平诱发癌症发生需要多次打击。其适用的试验剂量范围内的剂量-反应关系特征同 Weibull 模型。尽管这一模型已被许多组织推荐使用,但也有人认为,在某些情况下会导致令人误解的结论。多阶段模型假定癌症的发生是一个多阶段的过程,是不同随机发生的数学过程的结果。该模型可以拟合最常见的致癌作用剂量-反应关系数据,即在低剂量段呈线性,高剂量段为向上弯曲型,因而适用范围较广。但有人认为,该模型有过高估计风险的可能,在某些情况下仍有可能得出错误的结果。

以上致癌物风险的机制模型有可能过度简单化了毒物在体内的转运及代谢过程,所以又发展了基于生理学毒代动力学模型(PBTK)。它考虑了化学物质染毒部位的解剖、生理特点,化学物质本身的理化特性,不同染毒途径吸收过程的差异,组织脏器的血流和药物代谢酶分布特征等,通过综合分析影响化学物质在体内转运和转化的因素,预测该化学物质在靶组织或器官的生物有效剂量(biological effective dose)。一般动物致癌实验中采用的染毒剂量远远高于人体的实际暴露量,在由高剂量向低剂量外推时,由于机体的代谢机制出现饱和而使化学物质暴露量与靶器官剂量之间出现非线性关系的问题。使用 PBTK 模型预测的生物有效剂量更能有效地反映剂量与肿瘤发生率之间的关系,降低了致癌风险评估的不确定性。种属间在代谢、生理(血流量、组织的容量、呼吸率等)等方面的差别在一定程度上决定了某一化学物在不同种属产生同等效应时的剂量有所差异,PBTK 模型还有助于阐明种属外推和不同暴露途径外推时产生的一些不确定性。另外,还发展了基于生物学的剂量-反应关系模型(biologically based dose-response models,BBDR),这类模型比一般的机制模型更能明确地反映特定的生物学过程,以更好地确定靶剂量与毒效应之间的定量关系。

一般情况下,动物实验的剂量-反应关系资料可用多种模型较好地拟合,但选用不同的模型得出的评价结果(VSD)会有所不同,不同模型得到的 VSD 的保守顺序为:一次命中模型>多阶段模型>Logistic 模型>Weibull 模型>多次命中模型>概率单位模型。如基于黄曲霉毒素 B_1 致癌性的有关资料,用不同的模型进行低剂量范围的外推,得到的 VSD(10^{-6} 风险时)用一次打击模型为 3.4×10^{-5} ppb,多阶段模型为 7.9×10^{-4},用 Weibull 模型为 4.0×10^{-2},多次命中模型为 0.28,用概率单位模型则为 2.5。显然,用一次打击模型及多阶段模型,得到了最为保守的风险估计。图 12-4 为用不同模型估计的 2-乙酰氨基芴低水平暴露的风险,可见在同一暴露水平,依据不同的剂量-反应关系外推模型得到的风险可有几个数量级的差异。在选择外推模型时,应依据致癌机制等生物学证据和统计方面的证据,而不是根据模型对实验剂量-反应数据的拟合程度。

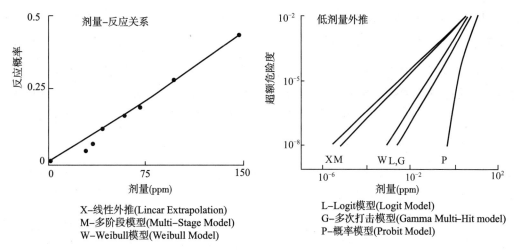

图 12-4

用不同数学模型对 2-乙酰氨基芴致癌性的低剂量外推

（三）暴露评定

暴露评定（exposure assessment）要确定人体通过不同的途径接触化学物的量及接触条件。没有确切的接触资料，就无法对人群的可能风险作出评价。人体可通过不同的途径接触外源化学物，如经口、经皮肤、经呼吸道等。在不同阶段，接触化学物的种类及量也不同，且接触往往是长期的，有许多接触需要靠历史资料来评估。接触评定也是风险评估中最为不确定的部分。

接触评定首先要确定化学物在各种环境介质中的浓度及人群的可能接触途径，然后估算出每种途径的接触量，再得出总的接触量。如对于洗涤用品原料的暴露评估，除考虑消费者在使用洗涤用品时对产品的直接暴露外，还需考虑消费者在完成清洁活动后对残留产品的潜在暴露，如消费者通过穿着衣物暴露于衣物上沉积的待评估原料，通过饮食暴露于餐具上残留的待评估原料等。另外，对于可预见的产品的误用、产品的意外暴露以及通过环境（饮水）暴露于待评估原料等场景也需考虑在内。对于接触量的估算既要有一般人群，也要有特殊人群（高危险人群）的评价，对于不同接触情况的人群经常需要分别进行评定。如对于食品化学物的评定，在化学物的急性（短期）暴露评估中，食物消费量和物质含量（浓度）通常分别选用高端值（如 90% 分位，P90）或最大值，而在慢性（长期）暴露评估中，食物消费量和物质含量（浓度）可以分别选用平均值、中位数或 P90 等百分位数的不同组合。营养素的膳食暴露评估则应同时关注 P25 等低端值。

接触评定主要靠对化学物的监测资料，在缺少足够的监测资料时，需要通过有效的数学模型进行估计。一般可通过测定环境中有害物质的水平即外暴露量初步了解人群的暴露情况。由于对于既往环境中化学物质的水平、实际暴露情况的变异常难以了解，增加了暴露评价中的不确定。人体生物材料中化学物及其代谢物的监测资料（接触生物学标志）可用于人群过去及现在接触情况的评定。如分析血、尿、头发或其他生物材料中的化学物或其代谢产物，掌握有害物质实际进入或作用于人体的量。基于生理学的毒代动力学模型可描述接触剂量与靶剂量之间的关系。

暴露评估时除尽可能按实际暴露情况评估外，有时需要模拟设计暴露场景（exposure scenario），即根据需要对暴露因素、暴露路径、环境因子的量或浓度、受暴露的机体、系统或（亚）人群（即数量、特征、习惯)等一组条件进行合理的假设。

（四）风险表征

风险表征(risk characterization)即在危害识别、危害表征和暴露评估的基础上,对评估结果进行综合分析,描述危害因素对人群健康产生不良作用的风险及其程度以及评估过程中的不确定性,为管理部门进行化学物的风险管理提供依据。人群的风险表征可依评估目的和现有数据不同描述危害对总人群、亚人群(如将人群按地区、性别或年龄别分层)、特殊人群(如高暴露人群和潜在易感人群)或风险管理所针对的特定目标人群可能造成某种健康损害的人数或处于风险的人群比例。

1. 有阈值毒性化学物的风险表征　对于有阈毒性化学物可以参考剂量(RfD)为标准,判断人群受化学物损害的风险,如果人群接触水平低于 RfD,则风险可忽略。可推算人群中接触量超过 RfD 的人数,还可根据人群接触剂量(EED)、RfD 及与 RfD 对应的假设的可接受风险水平(如 10^{-6})计算出接触人群的终身风险。公式为:

$$R = (EED/RfD) \times 10^{-6}$$

式中:R 为发生某种健康危害的终生风险;EED(estimated exposure dose)为人群总接触量估计值;10^{-6} 为与 RfD 对应的可接受风险水平。

对于有阈值毒性化学物,还可计算其接触限值(margin of exposure,MOE)。计算公式如下:MOE = NOAEL/EED

其中:

MOE:接触限值,无单位

NOAEL:未观察到有害作用水平,单位:mg/kg BW/day

EED:待评估化学物人体暴露量,单位:mg/kg BW/day

用 MOE 与 UFs×MF 相比较,如 MOE 大,则表明风险小,反之则大。

2. 无阈值毒性化学物的风险表征　对于致癌物,可计算终身超额风险(excess risk,R)及特定接触人群的预期超额癌症病例数(number of excess cases,EC)。

$$R = 1 - \exp\left[-(q_1^*(\text{人}) \times D)\right] \text{ 或 } R = 1 - \exp\left[-(Q \times D)\right]$$

式中:R 为因接触致癌物而生癌的终生概率(数值为 0~1);

D 为个体日平均接触剂量,单位为 mg/(kg·d)。

当 $q_1^*(\text{人}) \times D$ 的值小于 0.01 时,上面公式可简化为:

$$R = -(q_1^*(\text{人}) \times D) \text{ 或 } R = Q \times D$$

$$EC = R(py) \times (AG/70) \times \sum Pn$$

式中 R(py)为人均年超额风险,人群期望寿命为 70 岁时,R(py) = R/70;AG 为标准人群平均年龄;Pn 为平均年龄为 n 的年龄组人数。

也可通过计算终生致癌风险(LCR)进行风险程度的评估。LCR 计算如下:

首先按照以下公式将动物试验获得的 T_{25} 转换成人 $T_{25}(HT_{25})$:

$$HT_{25} = \frac{T_{25}}{\sqrt[4]{\dfrac{BW_{\text{人}}}{BW_{\text{动物}}}}}$$

T_{25}：诱发 25% 实验动物出现癌症的剂量，单位：mg/kg BW/day

HT_{25}：由 T_{25} 转换的人 T_{25}，单位：mg/kg BW/day

BW：体重，单位：kg

根据计算得出的 HT_{25} 以及人体暴露量按以下公式计算 LCR：

$$LCR = \frac{EED}{4 \times HT_{25}}$$

LCR：终生致癌风险

EED：终生每日暴露平均剂量，单位：mg/kg BW/day

HT_{25}：由 T_{25} 转换的人 T_{25}，单位：mg/kg BW/day

如果 $LCR \leqslant 10^{-6}$，则认为其引起癌症的风险较低。

如果 $LCR > 10^{-6}$，则认为其引起癌症的风险较高，应予以关注。

3. 不确定性分析　在风险表征时，须分析风险评定过程中每一步所涉及的不确定性和变异性及其可能对评估结果的影响。包括物种间外推的不确定性，短时间暴露向长时间暴露外推的不确定性，NOAEL 精度的不确定性，暴露途径外推的不确定性，整体数据库和毒性终点的充足性，评估模型和假设情形的可信度，人群暴露数据的变异性和相关性等。

三、风险管理

风险管理(risk management)指管理部门根据风险评估的结果，权衡做出管理决策的过程，必要时，选择并采取适当的控制措施，控制对人体造成危害。一般来讲风险管理包括如下步骤：①提出需要控制的风险；②分析风险，主要是风险评估过程；③在充分收集各方面资料和信息的基础上，权衡利弊，选择解决方案；④做出减轻风险的决策；⑤实施风险控制措施；⑥评价管理措施的效果。

（一）风险管理的原则

1. 在风险管理决策中，保护人类健康应该是首要考虑的问题，风险评估的结果是风险管理的科学依据。要保证风险评估过程的独立性和科学完整性。风险管理决策也应该考虑到风险评估结果的不确定性。

2. 风险-效益分析　风险管理决策和控制的过程需综合技术、社会、经济、政治、文化、风俗等其他因素。在风险管理时经常需要进行风险-效益分析，成本-效益分析即是其特例。对于一些对人类危害大，且又非生产和生活必需品(如有替代品)的化学物应禁止其使用。有一些化学物，虽然对人体可能会造成一定的危害，但它们是工业生产或人们日常生活必不可少的，在利弊分析的基础上，可以容许其在严格控制和管理，尽可能引起小的危害(低于可接受的危险度水平)的情况下使用。每一个减少风险的措施都会伴随费用的增加，必须考虑以增加花费或影响其他需要的活动来求得"过度安全"是否值得。在可接受风险的水平及 VSD 的确定时，在保证人类健康不受损害的前提下，也要考虑技术及经济等方面的因素。

3. 风险管理决策和实施应是透明的，在风险管理的整个过程中，风险管理者、风险评估者及消费者和其他相关组织之间保持充分的信息交流。风险管理应该是一个连续的过程，应不断地参考风险管理决策的评价和审议过程中产生的新资料。

4. 预警原则　预警原则(precautionary principle)指即使没有科学的证据证明某些人为活动与其产生的效应之间存在联系,只要假设这些活动有可能对生命健康存在危害效应的风险,就应采取适宜的措施减缓或消除这些影响。即在有可能发生严重不可逆的损害时预警原则可以代替风险评估作为风险管理措施的基础。20世纪70年代,德国最早提出预警原则,最初这条原则是用于处理重大的环境问题(如酸雨、欧洲北海污染、全球气候变化等),后来应用于其他领域,如预警原则已成为欧盟食品安全管理的正式法律依据和食品潜在风险管理的重要措施。欧洲议会和理事会发布的食品一般原则条例(EC/178/2002)规定在特定的情况下,经可获得的信息评估确可能对健康具有不利影响但科学证据尚不很充分时,将采取临时的风险管理措施以保证对健康的保护,等以后取得更多的科学信息时进行更全面的风险评估。欧洲委员会(EC)提出,当认为有必要采取风险管理行动时,基于预警原则的措施应该:①与选择的保护水平相称;②在措施应用中无歧视性,即对类似情况应同等对待;③与已采取的类似措施保持一致性,即所采取的措施应和在可获得科学数据的相同领域中已采取的措施在范围和性质上具有可比性;④基于对所采取行动带来的潜在效益和成本的考核;⑤审查新的科学数据,应根据科学的发展进行定期审查,并在必要时对措施进行修订;⑥能为更全面的风险评估提供科学依据。

（二）风险管理方法

风险管理的方法,主要涉及以下几个方面。

1. 零风险管理　1958年美国在《食品、药品和化妆品法》修订案中的食品添加剂条款(Ddaney条款)规定,如果发现某一食品添加剂对人或者对实验动物有致癌作用,就不应批准使用。实际上,这一法规是把在食物中检测不到这些致癌物称之为"安全"。随着分析技术的发展,人们认识到,未检出并不等同于不存在或无危险。另一方面,随着遗传毒理学及化学致癌研究的不断发展,鉴定出的对人或动物有致癌性的化学物愈来愈多,有些难以从我们人类的生产、生活环境中消除。鉴于此,目前对食品、药品、杀虫剂、食品添加剂、工业化学物质和其他消费品等物质的管理已经接受了可忽略的风险的概念。

2. 传统使用的物质　在世界各国的管理中认可了那些在人类传统中应用了很长时间的物质的固有安全性,特别是食物和普通的饮食成分,该类物质称为通常认为安全物质(generally regarded as safe,GRAS)。认可的安全性是特指传统应用而不包括其他特殊用途。

3. 推荐安全限值　用于有阈值毒性化学物的管理。如制订日容许摄入量(ADI)、每日耐受摄入量(TDI)、参考剂量(RfD)、阈限值(TLV)、容许暴露阈限值(PEL)、短期暴露阈限值(STEL)和时间加权重平均值(TWA)、最高容许浓度(MAC)等。

4. 可忽略的风险　对于肿瘤,一般把终身暴露不产生大于百万分之一的超额癌症风险作为"可忽略风险"。近年来在风险管理中提出了毒理学关注阈值(threshold of toxicological concern,TTC)的概念,即当化学物质的人体暴露剂量低于某个阈值水平时,该化学品对人体健康造成危害的可能性很低,无须进行毒理学关注。传统风险评估需要得到一套详细的毒性数据,这通常会导致进行一些不必要的、过于详细的研究,从而造成时间、动物和资源的浪费。另外,对于那些缺乏详尽毒性数据的化合物,不能使用传统的风险评估方法。TTC 方法根据化学物致突变性警告或其基本结构特征(按照决策树)将化学物分成几大类,然后再确定相关的安全阈值。当某化学物缺乏相关毒性资料,且人体暴露水平很低时,可运用 TTC 方法对该化学物进行风险评估。1995 年美国 FDA 有关食品接触化学物质(通过食品包装材料渗入)管理阈值是 TTC 的首次应用。规定如果食品包装材料的化学物质在食品中的浓度等于或低于 5×10^{-10} g(1.5 μg/d),就可以申请管理豁免。目前 TTC 方法已应用于食品包装物、食用香料、药物、工业化学品、化妆品等领域。

5. 效益-风险分析(benefit/risk analysis)　在实际管理中,常常需要综合各方面的得失,确定合理的可接受风险,作出切实可行的决策并实施,达到保护人类健康的目的。

四、风险交流

风险交流(risk communication)是指在风险分析全过程中,风险评估者、风险管理者、消费者、产业界、学术界和其他利益相关方对风险、风险相关因素和风险感知的信息和观点,包括对风险评估结果解释和风险管理决策依据的交流过程。

(一)风险交流的意义

1. 有利于科学理解风险信息　风险评估是专业的内容,公众有可能会产生各种误读和误解。风险交流就是用通俗的语言解释专业问题,弥合各方在风险认知上的差异。另外管理者也需要准确理解风险评估的结论并作出正确决策。

2. 有助于风险管理措施实施　通过有效的风险交流可使相关方对存在的风险及针对其采取的措施有进一步的理解,有时也许不能解决各方存在的所有分歧,但可有助于更好地理解分歧。公众在对风险有客观认识的基础上,对风险管理达成共识,就会配合并主动参与控制风险的措施。

3. 有助于建立社会信任　政府、科学家、媒体、公众之间缺乏互信,这是风险交流最大的障碍。通过有效的风险交流,消费者会更加信任风险分析的结果,也会提高对风险管理部门的信任度。

4. 在交流过程中达成相关知识的宣传。

(二)风险交流的原则

1. 互动性　风险交流不是单一的传递风险信息,也包括相关利益方对风险及相关管理措施的关切、意见及相应反应,是各方信息交换过程。

信息交流也包括与媒体的往来,新闻媒介对于公众对风险的认知、对风险控制措施的理解起到重要的引导作用,也对风险管理者的决策和行动有重要的监督作用。

2. 公开、透明性　要用清晰、易懂的术语向具体的交流对象提供有意义的、相关的和准确的信息。政府要成为最具有公信力的信息源,要科学地描述风险的性质以及风险评估的不确定性,明确制定管理措施的依据及可能受益和有效性。

3. 及时性　尽早发布风险相关信息,尽量降低事件的不确定性,这是消除恐慌、及早采取控制措施的重要途径。

(三)风险交流的目标

1. 促进所有参与者认识和理解风险分析过程中的具体问题;

2. 在达成和实施风险管理决定时,增强一致性和透明度;

3. 为理解所提出的或实施的风险管理决定提供一个合理的依据;

4. 促进风险分析过程的全面有效性和效率;

5. 当有效的风险信息和教育计划成为风险管理的措施时,推动这些信息和教育计划的制订和传播;

6. 培养公众对安全性的信任和自信;

7. 加强所有参与者之间的工作关系和相互尊重;

8. 促进所有各方适当地参与风险交流过程;

9. 各方交流有关风险及其他论题的信息,包括其认识、态度、价值、行为及观念等。

第四节 全球化学品统一分类和标签制度介绍

联合国 2003 年公布了"全球化学品统一分类和标签制度(globally harmonized system of classification and labelling of chemicals,GHS)",并于 2007 年和 2009 年进行了修订。GHS 定义了化学品物理危险性、健康危害性和环境危害性(表 12-3),建立了危险性分类标准,并规范了化学品标签和安全技术说明书中标签要素的内容,对标志符号、图形及其警示含义等相关信息的提供做出了统一、全面和详细的规定,旨在对世界各国不同的危险化学品分类方法进行统一,最大限度地减少危险化学品对健康和环境造成的危害。

世界各国积极响应,研究制定本国实施 GHS 分类的相关法规。我国环境保护部于 2010 年 1 月 19 日修订颁布了《新化学物质环境管理办法》(2010 年环保部第 7 号令),更新了新化学物质的申报要求及评审办法,管理措施进一步与国际接轨。为执行全球化学品统一分类和标签制度,国家质检总局于 2006 年年底发布了"化学品分类、警示标签和警示性说明安全规范"系列标准(GB20576—2006 至 GB20602—2006),并于 2008 年 1 月 1 日正式实施。

表 12-3 GHS 危险性分类种类

物理危险性	健康危害性
爆炸性物质	急性毒性
易燃气体	皮肤腐蚀/刺激性
易燃气溶胶	严重眼损伤/眼刺激性
氧化性气体	呼吸或皮肤致敏性
高压气体	生殖细胞致突变性
易燃液体	致癌性
易燃固体	生殖毒性
自反应物质	特定靶器官毒性(单次接触)
发火液体	特定靶器官毒性(重复接触)
发火固体	呛吸毒性
自热物质	

遇水放出易燃气体物质	**环境危害性**
氧化性固体	危害水生环境物质
氧化性液体	（1）水生急性毒性
有机过氧化物	（2）水生慢性毒性
金属腐蚀剂	

GHS 分类适用于所有化学品（含农药），既适用于纯化学物质，也适用于混合物。但是，GHS 不适用于医药品、食品添加剂、食品中农药残留物或消费者使用的化妆品。

GHS 保护对象是从事工业化学品、农用化学品（农药和化学肥料）以及日用化学品的生产、使用、运输等可能直接或间接接触化学品的职业人群、应急救援人员、消费者人群以及生态环境。

GHS 分类的结论通常可表述为 4 种：①具体的分类类别：当一种物质具有可靠、充分危害性数据，且符合分类规则时，应当根据 GHS 标准划定其具体分类和类别。②不能分类（classification not possible）：当一种物质没有可靠数据或者缺少充分的数据时，无法根据 GHS 的分类标准对物质进行分类，该物质应当确定为"不能分类"。③不适用（not applicable）：当一种物质因物理形态等原因，不符合某项分类标准时，该物质应当确定为"不适用"。如：根据 GHS 的定义，该物质物理形态为固体（或液体），不符合吸入毒性（气体）的标准，故不适用。④非此类（not classified）：当有充分的证据表明一种物质"无危害"或者"危害性极低"，未达到 GHS 分类标准规定的危险性最低水平时，该物质分类结论为"非此类"。

GHS 健康危害性共有 10 个危害性种类，每个种类下有若干个危害性类别，以表示该危害性的严重程度，具体情况见表 12-4。

表 12-4　GHS 健康危险种类及类别

序号	健康危险性种类	危险性类别
1	急性毒性	第 1 类、第 2 类、第 3 类、第 4 类、第 5 类
2	皮肤腐蚀/刺激性	第 1A 类、第 1B 类、第 1C 类、第 2 类、第 3 类
3	严重眼损伤/眼刺激性	第 1 类、第 2 类
4	呼吸或皮肤致敏性	第 1 类
5	生殖细胞致突变性	第 1A 类、第 1B 类、第 2 类
6	致癌性	第 1A 类、第 1B 类、第 2 类
7	生殖毒性	第 1A 类、第 1B 类、第 2 类、附加类别
8	特定靶器官毒性（单次接触）	第 1 类、第 2 类、第 3 类
9	特定靶器官毒性（重复接触）	第 1 类、第 2 类
10	呛吸毒性	第 1 类、第 2 类

GHS 对健康危害分类和分级标准见表 12-5~表 12-17。

表 12-5　急性毒性分类对应的(近似)LD$_{50}$/LC$_{50}$值

暴露途径	类别1	类别2	类别3	类别4	类别5
经口(mg/kg 体重)	LD$_{50}$≤5	5<LD$_{50}$≤50	50<LD$_{50}$≤300	300<LD$_{50}$≤2000	2000<LD$_{50}$≤5000
经皮(mg/kg 体重)	LD$_{50}$≤50	50<LD$_{50}$≤200	200<LD$_{50}$≤1000	1000<LD$_{50}$≤2000	
气体(ppmV)	LC$_{50}$≤100	100<LC$_{50}$≤500	500<LC$_{50}$≤2500	2500<LC$_{50}$≤20000	
蒸气(mg/L)	LC$_{50}$≤0.5	0.5<LC$_{50}$≤2.0	2.0<LC$_{50}$≤10	10<LC$_{50}$≤20	
粉尘和烟雾(mg/L)	LC$_{50}$≤0.05	0.05<LC$_{50}$≤0.5	0.5<LC$_{50}$≤1.0	1.0<LC$_{50}$≤5	

表 12-6　皮肤腐蚀和刺激性的分类

类别	分类标准	
类别1(腐蚀)	三只动物中有一只或一只以上显示出腐蚀性	
1A	接触时间≤3分钟	观察时间≤1小时
1B	3分钟<接触时间≤1小时	观察时间≤14天
1C	1小时<接触时间≤4小时	观察时间≤14天
类别2(刺激)	(1)三只实验动物中至少有两只实验动物在受试物涂敷除掉之后24、48和72小时(如果反应延迟,在皮肤反应开始后连续3天),红斑或水肿分级平均值≥2.3和≤4.0;或者 (2)炎症在至少两只动物中持续到正常14天观察期结束,特别是出现脱毛(有限区域)、过度角化、过度增生和脱皮;或者 (3)在一些情况下,不同动物的反应有明显的不同,单有一只动物有非常明确的与化学品接触有关的阳性效应,但低于(1)和(2)的标准	
类别3(轻度刺激)	三只实验动物中至少两只实验动物在24、48和72小时,或者如果反应延迟,在皮肤反应开始后连续3天的红斑/焦痂或水肿分级平均值≥1.5和<2.3	

表 12-7　眼睛刺激性分类

类别		分类标准
类别1 (对眼睛的不可逆效应)	严重眼损伤	物质应用在动物眼部会产生以下效应: —至少1只动物的角膜、虹膜或结膜出现在21天观察期内不会逆转或不能完全逆转的损害效应 —3只动物中至少2只动物中出现以下阳性反应: 　—角膜混浊≥3和(或) 　—虹膜>1.5 *这些值是应用化学物后24小时、48小时和72小时的评分的平均值
类别2 (对眼睛的可逆效应)	2A 眼刺激	物质应用在动物眼部会产生以下效应: —3只动物中至少2只动物中出现以下阳性反应: 　—角膜混浊≥1和(或) 　—虹膜≥1和(或) 　—结膜充血≥2和(或) 　—结膜水肿≥2 这些值是应用化学物后24小时、48小时和72小时的评分的平均值,并且这些效应在21天观察期内可以逆转
	2B 轻度眼刺激	在本类别范围内,如以上所列效应在7天观察期内完全恢复

表 12-8　呼吸道致敏物分类

类别	分类标准
类别 1 (呼吸道致敏物质)	(1)如果有人类证据表明,该物质可导致特定的严重的呼吸道超敏反应和(或) (2)如果有相应的动物试验阳性结果
1A	物质表现出对人类的高致敏率;或根据动物试验或其他试验,可能对人类有高致敏率,还要考虑致敏反应的严重程度
1B	物质显示在人类身上低度到中度的致敏率;或根据动物试验或其他试验,可能对人产生低度到中度的致敏率,还要考虑反应的严重程度

表 12-9　皮肤致敏物分类

类别	分类标准
类别 1	(1)如果人类证据表明,有较大数量的人在皮肤接触后可引发过敏,或 (2)如果有相应的动物试验阳性结果
1A	物质表现出对人类的高致敏发生频率和(或)从对动物的高致敏能力处推出人类有明显致敏潜力,还要考虑反应的严重程度
1B	物质显示在人类身上低度到中度的发生率和(或)从对动物的低到中度致敏能力可以推定对人类有致敏潜力,还要考虑反应的严重程度

表 12-10　生殖细胞致突变性分类

类别	分类标准
类别 1 已知引起人类生殖细胞可遗传突变或被认为可能引起人类生殖细胞可遗传突变的物质	
1A 已知引起人类生殖细胞可遗传突变的物质	人类流行病学研究得到阳性证据
1B 认为可能引起人类生殖细胞可遗传突变的物质	(1)哺乳动物体内可遗传生殖细胞致突变性试验得到阳性结果;或者 (2)哺乳动物体内体细胞致突变性试验得到阳性结果,并有证据表明该物质有引起生殖细胞突变的可能。这种支持性证据可来自体内生殖细胞致突变性/生殖毒性试验,或者证明物质或其代谢物有能力与生殖细胞的遗传物质相互作用;或者 (3)试验阳性结果显示在人类生殖细胞中产生了致突变效应,但无须证明是否传递给后代。例如,接触人群精子细胞的非整倍性频率增加
类别 2 由于可能导致人类生殖细胞可遗传突变而引起关注的物质	哺乳动物实验得到阳性证据,或某些情况下从一些体外试验中得到阳性证据,这些证据基于: (1)哺乳动物体内体细胞致突变性试验;或者 (2)得到体内体细胞生殖毒性试验阳性结果支持的其他体外致突变性试验 注意:体外哺乳动物致突变性试验得到阳性结果,并且也显示与已知生殖细胞致突变物有化学结构活性关系的物质,应考虑将其划为类别 2 致突变物

表 12-11　致癌物分类

类别	分类标准
类别 1 已知或假定的人类致癌物	可根据流行病学和(或)动物数据将物质划为类别 1
1A 已知对人类有致癌可能	分类主要根据人类证据,分类以证据的充分程度以及附加的考虑事项为基础,这些证据可能源自一些人体实验得到的关于化学物暴露和癌症产生的因果关系
1B 假定对人类有致癌可能	分类主要根据动物证据。 分类是以证据的充分程度以及附加的考虑事项为基础。这些证据来自: 动物实验,有充分的证据证明了动物致癌性。 此外,在个案基础上,根据显示有限的人类致癌性迹象和有限的实验动物致癌性迹象的研究,可能需要通过科学判断作出假定的人类致癌性决定
类别 2 可疑的人类致癌物	可根据人类和(或)动物研究得到的证据将物质划分为类别 2,但前提是这些证据不能令人信服地将物质划分为 1A 类或 1B 类。根据证据的充分程度和附加考虑事项,这样的证据可来自人类研究中有限的致癌性证据,也可来自动物研究中有限的致癌性证据

表 12-12　生殖毒性的分类

类别	分类标准
类别 1 已知或假定的人类生殖毒物	本类别包括已知对人类性功能和生育能力或发育产生有害影响的物质或动物研究证据(可能有其他信息作补充)表明其干扰人类生殖的可能性很大的物质
1A 已知的人类生殖毒物	将物质划为本类别主要以人类证据为基础
1B 假定的人类生殖毒物	1B 类物质的分类主要是基于动物试验。动物研究数据应提供明确的证据,表明在没有其他毒性效应的情况下对性功能和生育能力或对发育有有害影响,或者如果与其他毒性效应一起发生,对生殖的有害影响被认为不是其他毒性效应的非特异继发性结果。但是,如果该效应与人类的相关性值得怀疑时,划为类别 2 更合适
类别 2 可疑的人类生殖毒物	若有一些人类或试验动物证据(可能有其他信息作补充)表明在没有其他毒性效应的情况下,对性功能和生育能力或发育有有害影响,或者如果与其他毒性效应一起发生,对生殖的有害影响被认为不是其他毒性效应的非特异继发性结果,而且证据的说服力不够将该物质划为类别 1,可将其划为类别 2。比如,研究中的缺陷可能使证据质量不是很令人信服,划为类别 2 更合适
附加类别 哺乳效应或通过哺乳产生效应的物质	已知被妇女吸收并发现干扰哺乳,或者该物质(包括代谢物)可能存在于乳汁中,而且其数量足以影响哺乳婴儿健康的物质,应划为此类别,以表明该物质对以母乳喂养的婴儿造成危害的性质。这一危害根据以下情况确定 (1)对该物质的吸收、代谢、分布和排泄的研究表明,该物质存在于乳汁中,且其含量达到可能产生毒性的水平;和(或) (2)在动物实验中一代或二代研究结果表明,物质转移至乳汁中对子代的有害影响或对乳汁质量的有害影响的清晰证据;和(或) (3)人类实验证据表明,该物质对哺乳婴儿有危害

表 12-13 单次接触特异性靶器官毒性分类

类别	分类标准
类别1:对人类产生明显毒性的物质,或者根据实验动物研究得到的证据,可假定在单次接触后有可能对人类产生明显毒性的物质	(1)人类病例或流行病学研究得到的可靠和质量良好的证据;或 (2)适当的实验动物研究的观察结果。在实验中,在一般较低的接触浓度下产生了与人类健康有相关性的显著的和(或)严重毒性效应。下面提供的指导剂量/浓度值(表12-14)可作为证据权重评估的一部分使用
类别2:根据实验动物研究的证据,可假定在单次接触后有可能对人类健康产生危害的物质	可根据适当的实验动物研究的观察结果将物质划入类别2。在实验中,在一般中等的接触浓度下产生了与人类健康相关的显著和(或)严重毒性效应。下面提供了指导剂量/浓度值(表12-14),以帮助进行分类。 在特殊情况下,也可使用人类证据划入类别2
类别3:暂时性靶器官效应	这一类别仅包括麻醉效应和呼吸道刺激。有些靶器官效应可能不符合把物质划入上述类别1或类别2的标准。这些效应在接触后的短暂时间内有害地改变人类功能,但人类可在一段合理的时间内恢复并且不留下显著的组织或功能改变

表 12-14 一次接触剂量的指导值范围

暴露途径	单位	指导值范围		
		类别1	类别2	类别3
经口(大鼠)	mg/kg 体重	C≤300	2000≥C>300	指导值不适用
皮肤接触(大鼠或兔)	mg/kg 体重	C≤1000	2000≥C>1000	
吸入气体(大鼠)	ppmV/4h	C≤2500	20000≥C>2500	
吸入蒸汽(大鼠)	mg/(L·4h)	C≤10	20≥C>10	
吸入粉尘/烟雾、烟尘(大鼠)	mg/(L·4h)	C≤1.0	5.0≥C>1.0	

表 12-15 反复接触特异性靶器官毒性分类

类别	分类标准
类别1:对人类产生显著毒性的物质,或者根据实验动物研究得到的证据,可假定在重复暴露后有可能对人类产生显著毒性的物质	(1)来自人体数据或流行病学调查的质量和可靠性高的证据;或 (2)对实验动物进行恰当研究,观察到普遍低浓度暴露即产生与人类健康相关的显著或严重的毒性效应。以下的指导剂量/浓度水平可作为评估证据权重的一部分(表12-16)
类别2:根据实验动物研究得到的证据,假定在重复暴露后对人类健康可产生潜在损害的物质	可根据适当的实验动物研究的观察结果将物质划入类别2。在实验中,观察到普遍中等浓度暴露即产生与人类健康相关的显著的毒性效应。以下的指导剂量/浓度水平可对分类提供帮助(表12-16)。在特殊情况下,人类证据也可以用于将物质归为类别2

表 12-16 反复接触特异性靶器官毒性分类的指导值

试验类型	物种	单位	类别1		类别2	
			90 天	28 天	90 天	28 天
经口	大鼠	mg/kg bw/d	C≤10	C≤30	10<C≤100	30<C≤300
经皮肤	大鼠	mg/kg bw/d	C≤20	C≤60	20<C≤200	60<C≤600
吸入,气体	大鼠	ppmV/(6h·d)	C≤50	C≤150	50<C≤250	150<C≤750
吸入,蒸汽	大鼠	mg/(L·6h·d)	C≤0.2	C≤0.6	0.2<C≤1	0.6<C≤3
吸入,粉尘/烟雾	大鼠	mg/(L·6h·d)	C≤0.02	C≤0.06	0.02<C≤0.2	0.06<C≤0.6

表 12-17　呛吸毒性的分类标准

分类	分类标准
类别1:已知引起人类呛吸毒性危害,或被看作会引起人类呛吸毒性危害的化学品	(1)有可靠的高质量的人类证据,或 (2)如果它是一种在40℃测量时运动黏度≤20.5 mm²/s 的烃类化合物
类别2:推测会引起人类呛吸毒性危害而引起关注的化学品	以现有的动物研究和专家判断为基础,考虑到表面张力、水溶性、沸点和挥发性,在40℃测量运动黏度≤14 mm²/s 的除类别1以外的物质

（郝卫东）

思考题

1. 简述化学品安全性管理中毒理学工作者的作用。

2. 简述毒理学安全性评价分阶段进行的意义,4阶段毒理学评价程序一般包括哪些试验。

3. 简述健康风险评估的步骤和内容。

4. 简述 GHS 健康危害分类的主要内容。

5. 简述以动物毒理学实验资料外推人接触安全性的不确定性。

第十三章

转化毒理学

　　毒理学是人类在长期历史进程中健康和生命受到自然界植物和动物毒素威胁,不断面临如何有效预防和治疗毒物中毒的挑战中诞生并逐步发展起来的,与生俱来就具有显著的转化特征。随着社会经济的快速发展,人类除了暴露于传统的植物和动物毒素之外,人类自己生产和使用的医药、农药和各种化学物大大增加了暴露机会,许多化学物进入环境后不易降解以至于环境中化学物的数量和品种不断增加;此外,一些物理因素或各种有害因素的综合作用对人类健康的风险已经成为全社会共同面临的重大公共卫生问题,毒理学的发展已不仅是学科本身的需要和毒理学家的职责,更是社会对毒理学家的期望。本章将介绍转化毒理学的概念、研究方法、内容、在实际工作中的应用和展望等,旨在为全面认识和了解转化毒理学这门新兴学科提供帮助。

第一节　概述

一、转化毒理学的概念

　　转化毒理学(translational toxicology)是毒理学新的分支学科,指运用现代毒理学和流行病学的基本原理,研究和开发在预防、减缓或逆转因暴露环境有害因素而导致的人类健康风险中安全有效的干预措施。转化毒理学的概念是由转化医学(translational medicine)衍生而来,是现代毒理学理论体系的核心。转化毒理学不仅是一个新的概念,更是引领毒理学发展新的理念,具有以下要素:①强调转化,即要把基础研究成果向应用转化,提倡开展以应用为导向的基础研究。②强调转化的双向性,即既要把基础研究成果主动用于解决实际工作中的问题,同时要从实际工作中发现问题,带着问题开展基础研究。③强调毒理学基础研究的重要性,要解决毒理学相关的各种科学问题,满足社会对毒理学的需求,毒理学家不仅要研究和发展本学科的理论和技术方法,更要学习借鉴医学、生命科学、物理学、化学等相关学科的新理论、新方法,为快速转化提供理论和技术保障;此外,毒理学家还要研究如何实现快速转化的方法和机制。

二、转化毒理学的产生背景

　　转化毒理学作为专门术语是2009年由美国马特斯和瓦里克(Mattes WB & Walker EG,2009)在共同发表的专论"转化毒理学和预测安全性试验联盟的工作"中首次提出。此后,转化毒理学逐渐引起预防医学尤其是毒理学领域的关注,并逐渐发展成为一门毒理学分支学科。

　　转化毒理学的产生既是毒理学学科进步和发展的必然,更是社会经济发展赋予该学科的使命。

长期以来,毒理学作为一门学科经不断发展已经具有相对完整的理论和实验方法体系,各国政府卫生和药物等管理部门基于毒理学理论和实验方法制定和颁布了各种专门的卫生标准和评价规范等,并采取强有力的监管措施,有效保障了社会的健康发展。在人类历史上,由于药物毒副作用造成了许多悲剧,但也大大促进了毒理学的发展。逐渐地,人们发现可用动物实验测试药物的毒性,从而预测药物对人类的安全性。事实证明,这种方法有效提高了药物研发的效率和使用的安全性,减少了人类直接使用药物的风险,许多方法一直沿用至今。事实上,传统毒理学理论和安全性测试评价方法体系的进步与完善与许多重大环境污染事件和医药毒性事件的发生密不可分,典型的例子之一是1937年发生在美国的磺胺酏严重毒副作用事件。磺胺类药于20世纪30年代问世。1937年秋,美国田纳西州Massengill公司用工业溶剂二甘醇代替乙醇和糖来生产一种磺胺酏剂,供应该国南方的几个州,用于治疗感染性疾病。同年9~10月间,这些地方发现肾衰竭的病人大量增加,造成107人死亡。调查显示是由于患者服用了这种磺胺酏剂而发生肾衰竭所致。尸检表明肾脏严重损害,患者死于尿毒症,原因主要是二甘醇在体内经氧化代谢成草酸导致的肾损害。该事件促使美国FDA在1938年颁布法案并规范了新药用于临床前必须经动物实验测试其安全性。这类事件促使各国对毒理学安全性评价的理论和方法的普遍重视,也给毒理学发展带来了机遇,毒理学测试和评价逐渐走上规范化的道路。归纳起来,传统的毒理学具有以下特征:①是公共卫生与预防医学领域的基础性学科,着重研究外源化学物的理化特性、毒作用特点、机制以及毒性效应检测、评价和中毒防治。②所用的毒性测试方法主要依赖动物实验,通过多种实验手段评价不同的效应终点,广泛用于评价外源性化学物的急慢性毒性、眼睛和皮肤刺激作用,致畸、致癌、致突变作用,蓄积作用和慢性毒作用等。③毒理学测试方法是外源性化学物等安全性评价和环境风险评估的基本手段和方法,为国家相关部门审批生产许可以及采取保障环境安全措施等提供了重要技术支持。④随着社会经济快速发展,传统毒理学的测试手段和方法的缺陷日益凸显,主要表现在:A. 由于其主要依靠动物实验,使用大量实验动物,耗时、费力,无法满足大量新化学物安全性评价的需要;B. 难以评价不同生命阶段的毒性效应或同时评估多种不同健康结局;C. 难以评估外源性化学物对敏感人群的潜在毒性;D. 基于动物实验的测试结果与人类的关联性也一直备受质疑。显而易见,传统毒理学的技术方法如果没有创新的发展思路和可行的快速评价技术和方法,该学科与社会实际需求的脱节将愈来愈明显。

21世纪初,为应对传统毒理学测试方法面临的挑战,美国率先提出一项名为"毒性预报"(ToxCast)的EPA计划,该计划的核心是研发以细胞和分子为基础的高通量测试,从而实现对大量化学物的毒性和安全性进行快速筛选。2007年,由美国国家科学院国家研究咨询委员会组织,麦尔文·安德森(Melvin E. Andersen)和丹尼尔·克鲁斯基(Daniel Krewski)编写的《21世纪毒性测试:愿景与策略》提出了新的化学物风险评价体系框架。该评价体系包括:化学物质危害鉴定、毒性通路和靶器官试验、剂量-反应关系和外推模型及人群暴露评价;核心是基于毒作用机制、以毒性通路紊乱为观察指标和关键靶点,结合高通量组学技术的毒性效应评价原则。美国EPA于2009年发布了"化学物毒性评价战略计划"。主要目标是将毒性测试由依赖动物实验转向检测干扰毒性通路的体外实验。在此背景下,进一步促进了毒理学的理论和技术的快速发展,毒理学家已认识到从传统的毒理学试验转向综合运用多学科的理论和技术快速开展毒理学安全性评价和环境风险评估的时机已经基本成熟,转化毒理学这门新的毒理学分支学科也就应运而生。

三、转化毒理学的特征

转化毒理学的特征可以概括为:①强调基础研究与实际应用和社会需求之间紧密而双向的互动关系。一方面,毒理学基础研究的选题可能首先就来自社会需求,社会发展不同阶段对毒理学需求有所不同,毒理学家应以社会需求为导向而开展基础性研究,研究成果为各种化学物生产和使用中的中毒预防、人群对毒物易感性预测、中毒机制的阐明、早期诊断与治疗规范的建立以及新药的安全性评价等提供规范、标准和指南等。另一方面,基础研究产生的新理论、新方法和新技术,可加深对传统毒理学的认识,有助于提高毒理学研究水平。②强调包括传统毒理学在内的多学科理论、方法和技术的交叉融合。毒理学不是一门孤立的学科,其理论和方法与其他学科之间有紧密联系。基础医学、临床医学、药学、生物信息学、物理学、化学、数学和计算机学等学科的一些新理论、新方法常常可借鉴和融合到毒理学中来,以加快毒理学理论和实验方法体系的发展。转化毒理学概念的提出是毒理学的一次革命,不仅促进该学科自身的发展,也有利于促进预防医学和毒理学专门人才培养模式的转变。

第二节　转化毒理学研究内容

一、研究内容概述

转化毒理学作为毒理学的一门分支学科,其研究内容主要是围绕如何实现基础研究和实际应用的双向快速转化而开展,包括从研究方案设计到测试技术研发等一系列从宏观到微观,从策略到技术,从调查到决策等方面,可见转化毒理学的研究内容涉及多学科和多层面,需要依靠多部门协作才能完成。转化毒理学的研究内容包括:①传统毒理学中描述毒理学、机制毒理学和管理毒理学等分支学科的内容。②制订科学的调查研究设计方案、正确的资料收集和数据分析、从社会实际工作中发现和提炼需要毒理学家解决的科学问题以及如何将基础研究成果快速转化为可以实施的科学决策和制度等。③转化毒理学研究既要解决个案问题,更要面向社会和服务社会解决社会共性或普遍存在的问题;既要解决当前面临的问题,也要解决可能长期存在的毒理学问题。

虽然转化毒理学的概念近期才提出,然而长期以来,面对社会需求,毒理学工作者按照传统毒理学研究思路和方法,开展了大量卓有成效的转化毒理学研究工作,为化学物的安全生产和使用提供了有力保障。转化毒理学主要用于以下方面的研究:

1. 各类卫生标准或基准的制定　卫生标准或基准的制定是国家卫生等部门组织开展的一项重要工作,目的是保护环境,指导接触者采取有效预防措施,及时发现和诊断处理因接触化学物而中毒的患者,减缓、减少或逆转因接触化学物所致的伤残。理论上,对于可能进入人类生活和生产环境中的任何一种新的化学物质都应及时制定和发布相应的卫生标准;从国外引进已经使用新的化学物质生产线,在进入我国大规模生产和使用前仍需根据我国人群的暴露特征、生产工艺特征等制定相应的卫生标准,如车间空气最高容许浓度或卫生标准、中毒诊断标准和治疗原则等,在生产线设计和建设投产前都必须按照国家安监和卫生等部门的要求进行职业危害预评估,以确保其在我国实现安全生产和使用;在生产线运行后还应对采取的综合预防措施进行效果评估,及时发现和解决问题。制定化学物质的卫生标准,涉及多个环节的工作,是从化学物出发,从基础研究出发开展的转化毒理学研究工作,包括对化学物理化性质和毒性的描述,其在环境中的变化,人群接触的机会,化学物进入机体的途径,在体内代谢和生物转化特征,对机体生理生化功能的影响,中毒的表现和诊断标准,中毒的处理原则等。例如,原国家卫生部于 2002 年 5 月 31 日发布《工业企业设计卫生标准》等 157 项国家职业卫生标准,其中主要是各类职业中毒的诊断标准。其他国家卫生标准包括各类环境卫生、放射卫生、学校卫生等,食品标准包括食品卫生和食品添加剂标准等。这些标准的制定,都依赖于大量的毒理学研究证据。

2. 化学物和药物的安全性研究   化学物或药物虽然在批准生产和上市前已经过毒理学安全性评价或风险评估,但因为受当时理论、技术、管理等条件的限制,其对接触人群的毒副作用可能未及时发现,在大量投入使用一段时间后原来没有发现的那些毒副作用可能逐渐暴露出来,或者因产生严重后果而经进一步调查研究被证实。这属于从实际应用中发现的问题出发去开展毒理学基础研究以寻找解决问题的思路和方法措施,这类事件在历史上曾有许多报道。例如反应停(沙利度胺,Thalidomide)与海豹肢畸形事件。反应停是 1954 年首先在前西德上市的药物,因它能有效治疗孕妇的妊娠呕吐,上市后不久就被推广到十几个国家。1961 年 10 月,三位德国医生在当时西德的妇产科学会议上报告了一些海豹肢畸形儿的病例,引起了大家的重视,以后在其他地方也有类似病例的报告。经流行病学调查证实,这种畸形儿的发生与患者的母亲在怀孕期间服用反应停有关,于是该药被立即停用而退出市场。据估计在 17 个国家因使用该药引起海豹肢畸形儿多达 1.2 万人。尽管反应停退出了市场,但毒理学家和药理学家对该药的研究没有因此而停止,1998 年因研究证实其具有调节免疫和抗血管新生等作用,对麻风病、艾滋病和一些恶性肿瘤有较好疗效而被美国 FDA 再次批准上市。然而在该药再次上市以来,跟踪研究发现在使用中仍然存在一些如嗜睡、便秘等副作用,但这些副作用并不影响使用和疗效。此外,还陆续报道一些少见或罕见的严重副作用如深静脉血栓和周围神经病等。反应停事件的一波三折,其每个阶段的命运转折都离不开转化毒理学研究提供的证据。

3. 突发公共卫生事件应急处置   各种不明原因导致的人群中毒事件是常见的突发公共卫生事件,其中不少就是由药物和化学物引起的。2005 年在我国发生的苏丹红事件就是代表性的案例。苏丹红是亲脂性偶氮化合物,是一种人工合成的红色染料,常作为工业染料用于溶剂、油、蜡、汽油等的增色以及鞋、地板等增光方面。1995 年欧盟(EU)等国家已禁止其作为色素在食品中进行添加,我国《食品添加剂使用卫生标准》明确禁止苏丹红作为食品添加剂使用。但由于其染色鲜艳,不少国家均曾在食品中检出人为添加的苏丹红。

2005 年 2 月 18 日,英国食品标准局(The Food Standard Agency,FSA)就含有添加苏丹红色素的食品向消费者发出警告,并在其网站上公布了可能含有苏丹红 I 的含有 474 种产品的清单,包括香肠、泡面、熟肉、馅饼、辣椒粉、调味酱等产品。这个清单意味着社会公众可能难免摄入了苏丹红,因而英国食品标准局发出的这个警告立即引起了媒体和消费者的广泛关注。2005 年 3 月 4 日,我国卫生部也因发现某企业生产的食品中添加了苏丹红(一号)色素,通知该企业必须立即停止使用,就地封存,向卫生行政部门通报有关情况并在当地卫生行政部门的监督下销毁。

政府和社会公众对苏丹红事件的反应如此强烈,原因是关于苏丹红的毒理学研究证据已经很充分。苏丹红主要包括 Ⅰ、Ⅱ、Ⅲ 和Ⅳ四种类型。国际癌症研究机构(International Agency for Research on Cancer,IARC)将苏丹红 Ⅰ、Ⅱ、Ⅲ 和Ⅳ列为动物致癌物,但尚未证明对人体具有致癌性。但是,苏丹红Ⅲ的代谢产物 4-氨基偶氮苯和苏丹红Ⅳ的代谢产物邻-甲苯胺和邻-氨基偶氮甲苯列为人类可能致癌物。受苏丹红事件的启发,为最大限度地保护消费者权益和身体健康,卫生部门依据食品行业现状和毒理学研究证据,于 2008—2011 年间发布了六批我国食品中可能违法添加的非食用物质和易滥用的食品添加剂名单,有效保障了食品安全和社会稳定。

二、生物标志

转化毒理学的研究内容除了毒理学、流行病学外,还涉及广泛的基础医学如生理学、生物化学、病理学、药理学和临床医学等学科,特别是现代高通量生物技术测试和分析方法如基因组学、蛋白质组学、转录组学、代谢组学等内容。通过系统科学理论与快速发展的信息技术之间有机结合,才能实现毒理学科学研究向实际应用的快速转化。

贯穿转化毒理学研究内容的主线之一是生物标志(biomarker)。用生物标志可以把描述毒理学、机制毒理学和管理毒理学联系在一起,加速实现基础研究成果与实际应用的衔接。在个体或群体水平,生物标志既可以反映污染物暴露水平,也可以作为污染物效应的生理和生化指标。生物标志是生物体在不同生物学水平(分子、细胞、个体等)上因受环境污染物影响而出现变化的信号指标。作为生物标志的信号指标包括细胞分子结构和功能的变化、某一生化代谢过程的变化或生成异常的代谢产物或其含量变化、某一生理活动或某一生理活性物质的异常表达、个体表现出的异常现象、种群或群落的异常变化,甚至生态系统的异常变化。

按照生物学功能一般把生物标志分为接触(暴露)生物标志(biomarker of exposure)、效应生物标志(biomarker of effect)、易感性生物标志(biomarker of susceptibility)。随着转化医学概念的提出,又提出了转化生物标志(translational biomarker),指可以在临床前和临床环境下都能应用的生物标志。在毒理学领域也提出了转化生物安全标志(translational biosafety marker),是指能报告化学物或药物在体内或体外发生系统毒理学效应的生物标志。在这里,"转化"强调了这些生物标志在体内和体外、基础和应用研究中均有意义。理想的生物标志应符合以下条件:①特异性:即因暴露某种化学物所发生的特有的指标变化;②灵敏度:即所选标志物在接触(暴露)很低剂量外源化学物时即可发生显著变化,且暴露水平与指标变化之间有剂量-反应关系;③重复性:反复测试的结果变异和个体差异都在可接受的范围内;④稳定性:便于样品的运送、保存、分析;⑤无创性:取样方便且对人体无损伤,易为受试者所接受。生物标志的应用范围包括:可以指示各种有害理化因素的接触程度、有害作用的机制、有害因素与生物体之间发生的相互作用,以及与生态学效应的联系,从而为环境化学物暴露导致机体损伤的预警、诊断、治疗和预后判断、预防等提供科学依据。

理想的生物标志最好在体外和体内、动物和人群中有较好的一致性。大多数药物安全性研究需要用啮齿类和非啮齿类动物进行,目的是在动物实验中发现与人类健康相关的那些副反应和潜在的毒性靶器官及其有用的生物标志,预测适用于人群研究的剂量,有效性与毒性效应之间的安全剂量范围以及建立用于监测临床试验中的安全性方法。在药物临床试验中,由于药物可能会因毒性而导致试验失败或出现不能接受的严重毒副作用包括死亡,需要研究和发展有较好指示终点的动物模型用于对药物进入市场后的监测评价,以便更好地预测药物对人的毒性。所以,建立指示动物和人损伤的更加敏感和特异的生物标志有助于加速药物进入临床的研究。为确保作为转化生物标志的质量,2006 年在美国成立了预测安全性测试联盟(The Predictive Safety Testing Consortium,PSTC),该联盟属于非盈利机构,由来自制药业、FDA 和欧洲医药管理和学术界的专家和顾问组成,他们负责审定新的安全性生物标志。该联盟的工作组主要考察血液和尿液中的蛋白质生物标志,关注由药物引起的肾脏毒性、肝脏毒性、肌肉毒性、血管损伤以及啮齿动物非遗传毒性致癌性的基因标签等安全性生物标志。虽然该联盟工作组最初的工作重点是审定那些用于临床前研究的生物标志,但实际操作中在大多数项目也将审定合格的生物标志用于临床研究并证明有较好的可行性。

第三节　转化毒理学研究方法

一、研究方法概述

转化毒理学强调将基础研究向实际应用的转化,提出这个理念的背景是传统毒理学主要依赖动物实验为主的研究方法和体系难以满足快速增加的大量化学物进入人类生产和生活环境前的毒理学研究需要。但毫无疑问,传统毒理学建立的描述毒理学、机制毒理学、管理毒理学等分支学科的理论和方法完全可以开展转化毒理学研究,而且也是开展转化毒理学研究的基础。传统毒理学的研究方法关注从化学物的暴露到出现生物学效应的全过程,这些方法是将不良健康结局(如中毒、致癌等)作为检测终点以评估环境因素造成的危害。传统毒理学研究方法的主要缺陷是忽略了各种暴露因素导致不良健康结局的从器官系统到分子和信号调节网络的内在联系。由于这些缺陷,在开展转化毒理学研究时面临如下挑战:①检测大量化学物,但其中许多化学物我们缺乏毒理学基础数据;②评估新化学物在敏感人群中的潜在毒性;③减少动物使用仍保证安全性评估的质量;④降低化学物安全性评估的成本和所需时间。

近几十年来特别是本世纪以来生命科学领域新理论、新技术、新方法的快速发展带动了许多学科包括毒理学的发展,这些新的理论、技术和方法已经为转化毒理学研究带来了全新的发展空间。因此,转化毒理学特别注重利用以下研究方法:①新的动物模型:随着基因生物学功能的逐步明确,毒理学家可以使用基因修饰、基因剔除、条件性基因剔除和转基因动物等观察任何单个或多个已知基因的突变、缺失或过表达对动物暴露于物理、化学等有害因素毒作用的差异和机制。②新的体外模型:如高通量的细胞毒性筛选模型、转基因细胞模型、条件性培养基细胞模型和报告基因细胞测试模型等。③新的血清生物标志:如用高通量芯片(如细胞因子芯片、微小 RNA 芯片、长链非编码 RNA 芯片等)筛选血清中生物标志;用二维电泳-质谱分析法筛选血清中蛋白质生物标志;用高效液相-质谱等技术筛选某一组织、细胞、体液等在一特定生理时期内所有低分子量的代谢中间体和产物如氨基酸、脂肪酸、胆汁酸、脂质、碳水化合物、色素、芳香酸、甾醇等。④新的遗传性生物标志:如基于多种策略全基因组测序技术结合生物信息学(bioinformatics)工具产生的全基因组关联性研究(genome-wide association study,GWAS)比较和发现新的遗传性生物标志。⑤新的影像技术:如活体荧光分析技术、活细胞工作站、显微 PET、显微 CT、显微磁共振等技术和方法。⑥新的替代方法:随着实验动物使用中倡导的 3R 原则(Reduction——减少;Refinement——优化;和 Replacement——替代)被广泛接受和推广,替代动物试验的体外模型研究已日益成为毒理学研究中新的方向和领域。2014年,中国毒理学会已成立毒理学替代法与转化毒理学专业委员会,标志着我国毒理学研究已从传统毒理学跨入转化毒理学时代。转化毒理学的理念及其指导下产生的理论、方法和技术必将随着生命科学、医学科学的发展而不断发展,逐步形成完整的体系。毒理学工作者应在关注和探索自身学科发展的同时,不断地从其他相关学科的发展中吸取营养,形成新的转化毒理学理论和研究方法体系。

毒理学这门学科首先因为社会人类的生存、生活的广泛需求应运而生。在社会经济快速发展中,面对环境或职业暴露引起的各种中毒事件,毒理学工作者开展流行病学调查,用科学方法和技术识别和描述中毒事件的特征,寻找中毒原因,也就是描述毒理学层面的工作。明确了中毒的原因,就可以采取预防措施,防止类似的中毒事件再次发生。对于中毒患者的治疗,除了采取必要的对症治疗外,更重要的是针对中毒机制采取特殊的治疗措施,这有赖于机制毒理学的研究成果。一些新出现的化学物质或复杂的环境因素引起的中毒,其机制往往不清楚,给临床治疗带来困难。机制毒理学发展有赖于毒理学以及其他相关学科理论和技术的进步。机制研究的成果可以直接用于毒物中毒的针对性治疗,提高临床疗效。要使描述毒理学和机制毒理学的研究成果用于社会实践,则有赖于管理毒理学的研究成果。通过风险评估等管理毒理学的研究,制定环境中各种毒物的接触或暴露限值、中毒诊断和治疗规范、中毒预防或干预策略等。转化毒理学不仅涵盖了描述毒理学、机制毒理学和管理毒理学所涉及的全部内容,而且更加突出研究工作需基于不断更新的毒理学理论、技术、模型和强调三者之间的有机互动。不断发展的生物标志将为实现转化毒理学的根本目标成为可能。对一种毒物开展系统的转化毒理学研究,从描述第一个毒物中毒事件到最终从管理毒理学层面有效治疗和控制该毒物中毒的发生,可能是个漫长的过程,但基于转化毒理学理念的现代毒理学和生命科学新技术的应用可能会大大加快这个研究进程。

二、研究方法的发展方向

转化毒理学研究方法将向着快速、高效、精准,体外测试、动物模型和人群流行病学研究相结合的方向发展。尽量减少使用实验动物的体外测试、高通量测试、生物信息学和计算机预测模型将成为转化毒理学研究方法的重要组成部分。发展转化毒理学研究的毒性测试策略的前提是:①毒物诱导的反应可通过适当的体外试验进行定量研究;②基于实验或机制性的毒性通路干扰模型可作为环境决策制定的依据。该策略强调体外实验和模型,其优越性不言而喻。在此策略的指导和影响下,基于体外模型的毒性测试方法发展迅速,尤其是各种高通量筛选技术和生物信息学技术、模型的建立和推广,加快了化学物毒性测试进程。用高通量模型筛选和计算机模型对化学物特征进行描述后,即可决定该化学物是否有必要进入下一步试验。如果某有毒化学物可能在环境中持久存在并具有生物学活性或具有潜在的致畸、致突变和致癌特性,即可终止该化学物的进一步试验。利用基因修饰细胞系的体外测试系统可对化学物进行靶向毒性测试,预测其靶器官和毒作用特点。高通量筛选或体外实验可有效发现影响化学物毒性的关键信号通路或节点分子,进而揭示化学物毒性通路的剂量-效应关系,这些研究方法和结果必将加快研发基于机制的化学物中毒防治策略的步伐。

然而,体外试验和高通量测试终究不能完全替代基于动物实验的体内毒性测试,因为前者几乎难以实现外源化学物作用下机体作为整体的应答和适应性调节如免疫调节,因此,将来仍应关注或致力于研究并发展那些有效和体外试验暂时无法替代的动物模型尤其是疾病动物模型的研究。疾病动物模型不仅限于开展对某些疾病本身的研究,还可拓展用于研究某些疾病状态下外源化学物的体内行为、代谢特征、靶向毒性的影响和转归等。

需要强调的是,转化毒理学研究最主要的目标是最大限度地减少外源性化学物对人类健康的风险。由于人类自身进化的遗传特征和所处环境的差异、不同民族和地域人群生活方式的差异,以及世界经济一体化浪潮带来的不同国家、地区、民族之间日益增加的相互交流和生活方式等影响,这些给转化毒理学研究带来了前所未有的挑战和机遇。在体外试验、高通量测试、计算机模型抑或动物模型快速发展的同时,不能忽视,相反应更加重视开展人群流行病学研究。事实上许多现代生命科学领域的新技术、新方法特别是高通量、无创伤的技术和方法自从诞生起就快速地用于人群的研究中。随着各种基于人群队列研究的数据库的建立和完善,必将有力推动转化毒理学研究方法的进步和完善。

第四节　转化毒理学研究实践

转化毒理学是近年提出的新概念,但由于该学科的特殊属性,对医药、农药、兽药、保健食品和外源性化学物等的毒理学研究和安全性评价,世界各国都按照本国或参考国际组织颁布的标准化程序和方法进行。长期以来,毒理学工作者依据这些标准化程序和方法开展了卓有成效的转化毒理学研究和安全性评价工作。以下是具有代表性的转化毒理学研究实践。

一、杀虫脒的致癌作用研究

转化毒理学研究广泛用于对已经在市场上流通的医药卫生及相关产品的安全性再评价。一些医疗和卫生及其相关产品虽然上市前已经过毒理学研究和安全性评价,但在实际工作中可能发现有新的甚至严重的健康危害或风险,就需要及时开展转化毒理学研究以提供证据进行再评价,及时限制或终止生产或使用这些有潜在健康危害的产品。例如有机氮类农药杀虫脒就是在使用过程中经毒理学研究证实其具有潜在致癌作用,管理部门及时做出决定限制了这种农药的生产和使用。

杀虫脒又名氯苯脒(chlordimeform),属有机氮类农药。是我国在 20 世纪 70 年代中期大量生产和使用的杀虫剂,主要用于杀灭稻、棉等作物多种鳞翅目害虫。当时认为是取代有机氯的最好农药之一,不仅具有胃毒、触杀、内吸作用,而且具有较强的杀卵作用,是一种高效、广谱、高毒农药,对稻螟、棉铃虫、红铃虫、斜纹夜蛾、小菜蛾等难治的害虫曾起过积极作用。

20 世纪 80 年代初,瑞士、美国等研究者开始怀疑杀虫脒有致癌作用,但学术界因证据不够充分对此尚有争议。我国毒理学家薛寿征教授等经整体动物实验研究证实,口服杀虫脒致小鼠血管肉瘤和血管内皮细胞瘤的发生率均明显高于对照组;以巴豆油作为促癌剂的经皮试验结果证实杀虫脒可引发皮肤鳞状细胞癌,并有内脏转移趋势。两个试验中杀虫脒和致癌之间均呈剂量-反应关系,并发现杀虫脒的致癌作用与杀虫脒在体内的主要代谢产物——对氯邻甲苯胺关系密切。研究发现,若用传统的短期遗传毒理学测试却显示一般剂量的杀虫脒并无明显的致诱变作用,但对氯邻甲苯胺测试结果大多为阳性。这提示杀虫脒批准生产前的毒理学研究中可能采用了缺乏将杀虫脒转化为对氯邻甲苯胺的测试系统。由此可见,短期遗传毒理学试验可能并不适合于某些化学物的某种有害效应终点判断。我国研究者在实验研究基础上对使用杀虫脒农药时间和数量均不相同的 3 个县进行流行病学调查,发现在使用时间长、使用量大的地区,女性膀胱癌(排除了吸烟等混杂因素)的标化死亡率为对照组地区的 2.25 倍。根据杀虫脒使用地区作业带的空气监测、施药员与包装工皮肤污染量和尿中杀虫脒排出量的监测数据,以及食用施药稻米中残留量,可估算杀虫脒摄入量,将估测的接触量带入动物实验所得剂量-反应回归方程,计算出相应的肿瘤发病率和杀虫脒引发肿瘤的风险。由于膀胱癌当时在我国不属于常见肿瘤,农村发病率更低。但据上述估算结果,职业性接触(杀虫脒包装工人与喷药农民)和食用有杀虫脒残留的稻米,患膀胱癌相对风险为 $1×10^5 ~ 24×10^5$。据此,为保护接触者健康,研究人员提出了需要采取严格的风险管理措施,包括:①逐步减少生产直至完全禁用。②对目前仍在接触杀虫脒的人群采取更为严格的防护措施。③严密监护接触者,及时筛检出早期危险人群。与此同时,我国研究者对杀虫脒农药做了全面深入的定性定量风险评估,进一步肯定了其对人的致癌性,提供了可靠的证据,这些研究成果为政府决策提供了重要科学依据。1992 年 2 月,我国农业部与有关部委会签了《在 3 年内停止生产杀虫脒的通知》,禁止杀虫脒的生产和使用,并提出"杀虫脒的登记证,其有效期截至 1993 年 2 月 24 日止"。杀虫脒致癌作用的转化毒理学研究实践告诉我们,按照既定程序或办法也许不能充分地评估接触某些化学物的有害健康效应,急需加大力度研究和发展更加精准的毒性测试方法。

二、拟除虫菊酯卫生标准的制定

拟除虫菊酯(synthetic pyrethroids)是通过改变天然除虫菊酯的化学结构而衍生的合成酯类,是广谱杀虫剂,也具有杀螨和杀菌作用,其杀虫毒力比有机氯、有机磷、氨基甲酸酯类提高 10 ~ 100 倍。国外研究报道这类化合物具有杀虫效力高、对哺乳动物毒性低、在环境中残留时间短等特点。拟除虫菊酯因用量小、使用浓度低,故对人畜较安全,对环境的污染很小而被广泛使用。其缺点主要是对鱼毒性高,对某些益虫也有伤害,长期反复使用会导致害虫产生抗药性。

我国自 20 世纪 70 年代末起合成生产和使用拟除虫菊酯类农药,还开发研制了家庭用卫生杀虫剂系列产品。我国研发和生产的拟除虫菊酯类农药和卫生杀虫剂对接触者是否安全？国家卫生部门和标准委员会及时组织开展毒理学研究，发现在生产和使用拟除虫菊酯农药过程中，如短期内过量接触也可引起操作人员急性中毒，表现为以神经系统兴奋性异常为主要表现的全身性疾病。为有效预防和控制拟除虫菊酯类农药对接触者的健康危害，我国及时制定和发布了相关卫生标准，如国家职业卫生标准（GBZ/T 160.78—2004；GBZ/T 160.78—2007）：工作场所空气有害物质测定——拟除虫菊酯类农药；国家职业卫生标准（GB11510—1989；GBZ 43—2002）：急性职业性拟除虫菊酯中毒诊断标准；以及国家标准（GB/T 27779—2011）：卫生杀虫剂安全使用准则——拟除虫菊酯类。在中毒诊断标准中明确提出非职业性中毒诊断也可参用本标准，同时该标准包含明确的中毒处理原则。这是对新的农药产品在我国生产和使用的同时开展转化毒理学研究的案例。

针对长期反复使用拟除虫菊酯农药容易引起昆虫的抗药性现象，使用者发现将其他类农药如有机磷农药与拟除虫菊酯类农药混配使用不仅可有效抑制昆虫抗药性，提高杀虫效果，还可减少农药用量，但由于在开始阶段缺乏规范指导和培训，一度在我国某些地区引发较多的混配农药职业中毒事件。因混配农药成分复杂，不同种类农药配比浓度随意而不稳定，给中毒诊断和处理带来一些困难。针对这一现象，我国有关部门及时组织开展研究，并在急性职业性拟除虫菊酯中毒诊断标准GBZ 43—2002中明确提出：拟除虫菊酯与有机磷混配的杀虫剂中，因其中的有机磷成分毒性一般都比拟除虫菊酯成分的毒性高，其混剂所导致的急性中毒临床表现常与急性有机磷中毒相似。故由拟除虫菊酯与有机磷杀虫剂混配后引起的急性中毒，需参用GBZ8即职业性急性有机磷杀虫剂中毒诊断标准（GBZ8—2002）进行诊断。中毒治疗需先采用阿托品、胆碱酯酶复能剂等药物，而后给予对症处理。不能排除有机磷杀虫剂中毒时，可用适量阿托品试验治疗，密切观察治疗反应。对重度拟除虫菊酯中毒出现肺水肿者，可用少量阿托品治疗，但应注意避免过量造成阿托品中毒。此外，我国还分别制定发布了植物性食品中有机氯和拟除虫菊酯类农药多种残留量测定的国家标准（GB/T 5009.146—2003，GB/T 5009.146—2008）和动物性食品中有机氯和拟除虫菊酯类农药多种残留量测定的国家标准GB/T 5009.162—2003，GB/T 5009.162—2008）。

可见，即便相对安全的农药在使用过程中会因为与其他化学物混合使用而出现新的健康危害，毒理学工作者针对这些实际需求开展毒理学研究，及时修订完善卫生标准，才能更好地保障接触者使用安全。

三、黄曲霉毒素中毒

自1963年发现黄曲霉毒素（aflatoxin）以来，它一直是食物中广泛存在和严重影响人类健康的化学污染物。自然界有四种黄曲霉毒素即 B_1、B_2、G_1 和 G_2。黄曲霉毒素 B_1 和 B_2（AFB_1，AFB_2）在紫外光下呈强烈的蓝色荧光，而黄曲霉毒素 G_1 和 G_2（AFG_1，AFG_2）则呈黄绿色荧光。AFB_1 和 AFG_1 因其在最后呋喃环的8和9位有一个不饱和键，后续研究发现在这个位置的环氧化对于黄曲霉毒素的致癌性至关重要。

黄曲霉毒素的毒理学效应因接触程度的差异而不同，严重的急性中毒可以快速致死，慢性毒作用包括发生肝细胞肝癌（hepatocellular carcinoma，HCC）等严重后果。黄曲霉毒素还可影响儿童生长,摄入低水平的毒素可增加慢性乙型肝炎患者患肝癌的风险。与黄曲霉毒素相关的系列生物标志,不仅已用于建立这种毒素引起人 HCC 的病因学假说的科学依据,也成为可用于预防、干预黄曲霉毒素危害的有效手段。

黄曲霉毒素的内源性和生物学效应剂量的生物标志已经用于建立这种毒素在人类 HCC 和其他毒作用的病因学研究中。机制研究发现,AFB$_1$ 在成为最终致癌物形式前需要被细胞色素 P450(CYP)单氧化酶系统代谢活化。AFB$_1$ 是黄曲霉毒素经代谢成活性的环氧化物(8-9-环氧化黄曲霉毒素)。在人类,这种环氧化由 CYP1A2 和 CYP3A4 所催化生成。此外,还有其他氧化产物如黄曲霉毒素 M$_1$。这些环氧化物可进一步与 DNA 相互作用产生致突变性的黄曲霉毒素-N^7-鸟苷加合物。这种加合物在 DNA 中不稳定,可迅速脱嘌呤后从尿中排出。环氧化物也可形成产物并作用于血清白蛋白而形成长期存在的赖氨酸加合物。环氧化物可被一些谷胱甘肽 S-转移酶同工酶(glutathione S-transferase isoenzymes,GSTs)结合,进一步代谢形成黄曲霉毒素-巯基鸟嘌呤酸解毒产物从尿中排出。黄曲霉毒素-DNA 结合在组织中的初始浓度反映 8-9-环氧化物形成的速率也竞争黄曲霉毒素-8-9-环氧化物与 DNA 和谷胱甘肽,其他大分子靶分子如 RNA 的反应。因此,黄曲霉毒素-白蛋白加合物(在血液中检测)和黄曲霉毒素-N^7-鸟苷加合物(在尿中测定)两者与黄曲霉毒素暴露相关。尿中黄曲霉毒素 M$_1$、黄曲霉毒素-巯基尿酸和黄曲霉毒素-白蛋白加合物的测定可用作估计内暴露剂量。尿中黄曲霉毒素-N^7-鸟苷可作为生物学效应剂量的简明生物标志,因为这种加合物的形成与黄曲霉毒素引发 HCC 的信号通路有关。在动物,通过检测癌前病灶和癌症,肝脏中黄曲霉毒素-N^{7}鸟苷加合物形成量的变化,可以评估化学保护的效果。尿中排出的黄曲霉毒素 M$_1$ 的水平可以反映人的暴露并用于预测化学预防的效果和发生肝癌的风险。

许多病例对照研究已经证明黄曲霉毒素暴露与 HCC 的关系。我国上海的一项人群研究结果显示,HBV 和黄曲霉毒素生物标志可以作为 HCC 危险因素的独立和交互作用的因素。巢式病例对照研究显示,HCC 病例尿中检测到黄曲霉毒素生物标志(黄曲霉毒素-N^7-鸟苷)者其相对风险增加 3.4 倍。对于男性,血清 HBsAg 阳性但尿检测未提示黄曲霉毒素暴露者,相对风险是 7,而尿检测到黄曲霉毒素暴露标志物和血清 HBsAg 阳性者,相对风险是 59。这些结果强力支持化学致癌物和病毒特异性生物标志与 HCC 风险之间的因果关系。

目前实施的深度测序技术和其他策略是发现 HCC 基因突变谱、染色体畸变和表遗传修饰的重要手段,结合病因学因素如黄曲霉毒素和(或)肝炎病毒,可能为提供和发展新的预防和早期筛选干预的生物标志提供依据。预防医学尤其是毒理学工作者迫切需要发展和实施预防性策略去保护那些接触黄曲霉毒素的乙肝标志物阳性的人群。在明确乙肝病毒携带者接触黄曲霉毒素大大增加其 HCC 风险关系后,我国对某些地区的高危人群广泛接种 HBV 疫苗,流行病学研究证实,该项措施有效控制了这些地区 HCC 的发病率。不仅如此,进一步研究发现携带其他类型如丙型肝炎病毒者有发生肝癌风险,因此还应发展针对 HCV 等多种类型肝炎的疫苗或其他手段防止肝炎病毒的人群传播,同时改善社会人群整个经济状况,这些综合措施将有助于最大限度地减少肝癌的发生。应用预防策略的基础是基于对作用机制的了解,而不同的暴露对象可能要使用不同的干预措施,即实施个体化预防。在对黄曲霉毒素的毒作用和干预措施研究过程中,生物标志物始终是各个环节的核心。

第五节 转化毒理学展望

毒理学自从它诞生以来就具有独特的魅力。正如美国毒理学家 Gallo MA 所述,很少有哪个学科能像毒理学这样既是基础科学同时又是应用科学。毒理学——这门研究外源性化学物有害效应及其控制措施的科学——在这方面可能是独特无比的。将来毒理学科的发展仍应保持其同时具有基础和应用科学的特色,事实证明,毒理学科的这个鲜明特色也是该学科的活力和不断发展的动力。长期以来毒理学学科一直紧跟时代步伐,不断建立和完善本学科的理论和技术方法,解决不断增长的社会对毒理学的需求,随着社会发展而发展。如今,转化毒理学理念正给该学科带来前所未有的发展机遇。

转化毒理学不是一个抽象或时髦的概念,而是一种务实的科学理念,更是学科不断发展的内涵标志。它要求毒理学工作者不仅站在本学科前沿,更要学习和借鉴其他学科如系统生物学、生物信息学、物理学、化学等相关学科的前沿理论和技术,并不断转化为毒理学自身的理论和技术、方法、模型和产品。毒理学工作者要善于学习和开展转化研究,在基础研究和应用研究两个方面实现相互转化,及时解决社会发展中出现的新问题,满足社会发展的新要求。

毒理学不仅是现代医学的一门基础学科,而且是一门与经济建设、人民生活以及生态环境保护密切相关的应用学科。转化毒理学的理念不仅适用于毒理学,也适用于整个预防医学。这种新理念的提出必将引领该领域发展的方向,促使毒理学和预防医学工作者掌握和运用更加宽广的多学科知识和技术,开展转化毒理学研究,促进转化毒理学学科的发展,在提高公共卫生服务质量的同时,提高人群健康水平、维护生态环境平衡,必将在促进社会经济可持续发展方面发挥重要作用。

（周建伟）

思考题	1. 阐述转化毒理学的内涵和意义。
	2. 开展转化毒理学研究需掌握哪些基本方法?
	3. 针对不明原因的严重中毒事件,如何开展转化毒理学研究?

第十四章

纳米材料毒理学

第一节 概述

在纳米材料技术蓬勃发展的近几十年里,纳米材料给人类的生活带来了翻天覆地的改变,对人类社会的发展和进步发挥着积极作用。纳米材料毒理学(nano-materials toxicology,NT)是纳米技术出现和广泛应用以来,与传统毒理学相互渗透、相互结合而形成和发展起来的一门新兴的交叉学科。纳米材料毒理学萌芽于20世纪50年代,孕育于20世纪的70~80年代,诞生于20世纪的最后10年。纳米材料毒理学不仅仅是生物和医学的简单交叉,它还包含了前沿物理和化学方面的许多概念,例如纳米尺寸效应、纳米表面效应、量子效应、分散-团聚效应、比表面-效应、高表面反应活性、表面吸附、颗粒数浓度效应等。因此纳米材料毒理学是一门生物、医学、物理和化学相互交叉的前沿学科。

近年来纳米技术广泛应用,虽然给人类的生活带来了巨大的利益,与此同时,也给人类的健康带来了危害。纳米材料毒理学不仅研究纳米材料对生物体(人体组织、细胞及生物系统)的损伤效应,也研究纳米材料与生物体的相互作用,为今后纳米技术的广泛推广及安全应用提供理论保障。纳米材料毒理学的研究领域主要包括三个方面,即纳米材料毒理学的描述性研究、机制性研究和管理性研究。这三个方面虽然各自独立,但却相互影响、相互作用,在纳米粒子危险评估方面都是极其重要的。描述纳米毒理学(descriptive nanotoxicology,DNT)是纳米粒子对生物体的毒性试验,为纳米材料的安全性评价和管理法规的制定提供资料。描述毒理学可以指导机制毒理学的研究线索或研究目标,对机制毒理学研究结果的证实具有重要的意义。机制纳米毒理学(mechanistic nanotoxicology,MNT)研究的目的是了解纳米粒子对细胞、分子的生物体毒性以及生化机制,研究结果将有助于设计制造安全的纳米产品、纳米治疗药物,其研究成果对应用毒理学十分重要。管理纳米毒理学(regulatory nanotoxicology,RNT)是依据描述纳米毒理学和机制纳米毒理学所提供的基础资料,判断一种纳米产品或含有纳米载体的药品是否具有危害人类健康的危险因素及其程度,并根据这种危险性的程度决定能否上市。随着纳米技术不断更新,纳米级产品的广泛应用,纳米级颗粒对人类生活环境的污染以及纳米级颗粒带来的健康危害效应不容忽视。这就为管理纳米材料毒理学的孕育、成熟、发展提供了良好的契机,也带动了纳米材料描述毒理学和机制毒理学的发展。三个领域协同有序、相互依托、共同进步,推动了纳米毒理学突飞猛进的发展。

纳米材料毒理学既有传统毒理学的一般特征,又有其独有的特殊性。纳米毒理学主要关注的是从物质纳米粒子角度研究其对人体各个细胞、器官、组织的危害效应及分子机制。纳米材料毒理学具有的特点可以归纳为以下几点：①纳米毒理学的研究对象是纳米尺度的颗粒性物质，不同于传统毒理学的一般化学性物质；②传统毒理学的研究方向往往是可溶性的物质对机体的危害作用，纳米材料毒理学将粒子的粒径作为影响生物体毒性的主要研究内容；③纳米材料毒理学不是从化学的角度阐述生物毒性；④纳米材料毒理学所研究的纳米微粒其潜在的损伤效应较大，对机体的损伤具有一定的累积效应；⑤纳米材料毒理学在研究方法和毒性效应机制上与传统毒理学相比存在着显著的不同，例如质量或浓度是传统毒理学用来描述剂量的主要参数，而沿用仅以质量或浓度来描述纳米材料量-效关系的传统方法研究纳米材料的纳米毒理学显然不够全面。

近几十年来，纳米材料毒理学的深远意义被社会所公认，许多国家投入到此项研究的经费逐年增多，同时也受到了不同研究组织的大力支持。EPA（美国环保署）在 2002 年首次提出了开展对纳米材料的毒性研究，其主要方向包括纳米材料进入机体的途径、转运机制、作用机制，以及在环境中的转移过程等。NSF（国家科技基金会）、NIOSH（国立职业安全与卫生研究所）、CDC（疾病预防控制中心）以及 NIEHS（国立环境卫生科学研究所）也在随后的几年中相继参与到此项目的研究中。这些研究机构分别从不同的角度对纳米材料进行研究，促进了纳米材料毒理学专业团队的形成，为进一步深入研究奠定了基础。

纳米材料层出不穷，现阶段纳米材料毒理学面临着巨大的挑战。研究目标的繁多，研究资源、研究人员的匮乏，研究技术手段的滞后均是制约纳米材料毒理学发展的巨大障碍。当然，纳米材料毒理学也取得了令人欣喜的进步，层出不穷的研究结果令人振奋，初步揭示了纳米材料毒理学的潜在危害和毒理机制，为纳米材料的应用提供了一定的借鉴意义。纳米材料毒理学的研究是保护人类健康和环境不受纳米科技负面影响的基础，只有通过纳米毒理学的深入研究才能解决相关问题，为纳米材料的安全使用、潜在价值的体现提供重要的依据。

第二节   纳米材料的特性与毒性

纳米材料毒理学的研究对象大多是纳米级的物质颗粒，是普通粒子化学物毒理学的拓展和延伸。纳米粒子（nanoparticles）与一般的基本粒子在理化性质上存在诸多的差异。其粒子尺寸、粒子分布、聚集状态、粒子形状、结晶结构、化学组成、表面积、表面化学、表面电荷等方面都存在独有的特性，研究纳米粒子这些独有的理化性质正是纳米毒理学与传统毒理学相比最本质的区别。纳米粒子在损伤机体各个组织器官、发挥毒性效应过程中具有其自身的特点。

一、纳米粒子引起机体损伤的特性

1. 致病的隐匿性   纳米粒子致病的隐匿性是其区别于一般基本粒子最为显著的特点。纳米粒子的损伤与一般的化学毒物中毒不同，大多情况下并没有显著的临床症状或体征出现，其损伤多半是十分隐匿的，难以被人们所察觉。纳米粒子致病的隐秘性的原因可能与以下三个方面有关：第一，纳米粒子能够进入机体并能持久存在的数量相对较少，因此纳米粒子引起的疾病都是散在的或是局部的，较难引起全身性的症状；第二，纳米粒子具有极强吸附性，能够将致病物质吸附于表面，引起局部病变,但这种局部病变又常常被误认为是吸附的致病物质所致,并没有将纳米粒子的作用加以考虑;第三,纳米粒子所致的疾病与异物性反应相似,机体对纳米粒子的反应常以增生为主,并不能将其破坏清除,很难引起全身的免疫反应和全身症状,使其不易被察觉。纳米粒子这种致病的隐匿性对纳米粒子毒性效应的揭示及其作用机制的阐明造成了巨大的障碍,并且不利于纳米粒子所致疾病的早期预防和治疗。

2. 效应的持久性 纳米粒子进入机体后产生的损伤效应往往比一般的基本粒子产生的损伤作用更具有持久性。一般的基本粒子对机体的损伤作用往往是即时的、一过性的,其在机体损伤的过程中一般能够被机体代谢并排出体外,当进入到机体内的基本粒子被免疫细胞或其他生物大分子捕获降解后,其损伤作用也将不复存在。纳米粒子进入机体后可被细胞摄取并与生物大分子作用产生有害生物效应,随着纳米粒子在机体内的蓄积,其毒性效应可能会逐渐增加。

3. 侵袭的穿透性 纳米粒子具有较强的穿透机体屏障系统的能力。一般的基本粒子和化学物质大多数只可以通过呼吸道、消化道、皮肤进入机体,发挥其毒性效应。纳米粒子由于其尺寸较小、表面积较大、表面化学活性较强等特性,几乎可以穿透机体所有的屏障,包括血脑屏障、胎盘屏障、血眼屏障、气血屏障、血睾屏障等,进入机体后发挥毒性效应。纳米粒子的穿透性与纳米粒子本身的理化特性关系十分密切,粒子的直径越小,粒子之间的凝聚力越弱,形状越规则,越容易通过机体的屏障系统。与一般的基本粒子不同的是,纳米粒子表面具有较强的生物活性,生物活性的增加能够增强纳米粒子的毒性效应,增大其对细胞功能的损伤效应,促进纳米粒子对屏障系统的穿透力。

二、纳米粒子在体内的吸收、迁移和代谢

(一)纳米粒子在体内的吸收

纳米粒子在体内的吸收是其产生生物效应的起始阶段。大量的纳米粒子进入机体后能够引起局部的急性损伤,少量的纳米粒子则能够在机体内不断蓄积,产生隐匿的损伤。纳米粒子对机体的损伤程度以及其导致的毒性效应与纳米粒子在体内的吸收数量正相关。呼吸系统、消化系统和皮肤黏膜是纳米粒子侵入机体的三个主要靶点。进入机体内的纳米粒子所产生的生物效应及其强度主要与纳米粒子在靶器官的浓度、粒径大小和表面活性有关,其中纳米粒子的浓度在其中发挥的效应最为重要。纳米粒子在靶器官的浓度依赖于纳米粒子的暴露剂量、吸收数量、分布规律、结合及排泄等多种因素。纳米粒子在体内各个器官的吸收方式具有不同的特点:

1. 纳米粒子在肺部的吸收和沉积 呼吸系统是纳米粒子进入机体各个组织器官最为重要的途径。纳米粒子的尺寸、水溶性和表面性质等是影响其通过呼吸系统的关键因素。纳米粒子的渗透、侵入和沉积在很大程度上依赖于纳米粒子的尺寸。研究表明,纳米粒子的尺寸大小是影响呼吸道靶向区域和沉积深度的重要原因。纳米粒子的表面活性也是影响其侵入呼吸系统的另一重要因素,纳米粒子在通过呼吸道黏膜组织、肺泡的过程中,其表面活性越大则通过率越高。

纳米粒子在体内的沉积过程通常包括截留、压紧、沉淀和扩散四种方式。其中纳米粒子的扩散效应是其在呼吸道和肺泡区侵入最为重要的机制。纳米粒子在体内迁移过程中能够被呼吸道表面物质截留,从而通过胞吞的方式进入细胞中。在此过程中,纳米粒子的形状是影响呼吸道截留

的关键因素,形状较长的纳米粒子易于被呼吸道截留,如纳米管、纳米线、纳米绳或纳米带。另外,纳米粒子的沉积概率也受纳米粒子的长度影响,纳米粒子直径越长,与通道表面接触的可能性越大,其沉积概率也越大。经过压紧和沉淀形成的沉积概率对纳米粒子直径的变化则更加敏感。

2. 纳米粒子在皮肤的渗透和吸收　皮肤也是纳米粒子进入机体的重要途径。皮肤是由表皮、真皮、皮下组织三层组织结构组成。皮肤最外层的角质层是人体第一道防御层,它是防止大多数颗粒与化学物质渗透的限速屏障。在大多数情况下,皮肤屏障都能够有效地阻挡纳米颗粒的渗透。然而,皮肤屏障对纳米粒子的阻挡还是有限的。皮肤上分散的汗腺和毛囊是纳米粒子侵入机体进入血液循环的主要突破口。近年来,由于纳米粒子在生产生活中暴露的机会逐年增多,导致纳米粒子通过皮肤屏障机制的研究越来越热。研究表明纳米粒子的直径大小是其渗透皮肤屏障的关键因素。当然,纳米粒子的皮肤渗透性不仅依赖于纳米粒子的尺寸,还与其表面的化学活性相关。皮肤的完整性以及皮肤的伸缩和关节的运动等均可增加其对纳米粒子的通透性。总之,影响纳米粒子通过皮肤的因素具有尺寸依赖性和化学依赖性,小尺寸颗粒比大尺寸颗粒更易进入皮肤,表面活性越强的纳米粒子越容易进入深层皮肤。纳米粒子进入真皮层后,可通过皮肤巨噬细胞的吞噬进入淋巴循环,然后沉积于局部淋巴结或被真皮层的神经末梢所摄取,并沿神经末梢转运至中枢神经系统。

3. 纳米粒子在消化系统的沉积和吸收　消化系统是吸收外源性有毒物质最重要的部位之一。消化系统也是纳米粒子进入机体的主要部位。环境中蓄积的纳米粒子可以通过植物与生物体的吸收进入生物圈,经食物链的方式,最终进入人体。纳米粒子在消化系统内主要通过含有特殊肠上皮噬菌细胞的肠淋巴组织(Peyer's patches,PP)从肠道内腔迁移进入血液中。纳米粒子的摄入不仅可通过 PP,而且也可通过正常肠上皮细胞摄入。然而,目前对纳米材料通过消化系统摄取及沉积的研究并不多。研究表明,纳米粒径较小的粒子在经过胃肠道后能够很快被清除掉,纳米粒子能够被吸收,进入血液循环,并在肝脏沉积。因此,纳米粒子在胃肠道吸收并不与纳米粒子的粒径相关,纳米粒子的尺寸、表面电荷、亲水性、连接配体的生物包覆、表面活性剂化学修饰等诸多因素都可能影响它们在胃肠道的作用区域和位点。

（二）纳米粒子的迁移和分布

纳米粒子经呼吸系统、皮肤、消化系统等途径吸收后,可进入血液系统并迅速分布到全身各处。肝脏、肾脏、心脏是纳米粒子经血液循环作用机体的主要靶器官。纳米粒子还可以通过淋巴系统和神经纤维的迁移分布到相应的组织和器官。研究表明,进入神经系统的纳米粒子主要是通过纳米粒子在神经纤维的迁移来实现的。在传统毒理学研究中,一般的外源性物质在体内的迁移和分布主要受控于血流、外源物质与组织的亲和力和扩散能力等因素。纳米粒子在体内的迁移和分布除了与以上的因素有关外,还取决于纳米粒子暴露途径和自身的纳米特性。纳米粒子进入机体的方式不同,则其在机体迁移和分布的效率也有所不同。其中,粒子的表面性质越活跃,粒子的尺寸越小,进入细胞的渗透力越大,越有利于纳米粒子在机体内的迁移和分布。另外,区别于一些矿物质,纳米粒子进入机体后并不是主要分布、沉积于骨骼中,机体内其他的脏器均是其蓄积的靶点。

（三）纳米粒子的代谢和排泄

纳米粒子被生物机体吸收后，经过一系列的代谢过程，大部分纳米粒子都将以不同的方式被排出体外。一般情况下，纳米粒子主要通过尿液、粪便、呼吸等途径自体内排出。纳米粒子代谢排出体外的方式不同，这主要与纳米粒子的性质和摄入方式有关。当然，机体自身是一个较为复杂的整体，任何纳米粒子的代谢方式均不是单一的，常常是几种途径联合在一起共同作用，找寻针对不同纳米粒子排出体外的主要途径将会对如何预防纳米粒子产生的毒性效应有着深远的意义。

三、纳米粒子的毒性

由于机体内各个组织、器官的生物微环境（例如，pH、离子类型、离子强度等）、组织成分、结构和功能不同，因此外源性纳米粒子与其相互作用、产生的危害效应也不同。研究表明，纳米粒子与皮肤（空气暴露）、消化道（食物、药物暴露等）和呼吸系统（呼吸暴露）接触后，通过不同的迁移方式进入循环系统、免疫系统、神经系统、泌尿系统及消化系统，经过大量的蓄积后产生毒性效应。其中心血管系统、呼吸系统、皮肤、肝脏、肾脏可能成为各种类型纳米粒子的特殊靶器官，并出现相应的纳米毒性反应。

（一）纳米粒子对心血管系统的毒性

纳米粒子对心血管系统能够产生一定的毒性作用。流行病学调查数据表明，纳米粒子的暴露与心血管疾病的发生密切相关。研究进一步发现，由于超细微粒（<100 nm）的暴露引起心源性猝死的人群逐年增多，尤其近些年来纳米技术广泛应用后，纳米粒子在环境中的含量激增，提高了心血管系统疾病的发病率。Peters 等经过多年的研究发现心肌梗死患者发病率与环境空气中纳米粒子浓度之间的关系为正相关，即纳米粒子在空气中的浓度升高后，增加了罹患心肌梗死的危险性。大量证据表明，血液中纳米粒子的存在能够导致血栓栓塞性疾病的危险度增加，其原理可能是由于纳米粒子能够刺激血液中血小板聚集，释放凝血因子，从而引起血栓疾病发生。目前的研究证明了纳米粒子与心血管疾病之间存在着相关性，研究发现纳米颗粒致心血管毒性的发生机制包括 ROS 生成和氧化应激、氧化损伤、炎症反应、自噬激活、NO/NOS 系统失衡，以及血管内皮功能紊乱和抑制血管再生等，但其具体调控机制尚未彻底阐明，仍然需要医疗、科研工作者继续努力。

（二）纳米粒子对呼吸系统的毒性

呼吸系统是机体与外界环境接触的一个主要途径，是纳米粒子侵入机体的关键入口。同时，呼吸系统也是大多数环境有毒物质侵入机体的主要靶器官之一。纳米粒子从外界环境进入气管、支气管后，可以通过机体自身的免疫清除机制排除一部分纳米粒子，但仍有一部分纳米粒子无法排除而沉积于呼吸道，对呼吸系统产生毒性效应。呼吸道排除外源性物质的方式很多，如呼吸道纤毛柱状上皮的定向运动、巨噬细胞的吞噬作用等。研究表明，纳米粒子与肺组织接触后，能够引起肺部局部区域的炎细胞浸润激发炎性反应，纳米粒子还能够促进组胺的释放，引起周围血管内血栓的形成，从而对肺组织的呼吸功能造成损伤效应。不同的纳米粒子其呼吸系统毒性不同，目前研究表明，碳纳米管（carbon nanotubes，CNTs）的呼吸系统毒性最强。Lam 等学者将单壁碳纳米粒子滴入小鼠的气管内后发现，单壁碳纳米粒子能够诱发小鼠肺组织肉芽肿及肺间质炎症，同时病变还可以向肺泡间隔延伸,导致呼吸道机械性阻塞、肺功能下降等。一般情况下,粒径较小的纳米粒子对呼吸系统的毒性比粒径较大的纳米粒子的毒性强一些。Oberdorster 等对不同粒径的二氧化钛进行呼吸系统毒性研究表明,直径 20 nm 的纳米二氧化钛的急性毒性较 250 nm 的二氧化钛的呼吸系统毒性要强。纳米粒子的形态、粒径以及表面活性等是影响其造成呼吸系统危害强度的关键因素。

(三)纳米粒子对神经系统的毒性

纳米粒子对神经系统具有不可逆的损伤效应。一般的外源性化学物质从血液循环进入神经系统都需要通过血脑屏障(blood-brain-barrier,BBB)。血脑屏障能够阻挡一般的外源性物质进入神经系统内,保护中枢神经系统的正常功能。但纳米粒子由于粒径较小,再加上其独特的表面活性,使得其能够相对容易地通过血脑屏障,沉积于中枢神经系统的不同核团。Kreyling 等通过模拟人体暴露纳米粒子的方式,将 WKY 雄性大鼠暴露于 15 nm 和 80 nm 的纳米粒子 1 小时,发现纳米粒子可以通过血液循环转运至脑组织。同时发现,纳米粒子在通过血脑屏障的过程中,对血脑屏障也产生了相应的破坏作用。纳米粒子进入中枢神经系统的方式除了通过血脑屏障依赖于血液循环外,还可以通过神经纤维迁移的方式沉积于中枢神经系统。纳米粒子在迁移的过程中也会对神经纤维产生损伤作用。纳米粒子沉积于脑部不同核团的位置与其进入神经系统的方式有关,通过血脑屏障的纳米粒子主要蓄积于侧脑室、海马等脑区,而通过神经纤维迁移的纳米粒子则多蓄积于嗅球、视神经、交叉神经等部位。研究表明,大鼠呼吸暴露纳米粒子后,在鼻腔部分会有大量的纳米粒子沉积,这些沉积的纳米粒子可经嗅黏膜上皮转运到达嗅球,并经嗅神经转运入脑。除嗅神经外,三叉神经也可以作为纳米粒子迁移的途径,三叉神经发出的感觉神经末梢贯穿于鼻腔黏膜及嗅黏膜,呼吸暴露后纳米粒子会在鼻腔沉积,然后经末梢神经入脑。

纳米粒子对神经系统毒性的分子机制主要包括以下几个方面:①激发炎症反应:纳米粒子进入中枢神经系统沉积于不同核团后,能够诱发局部炎症反应的发生,释放 IL-1、IL-6 等炎性因子,这种炎症反应超过神经元自身的耐受后即能够引起神经元的损伤,甚至死亡。②释放大量的自由基:胶质细胞是神经系统内的免疫细胞,研究表明当纳米粒子进入中枢神经系统后,大多被胶质细胞所摄取。小胶质细胞是纳米粒子主要的蓄积靶点,纳米粒子能够诱导小胶质细胞活化,进而释放大量的超氧自由基离子。大量的自由基产物能够直接或间接地损伤神经元,造成不可逆的损伤。③直接毒性:纳米粒子在感觉神经内转运的同时,也损伤神经元的正常功能,直接导致脑边缘系统毒性。纳米粒子不仅能够对神经元产生毒性效应,研究还发现,纳米粒子还能够影响中枢神经系统内单胺类神经递质的变化,包括 5-羟色胺(5-HT)和儿茶酚胺(CA)。

(四)纳米粒子对皮肤的毒性

皮肤是机体防御外源性物质侵入机体的第一道防线,因此也是最易受到外源性物质损伤的部位。纳米粒子对皮肤会产生一定的损伤效应。皮肤的表面积约为 $1.5 \sim 2 \ m^2$,巨大的表面积使得它与纳米粒子的接触、暴露机会增多,纳米粒子在渗透皮肤进入机体过程中同时对皮肤也造成了损伤。纳米粒子对皮肤的损伤效应通过不同的途径均能完成。空气的暴露、皮肤的直接接触等是纳米粒子损伤皮肤的主要途径。近年来,随着纳米材料应用范围的逐渐增大,使得纳米材料的生产也日益增多,因此造成了纳米粒子在工厂及其周围空气中的含量增加。纳米粒子在空气中主要以气溶胶的形式存在。由于其粒径较小,很容易通过皮肤的角质层进入真皮组织,从而对皮肤产生急性和慢性的毒性效应。另外,随着化妆日用品行业中纳米材料的应用,造成了化妆品中纳米材料的含量增多,加大了纳米材料对皮肤的接触机会。Shvedova 等发现单壁碳纳米管对培养的人类表皮角质细胞具有细胞毒性,角质细胞接触单壁碳纳米管 18 小时后,可检测到其毒性效应,表现为自由基的生成、过氧化物的积累、抗氧化物质的耗竭和细胞活性的丧失。人类角质细胞接触单壁碳纳米管还会引起细胞超微结构发生改变、引起凋亡的发生。这些结果提示单壁碳纳米管对皮肤有潜在的毒性效应。纳米粒子对皮肤毒性效应的强弱与纳米粒子的尺寸、形态、表面活性和皮肤结构等因素有关。

（五）纳米粒子对其他器官的毒性

纳米粒子除了对上述组织器官能够造成损伤外,对机体其他器官也能够引起损伤。研究表明,纳米粒子能够引起脾脏和肾脏的损伤。纳米粒子对肾脏的损伤机制可能是由于其能够引起炎症反应,造成肾小管上皮细胞的坏死;脾脏也是纳米粒子的靶器官之一,脾脏是血液循环较为集中的器官,游离在血液中的纳米粒子沉积在脾脏后能够诱发脾脏的萎缩、脾间质组织纤维化。与此同时,肝脏、免疫系统、生殖系统均是纳米粒子损伤的目标,大量蓄积的纳米粒子能够引起肝脏的纤维化、免疫系统的失调以及生殖功能的紊乱等。

四、影响纳米材料毒性的因素

不同的纳米材料对机体损伤的毒性不同,影响纳米材料毒性的因素与纳米粒子自身的特性和它们所处的环境条件有关。纳米材料自身特点包括纳米粒子的大小、表面积、形状、晶体结构、表面电荷、孔隙度、化学属性以及其他的表面性质等。同时纳米粒子也受所在环境因素的影响,包括 pH、离子浓度、溶解有机质等,纳米材料在环境中因为上述原因可以改变纳米材料的物理或者化学特性,进而影响纳米材料的毒性。

（一）自身特性

1. 表面效应和尺寸效应　纳米粒子的表面效应是指纳米粒子的表面积与其毒性正相关,即表面积越大毒性越强。纳米粒子的尺寸效应也是影响其自身特性的重要原因,与直径较大的颗粒相比,直径较小的纳米粒子更容易与微生物接触,从而造成更大的毒性。在纳米粒子表面效应和尺寸效应中,表面效应影响其毒性最为显著。

2. 结构　纳米材料的结构影响着纳米材料的理化性质。同样的纳米组成因其结构差异造成了迥然不同的化学属性。因此不同的纳米粒子对机体的毒性效应亦是不同的。

3. 长径比　纳米粒子的长径比与长宽比的概念相同,即经过纳米粒子内部的最长径与它相垂直的最长径两者的比值。纳米材料的长径比与其毒性关系密切。因为纳米材料的亲水性、亲脂性和表面电荷的功能化集团修饰均由纳米材料的长径比决定。长径比大的纳米材料的毒性越强,对机体的影响越持久。

4. 表面修饰和功能化　纳米材料的表面通常修饰着一定的功能基团,如表面活性剂、蛋白质、羟基等。当这些功能基团修饰纳米材料后,会影响其表面的理化性质,改变它的亲水、亲脂、磁性、导电性及化学反应活性。因此纳米粒子不同的表面修饰影响着纳米粒子吸收、迁移和代谢，导致纳米粒子的沉积部位和毒性不同。

（二）环境因素

1. pH 值　环境因素中，pH、离子强度和电荷通过影响纳米材料在水体中的聚集与分散过程，进而影响纳米材料的毒性。

2. 离子浓度　离子浓度也对纳米材料胶体的稳定性具有影响。离子浓度越高，纳米材料胶体越易聚集，这是因为水体中高的离子强度通过减弱相近颗粒物之间的静电斥力而导致纳米粒子的聚集。

3. 电荷　环境介质中所带的电荷能够影响纳米材料的稳定性，阳离子所带的电荷越高，纳米粒子胶体的稳定性越差，越容易聚集。

五、纳米材料与生态环境之间的关系

纳米科技日新月异的进步，推出了丰富的纳米材料产品，种类繁多的纳米材料从实验室走向社会，无疑给人们的生活带来了前所未有的便捷。但与此同时，随着纳米材料的广泛应用，纳米材料对人们赖以生存的环境也造成了不可估量的破坏。纳米材料与生态环境之间的关系备受关注，从2003 年至今，*Science*、*Nature* 等著名期刊报道了许多关于纳米材料影响生态环境的研究结果。但是目前由于纳米材料毒理学这门学科刚刚兴起，因此关于纳米材料对生态环境和人群健康的安全性评价方面并不十分清楚。

纳米材料进入生态环境的主要途径主要有：①纳米材料在工业生产、运输和处理过程中产生的纳米颗粒进入环境；②生活日用品中如化妆品和纺织品等掺杂着纳米尺度的物质，在洗脱过程中能够进入环境；③工业生产中所需的一些纳米材料的产品，可能随产品的使用、分解进入到大气、水和土壤中。

纳米材料进入生态环境后，可以在不同的介质中迁移、转变，对生态环境的破坏是十分严重的。研究表明，纳米材料在土壤中蓄积后能够改变其平衡状态，影响土壤的基质。纳米材料破坏生态环境的途径主要概括为以下两个方面：一方面纳米材料本身具有环境毒性，另一方面纳米材料影响着其他有毒有害物质的特性，改变其在环境中的迁移转化能力，导致其毒性增强。纳米科技是未来科技发展的重要领域，纳米材料也是我们未来生活密不可分的重要元素，但它却是一把双刃剑，在促进社会快速发展的同时，给生态环境也带来了负面影响。早日解决纳米材料与生态环境之间的关系，安全绿色地应用纳米材料才是我们的最终目标。

第三节　纳米材料毒理学的研究方法

随着纳米技术和纳米材料的迅速发展和广泛应用，纳米材料对机体健康的影响逐渐被人们重视，投入到纳米材料毒理学研究中的力量也逐年增多。纳米材料毒理学的研究方法也是层出不穷，许多新的研究技术都是应运而生。纳米材料毒理学的研究主要包括以下三个方面。

一、体外纳米材料的表征研究方法

纳米粒子由于具有尺寸小、表面积大的特性,它们与普通颗粒相比容易发生聚集。因此,在进行研究之前,首先要对纳米粒子进行预处理,将其分散。一般预处理的过程包括:①纳米粒子的纯化;②粒子悬浮剂(肺吸入暴露途径)的选择;③测定纳米粒子的尺寸、分布;④纳米粒子表面积的测定;⑤建立纳米粒子的尺寸随时间变化的标准曲线;⑥纳米粒子高反应活性保护方法的选择,避免它们与空气或溶剂介质等发生化学反应等。目前,在进行细胞或动物实验之前,通常选用超声和涡旋的方法将纳米材料进行分散处理。

测定纳米粒子的尺寸、分布主要通过透射电镜(TEM)、原子力显微镜(AFM)、扫描隧道显微镜(STM)、扫描电子显微镜(SEM)、低温扫描电镜(Cryo-SEM)、环境扫描电镜等。这些都是纳米尺寸分布和比表面积分析的有力工具。利用这些技术,可以获得纳米颗粒的三维数据,不仅能够得到尺寸大小,还能够得到粒子形状、尺寸分布的相关信息。纳米粒子的纳米尺寸和表面性质可能受悬浮剂的影响。找到一种合适的悬浮剂是研究的首要条件。因此筛选悬浮剂就是一项重要的工作,在此过程中,利用上述的显微光谱法可获得同一纳米粒子在不同悬浮剂中的尺寸分布信息。另外,还可以通过化学滴定分析的方法,监测悬浮剂中纳米粒子的转化。

二、纳米粒子在体外毒性效应的研究方法

(一)纳米粒子细胞的摄取和定位检测方法

纳米粒子被细胞的摄入和定位是纳米粒子与细胞相互作用的关键环节。因此,纳米粒子的体外摄取和定位是纳米粒子细胞毒理学研究的重要内容。量化纳米粒子的细胞摄入,以及描述它们在细胞中的定位,需要充分利用各种分析技术,这些分析技术包括:

1. 透射电镜法 透射电镜(TEM)既可以观察纳米粒子在细胞或组织中的定位,又可以结合光谱分析方法,分析细胞内纳米粒子的组成成分,并且还能够提供纳米粒子摄入和定位相关的详细信息。高分辨率透射电子显微镜(HRTEM)的使用可以确定纳米粒子的晶体结构;电子显微镜偶联分析系统的元素定性分析技术,可确定样品中纳米粒子的化学组成。例如,电子衍射 X 射线分析(EDS)可以用于确定和分析细胞内的银纳米颗粒,电子能量损失谱(EELS)结合 TEM 可以用于碳纳米管的分析。但是由于透射电镜的生物制品制备和成像分析耗时长,因此极大地限制了分析的样本量,这些是透射电镜法的局限之处。

2. 元素分析方法 当纳米材料的成分含有非体内天然原料成分时,我们可以通过测定细胞内非天然元素的浓度或质量来对纳米材料的摄取进行定量分析。感应耦合等离子体质谱技术(ICP-MS)从20 世纪 80 年代就一直被作为高灵敏度的元素分析新技术,大量应用于环境、地球化学、半导体、临床、核科学、能源科学、化学和毒理学等各个分析领域中。ICP-MS 技术特别适合痕量、微量及主要元素的测定。它是迄今应用最广、发展最快的痕量元素分析技术。优点包括:①适用面广,可以进行多个元素的同步分析;②具有较高的灵敏度和低本底信号,检测限可以达到每升亚纳克水平;③检测和分析速度较快;④同位素容量,可提供同位素信息等。感应耦合等离子体发射光谱(ICP-AES)也是一种

强有力的分析技术,用于细胞摄取的纳米粒子的定量分析。ICP-AES 的优势是检出限低(十亿分之一级或以下),精度高,高达 5 个数量级,动态范围宽。

在生物学样品的分析中,ICP-AES 和 ICP-MS 技术还有其局限性,主要包括以下三点:①不能够反映纳米粒子在细胞内的具体浓度,因为不能够区分元素的来源是纳米粒子还是其溶剂;②两种方法不能够直观地反映纳米粒子的含量,因为其测量结果很难转化成标准的纳米粒子剂量;③不能够反映纳米粒子的空间分布信息,区分不出纳米粒子是在细胞的外部还是内部。在实际研究中我们通常将此技术与其他技术联合应用以避免其局限性。

3. 荧光光谱法　当可被检测的分子与纳米粒子通过共价或非共价的化学结构结合时,可以通过荧光光谱技术检测痕量的纳米粒子。荧光光谱技术能够定量地评估纳米粒子在细胞的摄取和定位,与 ICP-AES 分析技术一样,我们可以通过使用荧光光谱或共聚焦荧光光谱对大量的细胞进行分析,从而达到定量的目的。如果纳米粒子本身就具有荧光基团,研究其在细胞摄取就更加简单,量子点(QDs)就是其中代表。最新开发的共聚焦荧光信号收集仪器,如转盘式共聚焦显微镜,能够以毫秒级的时间分辨率观测细胞内量子点的轨迹。这些技术为研究活细胞中纳米粒子的行为提供了先进、快速的手段。对于那些本身不具有荧光性质的纳米粒子,可以使用生物标记的方法进行荧光素标记,再通过荧光成像直接观测和分析它们在活细胞中的行为。FITC 是较为常用的生物标记荧光分子,FITC 已被用于标记多种纳米材料,例如:富勒烯,多壁碳纳米管和单壁碳纳米管,成功实现了这些纳米物质的细胞摄取,以及它们在细胞中行为的实施观测。需要指出的是,尽管这些标记方法便于荧光定量,但是纳米粒子表面连接染料有可能改变纳米粒子本身的物理化学性质,从而使其暴露的生物学意义发生改变。因此,这些研究需要增加额外的对照试验,来说明表面荧光染料及其结合方式在研究中的作用和影响。

(二)纳米粒子细胞毒性的研究方法

快速、经济、方便的体外毒理学评估是毒理学研究中一个极其重要的部分。体外毒理学实验结合体内的研究方法,有益于毒理学研究结果的可靠性与快速性,并且能够减少体内试验对实验动物数量的使用。纳米毒理学的体外研究主要包括两个方面:细胞生长发育的改变以及毒理学分子机制的研究。细胞生长发育的改变主要方向为细胞的增殖和死亡,其中死亡分为程序性死亡的凋亡、自噬以及非程序性死亡的坏死。毒理学分子机制的研究主要方向是相关信号通路的改变、纳米粒子在细胞内的分布、细胞器损伤机制以及 DNA 甲基化等遗传信息损伤的检测。以上的评价研究方法之间有着一定的交叉和重合,为了能更详细地阐述体外研究方法,下面将目前应用的主要纳米毒理学研究技术和方法介绍如下:

1. 纳米粒子影响细胞增殖能力的评估方法　细胞还原四唑盐产生甲臜染料的技术是检测细胞繁殖能力最常用的评估方法。这种方法不仅可以测量细胞代谢的情况,还可以分析具有代谢活性细胞的百分比。常用的四唑盐 3-(4,5-二甲基噻唑-2)-2,5-二苯基四氮唑溴盐(噻唑蓝,MTT),已经被广泛应用于各种纳米结构材料的体外毒性研究。这种技术与其他毒性检验方法相比,具有操作步骤少、简单快速、结果可重复性等优点。然而,最近人们发现,四唑盐的代谢还原不足以说明体外细胞的繁殖情况。而且,四唑盐还原的细胞基质还不是很清楚,还原定位已被发现在线粒体外部。此外,介质 pH 的变化,培养介质中血清、胆固醇或抗坏血酸盐的添加也会影响或改变测量结果。在检验 MTT 法形成的水不溶性产物——甲臜染料时,结晶产物的胞外分泌可使结果发生明显偏差,因此,人们开发了水溶性染料的分析方法,如 XTT 或 WST-1 等。在纳米毒理学研究中,无论哪种方法均会出现假阳性的结果,在一些纳米材料(SWNTs、多孔硅和炭黑纳米颗粒)的毒理学实验中均已观察到这种现象,因此我们在具体操作中应该设置对照组,综合分析,尽量避免假阳性结果造成的实验数据不可靠。

2. 纳米粒子引起细胞坏死的评估方法　细胞膜完整性是体外纳米毒理学实验中评价细胞存活能力常用的方法。检测细胞膜完整性的常用方法包括:①细胞对染料的摄取,如台盼蓝(Trypan blue,TB)、中性红(neutral red,NR)和碘化丙啶(propidium iodide,PI)。②细胞培养介质中活性酶以及乳酸脱氢酶(LDH)的释放量。③钙黄绿素乙酸甲酯/溴乙啶二聚体标记方法,在活细胞中,钙黄绿素乙酸甲酯经活性酯酶水解后,产生绿色荧光物质,而溴乙啶二聚体是一种红色荧光染料,仅仅聚集在死亡细胞中,因此其能够分辨活细胞和坏死的细胞。这些技术比较成熟,结果可重复性很好,能够与流式细胞仪结合进行高通量计数。

3. 纳米粒子引起细胞凋亡的评估方法　凋亡被称为细胞的程序性死亡,是纳米粒子损伤细胞的主要方式,因此检测细胞凋亡的发生被广泛应用在纳米毒理学的研究中。凋亡的评价包括形态改变的观察、膜联蛋白 V(annexin-V)方法、DNA laddering 技术、Comet(彗星电泳)技术以及 TUNEL 染色等。另外,DNA 的片段化也是检测细胞凋亡发生的一种方法,因为细胞在凋亡的过程中常常伴有细胞核内酶解的 DNA 片段化的发生。

4. 纳米粒子引起细胞自噬的评估方法　自噬是细胞另一种不同于凋亡的程序性死亡。一般情况下是细胞在营养匮乏的条件下,为了满足自身营养物质的基本需求,常常降解自身的细胞器或是其他物质以满足其生存的基本需求。近年来研究表明,自噬是维持内环境稳定的一种基本机制。当外源性物质包括病毒、有害物质等进入细胞后会诱导自噬的发生。适当的自噬的发生对细胞来说是一种防御机制,但是过量的自噬发生则会引起细胞的损伤甚至死亡。纳米粒子作为一种外源性物质进入细胞后,会代偿性地诱导自噬发生,当纳米粒子过量侵入并蓄积于细胞中后,过量的自噬则会发生,因此检测自噬的发生对于研究纳米材料毒理学是十分重要的。自噬在发生的过程中,自噬相关蛋白 Atg5、Atg6、Atg12 以及 Atg7 等分子表达增高。运用 Western blot 可以检测自噬相关蛋白的表达水平,从而反映自噬的表达。另外,自噬在发生过程中,在细胞的胞质中会有自噬泡的生成,可以通过检测自噬泡的多少进而反映自噬的发生水平。MDC 染料能够特异性地与自噬泡结合从而反映自噬泡在细胞中的含量。透射电镜观察细胞内自噬泡的形成以及溶酶体的改变是检测自噬发生的金标准。运用生物染料对自噬相关蛋白进行标记,通过显微镜或激光共聚焦显微镜进行观察,也是反映自噬发生的重要手段。

5. 纳米粒子引起 DNA 损伤的评估方法　纳米粒子进入细胞后能够改变细胞的内环境,破坏 DNA 链的结构,诱导 DNA 的损伤,具有一定的基因毒性。我们可以通过检测 DNA 的损伤来反映其基因毒性。DNA laddering 技术是评价 DNA 损伤最古老的技术,它通过分离和荧光标记的方法将细胞中受损的 DNA 进行量化分析。Comet 技术是 DNA 损伤检测的最常规方法,它也称为单细胞凝胶电泳技术。具体方法是首先将细胞溶解,进行 DNA 变性处理,溴乙啶定量标记,最后用凝胶电泳分离。DNA 损伤数量通过电泳拖尾数量及 DNA 碎片情况进行表示。TUNEL 也是评价 DNA 损伤的一种技术,它可以检测 DNA 中双链破裂的数量。

(三)纳米粒子体内毒性的研究方法

纳米粒子在体内的毒性评价是最具指导意义的,因此体内实验的研究显得愈发重要。动物实验对急性毒性的测定和 LD_{50} 值的确定是各种纳米材料和纳米粒子毒性分级的基础。体内研究结果不仅能够提供体外研究所不能获得的大量信息,而且对体外研究选择建立相关模型体系也具有重要的指导意义。除简单的 LD_{50}(实验动物的半数致死剂量)之外,体内纳米粒子毒性研究主要集中在以下三个方面:①血清生化学指标变化和细胞数量的变化;②组织形态学的变化;③纳米颗粒总的生物分布。与体外研究一样,在设计体内实验之前,必须考虑多方面因素,如在暴露之前,纳米颗粒尺寸、剂量、介质、暴露方式等的选择和表征,相关模型体系的各种参数的设置等。此外,实际暴露剂量、特定的组织/器官、蛋白质/细胞类型等,组织学变化或血清/血液学指标的变化,检测时间点等也必须仔细设计。纳米毒理学在体内研究的常用检测方法包括如下:

1. 纳米粒子在体内分布和清除的检测方法　检测纳米粒子在体内的分布主要通过荧光标记或放射性标记、ICP-MS 或 ICP-AES 等方法实施,这些检测方法主要针对活体动物或组织切片,用以阐明纳米颗粒的分布和清除过程。此外,观察整个器官的形态变化也是一种直观方法。在纳米粒子暴露后,通过检测不同时间点的排泄和代谢,从而获得纳米粒子的清除率。纳米粒子的定量可以采用 ICP-MS、放射性标记和荧光检测的方法。纳米粒子的生物分布和清除率研究能够使人们了解纳米粒子的体内定位、体内滞留以及在动物体内输运的过程。然而,运用放射性和荧光性标记的手段研究纳米粒子的生物分布和清除率,这些附加的标记物是否会改变纳米材料本身的生物分布和清除速率,成为了一个值得关注的问题。因此,对于纳米材料在体内的定量分布、定位和准确检测,需要科学家开发新的快速的分析方法和实验技术。

2. 核医学与核分析技术对体内纳米粒子的检测　放射性分析技术是依靠放射性同位素作为分析工具,解决生物学、物理学、化学、毒理学以及工业上许多问题的重要手段。放射性同位素发射易于检测的特征 α、β 或 γ 射线,通过化学标记技术合成放射性标记化合物的方法已被广泛用于各个领域。其优势包括:①高灵敏度,根据同位素和样品条件,检测限可低至 10^{-14} mol,有时甚至低至 10^{-18} mol;②体内易于检测;③可以识别内源性物质和外源性物质;④非破坏性,以及相对简单的检测过程;⑤易于实现定量,而且可以准确测定各个器官或组织内的分布;⑥微量放射性同位素标记不会破坏生理平衡过程等。

尽管放射性同位素检测技术拥有上述的优势,但也具有诸多的不足之处:①放射性物质进入生物组织后,会发生不可避免的副反应;②纳米粒子的同位素标记在体内具有一定的不稳定性,容易在体内发生解离;③运用标记的同位素必须具有适合的能量和半衰期;④纳米粒子与放射性原子结合后,其结构、体内的迁移分布可能受到了影响。研究表明,大量的放射性同位素标记在碳纳米管的表面后,纳米材料的性质则会发生改变。因此,使用适量的放射性同位素进行标记能够尽量少地影响纳米粒子的性质及其分布。总之,核分析技术是一种高灵敏度分析方法。与其他技术相比,核分析技术是一种相对独立的评价纳米材料毒理学效应的方法,近十年来,已被广泛应用于研究外源性物质体内的定量分布。

3. X射线荧光分析技术对纳米粒子的检测　X射线荧光分析技术(XRF)是一种测定元素含量的非破坏性样品分析方法。迄今为止,各种多级改进的XRF技术已被广泛用于测量元素周期表中的各种元素。当高能量的X射线撞击样品中的原子时,原子吸收能量,激发电子逃离其原子轨道,当电子从高能级跃迁至低能级的轨道时,能够发射可被荧光检测器检测的X射线。由于每个元素具有自己特征的X射线,它发射的光子数目或强度与纳米材料的浓度呈线性关系。因此,我们可以准确识别和测定样品中特定元素的种类、浓度(相对强度)和分布。

X射线荧光分析技术主要特点为:①可在同一实验条件中实现多元素同步分析;②能够应用于各种样品类型;③对主要或痕量元素具有较低的检测限;④即使对未知样品中元素也可进行半定量分析;⑤样品制备简单、分析快速、重现性好、费用低。不足的是,由于光源的强度有限,常规商用XRF的灵敏度有一定的局限性。但是,我们使用同步辐射XRF就可以很容易检测到,因为同步辐射X射线光源强度比普通光源强几个数量级,大大提高了检测灵敏度。

4. 组织学/组织病理学检测技术　组织学检测技术是针对纳米粒子暴露的动物处死后,经过组织固定,通过光学显微镜观察组织或细胞形态的改变,从而判断研究纳米粒子的毒理学效应。组织样品制备的过程中,为了视觉上突出细胞和组织形态的变化,常常运用染色的方式增加成像的效果和对比度。最常用的是染料是H&E染色剂或苏木精(染细胞核/核酸成蓝色)和曙红(染细胞质成粉红色)。这项技术已被广泛应用近百余年,但其具有很大的局限性:组织在处理染色观察的一系列过程中可能诱导出假阳性。另外,此项技术的实验和分析工作量非常庞大,不利于大规模进行。总之,组织学/组织病理学评估为纳米粒子急性/慢性毒性研究提供了形态学改变的证据。

5. 量子点标记技术检测生物体系的纳米粒子　量子点(QDs)标记技术是近年来广为应用的新型技术之一。其与传统的有机荧光团或荧光分子标记相比,具有许多优异的光学特性:荧光量子产率高、光稳定性好(抗光漂白)以及纳米粒子蓝光到红外荧光波长可调等。人们根据荧光量子点示踪侵入机体的纳米粒子,可分析纳米粒子的组织分布及靶器官定位,获得纳米粒子与机体相互作用的重要信息。但该项技术也存在不足之处:①量子点毒性较高,这限制了它的体内应用;②量子点的稳定性较差,限制了它在成像技术上的应用;③量子点作为一种纳米颗粒容易发生团聚。团聚可使尺寸变大,导致荧光特性丧失。

在纳米毒理学进展过程中,建立标准的、可通用的、可比较的实验技术至关重要。事实上,细胞生物学的实验技术完全可以用于细胞纳米毒理学的研究,尤其是针对纳米毒理学机制的深入研究。医学技术的许多方法(如PET、MRI、放射线学、核医学技术、生化指标检测等)、药理学、公共卫生科学、临床诊断和治疗也都能用于理解纳米粒子与生物体系在分子、细胞和动物水平上的相互作用和基础理论研究。常规毒理学的知识和技术远远无法满足纳米毒理学的需求,建立一些源于生物学和毒理学领域且包括纳米材料科学、物理、化学和其他相关学科的研究团队和学科交叉实验室,对在这个领域获得真正有价值的研究成果有着深远的影响。

(骆文静)

思考题

1. 试述纳米材料毒理学的定义及其对机体损伤特性。

2. 纳米粒子侵入神经系统的主要途径有哪些?

3. 影响纳米粒子在体内迁移、代谢沉积的主要因素有哪些?

4. 纳米毒理学体外实验的方法是什么?

5. 纳米毒理学体内实验研究方法中能够显示追踪纳米粒子靶器官的方法有哪些?

第十五章

放射毒理学

放射毒理学的发展是随着放射性核素的发现、应用而逐渐为人们所认识。广义的放射毒理学（radiotoxicology）是应用毒理学方法研究射线（radiation）和放射性核素（radionuclides）对人体健康的影响及其机制的学科，是毒理学的一个分支，也是放射医学的组成部分。狭义的放射毒理学又称放射性核素毒理学，主要研究天然和人工放射性核素的吸收途径、体内分布、代谢和排泄规律，以及对机体所致近期和远期生物学效应，特别是对生殖、遗传物质的损伤。放射毒理学研究的主要任务有：①研究放射性核素对机体造成的生物学效应和机制；②探索放射性核素作用于机体后最初出现的生物学变化（生物标志），以便及早发现并设法控制或排除；③定量评定剂量-效应（躯体、遗传）或剂量-反应关系，为制定放射卫生法规、标准及管理条例提供科学依据，为核医学、放射化学的应用及核动力的利用中防止放射性核素的污染提供防护、急救和治疗措施。

放射毒理学是伴随着核能、核科学技术的发展而逐渐形成的一门内照射的新兴学科。1958 年，我国科学家结合核能应用过程中辐射防护的需要，对十几种毒性较大的核素进行了系统的实验研究、人体效应观察和流行病学调查，这是我国放射毒理学学科发展历史上的重要里程碑。随着时代进步、核技术应用的普及，放射毒理学学科内许多领域和课题有待深入，尤其是低剂量和低剂量率的辐射致癌效应和遗传效应的研究，包括天然本底辐射这一重要低剂量辐射环境暴露的终生健康风险估算的探讨。

第一节　辐射分类与电离辐射剂量学

辐射是存在于宇宙和人类生存环境中的一种物理现象，是一种能量的空间传递。辐射可以有多种不同的分类方法，根据辐射的来源可以分为天然辐射和人工辐射，根据辐射与物质的作用方式可以分为电离辐射和非电离辐射，根据辐射的本质可以分为电磁辐射和粒子辐射。

一、天然辐射和人工辐射

放射性是一种自然现象，天然辐射源的存在是环境的特征，人类在地球上生活受到天然辐射照射是一种持续性的、不可避免的特征。天然辐射通常包括两个部分：进入地球大气层的高能宇宙射线粒子和在地壳中原生的、在环境中到处都存在的包括在人体内存在的放射性核素。一些人类活动可以改变天然辐射源的照射强度。例如，含有天然放射性核素的矿石开采和应用，可将天然放射性核素释放到环境中引起天然辐射增加；房屋的建筑材料和设计与通风系统强烈地影响着室内放射性气体氡及其衰变子体的水平；大气中宇宙射线强度随着飞行高度而增加。

1. 宇宙辐射　又可分为初级宇宙线和次级宇宙线。从宇宙空间进入地球大气层的高能辐射称为初级宇宙射线,初级宇宙射线与大气层中的原子核相互作用产生的次级粒子和电磁辐射称为次级宇宙射线。从飞行高度到地面,随着高度的降低,大气中的宇宙射线强度变弱。宇宙射线与大气相互作用还可产生一些放射性原子核,被称为宇生放射性核素,如^3H、^{14}C、^7Be 和 ^{22}Na。

2. 地球辐射　指存在于地球上的天然放射性核素所引起的照射。地球上的天然放射性核素又可分为原生放射性核素和宇生放射性核素两类。原生放射性核素是指从有地球以来就存在于地壳里的天然放射性核素,均是长半衰期放射性核素,主要包括^{40}K、^{238}U 放射系和^{232}Th 放射性核素。以^{232}Th 和^{238}U 起始的两个衰变链是最重要的辐射来源。宇生放射性核素是由于宇宙射线粒子和大气层中的原子核相互作用而产生,主要包括^3H、^7Be、^{14}C、^{22}Na 和^{24}Na。除了^3H、^{14}C 和^{22}Na 这几个与人类代谢作用有关的元素之外,宇生放射性核素对地表 γ 外照射的剂量贡献甚微。

全球天然辐射源所致个人年有效剂量约为 2.4 mSv,个体剂量变化范围介于 1~10 mSv 之间。其中,约65%的人预期年有效剂量在 1~3 mSv 之间,约25%的人预期年有效剂量小于 1 mSv,而其余10%的人预期年有效剂量大于 3 mSv。但在一些高本底地区,土壤中的天然放射性核素可引起很高水平的外照射,而室内氡浓度水平也是更重要和更具可变性的剂量贡献来源。

氡(特别是^{222}氡)是一种主要的天然辐射源,氡气在衰变过程中会放出 α 粒子,当人体吸入氡气时,肺部会受到 α 粒子照射。人体内含有的放射性核素包括^{40}钾、铀、钍、镭、^{14}碳等。

在核事业发展的早期,用于研究和应用的辐射源主要来自自然界的放射性物质,如可制成 γ 射线源的镭、可制成中子源的镭-铍混合物等,这通常被封装在小容器内,以达到安全和操作方便。此后,随着核反应堆的发展,出现了更强的辐射源(人工放射性核素),辐射源的种类及其应用更加繁多,而且其使用量也日益增加。

人类活动、实践和涉及辐射源的事件可导致放射性物质向环境中释放并使人们受到人工辐射的照射。全球人类受到的主要人工辐射照射主要来自于 1945 年至 1980 年间进行的大气层核武器试验导致的大量的放射性物质向环境中无约束地释放,进而在大气中广泛扩散并沉积在地球表面。核能发电也是人工辐射的重要来源之一,核电站在运行过程中可排放出带有微量放射性的废气和废水,同时核废料在运送或处理过程中也会放出微量放射性物质。工业和医学应用中产生的同位素也可能释放到环境中,如辐射发光产品、电子和电气器件、静电消除器、烟雾探测器、含铀或钍的制品、作为废物处理的掺有放射性物质的制品等。

伴随辐射的医学应用,如放射诊断、放射治疗、核医学和介入放射学等,医疗辐射照射正在不断增长,对不少人已经成为人工辐射中的主要构成,是最主要的人工辐射照射来源。

二、电离辐射和非电离辐射

按辐射能量的大小和能否引起作用物质的分子电离,辐射可以分为电离辐射和非电离辐射。

电离辐射是一类能使被穿越物质发生电离并产生带正电荷的离子及带负电荷的电子的高速粒子及高能量电磁波,如宇宙线、X 线、γ 线、带电或非带电粒子射线等。电离辐射中,α 粒子、β 粒子、质子等能直接引起被穿透的物质产生电离,属于直接电离粒子;致电离光子(如 X 射线和 γ 射线)及中子等不带电离子,是在与物质相互作用时产生带电的次级粒子而引起物质电离,属间接电离粒子。

非电离辐射是低能量的电磁辐射,例如紫外线、红外线、激光、微波等除 X 射线和 γ 射线以外的电磁波,由于它们的能量不高,不足以引起生物体电离,只会使物质内的粒子产生振动,使温度上升。因此,一般认为,非电离辐射对人体的危害远小于电离辐射。一般而言,在放射医学等领域中使用的一些术语如辐射、放射、射线等,如无特别说明,均指电离辐射。而辐射照射(或简称为照射)一词通常意味着辐射或放射性核素照射的过程。

三、电磁辐射和粒子辐射

1. 电磁辐射　是能量以电磁波形式发射到空间的现象,是由空间共同移送的电能量和磁能量所组成,能量是由电荷移动所产生。电磁辐射具有波的一切特性,仅有能量而无静止质量。无线电波、微波、红外线、可见光、紫外线、X 射线、γ 射线等均为电磁辐射。电磁辐射的波速相同,频率和波长不同,波长越短,频率越大,能量越高,辐射穿透性越大。用光子能量、波长或频率等参数作为表征。

(1)光子能量(E):辐射的穿透能力是由光子能量决定的,能量越高,辐射穿透性越大。较低能量的 X 射线光子通常称为软辐射,而在波谱较高能量端的光子称为硬辐射。

(2)频率(ν):频率就是波传播时振动或振荡的速率。光子能量(E)和频率(ν)成正比,即:E=$h\nu$。式中,h 是普朗克常数,6.625×10^{-27} erg/s。

(3)波长(λ):光子能量与波长间的关系是:E(keV)= $1.24/\lambda$(nm)。波长一般用 m 来表示,对较高能量的光子,如可见光和 X 射线,可采用两种较小的长度单位:埃(Å)和纳米(nm)。1 埃(Å)= 10^{-10} m;1 纳米(nm)= 10^{-9} m。

2. 粒子辐射　是指组成物质原子的一些基本粒子或原子核,既有运动能量又有静止质量,可通过消耗自己的动能把能量传递给其他物质,穿透性能相对较差。主要的粒子辐射有重带电粒子、高能电子和中子等。

(1)带电粒子:常见的带电粒子有质子、氘核、α 粒子(氦原子核)、裂变碎片等,均带有不同数量的正电荷,质量比电子大得多。α 粒子由两个带正电荷的质子和两个不带电的中子组成,体积较大,又带两个正电荷,电离能力强,但穿透能力弱,皮肤或一张纸即能阻隔 α 粒子。

(2)高能电子:包括放射性核素核转变时释放的 β 射线(电子或正电子)及电子加速器产生的能量接近单一的电子束。β 粒子是一种高速运动的电子,体积比 α 粒子小得多,穿透能力则比 α 粒子强,高能电子主要在组织深部产生电离作用。

(3)中子:中子是质量约为 1.009 个原子质量单位的不带电粒子,中子的主要来源有核辐射或加速粒子在靶物质中发生的核反应、重核裂变和氢核裂变。入射到生物体上的中子的生物效能与中子能量密切相关。高能量的中子在物质中主要与原子核发生弹性碰撞,其穿透能力极高。

(4)π 介子:是带正电或负电的粒子,或者中性粒子,出现在由初级宇宙射线与高层大气中的核相互作用而形成的辐射场中,大小介于电子和质子之间。与辐射生物学关系密切的是负 π 介子,它是由高能质子轰击金属靶原子核的中子所产生。能量在 40~90 MeV 的负 π 介子在组织中的射程可达 6~13 cm,沿其穿行径迹靠电离和激发释放其能量。

（5）重离子:带电子重离子系指氮、碳、硼、氖、氩等原子被剥掉或部分剥掉外围电子后的带正电荷的原子核,在高层航空和空间探索的外部辐射场中会碰到重离子。由于重离子具有高传能线密度(linear energy transfer,LET)和尖布喇格(Bragg)峰等特殊性质,在临床上可用于放射治疗,但需将重离子加速到几十亿电子伏时才具有临床用途。

四、电离辐射剂量学

对放射性核素所致内照射和外照射辐射剂量进行估算时,需要知道核素的半衰期、种类和能量,以及放射性核素所发出的核与原子辐射的强度等。

1. 照射量(Exposure,E)是用于度量 X、γ 射线所致空气电离程度的辐射量,它仅适用于 X 射线或 γ 射线在空气辐射场的测量。照射量的国际制单位为库/千克(C/kg)。旧的专用单位为伦琴(R),$1\ R = 2.58 \times 10^{-4}\ C/kg$。

2. 比释动能(Kerma,Kinetic energy released per unit mass,K)是表示不带电电离粒子在质量为 dm 的某一物质内释出的全部带电电离粒子的初始动能的总和(dE_{tr}),即:

$$A = dE_{tr}/dm$$

比释动能的国际制单位是焦耳/千克(J/kg),专用名称为戈瑞(Gy),$1\ Gy = 1\ J/kg$。

3. 放射性活度　放射性活度是表示放射性核素特征的一个物理量,即衡量放射性物质的多少。其定义为:一定量放射性核素在单位时间间隔 dt 内发生自发核转换数目,即:

$$A = dN/dt$$

放射性活度的国际制单位为 S^{-1},其特定名称为贝可勒尔(Bq),$1\ Bq = 1\ S^{-1}$。旧的专用单位为居里(Ci),$1\ Ci = 3.7 \times 10^{10}\ Bq$。

由于放射性核素常被包含或吸收在其他固体、液体或气态物质上,或与该元素的稳定同位素同时存在,常引入一些其他单位来定量。例如:将样品中某一特定放射性核素的活度 A 除以样品的总质量 m,即为该放射性核素的比活度 a_m(质量活度);将一定体积中某一特定放射性核素的活度 A 除以样品体积 V,即为该放射性核素的体活度 a_v(单位体积的活度)。

4. 放射性核素摄入量和待积剂量　放射性摄入量 I 是通过食入、吸入或经皮肤吸收进入人体的特定放射性核素的量。在事故情况下,放射性物质还可能通过伤口进入人体。进入人体的放射性核素会对人体组织产生照射,这种照射可能是短期的,也可能是终生的,由这些核素的物理半衰期和在人体内的生物滞留所决定。一般而言,摄入量不能被直接测量,须通过全身或局部的测量结果、对排泄物或对环境样品的测量结果来确定。

为了对放射性核素产生的照射以及在较长时间段内辐射剂量的累积进行控制,引入了待积剂量概念。进入人体的放射性核素的待积剂量,是在特定的时间内预期产生的总剂量。组织或器官 T 中的待积当量剂量 $H_T(\tau)$ 为:

$$H_T(\tau) = \int_0^{0+\tau} H_\tau(t)\,dt$$

式中,τ 是在 t_0 时刻摄入放射性核素之后的积分时间。待积有效剂量 $E(\tau)$ 由下式计算:

$$E(\tau) = \sum_T W_T H_T(\tau)$$

国际辐射防护委员会(International Commission on Radiological Protection,ICRP)建议,待积剂量一般是从摄入发生的年份算起,对于工作人员和公众,待积有效剂量评价的时间均取摄入后 50 年,主要是考虑成年人的平均寿命。但是,如果是考虑婴幼儿和儿童,剂量评价年龄也应达到 70 岁。

5. 吸收剂量 吸收剂量 D 的定义为:电离辐射向无限小体积内授予的平均能量除以该体积内物质的质量而得的商。这是放射防护的基本物理量,适用于任何类型的电离辐射。在实际应用中,吸收剂量的平均是在器官或组织的体积范围内进行的。可用下式表示:

$$D = dE/dm$$

吸收剂量的国际制单位为 J/kg,专用名称为戈瑞(Gray,Gy);旧专用单位为拉德(rad),1 Gy = 1 J/kg = 100 rad。

6. 当量剂量 因为不同种类的辐射,即使吸收剂量相同,它们对同一种生物体系的效应差别也可能很大。为了对一切辐射可以在共同的尺度上表示暴露于辐射的人员所受到的照射情况,提出了当量剂量。当量剂量的专用国际制单位为希沃特(Sievert,Sv),1 Sv = 1 J/kg。

特定种类及能量的辐射在某一个组织或器官中引致的当量剂量,就是该辐射在组织或器官的平均吸收剂量乘以该辐射的辐射权重因数(W_R),即:

$$H_{T,R} = D_{T,R} \cdot W_R$$

式中,W_R 为 R 类辐射的辐射权重因数,是反映不同种类及能量的辐射对人体产生不同程度的影响,主要是根据低剂量情况下不同种类辐射的相对生物效能(RBE)的实验数据来确定的。辐射权重因数适用于入射到人体上的辐射,或者在内辐射源情况下由源所发射的辐射。ICRP 在出版的报告中给出了辐射权重因数,并在后续报告中依据新近研究结果进行调整。

7. 有效剂量 一般而言,辐射总是不仅涉及一个器官,往往是两个或两个以上的器官同时受照,而且还可能存在局部受照和内照射的相加问题。有效剂量是表示在多个器官或组织受照时辐射对人体的总危害。有效剂量考虑了各个人体器官和组织在随机效应辐射危害方面的相对辐射敏感性。其定义为:人体各组织或器官的当量剂量乘以相应的组织权重因数后的和,即:

$$E = \sum_T H_{T,R} \cdot W_T$$

式中,$H_{T,R}$ 为靶器官的当量剂量,W_T 是组织权重因数,表示组织 T 的随机效应危险度和全身受到均匀照射的总危险度之比率。有效剂量的国际制单位也是希沃特(Sievert,Sv),1 Sv = 1 J/kg。

组织权重因数 W_T 是依各组织和器官对辐射暴露造成随机效应的敏感性而定,是一个相对值,其和等于 1。与辐射权重因数一样,ICRP 在出版的报告中也给出了组织权重因数 W_T,并在后续报告中依据新近研究结果进行调整。

有效剂量是对于性别平均参考人而定义的。为了确定有效剂量,应先评价男性参考人和女性参考人的器官或组织当量剂量,然后通过平均来得出参考人的当量剂量。有效剂量是将当量剂量乘以性别平均的组织权重因数,再将参考人所有的组织加权当量剂量加起来而得到的。而对上述男性参考人和女性参考人的当量剂量、参考人有效剂量的评价,是基于人体仿真模型的使用。以往使用了各种不同的数学体模,如 MIRD 体模、Kramer 等区分性别的体模、Cristy 和 Eckerman 等区分年龄的体模等。采用男性和女性参考体模,计算参考体模在标准照射条件下器官和组织的当量剂量,以及与物理量如内照射的放射性摄入量、外照射空气比释动能率相关的转换系数。

8. 参考人体模型　目前,ICRP 推荐使用体素(体积元)模型来确定参考体模,用于修订器官的剂量转换系数。该模型是基于真人的医学影像资料建立的,与以往的数学体模和模拟体模相比,体素模型提供了更为真实的人体信息。目前 ICRP 已经建立了两个体素参考模型,其中一个是成年男性,一个是成年女性。模型是利用一个人的高分辨率连续扫描 CT 图片建立起来的,包含了数百万个体素,可提供人体的三维表达和人体主要器官和结构的空间形态,大约定义了 140 个器官和组织,包括各种骨骼组织、软骨、肌肉和主要血管。利用体素参考模型可用于计算出工作人员和成年公众成员的内照射剂量系数。

9. 内照射摄入量和内照射剂量　有三种方法可以确定内照射摄入量和内照射剂量。①按照采用空气取样技术得到的时间积分与空气浓度来确定放射性物质的暴露量;②通过采用直接活体测量技术来确定内污染(活体测量技术包括利用全身、胸腔、骨骼以及甲状腺计数方法来直接测定 γ、X 射线发射体和测量韧致辐射);③通过对生物样品中的放射性活度进行分析测量(生物样品分析方法通常基于对尿、粪样品的分析)。这三种方法的采用是由放射性核素所发射的辐射类型、污染物的生物动力学行为、生物廓清和放射衰变后污染物在人体中的滞留情况、测量所需的频度以及测量设施的灵敏度、可用性和方便程度来决定的。对于发射贯穿光子辐射的核素,活体测量通常是最准确的方法。活体测量方法尽管可提供内污染的长期累积信息,但评价单一年份的摄入量的累积剂量可能还不充分,仍需要空气监测的数据。因此,可采用两种方法的结合。而对氡剂量的估计,空气监测(个人或场所)是唯一可行的常规方法。

第二节　放射性核素的衰变与常见核素介绍

放射性核素又称不稳定性核素,是指能自发地发射 α、β 和 γ 等各种射线的核素。依据其来源,放射性核素可大致分为两类:天然放射性核素和人工放射性核素。

天然放射性核素是指天然存在的具有放射性的核素,包括 3 类:①铀系、钍系和锕系 3 个天然放射系,共 49 种放射性核素;②不成系列的长寿命核素,如 ^{40}K、^{87}Rb 等,半衰期一般在 $10^8 \sim 10^{15}$ a;③宇宙射线作用于地球大气层产生的核素,如 ^3H、^{14}C、^7Be、^{22}Na 等。

人工放射性核素是指人工产生的具有放射性的核素。目前使用核反应堆、加速器等设施或装置生产的人工放射性核素约有 2000 多种,已广泛地应用于医疗、工业、地质和科研等不同领域,包括核燃料后处理产生的裂变产物如 ^{89}Sr、^{90}Sr、^{131}I、^{132}I、^{133}I、^{137}Cs 等,惰性气体如 ^{85}Kr、^{87}Kr、^{88}kr、^{133}Xe 等,反应堆和加速器的活化产物,以及同位素生产、制备及应用的一些放射性核素。近年来,随着医学诊疗技术的迅速发展,核医学中一些人工放射性核素如 ^{18}F、^{99m}Tc 等核素应用日益广泛,其相关毒理学效应也引起了广泛关注。

一、核衰变

放射性核素的核自发地发生核结构的变化而释放出某种射线的现象称为核衰变（nuclear decay）。根据天然放射性核素衰变时所释放的射线种类不同，可分为 α 衰变、β 衰变（β⁻衰变、β⁺衰变、电子俘获）和 γ 衰变等。

（一）α 衰变

一些放射性元素衰变时同时放出结合在一起的两个质子和两个中子，即 α 粒子（alpha particle），这就是 α 衰变（alpha decay）。由于 α 粒子是高速运动的氦原子核，在空气中的射程一般只有几厘米，一张纸或生物组织表皮就足以挡住 α 粒子，因此，α 射线外照射的危害可以忽略。但 α 粒子一旦进入人体内，因电离作用极强，其内照射所造成的危害很大。

α 衰变的公式是：

$$_Z^A X \rightarrow _{Z-2}^{A-4} Y + He^{2+} + \gamma + Q_\alpha$$

式中，Z 是原子序数，A 是原子质量。α 衰变中可获得的能量是 Qα，等于母核和两种衰变产物的质量差值。该能量被 α 粒子和 γ 射线分享。天然放射性核素镭（radium，226 Ra）是 α 衰变的一个典型例子：

$$_{86}^{226} Ra \rightarrow _{84}^{222} Rn + \alpha (5.2 \text{ MeV})$$

对于大多数放射性核素而言，α 粒子能量的范围为 4~8 MeV，但一些寿命很短的放射性核素，如由粒子加速器产生的反应形成的放射性核素，可能能量更高。此外，每一种特定的 α 粒子是单能的，即不存在连续能谱，仅具有不连续的能量。

（二）β 衰变

β 衰变是指不稳定原子核通过放出 β 粒子或俘获核外的轨道电子转变为另一原子核的现象，可分为 β⁻衰变、β⁺衰变和电子俘获三种类型。β 射线的电离能力较 α 射线弱，但穿透能量力较 α 射线强，一般能量的 β 粒子可穿过几米甚至几十米厚的空气层，对人体可造成内、外照射的辐射危害。不像 α 衰变中每一种 α 粒子都是单能的，β 粒子是从零到衰变可获得的最大能量的一个连续能谱发射的。

β 衰变的公式是：

$$_Z^A X \rightarrow _{Z+1}^{A-4} Y + \beta^- + Q_\beta$$

β 衰变的一个典型例子是天然放射性核素铅（²¹⁰Pb）：

$$_{82}^{210} Pb \rightarrow _{83}^{210} Bi + \beta^- (0.015 \text{ MeV}) + \gamma (0.46 \text{ MeV})$$

正电子（Positron）发射与 β 粒子发射相似，但正电子发射是由于一个质子有效地转变为一个中子和一个带正电荷的电子而造成的。不同于 β 衰变时原子序数的增加，正电子发射时原子序数是减少的。例如，天然放射性核素铜（⁶⁴Cu）衰变时，β 衰变占 41%，正电子衰变占 19%，而电子俘获（electron capture）衰变占 40%。

$$_{29}^{64} Cu \rightarrow _{28}^{64} Ni + \beta^+ (0.66 \text{ MeV})$$

$$_{29}^{64} Cu \rightarrow _{30}^{64} Zn + \beta^- (0.57 \text{ MeV})$$

$$_{29}^{64}Cu \rightarrow _{28}^{64}Ni + 电子俘获$$

（三）γ 衰变

γ 衰变指处于激发态的原子核通过放出 γ 射线或内转换电子到较低能态的过程,又称 γ 退激或 γ 跃迁。γ 衰变前后,母核、子核的质子数和中子数均保持不变,不产生新的核素。从原子核衰变放出的 γ 射线是一种高能的光子流,属不带电的中性粒子,静止质量为零,是一种电磁波,穿透能力强,对人体可造成内、外照射的辐射危害。

除了一些罕见的情况以外,γ 衰变并不是一个最初的过程,而常常是伴随 α、β、正电子辐射或电子俘获发生的。在任何时候,只要发射粒子没有用尽衰变产生的所有能量,原子核便会含有多余的能量并处于激发态。而多余的能量可以与发射粒子同时发生的发射光子或 γ 射线的形式释出。目前在诊断医学中应用极为广泛的^{99m}锝(^{99m}Tc)是罕见的纯 γ 射线辐射,半衰期为 6.0 小时,其衰变产物为^{99}Tc,半衰期长达 2.13×10^5 年,而^{99}Tc 一旦被排放到环境中将会导致环境本底的增加。

$$_{43}^{99m}Tc \rightarrow _{43}^{99}Tc + \gamma(0.14 \text{ MeV})$$

放射性核素的原子核数按时间的指数函数衰变,放射性核素衰变的数学表达式为:

$$N = N_0 e^{-\lambda t}$$

式中,λ 为衰变常数,表示单位时间内每个原子核的衰变概率;N_0 为放射性核素的初始原子核数;N 为放射性核素经时间 t 衰减后的原子核数。

放射性核素的原子核数因衰变而减少到原来的一半时所需要的时间,称为半衰期,用 $T_{1/2}$ 表示。不同放射性核素的半衰期差异极大,如放射性核素^{87}Rb 的半衰期长达 475 亿年,而^{133}Cs 的半衰期仅为 2.8×10^{-10} s。

半衰期 $T_{1/2}$ 和衰变常数 λ 都是表征放射性核素特性的参数,二者之间存在下述关系:

$$T_{1/2} = \frac{0.693}{\lambda}$$

二、反应堆事故中毒理学意义较大的核素

如果核电站不能正常运转,反应堆内产生的混合产物(核裂变产物)可能会向周边地区释放出放射物。核电运行过程中对健康具有风险的主要放射性核素为放射性碘、放射性铯和放射性锶。

（一）放射性碘

碘是具有金属光泽的紫黑色结晶物质,易升华,是人体内有重要生物活性的微量元素,是甲状腺素的重要成分。碘的同位素共有 24 种,核事故时辐射防护的主要对象是^{131}碘(^{131}I),是核电站事故早期环境中放射性碘的主要成分。

放射性碘进入人体的主要途径是随饮食摄入,其次是随受污染的空气吸入(后者只发生于放射性烟羽通过时期)。含放射性碘的牛奶是人们摄入放射性碘的主要来源,牛、羊、猪和鸡蛋也是人们摄入放射性碘的来源。此外,水生动植物对碘有很高的浓集能力,若反应堆事故释放物污染了天然水体,则其中的食用动植物也可能成为公众摄入放射性碘的来源。

^{131}I 半衰期是 8.3 天。放射性碘进入人体后迅速蓄积于甲状腺,甲状腺中的碘含量比其他器官

或组织中的含量高几百倍甚至几千倍,可引起甲状腺炎、甲状腺功能减退,远期可发生甲状腺结节和癌变。放射性碘内照射的远期危害是对甲状腺的致癌效应。甲状腺癌的发生率与剂量有密切关系,切尔诺贝利核事故后受放射性落下灰照射的马绍尔岛居民,被诱发甲状腺癌的危险度是$(1.6 \sim 9.3) \times 10^{-4}$ Gy^{-1}。其潜伏期因受照条件而异,可长达 40 年,儿童较短,约为 $10 \sim 15$ 年。切尔诺贝利的经验表明,放射性碘是切尔诺贝利事故影响的主要因素,它导致超过 5000 个儿童甲状腺癌病例的发生,受照人群的年龄均在 $0 \sim 18$ 岁之间。儿童摄入放射性碘的危险性比成人更大,因为儿童的甲状腺小于成人,同一活度的放射性碘,儿童摄入后甲状腺所受的剂量是成人摄入后的 $2 \sim 10$ 倍。

(二)放射性铯

铯是元素周期表第I族碱金属,属稀有元素。铯的原子序数为 55,共有 31 种同位素,其中^{134}Cs ~ ^{146}Cs 为裂变产物,生物学意义最大的是^{137}Cs,为 β、γ 辐射体,物理半衰期为 30.17 年,β 粒子的平均能量为 0.17 MeV,子体^{137m}Ba 放射出平均能量为 0.66 MeV 的 γ 量子。

^{137}Cs 是公众受全球性放射性落下灰照射剂量的主要贡献核素之一,可经消化道、呼吸道、皮肤和伤口进入人体,极易从胃肠道吸收,吸收率约为 100%,经呼吸道的吸入量只占食入量的 1% 左右。母体内的铯可经胎盘进入胎儿,还可经乳汁分泌。由于铯在体内分布均匀以及其子体^{137m}Ba 的 γ 量子在体内的穿透力较强,各组织均会受到体内^{137}Cs 较均匀的照射,引起多器官放射性损伤。

^{137}Cs 属中等毒性组核素,但由于环境中的放射性铯对公众的照射剂量很低,迄今尚无人群损伤效应的流行病学资料,有关放射性铯的生物效应资料基本来自动物实验,^{137}Cs 对动物机体的生物效应包括急性辐射效应如骨髓破坏、造血功能不良、白细胞和血小板显著降低、贫血、败血症和出血症候群等,远期辐射效应如甲状腺癌、淋巴肉瘤、神经元纤维肉瘤和乳腺癌等。

(三)放射性锶

锶为二价碱土族元素,是生物体中的微量元素。锶的同位素共有 21 个,其中生物学意义最大的是^{90}Sr 和^{89}Sr,两者均为纯 β 辐射体,最大能量分别为 0.54 MeV 和 1.46 MeV,半衰期分别为 28.6 和 50.5 天。

^{90}Sr 是晚期混合裂变产物的主要成分。铀裂变后 $10 \sim 20$ 年,在混合裂片总活度中^{90}Sr 活度占 $20\% \sim 25\%$,且锶在生物圈中的活动性大,放射性锶是核反应堆事故和核爆炸对公众构成远期危害的主要放射性核素之一。锶可经食物由消化道或体表皮肤吸收后进入体内,主要蓄积于骨骼中,小部分滞留于软组织中,另有一部分则经肾排出。放射性锶属于高毒组核素,半衰期长达 28.4 年,由于其子体^{90}Y 释放的 β 射线能量高,射程远,^{90}Sr 及其子体可对骨髓和骨组织形成持久而较强的照射,引起再生障碍性贫血、白细胞增生、白血病和恶性骨肿瘤等损害。

三、医学应用中毒理学意义较大的核素

(一)放射性锝

锝(technetium,Tc)的原子序数为 43。锝是 1937 年利用回旋加速器以氘核轰击钼(Mo)取得的第一种人工放射性元素,有^{90}Tc ~ ^{108}Tc 和^{110}Tc 等二十多种同位素,均为放射性核素,其中毒理学意义较大的是^{99}Tc 和^{99m}Tc。

^{99}Tc 的物理半衰期为 2.13×10^5 a，比活度为 629 MBq/g，是纯 β 辐射源，β 粒子能量为 0.292 MeV（99%），可被普通玻璃所阻断。

核医学应用中意义较大的是 ^{99m}Tc。^{99m}Tc 的物理半衰期为 6.02 小时，是 γ 辐射源，其光子能量为 0.140 MeV（98.6%），适于做活体测量。临床上使用的 ^{99m}Tc 是由 ^{89}Mo-^{99m}Tc 发生器中分离得到的，在生理盐水中以高锝酸钠（Na^{99}TcO$_4$）的形式存在，以口服或静脉注射方式，用于脑、甲状腺、腮腺、唾液腺、骨及关节的显像，以及肿瘤、炎症等病理组织的定位。

锝从血液的廓清速度极快，人体的半廓清期为 3 小时。锝离开血液后，可选择性地蓄积在唾液腺、甲状腺、胃及肠道，自体内的排出途径主要为肾脏和肠道，在 72 小时内排出量约占注入量的 60%。^{99m}Tc 还可通过胎盘或乳汁转移至胚胎或婴儿体内，且数量是相当可观的。因此，婴儿由母乳中摄取 ^{99m}Tc 带来的危险问题应引起关注。

（二）放射性磷

磷（phosphorus，P）有 ^{27}P ~ ^{38}P 共 12 个同位素，其中 ^{31}P 为稳定性同位素，其余均是放射性同位素。

^{32}P 的物理半衰期为 14.26 天，是纯 β 辐射源，β 粒子最大能量为 1.71 MeV，平均能量为 0.695 MeV，衰变后成为稳定性 ^{35}S。^{32}P 粒子在组织中的射程为 1~8 mm，平均为 4 mm，故大部分能量可被人体体表层吸收。临床医学上，^{32}P 可用于治疗真性红细胞增多症、继发性红细胞增多症、血管瘤及恶性肿瘤等，也可用于治疗皮肤病。

^{32}P 的可溶性化合物，可由口服或其他途径进入人体，吸收速度快、吸收率高。磷是构成人体必需的元素之一，^{32}P 进入机体后在骨骼中蓄积浓度最高，其次是肝脏和肌肉等。^{32}P 在肝脏、脾脏、肾脏和肌肉等软组织中的更新速度快，故 ^{32}P 的滞留与排出较迅速；而磷一旦进入骨组织后，形成难溶性磷酸钙的复盐，滞留时间长，不易排出。体内 ^{32}P 主要经尿排出，另有少量经由肠道排出，其生物半排期和有效半减期分别为 257 天和 13.5 天。

^{32}P 属中等毒核素，对造血器官的损伤明显且持久，表现为粒细胞系完全受损，骨髓极度衰竭，几乎全部内脏器官均显示出不同程度的出血。同时，由于其在骨骼蓄积可导致骨骼遭受破坏，动物实验中可见骨肉瘤的形成。此外，^{32}P 还可对性腺造成损伤。

（三）放射性碳

碳有 ^{9}C ~ ^{19}C 共 11 种同位素，其中 ^{12}C 和 ^{13}C 为稳定性同位素，其余的均为放射性同位素。医学中应用最多的是 ^{14}C 和 ^{11}C。^{14}C 的物理半衰期为 5730 a，是纯 β 辐射源，释放的 β 粒子能量为 0.156 MeV（100%），比活度为 1.57×10^{11} Bq/g。^{11}C 的物理半衰期为 20.38 分钟，在衰变过程中释放正电子，能量为 0.960 MeV。

^{14}C 作为示踪剂标记蛋白质、脂肪、氨基酸等，可观察体内的代谢过程和排出途径。^{11}C 标记化合物在临床主要用于进行符合测量和体外扫描。

碳是构成人体不可缺少的宏量元素之一，人体以吸入或食入方式摄入碳后，基本均匀分布于人体的所有器官和组织中。^{14}C 的无机化合物主要是以 ^{14}CO$_2$ 的形式由呼吸道排出体外，且排出速度快、数量多；^{14}C 的有机化合物在体内大部分被氧化成 ^{14}CO$_2$ 后随呼气排出体外，但排除速度慢、数量少。^{14}C 也可经乳汁排出少部分,且在停止摄入后,乳汁中的 ^{14}C 活度便迅速下降。

由于 ^{14}C 是参与机体碳代谢的一个长寿命放射性核素,在其生物转化过程中,^{14}C 可掺入到 DNA 和 RNA 分子中,造成 DNA 损伤。

第三节 放射性核素内照射效应

放射性核素经呼吸道、胃肠道、皮肤或伤口进入体内,使体内放射性核素含量超过自然量,称为体内放射性核素污染。进入体内的放射性核素,依其本身的理化特性、摄入途径、摄入量及代谢模式,可经血液循环分布至全身或特定的靶器官,作为内照射源对人体组织器官进行持续性内照射,产生生物效应。

一、体内过程

放射性核素体内污染所致的生物效应取决于放射性核素摄入量、核素种类、核素的物理半衰期、滞留的器官和组织,以及滞留时间的长短。一旦放射性核素进入体内并沉积,它将对机体产生持续性内照射。在放射性核素摄入机体时刻或初期的照射剂量率是最大的,此后,随着放射性核素的衰变或生物排除而逐渐减小,直到放射性核素依其物理半衰期基本衰减完毕或依其生物半排期自体内排除为止。

(一)吸收途径

放射性核素的吸收,是指核素由摄入途径透过生物膜进入血液循环的过程。通常的摄入途径包括:呼吸道吸入、胃肠道食入、皮肤和伤口吸收等。在临床核医学诊治和生物实验过程中,还可能通过直接注入的方式,主要涉及一些短寿命的放射性核素,如 ^{18}F、^{131}I、^{99m}Tc、^{32}P、^{153}Sm、^{133}Xe、^{123}I、^{201}Tl、^{13}N、^{15}O、^{67}Ga 和 ^{82}Rb 等。

1. 经呼吸道吸收 经呼吸道吸入是放射性核素进入体内的最常见方式。尤其是在核电站事故、核恐怖事件、操作开放型放射性核素的条件下,放射性核素可污染空气,并多呈气溶胶或气体状态,随人体的自主呼吸进入呼吸道。其中,以气体形式吸入后,气体能自由地进入肺内,通过内壁菲薄的肺功能区迅速吸收入血,并依照核素的理化特性在体内不同器官和组织内蓄积;以气溶胶形式吸入的液体或固体放射性化合物,则依据其理化特性在呼吸道内有不同的沉积和转移过程,其颗粒物质沉积的程度与粒子大小和形状、气溶胶密度、肺部结构及呼吸道特征有关。在吸入的物质中,仅有一部分沉积在呼吸道树,其余的呼出体外。

2. 经消化道吸收 放射性核素可随食物和饮水食入,小肠是放射性核素经消化道吸收的主要部位,因为小肠的肠上皮绒毛可提供约 $200m^2$ 表面积。吸收的放射性物质进入血液和淋巴系统,吸收率与个体的代谢、营养状况以及食入化合物的性质有关,未被吸收的部分则可随粪便排出。

3. 经皮肤吸收 放射性核素还可能经由皮肤吸收,即使是完整的皮肤,也不能完全屏蔽所有核素的侵入,尤其是一些溶于有机溶剂和酸性溶液的放射性核素化合物,均可透过皮肤吸收入血。而不完整皮肤或伤口更可数倍甚至数十倍地增加放射性核素吸收率。例如,将 ^{60}CoCl$_2$ 盐酸溶液涂抹在大鼠皮肤上,2 天后测定其吸收率,发现经大鼠完整皮肤的吸收率小于 5%,而经大鼠破损皮肤的吸收率则达到 50%。因此,在放射性创伤尤其是存在复合伤时,对受损皮肤应及时进行清创处理,必要时可采用阻吸收剂,以减少放射性核素经皮肤的吸收率。

4. 注入　在临床核医学诊治过程中,可能通过静脉、腹腔、皮下和肌内注射,以及通过气管内注入和灌胃等方式将放射性核素直接注入机体。主要涉及一些短寿命的放射性核素,如 ^{18}F、^{131}I、^{123}I、^{99m}Tc、^{32}P、^{153}Sm、^{133}Xe 和 ^{201}Tl 等。

（二）体内分布

放射性核素进入体内后,可随血液循环分散到各器官组织。其中,辐射源沉积的器官称为源器官,如放射性锶进入机体后主要沉积在骨骼,受到从源器官发出辐射照射的器官则称为靶器官。不同放射性核素在体内的分布和滞留规律各有其特点,与放射性核素本身的特性有关。大体上可归纳为以下 5 种类型:

1. 均匀型分布　主要是一些在体内大量存在且均匀分布的稳定元素的放射性核素,如:^{14}C、^{24}Na、^{42}K、^{35}Cl 和 ^{3}H 等,进入机体后比较均匀地分布于全身各器官组织。此外,^{137}Cs、^{86}Rb 等放射性核素在体内也基本呈均匀分布。

2. 亲肝型分布（亲网状内皮系统型分布）　放射性核素离开血液后主要分布于肝脏和网状内皮系统中,主要包括稀土族和锕系核素,如 ^{140}La、^{144}Ce、^{147}Pm、^{232}Th、^{227}Ac 和 ^{241}Am 等。

3. 亲骨型分布　放射性核素主要蓄积在骨骼,包括:^{45}Ca、^{90}Sr、^{140}Ba、^{226}Ra、^{90}Y、^{95}Zr、钚和某些超钚核素、重镧核素等,上述的这些核素通常称为亲骨性核素。放射性核素在骨组织内的分布可依其定位分为两类:一类放射性核素如 ^{226}Ra,可置换骨骼无机盐晶格中的钙而均匀地分布于骨的无机质中;另一类放射性核素如 ^{239}Pu,可沉积在骨内膜、骨小梁和皮质骨血管表面,可对距骨表面 $0 \sim 10\ \mu m$ 处的成骨细胞及红骨髓细胞形成较大的剂量。由于成骨细胞和红骨髓细胞的辐射敏感性较高,因此,这类放射性核素的危害较大。

4. 亲肾型分布　一些放射性核素可较多地滞留在肾脏,如 ^{238}U,可在肾脏近曲小管中段大量蓄积。

5. 亲其他器官组织型分布　放射性核素可依其特性选择性地滞留于不同器官或组织。例如,放射性碘可选择性地高度蓄积于甲状腺中,^{59}Fe 较多地蓄积在红细胞中。另有一些难溶性放射性核素化合物,可在肺内形成难溶性氢氧化物胶体,且大部分滞留于肺内或肺淋巴结内。

（三）排除

放射性核素自体内排除的速率是其内照射危害程度的重要决定因素之一。如果放射性核素吸收量较少并能较快从体内排除,则可能产生的内照射作用较小;反之,如果吸收量多、排除速率低,在体内滞留时间长,则可能引起较严重的内照射作用。其中,肾脏是放射性核素最重要的排除途径,其次为肠道。此外,放射性核素还可能通过呼吸道、肝-胆系统、乳腺、汗腺、皮肤和黏膜等排出体外。尤其要注意的是,有些放射性核素如 ^{125}I 等可通过乳汁分泌进入婴幼儿体内,由于婴幼儿是辐射的敏感人群,且他们的肝、肾功能尚未发育完善,对放射性核素的排除能力较差。因此,要重视哺乳对其后代的影响。

放射性核素的排除途径及排除速率与放射性核素的理化状态、摄入途径和转运特点等密切相关。放射毒理学研究中，常用生物半排期(biological half-life, T_b)和有效半减期(effective half-life, Te)来描述和表达放射性核素自体内的排除速率。

生物半排期指生物机体或特定的器官、组织内的放射性核素的排出速率近似地符合指数规律时，通过自然排出过程使机体内或特定器官或组织内的放射性核素总活度减少一半所需的时间。有效半减期指生物机体或特定的器官、组织内的放射性核素，由于核素自身的放射性衰变和生物排出的综合作用而近似地按指数规律减少，使其总活度减少一半所需的时间。

生物机体内放射性核素的减少量，是核素自身的物理衰变和生物排出的总和。由物理衰变(半衰期以 $T_{1/2}$ 表示)和生物排出综合的衰减常数称为有效衰减常数(λe)，它和物理衰变常数(λp)及生物排出常数(λb)的关系如下所示：

$$\lambda_e = \lambda_p + \lambda_b$$

由 $T = \dfrac{\ln 2}{\lambda}$ 可得出，$\lambda = \dfrac{\ln 2}{T}$

因此，$\dfrac{\ln 2}{T_e} = \dfrac{\ln 2}{T_p} + \dfrac{\ln 2}{T_b}$，由此式可计算得到有效半减期为：

$$T_e = \frac{T_p \times T_b}{T_p + T_b}$$

例如，对于 ^{32}P，Tp = 14.3 d，Tb = 1155 d，则其有效半减期为：

$$T_e = \frac{14.3 \times 1155}{14.3 + 1155} = 14.1 \text{ d}$$

对于短寿命放射性核素，可将物理半衰期近似为有效半减期；而对于长寿命放射性核素则相反，可将生物半排期近似看作有效半减期。

二、作用特点

1. 不同传能线密度和相对生物效能的辐射作用　即使辐射照射剂量相等，不同类型电离辐射产生的生物效能不同。这是由于不同辐射源本身的电荷数不同，而带电粒子在物质中单位路程上的能量损失与它所带的电荷数有关。电荷数越多，则在单位路程上形成的离子对越多，电离密度越大，可用传能线密度(linear energy transfer, LET)来衡量。所谓传能线密度，是指直接电离粒子在其单位长度径迹上消耗的平均能量，其状态取决于辐射的类型、各种带电离子的电荷与质量的比值，以及运动速度等。传能线密度不同的辐射源所产生的辐射效应差别还可用相对生物效能(relative biological effectiveness, RBE)表示。实验获得的 RBE 值依赖于所选择的参考辐射，一般是选择低 LET 光子辐射作为参考辐射源，ICRP 报告中实验 RBE 数值采用的是约 200 keV 以上的高能 X 射线，或 γ 辐射(^{60}钴源或^{137}铯源)而获得的。RBE 值的计算公式为：

$$RBE = \frac{\text{标准射线产生生物效能的剂量}(D_0)}{\text{所试辐射产生相同生物效能的剂量}(D_0')}$$

RBE 是一个相对量，受多种因素的影响，如辐射品质、照射剂量、分次照射的次数、剂量率等。

如果使用同一种射线,但观察的生物终点不同,则所得到的 RBE 值也不同。因此,比较 RBE 值时,应选用同一种生物终点。

2. 作用的持续性　放射性核素进入人体后,依据其自身的物理半衰期和生物半排期等衰变规律释放出的带电粒子或射线,可对机体产生持续照射。这种照射作用将一直持续到放射性核素全部被排出体外,或放射性核素衰变成稳定性核素时为止。放射性核素内照射持续时间的长短依据不同核素的物理半衰期和生物半排期而异,可能持续较短的时间,如氚水摄入时,其生物半排期仅为 10 天,主要是在摄入后 2~3 个月内产生照射作用;也可能是终身持续受照,如人体摄入 ^{239}Pu 等长半衰期的放射性核素时,其物理半衰期长达 24 000 年,在体内的生物滞留时间也非常长,对人体的照射作用将持续人的整个生命时间。

3. 辐射与化学毒性的复合作用　对于一些比活度较高的放射性核素,极少量的放射性核素蓄积或作用于人体后,就会产生明显的辐射效应,其化学毒性往往是可忽略的。但是,有一些比活度极低的放射性核素如 ^{232}Th、^{238}U 等,除了需考虑辐射对机体的损伤效应外,该元素本身的化学毒性作用也不容忽视。

4. 选择性蓄积作用　放射性核素进入机体后,在体内的分布和滞留规律各有其特点,表现为在某一特定器官或组织的选择性蓄积特性,例如:^{131}I 进入机体后主要蓄积在甲状腺中,活度约占体内蓄积量的 68%。放射性核素的选择性蓄积作用与放射性核素本身的特性有关。

三、生物学效应

内照射可产生多种类型的生物学效应,如确定效应(有害的组织反应)、辐射致癌效应、辐射遗传效应、非癌症疾病、出生前照射的效应等。确定效应(有害的组织反应)是高剂量照射后由于大部分细胞被杀死导致功能丧失而产生的效应,均为躯体效应(即发生在受照个体身上的效应),存在阈剂量;随机效应,即癌症和遗传效应,包括由于体细胞突变而在受照个体内形成的癌症和由于生殖细胞突变而在其后代身上发生的遗传疾病,不存在阈剂量,可以是躯体效应(受照者体内诱发的癌症),也可以是遗传效应(受照者后代身上)。例如,放射性碘内污染引起的甲状腺功能低下属确定效应,甲状腺癌发生概率的增加则属随机效应。

(一)内照射的确定效应

确定效应(deterministic effect)的特点是存在阈剂量,在特定组织中关键细胞群的辐射损伤(严重的功能丧失或死亡)持续存在,直到损害表现为临床相关表征。高于阈剂量时组织损害(包括组织恢复能力损害)的严重程度随辐射剂量而增加。在超过阈剂量的情况下,早期(发生在受照后数小时到数周)组织反应可能是由于细胞通透性改变和组胺释放导致的炎症性反应如红斑,或可能是由于细胞丢失而导致的反应,如黏膜炎、上皮组织的脱皮反应等。晚期组织反应(发生在受照后数月至数年)如果是靶组织直接损伤而引起,则可能为一般型,如迁移性照射后血管闭塞导致的深部组织坏死;如果是由于辐射早期反应导致的后果,则称为继发性,如严重黏膜溃疡导致的小肠狭窄,严重表皮脱落或慢性感染所致的皮肤坏死。

1. 急性内照射放射病　放射性核素滞留在靶器官或靶组织对机体内照射引起的急性全身性疾

病,称为急性内照射放射病,一般是在一次或短期内几次摄入放射性核素量超过几十到几百个年摄入量限值(annual limit on intake,ALI)才有可能发生。这种大量摄入放射性核素的情况仅见于特殊事故情况。一般而言,摄入半衰期较短的放射性核素后造成的内剂量率较高,引起的急性放射病的临床表现同外照射急性放射病。

2. 主要靶器官的损伤　放射性核素进入人体后,依其分布类型的不同,可对人体全身或不同器官和组织产生持续性照射。一些放射性核素摄入后在全身均匀分布,引起的内照射损伤的临床表现和体征与外照射放射损伤相似;而另一些放射性核素,依其特性在体内各器官和组织的分布和滞留具有选择性,则依据其在体内蓄积器官和组织的不同,可对骨髓、骨骼、肺、胃肠道、肾脏、肝脏、甲状腺和其他内分泌腺等引起不同的损伤效应。例如,^{90}Sr 为亲骨性核素,一旦进入体内后,有 25% 以上蓄积在骨骼,且生物半排期超过 20 年,可引起骨髓组织的损伤效应,表现为造血干细胞增殖分化的抑制或破坏,严重时发展为再生障碍性贫血和骨髓衰竭,放射性核素滞留还可引起骨组织破坏。而放射性核素碘摄入后可在甲状腺内高度蓄积,蓄积量超过 30%,生物半排期长达 80 天,可引起甲状腺损伤,甚至波及甲状旁腺。

此外,一些放射性核素^{239}Pu、^{137}Cs、^{90}Sr 等可长期滞留于免疫器官如淋巴结及脾脏内,使其中的淋巴细胞受到持续照射而导致机体免疫功能的变化。放射性核素还可通过抑制细胞的氧化磷酸化过程,使细胞的 ATP 生物合成受到抑制,导致机体的物质代谢异常。

3. 体细胞染色体畸变　一些放射性核素如^{131}I、^{241}Am、^{226}Ra 和^{234}Th 等均可能引起体细胞的染色体畸变。目前,外周血淋巴细胞染色体畸变是观察机体辐射损伤和进行生物计量估算的重要指标。

体细胞染色体在遗传信息传递中起重要作用。染色体畸变的生物学意义主要取决于辐射作用的靶细胞。如果辐射是作用于生殖细胞,则可引起生殖细胞突变,导致遗传效应,影响后代的正常发育和健康状况;如果辐射是作用于体细胞引起细胞突变,则该辐射影响的是受照射个体,即仅能引起躯体效应,与受照个体的致癌效应密切相关。

放射性核素内照射的致畸效应,是由于妊娠母体摄入放射性核素致胚胎受到持续照射作用,导致胚胎的正常发育受到干扰。由于胚胎的各组织器官尚处于高度分化阶段,因此,对辐射的敏感性要高于成年人。辐射致畸效应的表达,可因辐射作用于胚胎发育的不同阶段而异。宫内放射敏感性与妊娠阶段有关,主要表现在器官发生期最为敏感,诱发畸形的剂量阈值约为 100 mGy。而对小剂量宫内照射的致畸危险性可以忽略。日本原子弹爆炸幸存者的流行病学研究资料佐证这样的观点,如果辐射照射发生在出生前最敏感期(怀孕后 8~15 周),发生严重智力障碍的阈剂量应至少为 300 mGy。因此,尽管不能排除无阈值剂量响应,甚至可能不存在剂量阈值,但目前尚没有证据表明几十个 mGy 的小剂量宫内照射具有致畸危险性。

（二）内照射的随机效应

随机效应(stochastic effect)即癌症和遗传效应。电离辐射的能量沉积是一个随机的过程,即使是非常低的剂量也有可能在细胞关键位点沉积足够的能量而诱发细胞改变或死亡。在大多数情况下,单个或少量细胞死亡不会产生组织上的后果,但单个细胞的变异,如发生遗传变化或最终导致恶性突变的细胞转化事件,将会产生严重后果。这些源于单个细胞损伤的辐射效应即为随机效应,即使在极低剂量下,这些随机效应仍会以有限的概率发生。因此,随机效应不存在剂量阈值。但这类效应事件的发生概率会随辐射剂量的增加而增加,但发生效应的严重程度并不增加。

1. 致癌效应　目前,人群流行病学调查、动物实验研究以及体外诱发细胞恶性转化实验均提供了辐射致癌危险的证据。在辐射致癌危险度评估中,把所有恶性肿瘤分为两类:白血病和实体瘤(指除白血病以外的其他全部肿瘤)。

放射性核素内照射诱发肿瘤与其滞留部位具有一致性,即放射性核素体内蓄积部位多是肿瘤易发部位。其次,放射性核素内照射诱发肿瘤具有多发性与广谱性,即同一机体内可有多个器官或组织同时发生同类型或不同类型的肿瘤。此外,放射性核素内照射诱发肿瘤与外照射情况相同,均须经过一定的潜伏期,其中白血病的潜伏期相对较短,而实体癌的潜伏期较长。

辐射致癌的机制比较复杂,目前已形成的共识为体细胞突变学说。目前,关于辐射肿瘤形成的细胞和动物研究结果表明,在单个细胞中的 DNA 损伤响应过程对辐射照射后癌症的形成是至关重要的,即 DNA 损伤响应/修复和基因/染色体突变诱发在小剂量辐射诱发癌症发生中有重要意义。

2. 遗传效应　对于遗传效应,目前虽有动物实验观察提供了辐射遗传效应的证据,但没有直接证据证明双亲受辐射照射后导致后代遗传疾病增加的辐射危险。

3. 线性无阈剂量-响应关系　在低剂量范围内,超额癌和(或)遗传疾病按简单正比方式随辐射剂量(大于零)而增加的这一假设的剂量-响应模型称作线性无阈(linear-non-threshold,LNT)模型。ICRP 联合国原子辐射效应科学委员会(UNSCEAR)指出,在低于约每年 100 mSv 的辐射剂量时,辐射致癌和遗传效应的随机效应发生率的增加存在一个小的概率并且在本底剂量之上与辐射剂量增加成正比。美国科学院(NAS)发布的电离辐射生物学效应报告也建议,低剂量电离辐射的最小剂量也具有使人健康危险性增加的潜力。所谓低剂量电离辐射,NAS 的定义是大于零小于 100 mSv 的电离辐射剂量。

事实上,现有的人群流行病学研究资料尚无证据表明 100 mSv 以下剂量时辐射致癌和遗传效应危险性的增加,在 100 mSv 或更低剂量下的辐射致癌和遗传效应尚有不确定性。基于此,法国科学院为代表的一些机构则支持辐射致癌危险有实际阈值的理念。鉴于此,ICRP 等机构建议,联合采用 LNT 模型及剂量和剂量率效能因数(dose and dose-rate effectiveness factor,DDREF)的判断值,作为小剂量辐射癌症/遗传效应危险度评估的基础。

（三）其他疾病

人群流行病学数据业已证明,辐射受照人群的非癌症疾病发生率会增加。最有力的证据来自日本原子弹爆炸幸存者,当受照剂量在 1Sv 左右时可诱发非癌症疾病,尤其是心脏病、脑卒中、消化系统疾病和呼吸系统疾病。但是,在小剂量照射情况下存在的剂量-响应曲线形状存在不确定性,并且其细胞、组织机制基础尚不明确。辐射所致非癌症疾病的其他证据还来自接受放疗的癌症患者。有研究表明与几十个 Gy 剂量相关的心血管疾病死亡危险增加,但在小剂量时这种相关性也不明确。同样地,对于 100 mSv 以下的辐射剂量范围并未观察到非癌症疾病增加的证据。

（四）出生前（宫内）照射的效应

出生前即宫内受照射的人群流行病学队列研究尚未发现辐射诱发儿童癌症的明显证据。目前,宫内受照射致癌效应的最大病例对照研究资料是牛津儿童癌症研究(OSCC)组织的研究,结果表明辐射照射能以近似相同程度增加所有类型的儿童癌症。另有研究结果显示,白血病比实体瘤相对危险要大。来自原子弹爆炸幸存者的资料表明,宫内照射所致终生癌症危险可能与儿童早年受照所致终生癌症危险相同。根据 OSCC 资料,妊娠前 3 个月和后 3 个月受照后诱发癌症至少是同样可能的。但由于现有数据的局限性,目前尚未给出生前照射的终生癌症危险标称系数。

四、影响因素

1. 放射性核素的理化因素　物态、化合物形式、剂量与剂量率、溶剂性质或载体等因素均是影响放射性核素内照射作用的重要因素。以活度导出的空气浓度(DAC)和质量导出的空气浓度(MDAC)作为界线值,将放射性核素分成极毒、高毒、中毒和低毒四个组别。放射性核素的毒性分组可见 GB18871 附录 D——放射性核素的毒性分组。

2. 机体因素　种系、年龄、性别、机体状态(妊娠、营养、病理因素)等对放射性核素内照射作用均有影响。首先,不同种系生物体的放射损伤效应存在差异,与不同种系生物体的解剖和组织学结构、代谢速率及辐射敏感性相关。例如大动物单位体重所需的放射性核素摄入量要比小动物的少。

年龄和性别因素也是影响辐射效应的重要因素之一,可影响放射性核素的吸收、分布、滞留和代谢速率。因此,在估算放射性核素的摄入量时,需考虑不同性别和年龄因素,选用不同的代谢模型。而人体的不同营养状况、生理状态和一些病理过程,均可能影响放射性核素在体内的分布和滞留,从而对放射性核素内照射生物效应产生影响。例如,人体甲状腺功能亢进时,对放射性核素^{131}I 的摄取能力和摄取速度要远高于正常生理状态时。

3. 放射性核素的接触因素　放射性核素进入体内的方式、摄入途径等均是影响放射性核素内照射效应的重要因素。机体内摄入总活度相同的放射性核素时,如果摄入的次数不同,产生的效应有明显的差异,一次摄入的损伤效应要远大于分次摄入。此外,放射性核素的摄入途径也对其内照射损伤效应有重大影响,静脉注入方式时放射性核素直接入血并迅速分布到各器官组织,辐射损伤效应发生得快且严重,皮下注入或气管吸入次之,经口摄入的损伤效应较为缓慢。

4. 复合作用　放射性与非放射性因素的复合作用,如烧伤、冲击伤与放射性污染同时存在、环境中化学因素与放射性核素同时存在对机体产生的复合损伤效应;不同种类辐射因素的混合照射,如核反应堆事故时不同种类辐射同时存在导致的混合照射,尤其是受混合裂变产物的混合照射。而放射性、非放射性复合因子的存在,可能加重辐射损伤效应,其各自的毒性剂量要小于单独作用剂量,应引起关注。

第四节　放射性核素生物效应的分子基础

对于电离辐射与物质相互作用的认识,是研究辐射效应和进行生物剂量测量的基础。电离辐射能被生物体吸收后,可使生物体在分子水平发生变化,引起分子的电离和激发,从而引起生物分子的功能和代谢障碍,导致具有生物活性的有机化合物分子如核酸、蛋白质等结构的变化,包括 DNA 链的断裂、解聚和黏度下降等,也可导致一些酶活性的降低或丧失。此外,电离辐射还可能损伤膜系统的分子结构,如线粒体膜、溶酶体膜、内质网、核膜和质膜等,引起酶系释放,从而影响细胞的正常功能。

按照现代放射生物学的观点,DNA 和膜是辐射生物效应的主要细胞靶标,是引起细胞一系列生化、生理和病理学变化的关键,是一切辐射生物效应的物质基础,靶理论是辐射生物学效应的理论核心。

一、辐射与物质的相互作用

(一)带电粒子对物质的作用

带电粒子包括不同能量的电子(β 粒子)、α 粒子、质子、氘核、裂变碎片等。由于带电粒子具有静止质量,并带有电荷,因此可与其他粒子发生碰撞、吸收和排斥作用。带电粒子与生物体作用的主要方式有:非弹性碰撞、轫致辐射和弹性散射。

1. 非弹性碰撞(电离和激发)　带电粒子可使物质的原子或分子激发或电离,并将部分能量转化为激发能和电离能。如果传递给束缚电子的能量足够大,能使电子脱离原子变成自由电子,称为电离;如果传递给束缚电子的能量不够大,仅能使电子跃迁到较高的能级上,则称为激发。

2. 轫致辐射　带电粒子在物质原子核电场的作用下,运动方向发生变化并得到了加速度,使一部分动能转化为连续能量分布即轫致辐射,以 X 射线的形式放出。

3. 弹性碰撞　带电粒子通过同作用物质的原子和分子发生不断的弹性碰撞,将带电粒子的一部分能量转化为热能。

(二)X、γ 射线对物质的作用

X、γ 射线均为电磁辐射,可与物质发生以下三种作用:光电效应、康普顿效应和电子对生成。

1. 光电效应　光电效应是能量为 0.1~10 MeV 的 X、γ 射线与物质作用的主要方式。X、γ 射线(光子)作用于原子的内壳层电子(束缚电子),将全部能量交给电子,使其克服结合能而离开原子成为自由电子(光电子),而光子本身消失。

2. 康普顿效应　康普顿效应是 X、γ 射线工作场所散射线的主要来源。当光子作用于结合能较低的原子外壳层电子,将一部分能量交给电子使其脱离束缚成为反冲电子,光子本身不消失,而是携带其余能量沿着与光子入射方向成一定角度的方向散射,这一过程称为康普顿效应。

3. 电子对生成　能量大于 1.022 MeV 的光子,在接近被照射物质的原子核时,在原子核的库仑场的作用下,其能量转化为一个正电子和一个负电子,自身消失,该过程称为电子对生成效应。

(三)中子对物质的作用

自由状态下的中子是不稳定的,衰变后转变为质子、电子和反中微子。中子的电荷数为 0,不能直接引起物质电离。中子与物质作用产生效应的类型与中子的能量大小有关,主要为散射和吸收。其中,中能中子与快中子的作用形式主要是弹性散射;高能量的快中子和特快中子与重原子核作用时可产生非弹性散射;而慢中子和热中子与物质作用时很容易被原子核俘获而产生核反应,核反应的产物可能是稳定核素,也可能是放射性核素,还释放出 γ 射线或其他粒子。稳定核素俘获慢中子生成放射性核素并放出射线，称为感生放射性。

二、对 DNA 影响

DNA 是细胞增殖、遗传的物质基础，是引起细胞生化、生理改变的关键性物质。大量的研究结果已证明染色质 DNA 是电离辐射生物效应的主要靶标，DNA 损伤在放射生物学效应如诱发癌症中起重要作用。

（一）DNA 损伤反应

1. DNA 损伤的分类　DNA 是电离辐射的重要靶分子之一。无论是射线的直接作用还是间接作用，都能造成 DNA 的结构损伤，常见的损伤有以下几种：①碱基变化：包括碱基环破坏、碱基脱落丢失、碱基替代、形成嘧啶二聚体等。②DNA 链断裂：是电离辐射所致 DNA 损伤的主要形式。双链中一条链断裂称单链断裂，两条链在同一处或相邻处断裂称双链断裂。一旦发生双链断裂则难以修复，是细胞死亡的重要原因。③DNA 交联：DNA 分子受损伤后，在碱基之间或碱基与蛋白质之间形成了共价键，而发生 DNA-DNA 交联和 DNA-蛋白质交联。④DNA 链上不稳定位点的形成：由于碱基或糖基的损伤，在 DNA 链上形成了一些不稳定位点，最终可导致 DNA 链的断裂。⑤糖基的破坏：同样易引起 DNA 链的断裂。

2. 对 DNA 复制过程的影响　DNA 大分子和染色质的辐射损伤将影响一系列的生物功能，其中最主要的是信息按中心法则传递的几个步骤，即复制、转录和翻译。DNA 的作用包括自身复制以及作为 RNA 转录的模板，mRNA 则是作为信使指导蛋白质氨基酸密码的翻译。①DNA 生物合成的抑制：DNA 生物合成的抑制是一个非常敏感的辐射生物效应指标，与合成 DNA 所需的 4 种脱氧核苷酸形成障碍、酶活力受抑制、DNA 模板损伤、启动和调控 DNA 合成的复制子减少，以及能量供应障碍等都有关。②DNA 模板损伤的影响：DNA 模板受到辐射损伤后，将影响复制的正常进行，并可发生碱基置换、插入和缺失。碱基置换在 DNA 复制时可引起碱基错误配对，导致碱基突变；而碱基插入和缺失则引起移码突变，造成转录和翻译的错误，引起遗传效应。③辐射对 DNA 复制过程的影响：细胞 DNA 分子是作为一个复制单位（复制子）来完成复制的，复制子包括一个发动复制的基因和一个接受发动信号而开始复制的位点。DNA 复制可分为起始、链的延伸和终止三个过程。而辐射对复制子启动的抑制比对链延伸过程的抑制作用强。

3. 对转录和翻译过程的影响　电离辐射对转录和翻译过程的影响作用可表现为双向，抑制和激活的例子都有。电离辐射造成了基因损伤，但同时又可诱导一些新基因的生成，诱导一些 DNA 修复酶和合成酶的产生，其原因相当复杂。

4. DNA 损伤理论的新进展　目前，大量的研究结果表明：很大比例的 DNA 损伤是以复杂集簇化学改变的形式出现。这些集簇损伤是主径迹、次级电子、次级活化自由基等多种因素诱发损伤的集合作用所致。所谓集簇损伤，是指在紧凑的空间范围内密集产生包括 DNA 分子上糖-磷酸酯骨架键的单链断裂（SSB）、双链断裂（DSB）、碱基损伤等多种类型损伤。研究表明，复杂集簇损伤的发生率和复杂程度可能与辐射传能线密度（LET）有关。此外，有更多的证据表明染色质 DNA 是生物效应的主要细胞靶标，细胞核是辐射敏感部位。

（二）DNA 损伤的修复

DNA 结构的完整与稳定有重要的生物学意义。但在生命过程中,细胞核内的 DNA 经常遭受内、外环境中各种因素的伤害。生物本身具有一系列的 DNA 修复功能,以保障生命的延续和物种的稳定。

当电离辐射引起 DNA 的多种损伤时,其细胞的修复系统也同时启动。修复过程的效能决定其结果:通常情况是 DNA 结构得到正确的修复,细胞功能恢复正常。但如果修复不成功、不完善或不精确,细胞就会死亡或发生遗传信息的改变和丢失(可见到突变和染色体畸变)。这些信息改变决定了可遗传的基因缺陷,在辐射诱发癌的发展中至关重要。

电离辐射所致的较简单的 DNA 损伤形式(单一位点的碱基损伤、单链断裂)能借碱基切除修复过程得到迅速而有效的修复。然而,如果碱基切除修复系统受累,将诱发相对大量的碱基损伤及单链断裂,其后果对细胞和机体是很严重的。双链断裂对于细胞修复过程是一个更为困难的问题,但已形成了不止一个的重组修复途径。在 DNA 上或邻近 DNA 处由大的电离簇引起的损伤可造成 DNA 更为复杂的改变,必须有不同的修复途径共同进行修复,否则,不正确或不充分的修复会造成 DNA 序列的丢失或改变。

DNA 修复本身是由一套特定基因控制的,这些基因编码一些酶,催化细胞对 DNA 损伤起反应。修复功能的丢失或对修复过程调控的改变都可能对细胞和个体产生非常严重的后果。近年的研究还发现,细胞具有特异的 DNA 损伤监视机制,这些机制与细胞周期和免疫防御的调控等可能存在交互作用。

（三）DNA 修复、细胞凋亡和信号转导

目前,已有令人信服的证据表明:DNA 损伤反应/修复和凋亡/细胞周期控制的变异与肿瘤发展密切关联,也就是说,受照后细胞 DNA 损伤后将启动一系列的损伤修复,而细胞的这些活动整合起来构成了细胞防御体系,防止照射后肿瘤的发生。因此,DNA 损伤反应和修复过程的活跃程度是细胞的剂量/剂量率效应、辐射质量效应的主要决定因素。研究结果已证明:化学结构复杂的 DNA 双链损伤的易错性修复可诱发染色体畸变、基因突变和细胞杀死,而辐射诱发 DNA 双链断裂的无错重组修复具有潜在意义,但由于这种修复类型只限定在细胞周期的后期阶段,它对放射危险的影响总体来说不是很大。此外,照射后程序性细胞死亡即凋亡以及延迟效应可在细胞经历多个增殖周期后发生。受照细胞执行细胞周期检查点机制与复杂的 DNA 损伤信号反应网络发生紧密的生化关联,在生化平衡基础上,可能提供最大的修复机会,或作为细胞决定生死命运的决策点。因此,从防护效应角度来说,通过凋亡剔除放射损伤细胞可以被视为是另一种修复方式,即凋亡能减少携带有突变的存活细胞的频率。

三、对生物膜影响

生物膜具有多种重要生物功能,如物质转运、能量转换、信息传递、细胞识别和代谢调节等。辐射能量的吸收破坏了膜结构,影响膜的生物功能。辐射可破坏膜的脂质、膜蛋白以及糖链,从而造成对膜组分的损伤。辐射也可影响膜的物理化学性质,如改变膜的流动性、膜的表面电荷、膜的导电性等。此外,辐射还可对膜的生物功能产生影响,引起膜转运功能、膜结合酶活性、膜受体功能、膜能量转换功能等的变化。

四、信号转导和基因诱导

辐射反应的基因调控与辐射所致的 DNA 和膜损伤的信号转导有密切的关系,是细胞为维持其内环境稳定的一种保护性反应。DNA 损伤监视网络对细胞周期可进行调控,以促进 DNA 修复。如果这一反应不成功,则启动细胞凋亡程序以维持机体的正常平衡。DNA 损伤应激反应也可导致一些细胞生长因子、免疫因子、造血因子等的基因表达,可对机体起保护作用。

五、表观遗传反应

靶理论是辐射生物学效应的理论核心。但近年来的研究结果表明,照射后细胞学反应导致的基因组改变和(或)细胞学效应,没有明显地依存于直接诱导的 DNA 损伤。广义上说,这些细胞学反应过程称为表观遗传,与已充分证明的电离辐射径迹通过的直接 DNA 靶的放射生物学概念截然不同,但现有的数据尚未提供有关癌症危险和辐射诱发的基因组不稳定性之间存在明确的因果关系。

1. 基因组不稳定性　辐射诱发基因组不稳定性,是用来描述细胞受照后许多代后仍然持续存在的基因组损伤和其细胞学后果现象。而通常所说的 DNA 损伤反应是指在照射后 1~2 个细胞周期内发生的基因组损伤表现。这种辐射诱发的基因组不稳定性,在培养细胞中可表现为染色体畸变、基因突变、细胞凋亡/死亡,以及其他表现形式。有关基因组不稳定性的生物学机制尚不清楚,一些生化数据提示细胞胁迫和氧化反应过程可能参与其中,其他一些细胞遗传学研究提示了潜在不稳定的编码 DNA 重复序列的 DNA 片段。

2. 旁效应　旁效应是指在未被辐射径迹直接穿过的细胞中表现出的细胞死亡(凋亡)、基因(染色体)突变、基因组不稳定性和(或)蛋白丰度谱改变。这些旁细胞通过细胞间通讯对来自相邻的受照射细胞的信号发生反应,这种细胞间通讯是由穿过相邻细胞膜间缝隙连接的分子介导的,或信号分子通过细胞培养液扩散传播。有关旁效应的生物学机制是多方面的,还需要更精确的研究。一些研究结果提示可能与氧化应激或 DNA 损伤反应通路调节机制有关。而通过转移培养液的实验研究,提出了一些证据显示可能与照射细胞释放出某些染色体损伤因子(致畸)、受照细胞内钙动员和活性氧物质增加相关。

3. 适应性反应　在一些实验系统中,适应性反应可在预先剂量辐射(条件照射)细胞中观察到,通常这种条件剂量使细胞提高对第二次有害剂量的抗性。虽然适应性反应的发生机制和意义尚不确定,但还是有以下共识:①无论是体内还是体外,适应性反应并不是细胞的一个普遍特征;②适应性反应的表现有相当大的个体差异性;③并无证据显示几十个 mGy 的剂量照射能诱发适应性反应;④对于肿瘤诱发和免疫学反应,并无表明适应性反应减轻负面健康效应的一致性证据。

(周志俊　朱国英)

思考题

1. 如何理解辐射致癌的线性无阈剂量-响应模型及其不确定性?

2. 试述放射性核素的分布类型及其与内照射生物效应的关系。

3. 随机效应和确定效应的生物学本质是什么?

4. 简述核素内照射损伤的分类和特点。

第十六章

血液毒理学

第一节　概述

血液系统是机体各器官之间营养物质和代谢产物等交换所必需的主要转运方式,而且外源化学物进入机体后,也随血液系统转运到全身各器官,所以血液系统在机体的防御和修复中具有关键性作用。同时,血液系统本身也是某些外源化学物毒作用的靶器官,经常受到外源化学物的直接损害。血液毒理学(hematotoxicology)是研究药物、非治疗性化学物以及其他环境因素对血液和造血器官损害作用的学科。作为毒理学一个重要分支是在近20年随实验血液学的发展而迅速发展起来的,汲取了血液学和毒理学的基本理论和实验技术。

一、血液系统的构成及特点

血液系统由血液组织和造血器官组成,重量约占体重的8%。其中,血液组织由血浆和血细胞两部分组成,通过循环系统与全身各个组织器官密切联系,参与机体各项生理功能活动,维持机体正常代谢和内外环境平衡,并为机体防御反应提供必要的免疫功能因子。造血器官是指血细胞生成的器官,包括骨髓、胸腺、淋巴结、脾脏等,其中骨髓成为主要的造血器官,产生红细胞系、粒细胞系、单核细胞系和巨噬细胞-血小板系,这些成分称为骨髓成分。脾和淋巴结等淋巴系统及淋巴组织产生淋巴成分。

血细胞的生成经历了一个比较长的细胞增殖、分化、成熟和释放的动力学过程。血液中的各种血细胞均起源于多能造血干细胞(pluripotent hematopoietic stem cell,PHSC),是由PHSC在造血微环境中经多种调节因子的作用逐步完成的。血细胞的生成和发育过程称为造血作用(hematopoiesis),具有运送氧气、宿主防御反应、修复损伤、止血及其他机体重要生理功能。

PHSC是各种血细胞与免疫细胞的起始细胞,具有不断自我复制与多向分化增殖的能力,又称多能干细胞(multipotential stem cell,MSC)。PHSC主要存在于由基质细胞、细胞因子及细胞外基质组成的骨髓造血微环境中。基质细胞指骨髓中的网状细胞、内皮细胞、成纤维细胞、巨噬细胞和脂肪细胞,这些细胞产生细胞因子,调节PHSC的不对称分裂增殖与分化,并为PHSC提供营养和黏附的场所。细胞外基质指骨髓中胶原、蛋白多糖及糖蛋白。MSC通过骨髓造血微环境内多种调控因素的参与,经过一系列复杂过程而发育成为各种成熟血细胞,即从MSC开始,血细胞主要沿髓系干细胞或淋巴系干细胞两条途径进行分化发育。髓系干细胞最后发育成红细胞、血小板、巨噬细胞、中性粒细胞、嗜酸粒细胞和嗜碱粒细胞,而淋巴系干细胞最后发育成B细胞和T

细胞(图 16-1)。

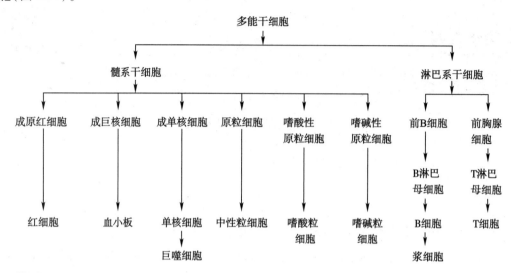

图 16-1
造血过程示意图

二、血液系统的毒作用

血液系统可能比机体的其他组织器官更容易受到外源化学物的损害,外源化学物对血液和造血系统的影响,主要表现在对外周血和骨髓造血功能的影响。血液系统易受到外源化学物损害,常成为外源化学物的靶器官,主要原因有:①进入机体的外源化学物经吸收后首先进入血液,再分布于各组织器官,因而,血液常易接触较高浓度的外源化学物;②外源化学物在体内的生物转运和生物转化过程中都依靠血液来运输,因此,血液中的各种成分与外源化学物或其代谢产物接触的机会较多;③血液系统成分和功能的复杂性,使血液系统很易受到外源化学物的影响;④外周血中的各种细胞均由骨髓中 MSC 增殖分化而来,高度增殖的处于不同分化阶段的各种血细胞对外源化学物敏感性较高。

血液毒作用(hematotoxicity)可分为原发性和继发性两类。原发性血液毒作用是指外源因素直接损伤一个或多个血液成分而产生的损害作用,多见于外源化学物,尤其是药物所致的严重毒作用;继发性血液毒作用是指外源因素损伤机体其他组织系统而间接影响血液成分而产生的损害作用,由于血细胞通常可以反映出许多外源因素对其他组织器官的局部和全身损害作用,所以继发性血液毒作用更常见。继发性血液毒作用指标为毒理学家提供了一种监测和确定外源因素所致机体毒性反应特点的重要和实用的工具;而且血液样本具有易于采集的特点,故外周血样是最重要的生物样本,其在毒理学研究中具有重要作用。外周血样不仅在实验毒理学中作为血液学和血液生物化学检验的标本,用于评价其他器官系统功能状态;而且还用于研究暴露、效应和易感生物标志,用于评价其他组织器官功能状态。

外源因素造成血液毒作用的结局大致可分为三类:①血细胞生成异常,表现为外周血中某种血细胞减少或增多,如巨幼红细胞性贫血、粒细胞缺乏症、再生障碍性贫血、血细胞增多症和白血病等;②血红蛋白(hemoglobin,Hb)异常和溶血,如高铁血红蛋白血症、硫化血红蛋白血症、碳氧血红蛋白血症、海因(Heinz)小体、溶血性贫血等;③出血性疾病,如血小板减少症、凝血机制障碍而发生的出血等。

第二节　外源化学物对红细胞的毒作用

红细胞(red blood cell,RBC)占整个血液循环容量的40%~45%,是从肺向外周组织运输氧气的主要工具。此外,虽然血中二氧化碳的浓度不断变化,但红细胞还参与二氧化碳从组织运输到肺,维持血液中 pH 恒定。外源化学物可能影响红细胞的生成、功能和存活期,从而最主要是导致红细胞数量减少,产生贫血;有时,某些外源化学物也可影响 Hb 对氧气的亲和力,从而导致红细胞增多症,但比较少见。

外源化学物引起真性贫血发生的机制通常分两类,即红细胞生成减少性贫血(其中又分为造血干细胞异常所致贫血、造血调节异常所致贫血、造血原料不足或利用障碍所致贫血)和红细胞破坏过多性贫血(溶血性贫血)。这两类机制在某些疾病中可能同时出现,或者由于对其他疾病的潜在代偿作用而表现联合作用,如患有先天性溶血性贫血的病人代偿性地对于其他损伤非常敏感,如细小病毒感染可以引起稳定的红细胞急剧减少。

一、对红细胞生成的影响

红细胞的分化和增殖过程十分迅速,通常从原红细胞分化发育为网织红细胞只需约72小时,再经过约48小时即可发育为成熟红细胞。红细胞生成是个持续过程,其依赖于细胞频繁的分化和 Hb 的高速合成。Hb 合成依赖于珠蛋白链和血红素两部分协调生成。外源化学物可以影响珠蛋白链合成和血红素合成,从而导致 Hb 合成减少而引起贫血。

(一)铁粒幼细胞性贫血

铁粒幼细胞性贫血(sideroblastic anemia)是由血红素合成障碍而引起的不同程度小细胞低色素性贫血。Hb 合成需铁结合至卟啉环上(图 16-2)。缺铁通常是由于饮食摄入不足或血液丢失增多而所致。任何可致出血的外源化学物都可增加缺铁性贫血发生的危险性。Hb 卟啉环合成缺陷而导致的铁粒幼细胞性贫血,其特征是骨髓幼红细胞中铁聚集。聚集的铁沉积在线粒体内而导致细胞损伤。一些外源化学物如乙醇、氯霉素、异烟肼、铜的螯合/缺乏、吡嗪酰胺、锌中毒、环丝氨酸、铅中毒可干扰血红素合成过程中的一个或多个步骤,从而导致铁粒幼红细胞性贫血。

(二)巨幼细胞性贫血

巨幼细胞性贫血(megaloblastic anemia)是指人体内的遗传物质 DNA 合成障碍而发生的贫血。通常影响红细胞系、骨髓细胞系和巨核细胞系,引起其形态学和生物化学改变。绝大多数巨幼细胞性贫血是因为叶酸或维生素 B_{12} 缺乏所致。引起维生素 B_{12} 降低的外源因素有对氨基水杨酸、秋水仙碱、新霉素、乙醇、奥美拉唑、血液透析、齐多夫定和鱼绦虫;引起叶酸降低的外源因素有苯妥英、朴米酮、卡马西平、苯巴比妥、磺胺嘧啶、考来烯胺、甲氨蝶呤、吸收不良综合征及抗代谢药物。

（三）再生障碍性贫血

再生障碍性贫血（aplastic anemia）是由于各种原因引起的 MSC 数量和（或）功能异常，以致全血细胞（红细胞、血小板、白细胞）减少而引起的一种综合征。其特征是外周血中全血细胞数目减少、网织红细胞数目减少以及骨髓细胞再生不良。引起再生障碍性贫血的药物和化学物见表 16-1。

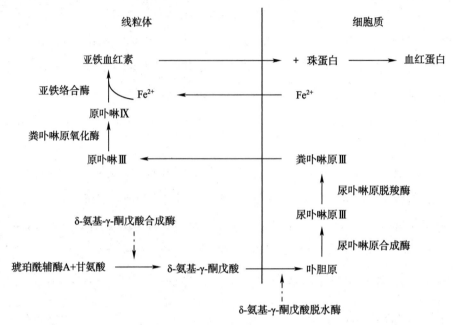

图 16-2
血红蛋白合成过程示意图

表 16-1   与再生障碍性贫血有关的药物和化学物

氯霉素	铋	胺酰咪嗪	苯丙氨酯
甲苯乙基妥因	四氯化碳	氯丙嗪	高氯酸钾
金	叠氮胸腺嘧啶	氯苯乙烷	乙嘧啶
青霉素	三氟拉嗪	美舍咪唑	卞吡二胺
甲氧西林	有机砷	汞	双氯芬酸
磺胺异噁唑	三甲双酮	甲氰咪呱	氯氮䓬
甲氟喹	链霉素	噻氯匹定	对硫磷
卡比马唑	别嘌醇	D-青霉胺	二硝基酚
丙硫脲嘧啶	磺胺药物	米帕林	氯丹
氯磺丙脲	磺胺甲氧哒嗪	苯基丁氮酮	美托拉宗
吲哚美辛	乙琥胺	苯	异烟肼
氨甲丙二酯	甲硫咪哒唑	四环素	
甲哌啶嗪	甲苯磺丁脲	金霉素	
硫氰酸盐	氨磺丁脲	两性霉素 B	

外源化学物诱导的再生障碍性贫血可分为可预测性反应和特异性反应两类。一些药物、苯及放射性物质的大剂量暴露会导致可预测性再生障碍性贫血,如急性高剂量全身辐射与短期骨髓再生障碍及其死亡有关。苯所致再生障碍性贫血,根据其中毒剂量分别表现为轻微、可逆性和致死性效应,其机制可能为:苯在肝细胞色素 P450 混合功能氧化酶催化生成苯酚、氢醌、儿茶酚、三羟基苯、黏糠醛等活性亲电子代谢产物,从而与骨髓血细胞中 DNA、RNA、蛋白质共价结合,引起骨髓血细胞损伤。特异性再生障碍性贫血的发生一般与引起这一过程的外源化学物剂量无关,而与机体的免疫反应有关。例如,氯霉素所致再生障碍性贫血似乎与其剂量和疗程无关,而与遗传易感性、饮食习惯及相应肠道菌群变异有关。

（四）纯红细胞再生障碍性贫血

纯红细胞再生障碍性贫血(pure red cell aplastic anemia)是由各种原因引起红系祖细胞增殖障碍,导致骨髓单纯红细胞系统衰竭为特征的一组贫血。外源化学物如异烟肼、苯妥英和硝基咪唑嘌呤等已证明可引起纯红细胞减少症,其机制尚不清楚,可能与免疫介导反应有关。

（五）继发性贫血

继发性贫血(secondary anemia)是指不是造血组织本身受损,而是其他组织器官疾病所致的贫血。贫血是原发病的表现之一,故又称为症状性贫血,如酒精中毒性贫血,化疗引起的恶性微血管性贫血等。其中,由于慢性系统疾病产生的贫血称为慢性病性贫血(anemia of chronic disease,ACD),如慢性感染、炎症和恶性疾病所致贫血。ACD 与单纯因失血而继发铁缺乏所致贫血的病因不同。通常认为 ACD 发展过程可分为三个阶段:①少量红细胞减少而引起骨髓增加红细胞生成需求;②因促红细胞生成素(erythropoietin,EPO)产生及红系祖细胞增殖和分化能力受损而使骨髓不能满足增加造血需求;③单核-巨噬细胞系统铁的释放能力受损。

二、对血红蛋白呼吸功能的影响

Hb 对于肺与组织之间有效运输氧气和二氧化碳是必需的。外源化学物可通过影响 Hb 结构和与氧结合的亲和力,从而影响 Hb 呼吸功能。

（一）高铁血红蛋白血症

高铁血红蛋白血症(methemoglobinemia)是因药物或外源化学物引起快速氧化或高铁血红蛋白还原系统的缺陷所导致高铁血红蛋白(methemoglobin,MetHb)过多。在正常情况下红细胞内 Hb 呈亚铁状态(Fe^{2+}),能与氧结合或分离;当 Hb 中的铁被氧化成为高铁状态(Fe^{3+}),即形成 MetHb,这种 Hb 不能与氧结合和分离。

正常红细胞通过一些反应机制将血红素中高铁离子还原为亚铁离子,从而使血液中 MetHb 浓度维持在不超过总 Hb 的 1%,即在正常生理条件下,人体 MetHb 占 Hb 总量 0.5% ~ 2%。其主要反应机制是细胞色素 B_5 高铁血红蛋白还原酶(又称 NADH-黄递酶)催化还原型烟酰胺腺嘌呤二核苷酸反应和还原型烟酰胺腺嘌呤二核苷酸磷酸黄递酶(NADPH-黄递酶)催化还原核黄素,后者可还原 MetHb。该反应通常仅能还原 5% 左右的 MetHb,这一调控系统出现障碍将导致 MetHb 比例提高,从而发生高铁血红蛋白血症。大多数高铁血红蛋白血症是由外源化学物产生 MetHb 的速率超过其还原速率而所致。

具有氧化作用的外源化学物使红细胞氧化作用超过红细胞内的抗氧化和还原能力,则产生高铁血红蛋白血症。可引起高铁血红蛋白血症的外源化学物很多,其中常见的见下表(表16-2)。

表16-2　与高铁血红蛋白血症形成有关的药物和化学物

药物			化学物	
苯佐卡因	硝酸甘油	甲氧氯普胺	硝酸盐	汽油
利多卡因	伯胺喹	氟他胺	亚硝酸盐	苯胺
普鲁卡因	磺胺药物	亚硝酸银	硝基苯	硝基甲苯
氨苯砜	非那西丁	苯醌	苯胺染料	亚硝基甲苯
亚硝酸异戊酯	一氧化氮	亚甲蓝	硝酸丁酯	三硝基甲苯
硝酸异丁酯	非那吡啶		氯化钾	

这些外源化学物可分为两种:一种是直接氧化剂,即其在体内或体外加入红细胞中都能诱导生成 MetHb,如氰化物、亚硝酸盐、NO、NO_2、硝普钠、铜盐(Ⅱ)、三氟化氮、过氧化氢、四硝基甲烷、氯酸盐、苯醌、苯醌(二酰)亚胺、醌类染料(维生素 K_3、甲苯胺蓝、甲基蓝)、铬酸盐、苯胲等,它们氧化脱氧 Hb 的速率较氧合 Hb 更快;另一种是间接氧化剂,即其在体外加到红细胞中不能诱导生成 MetHb,只有在体内经代谢修饰后才可生成 MetHb,如苯的氨基、硝基化合物中的苯胺、间-苯二胺、甲苯二胺、氨基酚、硝基苯、三硝基甲苯、间-苯二酚以及苯肼,其在体内需通过代谢产生苯基羟胺才有较强的氧化作用。

高铁血红蛋白血症以血氧运输异常、组织氧释放降低为特征,其主要表现为缺氧和发绀。临床症状与血中 MetHb 浓度平行,即 MetHb 高达 5% 呈现发绀,达 35% 以上则表现头痛、呼吸困难,超过 60%~70% 时则发生呕吐、嗜睡、昏迷、循环衰竭以至死亡。重症高铁血红蛋白血症通常表现为缺氧所致的乳酸血症,血液 pH 值下降可以降低 Hb 对氧的亲和力,加速组织氧的释放(Bohr 效应)。MetHb 本身不引起溶血,但毒物或其代谢产物如能损害细胞膜或细胞内酶系统则可引起溶血。大多数能引起高铁红蛋白血症的外源化学物能使红细胞产生变性珠蛋白小体,即海因(Heinz)小体。

（二）硫化血红蛋白血症

硫化血红蛋白(sulfhemoglobin,sulfHb)是一种 Hb 与硫结合的结构尚不完全清楚的稳定化合物,其占 Hb 总量 0~2%,血液中硫化血红蛋白含量超过 2% 即为硫化血红蛋白血症。三硝基甲苯、乙酰苯胺、代森锌、亚乙基双硫代氨基甲酸锌均能引起硫化血红蛋白血症。一些可引起高铁血红蛋白血症的外源化学物亦可引起硫化血红蛋白血症。硫化氢是否能引起硫化血红蛋白血症意见尚不一致。硫化血红蛋白与 MetHb 不同,其一旦形成即不可逆转,直至细胞死亡。含有硫化血红蛋白的红细胞的生命期和渗透性及脆性均正常。由于硫化血红蛋白不能携氧,故硫化血红蛋白血症的临床表现与高铁血红蛋白血症症状相似,即出现缺氧和发绀,但一般情况下,其症状较轻。硫化血红蛋白血症用亚甲蓝和维生素 C 治疗无效。

（三）碳氧血红蛋白

一氧化碳(carbon monoxide,CO)主要与血液中的 Hb 结合形成碳氧血红蛋白(carbonylhemoglobin,HbCO),还可与其他卟啉蛋白,如细胞色素 a3、肌红蛋白结合。正常人血液中有少量内源性 CO,机体内 CO 产生量可达 $0.01 \sim 1$ ml/(kg·h),人的外周血中碳氧血红蛋白含量可高达总 Hb 的 2.5%,吸烟者可达 5%或更高。CO 与 Hb 结合的亲和力比氧大 240 倍,故其与氧竞争结合 Hb 而形成碳氧血红蛋白,而碳氧血红蛋白的解离速度又比氧合血红蛋白慢 3600 倍,从而干扰血液对氧的运输与传递。CO 与肌红蛋白、细胞色素 a3 及 P450 结合又可影响氧的利用。当血中碳氧血红蛋白含量达到30%时,可出现明显中毒症状,而超过 50%时则发生昏迷和抽搐等严重症状,甚至死亡。日常生活中,CO 的主要来源为吸烟和燃料燃烧(包括汽车尾气),如怀孕期间吸烟会导致胎儿血中 CO 浓度上升,引起缺氧而影响胎儿生长发育。

（四）其他因素影响血红蛋白呼吸功能

除了以上因素以外,影响 Hb 对氧亲和力的主要因素还有 pH、2,3-二磷酸甘油酸(2,3-BPG)、氯贝酸、苯扎贝特等,可降低 Hb 对氧的亲和力,但不损伤红细胞和 Hb;某些芳香苯甲醛能使 Hb 对氧的亲和力增加,从而使 Hb 携氧增强而使氧离曲线左移。

三、对红细胞寿命期的影响

正常红细胞在外周血中的寿命约为 120 天,在此期间,红细胞可能受各种因素影响而改变存活时间。外源化学物所致的任何一种对红细胞损害,如氧化损伤、代谢障碍以及细胞膜改变等都可能导致红细胞减少而引发贫血,其特征是外周血中网织红细胞数增加和骨髓红系细胞增生活跃。网织红细胞增多时,外周血中嗜多染红细胞(polychromatophilic erythrocyte)数增加。根据红细胞破坏的位置,可表现出结合珠蛋白浓度下降,血浆乳酸脱氢酶值升高,血浆中游离珠蛋白链增多。溶血性贫血的发病取决于红细胞破坏、Hb 降解过程(分为血管内溶血和血管外溶血)和红系细胞造血代偿能力。引起红细胞破坏的原因很多,其可分为非免疫性和免疫性两类。

（一）外源化学物诱导的非免疫性溶血性贫血

外源化学物诱导的非免疫性溶血性贫血包括氧化损伤性溶血和非氧化损伤性溶血。

1. 氧化损伤性溶血　氧分子是一种具有潜在毒作用活性的化学物质,红细胞正常呼吸功能就会持续产生氧化应激。正常情况下,保护红细胞免于遭受氧化损伤的机制主要包括 NADH-黄递酶、超氧化物歧化酶以及谷胱甘肽通路等。与氧化损伤相关的外源化学物主要有:乙酰苯胺、萘、呋喃妥因、磺胺甲氧哒嗪、对氨基水杨酸、非那吡啶、伯氨喹、苯肼、硝基苯、非那西丁、苯酚、羟胺、亚甲蓝、呋喃唑酮、萘啶酸和氨苯磺胺等。这些外源化学物与 Hb 之间反应可导致自由基形成,产生 MetHb,并使其他巯基酶和红细胞膜成分等重要蛋白质发生变性反应。

引起高铁血红蛋白血症的外源化学物多能使红细胞产生海因小体,即红细胞内氧化变性珠蛋白的沉淀物。红细胞膜上附着海因小体,则可影响其可塑性,从而使其容易在脾内滞留而被破坏,引起溶血性贫血,且出现血红蛋白尿。当溶血性贫血细胞自身的保护机制存在缺陷如缺乏葡萄糖-6-磷酸脱氢酶,则更容易发生氧化损伤,如葡萄糖-6-磷酸脱氢酶缺乏者当暴露于氧化性外源化学物时,其红细胞还原型谷胱甘肽迅速减少,从而导致一系列氧化损伤,引起血管内溶血和血管外溶血发生,甚至导致更严重疾病(如肾衰竭)或者死亡。

2. 非氧化损伤性溶血　某些外源化学物如氧化砷、三氢化砷、铅、铜、铬等可引起非氧化损伤性溶血。吸入气态砷化物(三氢化砷)可导致严重溶血,同时伴有贫血、黄疸、血红蛋白尿,其机制可能是砷化物与细胞膜和某些酶上的巯基结合有关。铅中毒可导致 Hb 合成障碍,缩短红细胞寿命,产生溶血,特别是地中海性贫血病人对铅中毒尤其敏感。

（二）外源化学物诱导的免疫性溶血性贫血

免疫反应所致的红细胞损伤是由 IgG 或 IgM 抗体介导与表达在红细胞表面上的抗原相互作用而引起。外源化学物介导的抗体同红细胞结合的主要机制为:①某些外源化学物如青霉素,作为半抗原结合在细胞表面引起免疫反应,引发此类免疫反应的抗体只能结合表面被药物包裹的红细胞;②某些外源化学物如奎尼丁,可与红细胞表面的某些成分结合导致细胞膜一个或多个成分发生构象变化,从而引发一系列特异性抗体生成,其中一部分抗体只能识别药物与膜成分结合复合物,一部分抗体只有在药物存在情况下特异性识别改变的膜成分,另一部分抗体在药物存在或不存在的情况下都能识别膜成分;③某些外源化学物如 α-甲基多巴,可引起外源化学物诱导性自身抗体生成,这种抗体与自身免疫性溶血性贫血病人中出现的抗体相似,其生成机制尚不清楚。

第三节　外源化学物对白细胞的毒作用

白细胞系包括粒细胞、单核细胞和淋巴细胞,粒细胞再分为中性粒细胞、嗜酸性粒细胞和嗜碱性粒细胞。粒细胞和单核细胞均是具有吞噬作用的有核变形虫样细胞,它们在炎症反应和宿主反应中发挥重要作用,其与只存在于血液中的红细胞不同,粒细胞和单核细胞可通过血液循环而转移到血管外组织。

一、对粒细胞生成和功能的影响

与其他造血组织一样,中性粒细胞的高度增殖使它们的祖细胞与前幼粒细胞对有丝分裂抑制剂特别敏感,其往往是非特异性作用,损伤程度与剂量有关。当外周血白细胞数持续低于 $4 \times 10^9/L$ 时,称白细胞减少症(leukopenia);当外周血中性粒细胞低于 $1.5 \times 10^9/L$ 时,称粒细胞减少症(granulocytopenia),此时,病人容易发生感染;当外周血中性粒细胞低于 $0.5 \times 10^9/L$ 时,称粒细胞缺乏症(agranulocytosis),此时,病人极易发生严重感染。粒细胞缺乏是指边缘池和骨髓中均缺乏中性粒细胞(也称中性粒细胞减少)。粒细胞减少症是外源化学物和电离辐射诱导骨髓损伤的最常见表现,如烷化剂(氮芥、白消安、苯丁酸氮芥和环磷酰胺)和抗代谢类药物(氨甲蝶呤和5-氟尿嘧啶)是引起白细胞减少和粒细胞缺乏症的最常见药物。大鼠长期经口摄入无机铅而导致早期髓系细胞和红系细胞的不同步增殖改变,引起白细胞总数减少,而粒细胞数却接近正常;甲氨蝶呤、阿糖胞苷、柔红霉素、环磷酰胺、顺铂和亚硝基脲对静止期和分化期的白细胞有毒作用,通常发生在用药 7~14 天后;异丁烯酸甲酯单体在临床浓度范围内也对中性粒细胞和单核细胞有毒作用。

中毒性中性粒细胞减少可根据其发生机制而分为免疫性或非免疫性。免疫性中性粒细胞减少会导致外周血中性粒细胞破坏、祖粒细胞破坏或同时引起两者破坏。与红细胞一样,免疫性外源化学物发挥半抗原作用,这是必须有药物存在才引起的中性粒细胞损伤;而在药物不存在的情况下,则会诱导免疫细胞产生抗中性粒细胞抗体。外源化学物诱导的损伤可以是抗体介导的,也可以是细胞介导的。某些外源化学物如乙醇、糖皮质激素和碘克酸等可损伤粒细胞的吞噬作用及对微生物的摄取。服用海洛因的患者以及长期用美沙酮维持戒毒的阿片滥用者,体内超氧化物生成减少,而超氧化物具有杀伤微生物的能力和趋化作用。抗痤疮药物中的锌盐也可损伤粒细胞的趋化性。

二、中毒性白血病

白血病(leukemia)是一类起源于骨髓造血组织某一细胞系的增殖疾病。白血病细胞具有增殖能力,但失去了分化成熟能力,因此白血病细胞在骨髓内积聚,抑制正常的造血功能而发生贫血、出血和感染,而且白血病细胞还可浸润体内其他组织器官。

(一)白血病的分类与分型

根据白血病细胞的成熟程度和自然病程,将白血病分为急性和慢性两大类。急性白血病(acute leukemia,AL)的细胞分化停滞在较早阶段,多为原始细胞及早期幼稚细胞,病情发展迅速,自然病程仅几个月。慢性白血病(chronic leukemia,CL)的细胞分化停滞在较晚阶段,多为较成熟幼稚细胞和成熟细胞,病情发展缓慢,自然病程为数年。根据主要受累的细胞系列又可将急性白血病分为两型:急性淋巴细胞性白血病(acute lymphoblastic leukemia,ALL)和急性非淋巴细胞性白血病(acute non-lymphoblastic leukemia,ANLL),后者又称急性髓细胞性白血病(acute myelogenous leukemia,AML)。慢性白血病则分为慢性粒细胞白血病(chronic myeloid leukemia,CML)、慢性淋巴细胞性白血病(chronic lymphoblastic leukemia,CLL)以及其他少见类型的白血病,如毛细胞白血病(hairy cell leukemia,HCL)、幼淋巴细胞白血病(prolymphocyticleukemia,PLL)和骨髓增生异常综合征(myelodysplastic syndrome,MDS)等。

(二)致白血病的外源化学物

在癌症化疗中使用的多数烷化剂和溶瘤细胞剂均能引起 MDS 和(或)AML。烷化剂包括环磷酰胺、沙可来新、白消安、苯丁酸氮芥和亚硝基脲复合物如卡莫司汀;溶瘤细胞剂包括硫唑嘌呤、甲基苄肼、阿霉素和博来霉素。这些药物的危险性随治疗方案而有较大变化。用烷化剂治疗的病人中 MDS/AML 发生率为 0.6%~17%,平均相对危险度为 100 倍。MDS 是一组起源于造血干细胞,以血细胞病态造血、高风险向急性白血病转化为特征的难治性血细胞质和量异常的异质性疾病。MDS 是老年性疾病,继发性 MDS 见于烷化剂、放射线、苯等有机毒物等密切接触者。而且继发性 MDS 比原发或自发 MDS 转化为 AML 的可能性更大。拓扑异构酶 II 抑制剂,特别是鬼臼毒酶素依托泊苷和替尼泊苷均能诱导 AML 产生。

在芳香烃中,苯已被证明可导致白血病,但仍没有实验证据表明含取代基的苯能引起白血病。

高剂量 γ-射线或 X-射线被认为是与 ALL、AML 和 CML 有关,这一点在广岛长崎原子弹爆炸的幸存者中得以表明,但放射性坠尘或诊断性 X 线片等低剂量辐射与这些白血病的关系却不明显。某些外源因素如 1,3-丁二烯、非离子化射线(电磁波、微波、红外线、可见和紫外光谱的高频端)及吸烟等是否与白血病发生有关尚存在争议。

(三)中毒性白血病产生机制

AML 是与外源化学物暴露或药物暴露相关的主要白血病,其次是 MDS,从而表明骨髓抑制在特定条件下可能会导致白血病,毒性反应具有连续性,这也与细胞遗传学异常有关,特别是 5 号和 7 号染色体的全部或部分丢失。值得注意的是,当用烷化剂或其他抗肿瘤制剂治疗患 MDS 和(或)AML 的病人之后,病人的这些染色体缺失率为 67%~95%。在职业性苯暴露的 AML 患者中可以观察到同样的变化,其表现的非整倍性更多地涉及 7 号染色体。与继发性 AML 相比,5 号染色体和 7 号染色体丢失率相对较低,表明这些细胞标志基因可用于鉴别毒物暴露等引起白血病的病因。变化的骨髓祖细胞增殖会导致靶细胞群分裂增多,从而由于非连接不良而导致杂合性的克隆丢失(如 5q-),如粒细胞-巨噬细胞集落刺激因子基因单纯性不足而使得在异常克隆中细胞转化率增高、细胞异常成熟及无效造血(如 MDS),随后,其他原癌基因激活,导致在以后的亚克隆及 AML 进展中引起细胞迅速增殖及独立性存活。

白血病其他形式,包括 CML、CLL、ALL 和多发性骨髓瘤,与职业性暴露或烷化剂治疗之间有弱相关性,如多发性骨髓瘤已被证明与苯暴露有关,尽管还有待证明其因果关系。

第四节　外源化学物对血小板及凝血功能的毒作用

止血系统的功能是防止血液因血管受损流出,并使循环中的血液保持流动状态。止血系统是多种外源化学物毒性作用的靶系统之一。止血系统主要成分包括循环系统中的血小板、多种血浆蛋白和血管内皮细胞,这些成分的变化或系统活性改变都会导致止血功能紊乱的临床表现,如流血过多和血栓形成。止血过程包括三个基本过程,即受伤的小血管收缩、血小板血栓形成和纤维蛋白凝块的形成及维持。凝血过程有多种凝血因子参与,如形成凝血酶原酶、形成凝血酶原和形成纤维蛋白。机体内还存在抗凝和纤溶机制,从而能预防正常时血管内血液凝固,并适当限制和调节血凝反应。

一、对血小板生成的影响

血小板必须达到一定数量才能维持正常的止血功能。正常人外周血中血小板数量为 $150 \times 10^9/L \sim 350 \times 10^9/L$,而当血小板低于 $50 \times 10^9/L$ 时,可出现小的皮下出血、瘀斑和齿龈、胃肠道或尿道出血等症状。外源化学物通过引起血小板减少和损伤血小板功能来干扰血小板在止血过程中的作用。

(一)特异性血小板减少性紫癜

特异性血小板减少性紫癜(idiopathic thrombocytopenic purpura,ITP)又称原发性或免疫性血小板减少性紫癜,是一种自身免疫性疾病。正如贫血一样,原发性血小板减少可由血小板的生成减少或破坏增加导致。原发性血小板减少症在临床上是特异性的外源化学物诱导的增生不良性贫血的重要组成部分,增生不良性贫血最初的表现就是由于血小板减少而引起的皮肤黏膜出血。某些作用于造血前体细胞的抗增生药物和抗心律失常药物如奎尼丁则可引起原发性血小板减少症。

外源化学物可通过多种机制经免疫介导而增加血小板的破坏,其机制包括:①药物如青霉素、利尿药(噻嗪类化合物、呋塞米)、抗菌药(如磺胺类、链霉素、利福平)、奎宁(也出现于饮料中)、非甾体抗炎药(如保泰松)或镇痛解热药(如非那西丁)作为一种半抗原与血小板膜成分结合,引起一些半抗原所特有的免疫反应,相应的抗体再结合到血小板膜的半抗原上,从而使被抗体包被的血小板从循环中清除。②外源化学物引起血小板膜糖蛋白发生改变,然后结构改变的蛋白质则产生抗体反应。在药物存在的情况下,反应的抗体结合到改变的血小板抗原上,从而导致血小板被单核吞噬细胞从循环系统中移走。③外源化学物改变凝血因子结构,引起与内源性抗体产生反应的因子中某些肽链(称为 neo 抗原决定簇,因为它们真正参与免疫反应)结构暴露出来,从而导致这些因子被吞噬掉。④外源化学物如肝素作为抗原与某些凝血因子结合后,暴露出一个新的抗原决定簇,然后就会产生针对这种新抗原决定簇的免疫反应,从而导致血小板凝集,引起形成血栓的危险(血凝块脱落、堵塞微血管和损害微循环)。

(二)血栓性血小板减少性紫癜

血栓性血小板减少性紫癜(thrombotic thrombocytopenic purpura,TTP)是一种消耗性血小板减少综合征,其特征是血小板减少,可突然发生微血管病溶血性贫血和多器官衰竭。TTP 倾向于发生在感染后,也可发生在药物使用后,如噻氯匹定、氯吡格雷、可卡因、丝裂霉素和环孢素等药物可引起 TTP 和 TTP 样综合征。TTP 发病机制研究表明,基因突变或抑制性抗体所致的 vWF-裂解蛋白酶(ADAMTS-13)缺乏患者,其不能将微血管内皮细胞损伤时释放的超大分子 vWF 多聚体裂解,而超大分子 vWF 多聚体则可使血小板黏附和聚集,从而导致损伤的微血管内血小板血栓形成和 TTP 发生。

二、对血小板功能的影响

血小板功能依赖许多生化反应途径的协调作用。多种外源化学物能在体内外抑制血小板功能,如主要药物有非甾体抗炎药、含 β-内酰胺的抗生素、心血管药物(特别是 β 阻滞剂)、治疗精神病药物、麻醉剂、抗组胺剂和一些化疗药物。

外源化学物可通过多种机制干扰血小板功能。某些药物(如非甾体抗炎药)抑制磷脂酶 A_2/环氧化酶途径及血栓烷 A_2 的合成;其他药物(如抗生素、血小板抑制剂、氯吡格雷)影响血小板及其受体的相互作用。由于血小板反应依赖细胞质内钙的迅速增多,所以任何干扰钙转运的因素(如钙通道抑制剂)可能都会抑制血小板功能。药物诱导的抗体结合到关键血小板受体,从而抑制其功能,由这种抗体诱导的功能缺陷可能会加重出血危险性,并伴有外源化学物诱导的血小板减少症。

三、对凝血功能的影响

凝血功能异常主要是由于骨髓抑制和免疫反应而使血小板数目降低或其功能受到抑制的结果。

纤维蛋白块的形成是一系列含丝氨酸蛋白酶激活的结果。凝血酶是一种多功能酶,可以将纤维蛋白原转化为纤维蛋白,激活因子 V、Ⅷ、Ⅺ、C 蛋白和血小板,并可与多种细胞(如白血病细胞和内皮细胞)相互作用,从而激活细胞信号通路。当血液与组织因子接触时,就会引发凝血级联反应,这种组织因子是一种通常不存在于血液循环中,而存在于多数血管外组织的膜蛋白。凝血级联反应中带负电荷的磷脂表面对于酶与底物相互作用是必不可少的。活化的血小板上磷脂酰丝氨酸转位到外膜面上可提供此表面,以有利于把凝血酶局限在血小板被激活的血管损伤处。

外源化学物对纤维蛋白块形成过程的影响,主要与其引起这一过程中所必需的一种或几种关键蛋白减少有关。凝血因子活性降低可能是由于蛋白合成减少或清除增多。合成减少通常反映细胞受损或维生素 K 代谢受干扰,然而清除增多通常是因为产生了针对特定的凝血因子的抗体。

(一)凝血蛋白合成减少

凝血蛋白合成异常,尤其是肝内合成受损时,引起凝血障碍。凝血级联反应的一般检测方法,凝血酶原时间(PT)和活化的部分凝血活酶时间(APTT),可用以筛选肝功能障碍及凝血因子水平降低。循环中凝血因子半衰期变化很大,凝血因子Ⅶ半衰期最短。因此,在急性中毒(如乙酰氨基苯过量)时,对凝血的影响中最先可以看到凝血因子Ⅶ水平降低,从而导致 PT 延长,而 APTT 正常,在慢性中毒时,PT 和(或)APTT 受影响。

凝血因子Ⅱ、Ⅶ、Ⅸ、Ⅹ 的合成都依赖维生素 K。任何干扰维生素 K 代谢的因素都会导致这些因子缺乏,并出现出血倾向。当服用影响维生素 K 从小肠吸收的药物或干扰维生素 K 环氧化物还原的药物时,就会出现上述情况。茚满二酮类灭鼠剂(如敌鼠)是获得性维生素 K 缺乏的另一原因,这些药物在体内有很长的半衰期,因而接触这些药物后,凝血障碍会持续几周或几个月。可通过测量血清或血浆中维生素 K 和维生素 K 环氧化物的水平来区别真正的维生素 K 缺乏与维生素 K 环氧化物还原受阻,即当真正的维生素 K 缺乏时,维生素 K 或维生素 K 环氧化物都下降,而当维生素 K 环氧化物的还原受阻时,维生素 K 环氧化物明显增多。

除了一些凝血因子合成的特殊抑制剂如维生素 K 拮抗剂外,外源化学物所致严重的肝损伤也可减少凝血因子合成。这类化学物包括:①工业毒物:锑、砷、铅、磷、硒、铂、苯、二氧杂环乙烷、苯肼、间苯二酚、氯代烃(如三氯甲烷、四氯化碳、二氯乙烷);②药物:乙酰唑胺(碳酸脱氢酶)、环丝氨酸、异丙烟肼、紫霉素(抗结核药)、磺胺类抗生素、对乙酰氨基酚(止痛药)、金复合物(治疗风湿病用药)、氯丙嗪(中枢镇静药)、单胺氧化酶抑制剂、维生素 A。

(二)凝血因子清除增加

对外源化学物的特异性反应包括凝血蛋白反应性抗体形成,这些抗体结合到凝血因子上形成免疫复合体,其可被迅速从循环中清除而导致凝血因子不足,从而导出出血,急性期病人会发生致命性的大出血。而且这些抗体常常还抑制凝血因子功能,因此,在体外通过评价抗体与正常凝血因子的相互作用来分析抗体。

狼疮抗凝剂是一种能在体外干扰磷脂依赖性凝血反应的抗体。这些抗体攻击凝血酶原和 β_2-蛋白-1 等磷脂结合蛋白,通常不会引起任何特定凝血因子减少,但其在体内则增强促凝血机制并干扰 C 蛋白系统,因此这些抗体将增加血栓形成的危险性。狼疮抗凝剂的产生与多种药物有关,如某些抗精神病药、抗生素、普鲁卡因胺、苯妥英、肼屈嗪、奎尼丁及病毒感染等。

（三）弥散性血管内凝血

弥散性血管内凝血（disseminated intravascular coagulation,DIC）是由许多疾病引起的一组严重的出血综合征。其特征是凝血功能亢进,在微血管内形成广泛的微血栓,导致消耗性的低凝血和继发性的纤溶亢进等病理变化。临床表现以出血、栓塞、微循环障碍和溶血等为特点。酸、碱、氯化汞、四氯化碳及二氯乙烷等氯化烃所致大面积黏膜溃破或薄壁组织细胞坏死之后则可继发弥散性血管内凝血,甲醇、蚁酸、CO、胆碱酯酶抑制剂、降血糖药引起的低血糖等所致的酸中毒可促进血栓形成,蛇毒素通过蛋白水解作用破坏凝血酶原而引起弥散性血管内凝血。

第五节　血液毒作用研究方法与评价

血液毒理学研究用来判断和评价外源化学物对造血系统、血细胞功能完整性和止血机制的毒作用。外周血液学和骨髓组织学分析是评价造血组织的主要方法。由于造血过程的复杂性和血液成分所执行功能的重要性,评价外源化学物对人类血液毒作用,需要具备一定的推理能力与智慧,因为同一药物可引起不同类型药源性血液毒作用,在研究时应高度重视外源化学物引起血液和造血系统毒作用的复杂性,进行危险度评价需要精细的和良好控制的研究。

一、动物模型

常选择动物模型评价环境化学物的血液毒作用,理想的动物模型是其药效学与人相似。应选择适用于研究和预测人体血液毒作用的动物物种,通常使用的是大鼠和小鼠,也可使用较大型的动物如狗、猴,不同的动物各有一定的优缺点。选用动物模型评价血液毒作用,除了要考虑一般毒理学实验中遵循的原则外,还应特别注意各种动物造血系统的特性。如大、小鼠作为动物模型的优点是它们体积小,尤其是当受试物短缺或昂贵时使用小动物则更经济和可行。但小鼠代谢率较高,可能影响受试物对造血系统影响的效果。大、小鼠体积小和有限的血容量也常常限制了对血液和骨髓标本的频繁采集和评价,通常需用足够的动物分次宰杀来满足对血液学毒作用评价的要求。当使用这些动物模型时,还应考虑啮齿类与人类的其他区别包括红细胞寿命、白细胞分布和免疫生物学特性等。狗和猴作为血液毒作用评价模型的主要优点是其在造血和血细胞动力学上与人类更相似,且体积大,可连续采血和从骨髓抽样,但缺点是需要相对较多的受试物,实验中容易引起呕吐等。

进行血液毒理学整体动物试验研究时,应注意以下几点:①动物实验的环境条件,动物种属、品系、年龄、体重和健康状况;药代动力学结果中受试物和(或)代谢物的血液和组织浓度与血液毒作用之间的相关性等。②收集连续的血液和骨髓标本,建立受试物毒作用发生发展的连续效应谱,从而为了解这些毒作用是否存在可逆性提供依据。③动物实验合适剂量范围的确定,不仅对了解血液毒作用的剂量-反应关系重要,有时还可控制结果的错误率。④重视常规诊断和研究手段的应用,如对血液和骨髓一般指标的观察,光学显微镜和电子显微镜技术的应用,以及特殊组织化学染色、血液免疫学技术和应用于整体和将体外实验后的体内细胞再回输入体内的不同造血模型等。

二、外周血液学监测

外周血液学监测包括的内容很多,用来评价血液和骨髓毒作用的试验应该提供单剂量和多剂量对红细胞参数(红细胞、Hb、血细胞压积、平均血细胞容积、平均 Hb 浓度)、白细胞参数(白细胞的绝对及分类计数)、血小板计数、凝血试验(凝血酶原时间和活化的部分凝血活酶时间)、外周血细胞形态和骨髓细胞学及组织学检查的影响,还应该用其他试验来检查潜在血液毒作用特征,如网织红细胞计数、海因小体制备、细胞相关抗体试验(红细胞、血小板、中性粒细胞)、红细胞渗透脆性试验、红细胞动力学/铁循环分析、细胞化学/组织化学染色、电子显微镜、体外造血生成试验、血小板聚集、血浆纤维蛋白原浓度、凝血因子试验、凝血时间和出血时间等。涉及的分析检测技术包括化学、生物化学、组织化学、免疫细胞化学、细胞生物学、细胞遗传学、分子生物学、基因组学等。

在进行外源化学物的血液毒作用分析时,还有一些特殊检测手段可以了解其损伤程度,常见的检测项目见表 16-3。

表 16-3 血液毒理学特殊检测项目

检测项目	检测方法	检测意义
网织红细胞	镜检计数	增加:溶血性贫血、恶性贫血、急性失血
		减少:再生障碍性贫血
红细胞渗透脆性	溶血计时	升高:遗传性球形红细胞增多症、自身免疫性溶血性贫血等
		降低:地中海贫血、缺铁性贫血、某些肝疾病如肝硬化和阻塞性黄疸等
高铁血红蛋白含量	分光光度法	磺胺和苯的硝基或氨基化合物、亚硝酸盐接触或中毒
变性珠蛋白小体 (海因小体)	煌焦油蓝沉淀法	苯的硝基或氨基化合物接触或中毒、葡萄糖-6-磷酸脱氢酶缺乏者、有不稳定血红蛋白病者若应用磺胺嘧啶、非拉西丁等药物
碳氧血红蛋白	分光光度法	一氧化碳中毒
铁动力学	放射性计数	缺铁性表现
粒细胞吞噬功能	瑞氏染色镜检	吞噬功能改变
血小板黏附试验	玻珠法	血小板抵制药物使用
外源性脾结节测定	计数法	电离辐射接触
骨髓微循环	刮薄骨皮质	微循环改变

三、体外骨髓实验

与其他靶器官危险性评价相比,用体外方法评价潜在的血液毒作用更好,因为它比体内试验更快、更经济,而提供的数据通常能解释或阐明毒作用机制。外源化学物诱导的骨髓抑制,是由于他们对特异造血干细胞或对造血微环境的影响所导致的。分别用短期的生成实验和长期的功能试验可以分辨并明确这些作用。前者包括红细胞刺激形成单位(BFU-E)、红细胞集落形成单位(CFU-E)、粒细胞/单核细胞集落形成单位(CFU-GM)、巨核细胞集落形成单位(CFU-MK)和粒细胞、红细胞、巨核细胞、单核细胞集落形成单位(CFU-GEMM),这些已经由几种实验室动物发展形成。因此有可能以一种严格控制暴露期间药物浓度的方式检测其对于骨髓系、红细胞系和巨核细胞系的作用。

危险性评价的体外克隆生成试验最好与体内测试相结合。体外骨髓干细胞实验的其他优点,包括能够检测外源化学物及其代谢物对血清及其他细胞成分(如淋巴细胞)的作用,其能在临床前情况下直接测试人类造血干细胞,由此避免外推因素的影响。通过细胞培养,利用S9混合物或用分离的干细胞或其他类型表达细胞色素P450的细胞对代谢系统进行研究,则可阐明其可能的代谢活动及其作用。人类细胞的敏感性,可通过各种动物模型与人体血液毒作用的相对预计值的比较而获得。

尽管这些讨论主要是关于安全性评价过程中的体外造血生成试验,但这些实验也是探讨人类血细胞减少症的毒作用机制的非常有用的工具。Parchment和Murphy(1997)应用这些实验将临床观察到的血液毒作用分为四类:①急性暴露于细胞毒作用抑制剂之后的可逆性血细胞减少;②成熟型血细胞永久性生成减少;③一次或数次急性毒物暴露之后的细胞摄入或血细胞数剧增;④慢性暴露于毒物期间,进行性的、一种或多种血细胞系减少。在所有这些情况下,体外和半体内造血生成试验都有助于理解毒作用机制和制订处理策略。

外源化学物对造血系统的毒作用受到化学物本身性质和作用人群反应性两方面的影响。许多已知能引起剂量依赖性血液毒作用的外源化学物的作用方式是完全可断定的。其他药物仅在少数易感个体引起毒作用,这些药物通常包括那些对多数个体没有造血毒作用的药物。在病人或人群广泛暴露之前就进行相关检测并描记其特征的最大挑战就是这些特异质反应。包括贫血、血小板减少症、溶血和白细胞减少症,都可能是免疫介导的或与其他机制有关,如产生毒作用代谢物。病人或人群危险因素则包括与药物代谢和解毒相关的药物基因改变,从而导致对药物或新产生的中间产物的清除能力减小;组织相容性抗原;与自身或其他药物的相互作用;造血干细胞对损害的敏感性增加;先前存在的骨髓疾病和使药物倾向于被氧化或其他改变的代谢缺陷。

WHO建立了血液毒作用的分级标准(表16-4)。这一标准有助于已知抑制造血系统功能的药物(细胞毒抗癌药、免疫抑制药、抗病毒药等)的治疗计划与指导的建立和交流,可用来制定病人的最大耐受剂量。

表16-4　WHO亚急性与急性血液毒作用分级标准

血液毒作用参数(成人)	0级	1级	2级	3级	4级
血红蛋白(g/dl)	11.0	9.5~10.5	8.0~9.4	6.5~7.9	6.5
(mmol/L)	(6.8)	(6.5~6.7)	(5.0~5.8)	(4.0~4.9)	(4.0)
白细胞(10×10⁹/L)	4.0	3.0~3.9	2.0~2.9	2.0~1.9	1.0
粒细胞(10×10⁹/L)	2.0	1.5~1.9	1.0~1.4	0.5~0.9	0.5
血小板(10×10⁹/L)	100	75~99	50~74	25~49	<25
出血、失血	无	出血点	轻微	明显	严重

(刘起展)

思考题

1. 为什么说血液是外源化学物作用的主要靶器官之一?

2. 外源化学物对红细胞系有哪些影响? 举例说明。

3. 外源化学物对白细胞系有哪些影响? 举例说明。

4. 外源化学物是如何影响止血功能的?

5. 如何评价外源化学物的血液毒作用?

第十七章

免疫毒理学

第一节　概述

环境有害因素导致免疫异常的现象早已经引起人们的关注,如青霉素等药物引起的过敏性休克、紫外线照射引发的日光性皮炎以及尘螨、花粉引起的支气管哮喘等。20 世纪 70 年代后,伴随着免疫学研究的不断深入,免疫毒理学有了迅速的发展。

免疫毒理学(immunotoxicology)是研究外源性化学、物理、生物因素等对机体免疫系统的损害作用与机制、安全性评价、危险度评定与管理的一门毒理学分支学科。免疫毒理学着力于研究外源化学物对机体免疫系统及其功能的毒性损害作用,揭示这种损害作用在机体其他系统疾病发生发展中的意义,并试图通过毒作用生物学机制的阐明,为毒物危害的预防与控制提供科学依据。免疫毒理学是在免疫学和毒理学基础上发展起来的学科,免疫学的研究与发展,则是研究和把握外源化学物免疫毒性作用及其机制的重要基础。

一、免疫毒理学发展概况

国外免疫毒理学研究起步较早。20 世纪初,人们就开始了乙醇影响机体对链球菌抵抗力的动物实验研究。现代意义上的免疫毒理学研究可追溯至 20 世纪 60 年代中期对免疫抑制剂的临床应用研究。20 世纪 70 年代起,免疫毒理学才开始逐渐系统地形成。

1979 年,免疫毒理学这个名词及其新概念第一次在《药物化学毒理学》(*Drug Chemical Toxicology*)杂志上被应用。同年,Dean 等提出研究化学物对免疫系统作用的分级实验程序,并用此程序研究环磷酰胺(cyclophosphamide)的免疫毒性作用。1982 年,美国毒理学规划署(US National Toxicology Program,NTP)启动了 B6C3F1 小鼠的实验室间验证工作方案。1983 年,第一本免疫毒理学专著(Gibson 等)问世。此外,多次国际性研讨会的召开,加快了免疫毒理学的发展。20 世纪 80 年代后期,免疫毒理学研究除了免疫抑制外,还关注到了自身免疫、超敏反应和免疫低下等新的问题,并扩展到了临床免疫毒理学、免疫毒性安全性评价与危险度评估等新的领域。1989 年,Kammuller 等发表了专著《自身免疫和毒理学》(Auto-Immunity and Toxicology),在实验性试验和毒理学预测的内容中已提出要求包括变态反应或超敏反应。2002 年 10 月,欧洲专利医药产品委员会(CPMP)发布的"多次给药毒性的注意事项"的附件中,专门设有免疫毒理学的内容,在欧洲第一次提出新化学物的分级评价及其所用的免疫毒性指标。2002 年,新的欧盟免疫毒理学指引公布。2002 年 10 月,美国食品与药品管理局(FDA)发布了《工业指引:新药的免疫毒理学评价审查》

(《Guidance for Industry：Immunotoxicology Evaluation of Investigational New Drugs》)。同时,风险评估的概念引入免疫毒理学领域的必要性受到广泛重视,要求不但要确定化学物和药物是否会引起免疫毒性损害,而且能评估在特定暴露条件下与这些变化有关的潜在危险度。2005 年,人用药物注册技术要求国际协调会(ICH)发布"人类药物免疫毒性研究(ICH S 8 Immunotoxicity studies for human phar-maceuticals)",于 2006 年 4 月正式实施,要求对所有人用新药都进行免疫毒性潜能的评价,对药物免疫毒性评价提出更高的要求。

我国免疫毒理学科起步于 20 世纪 70 年代,随着毒理学科的迅速发展,开展了免疫毒理学研究人才培养、研究技术方法的引进与推广、教材的编写、免疫毒理学研究以及召开研讨会等大量工作。1989 年 10 月成立了中华预防医学会卫生毒理学专业委员会免疫毒理组,并在西安举行了全国第一次免疫毒理学学术交流会。1993 年 12 月,成立中国毒理学会免疫毒理学专业委员会,标志着我国免疫毒理学研究进入了一个新阶段。2004 年,我国发布了《中药、天然药物免疫毒性(过敏性、光变态反应)研究的技术指导原则》(【Z】GPT5-1),规范了中药、天然药物免疫毒性研究的内容。2011年,我国颁布了《化学品免疫毒性试验方法》(GB/T 27817—2011),规范了我国化学品的免疫毒性评价方法。2013 年,发布《中药上市后人群免疫毒理学评价检测方案及流程专家共识》(征求意见稿),拟规范中药上市后人群免疫毒理学评价,以评价上市中药的免疫毒性以及上市中药对人体免疫系统的影响。

经过近四十年的不懈努力,免疫毒理学已经发展成毒理学的一个较成熟的分支学科。

二、免疫毒理学生物学基础

高等动物体内存在完整的免疫系统,它由免疫器官和组织、免疫细胞及免疫分子所组成,这也是机体正常免疫应答过程的基础。免疫系统能识别自身和非己抗原,对自身耐受,且清除非己,从而维持内环境的稳定,表现为免疫防御、免疫自稳和免疫监视三大功能。

(一)免疫器官和组织

机体免疫器官和组织由中枢性和周围性免疫器官组成。中枢免疫器官在人类包括骨髓和胸腺,是造血干细胞分别分化为 T 细胞和 B 细胞的场所。T 细胞或 B 细胞增生、分化成熟后则进入外周免疫器官,在外周经抗原作用,进一步分化为具有不同免疫功能的 T 淋巴细胞或 B 淋巴细胞。周围免疫器官包括脾、淋巴结、淋巴小结及全身弥散的淋巴组织。它们是成熟的 T 细胞和 B 细胞定居以及对抗原应答的场所。人类免疫系统的组成如表 17-1 所示。

(二)免疫细胞

免疫细胞(immunocyte)广义地指对抗原物质产生特异性和非特异性免疫应答的各种细胞。大体上分为免疫活性细胞、辅佐细胞和其他细胞三类。

1. 免疫活性细胞(immunocompetent cell, ICC)　是指能识别特异性抗原以及受抗原刺激后向母细胞转化、分裂增殖并分化为能产生免疫效应物质(如抗体、淋巴因子)的淋巴细胞群,包括 T 淋巴细胞和 B 淋巴细胞。

2. 辅佐细胞(accessory cell, A 细胞)　在免疫应答中的主要作用是呈递抗原,故又称抗原呈递细胞(antigen presenting cell,APC),主要有树突细胞(dendritic cell,DC)、单核细胞和巨噬细胞。B细胞是抗原特异性呈递细胞,尤其在再次抗原免疫时,活化B细胞呈递抗原能力极强。用抗原处理的DC作为疫苗,可诱导较强的T细胞应答。

表17-1　免疫系统的组成:淋巴组织

分类	淋巴器官
中枢性	胸腺
	骨髓
周围性	脾
	淋巴结
	淋巴结
	皮肤相关淋巴组织(SALT)
	黏膜固有层(MALT)
	肠道相关淋巴组织(GALT)
	支气管相关淋巴组织(BALT)
	鼻相关淋巴组织(NALT)
	泌尿生殖道内层细胞
第三级	非淋巴器官淋巴新生

3. 其他免疫细胞　NK细胞(natural killer cell,NK)是颇令人关注的一种天然杀伤细胞。因它没有TCR(T细胞抗原受体)和BCR(B细胞抗原受体)的淋巴细胞,故称第三类淋巴细胞,其特点是细胞大,含嗜天青颗粒,故称大颗粒淋巴细胞(large granular lymphocyte,LGL)。该颗粒含穿孔素(perforin),是杀伤靶细胞的物质基础,无须事先抗原致敏,无须抗体存在就能杀伤某些肿瘤细胞(如人的K562)。经细胞因子(如IL-2、INF-γ)激活的NK细胞(即LAK细胞)和有抗体存在下,即K细胞,其杀伤谱更广,杀伤力更强。

单核吞噬系统即由具有吞噬功能的单个核细胞组成的系统,由单核细胞、巨噬细胞(MΦ)、组织细胞、Kupffer细胞、破骨细胞、滑膜A型细胞、肾小球系膜细胞、小胶质细胞以及炎症中的类上皮细胞、多核巨细胞等,均来自骨髓的成单核细胞。

此外,尚有K细胞、中性粒细胞、嗜酸性和嗜碱性粒细胞及肥大细胞。

(三)免疫分子

免疫分子主要包括免疫球蛋白(immunoglobulin,Ig)、补体(complement,C′)、细胞因子(cytokine,CK)和人类白细胞抗原(human leukocyte antigen,HLA)。

免疫系统受抗原刺激后,B细胞转化为浆细胞,分泌能与相应抗原特异性结合的蛋白,即免疫球蛋白,又称抗体(antibody,Ab)。Ig是抗体的化学结构,抗体是Ig的功能。Ig是由相同的两条重链(heavy chain,H链)和相同的两条轻链(light chain,L链)组成。L链与H链、H链与H链之间是通过s-s连接成γ型。L链有两种型别即κ和λ型;H链有五类:γ、α、μ、δ和ε。Ig以重链命名,因此可分为IgG(γ链)、IgA(α链)、IgM(μ链)、IgD(δ链)和IgE(ε链)五类。

补体(complement,用 C′表示,以区别于英文字母 C)是正常人及动物血清中存在的一组具有酶活性的、不稳定的、无抗体活性的,但能帮助抗体溶解靶细胞的一组蛋白,称补体系统。它至少有 30 多个成分,分为 3 类:补体系统的固有成分、调节和控制补体系统活化的成分和补体系统的受体。补体的免疫功能是多方面的,它不仅在防御体系中起作用,在免疫病理过程中是引起组织损伤、炎症和过敏反应的介质。其生物学作用有:①溶解细胞与杀菌作用;②促炎作用;③中和及溶解病毒作用。

细胞因子(cytokines,CKs)是指由活化的免疫细胞(包括淋巴细胞和非淋巴细胞)和某些基质细胞分泌、介导和调节免疫应答及炎症反应的小分子蛋白类因子,它们是除 Ig 和补体之外的另一类非特异性免疫效应物质。细胞因子包括由淋巴细胞产生的淋巴因子(lymphokine)和由单核巨噬细胞产生的单核因子(monokine)等。产生细胞因子的细胞种类极多,主要有 3 类:①激活的免疫细胞,包括 T 细胞、B 细胞、NK 细胞、单核-巨噬细胞、粒细胞、肥大细胞等;②基质细胞,如骨髓和胸腺基质细胞、血管内皮细胞、成纤维细胞、上皮细胞等;③某些肿瘤细胞,如白血病、淋巴瘤、骨髓瘤、肝癌。

已鉴定的细胞因子达百种以上,功能十分复杂,迄今尚无统一的分类法。仍按习惯把它分为下列 7 类:①白介素(interleukin,IL):是指免疫系统分泌的主要在白细胞之间起调节作用的蛋白。现已报告了 18 种 IL(IL-1~IL-18),其中 IL-1 又分 IL-1α、IL-1β 和 IL-1ra,共 20 种分子。②干扰素(interferon,IFN):于 1957 发现,是最早发现的细胞因子,因干扰病毒感染而得名。③肿瘤坏死因子(tumor necrosis factor,TNF):是 1975 年发现的,因能引起肿瘤坏死而得名。④集落刺激因子(colony stimulatory factor,CSF):是一组促进造血细胞增殖、分化和成熟的因子。⑤转化生长因子(transforming growth factor,TGF):1978 年发现,是能引起小鼠成纤维细胞转化和生长的多肽。⑥趋化因子(chemokine,ChK):是指趋化蛋白,不包括经典的小分子趋化因子。自 1986 年发现 IL-8 是中性粒细胞趋化因子以来,现已报告了 50 余种趋化蛋白。⑦其他细胞因子:有表皮生长因子(EGF)、血管内皮细胞生长因子(VEGF)、血小板衍生的生长因子(PDGF)、成纤维细胞生长因子(FGF)、胰岛素样生长因子(IGF)、肝细胞生长因子(HGF)、神经生长因子(NGF)等。

不同的细胞因子虽然功能不尽相同,但可归纳为五方面的功能:①介导天然免疫应答和效应功能;②免疫调节功能;③调节炎症反应;④刺激造血细胞增殖和分化成熟的功能;⑤抗肿瘤生长的功能。

HLA 是人类白细胞抗原,即人的主要组织相容性抗原。编码 HLA 分子的基因,称主要组织相容性复合体(major histocompatibility complex,MHC),又叫组织相容性位点 A(histocompatibility locus A,HLA)。所以 HLA 是人的 MHC,又是它的产物分子。HLA 广泛分布在各种细胞上,因有极大的多态性(可看作每个人的身份证),在同种移植中作为移植抗原引起受体排异反应,在自体中 HLA 是作为抗原呈递分子,把结合的多肽抗原呈递给 T 细胞,在 T 细胞免疫应答中起着重要作用。MHC 不仅作为主要移植抗原,是引起宿主抗移植物排斥反应或者移植物抗宿主反应的刺激源,而且自身 MHC 分子在免疫应答过程中和免疫系统发育和识别中也起重要作用。

(四)免疫应答过程

免疫应答(immune response)是机体非特异性和特异性地识别并排除异己成分以维持自身稳定的全过程,因而免疫应答是整个免疫学的核心。非特异性免疫应答主要指吞噬作用和炎症反应,特异性免疫应答是指细胞免疫应答和体液免疫应答。抗原刺激 T、B 细胞产生致敏 T 细胞和（或）抗体称正应答，未产生致敏 T 细胞或抗体的为负应答即耐受，抗原还可诱导 T、B 细胞凋亡。免疫应答维护了内环境的稳定，因而是保护性的，但不适当的免疫应答也会导致病理性损伤。机体对抗原的应答是十分复杂的过程，可分三个阶段：启动阶段、诱导阶段和效应阶段。

（五）免疫应答的病理反应

不适当的免疫应答导致机体各种病理损害，而免疫应答病理反应有关的疾病主要有超敏反应和自身免疫性疾病两大类。

超敏反应，又称变态反应（allergy），主要是指机体再次接触同一抗原时所发生的不同形式的免疫病理损害过程。超敏反应的发生往往取决于外来物质作为抗原的特异性和机体反应的特性两大因素。1963 年 Cell 和 Coombs 根据超敏反应的发生机制和临床特点，将其分为 Ⅰ、Ⅱ、Ⅲ和Ⅳ型，参见表 17-3。

自身免疫反应是指机体免疫系统对自身抗原发生免疫应答，产生自身抗体和（或）自身致敏淋巴细胞，从而引起机体病理损害甚至导致疾病的过程。

自身免疫现象可以是正常的生理现象，如正常的机体可以有多种自身抗体存在，可以有自身反应的 T 淋巴细胞和天然自身抗体 B 淋巴细胞。但如果其质和量出现异常，则自身抗体和（或）自身致敏淋巴细胞可攻击自身靶抗原组织和细胞，使其产生病理改变和功能障碍，就形成了自身免疫性疾病。自身免疫性疾病的本质是超敏反应，但引发超敏反应的抗原不是外在因子，而是自身组织和细胞。

自身免疫性疾病目前已知的至少有 20 多种，可以分为器官特异性和器官非特异性两大类。器官特异性自身免疫性疾病常局限于某一特定的器官，对该器官特异性抗原进行免疫应答，典型的有胰岛素依赖型糖尿病（IDDM）和多发性硬化症（MS）。器官非特异性自身免疫性疾病又叫全身性或系统性自身免疫性疾病，病变可出现在多种器官和结缔组织，因此又叫结缔组织病或胶原病，典型的有系统性红斑狼疮（SLE）和类风湿关节炎（RA）。其他常见的自身免疫性疾病有免疫复合物型肾小球肾炎、自身免疫性血小板减少性紫癜、自身免疫性溶血性贫血、自身免疫性甲状腺病等。

自身免疫性疾病的临床表现很复杂，除了不同受累器官组织损伤和功能异常的表现外，还可以在血液中检测到高效价的自身抗体和（或）自身应答性 T 淋巴细胞。自身免疫性疾病经常反复发作，慢性迁延，其转归与自身免疫应答的强度密切相关，免疫应答强烈者可出现进行性损害。由外源化学物引起的自身免疫性疾病，在停止接触外源化学物后往往可以恢复。

三、免疫毒理学研究展望

从国内、外发展趋势来看，免疫毒理学未来的研究范畴和内容将可能出现一些明显的变化：化学物和药物的非临床免疫毒性评价规范或内容将不断得到完善或更新；随着新技术，特别是分子免疫生物学技术的广泛应用，免疫毒性机制的研究会不断深入；临床免疫毒理学和人群免疫毒理学研究可能受到更多的关注；随着新化学物、生物制品、转基因产品相关免疫毒性资料的不断增多，免疫毒性危险度评估和野生动物的免疫毒性评价工作将广泛开展。

近年来,我国免疫毒理学研究取得了较大发展,但与国外比较仍有较大差距。我国免疫毒理学研究在药物方面最多,有毒化学物和金属次之。基础理论研究较为薄弱,在机制研究方面,着重研究免疫毒性标志,受体及分子水平的靶点,量效及时效关系,神经系统、内分泌系统与免疫系统之间的内在联系,免疫毒性防护等方面;深入开展免疫效应长期动态变化规律,寻找准确灵敏的观察指标,加大发育免疫毒理学和遗传免疫毒理学研究力度,从而支撑临床免疫毒理学和人群免疫毒理学研究;应制定和规范免疫毒性鉴定的标准程序,进一步完善保健食品的免疫功能评价程序与方法;注重免疫毒性体外检测方法及替代法研究;积极开展野生动物免疫毒理学研究,使我国免疫毒理学研究尽快赶上国际免疫毒理学研究步伐。

免疫毒理学发展方向和重点概括如下:

（一）人群免疫毒理学

人群免疫毒理学对外源化学物对人群的安全性或产生的危险性评价方面有重要意义。目前免疫毒理学研究的大部分资料来源于动物实验,由于动物实验结果外推时具有较大的不确定性,其推广应用具有较大局限性。现有的少量人群资料中,横断面调查居多,不足以支撑免疫功能的变化与暴露间的因果关系。目前人群免疫毒理学研究中存在的主要问题有:①人群暴露剂量较低,需要较长时间才可能在人群中观察到免疫功能损伤,而且外源化学物的暴露剂量很难确定,剂量-反应关系研究非常困难。②缺乏特异性免疫毒性指标,现有免疫毒性生物标志物的价值有待进一步确定,人群免疫毒理学研究的重点应放在发现和筛选有用的标志物上。③缺乏免疫功能检测结果评定的正常值或参考值,检测结果的变化与疾病之间的关系尚待进一步研究。④缺乏非损伤性人群免疫毒性检测方法,应充分利用分子生物学技术在方法学上有所突破。⑤继续重视人群免疫毒性流行病学研究,不仅要关注明显的免疫抑制和变态反应,还要关注免疫刺激和免疫低下等不良后果。

（二）发育免疫毒理学

发育免疫毒理学主要研究外源化学物对免疫系统个体发生的影响,包括父母、孕期、围生期、新生儿及发育成熟前的暴露对免疫系统发育的影响。免疫系统的成熟度和功能在胚胎、新生儿、幼儿及青年与成人不同,免疫毒性的性质、反应的类型和程度、免疫系统的恢复时间长短、引发毒性反应的剂量及剂量-反应的曲线也有所不同。人类每天都会暴露于多种外源化学物,这些物质能否通过母体作用于发育中的胚胎,胚胎期的暴露如何影响子代免疫系统的发育,不同发育期的免疫反应的质和量等问题都急需解决。还需进一步完善发育免疫毒理学的检测程序（规范）及指标,确定毒物作用的时间窗、发展更有效的检测终点及研究早期接触外源化学物对免疫系统毒性的时效性等。

（三）药物免疫毒理学

药物免疫毒理学是将基础免疫学、分子生物学、微生物学、药理学、生理学等多种学科结合在一起研究药物对免疫系统损害作用的一门科学。药品常见免疫毒性反应有免疫抑制、自身免疫反应、变应反应、免疫刺激和免疫原性,导致疗效受损或无效（如产生中和抗体）。临床证据表明许多疾病与药物免疫毒性有关。药物免疫毒性研究中,既要重视免疫抑制作用和变应反应,又要注意免疫刺激作用在临床用药时带来的不良后果。

（四）野生动物免疫毒理学

环境污染物在水体及土壤以较低剂量蓄积,长期暴露于这些化学物不仅对人体产生免疫毒性,还会对其中野生动物的免疫系统产生影响。实验室研究由于时间和空间等限制,很难客观反映人或动物实际暴露情况及环境污染物演变过程,而野生动物免疫毒理学研究具有客观、早期、观察指标敏感、易于开展等优点,使探讨环境化学物对生物群体免疫毒性的潜在影响更加系统,能更加全面客观地评价和预测环境污染物可能对人群健康的危害,还可"直接反映出环境化学污染物对不同种属野生动物自身免疫功能的损害"。目前的研究工作主要集中在野生鱼类、贝类、哺乳类动物、野生鸟类几个方面,进一步扩展野生动物免疫毒性评价研究,将成为促进免疫毒理学发展的新动力。

第二节　免疫毒性作用及其机制

外源化学物和物理因素可以直接损伤免疫细胞的结构和功能,影响免疫分子的合成、释放和生物活性,或通过干扰神经内分泌网络等间接作用,使免疫系统对抗原产生不适当的应答,即过高或过低的应答,或对自身抗原的应答都会导致免疫病理过程,发展为免疫性疾病(图 17-1)。应答过低可引起免疫抑制(immunosuppression),使宿主对病原体或肿瘤的易感性增加,严重时表现为免疫缺陷(immunodeficiency);应答过高则表现为超敏反应(hypersensitivity),如自身抗原应答细胞被激活,则引起自身免疫反应(autoimmunity)。

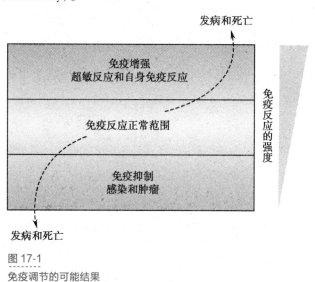

图 17-1
免疫调节的可能结果

外源化学物对免疫系统的影响常常是复杂的。在以免疫系统为毒作用靶的同时,对非免疫系统的毒作用也可以影响免疫功能;反过来,对免疫系统的损害也可以影响其他组织器官的功能,有时两者之间是很难区别的。有些外源化学物在机体既可引起免疫增强作用,又可表现为免疫抑制作用,这主要取决于化学物的剂量、进入途径、作用时间等。有的化学物只作用于免疫系统的某个部分或免疫功能的某个方面或某个细胞亚群;有的化学物既可以直接作用于免疫系统,又可以通过其他组织器官的毒性影响免疫功能;有的化学物可以引起多种异常的免疫应答,如铅、汞等重金属既可以引起免疫抑制,又可以引起超敏反应和自身免疫反应。

一、免疫抑制作用

多数外源性化学物可以引起机体免疫抑制,可以是体液免疫和(或)细胞免疫功能的抑制。外源化学物免疫抑制的结果是机体抵抗力降低,主要表现为抗感染能力降低和肿瘤易感性增加。

患自身免疫性疾病、慢性炎症或器官移植的病人使用免疫抑制剂后,细菌、病毒和寄生虫感染性并发症的发生率或继发肿瘤增高。其他环境污染物引起的人群免疫抑制的研究也有不少报道,如我国台湾地区多氯联苯和二呋喃污染食用油中毒事件中,受害者免疫功能出现下降,肺部感染率增高。大气细颗粒物 $PM_{2.5}$ 暴露可抑制机体体液免疫和细胞免疫功能。父母吸烟的学龄儿童因患呼吸道感染性疾病而缺课的比例明显高于父母不吸烟的儿童,则是因为被动吸烟影响儿童呼吸道的抗感染力和免疫功能所致。

在存活 10 年的肾移植病人中发现癌症发生率可高达 50%,且出现的肿瘤是异质的(heteroge-nous),包括皮肤癌和唇癌(发病率比普通人群高 21 倍)、非霍奇金淋巴瘤(发病率比普通人群高 28~42 倍)、卡波西肉瘤(发病率比普通人群高 400~500 倍)和宫颈癌(发病率比普通人群高 14 倍)。非霍奇金淋巴瘤的病因可能与接触二噁英、多氯联苯、氯丹、氯酚等环境污染物有关。室内烹调油烟污染与女性肺癌之间也存在一定的关系,这被认为与油烟中某些化学物的免疫抑制有关。临床试验研究结果也表明,器官移植后病人使用免疫抑制剂,继发肿瘤的发生率也明显增高。

具免疫抑制作用的外源化学物种类繁多,目前研究较充分、结论比较肯定的物质就有上百种。美国国立环境卫生科学院(NIEHS)公布的有近 50 种。常见的主要有:①药物:肿瘤细胞减灭剂(化疗药等)、组织和器官移植用药物、麻醉药、抗艾滋病药;②工业化学物:有机溶剂、多卤代芳烃、多氯联苯、多环芳烃、乙二醇醚类;③环境污染物:重金属及其化合物、空气污染物、紫外线、粉尘(二氧化硅、石棉等)、农药、霉菌毒素(如 gliotoxin);④嗜好品:乙醇、烟草(香烟)、大麻、鸦片、可卡因等。

外源化学物引起免疫抑制的机制较为复杂,仅就其作用方式而言通常分为直接作用和间接作用两大类。外源化学物可以直接作用于不同的免疫器官、免疫细胞和免疫分子,影响机体正常的免疫应答,也可以通过影响神经内分泌系统的调节功能,造成免疫功能紊乱,或者继发于其他靶器官毒性而引起免疫损伤(表 17-2)。近年来发现免疫系统不是单独发挥作用的,而是与神经系统和内分泌系统相互联系、相互作用、相互调节,共同构成了维持机体自身稳态的复杂网络,这对于发挥免疫系统正常的功能具有十分重要的意义。外源化学物对该网络某一环节的损害,都有可能影响正常的免疫功能。比如近年来发病率不断上升的慢性疲劳综合征(chronic fatigue syndrome,CFS)或多种化学物敏感综合征(multiple chemical sensitivities syndrome,MCS)就被认为是神经-内分泌-免疫系统网络功能紊乱所致。

目前,外源化学物免疫抑制作用机制仍不明了,随着分子生物学、分子免疫学和分子遗传学的发展,人们对外源化学物免疫损伤的分子机制也有了进一步的认识。例如:已知转录核因子(nuclear factor kappa B,NF-κB)或活化的 T 细胞核因子(nuclear factor of activated T-cell,NF-AT)是免疫应答过程中重要的免疫调节因子。NF-κB 可与抑制蛋白 IκB 结合形成无活性的 NFκB-IκB 复合物存在于胞浆中,当细胞受到某些免疫因子刺激后,导致 NFκB-IκB 复合物发生解离,游离的 IκB 被降解,而释放的 NF-κB 则迁移到核内,激活淋巴细胞靶基因的转录,包括编码 IL-1、IL-2、IL-3、IL-6、IL-8、TNF-α、IFK-r、GM-CSF、MHC Ⅰ、MHC Ⅱ、ECAM-1、ICAM-1、IgK 轻链等重要免疫调节基因的转录。外源性化学物,如糖皮质激素、对苯二酚、二甲基二硫代氨基甲酸盐等均可以通过抑制 NF-κB,引起免疫抑制。糖皮质激素还可以通过诱导 IκB,使游离的 NF-κB 减少,抑制 NF-κB 的活性。NF-AT 在钙调神经磷酸酶(calcineurin,CaN)的作用下脱磷酸化后迁移至核内,诱导 IL-2、IL-10 等细胞因子基因的转录。有些外源性化学物,如环孢素(CsA)等可与 CaN 形成复合物,抑制 CaN 的活性,从而阻止了 NF-AT 的磷酸化,进而阻断 IL-2 等重要细胞因子基因的转录,抑制 T 细胞的活化。CsA 还可以促进 T 细胞的凋亡,引起免疫抑制。

表 17-2　外源化学物引起免疫抑制的可能机制

作用类型	作用机制	举例
直接作用	功能改变	改变抗体介导的反应
		改变细胞介导的反应
		改变组胺等介质的释放
		改变宿主抵抗力
		一种或多种细胞不能发挥以下功能:
		产生抗体
		释放细胞因子
		处理和提呈抗原
		增殖和分化
		受体介导的信号传导
	结构改变	表面受体或配体改变
		受体或配体的表达改变
		淋巴器官的组织病理学改变
	混合改变	改变脾淋巴细胞 CD3$^+$、CD4$^+$、CD8$^+$、B220$^+$ 和(或)Ig$^+$
		改变胸腺淋巴细胞 CD4$^+$、CD8$^+$、CD4$^+$/CD8$^+$ 和(或)CD4$^-$/CD8$^-$
		改变血液细胞学参数
		改变循环免疫球蛋白
		改变骨髓祖细胞集落(CFU)组成
间接作用	代谢活化	转化为活性代谢产物
	继发于其他靶器官的毒性	肝损伤诱导的急性期反应蛋白(如 C 反应蛋白)
	激素水平改变	肾上腺释放皮质激素增加
		改变神经内分泌调节
		改变中枢神经系统的自律性输出(autonomic output)
		改变性腺释放的甾体激素

外源化学物还可以通过氧化应激反应、破坏细胞内钙稳态、抑制 cAMP 等机制影响淋巴细胞的正常功能,引起免疫抑制。

二、超敏反应

外源化学物引起的超敏反应同样涉及 Ⅰ、Ⅱ、Ⅲ 和 Ⅳ 型反应类型(表 17-3)。

表 17-3　外源化学物引起超敏反应的类型

反应类型	参与细胞和分子	反应机制	临床表现
Ⅰ 型 速发型	IgE、肥大细胞、嗜碱性粒细胞	致敏细胞释放血管活性物质等,使毛细血管扩张、通透性改变,导致腺体分泌增加、平滑肌收缩	哮喘、鼻炎、特应性皮炎、胃肠变态反应、荨麻疹、过敏性休克等
Ⅱ 型 细胞毒型或细胞溶解型	IgG 或 IgM、补体、Mφ、K 细胞	IgG 或 IgM 与靶细胞结合,活化补体,Mφ 吞噬、K 细胞 ADCC 杀伤作用	溶血性贫血、粒细胞减少、血小板减少性紫癜、输血反应等
Ⅲ 型 免疫复合物型或血管炎型	IgG、IgM 或 IgA、补体、中性粒细胞、嗜碱性粒细胞	抗原抗体复合物在组织中沉淀引起细胞浸润、释放水解酶等	慢性肾小球肾炎等自身免疫性疾病、超敏性肺炎等
Ⅳ 型 迟发型	T_D 亚群细胞	致敏 T_D 释放淋巴因子吸引 Mφ 并发挥作用	接触性皮炎、湿疹、移植排斥等

超敏反应是危害人类健康的重要疾病之一。据估计,美国至少有 3500 万人患有超敏反应性疾病,其中 2%~5% 由职业性接触引起。接触外源化学物引起的超敏反应,最主要的有接触性皮炎(包括光敏性皮炎)和过敏性哮喘。此外,尚有过敏性鼻炎、过敏性肺炎、肺部肉芽肿等。

有些化学物可以在不同的条件下引起不同类型的超敏反应,或者多种超敏反应同时存在。如青霉素通常引起 Ⅰ 型超敏反应,表现为过敏性休克、哮喘和荨麻疹,但也可以引起 Arthus 反应和关节炎等 Ⅲ 型超敏反应,长期大剂量静脉注射还可以引起 Ⅱ 型超敏反应,反复多次局部涂抹则可引起 Ⅳ 型超敏反应所致的接触性皮炎。$PM_{2.5}$ 暴露可增加哮喘、鼻炎、气道高反应等呼吸道过敏性疾病的发生。

能引起超敏反应的外源化学物或混合物至少有数百种,可以来自食物、药物,也可以从职业或生活环境中接触。依据这些化学物的来源分类,常见的引起超敏反应的主要外源化学物有:①药物:青霉素类、磺胺类、新霉素、哌嗪、螺旋霉素、盐酸安普罗铵、抗生素粉尘、抗组胺药、奎尼丁、麻醉药、血浆替代品;②食品:蓖麻子、生咖啡豆、木瓜蛋白酶、胰腺提取物、谷物和面粉、食品添加剂、霉菌;③化妆品:美容护肤品、香水、染发剂、脱毛剂、指甲油、除臭剂;④工业化学物:乙(撑)二胺、邻苯二甲酸酐、偏苯三酸酐、二异氰酸酯类(TMI、HDI、MDI、TDI)、金属盐类、有机磷、染料(次苯基二胺等)、重金属(镍、汞、铬酸盐等)、抗氧化剂、增塑剂、鞣革制剂(甲醛等);⑤植物:毒常青藤、橡树、漆树、豚草、樱草、花粉等;⑥混合物有机体:棉尘、木尘、动物产品(如骨粉、鱼粉、饲料等)。

目前有关外源化学物引起超敏反应机制的研究资料较少。一般认为主要有以下两种:

1. 外源性化学物本身作为抗原或半抗原而引发超敏反应。常见的致敏因子有些本身就是一种抗原,如异种血清蛋白、洗涤剂中添加的酶、动物毛发和皮片、植物、花粉、微生物、尘螨等。但大多数致敏性外源化学物本身是小分子的半抗原,如氯乙烯、TDI(二异氰酸甲苯酯)、三硝基氯苯、重金属镍、铂等,它们进入机体后可与某些蛋白或其他大分子载体结合形成复合物后而具有抗原性。致敏性外源化学物可能因为有某些结构上的特性使它们更容易与蛋白相结合。

2. 改变抗体免疫应答的敏感性或强度而导致超敏反应。有的外源化学物可以调节机体识别、处理抗原的能力或免疫应答的强度,使机体处在高敏感状态,可以对更多的物质过敏或使超敏反应的强度增加。如职业性接触铅的工人过敏者血清 IgE 抗体高于非过敏者。汽车尾气、石英、炭黑等粉尘还能作为佐剂,刺激针对其他抗原的免疫反应。

三、自身免疫

很多能诱发 Ⅱ 型、Ⅲ 型和 Ⅳ 型超敏反应的外源化学物都可以引起自身免疫,尤以药物多见。引起人群自身免疫性疾病的常见外源化学物见表 17-4。

表 17-4 引起人群自身免疫性疾病的常见外源化学物

自身免疫性疾病	外源化学物
系统性红斑狼疮/免疫复合物型肾小球肾炎	肼屈嗪、青霉胺、氯丙嗪、抗惊厥药、异烟肼、普鲁卡因酰胺、紫花苜蓿芽、重金属、有机溶剂
溶血性贫血	甲基多巴、青霉素、甲灭酸、苯妥英、干扰素-α、磺胺药
血小板减少症	乙酰唑胺、氯噻嗪、利福平、奎尼丁、氨基水杨酸、金盐
硬皮病类	氯乙烯、石英、L-色氨酸
天疱疮	青霉胺、吡啶硫胺素
甲状腺炎	多氯联苯、多溴联苯、碘、锂、IL-2

外源化学物引起自身免疫性疾病的机制尚不清楚。目前认为,可能的机制有:

1. 外源化学物可引发机体针对自身抗原产生自身抗体进行免疫应答。其机制类似于 Ⅱ 型、Ⅲ 型和 Ⅳ 型超敏反应。如甲苯多巴、苯妥英等可引发产生抗血细胞表面抗原的抗体而导致自身免疫性溶血性贫血、血小板减少症和中性粒细胞减少症;多氯联苯、碘、锂等可引发产生抗促甲状腺激素受体(TSHR)的自身 IgG 抗体,作用于 TSHR,刺激甲状腺细胞过度分泌甲状腺素,引起甲状腺功能亢进;青霉胺、氯丙嗪、异烟肼等可引发产生抗肾小球基底膜 Ⅳ 型胶原抗体导致肾小球肾炎等。上述都是自身抗体引起的 Ⅱ 型超敏反应导致的自身免疫性疾病。

2. 外源性化学物引发机体产生针对自身抗原的自身应答性 T 细胞进行免疫应答。如肼屈嗪、氯丙嗪等可能导致 SLE,多属 Ⅲ 型超敏反应,患者体内可针对核体、剪接体、胞质小核糖蛋白复合体等核抗原产生自身 IgG 抗体,这些抗体与相应核抗原形成大量免疫复合物,沉积在肾小球、关节和其他脏器的小血管壁,激活补体,造成细胞损伤。损伤的细胞释放更多的核抗原,结果产生更多的自身IgG,形成更多的免疫复合物,引起广泛的小血管炎症性损伤。自身免疫性疾病也可以由 T 细胞对自身抗体发生免疫应答所引起。CD8$^+$TCL 和 Th1 都可以造成自身细胞的免疫损伤,IDDM 患者 CD8$^+$

TCL 可对胰岛的 B 细胞发生免疫应答,将其特异性杀伤。

3. 外源化学物可以造成自身隐蔽抗原的暴露或释放、改变自身抗原或形成新的自身抗原,从而引起自身免疫。如研究发现吸烟引起肺部炎症,损伤肺泡毛细血管内皮细胞,使位于毛细血管内皮细胞和肺泡上皮细胞之间的肺基底膜暴露,血液中的抗基底膜Ⅳ型胶原抗体得以结合在基底膜上,产生免疫损伤性炎症,引起肺出血。临床上肺出血肾炎综合征患者几乎都是吸烟者。

4. 某些药物改变血细胞或其他组织细胞的抗原性,这种改变了的抗原刺激机体产生自身抗体,如甲基多巴能改变红细胞膜上 Rh 系统的 e 抗原,使机体产生抗红细胞抗原。长期服用甲基多巴的患者 10%~15% 抗球蛋白试验阳性,约 1% 出现溶血性贫血。肼屈嗪、异烟肼等药物能与细胞核内组蛋白或 DNA 结合,改变其抗原性,诱导自身抗体,长期服用这些药物可以引起红斑狼疮样病变。双肼屈嗪经 CYP1A2 转化为活性代谢产物后可以与 CYP1A2 特异性结合,形成新抗原,可能诱发异常免疫应答,引起自身免疫性疾病。

5. 外源化学物还可以影响正常的免疫调节功能,如激活对自身抗原处于耐受态的 T 细胞,或通过抗原提呈细胞表面辅助刺激因子异常表达,或引起 Th1 和 Th2 功能失衡,引起自身免疫。辅助 T 细胞亚群 Th1/Th2 失衡与免疫毒性,尤其与人的免疫反应关系密切,如 Th1 反应过度增强与器官特异性自身免疫性疾病有关,如多发性硬化症和桥本甲状腺炎等。汞及其化合物引起的自身免疫性肾小球肾炎也被认为与 Th1 和 Th2 功能失衡有关,这在实验动物已经得到证实。

此外,许多细胞因子,如 TNF-α、干扰素、多种白细胞介素,以及一氧化氮等前炎症因子在自身免疫性疾病的发病机制中也有重要作用。虽然自身免疫疾病是免疫系统疾病,但也受许多非免疫因素的影响,包括 T 细胞受体多态性、药物代谢表型等遗传因素和感染、应激、膳食等非遗传因素。如汞及其化合物引起的自身免疫性肾小球肾炎具有明显的遗传特异性,在实验动物中主要表现为敏感性的种属差异。

四、免疫缺陷

免疫缺陷是指先天性或继发性免疫系统功能不全的疾病。这主要缘于抗体缺陷、细胞免疫缺陷、巨噬细胞缺陷或补体系统缺陷。发生免疫缺陷的主要原因是先天性免疫系统遗传基因异常(如常染色体隐性遗传或 X 连锁隐性遗传等)。此外,感染(如 HIV)、药物作用、外源化学毒物接触、罹患疾病(如恶性肿瘤等)、营养不良等也可导致其发生。

婴儿在出生前已形成或存在免疫系统功能不全即为免疫出生缺陷(birth immunodeficiency)。免疫出生缺陷除了先天性遗传基因异常外,也可因妊娠期(出生前)接触外源性理化因素所引起。后者导致的免疫缺陷可以是可遗传的,也可能是非遗传性的。胎儿免疫缺陷的作用又常被称为免疫致畸作用(immunological teratogenic effect)。

免疫出生缺陷的临床表现复杂多样,与免疫缺陷相关的主要临床特征如下:

1. 高度可疑　①反复感染;②慢性感染;③偶见的传染因子;④感染与治疗效果间的关系不甚明确。

2. 中度可疑　①皮疹(湿疹、念珠菌疹等);②慢性腹泻;③严重发育不良;④反复性脓肿;⑤反复性骨髓炎;⑥肝(脾)大。

3. 特殊的免疫缺陷症状　①共济失调(ataxia);②毛细血管扩张(telangiectasia);③短肢侏儒;④软骨、毛发发育不全;⑤特发性内分泌病;⑥局部白化病(白痣);⑦血小板减少;⑧湿疹;⑨抽搐或肌强直。

外源因素引起的免疫出生缺陷的研究近年来引起了人们的关注。妊娠期或围生期接触外源化学物会严重影响胎儿出生后T细胞、B细胞、吞噬细胞的发育、迁移、归巢及其功能,可能暂时或永久性地损伤机体的免疫系统。例如:接触氯氰菊酯可诱导胸腺细胞的分布和功能的改变,干扰某些细胞因子(如IL-2等)的产生与释放并因此导致胸腺细胞增殖障碍,引起子代胸腺细胞减少。动物实验已证实妊娠期(尤其是围生期)接触能引起子代肿瘤高发的外源化学物(称发育致癌物)已有30余种。这些儿童高发肿瘤(如急性淋巴细胞性白血病、神经母细胞瘤、胚性腺瘤等)的发生除了与处于围生期的细胞增殖异常快、药物代谢酶活性异常和发育不全等有关外,还与化学物导致机体免疫监视功能低下或缺陷有关。

第三节　免疫毒性作用试验方法与评价

近年来,国际上对药物和化学物的免疫毒性作用的评价日益重视,迫切需要敏感的免疫毒理学评价方法和完善统一的检测方案,以更加准确地评价药物和化学物的免疫毒性。目前国内外用于外源化学物免疫毒性检测和研究的方法不少,且随着免疫学研究的发展而不断增加。这些方法各有其优缺点,几种方法的联合应用能够更加全面地评价外源化学物的免疫毒性或了解免疫毒性作用的机制。

一、外源因素免疫毒性作用的检测方案

由于免疫系统组成、结构、功能及其功能调节的高度复杂性,以及外源化学物免疫毒性作用靶器官、靶细胞、靶分子的广泛多样性,目前认为仅依据一种免疫毒理试验方法去确定和评价外源化学物的免疫毒性作用尚十分困难,需要制订一整套的程序,通过一系列试验组合来加以实现。

(一)美国NTP推荐的啮齿类动物(多用雌性小鼠)免疫毒性检测方案

美国国家毒理学规划委员会(NTP)提出了一个二级毒性检测方案(表17-5)。一般而言,一级测试中若出现某项指标阳性变化,则应进行二级测试试验。

表17-5　美国NTP推荐的小鼠免疫毒性检测方案(USNTP,1988)

检测项目	检测内容
筛选(一级)	
免疫病理	血液学——白细胞总数及分类
	脏器重量——体重、脾脏、胸腺、肾脏、肝脏
	细胞学——脾脏
	组织学——脾脏、胸腺、淋巴结

续表

检测项目	检测内容
体液免疫	对 T 淋巴细胞依赖抗原(RBC)IgM 抗体生成细胞数
	对有丝分裂原 LPS 的反应
细胞免疫	对有丝分裂原 ConA 的反应及混合淋巴细胞反应
非特异性免疫	NK 细胞活性
全面试验(二级)	
免疫病理	脾脏 T、B 淋巴细胞数
体液免疫	对 T 淋巴细胞依赖抗原(SRBC)IgG 抗体生成细胞数
细胞免疫	细胞毒 T 细胞的溶细胞作用(CTL)
	迟发型变态反应(DTH)
非特异性免疫	巨噬细胞功能
宿主抵抗力	对不同肿瘤和感染因子的抗性(选择 2~3 种)

(二)WHO 推荐的人群免疫毒性检测方案

有些啮齿类免疫毒性试验方法在人群中不适宜或无法进行,世界卫生组织(WHO)提出了一个外源化学物人群免疫毒性检测方案(表 17-6)

表 17-6　WHO 推荐的人群免疫毒性检测方案(WHO,1992)

检测项目	检测内容
全血细胞计数及分类	
体液介导免疫(检测一项或多项)	对蛋白抗原的初次抗体反应;
	血清中免疫球蛋白水平(IgM、IgA、IgG、IgE)
	对蛋白抗原的二次抗体反应(白喉、破伤风或脊髓灰质炎)
	对回忆抗原的增殖反应
细胞免疫	用试剂盒检测皮肤迟发型过敏反应
	对蛋白抗原(KLH)的初次 DTH 反应
	对血型抗原的天然免疫(如抗 A、抗 B)
	自身抗体和炎症
	C-反应蛋白
	自身抗体滴度
	对过敏原产生的 IgE 水平
用流式细胞仪分析淋巴细胞的表型	分析淋巴细胞表面标记 CD3、CD4、CD8、CD20
非特异性免疫的检测	NK 细胞数(CD56 或 CD60)或对 K52 细胞的溶解活性
	吞噬作用(NBT 或化学发光)
	临床化学指标检测

（三）美国 FDA/CDER 的新药免疫毒理学评价规范

美国食品与药品管理局（FDA）及其药品评价和研究中心（CDER）于 2002 年 10 月正式公布了新药研究中的免疫毒理学评价规范（http://www.fda.gov/cder/guidance/index.htm）。该规范提出要考虑药物对免疫系统五个方面的影响，即除了免疫抑制、超敏反应和自身免疫外，还有免疫原性（immunogenicity）和不良免疫刺激（adverse immunostimulation）。免疫原性指药物及其代谢产物引起免疫反应的能力，不良免疫刺激指药物对免疫系统某些成分的任何抗原非特异性的、不适当的或难以控制的活化作用。规范还指出可根据不同药物的特点和具体情况灵活选择合适的参数项目和评价。

（四）ICH 推荐的人类药物的免疫毒性研究方案（ICH S8）

2005 年 12 月，人类药物注册技术要求国际协调会（ICH）发布了"人用药物免疫毒性研究指导原则"（http://www.fda.gov/cder/guidance/index.htm）。该指导原则发布的目的有两个：①推荐评价具有潜在免疫毒性化合物的非临床试验方法；②免疫毒性试验方法要按照重要性进行选择。指导原则主要关注的免疫毒性为不期望的免疫抑制或者增强，超敏反应和自身免疫不包括在内。该指导原则的适用范围：①用于人类的新药；②已上市药物计划更改适应证或者产品标签有所改变，且该改变可能会导致未阐明的或相关的免疫毒性反应；③临床试验阶段或随后的申请上市阶段观察到免疫毒性临床症状的药物。ICH S6 所覆盖的生物技术药物产品以及其他生物制品不适用于该指南。

（五）我国免疫毒性检测规范和标准

目前，我国有关外源性化学物的免疫毒性鉴定已经开始引起重视，并已出台相关的标准与方法。2005 年，我国发布了《中药、天然药物免疫毒性（过敏性、光变态反应）研究的技术指导原则》（【Z】GPT5-1）；2011 年，我国颁布了《化学品免疫毒性试验方法》（GB/T 27817—2011），规范了我国化学品的免疫毒性评价方法。国家食品药品监督管理总局发布的《化妆品安全技术规范》（2015 年版）中，对特殊用途化妆品要求进行皮肤变态反应试验。

二、外源因素免疫毒性作用的检测

（一）免疫病理学检查

外源化学物对免疫系统的毒性作用可表现为淋巴器官重量或组织学的改变、淋巴组织及骨髓细胞的量或质的变化、外周血淋巴细胞数目以及淋巴细胞表面标记改变等。除了检查外周血白细胞计数和分类外，首先要观察免疫器官的大小（重量）和大体形态，然后进行组织病理学检查。主要观察胸腺、脾脏、淋巴结和骨髓的组织结构和细胞类型，同时要注意检查局部黏膜相关淋巴组织（mucosa-associated lymphoid tissue，MALT），包括鼻黏膜相关淋巴组织（NALT）、支气管黏膜相关淋巴组织（BALT）、肠黏膜相关淋巴组织（GALT）、皮肤黏膜相关淋巴组织（SALT）等。一般先用常规染色法染色，根据需要再选择免疫组化等特异性方法。

利用荧光标记单克隆抗体和流式细胞仪观察淋巴细胞表面标记是目前检查淋巴细胞表型的可靠方法，而以往多采用直接或间接免疫荧光法。双色荧光染料可以让细胞同时染上两种标记，用这一方法，在单一细胞样品中可以同时检测 $CD4^+$ 和 $CD8^+$ 细胞。用这种双染色法可以确定胸腺中 $CD4^+/CD8^+$（双阳性）和 $CD4^-/CD8^-$（双阴性）细胞数，这样可以发现哪种 T 细胞是外源化学物毒作

用的靶细胞,还可以了解外源化学物是否影响 T 淋巴细胞的成熟。利用细胞表面免疫球蛋白(Ig)和
B220(B 细胞上的 CD45 磷酸酶)抗体,可以区分 B 淋巴细胞。根据细胞表面标记可以发现淋巴细胞
亚群的改变,这往往是免疫功能完整性受损的表现。但是,免疫功能试验检测外源化学物免疫毒性
的敏感性更高。因此,分析细胞表面标记结合 2~3 种免疫功能试验,可以大大提高外源化学物免疫
毒性作用的检测能力。

(二)免疫功能检测

免疫功能检测包括固有性免疫应答(innate immunity response)和适应性或获得性免疫应答(a-
daptive or acquired immunity response)的评价。固有性免疫应答主要评价 NK 细胞活性和巨噬细胞功
能,获得性免疫应答主要评价体液免疫功能和细胞免疫功能。

1. NK 细胞活性测定　主要是观察 NK 细胞对敏感的肿瘤细胞(小鼠 NK 细胞敏感的 YAC-1 细
胞株或人 NK 细胞敏感的 K562 细胞株)的溶解作用。将接触和未接触外源化学物的动物脾淋巴细
胞与同位素铬(^{51}Cr)标记的靶细胞共同孵育,NK 细胞溶解肿瘤靶细胞,将同位素释放至培养液。培
养结束时离心分离上清液,用 γ 计数仪测定同位素强度,可反映 NK 细胞的活性。国内常用乳酸脱
氢酶(LDH)释放法,也可以得到比较客观、准确的结果。

2. 巨噬细胞功能检测　经典的方法是同位素铬标记的鸡红细胞(^{51}Cr-cRBCs)吞噬法。从小鼠
腹腔收集巨噬细胞,在 24 孔板贴壁生长,加^{51}Cr-cRBCs 孵育后,弃去上清液中的^{51}Cr-cRBCs,再加氯
化铵短暂培养,去除与巨噬细胞结合但未被吞噬的^{51}Cr-cRBCs。最后用 NaOH 溶解巨噬细胞,测定溶
解液中的放射性强度。为了避免同位素,可以在显微镜下直接观察吞噬鸡红细胞的情况,分别计数
出吞噬百分比和吞噬指数。也可以用乳胶珠代替鸡红细胞进行计数。巨噬细胞吞噬试验可以在体
外或体内接触外源化学物。其他反映巨噬细胞功能的方法还有炭粒廓清试验、巨噬细胞溶酶体酶测
定、巨噬细胞促凝血活性测定、巨噬细胞表面受体检测等。

3. 体液免疫功能检测　一般用特异性抗原免疫动物,刺激脾 B 细胞活化并分泌抗体,然后观察
抗体生成量或抗体形成细胞数。前者可用 ELISA、免疫电泳法、血凝法等直接测定血清抗体浓度,后
者常用空斑形成细胞(plaque forming cell,PFC)试验。PFC 是检测体液免疫功能敏感的试验方法,反
映宿主对特异性抗原产生抗体的能力。当用绵羊红细胞(SRBC)等 T-细胞依赖抗原免疫动物时,免
疫应答需要一系列不同的免疫细胞参与协同作用,如巨噬细胞、T 细胞、B 细胞等。因此,对这些细
胞功能的任何损害(如抗原处理和提呈、细胞因子生成,细胞增殖和分化等)都可以影响 B 细胞产生
抗体的能力。而用 T-细胞非依赖抗原,如 DNP-Ficoll 或 TNP-LPS 等,则不受 T 细胞功能的影响。

4. 细胞免疫功能检测　最常用的方法是细胞毒性 T 细胞杀伤试验(CTL)、T 淋巴细胞增殖试验
和迟发型超敏反应(delayed type hypersensitivity,DTH)。此外,尚有 T 淋巴细胞表面标记皮肤移植排
斥反应等。

CTL 试验评价脾 T 淋巴细胞识别和溶解经抗原处理靶细胞的能力。经丝裂霉素 C 预处理的
P815 肥大细胞瘤细胞作为靶细胞,与脾淋巴细胞共同孵育,细胞毒淋巴细胞(CTLs)识别靶细胞并
出现增殖。5 天后收集致敏 CTLs,与放射性标记的 51Cr-P815 肥大细胞瘤细胞共同孵育,此时 CTLs
获得记忆,识别 P815 肥大细胞瘤细胞上的 MHC I 型抗原,并将其溶解,放射性核素释放到培养液

中。反应结束时吸出培养液,测定放射性强度,与对照组比较可反映 CTLs 活性。

DTH 试验先用某种抗原致敏,再用相同抗原做皮肤试验,观察局部出现以红肿为特征的迟发型超敏反应,方法简便易行。可以用二硝基氟苯(DNFB)等小分子半抗原,也可以用从病原体中提取的生物抗原,如结核菌素、麻风菌素等,后者又可以帮助诊断某些病原微生物感染。致敏和激发的方法可采用局部皮肤涂抹或皮内注射。

检测淋巴细胞增殖功能一般选用不同有丝分裂原刺激体外培养的淋巴细胞,然后观察淋巴细胞的增殖情况。细菌脂多糖(LPS)主要刺激 B 细胞,植物血凝素(PHA)和刀豆素(ConA)主要刺激 T 细胞。观察淋巴细胞增殖有形态学法、放射性核素掺入法和比色法。形态学法是在显微镜下计数转化细胞,仪器要求低、操作简便,但客观性差;放射性核素法采用 ^{3}H-TdR 掺入,液闪仪定量,客观性好、方法成熟,但有一定的设备要求,且要接触放射线;比色法根据活细胞能代谢染料四甲基偶氮唑盐(MTT),产生紫色的甲䐶(formazan),可通过比色定量,客观性和灵敏度都比较理想,是目前国内常用的方法。此外,也可以观察淋巴细胞对抗原(抗 CD3 + IL-2)或异种抗原刺激的增殖反应,后者又叫混合淋巴细胞反应(MLR)试验,常用于器官移植前的组织配型,也可以反映细胞免疫功能。

此外,还可配合选用宿主抵抗力试验(host resistance assay)。宿主抵抗力试验检测外源化学物对不同病原体和同种移植瘤细胞的处置能力,宿主抵抗力降低表示有免疫功能损害。一般来说,B 淋巴细胞缺损,可使机体对细菌敏感性升高;T 淋巴细胞缺损,可使机体对病毒、寄生虫、肿瘤的敏感性升高。常用的宿主抵抗力试验有细菌感染模型、病毒感染模型、寄生虫感染模型和同种移植瘤攻击模型等。

(三)免疫细胞因子的检测

免疫细胞因子的水平及其活性功能的检测,也是反映机体免疫状况的重要方面。目前,检测细胞因子的方法主要有生物学测定、免疫学测定、分子生物学测定和流式细胞仪测定等。生物学测定也叫生物活性测定,主要根据各种细胞因子的不同生物活性检测,如 IL-2 促进淋巴细胞增殖,TNF 杀伤肿瘤细胞,CSF 刺激造血细胞集落形成,IFN 保护细胞免受病毒攻击等。免疫学测定是目前使用最为广泛的方法,主要利用细胞因子蛋白或多肽的抗原性,获得特异性抗血清或单克隆抗体,利用抗原抗体特异性反应的特性,用免疫学技术定量检测细胞因子。其中常用的有酶联免疫吸附试验(ELISA)、放射免疫试验(RIA)和免疫印迹(immunoblot)等,尤以 ELISA 最为常用。流式细胞仪检测的基本原理是用荧光标记的细胞因子抗体标记细胞,在流式细胞仪上观察荧光染色细胞的数量、比例和荧光强度等。分子生物学方法可能比上述其他方法能够提供更多的信息,更早地发现变化(转录水平)(表 17-7)。

目前,多采用两种或两种以上方法的组合试验,来互相弥补各自的缺点。如 RT-PCR ELISA,mRNA 先用 RT-PCR 扩增后,再用敏感的 ELISA 法检测;又如酶联免疫斑点试验(ELISPOT),通过免疫检测和分子生物学技术的结合,可以观察单一细胞的细胞因子生成情况。

各种细胞因子的转录一般都受某种 DNA 结合蛋白的调控,这些 DNA 结合蛋白也叫转录因子,如 NF-κB 参与许多细胞因子基因的转录活化,是免疫应答的关键调节因子。用分子生物学方法检测 NF-κB 及 IκB 转录水平的改变,可以在一定程度上预测外源化学物对免疫应答的潜在影响。还可以用各种转录活化因子的报告基因表达试验(reporter gene assay),筛检外源化学物对多种免疫分子转录调控因子的活化或抑制作用。

表 17-7　各种细胞因子(受体)检测方法的优缺点

检测方法	优点	缺点
生物学测定	只测定功能分子(有利于发现新的分子);敏感性高(≤pg/ml);可以检测多种细胞因子的生成或活性	往往缺乏特异性;指示细胞有时可受外界影响出问题;需要细胞培养;相对耗时费力;机制研究作用不大;一般不能检测趋化因子
免疫学测定	快速;非特异性;不需细胞培养;容易操作;经济	不能检测分子的功能(无功能片段、功能突变);敏感性低于生物检测;不是所有细胞因子的试剂盒都能获得;研究机制作用有限
分子生物学方法(mRNA 水平)	最特异的方法;可以检测单细胞水平的变化;比其他方法更早期检测细胞因子的变化(转录水平)	一般较昂贵和费时;需要特殊仪器和技术;mRNA 水平检测并不一定反映蛋白水平改变
流式细胞仪	敏感并高度特异;可以在单细胞水平评价细胞因子的生成和作用;可以快速分析,减少细胞培养引起的假象;可以同时观察多种细胞因子;可以伴随检查其他相关分子(CD4、CD8);是研究机制的理想方法	需要特殊设备和专门的技术并对结果进行精确的解释

(四)超敏反应和自身免疫反应检测

一般用被动皮肤过敏试验(PCA)、主动皮肤过敏试验(ACA)和主动全身过敏试验(ASA)检测 I 型超敏反应,但多用于检测蛋白或多肽的致敏性,而在检测小分子致敏原方面并没有得到充分验证。用小分子化学物处理后的动物血清,在 PCA 或 ACA 中出现阳性反应,提示可能有致敏性,但阴性结果并不能排除其致敏性。小鼠皮肤给药后检测血清 IgE 和细胞因子,并与局部淋巴结试验(LINA)联合应用可以检测呼吸道致敏性。还可以用大鼠或豚鼠经皮肤或吸入致敏,经吸入激发,再用支气管容积测定或其他观察终点检测呼吸道致敏性。目前还没有预测 II 型和 III 型超敏反应的标准试验方法。在动物实验中发现蛋白或多肽类药物形成免疫复合物,尤其当免疫复合物沉积引起病理改变时应引起重视。

检测 IV 型超敏反应最常用的是 Buecher 试验(BA)、豚鼠最大值试验(GPMT)和豚鼠迟发型皮肤超敏反应(DHR)。这些方法比较可靠,而且与人皮肤致敏试验有良好的相关性。人类皮肤超敏反应的特点为瘙痒、红斑、水肿、丘疹、小水疱或大疱,动物仅见红斑和水肿。

鼠局部淋巴结试验(LLNA)用于检测局部淋巴细胞增殖,其结果与传统的豚鼠皮肤致敏试验有良好的相关性,且比豚鼠试验有优越性,能定量而不是主要靠主观判断,不需要佐剂,还可以检测带颜色的样品。

预测药物自身免疫反应的标准和方法目前还没有统一。鼠腘窝淋巴结试验(PLNA)和其他局部淋巴结试验(LLNA)可以用来预测药物引起的自身免疫。

(五)免疫毒性作用研究中其他方法的应用

转基因动物在免疫毒理学中的应用可以为外源化学物的免疫毒性检测和免疫毒作用机制研究

提供重要的手段。如利用转基因技术可以建立对免疫毒物更为敏感的动物模型,用于免疫毒性的筛检和试验;通过对某个或某些目的基因的上调或下调、knock-out 或 knock-in,可以了解这些基因在免疫应答中的作用机制,或外源化学物的免疫毒作用机制;将一个或几个人的基因转入实验动物基因组,用这样的"人源化"转基因小鼠或大鼠进行免疫毒性试验,更加有利于实验结果的外推。

值得注意的是,人工转入的基因产物与内源性基因产物蛋白或多肽分子可能存在差异,两者介导的免疫学效应也可能并不完全相同。因此,虽然转基因动物可以作为免疫毒性检测和机制研究的重要工具,但并不能完全替代用常规方法进行的免疫毒性试验。

三、外源因素免疫毒性作用评价

几乎所有发现的外源化学物都可影响机体的免疫功能,且外源化学物引起的免疫功能变化往往出现在其他毒性效应之前。加之这种免疫毒性作用在机体出现的其他毒性效应机制中具有重要的意义。因此,外源化学物的免疫毒性作用的研究与评价日益引起国内外的高度重视。但是,免疫系统的组成和功能十分复杂,外源化学物的免疫毒性作用常表现出双向性、选择性、多样性等特点,因此,外源化学物免疫毒性作用评价问题也颇具复杂性。

1. 组合检测方法、制订检测程序已成为化学物免疫毒性作用检测的发展趋势,但目前尚缺乏一个由权威的专业机构统一制定、政府认可的评价方案。我国在农药、化妆品、食品安全性评价中特别提出了进行过敏试验的要求,但尚未要求系统进行免疫毒性试验。

2. 由于免疫系统的复杂性,参与免疫调节的器官、组织、细胞或分子不是单一的,因此要确定一个化学物是否对免疫系统结构和功能有否影响,通常需要进行一组试验。如免疫分子(如细胞因子)含量、组成比例或其活性变化在免疫毒性机制研究中(但不仅是免疫毒性机制)具有重要意义,但不宜单纯地用于评价化学物的免疫毒性。单纯某一项免疫功能指标的变化尚难以说明任何问题。

3. 目前采用的组合试验方法,即便可以弥补单项试验的缺陷,增加试验的敏感性,但仍存在一些问题,如:尚难以确定轻微的免疫改变在肿瘤、感染性疾病中的临床意义等。

4. 动物试验结果外推到人的问题仍是十分明显。这不仅是动物种属、品系间可能存在的遗传学差异,而且涉及免疫学方法运用的局限性。如动物试验中包括了一些损伤性步骤(如免疫预防接种等),这不太适合人群研究。

5. 免疫功能的变化与健康关系的认识仍有待深入。毫无疑问,随着免疫学科的发展,对化学物免疫毒性的检测方法、检测指标,乃至于评价程序也将不断地变化与发展。

6. 免疫功能检测与评价指标的选择,应考虑其科学性与实用性等,前者包括指标的特异度、敏感度、准确性、稳定性等,后者包括经济、快速、方便、技术可能、检测效率等。某一项指标的变化通常仅反映机体系统-内分泌-免疫网络这一复杂系统中某一方面的免疫学改变。这种改变不能等同于免疫毒性作用。即便是多指标组合测定结果之一,也应在综合分析中去解释其免疫毒理学意义。

7. 外源化学物的免疫毒性作用常呈"双向性"特点,即在较低剂量时常呈现一定的轻微免疫"兴奋"效应,而在较大剂量时则呈现免疫抑制作用。加之免疫功能及其调节的高度复杂性,因此,免疫毒性作用评价中应特别重视毒作用剂量问题。在化学物免疫毒性安全评价及危险度评估中应予以重视。

8. 遗传因素对机体免疫系统及其功能的影响大为明显,这种影响同样表现在物种品系之间的差异和同物种的个体差异之中。这在实验动物体内、外实验结果外推到人的免疫毒理学评价中同样不容忽视。

9. 当免疫毒性试验结果具有统计学意义,在判定免疫反应是否具有生物学意义和临床意义时,需要综合考虑的因素如下:①是否具有剂量-反应关系;②试验中出现的异常指标变化是否导致普遍的生物学的异常效应;③到底是功能变化所致的效应,还是仅为某个检测终点的效应;④出现的效应是否具有可逆性;⑤暴露剂量和时间是否充分;⑥可能的靶器官和作用机制;⑦发生异常变化的动物总数和终点数量。

10. 随着分子免疫学研究技术与方法的不断发展,分子生物学方法在免疫毒理学研究中的应用正日益广泛和深入。

（刘　涛）

思考题

1. 免疫毒理学的发展过程中有哪些标志性事件值得人们关注?
2. 机体免疫系统主要包括哪些?　他们在机体免疫功能及其调节中如何发挥作用?
3. 外源因素免疫毒性作用有哪些?　可能的机制有哪些?
4. 如何检测与评价外源因素免疫毒性作用?
5. 怎样评价外源因素免疫毒性作用在化学物毒性作用机制中的地位和意义?
6. 外源因素免疫毒性作用有哪些特点?

第十八章

生殖毒理学

第一节 概述

一、生殖毒理学

生殖毒理学(reproductive toxicology)是生殖医学与毒理学结合而形成的一门重要交叉学科，主要研究对生殖系统和生殖过程产生损害作用的原因、机制和后果。这些损害作用包括生殖器官和功能、相关内分泌系统和各类妊娠结局的改变，可表现为对性成熟、配子发生(gametogenesis)、配子成熟及转运、性周期、性行为、受精、着床、胚胎形成与发育、妊娠、分娩和哺乳等过程的不良影响，以及依赖于生殖系统完整性的其他功能改变。对人类生殖系统产生损害作用(生殖毒性)的环境危害因素很多，按其性质主要分为化学、物理和生物因素。半个世纪以来，日益增多的数据资料表明：在众多全球性环境问题中，约有 70% 与化学物污染有关。迄今美国《化学文摘》登记注册的有机和无机化学物已逾 6000 万种，每年约新增 440 万种，已进入环境的常见化学物 10 万余种。人类多种生殖系统疾病与外源化学物(或药物)有关。例如，20 世纪60 年代初发生在欧洲的"反应停事件"，20 世纪 60~80 年代发生在日本和我国台湾地区的"米糠油(PCBs)中毒事件"，20 世纪 90 年代末发生在比利时等国的"二噁英(TCDD)公害事件"等，就是几个典型范例。

二、内分泌干扰化学物

内分泌干扰化学物(endocrine disrupting chemicals，EDCs)是环境中天然存在或污染的，可模拟生物体内激素的生理、生化作用，干扰生殖内分泌系统功能，对亲体或其后代产生不良健康效应的外源化学物。目前被初步证实的 EDCs 已达数百种。EDCs 主要来源于石油、电子、塑料、涂料、农药等产品和某些食品和洗化用品中，在造纸、冶炼、化工、垃圾处理、汽车尾气排放、吸烟和制药等过程中可大量产生。按化学物性质，EDCs 大致可分为难降解的有机卤素(persistent organohalogens)、农药、工业化学物、重金属、有机溶剂、植物和人工合成雌激素等；按生物学效应，EDCs 主要包括雌激素/抗雌激素、雄激素/抗雄激素、孕激素/抗孕激素类、抗甲状腺激素类化学物，芳烃受体(AhR)激动剂，干扰内源性激素合成、代谢和生物利用度的化学物，改变下丘脑神经内分泌功能和神经递质活性的化学物，损伤睾丸和卵巢细胞的化学物等。其中，存在于环境中的 21 种持久性有机污染物(persistent organic pollutants，POPs)对人类和哺乳动物造成危害最为严重。大量研究资料表明:EDCs,尤其是POPs,可导致性分化异常、生殖道畸形、生精障碍、性功能异常、生育力下降、不孕不育、死胎或畸胎、自然流产、生殖系统恶性肿瘤、多囊卵巢综合征(PCOS)、出生缺陷等不良生殖结局。毋庸置疑,环境EDCs污染已成为全球共同面临的重大公共卫生问题,环境与生殖健康是本世纪生命科学和环境科学领域亟待研究和解决的重大科学问题。

三、生殖危害

有关外源性化学物对人类生殖危害(reproductive hazards)问题的认识由来已久。在美国,男性工人职业性接触二溴氯丙烷(DBCP)引起少精、无精及生殖细胞发育不全而导致不育。保加利亚电池厂,美国密苏里州铅矿,以及瑞典从事有机溶剂苯、甲苯和二甲苯行业的工人,发生精子数下降、精子异常和不同程度的不育症。近年来大量研究发现:①滴滴涕(DDT)及其衍生物、狄氏剂、多氯联苯(PCBs)、毒杀芬等,可致雄性性征丧失和雄性动物雌性化,雄性动物出生比例下降,二噁英(TCDD)、二甲基汞等高暴露人群,其子代男婴出生比例显著下降,表明某些EDCs可引起性分化异常;②己烯雌酚(DES)、双酚A(BPA)可致女性生殖道畸形,DDT可致隐睾症和男性生殖道畸形,林丹、灭蚁灵、邻苯二甲酸二丁酯(DBP)等可致尿道下裂,患有隐睾症或尿道下裂新生儿的母体胎盘中o,p'-DDE、p,p'-DDE、林丹和灭蚁灵的水平均显著高于正常新生儿;③DDT和三氯杀螨醇可诱发睾丸组织损害和小阴茎,铅(Pb)、镉(Cd)、2,5-己二酮(2,5-HD)、邻苯二甲酸单(2-乙基己基)酯(MEHP)、二甲磺基乙烷(EDS)以及壬基酚(NP)和辛基酚(OP)等烷基酚类化合物暴露,可致睾丸发育障碍,提示某些EDCs可引起生精障碍;④病例-对照研究发现,DDT、PCBs等暴露人群勃起功能障碍的发生率明显增高,队列研究发现,BPA职业暴露人群发生性欲减退、勃起功能障碍和射精障碍的风险明显增高,表明某些EDCs暴露可造成性功能障碍;⑤邻苯二甲酸酯(PAEs)、PCBs、多环芳烃(PAHs)等可致精子密度下降、精子畸形率增高,BPA、氰戊菊酯等可致精子DNA损伤,二溴氯丙烷(DBCP)、邻苯二甲酸二乙基己基酯(DEHP)、DDT等可致精子染色质缺损、睾丸细胞凋亡增加,表明某些EDCs与人类生育力下降及不孕不育有关;⑥病例-对照研究和队列研究结果表明,BPA、PCBs、多氯二苯并呋喃(PCDFs)、DDT等暴露,均可增加发生自然流产、死胎的风险;⑦巢式队列研究和病例-对照研究结果表明,DDT暴露可增加罹患乳腺癌的风险,十氯酮暴露可增加罹患前列腺癌的风险,PCBs暴露可增加子代罹患睾丸癌的风险;⑧PCOS患者血清中BPA水平明显高于正常对照女性,胚胎期暴露于雄激素过多环境的雌性恒河猴,成年后出现高雄激素血症,提示某些EDCs暴露可增加PCOS的发病风险;⑨氨基甲酸酯类、PCBs、橙剂、TCDD等暴露,可明显增加胎儿的神经管缺陷、无脑或尖颅畸形、脊柱裂、唇腭裂、先天性心脏病等出生缺陷的发病风险。此外,随着新型纳米材料的广泛应用,其潜在生殖毒性也备受关注:纳米镍、纳米二氧化钛、碳纳米管等暴露均可导致雄性和(或)雌性生殖毒性。表18-1、表18-2和表18-3分别列出了部分EDCs对男(雄)性和女(雌)性生殖内分泌系统的影响。

表18-1 以睾丸支持细胞和生殖细胞为靶标的外源化学物

靶标		化学物
支持细胞	支持细胞-支持细胞连接	Cd、顺铂、棉酚、细胞松弛素 D、吲哚-羧酸、氯化镉、BPA、OP、DDT、五氯苯酚、狄氏剂、二硝基苯
	支持细胞-生殖细胞连接	PAEs、2,5-HD、1,3-DNB、环六胺、硼酸、二甲基磷酸酯、氯甲烷、秋水仙素、丙卡巴肼、乙醇、乙烯乙二醇单甲酯
	细胞骨架	2,5-HD、PAEs、秋水仙素、丙烯醛、雌二醇、BPA
	代谢/信号转导	1,3-DNB、Pb、PAEs、乙烯乙二醇单甲酯、棉酚、2,5-HD、THC
	支持细胞分裂	PAEs、6-丙基-2-硫尿嘧啶、p,p'-DDE、NP
生殖细胞	干细胞损伤或显性致死突变	盐酸阿霉素、二甲磺酸丁酯、博来霉素、环磷酰胺、丙烯酰胺、DBCP、联苯胺类染料、1,3-DNB、2,5-HD、邻苯二甲酸二辛酯、MEHP、乙烯乙二醇单甲酯、甲氧基乙酸、硝基甲苯、甲磺酸甲酯、甲磺酸异丙酯、乙烷亚硝基脲、EDS、林丹、2-溴丙烷、OP、BPA

表18-2 以睾丸间质细胞为靶标的外源化学物

病理改变	化学物
间质细胞损伤(直接或间接影响睾酮合成)	DBCP、TCDD、PAEs、酮康唑、雌激素、雄激素、糖皮质激素、乙醇、Pb、Cd、PCBs、开蓬、甲氧氯、依托咪酯、三甲基磷酸盐、甲双吡丙酮、氨基苯、乙哌啶酮、达那唑、螺内酯、氯丙嗪、丙卡巴肼、米勃龙、细胞松弛素 β/紫杉醇、δ-9-THC、二乙基-7-羟香豆素磷酸酯、有机硅硅氧烷、环孢素、醋酸氯地孕酮、利血平、去甲二氢愈创木酸、苯噁丙酸、羟基氟他胺、顺铂、苯恶洛芬、狄氏剂、BPA、三丁基锡、二丁基锡、三苯基锡
间质细胞死亡	EDS、Cd
间质细胞肥大/增生	氟他胺、Cd、西咪替丁、利谷隆、甲氧氯、腐霉利、乙烯菌核利、乳糖醇、二羟基草酰亚胺、吉非贝齐、甲硝唑、非那司提、肼屈嗪、卡马西平、恶喹酸、兰索拉唑、美舒麦角、DES、雌激素、氯米芬、亚硝胺、3-MC、DEHP、全氟辛酸铵

表18-3 对女(雌)性生殖过程产生不良影响的外源化学物

一般机制	潜在作用	化学物
改变青春期、动情周期或月经周期	改变卵巢功能和下丘脑/垂体反馈调节	乙醇、o,p'-DDT、p,p'-DDE、异黄酮、TCDD、PCBs、多溴联苯、BPA、PAEs、Pb、汞、林丹、七氯、阿特拉津、甲氧氯、环氧乙烷、OP
损害排卵	改变内分泌信号	o,p'-DDT、开蓬、甲氧氯、林丹、TCDD
改变交配行为	改变内分泌调节	β-内啡肽、纳洛酮
改变配子或胚胎转运	增强子宫收缩	孕酮、DES、雌激素、甲氧氯
影响子宫内膜环境	—	雌激素、DDT、甲氧氯、开蓬、乙二醇甲醚、PAHs、BPA
卵巢毒性、卵母细胞破坏、闭锁	模拟天然激素结构；一般化学反应	烷化剂、化疗药物(例如:泼尼松、长春新碱、长春碱、6-巯基嘌呤、氨甲蝶呤、阿霉素、环磷酰胺)、辐射、乙醇、多环芳烃、4-乙烯基环己烯、3-MC、BaP、二 DMBA、DEHP、甲氧氯

续表

一般机制	潜在作用	化学物
改变类固醇激素合成	抑制类固醇合成酶活性	氨鲁米特、3-甲氧基联苯胺、氰酮、雌激素、阿扎斯丁、达那唑、螺内酯、环氧司坦、爱波司坦、三唑杀真菌剂、咪唑杀真菌剂、DDT、DDE、林丹、甲氧氯及其代谢产物 HPTE、DEHP、DBP
抗类固醇激素作用	抑制类固醇激素活性	克罗米芬、西咪替丁、螺内酯、环氧司坦、类鸦片肽
抑制促性腺激素	影响下丘脑功能	大麻（δ-9-THC）
改变母体行为/哺乳	影响下丘脑功能	安定药
损害哺乳	改变催乳素水平	安定药、全氟辛酸、DDE、二噁英、阿特拉津、BPA、染料木黄酮

（主要内容引自 Hayes AW. Principles and Methods of Toxicology. 5th ed . 2008：1653）

第二节　外源化学物对生殖系统的损害作用与机制

一、改变激素受体的识别、结合、跨膜信号转导及活化

激素可通过与核受体（胞内受体）或非核受体（膜受体）的交互作用而引起靶组织反应。天然配体（ligand）与其受体（receptor）的特异性结合是发挥激素功能的关键步骤。许多外源化学物可模拟天然配体作为激动剂（agonist），或抑制配体-受体结合作为拮抗剂（antagonist），从而产生拟激素或抗激素作用；当外源化学物如甲氧氯、染料木黄酮、DBP、DES、o,p'-DDT、BPA、NP、OP 等与雌激素受体（ER）结合后，可表现为拟雌激素效应，而农药氰戊菊酯、三氟氯氰菊酯、溴氰菊酯等，则表现为抗雌激素效应；乙烯菌核利的代谢产物 M1 和 M2，p,p'-DDE、HPTE、杀螟硫磷、利谷隆等与雄激素受体（AR）结合后，可产生抗雄激素效应；多溴联苯醚（PBDEs）、BPA 及其衍生物等能与甲状腺激素受体（TR）结合，产生拟/抗甲状腺激素活性；二噁英类（如 TCDD）、PCBs、PAHs 等可与 AhR 结合，产生多种神经内分泌系统干扰效应。事实上，许多外源化学物抑制配体与核受体结合的类型不止一种。例如，NP、HPTE 等均能抑制内源性配体与 ER、AR、孕酮受体（PR）的结合，且 NP 和 HPTE 对这三种受体具有相似的亲和力。蛋白激素受体定位于细胞膜，当该类激素与相应受体结合时，由于第二信使系统的活化，跨膜信号转导（AMST）介入配体-受体结合过程，这可导致 G-蛋白偶联的蛋白激酶 A（PKA）通路（G-P-cAMP-PKA）发生改变，磷脂酰肌醇 4,5-二磷酸（PIP$_2$）的调控发生改变，酪氨酸蛋白激酶（TPK）活化，胞内钙离子（Ca^{2+}）浓度升高等。许多外源化学物（如 DECs）可通过干扰膜的第二信使系统或改变激素受体的活化而诱导系列细胞反应事件。林丹（γ-HCH）等可减少膜内 PIP$_2$ 的转换，因而可降低蛋白激酶 C（PKC）活化，他莫昔芬也可抑制 PKC 的活性，而佛波醇酯则可模拟二酯酰甘油增强 PKC 活性。TCDD 暴露后，可通过 ER、PR 和糖皮质激素受体（GR）等受体下调（暂时降低对配体的敏感性）的间接机制而改变类固醇激素受体的活化。总之，由于存在多种内分泌干扰途径和方式，有关外源化学物的任何评价都必须整体考虑对激素受体功能多重影响的结果及其反馈调节。

二、干扰内源性激素的合成、分泌、代谢、排泄和生物利用度

许多外源化学物具有抑制内源性不同激素生物合成的能力:TCDD 可抑制成年雄性大鼠睾酮(T)的合成;硫丹可降低雄性大鼠血浆中 T、促卵泡素(FSH)、黄体生成素(LH)等的浓度;芳香化酶抑制剂氯苯嘧啶醇和三丁基锡(TBT)可抑制雌激素的合成;无论是雌激素还是 T,都能直接或通过改变 LH 和 FSH 的糖基化而影响垂体激素的合成;某些 EDCs 可影响作为神经递质的肾上腺素和褪黑素等非肽类、非类固醇激素的合成;许多二硫代氨基甲酸酯、二硫化碳(CS_2)等暴露,可改变去甲肾上腺素和肾上腺素的合成。儿茶酚胺类激素贮存于肾上腺髓质嗜铬细胞的颗粒泡内和中枢神经系统的突触前端,这种贮存机制对于维持正常的激素浓度并按生理需要快速释放是十分重要的,否则就容易被单胺氧化酶(MAO)脱氨基,利血平和苯丙胺是影响这种贮存过程的代表性化合物。相反,类固醇激素则并不贮存于胞内膜分泌颗粒中,例如睾丸间质细胞(leydig cells,LCs)合成 T 并根据 LH 受体的活化程度而释放。因此,凡是阻断 LH 受体或抑制 cAMP-依赖的级联反应的化学物,都能快速改变 T 的分泌。许多糖蛋白激素的释放取决于第二信使系统环磷酸腺苷(cAMP)、三磷酸肌醇(IP_3)、TPK 以及 Ca^{2+} 的活化。干扰这些过程将会改变许多激素的血清水平和生物利用度。许多金属阳离子及 Pb、Cd、锌(Zn)等,可通过干扰胞内 Ca^{2+} 浓度而影响垂体激素的释放。血中激素以游离或结合状态被转运。类固醇激素结合球蛋白(SHBG)或睾酮-雌激素结合球蛋白(TEBG)能与 T 或雌激素结合而转运;糖皮质激素与皮质类固醇结合球蛋白(CBG)结合而转运;T_3 和 T_4 与甲状腺结合球蛋白(TBG)、前白蛋白及白蛋白结合而转运。调控血中结合球蛋白的浓度具有重要意义,因其浓度的增加或减少可影响类固醇激素的生物利用度。水杨酸盐和苯妥英钠通过改变 TBG 而影响血中 T_4 水平,雌激素可增加血中 TEBG 浓度,而雄激素和治疗剂量的糖皮质激素则可降低 TEBG 浓度。能改变肝脏某些酶活性的化学物可影响激素的清除或排泄。PCBs 和 TCDD 通过提高肝脏 UDP-葡萄糖酰基转移酶的活性以及增加 T_4-葡萄糖醛酸结合物从胆汁排泄,从而降低血浆 T_4 水平,PCBs 浓度与母乳和血浆中 T_4 水平呈负相关。

三、对靶性腺睾丸和卵巢细胞的损伤

多种外源化学物能通过由支持细胞-支持细胞连接(sertoli-sertoli cell junctions)形成的血-睾屏障(blood-testis barrier)而代谢,睾丸中存在细胞色素 P450、环氧化物分解酶、芳烃羟化酶(AHH)等多种代谢酶。类固醇合成通路中也含有许多可受到化学物或药物影响的酶。无论是母体化合物还是其代谢产物都可能对性腺产生有害影响。无论生物转化发生在性腺内或性腺外,最终结果可能是干扰精子发生和(或)类固醇合成。外源化学物 Cd、顺铂、棉酚等可破坏血-睾屏障,对近腔室的生精细胞产生选择性损害,生殖细胞(germ cells,GCs)依靠与支持细胞(sertoli cells,SCs)的紧密连接维持早期发育,支持细胞-生殖细胞连接(sertoli-germ cell junctions)发生障碍,最终可导致 GCs 从生精上皮释放到近腔室的数量减少,严重者可引起睾丸萎缩,这一过程称为 GCs 脱落。GCs 脱落是许多 SCs 毒物如 PAEs、2,5-HD、1,3-二硝基苯(1,3-DNB)等引起的一种生殖毒性反应。SCs 分泌生精管液(seminiferous tubule fluid,STF)是一种微管依赖过程,STF 为 GCs 的生长和发育提供大量重要因子,抑制

STF 是 2,5-HD 引起急性 GCs 脱落的主要机制之一。2,5-HD 可干扰依赖微管的囊泡运输,从而抑制 STF 分泌。PAEs 和秋水仙素等也可抑制 STF 分泌。DEHP 的代谢产物 MEHP 和 δ-9-四氢大麻酚 (THC)可增加体外培养大鼠 SCs 乳酸盐的分泌并抑制 FSH 连接的信号转导,这可能是 SCs 分裂减少 的机制之一。盐酸阿霉素可杀伤精原干细胞,博来霉素可杀伤分化过程中的精原细胞,丙烯酰胺是 GCs 遗传毒物,可致附睾成熟精子和睾丸后期精子细胞的显性致死突变。许多外源化学物或药物可 导致睾丸 LCs 损伤和死亡,或引起 LCs 肥大/增生甚至肿瘤。例如,雄激素受体拮抗剂氟他胺、5α-还 原酶抑制剂非那司提、T 合成抑制剂西咪替丁、芳香化酶抑制剂福美斯坦、多巴胺激动剂二甲基硫麦 碱、雌激素激动剂 DES、雌激素拮抗剂他莫昔芬、GnRH 激动剂亮丙瑞林及钙通道阻滞剂 isradine 等。 很显然,他们的作用方式截然不同。卵巢卵泡生命历程中有三个易受外源化学物损伤的阶段:9,10- 二甲基苯并蒽(DMBA)、3-甲基胆蒽(3-MC)和苯并芘(BaP)等可特异性杀伤大、小鼠和人类的原始 卵泡(primordial follicle),3-MC 和 BaP 等可破坏初级卵泡(primary follicle),破坏初级卵泡的化学物 往往导致不育;DMBA、3-MC、DEHP 和环磷酰胺可损耗卵巢中次级卵泡(secondary follicle)的数量, 加速卵泡闭锁,结果可导致卵巢早衰、闭经乃至不育;某些 PAEs 等可破坏成熟卵泡(mature follicle), 其主要机制可能是改变了成熟卵泡的生化过程或抑制了卵母细胞释放和成熟的能力。外源化学物 暴露对排卵的不良影响可能包括一种或多种卵巢功能的改变:氨基苯乙吡啶酮或氰酮可抑制类固醇 合成而阻断排卵,Cd 可造成大鼠和仓鼠卵巢血管损伤而阻断排卵;排卵后,受精窗口期(window period of fertilizability)卵母细胞的成熟和受精程度极易受到外源化学物的侵害。例如,秋水仙素、诺 卡达唑、Cd 和 Pb 等可造成纺锤体结构和功能异常,阿霉素、顺铂、丙烯酰胺和烷化剂等可引起 DNA 损伤和染色体畸变,GSH 氧化剂二酰胺等可造成氧化损伤,6-二甲基氨基嘌呤等可导致细胞周期 紊乱。

第三节　生殖毒性研究与评价

一、雄性生殖毒性检测与评价

　　许多试验已被推荐或用于评价雄性生殖毒性(表 18-4)。雄性生殖毒性的特异性观察终点主要 包括:体重,睾丸、附睾、精囊、前列腺和垂体等器官的重量及其大体检查和组织病理学分析,精子数 量(计数)和质量(形态、活率、活力)评价,交配行为,GnRH、LH、FSH、T、雌二醇(E_2)、催乳素(PRL) 等激素水平,睾丸下降、包皮分离、精液产量、肛门-生殖器间距和外生殖器结构等。大多数试验都是 损伤性的,因而仅限于动物而通常不能用于人。用于人的非损伤性方法包括精子计数、激素水平测 定、生育史研究等。睾丸活检可选择性用于评价精子生成情况(如不孕/不育)。采用连续的交配试 验以评价精子细胞生物学状态的生育研究,对于显性致死突变和雄性生殖能力都一直是一项很有用 的试验。睾丸组织学评价可提供有关靶细胞形态学的信息,生精小管的组织学评价可了解细胞的完 整性并提供有关生精过程的信息。通过测定雄激素水平,有助于判断间质细胞功能,通过测定雄激 素结合蛋白(ABP)水平,则可评价支持细胞功能。计算机辅助精子分析系统(CASA)可用于精子形态、生理、活力和鞭毛的分析。精子染色体结构分析(SCSA)可用于评价毒物诱导的精子核和膜的完整性以及精子线粒体活性、精子的染色质结构异常和DNA损伤、精子的正常发育状态和受精能力,并可预测人的不育情况。检测人和啮齿动物精子DNA损伤的其他方法还有COMET试验、TUNEL试验以及氧化性DNA加合物测定。检测精子非整倍体和染色体断裂的新方法FISH亦已用于精子评价。流式细胞术(FCM)分析可用于评价睾丸特殊的细胞群,能快速分辨不同细胞类型的相互关联或特性。细胞大小和形状、胞质颗粒和色素沉着、表面抗原、凝集素结合、DNA/RNA和染色质结构的测量都是可用于评价的体内、外参数。AR由三个功能区构成,AR天然存在的两个主要配体是T和DHT。T和DHT的AR也已被用于评价不同性腺毒物的作用。许多二价金属离子能抑制啮齿类动物前列腺中雄激素-受体结合。除了能干扰雄激素结合的重金属外,DDT及其主要代谢产物p,p'-DDE也是潜在的AR拮抗剂,不仅能抑制雄激素与AR结合,而且能抑制雄激素诱导的转录活性,从而影响雄性生殖。人们一直致力于研究睾丸标志酶以期作为性腺细胞分化是否正常的指标。至少有八种酶的作用已被研究并作为性腺毒性的预测指标:透明质酸酶(H)、乳酸脱氢酶同工酶-X(LDH-X)、山梨醇脱氢酶(SDH)、α-甘油磷酸脱氢酶(GPDH)、葡萄糖-6-磷酸脱氢酶(G6PDH)、苹果酸脱氢酶(MDH)、3-磷酸甘油醛脱氢酶(G3PDH)和异柠檬酸脱氢酶(ICDH)。支持细胞的许多分泌物对于评价雄性生殖功能具有某些潜在的价值。在这些分泌物中,ABP作为检测性腺损伤的潜在指标可能是最受关注的。间质细胞培养也可考虑作为评价性腺内分泌功能的潜在指标。此外,将精原干细胞进行体外培养,诱导其定向分化,也可作为评价男性生殖能力的潜在方法。

表18-4 雄性生殖毒性检测方法

睾丸	内分泌
原位大小	黄体生成素
重量	卵泡刺激素
精子细胞储量	睾酮
大体与组织学评价	促性腺激素释放激素
非功能性生精小管(%)	**生育力**
具有精子的生精小管(%)	暴露率:妊娠(动物或人)
附睾	胚胎数或产仔数/孕妇或受孕动物
重量及组织学	胚胎成活率:黄体数
附睾体精子数	2细胞胚胎-8细胞胚胎
附睾尾精子活力(%)	每卵精子数
附睾尾精子大体形态学(%)	**体外试验**
附睾尾精子详细形态学(%)	介质中精子孵育
生化分析	仓鼠卵穿透试验
附属性腺	**其他试验**
组织学	睾丸密度张力测量
比重测定(重量分析)	睾丸定性组织学

续表

精液	精子活力
总体积	定时曝光摄影
无凝胶体积	多次曝光摄影
精子浓度	显微电影摄影
精子总数/射精	显微录像
	精子膜特征

（引自 Thomas MJ，Thomas JA. Casarett & Doull's Toxicology. 6th ed. 2001：694）

二、雌性生殖毒性检测与评价

对雌性生殖过程的评价要比雄性复杂得多。评价雌性生殖系统毒性也有许多有价值的试验（表 18-5）。常用的雌性生殖毒性观察终点包括：体重，卵巢、子宫、阴道、垂体等器官的重量及其组织病理学分析，动情周期、卵泡发育、排卵、交配行为，性激素的合成和分泌，生育力、孕期长度、黄体数、着床前/后丢失、分娩、哺乳及育幼行为，子宫蜕膜、胚胎的植入和形成、衰老等。对雌性生殖道干扰作用的毒理学评价与致畸和致突变评价的试验方法相互重叠显然是不足为奇的。发育毒性观察终点主要包括Ⅰ型和Ⅱ型改变：Ⅰ型表现为同窝仔活产数减少、死产数增加、同窝仔存活率下降、吸收胎数增加和畸胎儿数增加等；Ⅱ型表现为出生体重下降、出生后存活率下降、出生后生长发育和生育能力下降以及发育迟缓胎儿数增加等。大体病理学和组织病理学对生殖能力评价很重要。光镜和电镜在观察卵巢和垂体的超微结构方面同样很有价值。为研究人类反复接触的外源化学物（如药物、食品添加剂、农药、EDCs 等）对生殖系统的影响，仅仅做Ⅲ段生殖毒性试验（Segment Ⅰ、Ⅱ and Ⅲ tests of reproductive toxicity）（图 18-1）是不够的，还应进行多代生殖毒性试验。除家兔的胚体-胎体毒性试验外，将各段试验联合成一代和多代生殖毒性试验（single-generation and multigeneration tests of reproductive toxicity）（图 18-2）可代替分开进行的每段试验。直接评价受试化学物对卵子发生和（或）卵泡形成影响的方法包括对卵母细胞的组织学检查和（或）卵泡数的测定。有关动物卵巢毒性的间接检查包括阴道开放时间、生殖退化开始的时间和总的生殖能力。形态学检查能够定量评价原始生殖细胞数、干细胞迁移、卵原细胞增殖和尿生殖嵴发育。体外试验技术可用于评价原始生殖细胞增殖、迁移、卵巢分化和卵泡形成。连续的卵母细胞计数可以监测实验动物卵母细胞和（或）卵泡破坏情况。根据实验动物 ^{3}H-胸核苷的摄入、卵巢对促性腺激素的反应和卵泡动力学，可分析卵泡的生长情况，可鉴定对卵泡生长的直接和间接作用，也可鉴定药物和其他对卵子有毒性作用的环境化学物。许多化学物和药物都可影响受精和着床过程，妊娠是对生殖能力最好的评价，用鼠进行的交配试验是判断总生殖能力的基本方法。血清雌激素水平或对靶器官的雌激素效应是评价卵泡正常功能的指标。组织和器官的反应包括未成熟大鼠阴道开口时间、子宫重量、子宫内膜形态学变化和（或）血清 FSH 和 LH 水平。颗粒细胞培养技术为评价化学物抑制细胞增殖和（或）雌激素合成的能力提供了直接筛选模型。此外，以植入前胚胎和胚胎干细胞为模型开展体外染毒试验，也成为化学物胚胎毒性评价的重要模型。雌二醇（E_2）的生物合成及其通过卵巢代谢为雌酮和雌三醇，是评价生殖过程的另一指标。这些类固醇激素在外周组织中的分解代谢是肝脏的重要功能。核和胞质中的雌激素/孕酮在毒理学研究中有重要用途。由于某些化学物(如DDT和其他有机氯农药)可竞争性结合E_2及孕酮受体并可能改变他们的分子构象,故这些受体显得尤为重要。

表18-5 雌性生殖毒性检测方法

体重	**输卵管**
卵巢	组织学
脏器重量	配子转运
组织学	受精
卵母细胞数	早期胚胎转移
卵泡闭锁率	**子宫**
卵泡类固醇激素合成	细胞学和组织学
卵泡成熟	宫腔液分析(外源化学物,蛋白质)
卵母细胞成熟	蜕膜反应
排卵	功能障碍性出血
黄体功能	**子宫颈/外阴/阴道**
下丘脑	细胞学
组织学	组织学
神经递质、神经调节剂和神经	黏液生成量
激素合成与释放的改变	黏液质量(精子穿透试验)
垂体	**生育力**
组织学	暴露率:妊娠(动物或人)
营养激素合成与释放的改变	胚胎数或产仔数/孕妇或受孕动物
内分泌	胚胎成活率:黄体数
促性腺激素	着床率:黄体数
绒毛膜促性腺激素水平	2细胞胚胎-8细胞胚胎
雌激素和孕酮	**体外试验**
	利用与化学物共培养后的或化学物染毒后雌性动物的超排卵卵子进行体外受精

(引自 Thomas MJ, Thomas JA. Casarett & Doull's Toxicology. 6th ed. 2001:700)

三、生殖毒性综合评价

多年来,研究者们模拟人群暴露的测试程序一直致力于生殖和发育毒性试验方法的标准化(表18-6)。根据2007年REACH管理法规,Ⅲ段和多代生殖毒性试验的方法、内容和要求须进一步标准化,应按ICH修订并提出的新的指导原则执行。同时,应在传统的整体和细胞水平基础上,引入系统毒理学和生物信息学理论、技术和方法,通过计算毒理学定量描述和预测生物功能、表型和行为等。研究表明,许多危险因素可影响人类的生育力。多种外源化学物已显示出对人类生殖过程的有害效应,而且人类男性对环境和职业性生殖毒物比其他哺乳动物敏感。近年来,已有报道指出,某些

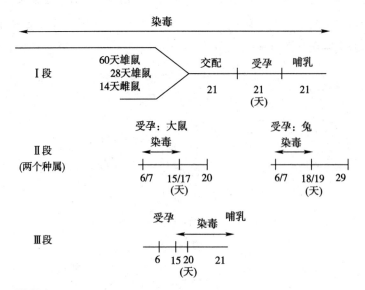

图 18-1

Ⅲ段生殖毒性试验-美国 FDA

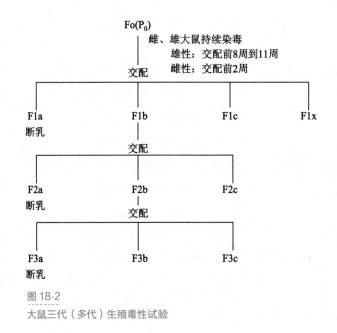

图 18-2

大鼠三代（多代）生殖毒性试验

EDCs 的亲代暴露可以导致传代效应,造成其后多代的生殖能力降低。因此,生殖毒性的综合评价也应重视该类由于表观遗传机制所致的传代效应。值得注意的是,许多慢性病也可对性腺功能造成不良影响,例如甲状腺病变、肾衰、流行性腮腺炎等可减少精子发生,许多非内分泌系统疾病同样可降低血清中 T 及促性腺激素的水平,衰老、营养缺乏、肥胖等都能影响生育力。鉴于动物实验结果外推到人存在某种不确定性,职业暴露危害很难精确评价,环境污染危害甚至更难证实（危险因素复合暴露）,宏观和微观流行病学研究在环境危险因素和生殖危害因果关系的建立中显得尤为重要。

表18-6 生殖毒性试验指导原则的比较

	美国 FDA (1993)	美国 EPA (1996)	OECD (1996)	ICH (美国 FDA,1994)
繁殖代数	2代,1窝/代	2代	2代	2代
动物物种	啮齿类动物	大鼠(首选)	大鼠(首选)	大鼠(首选)
动物周龄	5~9周	5~9周	6~9周	
动物数	雌、雄各30只	至少有20只妊娠	至少有20只妊娠	充分满足试验需要
染毒剂量	至少三个剂量水平	至少三个剂量水平	至少三个剂量水平	至少三个剂量水平
染毒途径	混入饲料(首选)或饮水中由动物摄取,灌胃	混入饲料(首选)或饮水中由动物摄取,灌胃	混入饲料(首选)或饮水中由动物摄取,灌胃	根据预期人的用法决定
染毒方案	交配前8~11周,整个交配期和妊娠期	交配前10周;交配期和妊娠期持续染毒	交配前10周;交配期和妊娠期持续染毒	交配前、交配期和植入期处理雌、雄动物;其他处理方案根据需要而定

(夏彦恺)

思考题

1. 查阅相关文献,阐述生殖毒理学和发育毒理学的联系与区别。

2. 举例说明外源化学物对雄性生殖系统的损害作用与机制。

3. 以某一种 EDCs 为例,设计一个较为完整的生殖毒性综合评价方案。

第十九章
神经和行为毒理学

第一节　概述

神经毒理学(neurotoxicology)指研究外源化学物对实验动物和人神经系统结构及功能产生损伤效应的一门学科。它主要应用神经解剖、神经病理、神经生理、神经生化、神经药理、分子生物学等理论和技术,探讨外源化学物在体内的代谢、毒效应类型、特征、主要临床表现及其生化和分子机制,为中毒防治提供科学依据。其次,通过观察实验动物和人类暴露神经毒物的反应,丰富神经毒理学和神经科学理论。因此,神经毒理学是毒理学与神经科学的交叉学科。

行为毒理学(behavioral toxicology)指研究外源化学物对实验动物和人的行为产生有害效应的一门学科。其观察机体接触外源化学物后形成的应激或损伤,特别是神经系统反应的表达。但是,它是亚临床状态,观察不到临床表现。目前认为,利用行为毒理学方法研究外来化学物对机体的损伤效应,可为制订卫生标准提供较为灵敏、早期、严格的检测手段和试验依据,也可以借此来确定外源化学物的阈剂量。

动植物毒素(如箭毒、蛇毒等)是人类最早认识的神经系统毒物。公元前370年,希波克拉底发现高浓度铅暴露会引起昏迷、惊厥和严重腹绞痛。山黧豆中毒(lathyrism)是因大量食入鹰嘴豆导致的中枢运动系统疾病,首先出现痉挛性步态和深肌腱反射亢进,然后有巴宾斯基反射表现,以至下肢功能丧失。19世纪以来,大量合成化学物随着工业的快速发展而不断涌现,在1900年至2000年间,发生了30多起环境化学性神经系统损伤事件(不包括战争使用的战争毒剂),约15万余人中毒,数万人死亡。1930年,北美洲的三邻甲苯磷酸酯(TOCP)中毒,约10万人患周围神经病,5000多人瘫痪。目前,由最早认识的铅,增加到锰、铊、汞、有机铅、有机汞、有机锡、有机氯、有机磷、有机溶剂等数千种神经性毒物,它们不仅可特异地损伤中枢神经系统(CNS),还可特异性累及周围神经系统(PNS),出现四肢感觉和运动障碍。

咖啡因、酒精和尼古丁都是影响神经系统的外源化学物,人们过多摄入咖啡因和酒精都会产生不良的神经效应。一些临床药物也会对神经系统产生不良副作用,如抗癌药长春新碱和顺铂会损伤手指感觉神经。高血压患者(尤其是老年人)在长期使用复方利血平片后,会出现情绪抑郁。

目前,人类暴露神经毒物的机会与日俱增,如环境铅暴露、挥发性有机溶剂、有机磷农药的大量使用或滥用,以致中毒事件不乏出现。因此,神经毒理学研究已经是毒理学工作者面临的一个十分重要的课题。

第二节　外源性化学物对神经系统的损害作用

一、神经毒物及分类

神经毒物(neurotoxicants)泛指引起机体神经系统结构或功能损害的外源性化学、物理或生物因素,外源性化学物引起的神经毒性是损伤机体神经系统的主要因素。具有神经毒性的外源化学物来源广泛、种类繁多,尤其是污染环境后会持续存在于我们的生产和生活环境中。

（一）按理化性质、用途分类

1. 金属类　有毒金属来自水体和土壤、生活炊具、煤炭和石油的燃烧、农药、药物及工业用化学物质。主要有:

(1)重金属及其化合物:铅、汞、砷、镉;

(2)必需元素及其化合物:铜、铁、锌、钴、铬、硒、锰、镁、钾;

(3)其他金属及其化合物:镍、锡、铝、锂、铊、锑、磷、钡、铍、铋、金等。

2. 溶剂及有机物

(1)脂肪族烃类:烷烃、烯烃、炔烃、汽油、煤油、正己烷等;

(2)脂肪族环烃类:松节油、环丙烷、环丁烷、环乙烷、环乙烯、萘烷等;

(3)芳香族烃类:苯、苯乙烯、甲苯、二甲苯、联苯、萘、苯胺、二硝基苯、三硝基甲苯等。

(4)卤代烃类:四氯化碳、氯仿、氯丁二烯、三氯苯、氯乙烯、氯丙烯、三氯乙烯、四氯乙烯、二氯二氟甲烷、三氯氟甲烷、氯丹、氯苯、对-二氯苯、氯甲烷、1,2-二氯乙烷、多氯联苯、三碘甲烷、1-溴丙烷、1,1,1-三氯乙烷、1,1,2-三氯乙烷等。

(5)醇类、酚类和醚类:乙醇、甲醇、1-丙醇、异丙醇、丁醇、乙二醇、丙二醇、二乙二醇、环己醇、二丙酮乙醇、2,5-己烷二醇、氯乙醇、三氯丙醇、甲酚、六氯酚、乙醚、异丙醚、二氯乙醚等。

(6)醛类、酮类和酯类等:石油蒸馏物、甲醛、丙酮、丁酮、庚酮、环乙酮、甲基丁酮、烷基苯乙烯聚合物、乙酯、醋酸丁酯、醋酸戊酯、甲基乙酯、三甲酚磷酸酯、TOCP、甲酸甲酯、乙酸甲苯酯等;

(7)其他:丙烯酰胺、二硫化碳、二甲基甲酰胺、二甲基乙酰胺、兴奋性氨基酸、1-甲基 4-苯基-1,2,3,6 四氢吡啶(MPTP)、异烟肼等。

3. 气体类　一氧化碳、氰化氢、硫化氢、燃烧产物、汽车尾气、氨、氮氧化物、硫氧化物。

4. 农药类　杀虫剂类如有机磷、拟除虫菊酯、有机氯、磷化锌,除草剂类如百草枯、莠去津,杀鼠剂如氟乙酸钠等。

5. 毒品及药物　鸦片、海洛因、冰毒、大麻、可卡因、巴比妥、地西泮、阿霉素、长春碱类、链霉素、奎宁、苯环己哌啶、紫杉醇等。

6. 天然毒素　动物毒素如蛇毒、蝎毒、河豚毒素、麻痹性贝类毒素,植物毒素如蓖麻子蛋白、毒蕈神经毒素、曼陀罗毒素、士的宁、乌头碱等。

（二）按毒物作用的靶器官分类

1. 神经细胞毒物　甲基汞、锰、铝、铅、一氧化碳、乙醇、氰化物、MPTP、百草枯等;

2. 神经髓鞘毒物　六氯酚、三乙基锡、铅、碲、白喉毒素等;

3. 神经轴索毒物　正己烷、异烟肼、氯喹、二硫化碳、紫杉醇、长春新碱、丙烯酰胺、氯丙烯、有机磷酸酯类等;

4. 神经递质毒物　软骨藻酸、氨基甲酸酯类杀虫剂、可卡因、毒蝇碱、烟碱、苯丙胺、兴奋性氨基酸等。

二、外源化学物对神经系统损伤的类型

神经毒性(neurotoxicity)指外源性的物理、化学或生物因素引起生物体神经系统功能或结构损害的能力。神经系统中,神经元胞体、轴突、髓鞘细胞等部位和神经递质都是神经毒物敏感的毒作用靶点,有的神经毒物作用于单一靶点,有的可同时作用于多个靶点。根据主要损害部位,外源化学物对神经系统的损伤一般分为神经元病(neuronopathy)、轴索病(axonopathy)、髓鞘病(myelinopathy)、神经递质相关毒性损伤。

1. 神经元病　许多神经毒物通过多种机制作用于神经元胞体,损害神经元,严重或持续损伤可使神经元凋亡或坏死,导致神经元永久性丧失。同时,神经元胞体的致死性损害也会导致神经元胞浆延伸物、轴索和髓鞘发生变性,呈现神经元胞体及其全部突起死亡的特点。

临床上中毒性神经元病多表现为弥漫性脑病,伴发功能障碍。但有些神经毒物具有选择性,可作用于特定的神经区域和某类型神经元,导致某一特殊功能的损伤或临床表现,如 MPTP 主要损伤多巴胺神经元,当黑质神经元损伤达到80%时,病人出现帕金森病(Parkinson's disease,PD)样表现。

2. 轴索病　由神经元长突起和髓鞘组成的神经纤维常聚集成束形成轴索,是神经冲动传递的结构基础。轴索是大部分周围神经毒物的毒作用靶点,神经毒物导致轴索损伤的概率要远大于对 PNS 成髓鞘细胞施万细胞的损伤。中毒性轴索病通常表现为轴索变性、降解,继发脱髓鞘的病理改变。该变化类似于神经切断后远端残留轴索的病理变化过程,因此常被称为沃勒样轴索变性(Wallerian-like axonal degeneration)。中毒性轴索损伤一般从长轴索的末端开始,并逐渐向胞体发展,呈现逆死性(dying-back)特点,故也被称为中枢-周围远端型轴索病(central peripheral distal axonopathy)。

作用于轴突的神经毒物主要导致周围神经受损,引起单发或多发性神经炎。有些中毒性多发性神经炎可在急性中毒后几天发生,其中有机磷化合物导致的多发性神经炎潜伏期较长,常在接触后2~3周有临床表现,称为有机磷化合物诱导的迟发性神经毒性(organophosphate-induced delayed neurotoxicity,OPIDN)。神经毒物引起周围神经损伤时,临床上一般受累肢体远端最先表现出手套、袜套样分布的感觉功能障碍,随后出现同样分布形式的运动障碍,神经毒物持续的暴露最终也会造成 CNS 的广泛损伤。CNS 和 PNS 的轴索变性明显不同。PNS 轴索变性时,未受损的近端轴突可以再生,逐渐延伸并可与支配部位联系重建,使神经功能逐渐得到恢复,而在 CNS 中不能再生,会永久丧失神经功能。

3. 髓鞘病　CNS 由少突胶质细胞形成髓鞘,PNS 由施万细胞形成髓鞘。有些神经毒物可选择性破坏髓鞘脂或损伤成髓鞘细胞。三乙基锡和六氯酚可引起髓鞘水肿使节间线分离,髓鞘水肿导致

空泡变性,产生脑"海绵层水肿"。铅、碲、白喉毒素可直接损伤施万细胞,影响鞘磷脂的合成。神经毒物作用于髓鞘,导致某些部位产生髓鞘丢失的病理改变即为脱髓鞘(demyelination)。

髓鞘在神经元、轴突与树突之间起着绝缘体的作用,缺乏髓鞘可导致神经冲动在细胞突起之间的传导减慢甚至发生传导异常。通常脱髓鞘引起的功能变化取决于脱髓鞘的范围。PNS 的髓鞘损失不严重或毒物作用停止,髓鞘损伤及神经功能可修复,但郎飞结的间距较正常短,成为脱髓鞘变化的永久性标志。

4. 神经递质相关毒性损伤　一些毒物选择性作用于神经递质系统,引起其功能障碍,该损伤一般不伴随组织细胞结构的改变。神经系统的神经递质有多种,有的传递兴奋效应,有的起抑制作用,主要包括:①乙酰胆碱:主要引起兴奋效应;②单胺类:5-羟色胺、多巴胺、去甲肾上腺素、肾上腺素、组胺等,其中儿茶酚胺类去甲肾上腺素、肾上腺素、多巴胺为兴奋性递质;③氨基酸类:谷氨酸、天门冬氨酸为兴奋性神经递质,γ-氨基丁酸、甘氨酸为抑制性神经递质;④其他神经递质,如内啡肽、脑啡肽等神经肽类。临床上,受损神经递质不同会呈现相应的神经毒性表现。

根据机体对神经毒性的反应,外源化学物引起的神经损伤又可分为器质性损害、功能性紊乱和行为改变。当神经毒物引起神经组织细胞、轴索、髓鞘及细胞内超微结构发生病理性改变时即导致器质性损害。功能性紊乱是在神经毒物导致神经细胞结构和生化改变的基础上引起的感觉、运动功能改变,这些改变可通过临床检查、肌电图、感觉和运动神经传导速度进行确定。行为改变属于 CNS 的综合功能改变。神经毒物可对大脑的网状结构、基底节、边缘系统和皮层等部位产生影响,改变大脑的各种精神活动能力,导致抽象思维、记忆与学习、情绪表现、觉醒状态、感觉的感受能力、注意力等发生改变,表现为意识障碍、学习记忆力下降、兴奋或抑制、情绪性格等改变,这些改变可采用行为毒理学的方法进行检测。许多神经毒物包括重金属、有机溶剂、农药等,在低剂量下或早期作用阶段,均表现为神经及心理行为的改变,因此行为的改变常是神经系统毒作用较敏感的指征。

三、神经毒性作用特点

1. 神经毒物对不同发育阶段的毒性影响不一　如发育期神经系统血脑屏障没有发育完全,婴幼儿期铅暴露易发生中毒性脑病;成人血脑屏障发育完全,铅暴露时易损伤周围神经。

2. 神经元受损导致永久性损害　大部分神经元处于有丝分裂后期,受损后一般不能再生,损伤部位由星形胶质细胞增殖填补,神经元功能无法恢复。轴突损伤时,神经元胞体存活,轴突可以缓慢再生。

3. 神经系统对损伤具有一定的耐受性　有些神经细胞最初是过量存在的,因此对损伤具有一定的缓冲作用,其少量损失不会影响神经行为功能,该细胞过量存在可能使毒物作用出现阈值。

4. 神经毒性反应呈渐进性发展　神经系统一旦损伤常持续存在,且呈渐进性发展,最初轻微的损伤可能导致异常严重的病理结局,研究表明人类慢性退行性病变的发生可能与生命早期神经毒物暴露密切相关。

5. 暴露剂量不同导致机体不同的反应　某些物质特别是各种药物在不同剂量下,神经系统可产生不同的反应,如三环抗抑郁药在低剂量下有良好的治疗作用,高剂量则产生威胁生命的抗胆碱能效应。

6. 化学物质的联合暴露产生相互作用   食物、化妆品、日用化学品、空气、水和药物来源的神经毒物联合暴露可加重某些抗生素引起的失聪,职业和环境溶剂混合物暴露也会产生累积毒效应。

第三节   神经毒作用机制

一、缺氧性损伤

1. 神经组织代谢特点   神经系统代谢率高,正常人体大脑仅占体重的 2.5%,供血量却占全身的 15%,耗氧量占全身的 20%。神经系统的生理生化过程对能量的依赖性强。神经元有接受刺激和快速传导神经冲动的能力,传递过程要消耗大量 ATP,包括膜的极化和复极化需反复重建和维持细胞膜两侧的离子梯度、神经递质的释放和重吸收;神经元结构极化,神经元胞体和长突起之间的顺向和逆向轴浆运输也是依赖 ATP 的过程。但神经细胞仅在有氧条件下利用葡萄糖代谢产生 ATP。因此,大脑的功能活动区域如一些神经核团、海马,皮层的Ⅵ层神经元及小脑的浦肯野细胞对缺血、缺氧、低血糖非常敏感,易发生缺氧性损伤。

2. 缺氧性损伤发生机制   神经组织缺氧或不能充分利用氧,会导致代谢、功能和形态结构发生异常变化。缺氧是多种疾病状态下共同的病理过程,神经组织缺氧的原因包括:①乏氧性缺氧:吸入高浓度二氧化碳、氮气、甲烷等气体使呼吸道氧分压降低,神经肌肉阻断剂如箭毒碱等导致呼吸肌麻痹,一氧化碳、亚硝酸盐、苯的氨基和硝基化合物等亲血红蛋白毒物中毒使红细胞失去携氧能力,以致血氧分压(张力)降低,以上均可导致神经组织缺氧性损伤。②缺血性缺氧:心血管毒物(如洋地黄毒苷、儿茶酚胺等)中毒能引起心血管衰竭,阻断大脑血液供应,因组织血流量减少导致神经组织供氧不足。③细胞毒性缺氧:一些毒物能导致神经细胞线粒体损伤和抑制氧化磷酸化过程,使细胞利用氧过程发生障碍,如氰化物、硫化氢、叠氮化物、二硝基苯酚、丙二腈等化学物能够影响细胞内呼吸链;铅、汞等重金属物质,MPTP 均可直接损伤细胞的氧化磷酸化。

缺氧破坏神经元的功能,严重时导致神经元死亡甚至危及生命。缺氧情况下对神经胶质细胞也产生损害作用。

二、神经递质与神经毒性

多数毒物可损伤神经系统的组织和结构,但有些以神经递质为作用基础的毒物可引起神经行为学改变或功能障碍,却观察不到明显的病理学损伤。

1. 神经递质毒物作用靶部位   信号的化学突触传递涉及神经递质合成、储存、释放、再摄取、降解等过程,一些神经毒物的作用方式为:①干扰神经递质的合成(影响神经递质合成酶的活性或递质前体物质的利用);②影响囊泡中神经递质的储存或释放;③干扰神经递质的灭活及清除(影响重摄取过程或递质分解酶活性);④干扰或阻断神经递质与受体的作用;⑤毒物本身能竞争性地与神经递质受体结合。

2. 常见神经递质毒物及毒作用机制　有机磷、氨基甲酸酯类杀虫剂及索曼、沙林等神经毒气可选择性抑制乙酰胆碱酯酶的活性,从而抑制乙酰胆碱的灭活,突触间隙大量堆积的乙酰胆碱过度刺激突触后膜上的相应受体,呈现乙酰胆碱能神经亢进症状;马铃薯和未成熟番茄中的龙葵素也主要是通过抑制胆碱酯酶的活性,使神经兴奋性增强,导致中毒发生;黑寡妇蜘蛛毒素(latrotoxin)作为最强的脊椎动物神经递质释放激动剂之一,可作用于神经肌肉接头处,触发突触小泡内乙酰胆碱非特异的暴发性释放,引起肌肉持续性收缩,导致痉挛,并随之破坏神经末梢;脱氧麻黄碱、麻黄碱、苯丙胺、苯丙胺衍生物、甲基汞等能增加儿茶酚胺类递质的释放;可卡因及其同系物可通过抑制突触对多巴胺及其他胺类物质的重吸收,升高神经递质的水平;短时内由膳食摄入大量的谷氨酸钠时,可因脑内兴奋性神经递质谷氨酸浓度的升高导致兴奋性毒性(excitotoxicity),引起神经损害。

三、离子通道异常

离子通道是一种跨膜蛋白,允许适当大小的分子和带电荷的离子顺梯度通过。许多神经毒物通过干扰 Na^+、Ca^{2+} 通道干扰神经传递。

1. Na^+ 通道异常介导神经毒性　河豚毒素(tetrodotoxin,TTX)能通过与 Na^+ 通道受体结合,阻断 Na^+ 通道,破坏动作电位的形成,使神经肌肉麻痹。导致麻痹性贝类中毒的石房蛤毒素(saxitoxin)及其相关化合物与河豚毒素相似,能阻断神经膜上的 Na^+ 通道。

拟除虫菊酯根据化学结构分为 α 位不含氰基的 I 型和含氰基的 II 型。虽然它们引起哺乳动物中毒的症状有所差异,但是两者都以同样的方式干扰 Na^+ 通道的门控机制。应用神经细胞膜片钳技术研究表明,它们主要引起神经元电压门控 Na^+ 通道关闭延迟,神经元反复持续去极化造成神经系统的过度兴奋,表现为运动失调、惊厥抽搐、震颤、易激惹和手足舞蹈综合征等。

2. Ca^{2+} 通道异常介导神经毒性　Ca^{2+} 通道在神经和肌肉活动中(包括神经递质和激素释放、动作电位的生成和兴奋收缩偶联等)发挥着重要作用,是许多治疗药物、神经毒素和神经毒物潜在的作用靶部位。电压依赖性 Ca^{2+} 通道可分为 T-型、L-型、N-型和 P-型。

T-型 Ca^{2+} 通道的生理学特征为去极化时处于失活状态,而在较大的负电位时开放(低电压活化通道)。该类通道分布较广,包括神经母细胞瘤细胞、背根神经节神经元、内分泌细胞、心肌细胞和血管平滑肌细胞。N-型 Ca^{2+} 通道在去极化时也维持失活状态,但是比 T-型 Ca^{2+} 通道缓慢,它们在较小的负电位时被激活(高电压活化通道)。它们可能参与神经递质的释放和其他神经元功能。L-型 Ca^{2+} 通道在去极化时失活不明显,在较小的负电位时被激活(高电压活化通道),存在于各类细胞包括成神经细胞、背根神经节神经元、心肌细胞、血管平滑肌细胞和内分泌细胞,其生理学作用不甚明了,但可能包括肌细胞兴奋收缩偶联,神经递质和激素的释放以及兴奋性调节。P-型钙通道最早是在浦氏细胞中发现的,为高电压激活通道。

杀虫剂胺菊酯能阻断神经母细胞瘤细胞和窦房结细胞的 T-型 Ca^{2+} 通道。辛醇对 Ca^{2+} 通道的作用则具有一定的选择性,对下橄榄核神经元能阻断 T-型 Ca^{2+} 通道,对神经母细胞瘤细胞则阻断 T-型和 L-型两类 Ca^{2+} 通道。其他非特异阻断 T-型 Ca^{2+} 通道的物质包括乙醇和多价阳离子如 La^{3+}、Pb^{2+}、Cd^{2+}、Ni^{2+} 和 Co^{2+}。铅是一种较强的 N-型 Ca^{2+} 通道非选择性阻断化学物。

许多化学物质可阻断 L-型 Ca^{2+} 通道,如苯烷基胺类(如异搏定)、双氢吡啶类(如尼非地平、尼莫地平和尼群地平)等。此外,苯二氮䓬类安定药物、苯巴比妥类药物、乙醇、多价阳离子以及氯丙嗪等也可以非选择性地阻断 L-型 Ca^{2+} 通道。

四、受体信号转导异常

1. 受体介导神经毒性　受体通常作为一种膜蛋白位于突触后膜上,与相应的神经递质特异结合后,使突触后膜产生兴奋或抑制,调节神经传递。

(1)外源性化学物与受体的作用方式:一些神经毒物可作用于受体,干扰神经系统的信号产生和传递过程,其作用方式有:①模拟内源性配体,直接结合、活化受体,并导致受体过度激活;②与受体结合后,阻断内源性配体的激动作用;③与内源性配体的结合部位不同,与生物大分子的相邻部位结合,通过变构效应影响受体与神经递质的结合。

从水华鱼腥藻分离的鱼腥藻毒素-a(anatoxin-a)是一种神经毒素,作为乙酰胆碱的类似物,可与乙酰胆碱受体结合。由于乙酰胆碱酯酶或真核生物中的任何酶均不能将其降解,当鱼腥藻毒素- a 与乙酰胆碱受体结合后可引起肌肉过度兴奋导致痉挛,动物呼吸功能衰竭、窒息,最终死亡。曼陀罗生物碱作为 M 型胆碱受体(毒蕈碱样受体)阻断剂,与乙酰胆碱竞争 M 型胆碱受体,使副交感神经兴奋时所释放的乙酰胆碱不能发挥作用,表现为平滑肌松弛、腺体分泌抑制、血管扩张。

(2)兴奋性毒性:谷氨酸是脑内主要的兴奋性氨基酸类神经递质,与突触后谷氨酸受体结合后导致去极化,产生兴奋性效应。谷氨酸受体中度激动可兴奋神经元,改善认知功能,但谷氨酸受体过度激活可产生兴奋性神经毒作用,导致细胞损伤和死亡。因此,兴奋性毒性指由谷氨酸介导的神经毒性。CNS 的谷氨酸受体有离子型谷氨酸受体和代谢型谷氨酸受体。其中,根据对不同激动剂的选择性,离子型谷氨酸受体的亚型有 N-甲基-D-天冬氨酸(N-methyl-D-aspartate,NMDA)受体、α-氨基-3-羟基-5-甲基-4-异噁唑丙酸(AMPA)受体和红藻氨酸盐(kainite,KA)受体。兴奋性毒性主要由 NMDA 受体介导。NMDA 受体是 Ca^{2+} 通道复合体中能与谷氨酸、NMDA 和其他化学物结合的部分,该结合位点能调节通道活性。内源性谷氨酸的过度释放、突触谷氨酸重吸收制障碍、外源性 NMDA 或谷氨酸的应用均可导致 NMDA 受体过度刺激,大量的 Ca^{2+} 通过 Ca^{2+} 通道进入神经元内,导致钙稳态失衡,从而引起细胞的继发性改变。①离子失衡可导致急剧的 Na^+ 和 Cl^- 内流,产生细胞内高渗,并最终发生细胞坏死。②Ca^{2+} 过多可使线粒体内 Ca^{2+} 聚集,氧化磷酸化解偶联,导致 ATP 的合成降低和线粒体氧自由基释放。③升高的胞浆 Ca^{2+} 能影响多种 Ca^{2+} 依赖性蛋白激酶,包括蛋白水解酶和一氧化氮合酶(NOS),活化的 NOS 升高神经元内 NO 水平,NO 与超氧自由基相互作用生成高浓度反应性过氧亚硝酸盐。过氧亚硝酸盐可与蛋白激酶的酪氨酸残基相互作用并改变激酶活性,进一步消耗 NAD 和(或)ATP。当 ATP 耗尽时,导致线粒体通透性转运孔(permeability transition pores,PTP)开放,细胞色素 c 释放至胞浆,与 Apaf-1 结合,激活 caspases,最终引起细胞骨架蛋白水解和核降解,细胞发生凋亡。

2. 信号转导因子介导神经毒性　神经毒物除了可以影响受体外,还可以累及细胞内信号转导系统的多种信号转导因子,如 Ca^{2+}、肌醇磷酸酯(inositol phospholipids)。

（1）细胞内 Ca^{2+} 升高：Ca^{2+} 升高在外源化学物神经毒性中发挥重要作用,去除胞外 Ca^{2+} 可阻止神经毒性发生。多种神经毒物可引起胞内 Ca^{2+} 水平升高,如兴奋性氨基酸、甲基汞、三乙基铅、三甲基锡、氰化物、某些有机磷和拟除虫菊酯类杀虫剂等。神经毒物可引起胞内 Ca^{2+} 依赖机制破坏,造成胞内 Ca^{2+} 水平持续增高。虽然胞内游离 Ca^{2+} 短暂增高对细胞正常功能必不可少,但持续升高却会导致蛋白酶、磷脂酶和内切酶活化,引起蛋白、磷脂和 DNA 损伤,而且还会启动耗能代偿机制,导致与功能有关的系统破坏。

神经毒物导致胞内 Ca^{2+} 水平升高的机制有多种。①在细胞膜水平,包括 Na^+/K^+-ATPase 或 Ca^{2+}-ATPase 抑制、Na^+-Ca^{2+} 交换通路障碍、非特异性膜损伤、受体活化和细胞膜去极化。②在线粒体水平,神经毒物可引起膜损伤、抑制 Ca^{2+} 单向泵、抑制呼吸过程或氧化磷酸化解偶联。任何干扰内质网肌醇磷酸酯作用的因素也会引起钙稳态改变。③其他钙调控机制还包括钙调蛋白（CaM）,许多重金属可抑制 CaM 活化 Ca^{2+}-ATPase。胞内游离 Ca^{2+} 升高还会通过 CaM 依赖性通路诱导即早基因（如 c-fos 和 c-myc）快速而短暂表达。c-fos 的表达被认为是神经毒性的潜在标记。

（2）肌醇磷酸酯代谢增强：受体特异激动剂可刺激肌醇磷酸酯代谢,这种作用与刺激细胞、胞浆 Ca^{2+} 浓度升高有关。当一种激动剂与其受体（如胆碱能毒蕈碱 M_1 或 M_3 受体、α_1-肾上腺能受体或代谢型兴奋性氨基酸受体）结合后,激活磷酸肌醇酶（磷酯酶 C）,将磷酸肌醇 4,5-二磷酸酯（PIP_2）水解成 1,4,5-三磷酸肌醇（IP_3）和 1,2-二酯酰甘油（DAG）。IP_3 结合于细胞内质网和钙小体（calciosome）膜上的特异性结合部位可引起胞浆 Ca^{2+} 动员,激活多种蛋白激酶,产生相应的生物学效应。同时,IP_3 能在磷酸酶作用下脱磷酸逐步生成肌醇 1,4-二磷酸酯（IP_2）、肌醇 1-磷酸酯（IP_1）和肌醇。锂离子能够抑制该过程,进而干扰肌醇磷酸酯循环,这可能是锂盐抗躁狂作用的机制。

五、神经胶质细胞损伤及异常活化

神经元和神经胶质细胞构成神经组织。神经胶质细胞数量约是神经元的 10 倍,但从体积上看,两者所占比例接近。胶质细胞直径约为 8~10 μm,与最小的神经细胞大小相近。PNS 的胶质细胞包括神经节细胞周围的卫星细胞（satellite cell）和施万细胞（Schwann cell）,CNS 胶质细胞有星形胶质细胞（astrocyte）、小胶质细胞（microglia）、少突胶质细胞（oligodendrocyte）和室管膜细胞（ependymal cell）。

1. 髓鞘形成细胞损伤　施万细胞和少突胶质细胞分别作为 PNS 和 CNS 的成髓鞘细胞,其胞浆突起分层包绕轴索,形成环状富含脂质的同心圆层的髓鞘。这两类细胞能够不断合成胆固醇和脑苷脂形成鞘磷脂,影响这些合成途径的毒物可影响髓鞘的形成。此外,鞘磷脂有疏水性,是脂溶性神经毒物的储存库。

2. 星形胶质细胞损伤及异常活化　星形胶质细胞是大脑中最多的胶质细胞,参与血脑屏障的形成,对神经元提供营养支持,还可摄取多余的神经递质调节神经元的信号传导,如星形胶质细胞中单胺氧化酶可催化多巴胺、去甲肾上腺素等递质的生物转化和促进细胞内的排出,尤其是星形胶质细胞在谷氨酸代谢中占重要位置。星形胶质细胞具有高亲和性谷氨酸递质摄取系统,并通过谷氨酸重摄取或经谷氨酰胺合成酶催化作用将谷氨酸代谢为谷氨酰胺,调节控制细胞外谷氨酸水平。星形胶质细胞也是脑组织中过量谷氨酸的重要储备库。一些神经毒素或病理情况下导致星形胶质细胞肿胀,引起谷氨酸向突触及周围释放增多导致兴奋性毒性。引起星形胶质细胞肿胀的病理改变可见于创伤性脑水肿、长时间缺氧、高碳酸血症、急性缺氧、实验性脑损伤、脑缺血、低甘油三酯血症和肝性脑病。甲基汞在星形胶质细胞细胞内积累,达到一定浓度后也会引起细胞肿胀。在星形胶质细胞原代培养体系中加入 10^{-5} mol/L 氯化甲基汞后,可观察到由于细胞肿胀而引起的氨基酸(谷氨酸和天门冬氨酸)外流,几种阴离子转运阻断剂如 AITS 和呋塞米可使外流逆转。10^{-5} mol/L 三甲基锡也可增加星形胶质细胞谷氨酸和天门冬氨酸的释放。星形胶质细胞的终足围绕在 CNS 血管周围,肿胀后也会因机械压力对大脑的血流产生影响,从而阻碍物质的运输和交换。

在某些情况下,星形胶质细胞中的转化代谢系统也可将一些外源性化学物转化为有毒代谢物,如透过血脑屏障的 MPTP,可被星形胶质细胞吸收,并经其单胺氧化酶同工酶 B(MAO-B)代谢形成 1-甲基-4-吡啶离子(MPP$^+$),MPP$^+$ 不损伤星形胶质细胞本身,但由星形胶质细胞释放的 MPP$^+$ 可经多巴胺吸收系统进入黑质的多巴胺神经元,产生线粒体毒性,导致神经元损伤或死亡。蓝斑核的去甲肾上腺素能神经元也对反复 MPTP 染毒敏感。

星形胶质细胞还在许多退行性神经疾病发生中发挥作用。Huntington 病与 CNS 喹啉酸水平升高有关。喹啉酸是色氨酸的正常代谢产物,可特异性作用于 NMDA 受体,引起神经元兴奋。海马内注射高剂量的喹啉酸可引起惊厥和神经退行性改变,酷似人类颞叶癫痫改变。喹啉酸的合成酶和降解酶主要存在于星形胶质细胞,这两种酶活性的异常改变、喹啉酸释放增加或摄取减少都会造成喹啉酸在细胞外液的过剩。过度堆积的喹啉酸作用于突触前受体引起兴奋性递质释放,这些递质或喹啉酸本身与靶细胞 NMDA 受体结合会引起神经元退行性改变,产生类似 Huntington 病的临床表现。

星形胶质细胞也参与了神经组织的免疫反应。外源化学物的神经毒性可导致星形胶质细胞异常活化,形态学上表现为增生和细胞肥大,并表达产生特异的蛋白质如胶质纤维酸性蛋白(glial fibrillary acidic protein,GFAP),该蛋白的异常升高也常作为毒物介导神经系统损伤的标志。星形胶质细胞活化后,分泌大量的炎性介质,能进一步扩大神经毒物对神经系统的损伤。

3. 小胶质细胞异常活化　小胶质细胞是中枢神经系统中的常驻免疫细胞,约占大脑中细胞总数的 5%~10%,从形态及生理学功能上小胶质细胞归类为中枢神经系统的巨噬细胞。生理状态下的小胶质细胞胞体较小,突起较长,呈多分枝状,因此被称为分枝样小胶质细胞(ramified microglia),又称静息型小胶质细胞(resting microglia)。处于静息状态的小胶质细胞不具有吞噬作用,有不断伸缩的细胞突起,可通过简单的吞饮清除代谢产物,维持脑内稳态。静息状态的小胶质细胞可表达低水平的补体受体(CR3)及细胞因子等,并产生胶质细胞源性神经营养因子,对脑组织发挥免疫监视及神经营养作用。小胶质细胞是 CNS 的第一道防线,当受到感染或损伤时,小胶质细胞即被激活,表现为数量增多、体积增大、胞质深染,由静息状态时小的分枝状细胞变成形状不规则的阿米巴样细胞,同时一些特异蛋白如小胶质细胞离子钙接头蛋白 1(ionized calcium binding adaptor molecule-1,IBA-1)、OX-42 蛋白表达增高。基于细胞因子分泌的不同和细胞基因表达的改变,活化的小胶质细胞分为两种相反的极化类型,即经典激活(M$_1$ 型)和选择性激活(M$_2$ 型)。M$_2$ 状态下的小胶质细胞能够释放抗炎因子(如 IL-4、IL-13),吞噬损伤的神经细胞碎片,促进组织修复和神经元的再生,但当小胶质细胞被过度刺激激活后,就会转向 M_1 状态,释放大量的神经炎症因子如 IL-1β、IL-6、TNF-α、ROS、NO 等,这些炎症因子会对神经细胞产生毒性作用,严重的会致使神经元凋亡。

近年来,对阿尔茨海默病(Alzheimer disease,AD)、PD 等神经退行性疾病发病机制的研究显示,小胶质细胞直接参与了这些疾病病理过程的启动、进展以及最后结局,在其中呈现损害和保护双重作用。小胶质细胞表面有 β 淀粉样蛋白(amyloid protein β,Aβ)受体,Aβ 能够刺激小胶质细胞激活,激活的小胶质细胞可以吞噬坏死、凋亡的细胞碎片,清除 Aβ 沉积。但当小胶质细胞过度活化并持续释放大量炎症因子时,一些炎症因子可以削弱由 Aβ 纤维激活的小胶质细胞的免疫防御功能,并且导致大量炎症因子的堆积,损伤神经元,加速患者病情恶化。中脑多巴胺能神经元的变性缺失及残余多巴胺能神经元内出现嗜酸性包涵体-路易小体(Lewy body,LB)是帕金森病人特征性病理表现。在 PD 患者脑中,可观察到中脑黑质致密部多巴胺能神经元选择性丧失伴随大量小胶质细胞增生。该现象在 PD 动物模型中也得以重现。研究证实小胶质细胞的激活、增殖先于多巴胺能神经元变性。LB 的主要成分为 α-突触核蛋白(α-synuclein)。小胶质细胞能够大量吞噬 α-突触核蛋白,而 α-突触核蛋白对小胶质细胞也具有直接激活作用。当小胶质细胞吞噬数量超过消化能力,α-突触蛋白在小胶质细胞内过度积聚时,小胶质细胞可被异常激活。因此,作为 CNS 重要的神经免疫细胞,小胶质细胞具有双刃剑的作用,其过度活化是神经退行性疾病发生和发展的重要因素。目前研究显示,外源化学物的神经毒性与对小胶质细胞的异常激活相关。

六、细胞骨架损伤

细胞骨架(cytoskeleton)是真核细胞中的蛋白纤维网络结构,除维持细胞形态、保持细胞内部结构的有序性外,还与细胞的物质能量转换、信息传递以及细胞分裂、分化等密切相关。其结构成分是神经毒物常见的作用靶点。

1. 微管蛋白损伤与神经毒性　　微管作为神经元重要的细胞骨架成分,除维持神经元的形态及有丝分裂,也与轴索的轴浆运输关系密切。微管由 α-微管蛋白和 β-微管蛋白聚合形成。正常情况下,微管和微管蛋白二聚体之间存在动态平衡,影响微管蛋白结构、干扰聚合和解聚的平衡均可导致外周神经轴索运输系统的损伤。

抗肿瘤药物紫杉醇能特异地作用于细胞的微管系统,诱导和促进微管蛋白二聚体装配成微管,并阻止其解聚,使二者之间失去动态平衡,导致细胞在有丝分裂时不能形成纺锤体和纺锤丝,使细胞周期阻滞于 G_2/M 期,从而抑制肿瘤细胞的分裂并诱导细胞的凋亡。接受大剂量紫杉醇治疗的病人会引起感觉运动型轴索病。

化疗药物长春碱类也有周围神经毒性,其损伤神经的机制也是对微管蛋白的作用。该类药物在 α、β 微管蛋白二聚体上有共同的结合位点,可通过下述途径与微管蛋白发生作用:①结合于微管终端,由空间位阻效应阻止微管蛋白进一步聚集形成微管;②与微管蛋白上专一性的低亲和力位点结合,影响微管蛋白自动聚集;③与微管蛋白上专一性的高亲和力位点结合,形成微管蛋白复合物结晶。长春碱类与微管蛋白结合后,可使分裂的细胞不能形成纺锤体,从而使有丝分裂停止于中期。

2. 神经丝损伤与神经毒性　　神经丝是细胞骨架的结构成分,也是环境某些神经毒物的作用靶点。暴露于正己烷、二硫化碳、丙烯酰胺等可导致神经元和轴突内神经丝的局部聚集。聚集部位可发生于细胞体和轴突的近端、中间或远端区域。在有髓鞘的轴突中神经丝的聚集通常发生在郎飞结附近，聚集的神经丝可导致轴突肿胀。引起多部位神经丝聚集的类似病理特征表明这类毒物可能具有共同的作用机制。据研究，该类毒物可与蛋白质发生共价交联反应，其中包括神经丝蛋白。因此，提出了该类化合物毒性机制的共同假说，认为有些神经毒物可引起特异神经丝蛋白发生共价交联，这些改变影响细胞骨架的稳定性；神经丝交联改变的增多会使神经丝蛋白的正常转运产生阻碍，导致聚集。如正己烷代谢物在体内外都可与蛋白质赖氨酸的 ε-氨基部分反应产生吡咯加合物，进而发生自动氧化交联反应。神经丝吡咯衍生物的生成和继发的神经丝交联反应可能是正己烷神经病的起始反应。

七、α-突触核蛋白和 β 淀粉样蛋白

α-突触核蛋白、Aβ 等在神经系统退行性病变中的作用是目前神经科学领域的研究热点，同时也是神经毒理学关注的焦点。

1. α-突触核蛋白　α-突触核蛋白是一种位于神经元突触前末端、由 140 个氨基酸组成的蛋白质，在 CNS 分布广泛，其中大脑皮质、海马、纹状体含量较高。正常生理条件下，α-突触核蛋白为可溶性小分子蛋白质，以无规则卷曲形式存在，无二级或三级结构，无细胞毒性。当 α-突触核蛋白过度表达或聚集则会对细胞或细胞的防御机制产生毒性作用，并与多种神经系统变性疾病的发生密切相关。早在 1993 年，由 AD 患者老年斑中分离并证实了 α-突触核蛋白是人类 AD 淀粉样斑块中非 Aβ 的前体蛋白，由其形成的寡聚体及其毒性作用也被认为与 AD 的发生相关。其后，α-突触核蛋白在 PD 发病机制中的关键作用逐渐被认识。如前所述，LB 是 PD 的典型病理和诊断特征之一，α-突触核蛋白是 LB 的主要结构成分。聚集的 α-突触核蛋白能特异地损伤多巴胺能神经元，其神经毒性机制与抑制细胞内泛素蛋白酶体和自噬活性、损伤线粒体、导致氧化应激和内质网应激等相关。此外，α-突触核蛋白异常聚集也参与构成了路易体痴呆（dementia with Lewy bodies，DLB）、多系统萎缩（multiple system atrophy，MSA）和肌萎缩侧索硬化（amyotrophic lateral sclerosis，ALS）等神经系统变性疾病胞质包涵体的成分。现已证实，一些环境毒素如鱼藤酮、百草枯等杀虫剂，铁、锌、铝等金属离子和一些重金属离子均会影响 α-突触核蛋白的表达和聚集。

2. β 淀粉样蛋白　研究发现，环境神经毒物如铝、甲基汞以及空气污染也可引起大脑内 β 淀粉样前体蛋白（amyloid precursor protein，APP）代谢异常，导致神经元细胞外产生 Aβ 沉积。Aβ 是 APP 经 β-和 γ-分泌酶的蛋白水解作用产生的含有 39~43 个氨基酸的多肽，是 AD 患者脑内特征性沉积物—老年斑（senile plaques，SP）的核心成分。APP 先在 β 分泌酶作用下，在蛋白质的 N 端水解产生包含完整 Aβ 的 β-APP C 端序列，再由 γ 分泌酶在 Aβ 序列的第 40/42 位氨基酸部位裂解形成 Aβ。Aβ 有 $Aβ_{40}$ 和 $Aβ_{42}$ 两种形式，其中 $Aβ_{42}$ 容易引起聚集，具有较强的细胞毒性。γ 分泌酶是 Aβ 产生的关键酶，决定了 $Aβ_{42}$ 在其中所占的比例。尽管 Aβ 蛋白损伤神经元的机制尚不明确。越来越多的研究显示脑中 Aβ 的沉积是 AD 的始发因素，Aβ 可以诱导细胞凋亡，引起氧化应激，诱发胞内钙稳态失衡，激活胶质细胞诱发中枢神经系统炎性级联反应。

第四节　神经和行为毒理学研究方法与评价

一、慢性中毒病人的特殊临床表现观察

1. 锰中毒

(1)类神经症,早期出现头昏、头痛、失眠、健忘、注意力不易集中、焦虑、紧张、烦躁、疲乏,工作效率降低,怕声、耳鸣,全身不适和精神萎靡等,可伴有自主神经及性功能障碍。

(2)锥体外系神经受损,肌张力增高,手指细小震颤,腱反射亢进、情绪改变(激动、多汗、欣快或情绪不稳定)。

(3)帕金森综合征,见于重度中毒病人,出现四肢发僵,动作缓慢笨拙,说话含糊不清,面部表情减少。起步时身体往前冲,出现提跟踮足步态。转弯困难,不能后退,易跌倒;有顿坐现象;四肢肌张力呈"铅管样"或"齿轮样"增高,有非典型搓丸样动作、书写过小症(micrographia)(图 19-1)。轮替试验、指鼻试验、跟-胫-膝试验、闭目难立试验等共济失调检查阳性。

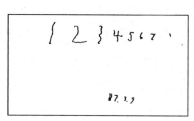

图 19-1
某锰中毒病人的书写过小症

2. 铅中毒　类神经症、周围神经病(四肢无力、麻木,渐进性肢体活动障碍)、脑病(罕见)。

3. 汞中毒　类神经症、性格改变、意向性震颤、幻觉和痴呆、中毒性脑病。

4. 砷中毒　类神经症、多发性神经炎。

5. 铊中毒　周围神经炎、视神经萎缩。

二、神经行为测试

行为是机体神经系统功能的综合表现,可为各种神经毒效应评价提供有意义的定性、定量依据。在行为毒理学研究中,若发现某毒物在一定剂量下对行为不产生影响,也未使机体神经对该毒物产生易感性,可认为该毒物无神经毒性,但该结论对神经病理学、神经化学等毒性终点不能完全套用。从神经生理、化学而言,行为是这些功能的综合性反映和体现,行为异常提示可能有神经毒性。

(一)学习和记忆功能测试

1. 人体试验　韦克斯勒记忆量表(Wechsler memory scale)、韦克斯勒成人智力量表(Wechsler adult intelligence scale)和临床记忆量表主要用来测试人的认知和记忆的能力。一般分为听觉记忆测试和视觉记忆测试。

(1)数字广度试验:取自韦克斯勒成人智力量表,反映即时听觉、记忆及注意力集中的能力。

(2)指向记忆:与数字广度试验相似,也反映即时听觉、记忆及注意力集中的能力。

(3)联想学习:同数字广度试验相似,反映即时听觉、记忆及注意力集中的能力。

(4)数字译码试验:取自韦克斯勒成人智力量表,可测试视觉感知、记忆、模拟学习及手部反应

的能力。

(5)视觉保留试验:反映大脑几何图形组织和即时视觉记忆能力。

(6)图像自由回忆:同视觉保留试验,反映大脑对图形的即时视觉记忆能力。

2. 动物试验

(1)小鼠跳台实验:末次染毒后次日(或一次染毒后 1 小时)开始训练。小鼠受到电击,其正常反应是跳回平台(绝缘体),以躲避伤害性刺激。记录 5 分钟内小鼠跳下平台的错误次数和第一次跳下平台的潜伏期,以此作为学习成绩(记忆获得)。24 或 48 小时后进行重测,计算出现错误反应的动物的百分率(受电击的动物数占该组动物总数的百分率,记忆巩固)。停止训练 5 天后(包括第 5 天)可以在不同的时间进行一次或多次记忆消退实验(记忆再现)。若染毒组与对照组比较,潜伏期、错误次数或跳下平台的动物数差异有统计学意义,提示毒物可引起小鼠记忆力改变。

(2)小鼠水迷宫实验:末次染毒次日开始训练,训练期间继续染毒,每天一次。实验分阶段进行,视动物学习成绩逐步加长路程。将小鼠放在起点,记录从起点到达终点所需的时间和发生错误的次数。停止训练 5 天后,可在不同的时间从起点进行消退实验(记忆再现)。若染毒组与对照组比较,两组到达终点所用的时间或到达终点前的错误次数,或 2 分钟内到达终点的动物数差异有统计学意义,提示毒物对小鼠记忆力有影响。

(二)感觉运动功能测试

1. 人体试验

(1)手提转速度试验:测试手部操作敏捷度及眼-手快速协调的能力。

(2)目标瞄准追击试验:测试手部运动速度及准确能力。

(3)简单反应时间试验:测定视觉感知及手部运动反应时间。

2. 动物试验　　动物的运动功能测试包括体格发育(如体重、张耳、出牙、开眼、睾丸下降、阴道张开等),反射及感觉功能(如平面翻正),神经运动协调(如空中翻正),听觉、视觉、嗅觉、痛觉,躯体感觉运动(如断崖回避、负趋地性),运动发育(如转体),耐力(如前肢悬挂、爬绳),神经肌肉成熟(如转棒、游泳、足展开),活动度(如开阔场地、踏轮等)。

(1)活动度测定:在啮齿类动物主要用于行为药理及行为毒理。单一活动度测试可进行定量评价,啮齿类动物的正常表现是活动度逐渐减少。

(2)运动协调功能测试

1)转棒实验:根据小鼠跌落转棒时的转速或某一转速时跌落转棒的时间,来反映其神经肌肉协调能力。若染毒组跌落转棒时的转速或时间小于对照组,差异有统计学意义,提示毒物对运动功能有影响。

2)游泳耐力实验:选用成年小鼠,末次染毒 30 分钟后,置小鼠在游泳箱中游泳,记录小鼠自游泳开始沉入水底的时间为小鼠游泳时间。游泳时间长短可以反映动物运动耐力的程度。若染毒组游泳时间小于对照组,差异有统计学意义,提示毒物对运动功能有影响。

3)后肢撑力实验:通过测定大鼠落地后后爪间距离的变化,了解大鼠染神经毒物致后肢运动神经损伤情况。后肢瘫痪时,从高空落下后肢不能支撑,后爪间距离变大。通过染毒组和对照组的比较分析来判断结果。

（3）痛觉测定：比较常用的有小鼠"热板"法、大鼠鼠尾热刺激法、兔扬爪和缩肢反应测定法等，可判断毒物对 CNS 兴奋和抑制或麻醉作用的程度。

三、神经电生理学方法

神经电生理学指标广泛用于实验和临床研究，主要用于评价感觉和运动神经的传导速度、神经肌肉功能、中枢感觉投射和脑电改变等。神经传导速度和幅度主要用于评价外周神经功能，其对评价神经纤维和髓鞘损伤十分敏感，但幅度测定易受电极位置的影响，所以个体和实验间差异较大。神经传导速度在实际工作中应用较多。感觉功能评价包括记录听、视和躯体受刺激后诱发反应。用不同的皮层电极检测中枢感觉投射过程中不同阶段的系列波谱，可为中枢和外周神经功能损害提供较为定量和特异的评价指标。

四、神经化学方法

神经毒物的主要机制是神经化学变化，探求神经毒作用机制的重要目标是毒物与神经大分子间的交互作用。观察神经功能的不同分区有助于更好地阐明神经化学毒性。不同脑区其解剖生理和功能不一，很少有理想的生化方法能全面检测所有的功能区，不同的神经元和神经胶质细胞功能不一，受损后会出现不同的神经毒效应，不同脑区的神经递质及其重摄取系统也不一。根据神经系统的特性，可用微透析、核磁共振等方法做体内研究，用示踪剂评价能量利用、合成状况，还可用突触膜、突触体、线粒体分离和脑薄片技术。

五、神经病理学方法

确认神经毒性的最经典方法是观察神经病理学的形态或组织学改变。首先肉眼观察，辅以绝对和相对的脑重量测定。其次，在光学显微镜下观察基本的病变，确定病变脑区后，可做电镜检查。为了解其神经毒性的细胞特异性和对某些特殊生化过程是否产生有害的影响，可进行神经组织化学、免疫组织化学确认。

六、神经影像学方法

1. 磁共振成像（magnetic resonance imaging，MRI） MRI 可用于观察人或动物大脑锰蓄积和诊断锰中毒性脑病。锰中毒猴子纹状体、苍白球和黑质 MRI T_1- WI 信号对称性增强。用于制作锰中毒模型的啮齿类动物与人、非人灵长类动物脑锰蓄积不同，锰引起 T_1WI 信号增强的初始位置是脉络丛和脑室，接着是垂体、嗅球和皮质区（如海马）。无中毒症状的锰作业工人苍白球 MRI T_1WI 信号强度比对照工人明显增加（见黑色箭头，图 19-2），可用苍白球指数（Pallidal index，PI = 矢状面 T_1WI 的苍白球信号强度值与额叶白质信号强度值之比率乘以 100）来评价脑锰蓄积水平。

2. 氢质子磁共振波谱（^{1}H magnetic resonance spectroscopy，^{1}H-MRS） ^{1}H-MRS 可无创性获得脑内生化、能量代谢信息，半定量分析化合物浓度。

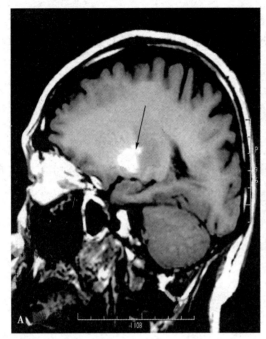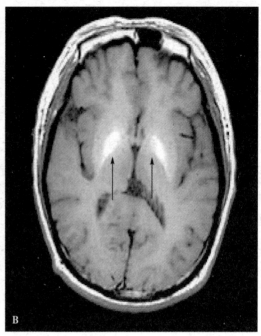

图 19-2

锰作业工人头颅 MRI T_1WI

注：图 A 为头颅矢状位 T_1WI；图 B 为头颅轴位 T_1WI，该工人 PI 值为 131.4，黑色箭头指信号增强

（1）观察铅中毒脑内结构和功能的变化：铅对神经认知行为的损害可能是其致海马结构损伤的临床表现之一。据报道,铅中毒儿童 IQ 值低于对照儿童,N-乙酰天门冬氨酸（NAA,提示神经元密度和线粒体代谢）、肌酸（Cr,提示磷酸盐代谢）、胆碱（Cho,提示细胞膜更新）的水平在 4 个脑区（左右侧额叶、左右侧海马）均低于对照组儿童;降低的顺序是右侧额叶>左侧额叶>海马（海马双侧是相同的）,提示铅暴露可引起海马、额皮质和中脑神经元丢失。

（2）检测锰的早期神经毒效应：染锰雄性恒河猴组苍白球等脑区除锰含量增高、MRI T_1WI 信号增强外,^{1}H-MRS 显示顶叶皮质 NAA/Cr 比值明显低于本底值,额叶白质 NAA/Cr 比值下降的差异接近统计学意义（$P=0.055$）。提示在慢性锰暴露过程中,锰不仅大量蓄积在基底核,而且也蓄积在白质和皮质结构,并对这些部位产生毒效应,顶叶皮层 NAA/Cr 比值的明显下降提示持续的神经元丢失或功能障碍。Dydak 等发现,锰暴露冶炼工人丘脑及其邻近基底核的 γ-氨基丁酸（GABA）-感兴趣区（VOI）GABA/ tCr（总肌酸）比值明显增高,额叶皮质 NAA/tCr 比值明显减少,且与锰累积暴露密切相关,提示锰最初靶脑区的神经元功能障碍,脑内 GABA 和 NAA 的非侵入性 MRS 测定技术可能是发现无症状锰神经毒性影响的较好工具。

3. 发射型计算机断层成像术（emission computed tomography，ECT）　单光子发射计算机断层成像术（single-photon emission computed tomography，SPECT）和正电子发射断层成像术（positron emission tomography,PET）是核医学的两种计算机断层成像术（computed tomography,CT）,它们均是对从病人体内发射的 γ 射线成像,统称为 ECT。

18 氟-多巴 PET（18F-dopa PET）是一种无创性评估体内突触前多巴胺终端活动的神经影像学方法,也可用于测定特发性帕金森病（Parkinson's disease,PD）病人黑质纹状体多巴胺通路终端的完整性。在原发性帕金森病（IPD）病人,18F-dopa PET 显示纹状体尤其是壳核后部多巴胺摄取减少,该发现与黑质纹状体通路上多巴胺细胞数减少 40%~60% 吻合。18F-dopa PET 在非人灵长类动物和人锰中毒扫描是正常的,提示锰中毒的黑质纹状体通路相对是完整的。PET、SPECT 和 MRI 联合使用可用于锰中毒性帕金森综合征和 PD 做鉴别诊断。

七、神经毒理学体外研究

最常见的办法是从动物分离出神经细胞,在尽量模拟体内环境的体外条件下,使神经细胞保持存活、增殖、发育、分化能力,为神经毒理学研究提供所需的材料,体外培养方法类型有全胚胎、全脑、特殊脑组织块、凝集细胞、分散细胞和细胞株等。

八、动物神经系统疾病模型

建立模拟人体神经系统病变的动物模型,与已知或未知的神经毒物进行比较研究,对于阐明中毒机制、寻找药物防治具有十分重要的意义。

（一）帕金森病（PD）

PD 是大脑黑质致密层区神经元死亡所致,黑质神经元以多巴胺作为神经递质,在纹状体和苍白球末端释放。该末端区对运动的起始和控制很重要,其受损可出现震颤、强直、运动过慢和姿势不稳等。

PD 的病因与 1-甲基-4-苯基-1,2,3,6-四氢吡啶（MPTP）的神经毒性有关。1976 年,马里兰州化学系 23 岁的学生巴里·金德斯顿（BarryKidston）在实验室私自合成毒品 1-甲基-4-丙基-氧化哌啶（1-methyl-4-propion-oxypiperidine,MPPP）。但是,在最后一步酯化时,部分中间产物的羟基在硫酸中脱水,变成了杂质 MPTP。在他给自己注射 MPTP 3 天后,出现 PD 临床表现。美国国家心理健康研究所（National Institute of Mental Health,NIMH）工作人员在他的实验室里发现了 MPTP 和其他哌替啶衍生物。于是,将 MPTP 给大鼠染毒,未见神经毒性现象,可能啮齿类动物对 MPTP 有耐受性。医生用左旋多巴治好了金德斯顿的 PD。不幸的是,在 18 个月后,他由于过度使用可卡因而死亡。尸检时,发现其大脑黑质产生多巴胺的神经细胞受损。1982 年,加利福尼亚州圣克拉拉县 7 个人在吸食被 MPTP 污染的 MPPP 后,患了 PD,其中两名患者在瑞典隆德大学医院经胚胎细胞移植手术成功治愈了运动症状。与 NIMH 合作的神经病学专家威廉·兰斯顿（William Langston）观察到 MPTP 是这些人患 PD 的病因,因此开始探讨 MPTP 对灵长类动物的影响。

MPTP 本身不是自发性 PD 的发病原因,但是 MPTP 性 PD 样神经功能障碍与自发性 PD 的临床表现很相似,提示该毒物可能选择性地损伤黑质纹状体系统,引发或有助于 PD 的神经变性过程。经灵长类动物试验证实,MPTP 可用于建立 PD 的动物模型。

（二）迟发性神经病（OPIDN）

鸡可作为某些有机磷中毒引起迟发性神经病的模型,不少国家（含我国）管理部门已把该模型作为有机磷农药和其他类型农药的筛选及鉴定手段。该模型旨在测试农药的迟发性神经毒性,求出该神经毒性的无作用剂量。试验动物选用遗传背景明确、健康、步态正常的母鸡。阳性对照选用

TOCP。观察 3 周,如未见异常反应或可疑反应时,要再次染毒,再观察 3 周。亚慢性试验染毒、观察 13 周,中止染毒后再观察 1 周。以鸡的站立、运动姿势、运动失调程度为观察指标,观察该神经毒性的最小剂量反应。该神经毒性反应一般在第 7~10 天开始出现,并逐渐加重。

（姜岳明　赵秀兰）

思考题	1. 什么是神经毒性? 请举例说明。
	2. 根据损伤的靶器官,神经毒物被分成哪几类? 典型的毒物有哪些?
	3. 神经毒物常见的毒作用机制有哪些?
	4. 就你所学的知识,有哪些神经行为毒理学评价方法? 哪些方法适用于初筛? 哪些侧重用于验证? 为什么?

第二十章

呼吸毒理学

第一节 概述

呼吸系统作为可直接与外界空气接触的器官,是环境污染物和工业污染物以及某些临床药物极易直接暴露的重要器官。肺脏接受来自右心的血液输出,使其亦有机会暴露于来自血液的外源化学物。通过呼吸道暴露的外源化学物一是可以直接损伤呼吸道和肺脏,另一方面经呼吸道吸收的有毒外源化学物也可通过血流到达体内其他组织或器官,引起全身损害;来自机体其他部位的外源化学物亦可通过血流到达肺脏引起肺损伤。呼吸系统的主要功能是气体交换和嗅觉,同时它对内、外源化学物的代谢以及对外源化学物损伤的防御也起着十分重要的作用,肺脏的损伤不仅仅是呼吸功能的损伤,其与全身的损害也密切相关。呼吸毒理学是研究外源化学物对呼吸系统的损害作用,并探讨呼吸系统损害的检测方法以及阐述损害机制的毒理学分支。对呼吸毒理学的研究,有助于对外源化学物中毒的诊断、治疗、预防以及中毒机制的探讨。

一、与呼吸毒理学相关的呼吸系统解剖、生理功能

以往我们对人和其他哺乳动物的呼吸系统的解剖结构、生理功能已经有所了解,现主要介绍其与呼吸毒理学相关的结构与生理功能。

(一)上呼吸道

上呼吸道包括口、鼻和咽部。在人类,空气主要是通过口、鼻进入呼吸系统,但某些物种如某些啮齿类动物仅靠鼻呼吸,这使两者在对外来化学物的反应上可能会有所不同。上呼吸道的主要功能是嗅觉功能、调节吸入空气的温度和湿度、阻挡吸入空气中部分大的颗粒物和摄入吸入空气中的部分刺激性气体。

鼻腔是外源化学物进入呼吸道最先到达的部分。由前向后分别由四类细胞组成,即复层鳞状上皮细胞、无纤毛假复层移行上皮细胞、呼吸上皮细胞和嗅上皮细胞。人类鼻前庭部的鳞状上皮细胞含有毛发结构,可以清除较大的颗粒物;而大鼠鼻前庭则无毛发结构。呼吸上皮细胞包括 6 种细胞:有纤毛柱状细胞、无纤毛柱状细胞、杯状细胞、刷状细胞、立方细胞和基底细胞。嗅上皮细胞包括三种细胞:基底细胞、支持细胞和嗅上皮细胞。值得关注的是嗅上皮细胞是外来化学毒物的重要靶细胞,某些金属、有机溶剂、蛋白质、病毒等可通过嗅上皮的转运进入嗅觉通道,继而进入中枢神经(脑)系统发挥神经毒性。在人和动物的呼吸性上皮细胞和嗅觉上皮细胞中含有许多对外源性化学物具有代谢能力的酶类,已有研究证明某些动物的鼻腔细胞中含有细胞色素 P450 同工酶 1A1、2B1

和 4B1 的存在,亦有研究表明这些细胞中也含有 Ⅱ 相酶如 UDP-葡糖醛酸基转移酶和谷胱甘肽-S-转移酶。鼻腔通过鼻腔黏膜覆盖的黏液使吸入的气体得到加温和湿润;同时它还可以捕获随吸入气进入鼻腔的大部分颗粒物从而避免其进入下呼吸道和肺。吸入气中直径大于 5 微米的颗粒物在其自身重力和气流的共同作用下,与鼻腔内的中隔、鼻甲壁等发生碰撞作用而被阻留在鼻黏膜的黏液中并随鼻黏膜上皮细胞纤毛的摆动而转运到咽部,最后以痰的形式被咽下或排出体外。

（二）下呼吸道

下呼吸道自喉部远端起,包括由气管、支气管、细支气管构成的气道部和由肺泡构成的肺实质部。其基本功能是从吸入气中摄取氧气并把血液中的二氧化碳运送到呼出气中,另一个重要的功能是对吸入气中的有害物质的防御功能。

气道部是气流进入肺实质的通道,吸入气由此进入肺部,同时对吸入气体进行加热和湿润。气道的气管、支气管壁具有起支持作用的软骨环,而细支气管以下包括终末细支气管、呼吸性细支气管则无软骨环,但这些小气道壁则缠有柔润的弹性纤维蛋白和平滑肌束。这些小气道对疾病状态下的气管收缩比较敏感,如过敏原引起的神经性反应导致小气道平滑肌收缩引起的哮喘。气道表面所覆盖的假复层柱状纤毛上皮细胞和浆液细胞共同通过一种被称为"黏膜纤毛滚梯"(mucociliary escalator)的机制清除吸入气中的有害颗粒物,通过"滚梯"的摆运,颗粒物被运送到气管支气管树的主干部并通过咳出或吞咽入消化道排出。气道上皮细胞还具有如下功能:①受损伤后可以自行修复和重塑结构;②产生细胞因子、生长因子、蛋白酶以及脂类介质等,这些介质调控呼吸系统内其他细胞如平滑肌细胞、纤维组织母细胞、免疫细胞和吞噬细胞的反应。附着在终末细支气管腔的黏液细胞和浆液细胞在向肺内逐渐过渡移行为一种无纤毛的柱状细胞——克拉拉细胞(Clara cell)。Clara 细胞内含有丰富的滑面内质网,内含大量的细胞色素 P450 酶系,具有较强的代谢外源化学物的能力,某些需要细胞色素 P450 酶系代谢活化的外源化学物可以选择性地损伤此细胞。

肺实质部由呼吸性细支气管、肺泡管、肺泡囊和肺泡组成,主要功能是气体交换。呼吸性细支气管由有纤毛的立方上皮和无纤毛的 Clara 细胞覆盖,并有肺泡开口于其管腔,它既是导气道,又是气体交换的场所。人类和很多哺乳类动物具有呼吸性细支气管的结构,但有些物种如大鼠则没有呼吸性支气管,他们是终末细支气管末端直接连到肺泡管。

肺泡管为肺泡覆盖的管状结构,肺泡开放的多面体腔室由扁平的 Ⅰ 型肺泡上皮所覆盖,其中点缀有少量 Ⅱ 型肺泡上皮细胞。Ⅰ 型肺泡上皮细胞(type Ⅰ alveolar cell)约占肺泡区结构细胞的 8% ~ 11%。此类细胞呈扁圆形,胞浆少,细胞器简单,故代谢相对不活泼。但其具有光滑和巨大的表面积,肺泡表面大约 90% ~ 95% 的面积由此种细胞覆盖。其功能是为肺泡提供一个完整而薄的表面,使气体易于通过,便于进行气体交换;另外,也具有防止组织液体透过肺泡壁进入肺泡腔的功能。由于 Ⅰ 型肺泡上皮细胞具有较大的表面积,因此极易受到吸入气中各种有害物质的损害;又由于这类细胞内与大分子合成有关的细胞器较少,故其受损后修复能力有限,不易修复。Ⅱ 型肺泡上皮细胞(type Ⅱ alveolar cell)约占肺泡区结构细胞的 12% ~ 16%,散在于 Ⅰ 型肺泡上皮细胞之间,向肺泡腔突起,游离面有散在的微绒毛。此型肺泡上皮细胞含有发达的内质网、线粒体和高尔基复合体以及丰富的游离核蛋白体。Ⅱ 型肺泡上皮细胞胞浆内含有一种叫作嗜锇性板层小体(lamellar body)的结构,其内含有磷脂、黏多糖和蛋白质,可以形成肺泡表面活性物质,具有降低肺泡表面张力、增加肺泡弹性的功能。Ⅱ型肺泡上皮细胞的内质网还含有各种酶系统,如微粒体混合功能氧化酶系(MFOS),具有代谢外源性化学物的能力;线粒体所含有的催化氧化磷酸化过程的酶系,具有氧化供能作用。Ⅱ型肺泡细胞还可作为Ⅰ型肺泡细胞的前体细胞,当Ⅰ型肺泡上皮细胞受到毒物作用而发生破坏脱落时,Ⅱ型肺泡上皮细胞可以分化转变为Ⅰ型肺泡上皮细胞。一般在Ⅰ型肺泡上皮细胞受损后48小时至96小时,这种转变即可完成,其后果是造成气血屏障的增厚,致使气体弥散功能发生障碍。肺泡管还有一种刷状细胞,有人也将其称之为Ⅲ型肺泡细胞。虽然这种细胞早在一个世纪以前就已经被发现存在于肺泡管的分叉处,但至今对其功能仍一无所知。

肺泡是肺脏气体交换的功能单位。肺泡壁由三种成分构成:①肺泡上皮细胞;②一薄层的胶状富有弹性的连接组织,其中散布着纤维组织母细胞;③由毛细管内皮细胞覆盖的毛细血管网。肺泡腔与毛细血管腔之间的间距即所谓的气-血屏障(也有人称之为呼吸膜)。呼吸膜按肺泡壁从内到外的顺序由六层结构组成,分别为:含肺泡表面活性物质的液体分子层、肺泡上皮细胞、上皮基底膜、间隙、毛细血管基膜和毛细血管内皮细胞。某些使呼吸膜增厚的病变如肺水肿、肺纤维化等可以影响到肺脏的气体交换功能。肺间质由细胞外基质和细胞组成。基质为胶原和弹性蛋白,数量不多但对维持肺的功能机制非常重要,增加或减少都可致肺损伤,如肺的纤维化和肺气肿。肺间质中的细胞主要为纤维组织母细胞,也有一些间质巨噬细胞、淋巴细胞、浆细胞、肥大细胞。肺间质中的细胞占肺泡区域细胞的35%,但当炎性反应时会有相对较多的淋巴细胞、单核细胞和中性粒细胞从血液中渗出到肺间质中。构成肺泡区毛细血管网的毛细血管内皮细胞约占肺泡区细胞的30%~42%。和Ⅰ型肺泡细胞一样,毛细血管内皮细胞易受到吸入气及肺血循环中有害物质的损害,导致体液及蛋白漏出至肺间质和肺泡腔中,引起肺水肿。

肺实质中有三类巨噬细胞,分别存在于肺泡腔、肺间质和肺毛细血管中,其中以肺泡腔中巨噬细胞的防御作用最为重要。它通过吞噬作用杀死或清除吸入的微生物及有害颗粒物。吞噬有外源颗粒物的巨噬细胞可通过前述的"黏膜纤毛滚梯"作用转运到咽部清除或将吞噬的外源性颗粒物前移到肺间质和淋巴管。巨噬细胞的吞噬作用还可引发细胞因子、趋化因子、生长因子、蛋白水解酶以及活性氧的释放,这些释放的活性因子募集并活化其他参与炎性反应的细胞,致肺组织结构的改变引发病理性疾病。消耗掉的巨噬细胞可由血液中来源于骨髓的单核细胞予以补充。这些单核细胞一旦进入肺中,则会在肺内的一些细胞因子和分化因子的调控下,对一些特殊的生长因子发生反应,进而分化成熟为巨噬细胞。至于存在于肺间质及血管内的巨噬细胞则仅见于人类及部分哺乳动物,而啮齿类动物则阙如。

（三）呼吸系统的血液、淋巴循环及神经支配

呼吸系统通过血液循环、淋巴循环以及神经系统与机体内其他组织器官进行物质和信息的传递。

呼吸系统的血液循环与其他系统不同,它有两套独立的血液循环。一是与其气体交换功能密切相关的来自右心室的氧含量较低的血液,经肺动脉到肺支气管毛细血管床、肺泡管和肺泡进行气体交换后,成为含氧丰富的血液经肺实质内静脉丛汇集到肺静脉注入左心房;另一循环系统为含氧丰

富的血液从左心室经主动脉进入肺支气管动脉,为肺内大气道、大血管以及胸膜提供血液供应,最后血液经终末细支气管和肺毛细血管与支气管小静脉吻合后汇集到右心房。

肺淋巴系统的功能一是将肺实质结缔组织间隙中多余的液体通过淋巴系统排出,二是将吸入肺中的颗粒物清除到淋巴结中。肺淋巴系统分为表层和深层两个相互连接的部分。表层部分位于肺表面胸膜的结缔组织,深层部分则位于环绕气管支气管树的结缔组织,两者于肺小叶间隔膜处交汇连接。淋巴管的结构与薄的静脉血管壁相似,内有瓣膜结构。呼吸时随着肺的运动推动淋巴液从外周和胸膜流向肺门。从肺流出的淋巴液汇入到气管支气管淋巴结与肺门淋巴结的淋巴液一起进入胸腔和左、右淋巴管,最后一起汇入全身静脉系统。

呼吸系统同样受感觉神经和运动神经的支配。其中交感和副交感神经为自主运动神经。神经节前的副交感神经纤维延伸至气道和血管周围的迷走神经节,该神经受刺激时可引起气道收缩、肺血管扩张和腺体分泌增加;来自交感神经节的神经节后纤维支配气道平滑肌和血管、支气管腺体和上皮黏液细胞,该神经受刺激可引起支气管舒张、肺血管收缩和腺体分泌抑制。神经受体在呼吸道感受刺激物刺激和机械牵拉引起反应中起着重要作用。目前已知三种基本的交感神经反射和他们相关的受体如下:①支气管肺牵拉感受器受体;②刺激物受体;③C-纤维受体。支气管肺牵拉感受器受体与气管支气管平滑肌有关,当肺膨胀时受刺激可致呼吸停止。快速适应性刺激物受体存在肺外上皮细胞而肺内支气管则存在少许,该受体对包括吸入的刺激性气体和气道的机械刺激等许多刺激因素起反应,引起支气管收缩、咳嗽和黏液分泌增多。C-纤维受体存在于肺实质或沿肺通气道分布。支气管中的 C-纤维受体感受支气管动脉系统附近的刺激引起气道收缩,肺实质中的 C-纤维受体感受来自肺水肿、肺炎和吸入有害气体所引起的呼吸困难。两种 C-受体受到刺激后均可反射性地引起气道分泌增加。

二、呼吸系统毒物

外源化学物可经过两条途径到达肺脏:一是直接经呼吸道进入,可直接对呼吸系统产生损害作用,亦可作用于全身其他组织或器官;另一条途径是经呼吸道以外的途径吸收,再随血循环到达肺脏,引起肺脏的损伤。不管从哪种途径进入,呼吸毒理学关心的是毒物对呼吸系统的损伤情况,而对全身其他组织和器官的作用则不在本章讨论。

(一)呼吸系统毒物常见形态

1. 气体和蒸汽　是呼吸系统毒物最常见形态,通常是直接经呼吸道吸收进入体内。吸收与气体本身的物理化学特性(如浓度、水溶性和血/气分配系数)、呼吸道的生理特性(如气流、组织灌注情况以及局部代谢情况等)有关。气体和蒸汽的吸收方式是简单扩散。高水溶性的气体或蒸汽可在鼻腔直接被吸收,如氟化氢气体可在鼻腔完全吸收;低水溶性的气体或蒸汽,在上呼吸道不能很好地吸收,但可被下呼吸道所吸收,如二氧化氮气体。

2. 气溶胶　这是一类呈固体颗粒或液滴状态或其混合状态的粒子,也称为气溶胶粒子。具体有经燃烧和升华等过程产生的烟尘(fume)、有机物燃烧产生的烟(smoke)、水凝结于一定的附着物形成的雾(mist)以及气体和固体颗粒混合生成的烟雾(smog)。气溶胶粒子的沉积受其本身物理、化学特性以及由其本身的大小、形状、密度决定的空气动力学的影响,还和生物体呼吸道的解剖特点以及呼吸方式有关,这两方面因素决定气溶胶粒子沉降的部位和数量。

3. 纤维 纤维是一种特殊的气溶胶,按其来源可分为天然的、人工合成的无机纤维和人工合成的有机纤维三种。以往由于纤维的低溶解性和低化学反应性,认为它的毒性很低,但现在已经公认某些纤维可以导致人肺间皮瘤的发生和肺的纤维化。影响纤维所致肺毒性有三个方面的因素,即:纤维的大小、纤维的稳定性以及进入体内纤维的剂量。三个方面中尤其值得重视的是纤维的大小(包括长度和直径),它是决定纤维沉降数量和部位的关键因素。一般认为纤维的长度大于200 μm、直径大于3 μm 则不能进入肺脏深部。此外纤维的密度、形状以及分散度等也会影响到纤维沉积的部位和数量。

4. 细微或超微粒子以及纳米粒子 前面所讨论的是直径在 $1 \sim 10$ μm 的所谓粗粒子)。目前范围在 $0.1 \sim 1$ μm 的细微粒子(fine particles)和小于 0.1 μm 超细微粒子(ultrafine particles,UFP)和纳米粒子(nanoparticles)对人类健康的影响越来越引起人们的关注。UFP 是物质在高温过程中形成的,比如焊接过程中金属的氧化燃烧。其特征是粒子小,单位质量的表面积很大,粒子碰撞可形成链状聚集以维持其稳定性,例如煤烟。研究发现,超细微粒子比粗粒子对肺部的损伤要大得多。纳米微粒一般在 100 nm(1 nm 为 10^{-9} m)以下,包括金属、碳等多种材质,可有粒状、管状等多种形状。由于物质达到纳米尺度时,其性质发生了很大变化,导致它们在生物体内的生理行为与常规物质有很大不同,这些纳米微粒对机体的损伤作用尤其是对呼吸系统的损伤作用越来越多地引起了人们的重视。美国宇航局太空中心的一个研究小组将 0.1 mg 碳纳米管悬浮液,通过支气管注入大鼠和小鼠肺部,在 7 天和 90 天后,通过病理组织学检查见到,所有的颗粒都会以一定的方式进入肺泡,甚至在90 天的时间里仍停留在肺部。其可以导致小鼠肺部的轻微炎症,在很低浓度下也能引起肺部肉芽肿的形成,而且这种肉芽肿的形成并不伴随通常情况下如由石棉或无机粉尘引起的肉芽肿所特有的炎性症状。目前对纳米颗粒对呼吸系统以及其他系统的毒理学研究越来越多受到人们的重视,相关内容详见纳米毒理学相关章节。

(二)呼吸系统毒物

呼吸系统毒物按其来源可分为空气来源的和血液来源的两种。

1. 空气来源的呼吸系统毒物 是指经呼吸道进入呼吸系统的毒物。这类呼吸系统毒物很多,现择其有代表性毒物、相关职业以及所引起的肺损伤或疾病总结列于表 20-1。

2. 血液来源的呼吸系统毒物 是指由呼吸系统以外的途径进入机体,然后经血液到达肺脏的毒物,又称呼吸道外毒物,主要有农药、药物以及其他一些有机或无机化学物。现择其常见且有代表性者列于表 20-2。

表 20-1 常见空气来源的呼吸系统毒物及损害

毒物	常见病名	职业来源	急性作用	慢性作用
石棉	石棉肺	采矿、建筑、造船、含石棉材料的制造		纤维化、胸膜钙化、肺癌、胸膜间皮瘤

续表

毒物	常见病名	职业来源	急性作用	慢性作用
铝尘	铝尘肺	铝制品、烟火、陶瓷、涂料、电产品和磨料的制造	咳嗽、气短	间质纤维化
铝磨料	包削工肺、金刚砂熔铸工肺、铁钒土肺	磨料制造、熔炼业	肺泡水肿	间质纤维化、肺气肿
氨		氨的生产、化肥、化学产品和炸药的制造	上呼吸道和下呼吸道刺激、水肿	慢性支气管炎
砷		农药、颜料、玻璃、合金制造业	支气管炎	肺癌、支气管炎、喉炎
铍	铍中毒	矿石提炼、合金、陶瓷制造业	严重肺水肿、肺炎	纤维化、进行性呼吸困难、间质肉芽肿、肺心病
氧化镉		焊接、电装置、合金、颜料的制造、熔炼	咳嗽、肺炎	肺气肿、肺心病
钨钛钽碳化物		切割利器的制造业	支气管上皮增生和肥大	支气管外周和血管外周纤维化
氯		纸浆及纸制品、塑料和含氯化学物的制造业	咳嗽、咯血、呼吸困难、气管支气管炎、支气管肺炎	
铬(六价)		铬化合物、涂料、颜料的制造业、铬铁矿开采	鼻部刺激、支气管炎	肺癌、纤维化
煤尘	肺尘埃沉着病	煤矿开采		纤维化
棉尘	棉尘肺	纺织品制造业	胸部紧张、气喘、呼吸困难	肺功能减退、慢性支气管炎
氟化氢		化学物、照相底片、溶剂、塑料制品的制造业	呼吸道刺激、出血性肺水肿	
氧化铁	铁肺病、银修整肺、赤铁矿肺、焊接肺	焊接、铸造车间工作、制钢、赤铁矿开采、宝石制作	咳嗽	银修整肺:胸膜下及血管外周巨噬细胞聚集;赤铁矿肺:弥散性纤维化样肺尘埃沉着病;焊接肺:支气管炎
异氰酸盐		塑料加工、化学行业	气道刺激、咳嗽、呼吸困难	哮喘、肺功能减退
白陶土	白陶土肺	陶工		纤维化
锰	锰肺	化学业和金属业	急性肺炎,经常是致命的	复发肺炎
镍		镍矿提炼、熔炼、电镀、化石燃料	迟发肺水肿	鼻腔和肺的鳞状细胞癌
氮氧化物		焊接,仓储,制造炸药	肺充血和水肿	闭塞性细支气管炎
臭氧		焊接、脱色粉;除臭,防臭	肺水肿	纤维化

续表

毒物	常见病名	职业来源	急性作用	慢性作用
光气		塑料、农药、化学物的生产	水肿	支气管炎,纤维化
过氯乙烯		干燥清除、金属脱脂、谷物熏烟	水肿	肺癌和肝癌
硅	硅沉着病,肺尘埃沉着病	采矿、碎石、建筑、农业、采石、翻砂	速发型硅沉着病	纤维化、硅沉着病结核
二氧化硫		生产化学制剂、制冷、脱色、熏烟消毒法	支气管收缩、咳嗽、胸紧	慢性支气管炎
滑石	滑石粉症	橡胶行业、美容剂类		纤维化
锡	锡粉症	采矿、锡加工		X线片见大面积阴影,没有临床表现
矾		制钢业	气道刺激、产生黏液	慢性支气管炎

表 20-2　常见血液来源呼吸系统毒物及损害

肺损伤的表现	引起肺损伤的毒物
1. 肺间质病变	
肺间质纤维化	博来霉素、甲氨蝶呤、环磷酰胺等抗肿瘤药;呋喃妥因、磺胺类、青霉素、红霉素、胺碘酮、肼屈嗪、免疫抑制剂、神经节阻断剂
过敏性肺炎	卡马西平、呋喃妥因、丙卡巴肼、金制剂等
2. 红斑狼疮样改变	肼屈嗪、普鲁卡因胺、异烟肼、青霉胺、乙内酰脲类;胺碘酮、卡马西平、甲基多巴、口服避孕药、洋地黄、金制剂、青霉素、保泰松、链霉素、四环素、灰黄霉素、磺胺类、噻嗪类
3. 非心源性肺水肿	阿司匹林、优布芬、对氨基水杨酸、柳氮磺胺吡啶、海洛因、卡马西平、肾上腺素、克罗米芬、呋喃妥因、二性霉素 B、氢氯噻嗪、胰岛素、碘油、秋水仙碱、环孢素、环磷酰胺、甲氨蝶呤、博来霉素、丝裂霉素、柔红霉素、卡莫司汀、白介素-2、免疫球蛋白、肿瘤坏死因子
4. 气道疾病	
支气管痉挛	阿司匹林、可卡因、氢化可的松、呋喃妥因、白介素-2、鱼精蛋白、长春新碱、丝裂霉素、造影剂、β-肾上腺素能受体阻断剂、血管紧张素转换酶抑制药、非激素类抗炎药、雾化药物(如:双戊烷、倍氯米松、推进剂)
咳嗽	白介素-2、链霉素、激素、血管紧张素转换酶抑制药
5. 胸膜改变	白介素-2、丙卡巴肼、普萘洛尔、甲胺蝶呤、苯妥英钠、呋喃妥因、溴隐亭、二甲麦角新碱、引起药物性系统性红斑狼疮的药物
6. 肺血管改变	
肺血管炎	青霉素、四环素、阿奇霉素、呋喃妥因、磺胺类、非甾体抗炎药、白消安、苯丁酸氮芥
肺动脉高压	环孢素、丝裂霉素、白介素-2、普萘洛尔、口服避孕药
肺栓塞	普鲁卡因胺、皮质激素、雌激素、口服避孕药

第二节　外源化学物对呼吸系统的损伤作用

如前述,外源化学物通过吸入气和血液两个途径引起呼吸系统的损伤,进而干扰呼吸系统的功能。由于肺脏也存在代谢毒物的酶系统,毒物在肺脏中也发生代谢活化作用。经代谢活化的活性代谢产物,一方面可以与肺脏细胞的生物大分子发生共价结合,导致急、慢性损伤,如坏死、纤维化及肿瘤等;另一方面,毒物在肺脏代谢可以产生自由基,自由基引发肺脏细胞膜的脂质过氧化,进而损伤细胞的结构和功能。一般情况下,呼吸系统毒物首先损害 I 型肺泡细胞,继而 II 型肺泡细胞分化增殖替代损伤的 I 型肺泡细胞,从而表现出各种各样的病理学改变如坏死、水肿、纤维化等。

一、急性损伤

急性损伤的表现包括感觉刺激、气道和肺泡上皮细胞损伤、炎性反应和水肿。这些病理过程导致机体出现各种呼吸功能障碍,其中比较严重的为急性肺损伤(acute lung injury,ALI)和急性呼吸窘迫综合征(acute respiratory distress syndrome,ARDS)。

(一)呼吸道损伤

1. 急性刺激　某些刺激性气体如甲醛、氨、氯气等水溶性气体,极易被鼻、鼻窦以及气管、支气管黏膜中富含水分的黏液吸收,并与其中的蛋白质、多糖物质结合,破坏黏液-纤毛的清除机制,表现出明显的局部刺激症状。轻者为鼻、咽喉的刺激,出现支气管痉挛、呛咳、黏膜充血和水肿;重者发生肺水肿,导致呼吸困难。具有刺激作用的化学物按其作用由弱到强可分为:①感觉刺激剂:这类刺激物刺激上呼吸道三叉神经末梢导致鼻子产生烧灼感;②肺刺激剂:此类化学刺激物刺激肺气道中的感觉受体(如 C-纤维受体)引起呼吸速率增加、呼吸困难或呼吸变快、变浅;③支气管收缩剂:此类物质刺激气道神经末梢,引起气道平滑肌收缩、气道腔变窄、气道阻力增加。上述作用往往和气态化学物的水溶性有关。表 20-3 列出了部分化学物水溶性、刺激强弱分类及肺损伤部位。

表 20-3　部分气体水溶性、刺激强弱分类及肺损伤部位

气体/蒸汽	水溶性	刺激强度	肺损伤部位
氯气	高	感觉刺激物	鼻、气管
甲醛	高	感觉刺激物	鼻、气管
HCl	高	感觉刺激物	鼻、气管
氨	高	感觉刺激物 支气管收缩剂	鼻、气管
二氧化硫	高	感觉刺激物 支气管收缩剂	鼻、气管
光气	低	肺刺激物	终末细支气管
O_3	低	肺刺激物	终末细支气管
二氧化氮	低	肺刺激物	终末细支气管

2. 急性炎症　由呼吸性毒物引起的呼吸道炎症可以发生在呼吸道的任何部位。一般来讲，水溶性化学物易引起上呼吸道的炎症，脂溶性的化学物可引起支气管和细支气管炎症，某些过敏源、有毒颗粒物以及感染性微生物可以进入到肺泡引起肺泡炎或肺炎。对呼吸道急性炎症反应的检测常用来确定吸入性外源化学物的肺脏毒性。呼吸道发生急性炎症时，会产生一些趋化因子、细胞因子如肿瘤坏死因子（TNF-α）、白细胞介素（IL-1、IL-6、IL-8）、巨噬细胞炎症蛋白（MIP-1、MIP-2）等的释放，诱导炎性细胞进入肺泡。因此可利用支气管肺泡灌洗的方法收集细胞灌洗液以评价吸入毒物的致炎性反应的能力。

（二）肺水肿

中毒性肺水肿（pulmonary edema）是指肺损伤后的急性渗出，使呼吸膜增厚，致使肺脏间质和实质有过量水分潴留。肺水肿改变了通气-血流关系，限制氧气和二氧化碳的交换，几乎所有的肺脏毒物对肺的急性损害都可引起肺水肿，肺水肿是肺急性损伤的标志。

中毒性肺水肿的后果不仅仅是导致肺脏结构和功能的急性改变，而且水肿消除后的一些后果也不容忽视。因为严重的肺水肿往往伴有明显的炎性损害，肺间质和肺泡的炎性渗出是通过纤维化来消除的，这虽然可使肺水肿得到消除，却增加了肺纤维化的机会，对肺脏来说是利弊各半。

（三）细胞坏死与凋亡

机体吸入呼吸系统毒物后，尤其是吸入的量大或吸入的毒物毒性强时，可引起气管组织的坏死（necrosis）。其机制在于毒物本身或其代谢产物可与呼吸系统的大分子物质发生共价结合。例如某些空气污染物可在体内经活化使成为烷化剂，并与气管组织蛋白发生共价结合，最后导致气管组织的坏死。肺内细胞如Ⅰ型肺泡上皮细胞和毛细血管内皮细胞损伤后会启动一系列的修复机制，其中受损伤的细胞将在一些特殊的细胞因子信号如吞噬细胞释放的肿瘤坏死因子（TNF-α）或受损细胞自己释放的凋亡因子作用下而启动细胞凋亡（apoptosis）。

二、超敏反应

某些外源性化学物如粉尘、工业毒物（如甲苯二异氰酸酯、苯二胺）可引起超敏反应。一般认为这是外源性化学物与血或肺中的蛋白质结合形成完全抗原，进而刺激抗体产生，抗原抗体发生免疫反应导致支气管痉挛进而引发过敏性哮喘。此外，吸入霉菌产生的过敏性肺炎，吸入某些植物粉尘产生的类似的肺部疾病以及吸入金属铍产生的肺肉芽肿均属于变态反应，典型的例子是过敏性肺炎（hypersensitivity pneumonitis，HP）。

HP常发生在敏感个体。与哮喘病变发生在大气道不同，HP涉及的往往是肺深部的小气道如终末细支气管和肺泡。吸入的抗原物一般是引起淋巴细胞炎性反应，其病理过程涉及三个阶段：①急性期：此阶段淋巴细胞和巨噬细胞聚集，CD8⁺细胞毒性淋巴细胞和单核细胞广泛地集结在肺泡腔。吸入的可溶性抗原与IgG抗体结合成免疫复合物激活肺内的巨噬细胞并释放趋化因子，进一步吸引循环的T淋巴细胞和单核细胞。与由IgE介导的哮喘不同，HP由IgG介导的免疫反应不是嗜酸性的。②亚急性期：单核细胞成熟为巨噬细胞并发展成肉芽肿。③慢性期：炎性细胞产生生长因子如转化生长因子-β（TGF-β）刺激成纤维细胞和成肌纤维细胞增殖，产生胶原并沉积形成瘢痕组织,最后导致间隙纤维化。很多物质可引起 HP,尤其是职业接触(表 20-4)。由于对职业接触的重视和防护,现在 HP 由于职业接触发病率已大大降低,但值得重视的是家庭接触如宠物鸟、污染的加湿器和严重的室内霉菌污染。

表 20-4 引起 HP 的物质

物质	来源	疾病
微生物		
嗜热放线菌	霉变植物	农民肺
糖多孢子菌属	霉变的干草	农民肺
曲霉属真菌	烟草发霉	烟草工人肺
青霉菌	霉变木尘	木工肺
动物		
鸟类蛋白	鸟的排泄物、羽毛	养鸟、训鸟人肺
动物皮毛蛋白	动物毛	毛皮工肺
植物		
大豆	大豆壳	大豆工人肺
咖啡	咖啡豆粉尘	咖啡工肺
化学物		
异氰酸盐	油漆、塑料	油漆修光工人肺
酸酐	塑料	化工肺
除虫菊杀虫剂	杀虫剂	杀虫剂肺
金属		
钴	未知	重金属肺病
铍	未知	慢性铍病

三、慢性损伤

(一)慢性炎症和肺纤维化

肺纤维化(lung fibrosis)可分为肺泡内纤维化和间质纤维化。间质纤维化是由慢性间质水肿和慢性炎症引起,其特点是肺泡间质染色的胶原纤维数量增多,胶原蛋白数量增加是其明显的生化指标。毒物引起的肺纤维化与慢性间质性纤维化相似,但与成人或婴儿的呼吸窘迫综合征更相似。当肺泡上皮严重受损导致持续性炎症或修复延迟时,可在肺泡腔内出现一种胶原蛋白,而这种胶原蛋白通常是细胞外的结构蛋白。当肺纤维化形成时,不仅在肺泡间隙中见有过量的胶原蛋白,而且在肺泡管和呼吸性细支气管中也可见到,但胶原蛋白在肺泡管和呼吸性细支气管中出现的机制不清。哺乳动物正常肺组织中至少有 19 种不同类型的胶原蛋白,但有两种胶原蛋白在肺组织中占主要地位,那就是Ⅰ型胶原蛋白和Ⅲ型胶原蛋白。正常情况下两种胶原蛋白的比例约为 2∶1,毒物所致肺纤维化和呼吸窘迫综合征患者两者比例升高。典型的肺脏毒物百草枯经口摄入体内后,经血循环转运到肺脏被肺泡上皮吸收,经氧化还原反应产生一系列活性氧自由基,致膜脂质过氧化及细胞内的 NADPH 耗竭,最后导致肺上皮细胞死亡。死亡的上皮细胞致细胞液渗出,由于炎性渗出物中缺乏上皮屏障阻挡作用,因此在趋化因子和细胞因子的作用下,成纤维细胞迁入纤维性渗出液中,产生大量的细胞外基质和胶原蛋白,形成纤维化。在肺纤维化的进程中,巨噬细胞起着关键作用。首先它产生的 TNF-α 可以激活炎性细胞并促进其再生;其次,巨噬细胞产生的转化生长因子 $β_1$(TGF-$β_1$)和巨噬细胞炎症蛋白-2(MIP-2)在刺激纤维细胞增殖、细胞外基质生成和纤维化区域的血管生成过程中起着十分重要的作用。

（二）哮喘

哮喘(asthma)是由于摄入某种哮喘原或其他不明因素所引起的大气道狭窄,临床表现为气管、支气管对各种刺激因子的高敏感性而发生痉挛,导致反复发作的气短、呼吸困难和哮鸣等气道梗阻的表现。它与肺纤维化有相同的病理组织学表现,其发病机制也可能与肺纤维化相同,尤其是在炎性细胞及其分泌的细胞因子和生长因子的作用方面。有些哮喘则是由免疫介导的过敏反应,如某些职业性哮喘。在国外,哮喘发病非常普遍,在发达国家发病率已经上升到 10%。很多过敏原都可以引起哮喘,一些引起哮喘或能加重哮喘的物质列于表 20-5。

表 20-5　一些能引发哮喘或加重哮喘的物质

引发哮喘	加重哮喘
蟑螂	香烟烟雾
室内微尘	二氧化硫
猫	二氧化氮
植物碎片	臭氧
内毒素	微粒物
霉菌	

（三）慢性阻塞性肺病

慢性阻塞性肺病(chronic obstructive pulmonary disease,COPD)是一种慢性、进行性阻塞性肺病,表现为慢性支气管炎和肺气肿。当一个人在排除了其他原因引起的咳嗽情况下,如果在连续的 2 年中每年有 3 个月的慢性咳嗽,临床上即可定义为慢性支气管炎。肺气肿则是根据解剖学来定义,即是指气道远端直至终末细支气管管腔异常增大,并伴有肺泡壁的破坏性改变的一种病理状态。发生 COPD 时气流降低,气流阻力增大,其原因在于反复发作的慢性炎性反应导致小气道平杯状细胞化生、纤维化,平滑肌细胞肥大。COPD 时气道功能降低的最主要原因是炎症和进行性弹力蛋白的缺失致肺泡依附于呼吸性细支气管的力减低。吸烟和化学毒物均可引起人类的肺气肿,但以吸烟引起的肺气肿更为多见。毒物引起肺气肿的一个显著特征是反复发生的严重炎症,特别是涉及白细胞释放的蛋白水解酶参与的肺泡炎。毒物引起肺气肿的机制很复杂,一般认为与肺的中性粒细胞(或肺泡巨噬细胞)的弹性蛋白酶破坏肺的弹力蛋白有关。毒物引起炎性细胞的流入,使肺的中性粒细胞中弹性蛋白酶增加,进而使更多的弹性蛋白受到破坏;也有报道肺内还存在着一些抗蛋白酶,蛋白酶与抗蛋白酶之间平衡破坏导致肺气肿的发生,此即肺气肿发生的蛋白酶-抗蛋白酶假说,但其具体的调节机制还在探讨之中。另外某些外源性化学物引起肺脏弹性蛋白合成障碍也是肺气肿形成的机制之一。

（四）肺肿瘤

呼吸系统作为机体与外界直接接触的部位,始终都暴露在所处环境的各种各样的外源化学物中,其中不乏致癌物。很多呼吸系统毒物可以引起肺癌的发生。流行病学研究表明,吸烟是肺癌最主要的危险因素,现在估计约有 80%~90% 的肺癌是由吸烟引起的。中度吸烟者患肺癌的危险是不吸烟者的 10 倍,重度吸烟者患肺癌的危险是不吸烟者的 20 倍,戒烟可以减少患肺癌的危险。除吸烟外,现已确认石棉纤维、某些金属(如铍、镉、铬、镍、砷等)能引起呼吸道癌症。氡气是人类肺癌的确认致癌物;甲醛是人类呼吸道可能致癌物;硅、人造纤维和焊接烟尘是可疑致癌物,它们之间还存在着协同作用;至于臭氧、二氧化氮、二氧化硫以及发电厂、柴油机、汽车等的废气,要接触多大剂量才引起一般人群发生肺癌尚需进一步讨论。一些化学物致人、大鼠、小鼠肺肿瘤情况见表 20-6。关于化学毒物致肺癌目前研究的比较多也比较明确的是多环芳烃类。以 3,4-B(a)P 为例,3,4-B(a)P 在肺内 MFOS 作用下,形成 3,4-B(a)P-4,5 环氧化物和 3,4-B(a)P-7,8 环氧化物,进一步在环氧化物水化酶的作用下生成 3,4-B(a)P-4,5-二羟二醇和 3,4-B(a)P-7,8-二羟二醇,后者在细胞色素 P-448 的作用下形成 3,4-B(a)P-7,8-二羟-9,10 环氧化物,此种环氧化物比其他的环氧化物的致突变致癌活性更强,可以和核酸中的鸟嘌呤和腺嘌呤结合,产生 DNA 的永久性损伤而表现出致突变和致癌作用。值得注意的是,化学致癌物引起的肺癌在人类和动物有所不同。人类呼吸道肿瘤主要发生在中央肺组织、支气管内或周围,而啮齿类动物的肺癌主要发生在肺实质。这种差异是由于人类和啮齿类动物间的解剖、生理以及代谢的差异所引起,下面的一些事实可能有助于理解这种差别。肺癌一般原发于气管支气管的内皮细胞,说明气管支气管上皮对化学致癌物敏感,但是有研究发现周围型肺癌中的腺癌也明显增加。与肺癌相比,上呼吸道癌症并不常见,鼻部的恶性肿瘤常见于动物实验中。鼠类肺部的肿瘤大多发生于肺泡 II 型细胞或细支气管的 Clara 细胞,一般呈良性腺瘤,但能发展成为腺癌并侵入淋巴管和血管;大鼠暴露于空气中的致癌物时发生的肺部肿瘤主要为周围型腺癌和鳞状细胞癌,但有时会出现一些特殊的病损结构,即上皮组织围绕包裹一些角蛋白,这样的团块可以挤压邻近的肺实质,有时还会进入其中。有些病理学家把这样的病损结构归为真正的肿瘤,而有些病理学家则认为只是充满角蛋白的包裹。把这种病损归类为肿瘤很重要,因为在接触像碳黑、钛白以及人造纤维等未确定致癌物的动物长期试验中经常能见到这种病理损害。

表 20-6 化学物致人、大鼠、小鼠肺肿瘤比较

化学物	人类	大鼠	小鼠
化学物			
砷	+	ND	ND
石棉	+	+	±
铍	+	+	±
铬	+	±	ND
煤焦油	+	+	±
芥子气	+	ND	±
镍	+	+	±
煤烟	+	+	ND
氯乙烯	+	+	+
环境污染物			
香烟烟雾	+	+	±
氡	+	+	-

说明:+,阳性;±,数据有限;ND,无数据;-,阴性

第三节　外源化学物致呼吸系统损伤机制

从呼吸系统的毒物来源看,源于吸入气的各种外源化学物或生物有害因子,它们不经肝脏代谢直接进入血液循环引起肺脏或全身的损害;而源自呼吸道以外的其他来源的化学物,如经消化道来源的化学物首先是经过肝脏的代谢后进入血液循环进而对呼吸系统产生毒性作用。外源化学物对肺的损伤一方面取决于化学物本身的结构性质和剂量,同时也取决于机体对它们的防御和清除机制,下面分别予以讨论。

一、颗粒性毒物在呼吸道内的沉积与清除

（一）颗粒物的沉积机制

经呼吸道进入体内的外源化学物多数以颗粒状和气溶胶形式进入呼吸系统,其对呼吸系统产生的损伤作用一方面取决于吸入气中外源化学物的组成,同时也取决于化学物沉积在呼吸系统内的部位和停留时间。颗粒性或纤维型化学物在呼吸系统的沉积作用受其物理特性(如粒径/纤维大小/长短、形状及密度)和化学特性(如吸水性、电荷性)所决定,同时也受机体呼吸的方式(如呼吸体积与频率)、呼吸路径(嘴还是鼻)和机体气道解剖特点的影响。

颗粒性粒子在呼吸道内通过以下三种机制沉积:①撞击(impaction);②沉降(sedimentation);③扩散(diffusion)。撞击和沉降与颗粒物的空气动力学直径有关。所谓的空气动力学直径是与颗粒物沉降速度有关的粒子的粒径大小的参数,具体来说,指某一种类的粒子,不论其形状、大小和密度如何,如果它在空气中的沉降速度与一种密度为1的球形粒子的沉降速度一样时,则这种球形粒子的直径即为该种粒子的空气动力学直径。撞击就是当吸入气中的颗粒物在气流中具有很大的冲力,它运动中改变方向与静止的气道表面发生碰撞而阻留。空气动力学直径大于5 μm的颗粒物在咽、气管支气管部就发生撞击而阻留,因而不能达到肺的深部远端。直径1~5 μm的颗粒物在重力的作用下发生沉降作用,发生的部位一般是呼吸道表面,在支气管树处沉降率增加。扩散作用是当颗粒物到达气道表面以随机布朗运动时于气道表面扩散而进入到肺的末梢端(终末细支气管和肺泡),因为彼处几乎没有气流。直径为0.1~1 μm的颗粒物以沉降和扩散作用沉积。一般而言,大于0.1~1 μm的颗粒物以撞击和沉降形式沉积;小于此范围的以扩散形式沉积。流行病学研究表明,粒径小于0.1 μm的纳米级粒子和粒径在0.1~2.5 μm的细微粒子对人体的有害作用远比粒径大于2.5 μm的粒子强。

纤维状粒子在呼吸系统内的沉积机制是截留(interception)和静电电荷。当又长又细的纤维状粒子接触到气道壁或到达气道分叉处时则发生截留。截留随纤维长度增加而增加。如温石棉可在肺泡管的分叉处被截留,但大于5 μm的球状颗粒物则达不到上述区域,因为这样的粒子会在上呼吸道发生撞击。超过20 μm的石棉纤维可以到达肺泡部并且可以滞留数月甚至几年,其原因在于巨噬细胞不能有效地清除这样又长又细的石棉纤维。

（二）颗粒物的清除机制

呼吸系统内具有特殊的清除颗粒物的机制。此处的清除仅指从呼吸系统内的清除(具体来说

就是从呼吸树上清除),与从机体清除还有一定的区别。这包括上呼吸道的清除和肺内的清除。上呼吸道清除主要是鼻咽部以及气管、支气管区黏膜纤毛系统的清除机制,前已述及,不赘述。肺内的清除主要是巨噬细胞吞噬抵达呼吸树下部的颗粒物以及微生物等。进入肺部的有害颗粒物可致趋化因子释放,吞噬细胞聚集并吞噬有害颗粒并释放蛋白水解酶消化降解之;有时巨噬细胞吞噬有毒颗粒后会经肺内黏液纤毛系统或淋巴系统将吞噬物排出;当巨噬细胞数量不足或不能完全有效处理时,巨噬细胞会崩解,蛋白水解酶逸出而加重肺的损伤,或导致肺的纤维化。

二、毒物对呼吸系统细胞损伤的机制

(一)血管内皮细胞损伤

血管内皮细胞是肺毒物的重要靶细胞之一,但现在还没有发现血管内皮细胞本身对外源化学物具有生物转化的能力。例如生物碱吡咯里西啶(pyrrolizidine)在肝脏中被代谢为生物活性极强的吡咯,再由血液带到肺脏,对血管内皮细胞造成损伤。另外毛细血管内皮细胞的损伤还和呼吸道的神经反射有关系,比如浓的氯气或氯化氢气体,可以通过嗅神经的反射或者是缺氧的机制,导致毛细血管内皮细胞损伤,可使动物发生猝死,病理检查可见严重的肺水肿。

(二)上皮细胞损伤

1. 气管支气管纤毛上皮细胞损伤　纤毛上皮细胞是气管支气管的主要细胞,它与黏液一起清除进入呼吸系统内的颗粒物质。但纤毛上皮细胞是一种不稳定的细胞,在肺毒物的作用下,其超微结构发生明显的变化,使黏液-纤毛清除机制受到破坏,引起呼吸道的损伤。

2. 呼吸细支气管 Clara 细胞损伤　Clara 细胞滑面内质网丰富,内含大量的细胞色素 P450 酶系,具有很强的对外源化学物代谢活化的能力,对某些肺毒物也非常敏感。Clara 细胞也可能是某些致癌物代谢活化的重要部位,并在此处将致癌代谢活化成为终致癌物;或者 Clara 细胞本身就是这些终致癌物的靶,例如某些亚硝基衍生物可诱发起源于 Clara 细胞的肺肿瘤。

3. Ⅰ型肺泡上皮细胞和Ⅱ型肺泡上皮细胞的损伤　Ⅰ型肺泡上皮细胞有大量的毒物靶部位,极易受到肺脏毒物的伤害,且不能修复。当Ⅰ型上皮细胞受损时,Ⅱ型肺泡上皮细胞可进行分化增殖,转变为Ⅰ型肺泡上皮细胞,这个过程一般在Ⅰ型肺泡上皮受损后 48~96 小时完成。

(三)巨噬细胞损伤

由于肺泡不存在分泌黏液的细胞和纤毛上皮细胞,所以肺泡巨噬细胞在肺泡对颗粒性外来化学物的清除中起着非常重要的作用。它通过吞噬和运动将进入到肺部的颗粒或纤维状外来化学物运送到终末细支管,然后通过支气管或气管的黏液纤毛运动将其排出肺脏或转到淋巴系统或进入间质。有些物质比如石棉纤维或二氧化硅,被肺泡巨噬细胞吞噬不完全,还可导致细胞膜的损伤,使巨噬细胞分泌的溶酶体酶直接进入肺泡,引起肺泡的损害。巨噬细胞的吞噬作用可使其活化并释放炎性介质,如巨噬细胞和中性粒细胞的趋化因子前列腺素、引起平滑肌收缩和血管通透性增强的血小板活化因子、促进成纤维细胞和胶原蛋白产生的生长因子以及其他各种细胞因子如肿瘤坏死因子 α 和白介素-1 等,这些炎性因子诱导炎性细胞进入肺泡。巨噬细胞不能有效地清除颗粒的后果是使肺出现"灰尘负载"现象,致使间质吸收颗粒增加、因摄取颗粒而肿胀的巨噬细胞数目增加、慢性炎症、肺泡细胞的过度增生,最后导致肺泡炎、肉芽肿、肺纤维化和肿瘤。一旦由于肺内大量的颗粒使巨噬细胞的吞噬功能下降,即使颗粒不具备细胞毒性,也会使巨噬细胞的移动性下降,导致其清除率下降和释放一些生物活性物质,总体效应是扩大炎性反应并导致肺组织的严重损害。

三、肺表面活性物质损伤及细胞因子在肺损伤中的作用

1. 肺表面活性物质损伤　肺表面活性物质(pulmonary surfactant)位于肺泡内壁的气-液界面之间,具有降低肺表面张力、使回缩压下降、防止肺泡萎缩的作用,同时对保护肺泡内的巨噬细胞也有一定作用。肺表面活性物质的厚度可达200Å,由不饱和脂肪酸、脂蛋白和磷脂组成,其主要成分为二软脂酰卵磷脂。肺脏毒物可以破坏肺泡表面活性物质,使肺泡内液体表面张力及肺泡壁的通透性增加,血液成分进入肺泡,引起肺水肿。肺表面活性物质可为不同的外源化学物所破坏。首先是各种腐蚀性气体可以通过破坏肺表面活性物质的组成成分而直接破坏肺表面活性物质;其次某些外源化学物可通过脂质过氧化作用或使合成表面活性物质的Ⅱ型肺泡上皮细胞受损,使之减少合成来使肺表面活性物质受到破坏;另外肺内脂质代谢障碍可间接影响肺表面活性物质的合成。

2. 细胞因子在肺损伤中的作用　细胞因子(cytokine)是一些低分子量的蛋白质,它们通过与靶细胞膜受体的交互作用来管理细胞间的通讯,因而在维持细胞内环境方面起着信使作用。一般情况下,低水平细胞因子在体内的正常表达,在细胞的增殖、分化以及组织的完整性方面起着非常重要的作用。某些可以调节细胞因子水平的物质可以严重地影响机体对肺脏毒物的反应结果。按细胞因子对肺内环境稳定的效应,Driscoll等把细胞因子分成三类:第一类是启动细胞因子,如肿瘤坏死因子α和白介素-1;第二类是募集细胞因子,如趋化因子,可由肺上皮细胞、Ⅱ型肺泡上皮细胞、成纤维细胞和肺泡巨噬细胞分泌,负责支配特定炎性细胞的募集和肿瘤坏死因子α、白介素-1的释放;第三类称为溶解细胞因子,如生长因子α、生长因子β、白细胞介素-4、白细胞介素-6和白细胞介素-10,可以缓解成纤维细胞的增殖和胶原蛋白的产生。细胞因子通过调节炎性细胞的募集、成纤维细胞和上皮细胞的增殖、组织的修复而在肺毒物所致的肺纤维化的病理生理过程中起着重要的作用。

四、肺损伤的修复与代谢防御

哺乳动物的肺脏接触外源性化学物以后,除利用自己独特的机械防御功能(如沉积、吞噬、转运和清除功能)进行自我保护外,其肺脏细胞还具有很强的增殖与组织修复功能,同时肺脏细胞中丰富的代谢酶系统也可通过代谢活动消除肺脏毒物及其产生的具有损伤作用的活性代谢产物,从而表现出肺脏对外源性化学物的适应与耐受。

1. 细胞的增殖与修复　正常情况下健康成人的肺脏细胞几乎没有死亡或被替代,当受到外源化学物的毒性损伤时,肺实质能有效地进行自我修复。如Ⅰ型肺泡上皮细胞损伤后,Ⅱ型肺泡上皮细胞增殖,最后转变为Ⅰ型肺泡上皮细胞,使损伤得到修复。当呼吸道损伤时,细支气管Clara细胞增殖、分裂;白细胞从肺泡毛细血管向肺泡腔的迁移也能激发有丝分裂使细胞增殖;肺泡的其他细胞如毛细血管内皮细胞、间质细胞和巨噬细胞也表现出增殖效应。虽然成纤维细胞的过度增殖可引起肺部疾病,但肺脏看起来还是正常的。总之,肺脏具有很强的自我修复能力,可以处理许多环境当中

的肺脏毒物。

2. 代谢防御　不论外来化学物以何种途径进入肺脏,都可以通过肺微粒体混合功能氧化酶代谢,使之灭活或毒性增强。如肺脏中多环芳烃代谢产物可在谷胱甘肽-S-转移酶作用下使谷胱甘肽与之结合,从而减少组织 DNA 与其结合而表现出抗突变、抗癌活性;肺中的环氧化物水解酶也可催化环氧化物的水解作用;肺脏还可以通过甲基化作用解毒,比如某些酚类和胺类物质,可在肺脏中通过甲基转移酶的作用生成甲基化产物,经尿液排出体外。

肺脏除通过结合、转移等作用消除体内外来化学物或其代谢产物外,还可以通过其自身所具备的抗氧化酶和抗氧化物质消除肺脏毒物在肺中所产生的活性氧簇,阻止肺细胞脂质过氧化的发生,进而达到防御外来化学物对肺脏的损伤。例如动物接触氧、臭氧、二氧化氮或百草枯时,肺中葡萄糖-6-磷酸脱氢酶、谷胱甘肽-S-转移酶的活性都升高。前者的升高,可使磷酸戊糖旁路代谢增加,生成大量的 NADPH 和 GSH;后者的升高,可降低肺细胞中的过氧化氢水平,减少活性氧自由基的形成,同时也使肺中已经产生的膜脂质氢过氧化物还原为羟基酸,减少过氧化物在肺中的积聚。另外在某些中毒性肺损伤的动物试验中,还可见到超氧化物歧化酶的升高,这无疑也是机体通过代谢来防御肺毒物所致氧化损伤的重要保护反应。

第四节　呼吸毒理学研究方法

呼吸毒理学研究呼吸系统暴露于外来化学物后的变化,包括对呼吸道的刺激、肺功能及行为的变化、肺及呼吸道的病理改变、肿瘤的形成、死亡的发生以及发生这些改变的机制。根据研究目的的不同,可采用不同的研究方法。

一、整体试验

（一）动物种属的选择

动物物种的选择在呼吸毒理学的研究中非常重要,目前还没有哪种动物能够完全替代人类对呼吸系统毒物的反应,每一个物种都有其各自的优点和不足,按照使用的顺序,经常用于呼吸毒理学研究的啮齿类动物是大鼠、小鼠、豚鼠和仓鼠。

大鼠对慢性炎症、肺纤维化以及由不可溶的非细胞毒性颗粒物所引起的肺癌比较敏感,但对纤维诱导的肺间皮瘤不敏感。除此以外,大鼠还是比较满意的短期和长期吸入毒性的研究模型。豚鼠在呼吸道致敏的研究中使用较多,而且由于其含有丰富的气管平滑肌,故常被用作哮喘模型来研究气道的高反应性和气管收缩。仓鼠对呼吸道的感染有较强的抵抗力,对肿瘤的自发率则相对较低,但对纤维诱导的肺间皮瘤敏感,而对其他肺部肿瘤则没有大鼠敏感。

用啮齿类动物来研究和预测呼吸系统毒物对人类的毒效应有它的不足之处。首先,啮齿类动物的鼻咽部解剖与人类不同,因此颗粒物的沉积部位亦有很大差异。比如大鼠主要是靠鼻呼吸,与人类相比,它的鼻腔对颗粒物尤其是微粒具有更强的滤过能力。啮齿类动物(尤其是大鼠)的另一个比较严重的问题是它的自发呼吸道感染和由此引起的一些继发症,因此在把用大鼠研究的结果外推到人的时候应予以特别的注意。

（二）呼吸道染毒系统

一套完整的呼吸道染毒系统应由几个亚系统组成,一般包括气体发生系统、空气稀释和传输系统、染毒容器(染毒柜)、气体采样和分析系统、排气/洗涤系统。最简单的则只有一个染毒柜(罐),具体详见本书的配套教材《毒理学实验方法与技术》有关章节。

（三）呼吸道染毒模式

按照毒物的输入方式,可将经呼吸道的吸入染毒分为静式吸入染毒和动式吸入染毒两种形式。具体见本书的配套教材《毒理学实验方法与技术》有关章节,此处不赘述。

按照动物接触毒物的方式,又可将呼吸道染毒模式分为全身接触染毒、仅头部或仅口鼻部接触染毒、气管注入三种。

1. 全身接触染毒　使动物整个身体都置于含有一定浓度毒物的密闭环境中,动物可在其中自由活动。这种染毒方式与人实际接触呼吸系统毒物的方式相似,整体动物置于染毒柜中,由于皮肤的黏附,可使毒物经皮吸收;同时由于动物梳理皮毛的习惯可致经口摄入,故存在交叉接触问题,试验时应予以考虑。

2. 仅头部或仅鼻部接触染毒　此种染毒方式是仅使呼吸道接触毒物(只有头部或仅鼻部接触)。其优点是使用毒物的量低,特别适用于测量高毒性或难于获得的化学物的呼吸道毒性,减少了受试物的污染,简化了试验后的处理过程。不足之处是能同时处理动物的数量有限,且仅头部或仅鼻部接触毒物,则不能保证颈部或鼻面部的严密不漏气。

3. 气管注入染毒　是把受试物直接经气管注入肺或气管腔。按操作方法的不同又分为:气管滴入、气管插管、气管造口染毒、气管吹入等。但其共同点都是避开了上呼吸道,仅使肺或下呼吸道接触毒物。优点是方法经济、使用毒物少、剂量准确便于控制;不足之处是和人实际接触毒物的条件和方式相差太远,对动物的机械损伤较大,不适用于常规试验,仅在某些特殊需要和目的时应用。

（四）染毒剂量

经呼吸道染毒的剂量与经其他途径染毒的剂量有所不同。经呼吸道染毒进入动物体内的量与毒物在吸入气中的浓度和动物与毒物接触的时间的长短有关,此时剂量的表达应为毒物在吸入气中的浓度(C)和动物接触含毒气体的时间(t)的乘积。理论上讲,只要毒物的浓度 C 与接触时间 t 的乘积一定,则引起的毒效应强度就应该相同。但实际情况远非如此,当接触毒物的浓度 C 极小时,无论动物与其接触的时间 t 有多长,都不会发生毒性反应。所以实际工作中常常是在接触时间固定的情况下,改变接触的浓度来观察动物经呼吸道接触毒物所产生的毒效应,因此剂量也常常用接触毒物的浓度来表示。

上述的剂量(或浓度)实际是动物接触的外剂量,而非真正进入机体的量,即所谓的内剂量。呼吸毒理学中毒物进入机体的内剂量与受试物的气态浓度、染毒时间、个体的呼吸量和呼吸频率以及其在体内的沉积率有关。写成公式可以表示为:$D = E_d V_m CT$。式中 D 指沉积量(吸入的内剂量,单位 mg);E_d 为受试物在呼吸道中的沉积率;V_m 为动物每分钟呼出气体量(单位 L/min);C 为受试物的浓度(单位 mg/L);T 为染毒时间(单位 min)。由上述公式可以看到,吸入的内剂量依动物的物种和受试化学物的不同而异,具有动物物种和受试化学物理化性质的特异性。现在也有人利用生物标志(如 DNA 加合物)和生理基础药物动力学模型(physiologically based pharmacokinetics model,PBPK)来评价经呼吸道染毒的内剂量,表 20-7 列出了常用作呼吸道毒物暴露的生物标志。

表 20-7　常用作呼吸道毒物暴露的生物学标志

呼吸道毒物	暴露的生物学标志
臭氧(O_3)	^{18}O
氮氧化物(NO_x)	NO-血红素
二氧化硫(SO_2)	$S-SO_3$
一氧化碳(CO)	碳氧血红蛋白
挥发性有机物(VOC)	呼出气中原型化合物、尿代谢物
多环芳烃(PHA)	蛋白质加合物、DNA 加合物
颗粒物(PM)	电子探针分析、肺磁图
铅(Pb)	血铅
变应源(AG)	血清特异抗体浓度

由于整体染毒的剂量(浓度)常随染毒的时间而发生变化,所以必须以适当的间隔采集染毒柜(罐)中的气体进行分析,以确定动物实际接触毒物的浓度。

(五)观察指标

一般观察指标包括动物的中毒症状、摄食量、体重变化等,特殊观察指标包括如下各项。

1. 呼吸功能　肺功能实验是评价呼吸系统吸入外源化学物所致损害的非常有用的手段。由于呼吸系统的主要功能是气体交换,当其受到外源化学物作用时,首先发生改变的是呼吸功能,而且呼吸功能的改变往往要先于形态学的改变,所以是比较灵敏的指标。研究人和试验动物呼吸功能的指标很多,表 20-8 列出了测定肺功能常用的参数,并择其有代表性的做一简要介绍。

表 20-8　测定肺功能常用参数

参数	定义
呼吸速率	每分钟呼吸次数(频率)
潮气量	呼吸过程中,每次吸入或呼出肺的气体量
每分通气量	每分钟呼出或吸入呼吸系统的气体总量
肺总量(TLC)	肺最大扩张时所能容纳的气体量
肺活量(VC)	尽力深吸气后,所能呼出的肺内气体总量
余(残)气量(RV)	最大呼气后仍滞留在肺内而不能进一步呼出的气体量
功能余(残)气量(FRV)	平静呼气末仍存留在肺内的气体量
顺应性	指在外力作用下具有弹性的容积器官的可变性,肺"硬度"增加时,顺应性下降。
单位时间用力呼气量	尽力深呼气后,每单位时间呼出的最大气体量。
弥散量(DL)	一定时间内单位分压差下,能够通过肺泡膜的气体量
血气分析	分析确定血液中气体的含量

（1）呼吸频率：某些刺激性气体可以改变人或受试动物的呼吸频率，使其加快或降低。例如水溶性低的臭氧和二氧化氮可以引起肺部的刺激，使呼吸加快而表现为每分通气量下降；而高度水溶性的氨、氯和甲醛引起上呼吸道的刺激，使呼吸频率减慢。利用此点可以鉴别呼吸毒物作用的部位是上呼吸道还是肺的深部。

（2）肺通气阻力和肺的顺应性：当由于外源化学物的作用导致呼吸道狭窄、黏液分泌过多或呼吸道黏膜肿胀时，常常表现为肺通气阻力的增加。肺的顺应性是表示肺弹性的指标，当外源化学物致肺纤维化、肺不张、肺水肿、肺表面活性物质减少时，可使肺的顺应性降低；而肺气肿由于失去了支持性的结缔组织，则顺应性增加。肺的顺应性一般以单位胸腔压力下肺容量的改变来表示。其测定方法有负压测定法、正压测定法等，详见有关专著。

（3）血气分析：氧气和二氧化碳在肺泡-毛细血管膜上的有效交换是正常肺的基本功能，此功能的紊乱可作为呼吸损伤的一种标记。虽然它是一个相对比较灵敏的指标，但动物试验发现，只有发生严重的阻塞或限制性肺脏改变才表现出气体交换功能的变化。因为一氧化碳与血红蛋白的亲和力是氧与血红蛋白亲和力的 250 倍，因而测定一氧化碳的弥散量更灵敏。因此项检测在人和动物中都比较容易进行，故被广泛地应用于呼吸毒理学的研究中。常用的指标有血氧分压（PO_2）、血氧饱和度（SaO_2）、二氧化碳分压（PCO_2）和酸碱度（SB）等。

2. 组织形态学指标　机体吸入毒物后可引起许多形态学方面的变化，在大体和镜下都可以见到急、慢性的病理学改变。所要注意的是要观察全面，不仅限于肺，要对鼻、喉、主气道也进行细致的检查，因为某些呼吸毒物主要作用在上呼吸道，而对远端气道或肺则没有作用。

呼吸道组织的石蜡切片可以满足常规的组织病理学观察，但要正确观察区分气管和肺泡内的不同类型细胞以及观察 Clara 细胞胞质的改变时，则需约 1 μm 的塑料或环氧树脂切片；而要观察 I 型肺泡上皮细胞或毛细血管内皮细胞的退行性改变或坏死则需要透射电子显微镜（transmission electron microscopy，TEM）。

此外，免疫组织化学、原位杂交和流式细胞分析等方法也广泛应用于呼吸毒理学的研究中，这些方法对确定肺组织中某些酶的解剖定位、对特殊的基因表达产物的研究以及对肺部细胞群的分离和鉴别均有重要的意义。欲进一步了解请参阅这些方面的相关专著和文献。

二、支气管肺泡灌洗

（一）概念及用途

支气管肺泡灌洗（bronchoalveolar lavage，BAL）是用等渗的盐溶液冲洗和灌注气管和肺泡区表面的过程，是一种采集支气管和肺泡表面脱落细胞和液体的方法。通过对支气管肺泡灌洗液（bronchoalveolar lavage fluids，BALF）细胞组成和功能特点以及生化参数的分析，可以对支气管肺泡区的疾病存在及变化情况进行了解和判断，以估计疾病的进展情况并判断预后、阐明机制。

（二）方法简介

BAL 可以在体内或离体的肺内进行。对于小动物如大、小鼠，可以对全肺进行多次灌注，将几次的灌注液混合用于分析。对于大动物或人，可用气管镜对某一个肺叶进行灌洗，灌洗液以密闭导管引出。如要获得大量的细胞,必须反复灌洗,同时要避免灌洗液中可能含有的钙、镁离子。

（三）支气管肺泡灌洗液分析

BALF分析包括细胞成分分析和液性成分分析。

1. 细胞成分分析　对BALF细胞成分的分析主要是分析巨噬细胞、单核细胞(及其吞噬能力)、多核白细胞以及淋巴细胞。在正常实验动物的BALF中,巨噬细胞占95%~100%;淋巴细胞在大动物(包括人体)中仅占较少成分,在啮齿类实验动物的BALF中很少发现;嗜中性多核白细胞与炎症反应过程有关,而在正常肺脏中很难发现。在人类正常BALF标本中,细胞总数一般为$(5 \sim 10) \times 10^6/ml$,其中肺泡巨噬细胞约占85%,中性粒细胞<2%,嗜酸性粒细胞<1%,淋巴细胞<12%,其中T淋巴细胞约占67%,T淋巴细胞亚群中CD4/CD8<1.7。一般认为,BALF中细胞总数增加,中性粒细胞增多是肺泡炎的标志。

2. 液性成分分析　主要是分析其蛋白质成分。正常动物BALF中只有少量的蛋白(主要是白蛋白)和低水平的酶活性(如β-葡萄糖醛酸糖苷酶、酸性磷酸酶、乳酸脱氢酶)。当呼吸系统表皮和(或)内皮细胞膜损伤时,导致血清流入呼吸道,蛋白增加。受损时巨噬细胞释放溶酶体酶、酸性磷酸酶和β-葡萄糖醛酸糖苷酶,使其含量增加;如果呼吸系统吸入的是不溶性的颗粒,则巨噬细胞被活化,细胞膜吞噬不溶性颗粒,释放活性氧和细胞因子等。BALF中部分蛋白成分升高或活性增强的病理学意义列于表20-9。

表 20-9　BALF 中部分蛋白成分变化及其病理学意义

蛋白成分	病理学意义
乳酸脱氢酶(LDH)活性升高	肺细胞生物膜通透性或结构损伤
碱性磷酸酶(ALP)活性增加	Ⅱ型肺泡上皮细胞膜损伤
酸性磷酸酶(ACP)和N-乙酰-β-D氨基葡糖苷酶(NAG)活性增加	肺吞噬细胞活力加强或结构受损
血管紧张素转换酶(ACE)活性升高	肺毛细血管内皮受损
白蛋白(Alb)、N-乙酰神经氨酸(NANA)含量升高	肺泡-毛细血管屏障受损
前胶原Ⅲ肽、纤维连接蛋白和羟脯氨酸含量增加	早期肺纤维化

（四）支气管肺泡灌洗的优缺点

1. 优点

（1）可以直接应用于人体,比较正常志愿者和患者(中毒者)的数据。

（2）能检测到机体吸入毒物早期细胞和生化学的改变,与传统的非定量的形态测定法相比,BAL是对肺脏的定量测定。

（3）由于BAL主要作用在支气管和肺泡的表面,不会引起呼吸道的局部损伤,其所反映的是支气管肺泡部位的所有炎性改变。

（4）BAL为探讨肺部的疾病发生、发展以及机制的研究提供了一些新的思路。

2. 缺点

（1）BAL在人类不能作为常规手段来使用。

（2）某些测定参数的增加或减少有时还不能真正从毒理学理论上作出明确的解释,比如有时不能解释肺脏的正常防御和修复与严重的直接损伤反应之间的区别。

三、体外试验

体外试验多用于研究肺损伤的机制,以下系统比较常用。

1. 肺灌流　可分为离体肺灌流(isolated perfused lung,IPL)和原位肺灌流(in situ perfused lung)两种方式。前者是将肺切下移出体外灌流,后者是将肺保留在胸腔内灌流。具体方法是通过肺动脉向肺灌流血液或血液替代物,同时肺主动通气(通过正压作用产生节律性充气-放气循环)或被动通气(将肺悬挂在一个"人造胸廓"中,产生负压),毒物可以加到灌流液或吸入气中,对灌流液反复采样可检测毒物在肺中的代谢率或肺的代谢活动。

2. 肺切片与肺的显微解剖　肺切片(lung slices)是将呼吸道或肺实质切片以检测肺的生化或形态学改变。这种方法不受因肺内细胞迁移所带来的一些变化的干扰。如果肺是首次用琼脂充满,则在这样的肺切片中的肺泡处于开放状态,以这种方式制备的肺切片可以存活几周,从而可以方便地进行毒物对肺引起的慢性损伤的进展情况。

肺的显微解剖(lung microdissection)是利用显微解剖方法从肺组织中剥离小支气管和终末细支气管,以保持气道的独立,然后通过形态学方法和生化方法研究毒物对小气道细胞的影响。

3. 离体细胞培养　细胞培养技术在呼吸毒理学中被广泛地应用,目前已经分离出了许多种类型的肺原代细胞。肺巨噬细胞很容易从人或动物支气管肺泡灌洗液中得到,可在体外检测其功能。肺经消化可分离得到Ⅱ型肺泡上皮细胞,直接分离Ⅰ型肺泡上皮细胞也已经成功。现已有分离培养Clara细胞和神经上皮细胞的系统,而且还建立了许多来源于人或动物的肺正常细胞或肿瘤细胞的细胞系用于呼吸毒理学的研究。大鼠、豚鼠、家兔和仓鼠以及人的呼吸道上皮细胞的原代细胞培养方法也已经建立,被广泛地应用于呼吸毒理学的研究领域。

上述研究方法只是传统常用的方法,随着科技的进步和细胞生物学、分子生物学等相关学科的发展,近年来在呼吸毒理学体外研究领域发展了两个比较先进的技术,一是整合离散多重器官细胞共培养技术(integrate discrete multiple organ coculture,IDMOC),另外一个是微流体芯片肺技术(microfluidic lung-on-a-chip)。前者模仿体内条件下呼吸系统为多细胞受到肺毒物的作用,实际将不同原代或细胞系在特殊的培养板上进行共培养,观察不同细胞相互作用下的毒效应情况,有时也将不同器官来源的细胞(如具有代谢作用的肝细胞)与肺细胞进行共培养,观察代谢对肺细胞毒性的影响。后者是模拟活体条件下具有呼吸功能的三维微芯片肺模型。此芯片肺模型一般有两层细胞,内层一般为肺泡上皮细胞,外围一般为血管内皮细胞。气体流经肺上皮细胞,而富含养分的培养基以微流体形式通过毛细管系统作用于血管内皮细胞,并产生机械牵引力,此系统模拟人体呼吸和血流状态,用于模拟整体状态下呼吸毒物对呼吸系统的作用。上述方法在相关文献和书籍均有详细报道,在呼吸毒理学研究中已得到很好的应用。

(李百祥)

思考题

1. 试述呼吸系统的结构和功能与呼吸毒物产生毒性的关系。

2. 试述呼吸系统常见细胞及在呼吸毒理学中的作用。

3. 试述呼吸系统对外源化学物的毒性反应。

4. 试述肺损伤的机制。

5. 试述呼吸毒理学研究中整体试验研究的设计要点。

第二十一章

肝脏毒理学

第一节　概述

肝脏毒理学(hepatotoxicology)是靶器官毒理学的一个重要研究领域,它是利用毒理学的基本原理和方法,研究外源有害因素对肝脏的损害作用及其机制,以及健康损害的诊断、治疗和预防的科学。为了区别于生物性病原体(如病毒、溶组织性阿米巴滋养体等)所致的肝疾病,通常将外源化学物引起的各种急慢性肝损伤统称为"化学性肝损害"(chemically induced liver injury)。

一、研究化学性肝损伤的意义

肝脏(liver)是一个与机体血液循环系统紧密相连并被血液充盈的器官。由于肝脏在机体内处于特殊的解剖位置,同时又具有特殊的组织结构与生理生化功能,肝脏最容易作为外源化学物的毒作用靶器官。肝脏拥有门静脉与肝动脉两套入肝血管,可分别接受来自胃肠道静脉血液与体循环的动脉血液,外源化学物无论从何种途径进入机体,最终均可通过血液循环系统迅速达到肝脏,尤其从消化道吸收的化学毒物,在进入体循环之前毒物首先与肝脏接触,因此肝脏不仅是人体营养物质生物转化的重要器官,而且也是化学毒物(包括某些医用药物)代谢与排泄的主要器官。肝脏是化学毒物生物转化的重要场所,在一定的条件下,化学毒物极易对肝脏造成损害作用,特别是经体内代谢增毒的外源化学物经肝脏代谢转化后其有毒代谢产物可首先对肝脏造成损害。另外,由肝脏胆汁排泄的有毒化学物质或代谢产物,亦可通过肝肠循环系统被再次摄入肝脏发挥毒作用。

人类生产与生活环境中,许多外源化学物可导致肝脏的功能障碍,甚至器官衰竭等。因此,研究外源化学物的肝脏毒性,对保护居民健康具有重要的预防医学意义。如一种工业化学物(如四氯化碳、溴苯、氯乙烯)被列为肝脏毒物,那么其应用范围或使用量应该受到严格的限制,或警示接触者在使用过程中需通过穿防护工作服及戴口鼻罩以降低暴露强度,并同时致力于寻找更为安全的工业化学替代物。在制药工业中,如一种药物对肝脏具有损害作用,则常常是终止这种药物继续开发的最常见原因之一;此外,在上市后如果发现一种药物具有明显的肝脏毒性也被公认为这个药物应从市场撤回。另外还值得重视的是,目前在药物研发中,从植物中提取的药物越来越多地进入市场,由于这些药物有时是许多种植物提取成分的混合物,研究这些混合物的肝毒性及其机制仍然是个十分艰难的任务。药物的高速度开发与天然产品用作保健品或药物的需求不断增加,早期鉴定这些物质的肝毒性是未来毒理学领域的一个巨大挑战。

二、肝脏生物学特征

（一）肝脏基本结构单位

肝脏是体内实质性器官中供血量最大、物质代谢最旺盛的器官,成人的肝脏重量约占体重的3%左右,肝脏表面覆以致密结缔组织被膜,内含丰富的弹性纤维。人肝血液流入量大约占心脏血液排出量的1/4,其平均血流量大约为每克肝重1 ml/min,肝脏每分钟约有1.5升血液由肝动脉和门静脉流入肝窦,肝动脉与门静脉血流量比率因肝功能状态而存在差异,正常状态情况下一般维持在1∶4左右,这种双重供血系统使得肝脏血液循环丰富,为肝细胞的再生与物质代谢提供了有利的条件。肝组织的基本结构单位存在两种划分概念,即肝小叶(hepatic lobule)与肝腺泡(hepatic acinus)。肝小叶是以末端肝静脉(terminal hepatic venules)即中央静脉(central veins)为中心将肝脏划分为六角形肝小叶单位,在肝小叶的角是汇管区(portal tracts),由门静脉、肝动脉、胆管分支组成。通过门静脉和肝动脉进入汇管区的血液在渗透管(penetrating vessels)中混合,再进入血窦(sinusoids),沿着肝实质细胞索渗透,最后流入末端肝小静脉,通过肝静脉流出肝脏。肝小叶可分为三个区即肝小叶中央区、中间带以及门静脉周边区。实际上能较好地表达肝组织功能性单位的概念是肝腺泡。肝腺泡是由门静脉的末端分支和从汇管区扩展来的肝动脉组成。肝腺泡有三个带,最接近血液流入的区域为Ⅰ带,接近末端肝静脉的区域为Ⅲ带,Ⅰ带与Ⅲ带之间为Ⅱ带。虽然肝腺泡的概念有实用性,但肝小叶依然可用来描述肝实质细胞的病理学损伤。肝腺泡的三个区带大体上与肝小叶的三个区一致。

（二）肝脏细胞的组成

肝脏细胞一般分为肝实质性细胞(parenchyma cells)即肝细胞(hepatocytes)和非实质性细胞(nonparenchymal cells)两类,前者约占60%,后者约占40%。肝实质性细胞是组成肝脏最主要的细胞,它是一种高分化细胞,功能复杂,在电镜下可观察到多种细胞器和包含物,由于肝细胞是肝脏的主要代谢细胞,因此毒理学实验中常用肝细胞作为研究材料。非实质性细胞包括胆管上皮细胞、肝窦状隙内皮细胞、库普弗细胞(亦称Kupffer细胞)、星形细胞(亦称储脂细胞或称Ito细胞)、窝细胞(亦称pit细胞)等。

肝细胞以中央静脉为轴心呈放射状排列,在肝组织切片上呈索状称为肝细胞索。肝窦状隙是肝细胞索之间的通道,它的功能是对通往终末肝静脉的血液进行渗透性过滤,窦状隙比正常毛细血管大且不规则,窦状隙主要有3类细胞即内皮细胞(endothelial cells)、库普弗细胞(Kupffer cells)、星状细胞(stellate cells)。此外,还有罕见的pit细胞即具有自然杀伤活动的肝淋巴细胞。肝窦状隙内皮细胞和肝细胞相邻,被膜状的基质分开,而这样的膜性基质和一般的基质膜的电子密度不同。然而,这些内皮下的细胞外基质对所有肝细胞的正常功能十分重要。内皮细胞通过载脂蛋白E受体清除脂蛋白,或通过高密度脂蛋白受体清除变性蛋白和晚期糖化终极产物。肝内皮细胞也可以分泌细胞激素、前列腺素样物质、氮氧化物及内皮素等,并表达细胞表面的细胞间黏附分子-1(ICAM-1)和血管细胞黏附分子-1(VCAM-1)。Kupffer细胞位于肝血窦的内腔,是肝脏的定居巨噬细胞,约占体内巨噬细胞总量的80%,其主要功能是摄取和降解颗粒物质,合成和分泌细胞因子与类花生酸(eicosanoids)等,并作为抗原提呈细胞参与免疫调节作用。肝脏星状细胞定位于肝窦状隙上皮细胞与肝实质细胞之间,它是体内维生素 A 储存的主要位点,同时也是合成与分泌胶原蛋白和其他细胞外基质蛋白的主要细胞。

(三)肝脏生理生化功能

肝脏是一个具有众多生理生化功能的实质性器官,它承担着人类机体的胆汁分泌与排泄、营养物质代谢、蛋白质与能量合成、外源化学毒物生物转化、凝血与免疫等多项功能。胆汁是一种含有胆汁酸、谷胱甘肽、磷脂、胆固醇、胆红素以及有机阴离子、蛋白质、金属离子等成分的黄色液体。胆汁分泌是肝脏的一种特殊生物学功能,适当的胆汁形成对机体从小肠摄取脂类营养物、保护小肠免受氧化性损伤、排泄内源性与外源性化学物是必不可少的。肝细胞通过胆汁分泌过程将胆汁酸、谷胱甘肽和其他物质包括外源化学物及其代谢产物排到胆小管内,使水和电解质通过细胞连接间质和肝细胞上皮进行被动转运。胆小管腔是由相邻肝细胞质膜间特定区域所形成的空间,它与窦状隙中的物质相隔离,形成一个只有水、电解质、较小有机阳离子才能通过的屏障。在生理条件下,肝细胞的紧密连接一般不允许有机阴离子通过,但允许高浓度胆汁酸、谷胱甘肽、双葡糖苷酸(bilirubin-diglu-curonide)以及胆汁中的其他有机阴离子通过。胆汁在进入十二指肠前可贮存于胆囊并可在胆囊中浓缩,但胆囊对于生物机体并非必不可少,有些动物如马、大鼠等动物没有胆囊。

肝脏不但作为消化腺分泌胆汁促进肠道脂肪或脂类物质的消化与吸收,同时也具其他许多生化功能,它能合成清蛋白、纤维蛋白原、凝血酶原、纤维蛋白原以及多种载脂蛋白等,释放入血液,影响和调节机体的各种生理活动。它是体内最大的物质与能量代谢器官,体内糖、脂类、蛋白质、维生素、激素等物质的生物转化主要在肝脏,由于肝脏富含多种物质代谢转化酶,故能参与许多外源化学物包括营养物质、药物与化学毒物的氧化、还原、水解与结合反应过程。肝内有极其丰富的血窦,是人体内最大的贮血器官之一,血窦内含大量的巨噬细胞,能吞噬和清除血液中的异物。另外,肝脏还具有一定自我保护功能,包括免疫防御功能和解毒功能,如肝窦状隙壁上的库普弗细胞是一种特定的巨噬细胞,能吞噬从肠道来的各种有害异物,防止异物进入体循环。肝脏是一个含生物转化酶类最多的器官,许多外源化学物可进入肝脏进行代谢解毒,例如,乙醇在体内大部分(约 90%~95%)被肝细胞中的乙醇脱氢酶氧化为乙醛,再氧化为乙酸后进入三羧酸循环被进一步氧化成二氧化碳和水而排出体外。另外,肝脏还可在某些重金属(如镉)的诱导下合成金属硫蛋白,后者可与重金属离子结合以减轻重金属离子的全身毒作用。但值得提出的是,有些外源化学物可在肝脏中可被代谢转化为毒性更大的代谢产物,如苯并(a)芘、对氧磷、氯乙烯等。

三、肝脏毒物分类

在人类生产生活环境中,许多外源化学物包括工业毒物、环境污染物、医用药物、农用化学品、食品添加剂等在一定暴露剂量水平可能对肝脏造成损害作用。凡是能引起肝脏损害的外源化学物质均可称肝毒物(hepatotoxicants)。肝毒物的种类繁多,一般根据机体体质对肝毒物的毒性反应类型可将肝毒物分为体质依赖性肝毒物和真性肝毒物。

（一）体质依赖性肝毒物

外源化学物诱导的特异体质性肝损伤是十分罕见的和不可预测的,但其损害程度有时相当严重。体质依赖性肝毒物(idiosyncratic hepatotoxicants)是指能对存在某种遗传异常因素或处于某种特殊生理生化过程或状态的机体产生肝脏损害的化学物质。根据肝损伤发生的机制,又可分为免疫介导的特异体质肝毒物和非免疫介导的特异体质肝毒物。前者由过敏反应机制引起肝毒性,如氟烷、呋喃咀啶、苯妥英与天尼酸等;后者由具有遗传多态性生物机体的代谢异常引起肝毒性,如胺碘酮、双硫仑、异烟肼、酮康唑、利福平、曲格列酮、戊丙酸等。例如有人研究发现,谷胱甘肽转移酶可以催化谷胱甘肽与抗结核药异烟肼代谢产物的结合解毒,当患者缺乏肝脏谷胱甘肽转移酶 M1 与 T1 时,异烟肼的肝细胞毒性显著增加。

（二）真性肝毒物

真性肝毒物与体质依赖性肝毒物不同,在接触人群中常见,肝脏损害程度一般有剂量-效应或剂量-反应关系即具有剂量依存性,潜伏期短,造成的肝损害能在动物试验模型中复制,根据真性肝毒物的毒作用机制,可分为直接肝毒物和间接肝毒物。直接肝毒物(direct hepatotoxicants)是指直接作用于肝细胞膜或细胞器膜或生物大分子的化学毒物,这类肝毒物导致膜脂质过氧化、膜蛋白质变性,使膜结构破坏,最后肝细胞死亡。这类肝毒物有四氯化碳、三氯甲烷、四溴化碳、碘仿等,如四氯化碳,可直接引起细胞膜及内质网等细胞器发生脂质过氧化、蛋白变性、细胞膜或亚细胞结构如线粒体膜的结构破坏,进一步引起细胞内各种代谢紊乱,最后导致肝细胞坏死。间接肝毒物(indirect hepatotoxicants)指进入肝细胞内具有干扰细胞酶活性从而导致细胞内物质代谢紊乱的化学毒物或指经代谢转化后其代谢产物能与细胞内生物大分子结合,使细胞功能发生改变的化学毒物。例如,乙硫氨酸等肝毒物可通过抑制脂蛋白合成酶从而减少脂蛋白的合成,使甘油三酯不能从肝细胞排出,导致肝组织脂肪变性;又如黄曲霉毒素经生物转化后的代谢产物能与肝细胞内 DNA 发生共价结合,可诱发肝细胞癌变。大多数间接肝毒物都具有细胞毒性,但有的间接肝毒物如同化胆固醇、避孕药等并不直接损害肝细胞,但可选择性地干扰胆汁的排出,引起胆汁淤积。另外,还可根据肝毒物的化学性质分为无机肝毒物和有机肝毒物两类,前者有砷、铬、镉、汞、铅、铍、锰、铜、锑以及四氯化碳等,后者有天然生物毒素如黄曲霉毒素、葚孢菌素、细菌内毒素与外毒素以及毒蕈毒素等和人工合成的医用有机药物与化学物如氯丙嗪、保太松、氟烷、卤代烷类、硝基烷、酚、偶氮化合物等。

第二节　外源化学物对肝脏的损害作用及其机制

外源化学物对肝脏的损害反应依赖于肝毒物的理化性质、暴露浓度与持续时间、机体遗传多态性、肝功能状态以及所损害的肝细胞类型等。轻微肝损害可能仅引起可逆性的细胞功能障碍,但是对乙酰氨基酚或四氯化碳的急性中毒可引起肝实质细胞的坏死。化学性肝损伤按其损伤发生的快慢可分为急性肝损伤与慢性肝损伤。急性肝损伤(acute liver injury)一般是机体短期接触较大剂量肝毒物或肝脏功能不全及肝脏功能异常时接触某种肝毒物引起,其病理改变常见于肝细胞坏死、脂肪变性、胆汁淤积等。慢性肝损伤(chronic liver injury)可因长期接触低剂量肝毒物引起,也可由一

次急性肝细胞损伤引起的后遗症,病理改变包括肝脏的纤维化、硬变、癌变等。外源化学物对肝脏损害的常见类型有:

一、肝细胞死亡

根据细胞形态学特点,外源化学物引起肝细胞死亡(hepatocyte death)有两种模式,即细胞坏死与细胞凋亡。细胞坏死(necrosis)是一种细胞的被动病死过程,可把它描述为"细胞他杀",即直接由外源化学物或其他外来因素引起的细胞死亡,其细胞形态学主要表现为细胞肿胀、细胞内容物泄漏、细胞核溶解、线粒体肿胀、胞浆出现空泡、细胞膜破裂,并伴有炎症细胞汇集等。肝细胞坏死可涉及大量的肝实质性细胞与非实质性细胞,一般由急性暴露有毒化学物质或其他创伤性情况(如局部缺血)引起。肝细胞进行性的肿胀坏死过程可通过测定坏死细胞所释放入血液的肝脏特异酶如丙氨酸氨基转移酶(alanine aminotransferase,ALT)与天冬氨酸氨基转移酶(aspartate aminotransferase,AST)或通过肝组织病理学检验来评价。相反,细胞凋亡(apoptosis)是机体为了维持自身组织中细胞生成与消亡的平衡,所出现的一种细胞基因指导下的主动自我消亡过程,即通过细胞自身基因控制,自动有序地清除生理上一些不需要的细胞如衰老的或受损的细胞,亦称程序性细胞死亡(programmed cell death),其细胞形态学主要表现为细胞收缩、染色质浓缩、细胞核片段化、凋亡小体形成,但一般没有炎症反应。但是,如果肝细胞凋亡率过度地增加,凋亡程序无法完成,在这种情况下,细胞将伴有膜电位崩溃、细胞肿胀、细胞内容物释放等,即细胞出现继发性坏死(secondary necrosis)。细胞肿胀性坏死与继发性坏死基本差别是,在继发性坏死过程中,许多凋亡细胞仍然可由形态学来识别,许多凋亡特征(如各种caspase蛋白活化)依然存在,并可被有效的广谱caspase拮抗剂完全抑制,肿胀性坏死则不涉及相关的caspase活化,也不能被caspase拮抗剂抑制。

化学毒物引起肝细胞死亡的可能机制有:①启动细胞凋亡过程中的信号传递系统,外源化学物可通过影响细胞表面凋亡受体Fas或TNF-α,导致死亡诱导信号复合物(death-inducing signaling complex,DISC)的形成,启动细胞凋亡过程;或者外源化学物也可通过细胞毒性应激或DNA损伤活化肿瘤抑制因子p53,导致促凋亡蛋白Bcl-2家族成员如Bax的形成,继之诱导线粒体内膜凋亡相关蛋白细胞色素C、核酸内切酶G、凋亡诱导因子(AIF)的释放,从而启动细胞凋亡。如微囊藻素(microcystin)、半乳糖胺(galactosamine)、四氯化碳等肝毒物在体内外试验中明显观察到线粒体依赖性的细胞凋亡。②干扰肝细胞呼吸链中酶蛋白的合成,由于肝脏线粒体DNA(mtDNA)编码电子传递链所需的酶蛋白,化学毒物如乙肝治疗药物非阿尿苷(fialuridine)可插入mtDNA链中,使其错误编码呼吸链中酶蛋白,或终止其酶蛋白合成,导致肝细胞呼吸链中酶蛋白的合成发生障碍,肝细胞内呼吸停止,细胞死亡。③损害细胞骨架(cytoskeleton)导致肝细胞死亡,细胞骨架主要由微管、微丝以及中间丝组成。它们在维持细胞形态、物质运输、信号转导、能量转换及细胞运动和分裂等过程中发挥着重要的作用。其中由肌动蛋白组成的微丝是细胞中含量最丰富的一种蛋白复合体,它以解聚时的球状肌动蛋白(G-actin)或聚合时的纤丝状肌动蛋白(F-actin)形式存在,细胞正常时肌动蛋白两种形态的转换处于动态平衡,共同行使细胞的胞质分裂、变形运动、基质附着和胞间连接等多项生物学功能。因此,微丝结构的改变是反映外源化学毒物破坏细胞骨架的常用指标。例如毒伞素(phalloidin)和微囊藻毒素可以破坏肝细胞骨架的完整性,目前可用荧光标记法检测这些生物毒素对细胞骨架的影响。④肝细胞膜脂质过氧化,如 CCl_4 等化学毒物在细胞色素 P450 系统作用下,产生三氯甲烷自由基,后者可使细胞质膜或亚细胞结构膜脂质发生过氧化,破坏细胞质膜或线粒体膜的稳定性,使钙稳态失调,最终导致肝细胞死亡。⑤通过消耗谷胱甘肽(glutathione,GSH)损伤肝细胞,GSH 是一种具有重要解毒功能的三肽物质,与化学毒物或其代谢产物相结合,形成硫醚氨酸,经胆汁或尿液排出。GSH 还可参与消除游离自由基作用。化学毒物如 CCl_4 染毒,引起 GSH 急剧耗竭,导致毒物中间代谢产物与生物大分子发生共价结合,造成肝细胞死亡。⑥毒物及其代谢产物与生物大分子发生结合,如 CCl_4 体内产生的三氯甲烷自由基可与生物大分子如蛋白质和不饱和脂质发生共价结合,使生物大分子功能丧失,导致细胞死亡。

二、胆汁淤积

胆汁淤积(cholestasis)主要由胆汁分泌损害与胆汁流动障碍引起。人类急性或慢性暴露某些外源化学毒物可引起胆汁淤积,病理生理学上常常表现为胆汁流形成障碍,胆汁分泌与排泄受阻。胆汁中的正常成分如胆盐和胆红素在血清中含量增加,当胆红素在胆道中排泄发生障碍时,胆红素在皮肤和眼睛中沉积,产生黄疸,同时胆红素可从尿液中排出,使尿液呈黄色或深褐色。临床上,有时由于病人使用某些化学药物出现的黄疸,要比肝脏特异性转氨酶轻微增加更能反映肝功能的损害。胆汁淤积也常常出现肝脏超微结构的改变,如胆小管的肿胀、胆管与胆小管中胆栓(bile plugs)的形成等,当胆汁淤积损害肝实质时,可伴有肝细胞肿胀、肝细胞死亡和炎症。导致胆汁淤积的常见化学物质有医用药物如利福平、氯丙嗪、环孢素 A(cyclosporin A)、1,1-二氯乙烯(1,1-Dichloroethylene)、雌激素(estrogens)等和天然生物毒素如鬼笔环肽(phalloidin)、微囊藻素(microcystin)以及某些合成化学物如 α-萘基异硫氰酸盐等。药物磺溴酞钠(bromsulphalein,BSP)可常用于评价胆道排泄功能。

化学物质所致胆汁淤积的可能机制主要有:①损伤肝细胞膜的功能,如慢性给予雌激素,可使乙酰辅酶 A-胆固醇酰基转移酶活性升高,导致细胞质膜胆固醇酯的堆积,影响肝窦状隙膜的流动性与 Na^+/K^+-ATP 酶活性降低,使胆汁流发生障碍,胆小管分泌减少。②损害肝细胞基底侧膜与胆小管膜的转运系统功能,胆汁酸盐输出泵(bile salt export pump,BSEP)障碍是导致胆汁淤积的常见原因之一。如四氯化碳导致胆汁淤积的机制是干扰胆汁酸转运蛋白的调控,即引起牛磺胆酸钠协同转运多肽(sodium taurocholate co-transporting polypeptide,Ntcp)和有机阴离子转运多肽(organic anion transporting polypeptides,Oatp)下调,导致胆汁酸转运障碍。又如抗结核药利福平、内皮素拮抗剂波生坦(bosentan)、降糖药曲格列酮(troglitazone)可通过直接抑制胆汁酸盐输出泵导致胆汁淤积。③肝内胆管损害导致胆汁淤积,这种情况常称为胆管损害型胆汁淤积(cholangiodestructive cholestasis),当给予单次剂量的某些化学物质时可诱导原发性胆管损害包括胆管上皮细胞肿胀、管腔内出现受损细胞碎片、汇管区炎症性细胞浸润等。慢性长期暴露某些化学毒物亦可导致胆管内皮细胞增生与纤维化,后者类似原发性胆汁性肝硬化(primary biliary cirrhosis,PBC),同时可由于胆管壁上皮细胞增生,胆道阻塞,导致胆汁流障碍,发生胆汁淤积,如用 α-萘基异硫氰酸盐(ANIT)处理的大鼠,可导致胆管上皮细胞增生,继之发生持续性的胆管阻塞,导致胆汁淤积。肝内胆管损害常用的生化指标是定位于胆道的血清酶活性显著增加,尤其是碱性磷酸酶。另外,在患有毛细胆管胆汁淤积的病人中还可观察到血清胆酸与胆红素增加。许多药物也可引起具有 PBC 特性的持久性胆汁淤积,但是,仅有罕见的病例中将会出现胆道永久性损害或胆道甚至消失,即表现为消失性胆道综合征(vanishing bile duct syndrome),这种情况常常见于接受抗生素、合成胆固醇、避孕药或抗镇静药酰基咪嗪治疗的病人。④化学毒物及其代谢产物在胆管内沉淀,胆栓形成,阻塞胆管,胆汁排泄障碍,也可导致胆汁淤积。⑤化学毒物影响肝细胞核受体的调节,在生理学上,胆汁酸的体内平衡是由肠肝核因子法尼醇 X 受体(farnesol X receptor,FXR)、肝 X 受体(liver X receptor,LXR)与孕烷 X 受体(pregnane X receptor,PXR)等来维持,其中 FXR 是一个重要的核受体,其活性与胆汁淤积形成过程密切相关。

三、肝窦状隙损害

窦状隙(sinusoidal)是肝窦内皮细胞与肝实质细胞之间的狭小间隙,亦称 Disse 间隙,实际上是一种伴有许多膜孔并具有高度通透性的特殊毛细血管组成,它是肝脏血流与肝实质细胞之间进行代谢物质交换的场所。肝窦细胞(hepatic sinusoidal cells)主要由 4 种不同的细胞群构成,即肝窦内皮细胞、库普弗细胞、星状细胞及隐窝细胞,其中肝窦内皮细胞是肝窦细胞的主要细胞群(约占 50% 以上),由肝窦内皮细胞构成的肝窦壁是全身毛细血管壁中唯一缺乏基膜的毛细血管窗孔。肝窦内皮细胞在调节肝窦血流与周围组织的物质交换方面起着主要的中枢作用,因此肝窦内皮细胞对于维持正常的肝功能起十分重要的作用。窦状隙的内腔阻塞或扩张以及肝窦内皮细胞壁的进行性损害均可影响窦状隙功能的完整性。当肝脏血液的流出被阻断时,窦状隙就会扩张,窦状隙广泛性阻塞的结局是红细胞驻留、肝脏充血。暴露某些药物如合成类固醇类(anabolic steroids)、达那唑(danazol)、硫唑嘌呤等可以使肝窦扩张;有些植物毒素如吡咯联啶生物碱(pyrrolizidine alkaloid)以及某些化学物如氯乙烯、砷制剂等可对窦状隙上皮细胞壁产生进行性损害,导致窦状隙内皮间隙的屏障功能丧失。使血液充满肝窦间隙,出现肝紫癜(peliosis hepatis)。肝紫癜是一种罕见的原发性窦状隙扩张疾病,它与合成类固醇、药物达那咗等化学物的暴露有关。当肝窦壁扩张到血液红细胞在窗孔内受阻的程度,窦状隙内腔(即 Disse 间隙)发生阻塞。外源化学物可直接损害肝窦内皮细胞,如在暴露对乙酰氨基酚与内毒素后可引起窦状隙内皮细胞裂隙与损伤,内皮细胞损伤常伴有细胞内谷胱甘肽的耗竭。窦状隙内皮细胞损伤的后果使其屏障功能丧失,肝内伴有大量血液沉积物,导致低血容量性休克(hypovolemic shock),微囊藻素处理啮齿类动物后几小时内出现这种作用。窦状隙内皮细胞壁进行性损坏可导致屏障功能完整性的裂隙或破裂,并伴有红细胞的截留。窦状隙的损坏被认为是静脉血管闭塞性疾患(veno-occlusive disease)的早期结构改变。

四、脂肪肝

脂肪肝(fatty liver)亦称肝脂肪变性(hepatic steatosis),是指肝细胞内的脂滴或脂肪颗粒(lipid droplets)在细胞质中的蓄积,肝脂肪变性可分为原发性脂肪变性与继发性脂肪变性,前者常常可在具有代谢综合征的病人中观察到,如肥胖症、糖尿病、高甘油三酯血症和胰岛素抵抗等病人,后者是由外源性有害因素如乙醇、化学药物等引起,肝脂肪变性也可伴有肝细胞坏死、炎症反应与纤维化等。因此,肝脂肪变性也是机体暴露外源化学物后的一种常见肝脏毒性反应。当肝脏受到某些化学毒物作用后,肝脏发生脂肪代谢障碍,肝内脂肪含量增加与蓄积。从生物化学角度上讲,脂肪肝是指肝脏的脂质(主要是甘油三酯)明显超过正常人肝脏脂质的含量,在普通情况下,正常人的肝脏脂质小于肝脏重量的5%。在标准的石蜡包埋的肝组织切片中,光镜下检查可发现含有过多脂肪的肝细胞,细胞内脂肪以脂滴的形式在细胞质中呈多个圆形囊泡,细胞核被挤向细胞膜边缘。根据肝细胞中脂肪囊泡大小可将脂肪变性分为两类:一类是小泡性脂肪变性,在细胞质中充满微小脂滴,细胞核不受挤压;另一类是大泡性脂肪变性,细胞质中的脂滴较大,细胞核常被脂滴推向一侧。要确定脂肪囊泡的含量需使用冰冻切片和特殊染色剂来鉴别。脂肪变性病理学损伤具有多样化,有的化学药物如抗癫痫药物丙戊酸(valproic acid)、吡咯芬(pirprofen)与抗病毒药非阿尿苷(fialuridine)等可引起严重的脂肪变性,并可产生肝细胞坏死;有的化学毒物如乙硫氨酸(ethionine)、嘌呤霉素(puromycin)和放线菌酮(cycloheximide)等生物毒素诱导的脂肪变性一般是可逆的,对肝细胞不产生致死性损害。

一般来说,肝脏脂肪变性最常见的原因是饮食过量或静态生活方式或生理生化功能异常引起。除此之外,暴露许多外源肝脏毒物如四氯化碳与某些化学药物亦可导致肝脂肪变性,其中引起严重脂肪变性的化学药物有丙戊酸与非阿尿苷等。到目前为止,乙醇是导致人类或实验动物脂肪变性最受关注的化学物质。在通常情况下,药物诱导的肝脂肪变性是可逆的,不会导致肝细胞死亡,如代谢抑制剂药物乙硫氨酸、嘌呤霉素、放线菌酮等引起的肝脏脂肪变性。虽然单一轻微脂肪变性不会导致肝细胞死亡,但它可以发展成为脂肪性肝炎(steatohepatitis),后者可进一步使肝组织纤维化,甚至引起肝细胞癌,从而造成严重肝损伤。具有脂肪变性的肝脏对其他外源性肝毒物的毒性损害更为敏感。

化学毒物引起脂肪肝或肝脂肪变性的可能机制有:①肝外游离脂肪酸入肝内过多,如DDT、尼古丁、肼类等化学毒物可通过刺激垂体-肾上腺,导致脂肪组织释放游离脂肪酸过多地进入肝脏;②肝细胞线粒体损伤导致肝内脂肪酸氧化减少,许多肝毒物如CCl_4、乙醇、丙戊酸钠等可通过损害线粒体膜,使线粒体肿胀,导致脂肪酸β-氧化障碍,在线粒体未被氧化的脂肪酸可酯化为甘油三酯,并以脂质小滴形式堆积于肝细胞质中;③甘油三酯合成增加,如异丙嗪、巴比妥类药物引起的脂肪变性等;④运脂蛋白合成减少,如四环素、甲氨蝶呤等能抑制运脂蛋白的合成,从而使甘油三酯从肝细胞排出减少,导致脂肪变性;⑤肝细胞线粒体DNA损伤,导致线粒体电子呼吸链复合体酶合成障碍,氧化磷酸化解偶联,ATP合成减少,有的化学物如乙硫氨酸则可竞争地与ATP发生共价结合,使ATP耗竭,影响甘油三酯氧化与转运过程,使甘油三酯蓄积于肝脏;⑥谷胱甘肽(GSH)的耗竭导致肝脂肪变性,GSH是肝细胞内含量十分丰富的非蛋白硫醇,它通过直接清除自由基或作为一种抗氧化酶辅因子发挥抗氧化作用,有的外源化学物可通过耗竭GSH或降低GSH转运蛋白的活性,引起胆固醇在线粒体内膜的蓄积,可进一步形成脂肪肝,例如乙醇诱导的肝损伤;⑦脂肪酸的代谢障碍,脂肪酸主要通过细胞线粒体与过氧化物体β-氧化进行代谢,外源化学物(如乙醇)可影响脂肪酸的代谢,导致肝内脂肪酸增多,后者不但可直接活化线粒体与溶酶体凋亡途径引起肝细胞死亡,而且过多的脂肪酸可进一步干扰脂质代谢,未代谢的脂肪酸被酯化为甘油三酯,并以脂质小滴形式堆积于肝细胞质中,引起肝脂肪变性。

五、肝纤维化与肝硬化

化学物质引起的肝纤维化(hepatic fibrosis)主要发生于慢性肝脏损害,常常表现为过量的纤维组织堆积,特别是纤维形成的 I 与 III 型胶原增多,而血浆膜 IV 型胶原降低。纤维化可以发展到中央静脉、汇管区或 Disse 间隙中间。细胞外过多基质蛋白的沉积以及肝窦内皮细胞膜孔(fenestrae)与肝细胞微绒毛(hepatocyte microvilli)的损害限制了肝细胞与窦状隙血液之间营养物质与废物交换。胶原的不断沉积可破坏肝组织结构,当纤维瘢痕将剩余的肝组织分隔成多个再生肝细胞结节时,纤维化可进一步发展成肝硬化(cirrhosis),最后导致肝脏必需的功能容量降低。肝硬化是慢性进行性肝损伤的最后阶段,常常具有致命性和不可逆性。胆道阻塞,特别是酒精性与非酒精性脂肪性肝炎(steatohepatitis)是肝纤维化的发展病理基础。另外,人类或实验动物慢性反复接触化学药物或化学毒物如乙醇、重金属、四氯化碳、硫代乙酰胺、二甲基亚硝胺、黄曲霉毒素等化学物质均可导致肝脏纤维化。窦间隙纤维化使物质从窦状隙扩散受到限制。化学性肝毒物的反复作用可导致纤维瘢痕代替受损的肝细胞。由于纤维蛋白的沉着,纤维瘢痕的连接可破坏肝脏的系统结构与功能。肝硬化一旦发生是不可逆的,严重影响肝细胞生存。引起肝脏纤维化与肝硬化的化学毒物很多,有些已得到流行病学调查证实,如乙醇、DDT、氯仿等。肝纤维化是以过多的结缔组织蓄积为特点,对肝组织结构有严重损害作用。假隔膜与再生结节的形成,可引起血液流向转移,影响营养物质和氧气的正常供给。另外,化学毒物诱导的肝脏纤维化还伴有胆管上皮细胞增生和炎症反应。纤维化发展的动力学过程类似于伤口愈合期的启动,包括局部免疫活性细胞的分化,细胞外基质产生的增加。肝细胞层、肝血窦、门静脉和中心静脉管共同决定正常肝脏的独特结构,在暴露高浓度的化学毒物区域,细胞外基质由较多密集的 I、II、V 型胶原蛋白与纤维连接蛋白(fibronectin)构成,这些细胞外基质成分主要由局部的成纤维细胞产生。在窦状隙周围的 Disse 间隙中,肝脏与血液的许多细胞间交流在此发生,由星形细胞产生的细胞外基质对于纤维化形成是极其重要,其成分类似于基底膜的组成,含有 IV、VI 型胶原蛋白,层粘连蛋白(laminin),纤维连接蛋白(fibronectin)等。

肝脏纤维化的可能机制有:①肝细胞受损后,激活 Ito 细胞,细胞内脂滴减少甚至消失,内质网增多增大,胞内微丝增多,并产生原纤维,在细胞膜下出现平滑肌丝,Ito 细胞变成肌成纤维细胞(myofibroblast),最后成为成纤维细胞,胶原合成增多。在慢性乙醇中毒性肝硬化、四氯化碳中毒肝硬化的实验动物肝内,Ito 细胞 DNA 复制及增殖功能增强,细胞数量增多,肝内纤维增生。所以有人认为 Ito 细胞是一种特殊状态的成纤维细胞,能使肝脏发生纤维增生性病变。②肝星形细胞(hepatic stellate cells,HSC)活化是肝纤维化形成的主要环节,活化的 HSC 所产生的细胞外基质(extracellular matrices,ECM)是形成肝纤维化最终导致肝硬化的病理分子基础。③肝细胞坏死后,细胞被分解、吸收,成纤维细胞增生,合成胶原增多,胶原沉积形成纤维化。

六、特异体质肝损伤

特异体质肝损伤(idiosyncratic Liver Injury)是由于机体存在遗传基因多态性,即某种遗传基因缺失或基因表达产物过少或过多而造成肝脏对某种外源化学物的毒性特别敏感。外源化学物诱导的特异体质肝损伤虽然少见,但它由于不可预测而造成严重肝脏损害具有潜在性。特异体质肝毒性是药物发出警告、限制使用、甚至药物从市场撤回最常见的原因。Kaplowitz 等(2005)国外学者认为一些药物如麻醉药氟烷、抗生素呋喃妥因、抗惊厥药苯妥英等可通过损伤机体免疫系统,引起过敏反应,从而诱发特异体质肝毒性,而另外一些药物如抗结核药异烟肼、抗惊厥药丙戊酸、抗糖尿病药曲格列酮等被认为具有非免疫特异体质肝毒性。另外,中草药制剂与食品补充剂使用者也可观察到特异体质肝毒性,其细胞损伤的机制目前不清楚。许多药物如镇痛剂双氯酚胺等既可引起免疫系统损伤,诱发过敏反应,也可直接引起非免疫性特异质毒性反应。特异体质肝损伤发病率较低,普遍认为使用同样的药物治疗,大约只有 1/10 000 的患者会发生特异质反应。因此,提高个体对某种药物疗效的易感性同时避免特异质反应发生是发病机制研究的重要内容。

实际上,在血浆 ALT 增高的患者中,也只有少部分用药者出现严重肝组织损伤和肝衰竭的情况,如 Mitchell 等(2005)报道使用异烟肼治疗的患者中有 10%～20%出现血浆 ALT 水平增高(血浆 ALT 作为肝细胞毒性的指标),因此,仅仅很小一部分病人出现严重的肝毒性。这种情况提示机体可能存在一个或多个涉及特异体质反应的基因缺失,这些基因能预防药物的细胞应激。最近的研究结果支持这种假设,抗糖尿病药物曲格列酮从市场撤回是由于该药具有特异体质肝毒性,但是,在临床前研究中没有观察到曲格列酮有关的肝毒性,尽管曲格列酮从市场撤回,其肝毒性机制目前还不十分清楚。总的来说,这些研究成果支持个体临床沉默基因缺乏(clinically silent genetic deficiency)可能触发药物肝毒性的观点,药物本身可能只仅仅引起轻微的或临床上沉默的细胞应激。传统毒性研究的假设是通过逐步增加染毒剂量才来检测药物的损害作用,最近的观点认为,这种药物临床前毒性研究的思考模式需要转变。曲格列酮的经验提示,如果这些药物存在临床沉默损害作用的任何证据,在这些研究中包括使用基因缺乏的动物进行试验也许是必要的。除了可能使个体对药物或化学物质代谢诱导的应激更敏感的基因组成以外,至少在实验模型中施加另一种“打击”(如全身性炎症反应)也可对肝毒性的揭示有重要作用。因为特异体质肝毒性对于大多数药物而言是一件罕见的事件,这很可能需要同时把基因缺乏与不利事件结合起来预防在个体身上引发的严重肝损伤。对具有药物特异体质反应的病人进行详细的基因分析将展现另一个前景,即基因表达谱分析可揭示病人肝损伤易感性。

总之,诸多研究结果也提供了毒理学工作者的研究思路,即通过基因表达沉默、构建转基因动物模型等技术,探讨改变机体的个体易感性的可能,使其在服用安全剂量药物或接触允许浓度毒物时避免发生特异质反应。除了个体易感性、接触毒物的量-效关系外,还应重点观察外源化学物在机体内的代谢差异引起的个体化毒性。

七、免疫介导性肝损伤

具有免疫特异体质或遗传易感体质的机体在环境因素(如病毒、生物毒素与化学药物等)诱导下可发生免疫介导肝损伤。免疫介导肝损伤(immune-mediated liver injury)系指发病机制与生物机体自身免疫介导有关的一种肝脏疾病,根据不同的损伤细胞类型可分为自身免疫性肝炎和自身免疫性胆管病,靶细胞分别为肝细胞和胆管上皮细胞。自身免疫性胆管病又分为原发性胆汁性肝硬化、原发性硬化性胆管炎和自身免疫性胆管炎。肝损伤除炎症反应以外,免疫介导反应也可严重损害肝脏。外源化学物如氟烷、替尼酸、双肼屈嗪等,均可通过激活机体免疫系统导致肝损伤。

免疫介导肝损伤的特点有:①仅发生在具有某种特异体质的人或家族;②损害不可预测性;③与环境因素暴露强度无关;④实验动物模型常无法复制;⑤具有免疫异常反应特征等。免疫介导性肝损伤的损伤反应具有启动延迟现象,需要机体反复暴露外源化学物(如药物或毒物)以及需要形成抗药物修饰肝蛋白(drug-modified hepatic proteins)抗体。免疫介导肝损伤实际上是一种免疫介导特异体质肝毒性,其机制目前不十分清楚,目前有两种假说,即半抗原假说和危险假说。半抗原假说(hapten hypothesis)认为外源化学物及其活性代谢产物捆绑到细胞的蛋白分子上,通过抗原提呈细胞(antigen-presenting cells,APCs)摄取这种药物修饰蛋白,然后将其分解为多肽片段,形成 T 细胞的主要组织相容性复合体。其半抗原假说的支持证据是,在氟烷引起的肝炎病人或乙醇、替尼酸、肼屈嗪引起的肝损害患者的血清中可以检测到抗药物修饰蛋白抗体。该假说不能解释其他某些药物,如对乙酰氨基酚虽然能形成活性代谢产物与抗药物修饰蛋白,但不能引发免疫反应,这提示诱导免疫介导肝损伤还可能需要其他活化因子。危险假说(danger hypothesis)认为受损的细胞释放危险信号,后者可以诱导 APCs 的免疫协同因子 B7 基因上调,免疫协同因子 B7 与 T 细胞 CD28 相互作用产生联合刺激信号。肝细胞毒性免疫反应仅仅在用抗原刺激 T 细胞受体并同时有 T 细胞非依赖性联合刺激信号时才发生。当联合刺激信号缺陷时,由药物修饰蛋白衍生的抗原诱导免疫耐受。肝窦状隙内皮细胞和 Kupffer 细胞作为肝脏中的抗原递呈细胞(APCs)发挥作用,同时也可以耐受半抗原诱导的免疫反应。此外,近年来提出了另一个免疫耐受机制,如药物对乙酰氨基酚在导致肝细胞毒性剂量水平引起了脾脏、胸腺和肝淋巴结淋巴细胞的减少和免疫抑制。这些机制可能在大多数人中耐受是对药物诱导的蛋白质修饰似乎缺乏反应的原因。然而,在少数人中这些免疫反应机制的损伤可能使得他们容易遭受免疫介导的肝损伤疾病。

八、肝肿瘤

外源化学物诱导的肝肿瘤(hepatic tumors)包括肝细胞癌、胆管上皮细胞癌与肝血管肉瘤等。肝细胞癌(hepatocellular carcinoma,HCC)是指原发于肝细胞的恶性肿瘤,占原发性肝癌的 90% 以上,其发病率位居世界恶性肿瘤第三位,一般男性多于女性,我国是 HCC 高发地区之一。HCC 与长期摄入雄性激素、乙醇以及被黄曲霉毒素、亚硝胺污染的食品有密切关系。另外,病毒性肝炎、代谢性疾病(如色素沉着病和 α-1-抗胰蛋白酶缺乏症)以及非酒精性脂肪肝均是肝细胞癌的主要危险因素。普遍认为,黄曲霉毒素与乙型肝炎病毒的联合暴露具有协同致癌性。流行病学研究表明,乙型肝炎和丙型肝炎病毒与环境污染因素的共同暴露使得肝细胞癌成为最常见的恶性肿瘤之一。患有慢性乙型肝炎接触黄曲霉毒素发生肝细胞癌的危险性要比无慢性乙型肝炎者高三倍。胆管细胞癌根据发生的解剖位置分为肝内、肝门部和远端肝外胆管上皮细胞癌,其中肝内胆管细胞癌(intrahepatic cholangiocarcinoma,ICC)发生于二级胆管以上的末梢侧肝内小胆管,起自肝内胆管上皮细胞恶变,约占胆管细胞癌的 5%~10%,它无论在发病机制、病理特征(如浸润转移方式等)与临床表现等方面均与 HCC 不同,而与肝外胆管癌相近,近年来,肝内胆管细胞癌的发病率呈整体上升趋势,其发病危险因素除慢性胆管炎、肝炎病毒与寄生虫感染、胆汁性肝硬化、胆石症等以外,暴露外源化学物如亚硝胺、乙醇等与 ICC 发病有密切联系。肝血管肉瘤(hepatic angiosarcoma)又称肝血管内皮细胞肉瘤或肝恶性血管内皮瘤,是由窦状隙壁内衬细胞高度恶性转化所形成的原发性恶性肿瘤,虽在血管源性恶性肿瘤中较为常见,但与其他肝肿瘤相比,仍为罕见。肝血管肉瘤与职业性暴露氯乙烯与某些含砷杀虫剂有关。另外,临床上影像诊断所使用的对比介质二氧化钍(thorium dioxide)能引起多种肝细胞、窦状隙细胞、胆管细胞肿瘤。二氧化钍曾被用作放射性造影剂,进入体内后可蓄积于库普弗细胞,生物半衰期较长。在 1920—1950 年期间曾有 2500 万余人使用过该造影剂。Andersson 等人(1992)调查发现二氧化钍接触者胆管癌与胆囊癌的危险性增加 14 倍,肝癌危险性增加 100 倍。另外四氯化碳、乙硫氨酸、二乙基亚硝胺等也可诱发肝脏恶性肿瘤。

肝细胞癌的分子发病机制是十分复杂的。由于慢性肝损伤、长期炎症反应、再生、肝硬化等原因,增加了肝细胞的恶性转化的机会。致癌物质及其代谢产物直接与 DNA 捆绑,或在炎症与细胞损伤过程中产生的 ROS 对 DNA 的间接修饰可导致肝细胞基因的改变、癌基因的活化,或抑癌基因的失活。肝脏细胞的增殖刺激和细胞凋亡的抑制处于失衡状态,导致这些瘤前细胞生存与发展。由于端粒的缩短限制了癌细胞增生的能力,而在肝癌细胞中端粒酶可被激活,因此,端粒的稳定性与修复可促进肿瘤的发展。其他的肿瘤细胞生存机制还包括 TGF-β 凋亡信号破坏和 PI3K/AKT 生存通路的激活。此外,在炎症反应过程中核因子-κB(NF-κB)对促生存基因如 *Bcl-XL* 和 XIAP 的诱导、肝细胞 Fas 受体的下调以及促细胞凋亡基因 *Bax* 的低表达起重要作用。这些作用与促有丝分裂剂与抗凋亡生长因子如胰岛素样生长因子(IGF)、肝细胞生长因子(HGF)、细胞转化生长因子-α(TGF-α)/上皮生长因子(EGF)的过度表达与信号失调发挥联合效应。这些信号通路中,其中许多关键蛋白基因可作为预防或消除肝细胞癌的新靶点。

九、肝脏生物学功能障碍

肝脏是人体内具有多种生理生化功能的器官,它担负着机体的物质代谢转化、胆汁分泌与排泄、能量与内源性因子合成、外源化学物解毒、异物吞噬与过滤、免疫防御等重要作用。肝脏的多种复杂功能,分别由肝实质性细胞(parenchyma cells)和非实质性细胞完成。当外源化学物损害肝脏时,肝脏许多生物学功能发生障碍。

1. 物质与能量代谢功能障碍　肝脏是机体营养物质与外来化学物的重要代谢器官,肝脏损害特别是肝衰竭时,体内的各种化学物质代谢发生紊乱,如营养物质(包括糖、蛋白质、脂类物质等)的代谢功能障碍和化学毒物解毒功能障碍,外源化学物(如药物、化学毒物等)以及来自肠道的毒性分解产物(如氨、胺类等)进入肝脏经过生物转化作用(氧化、还原、水解、结合等反应)可将其转变成水溶性物质而排出体外,但是当肝损害时,这些化学毒物、药物及各种内源性毒物的生物转化效率下降,解毒功能降低。另外,肝脏损害不仅影响机体化学的物质代谢,而且也影响机体的生物能量合成。肝细胞含有丰富的线粒体,每个肝细胞内约含有 1000~2000 个线粒体,线粒体是细胞能量合成的重要场所,它在维持机体的各种生命活动中起着至关重要的作用。外源化学物进入肝细胞后,可通过干扰线粒体电子传递、呼吸链复合体酶活性、氧化磷酸化、线粒体钙转运以及线粒体内膜功能等,导致 ATP 合成减少,使机体能量代谢功能发生障碍。因此肝脏严重损害时,患者常常出现疲倦乏力、精神不振等。

2. 凝血功能障碍 机体在正常情况下,凝血与抗凝血保持着动态平衡,若平衡失调则发生出血或血栓形成,肝脏在维持这一动态平衡调节中起着重要作用。肝脏不但是大多数血浆凝血因子、凝血抑制因子、纤维系统蛋白的合成场所,同时也是许多活性因子及相应抑制因子的灭活场所。严重肝损害时常伴有凝血和(或)纤维蛋白溶解异常,出血倾向增加或易发生出血。肝损害导致凝血功能障碍的主要原因有:①凝血因子合成减少,特别是维生素 K 依赖的凝血因子明显减少,如凝血因子Ⅶ、Ⅸ、Ⅹ等;②清除纤溶酶的能力降低,出现纤溶亢进,易发生原发性纤维蛋白降解;③不能充分地清除纤溶酶原激活物,血液抗纤溶酶活性减少,从而增加了纤溶酶的活力。另外,还可引起血小板数量减少与功能异常。因此,肝功能严重损害时可发生出血倾向或出血。

3. 免疫防御功能障碍 肝脏的免疫防御(immunologic defence)功能主要由 Kupffer 细胞完成。Kupffer 细胞虽仅占肝脏体积的 2%,却承担着机体单核吞噬细胞系统功能的 80%~90%,在维持机体内环境稳定上起着十分重要的作用。在正常的情况下,Kupffer 细胞能吞噬来自门静脉的病原微生物,清除体内肠源性内毒素,并具有抗原提呈、分泌细胞因子等免疫调节作用。另外,Kupffer 细胞还具有调控组织和基质修复、肝细胞和贮脂细胞的增殖等作用。因此,肝脏严重损害后,机体容易遭受病原微生物的感染与肠源性内毒素的侵害,严重肝损害时常常并发菌血症、细菌性心内膜炎、尿道感染和肠源性内毒素血症(intestinal endotoxemia)等。

第三节 化学性肝损伤的检测与评价

在研究化学毒物诱导的肝脏损害时,常用的检测方法分为两大类,一类是体内试验即整体动物试验,另一类是体外试验。体内试验(in vivo test)是将肝毒物给予受试动物一定的时间后,处死动物或在动物存活的情况下进行的各种生物学检测,用以评价肝脏功能损害程度,如肝脏的合成功能障碍、转运排泄功能损害、物质代谢能力损伤、肝纤维化、肝细胞损伤以及肝组织病理学检查等。体外试验(in vitro test)是指采用某种实验技术从生物机体分离出肝脏或肝细胞及其亚细胞结构(如微粒体、线粒体或细胞膜等)或基因工程肝细胞等,让其在体外与肝毒物接触一定时间后进行的各种生物学检测,如动物的离体肝灌流试验、精密肝切片孵育试验、肝匀浆代谢试验、体外肝细胞培养试验等。

一、肝损伤的体内试验评价

肝损伤的体内试验评价(evaluation of hepatic injury in vivo)采用整体动物试验方法。在肝脏毒理学研究中,不论是急性或慢性动物试验或化学性肝损伤动物模型试验,最常用的受试动物为大鼠和小鼠,其次为豚鼠、仓鼠、兔、犬等。但选择动物时,要考虑所选动物对受试肝毒物的敏感性,如豚鼠对氯二丁烯肝毒性的敏感性高于大鼠。敏感动物种类可通过查阅文献或预试验确定。动物染毒途径应尽量与人类接触化学毒物的途径一致,常用的染毒方式有经口灌胃或喂食染毒、腹腔或静脉注射、经皮染毒、呼吸道暴露等。整体动物试验由于能较为全面反映化学毒物对人体的毒作用,并能长期动态观察生物机体对毒物的反应,故可用于外源化学物的肝毒性机制研究、肝脏功能损害研究以及安全性毒理学评价。化学性损伤的体内试验评价有如下几类:

（一）肝脏合成功能障碍检测

肝脏能合成机体生理需要的许多内源性物质,其中包括血清清蛋白、前清蛋白、胆碱酯酶、球蛋白、卵磷脂胆固醇酰基转移酶、胆固醇、纤维蛋白原、凝血酶原以及凝血因子Ⅳ、Ⅴ、Ⅶ、Ⅸ、Ⅹ等,合成的这些物质进入血液循环供全身器官组织需要,对维持机体正常生命活动起着十分重要的作用。人体血浆内的许多蛋白质主要由肝脏合成,特别是血清清蛋白,它仅由肝细胞合成,因此,检测血清清蛋白含量是评价化学性肝损伤的一个常见指标。清蛋白在肝细胞合成以后,从粗面内质网移向滑面内质网与高尔基体,然后分泌进入肝窦。清蛋白主要分布于血液中,其血液含量约占全身40%。正常人每天由肝细胞合成的清蛋白约为120~200 mg/bw,其合成速度受血清清蛋白浓度的反馈调节,即体内清蛋白急速丢失或因血液稀释血清清蛋白浓度降低时,肝细胞合成清蛋白速度加快。清蛋白在体内的生物半衰期大约为20天,每天降解4%左右。外源化学物导致肝损害时,清蛋白在肝细胞内的合成、转运与释放能力均会发生障碍,引起血清清蛋白水平降低,一般正常人血清清蛋白为40~55 g/L。急性化学性肝损伤时,虽然肝细胞合成清蛋白的能力明显降低,但由于清蛋白生物半衰期较长,清蛋白的降低常常见于1周以后。血清清蛋白减少是肝硬化的特征之一,临床上肝硬化患者血清清蛋白可减少到30 g/L以下,这时大多数患者出现腹水。值得注意的是,血清清蛋白水平降低并非肝脏合成功能障碍所有,其他因素如合成清蛋白的原料氨基酸缺乏、蛋白质过度分解(如感染性发热)以及清蛋白合成机制调节异常等亦可引起血清清蛋白水平降低。目前血清蛋白的检测方法有化学法、仪器自动分析法、电泳法、免疫法等。另外,化学性肝损伤时,血清胆碱酯酶(ChE)水平可发生改变,临床上测定血清ChE亦可用来评价肝脏的合成功能,其降低幅度与血清清蛋白大致平行。但是,脂肪肝时血清ChE水平往往上升,这与肝脏脂质代谢异常有关,ChE活性升高多伴有高脂蛋白血症。其他原因如农药中毒者、抗胆碱酯酶药物服用者、胆碱酯酶缺乏症,其血清清蛋白活力下降。肝脏能合成6种凝血因子即凝血因子Ⅰ(纤维蛋白原)、Ⅱ(凝血酶原)、Ⅳ、Ⅴ、Ⅵ和Ⅶ,当它们单独缺乏或联合缺乏时,凝血酶原时间(PT)延长。因此,PT值亦可用来评价肝脏的合成功能。酒精性肝损伤,60%的死亡病例PT值延长4秒以上,慢性肝损伤时,PT值延长预示远期预后不良。卵磷脂胆固醇酰基转移酶(lecithin cholesterol acyltransferase,LCAT)也由肝脏合成,进入血液后催化胆固醇酯化,在脂蛋白代谢中发挥重要作用,肝细胞受损时,LCAT合成减少,血清中LCAT活力降低,其改变与血清清蛋白和胆碱酯酶水平呈正相关,而与转氨酶、胆红素呈负相关。

（二）肝脏转运排泄功能损伤检测

进入体循环的化学物质可经肝脏以原形或者在肝细胞内转化后排泄。根据胆汁/血浆浓度比可将随胆汁分泌的化合物分为A、B、C 3类。A类物质包括钠、钾、氯离子以及葡萄糖,这些物质的胆汁/血浆浓度比约为1。B类物质包括胆汁盐、胆红素、磺溴酞钠和许多外源化学物,其胆汁/血浆浓度比大于1,通常在10~1000之间。C类物质是一些大分子物质,如菊粉、磷脂、黏蛋白和白蛋白,其胆汁/血浆浓度比小于1。胆汁/血浆浓度比越大的物质越易通过胆汁分泌和排泄。B类物质对于定量检测肝损伤具有特殊意义,它随胆汁分泌的过程涉及肝脏的多个转运系统即有机酸转运系统如胆红素和磺溴酞钠的分泌、有机碱转运系统如乙基溴化普鲁卡因胺、中性有机分子转运系统如毒毛花苷G。除此以外,还有一种与分泌金属如铅有关的转运系统。最常用于检测肝脏排泄功能损伤的方法有血清磺溴酞钠(BSP)试验和吲哚菁绿(ICG)试验。肝功能衰竭时BSP和ICG从血中消失时间延长,通过测定血浆BSP与ICG清除率可评价肝功能损伤的程度。常见肝脏转运排泄功能损伤检测有磺溴酞钠清除试验和吲哚菁绿廓清试验等。

（三）肝脏代谢能力损伤检测

肝脏对化学物质的代谢能力与肝脏血流量和肝脏对受试物质的提取率(extraction ratio,ER)成正比。一般将ER大小分为高(ER 0.7~1.0)、中(ER 0.2~0.7)、低(ER<0.2)三个等级。高提取率物质通过肝脏时可被瞬时代谢清除,且血流量显著影响其肝脏清除率,故称为流量限定性物质(如吲哚菁绿);相反,清除率低的物质不容易受肝脏血流量的影响,其代谢清除率主要取决于肝脏代谢酶的处置能力,即称为能力限定性物质(如安替比林等),因此,向体内输入这类物质,然后测定其体内代谢速率可较好反映功能性肝细胞数目或肝脏的代谢能力。理想的受试物应该具备以下条件:①本身或及其代谢产物无毒性,主要由肝细胞代谢清除;②能静脉注射或经口给予,并可快速吸收;③代谢排出速率主要取决于功能性肝细胞,而不依赖于肝血流量,其代谢酶由微粒体酶系完成;④在血浆、尿液或呼吸气中这种物质或其代谢产物能被方便地检测到,且结果重现性好;⑤代谢速率不受血浆蛋白水平的影响等。常见的肝脏代谢能力损伤检测有安替比林血浆清除率试验、^{14}C安替比林呼气、半乳糖廓清试验、利多卡因代谢试验、尿素合成最大速率测定、^{13}C咖啡因呼吸试验等。

（四）肝脏纤维化检测

肝纤维化是肝硬化的必备成分,其本质是细胞外间质的结缔组织增生,化学成分主要是胶原蛋白,另有各种糖蛋白与蛋白多糖等,测定血清中这些成分和其降解产物以及参与代谢的酶,对评价肝脏纤维化程度具有主要意义。肝胶原(hepatic collagen,HC)蓄积是肝脏组织纤维化的基础,隔膜纤维化是实验性肝硬化的主要特征。许多肝毒物如CCl_4和乙醇可诱导肝脏纤维化与肝硬化。有人报导,每周给受试大鼠CCl_4染毒2次,持续7~12周,肝硬化便可形成。Ito细胞在肝纤维化胶原形成中起重要作用。从纤维化肝脏中分离出来的Ito细胞的Ⅰ、Ⅲ和Ⅳ型前胶原的mRNA水平显著高于正常细胞。因此,Ⅰ、Ⅲ型前胶原的氨基末端前肽(amino terminal propeptide)血清浓度被用于肝硬化进展期的纤维化标志物。4-羟基-L-脯氨酸(简称羟脯氨酸)仅在胶原中有高的含量,所以肝脏羟脯氨酸含量是评价胶原含量与肝组织纤维化的一个重要指标。肝脏羟脯氨酸含量与肝组织纤维化程度有密切关系。有人用灌饲法给大鼠反复染毒CCl_4以观察其对肝脏羟脯氨酸含量的影响,发现染毒时间越长,肝胶原含量越高。另外,脯氨酰羟化酶(prolyl hydroxylase,PH)是胶原合成的关键酶。临床上发现,肝硬化患者的肝脏活检组织中,其PH含量明显增加,但是血清中PH检测十分困难,因具有活性的PH四聚体含量甚微,且血液中存在PH抑制物。纤维连接蛋白(fibronectin,FN)是一种糖蛋白,由成纤维细胞、肝细胞、血管内皮细胞、巨噬细胞等合成和分泌,FN有可溶性血浆FN和不可溶性FN两种形式,前者存在于体液中,后者存在于结缔组织中,其中绝大部分可溶性血浆FN来自肝细胞。FN 的主要功能是:①桥梁连接作用,将细胞和胞外物质连接起来;②细胞黏附作用;③构成基质的结构成分。

(五)肝细胞损伤检测

1. 肝损伤血清酶类　化学性肝损伤时血清中许多酶的活性发生改变,其基本的原理在于肝细胞损伤时,肝酶(hepatic enzymes)释放到血液中的量或活性发生改变。因此,检测血液肝酶的活性是目前肝脏毒性研究中最常用的体内检测方法之一。根据血清酶对不同类型肝脏损伤的特殊性与敏感性,可将血清酶分为 4 组:第 1 组酶在血清中活性增高能较好地反映胆汁淤积型肝损伤,如碱性磷酸酶(ALP)、5'-核苷酸酶(5'-NT)与 γ-谷氨酰转肽酶(γ-GT)。第 2 组酶能敏感地反映细胞毒性肝损伤,根据酶在其他部位的存在它可被进一步分为 3 类:A 类为肝内外组织细胞均可存在,如天冬氨酸氨基转移酶(AST)亦称谷草转氨酶(GOT)、乳酸脱氢酶(LDH)、苹果酸脱氢酶(MDH);B 类主要存在于肝脏,如丙氨酸氨基转移酶(ALT)亦称谷丙转氨酶(GPT)、谷氨酸脱氢酶(GDH);C 类几乎只存在于肝脏内,如鸟氨酸氨基甲酰转移酶(OCT)、山梨醇脱氢酶(SDH),后者在研究未知肝毒性化学毒物时更具有特别的意义。血清 GPT、GOT 两种氨基转移酶也可反映肝外器官如心脏、肌肉或肾脏等组织损伤,而 OCT、SDH 在血清中的活性增加能较可靠地反映肝损伤。第 3 组酶对肝细胞损伤相对不敏感,而对肝外器官组织细胞损伤敏感,如肌酐磷酸激酶(CPK)。第 4 组酶与前三种酶相反,肝细胞损伤时酶活性降低,如胆碱酯酶(ChE)。

2. 肝损伤其他生化成分检测　化学毒物引起的肝细胞损害除了能引起血清酶活性改变以外,还可使其他肝脏化学组成成分发生变化。因此,检测肝脏化学组成成分的改变可以定量地评价肝细胞损伤的程度,并可有利于阐明化学毒物产生肝损伤的毒作用机制。最常用于评价肝损伤的肝脏化学组成成分有:①甘油三酯(triglyceride,TG):产生肝脏损伤的化学物质可引起肝脏实质细胞内脂肪(主要是 TG)的异常蓄积,如 CCl_4、乙硫氨酸、磷、嘌罗霉素、四环素等肝毒物在大鼠体内可通过阻碍肝脏 TG 分泌到血液中,导致脂肪肝形成。由于目前所知的血清酶与肝酶对肝脂肪变性不敏感,因而肝脏 TG 含量的测定已成为评价肝脏脂肪变性的常规指标。②葡萄糖-6-磷酸酶(glucose-6-phosphatase,G-6-P):G-6-P 是肝脏的特异性酶,其活性与肝细胞内质网的完整性有关。有的肝毒物如 CCl_4 可使内质网脂质发生过氧化,导致 G-6-P 活性明显降低。③肝脏脂质过氧化产物:有些肝毒物如 CCl_4 可使肝细胞膜或细胞器膜发生脂质过氧化。可通过检测肝脏脂质过氧化产物丙二醛(MDA)含量来评价化学毒物对肝脏的氧化损伤程度。④肝细胞生物大分子:肝毒物及其代谢产物可与肝细胞生物大分子如 DNA、RNA、蛋白质、脂质发生共价结合,诱发肝细胞损伤,甚至可使肝细胞恶变,导致肝肿瘤。目前检测 DNA 加合物的方法很多,如 ^{32}P-后标记法、免疫学方法、荧光测定法、碱洗脱法等。肝细胞 DNA 加合物的检测对评价某些化学毒物引起的肝损伤具有重要意义。

(六)肝组织病理学检查

在肝脏毒理学的整体动物试验研究中,除了血清酶分析、肝脏排泄功能与肝组织化学组成成分检测以外,肝脏的组织病理学检查也是评价化学毒物造成肝损伤的重要依据。常用的检查方法有:

1. 一般检查　整体动物实验结束,解剖受试动物,肉眼观察肝脏颜色和外形,可发现脂肪肝与肝硬化等改变。肝脏的脏器系数（organ coefficient）即肝脏的湿重与动物体重之比，对于能引起肝脏充血水肿或肝硬化或肝脏肿瘤的化学毒物，它是一个有用的毒性评价指标，如 α-甲基-α-吗啡乙醇-1-萘乙酸盐酸（DA1627），当染毒剂量为 250 mg/(kg·d)时，连续染毒 3 周，大鼠肝的脏器系数明显增加，但未见任何明显组织病理学改变，剂量增至 1000 mg/(kg·d)时，才发现脂肪变性。

2. 光镜检查　为定性和定量判断肝损伤的性质和程度，还需进行显微结构的观察。通常经甲醛溶液固定，石蜡包埋，苏木素和伊红染色后进行肝组织切片，通过光镜可发现肝细胞坏死、肿胀、脂肪空泡、细胞癌变以及肝组织纤维化、结节性增生等许多种病理学改变。另外，还可进行形态计量学分析以定量描述肝损伤的程度。因此，光镜观察仍是化学性肝损害最重要的检测手段之一。有时光镜检查是较为敏感的检测方法，如有人报导 CCl₄、HgCl₂ 等化学毒物引起肝脏组织病理学改变的剂量低于引起血清酶活性改变的剂量。

3. 电镜检查　电镜检查能提供肝细胞早期损伤的形态学改变依据，鉴别光镜下所难于发现各种亚细胞结构的精细变化，结合生化检查结果，能为研究化学性肝损伤机制提供依据。在化学毒物引起的各种亚细胞结构改变中，以内质网出现的改变最早。滑面内质网含有丰富的药物代谢酶系，化学毒物能直接损害滑面内质网的膜结构。线粒体受损时可表现肿胀，外膜相对扩张，内外膜空隙增大，嵴缩短甚至消失。其他的亚细胞结构改变还有溶酶体膜受损，细胞核致密与固缩，高尔基体断裂及空泡化，肝糖原颗粒解聚、减少及消失，过氧化小体增加等。另外扫描电镜的应用可通过精确的三维成像系统识别细胞器的定量变化，能为研究肝毒物诱导组织病理学改变提供新的视野。

二、肝损伤的体外试验评价

肝毒性往往由化学物质直接或间接与肝细胞基本组成成分如蛋白质、脂质、RNA 或 DNA 相互作用引起，这些毒作用可以在分子水平、细胞水平与器官水平进行检测。体内研究容易受动物福利与伦理关注以及原发性毒作用与继发性毒作用鉴别困难的影响。因此，体外试验模型可以弥补与部分替代体内试验的不足之处，以便更详细地评价毒性机制，但是体外试验难以体现肝毒性的特异体质性与代谢活性的遗传差异性。肝损伤的体外试验评价（evaluation of hepatic injury in vitro）是在没有机体肝外因素影响下来评价化学毒物引起的肝细胞毒性。目前，最常见的体外试验系统有离体肝脏灌流试验、精密肝切片孵育试验、肝匀浆代谢试验以及体外肝细胞培养试验等。这些试验系统突出的缺点是没有考虑生物机体对化学毒物的整体反应性，因而体外试验结果外推到人存在较大差距。

（一）离体灌流肝试验

一般来说，理想的体外试验系统应该充分地体现化学毒物在体内肝脏中的代谢与生物转化作用，但是实现这一要求有待进一步探索。由 Gordon 等人（1972）首次提出的整体离体灌流肝试验保持了大部分肝脏的特性，特别是保持着肝脏体内代谢的三维结构、细胞与细胞/细胞与基质的相互联系以及功能性胆小管。此外，离体灌流肝因具有所有类型的肝细胞，这些细胞之间的联系在化学毒物介导肝毒性方面发挥着十分重要的作用。离体灌流肝（isolated perfused liver, IPL）试验是介于整体动物试验与精密肝切片孵育试验之间的体外试验,它是运用体外肝灌流技术,在保持肝组织结构完整的条件下,研究化学毒物对肝脏生物合成、物质代谢、转运与排泄等过程的影响,如用体外肝脏灌流方法证明红霉素等化学毒物干扰胆汁排泄和 BSP 廓清。从不同实验动物获得的离体灌流肝已经用于肝毒性研究,特别在具有潜在性影响胆汁流化学毒物的研究方面。而且,完整的离体肝是唯一能够检测化学毒物血流动力学的体外模型。尽管 IPL 试验模型具有优越性,但是这一试验操作难度大,且维持肝脏功能完整性仅仅只有几个小时。由于这个原因,IPL 试验模型仅仅只适用于在十分早的时点上发挥毒作用的化学毒物研究。该试验的缺点是结果重现性差,动物的有效利用率显著降低,同时人类肝脏器官也很难获得。

(二)精密肝切片孵育试验

肝切片孵育试验最初由 Warburg 等人(1923)提出,后来得到了不断的改进。20 世纪 80 年代,由美国亚利桑那(Arizona)大学 Krumdieck 等人开创的精密肝切片(precision-cut liver slice)技术采用组织切片机与动态器官培养系统,在器官灌流和细胞培养之间构建起一种亚器官水平上的研究方法。其中,动态器官培养系统的建立解决了肝切片在培养的过程中表层和较深层的肝组织氧气和营养物质供应不足的缺陷。精密肝切片试验的突出优点在于保存了肝脏的组织结构特点,包括肝组织内所有类型的肝脏细胞,并保存了完好的细胞间以及细胞与基质间的联系。与离体肝灌流试验相比,更易获得连续性的实验结果。组织来源可以是试验动物,也可以是人体的肝脏,后者避免了从动物试验结果向人体外推可能出现的物种差异。一个肝脏可以获得多个肝切片,一系列的试验可以使用来自同一动物的肝组织。但由于物质依赖于被动扩散由介质转移到细胞内,若肝切片过厚,物质迁移到受试细胞的距离不同。因此,肝切片要薄,否则受试物在同一时间不易均匀到达肝细胞内,切片表面肝细胞与内部肝细胞接触的受试物浓度存在差异,使实验结果出现偏离。

(三)肝匀浆代谢试验

在肝脏毒理学试验中,肝匀浆可用于肝脏代谢酶活力、外源化学物代谢转化以及代谢酶遗传多态性等方面的研究。肝匀浆代谢试验的缺点在于失去了正常存在的细胞内各细胞器之间的相互调节。制作肝匀浆的匀浆器一般采用玻璃或聚四氟乙烯制成,匀浆棒与匀浆管管壁之间的间隙为 0.25~0.50 mm,匀浆速度为 1000~2000 rpm 之间,试验介质液与试验条件应根据试验目的而定。外源化学物代谢转化试验的基本实验过程是受试毒物与动物肝匀浆在富氧条件下温孵一定时间,然后用液相色谱-质谱联用(LC-MS)或液相色谱-电喷雾离子阱串联质谱(LC-MSn)等技术检测受试物质的代谢产物及其水平。动物肝匀浆在低温条件下,可进一步离心得到的上清液,后者的主要有效成分为微粒体混合功能氧化酶(mixed function oxidase,MFO),是许多外源化学物在肝内的代谢活化系统,可用于评价化学毒物的代谢活化与解毒过程。肝微粒体(或 S9)还可用于检测外源化学物的遗传毒性,如 Ames 试验等。大部分具有遗传毒性的物质需要经肝脏代谢活化后才能导致 DNA 损伤,表现出致突变性或致癌性,因此进行外源化学物的体外遗传毒性试验时需加入体外代谢活化系统。

(四)体外肝细胞培养试验

1. 原代肝细胞试验　原代肝细胞基本保持了体内肝细胞的功能和活性,是研究外源化学物的代谢转化和毒性机制的常用方法。Seglen 两步灌流法是原代肝细胞分离制备的经典方法,常以大鼠、家兔、豚鼠为肝源,也可以人肝组织为肝源。原代肝细胞能较好地维持肝细胞的完整形态,在培养初期能保持Ⅰ相反应和Ⅱ相反应代谢酶的活性,在接近生理状态下研究化学物的代谢转化和毒性机制,但其存活时间较短,某些特殊功能降低,如大鼠肝细胞在培养24~48小时时,其细胞色素 P450酶系可以减少至50%。原代肝细胞在毒理学试验中有两个主要用途:其一是它可作为外加的代谢系统即与 S9 一样,与代谢缺乏的靶细胞进行复合培养时,能帮助检测化学毒物是否具有代谢活化作用;其二是它直接作为毒作用靶细胞,检测化学毒物对肝细胞的各种损害作用如遗传毒作用等。以原代肝细胞为受试对象,检测的指标主要包括:①用普通显微镜和电子显微镜可观察细胞和亚细胞器形态学的改变;②用染色法观察细胞膜是否完整,如台盼蓝染色法和中性红染色法;③通过检测上清液中某些细胞质酶(如 ALT、AST 和 LDH)和离子(如钾离子、钠离子和钙离子)的漏出程度评价细胞膜的通透性;④通过测定脂质过氧化产物、ATP 含量、GSH 含量和 CYP450 的活性水平等生理生化指标评价肝细胞损伤的程度。

2. 肝细胞系（株）试验　肝细胞系一般分为肝瘤细胞系与正常肝细胞系两种:前者有BEL7404、SMMC7721、HHCC、HepG2 与 C3A 等人肝瘤细胞系,主要用于肿瘤标志物与肿瘤药效性研究;后者有正常人胚肝细胞系 L02 等,主要用于肝细胞毒性及其机制研究。各种肝细胞株具有永生化特性,但其生物学特征有所不同,如 HepG2 与 C3A 肝肿瘤细胞保持大量生物合成特性,正常肝细胞系一般只能表达有限的生物转化酶。根据试验目的,可选择不同种类的肝细胞系来评价外源化学物的肝细胞毒性。检测外来化学毒物对肝细胞的损伤是筛选外源化学物肝毒性的重要手段。可用于检测肝细胞毒性的指标有细胞活力、细胞周期、生物膜结构完整性包括细胞膜通透性与膜流动性、线粒体膜通透性转运孔(MPTP)、线粒体跨膜电位(△ψm)、细胞能量代谢障碍、DNA 损伤以及基因与蛋白质表达等。如肝细胞膜损伤检测是利用某些染料如台盼蓝(trypan blue)和中性红(neutral red)在细胞正常下不易透过细胞膜特性,将这些染料与用化学毒物处理的肝细胞一起培养时,若细胞受到损伤,染料透过细胞膜进入肝细胞内,细胞显色。通过计算有色细胞的百分率可评价化学毒物对细胞的毒性大小。缺点在于没有细胞与细胞之间的生理接触,失去了生物机体整体调节,并且肝细胞分离过程中的膜损伤将会影响试验结果的真实性。

近年来,国外有不少学者在药物诱导的肝损伤(drug induced liver injury, DILI)检测评价中采用的受试肝细胞还有:干细胞源肝细胞(如骨髓源肝细胞样细胞、胚胎干细胞源肝细胞、肝干细胞)、基因工程肝细胞(如 WIF-B9、BSEP-表达细胞株、CYP-工程细胞株)以及 3D 肝细胞生物反应器(如细胞中空纤维反应器、基于区带生物反应器、基于微脉管 MEMS 生物反应器)等。各种肝细胞系(株)具有永生化,但其生物学特征有所不同,目前尚没有肝细胞系(株)能保持完整肝细胞的整体生物学功能,因此用单一肝细胞株来评价外源化学物的肝毒性与生物机体接触外源化学物所诱导肝脏损害的实际情况存在较大差距。由于新鲜分离的肝细胞代谢活化功能近似于整体条件,能同时获得大量同质样本,具有经济、快速的优点。因此,新鲜分离的原代肝细胞被日益广泛地用于许多化学毒物的肝毒性筛选。

（钟才高）

思考题

1. 简述研究化学性肝损伤的预防医学意义。

2. 简述肝毒物的概念与分类，并举例说明。

3. 外源化学物引起肝细胞死亡的可能机制有哪些?

4. 外源化学物引起肝脏胆汁淤积的可能机制有哪些?

5. 外源化学物引起脂肪肝（或肝脂肪变性）的可能机制有哪些?

6. 外源化学物引起肝纤维化的可能机制有哪些?

7. 简述特异体质肝损伤的概念，并举例说明。

8. 化学性肝损伤的肝脏生物学功能障碍有哪些?

9. 化学性肝损伤的体内试验评价与体外试验评价各有哪些检测类型?

第二十二章

肾脏毒理学

▶ 笔记 ·

哺乳动物的肾脏不论在解剖结构上还是在生理功能上都是一个非常复杂的器官。肾脏在维持机体内外环境的稳定中起着关键的作用,对于代谢废物尤其是含氮蛋白代谢物的排出、酸碱平衡、细胞外液容量及电解质平衡的调节十分重要。所以,从毒理学角度看,肾脏也是毒物重要的靶器官。

第一节 概述

一、肾脏毒理学的概念

肾脏毒理学(nephrotoxicology)是应用毒理学的技术和方法研究外源化学物、物理和生物因素对机体肾脏产生的毒性作用及其机制,以及中毒的诊断、治疗和预防的一门学科。肾脏毒理学是靶器官毒理学的重要组成部分,许多经肾随尿排出的化学物及其代谢产物均可引起肾损害,如重金属、某些抗生素、解热镇痛药等。

肾脏的结构和功能都极为复杂,它的正常运转是保证机体内稳态的重要条件。肾脏在排泄废物、调节细胞外液容量、电解质和酸碱平衡上起了很重要的作用,也参与一些激素的合成和释放,如肾素和红细胞生成素,以及维生素 D 的活化。毒物不但直接影响肾脏功能,也间接影响全身生理功能。肾脏有较强的代偿功能和多种解毒功能,肾脏损伤又缺乏特异表现,灵敏的监测方法尚不多,其症状易为全身中毒反应掩盖,故病情常隐匿,不易引起人们重视,应引起注意。所以,在毒理学中肾脏是毒物重要的靶器官之一。

二、肾脏结构与功能的生物学基础

肾脏是实质器官,外层为皮质,内层为髓质。髓质由肾锥体组成,开口于肾小盏,肾小盏合成肾盂,肾盂向下逐渐缩小连接输尿管。肾单位(nephron)是肾脏结构和功能的基本单位,它与集合管共同完成泌尿功能。每个肾单位由肾小体和肾小管组成。肾脏的血液供应十分丰富。肾脏基本生理功能包括排泄废物、调节体液以及酸碱平衡、分泌激素。其结果是维持机体的内环境稳定,保证新陈代谢正常进行。

(一)肾小球的滤过功能

肾小球(毛细血管球)和肾小囊组成肾小体,构成肾单位的一部分。肾小球的滤过是形成尿液的第一个环节。滤过膜的超微结构由内到外为毛细血管的内皮细胞层、非细胞性的基膜层和肾小囊脏层上皮细胞足细胞三层构成,它的屏障作用由机械性屏障和电荷屏障两部分组成。决定肾小球滤过作用的因素主要有三个方面:滤过膜通透性是滤过的结构基础;有效滤过压是滤过的动力;肾血浆流量(renal plasma flow,RPF)是滤过的物质基础。

(二)肾小管的重吸收与分泌功能

人的两个肾每天生成的肾小球滤过液达 180 L,而终尿仅为 1.5 L 左右。这表明约 99% 的滤过液被肾小管和集合管重吸收,只有约 1% 被排出体外。不仅如此,滤过液中的葡萄糖已全部被肾小管重吸收回血,钠、尿素等被不同程度地重吸收,肌酐、尿酸和 K$^+$ 等还被肾小管分泌入管腔中。

肾小管和集合管的转运包括重吸收和分泌。重吸收是指物质从肾小管液中转运至血液中,而分泌是指上皮细胞将本身产生的物质或血液中的物质转运至肾小管腔内。

血浆中所含某一物质小部分经肾小球滤过,不被肾小管重吸收,而且血中剩余部分又可全部由肾小管分泌,使这一物质通过肾后几乎全部排出,那么它的清除率既代表 RPF,又可反映肾小管的分泌功能,如对氨基马尿酸、碘锐特、酚红和青霉素等。

肾脏清除率(renal clearance,C)是肾脏在单位时间内(每分钟)将多少毫升血浆中的某物质清除。

(三)逆流放大系统和尿液浓缩机制

肾小球滤过液中只有不到 1% 成为尿液(除非在多尿情况下),余下的都被重吸收了。尿液浓缩过程十分复杂,依靠(至少部分依靠)逆流放大系统在内髓质形成较大的渗透梯度来实现。逆流交换是与起源于皮质肾单位的髓袢紧密相关的,逆流交换提供了一个重要的屏障带,可以加速溶质的吸收和溶剂从内髓质的排出,因而能维持肾间质的高渗性。

(四)肾脏中外源化学物的生物转化

肾脏具有转化外源化学物的能力。一般认为,在肝脏中存在的代谢酶基本上在肾脏亦可出现,但含量相对较低。如细胞色素 P450 在肾脏皮质中含量为 0.16 nmol/mg 蛋白左右,相当于肝脏的 1/5。但肾脏中细胞色素 P450 与肝脏并不相同,肾脏中的细胞色素 P450 经连二亚硫酸盐(dithionite)还原后与 CO 的复合物最高吸收峰为 452~454 nm,与肝脏中细胞色素 P450 的 450 nm 有所区别。肾脏中也含有多种代谢酶类,例如 N-脱甲基酶类、芳烃羟化酶类、7-乙氧基香豆素-O-脱乙基酶、UDP-葡萄糖醛酸转移酶、磺基转移酶、硝基氧化酶类、硫氧化酶类(sulfoxidase)、环氧化物水化酶以及谷胱甘肽转移酶类等。

许多外源化学物可在肾脏中进行代谢转化,但肾脏对外源化学物的代谢转化具有两方面作用:一方面,某些外源化学物在肾脏进行代谢转化过程中可形成对肾脏具有损害作用的代谢物,例如溴苯(bromobenzene)在肾脏中可经代谢转化形成邻溴苯酚,可降低肾脏中谷胱甘肽含量,造成肾脏坏死。另一方面,肾脏的代谢转化具有在肝外代谢中的解毒作用,由于肾脏中含有催化葡萄糖醛酸结合、硫酸结合和谷胱甘肽结合的酶类,借此可消除或减少这些肾脏毒物对肾脏的损害,多数物质经过肾脏内的代谢降解毒性下降。

三、肾毒物的分类

引起肾毒性(nephrotoxicity)的化学物很多,主要有以下几类。

1. 金属和类金属　镉、铝、铋、锂、汞、铊、金、镓、铟、铅、镍、铬、锑、硅及砷等。

2. 有机溶剂　卤代烃类(溴苯、溴二氯甲烷、四氯化碳、三氯甲烷、二溴氯丙烷、1,2-二溴乙烷、1,2-二氯乙烷、环氯丁二烯、戊氯乙烷、三氯乙烯、四氯乙烯、四氟乙烯等)、芳香烃类(甲苯、二甲苯、三甲苯、乙苯、联苯等)、脂肪烃类(汽油、煤油、柴油等)、脂环烃类(润滑油、松节油、环乙烷等)。

3. 农药　有机磷农药、五氯苯酚、百草枯、敌草快、氯丹、甲醚菊酯、氟乙酰胺等。

4. 生物毒素　黄曲霉素 B、赭曲霉毒素 A、桔青霉素、细菌内毒素、河豚毒素、蛇毒等。

5. 药物　庆大霉素、万古霉素、头孢菌素、甘露醇、丝裂霉素、非那西丁、布洛芬、雷公藤等。

6. 其他毒物　苯酚、乙烯二乙二醇、二乙烯乙二醇、乙醛、环氧丙烷、氰化物、亚硝胺等。

四、肾脏对毒物的易感性

肾脏的解剖和生理特性决定了它对毒物的易感性。虽然两肾脏重量还不到体重的 1%,但为了维持肾脏的功能,需要大量的氧和营养物质,20%～25% 的心脏静息搏出量进入肾脏,1/3 的血浆经肾脏滤过。

肾脏尤其是肾小管对能造成细胞窒息的因素特别敏感,如血压降低(休克)、血容量下降(大出血)。肾皮质接受了肾脏总血流量的 94%,大量的化学物可随血流到达肾皮质。化学物重吸收后在肾小管中被浓缩,使某些在血浆里无毒的化学物在肾小管内达到有毒的浓度水平;肾小球滤过的毒物在肾小管内不断地浓缩,使一些相对不可溶的化学物在肾小管的管腔内沉积而引起阻塞,进而产生急性肾衰竭;许多有机物还可在皮质中活化转运。与皮质相比,经髓质的血流量少得多,到达髓质的化学物与代谢物也相对较少。但髓质中的逆流机制能使化学物在髓质中浓缩,肾乳头中的化学物浓度可高出血浆几倍。化学物在肾脏中浓缩后可直接或经代谢作用于肾细胞。直接作用可干扰重要代谢过程,如抑制线粒体功能或抑制能量代谢酶的功能。化学物(包括在其他脏器中生成的代谢产物)在肾脏中可转化成活性基团,与蛋白质共价结合或启动脂质过氧化,造成细胞损伤。虽然肾脏中外源性化学物代谢酶(如 P450、谷胱甘肽转硫酶)比肝脏中少,但是肾细胞的异源性使酶在肾脏不同节段中有很大差异,比如在一些节段中肾脏酶具有较强活性。另外,化学物通过不同节段时,可以进行不同的代谢过程。所以肾脏的损伤部位既代表了化学物蓄积的部位,又代表了这些活化化学物的酶的定位。

肾还受交感神经的支配,直接作用于肾交感神经的化学物可以改变肾血管抵抗或肾素分泌,从而影响肾功能。

第二节　中毒性肾损害的部位与类型

一、中毒性肾损害的部位

许多外源化合物通过各种途径进入体内,对肾脏产生直接或间接毒性,肾性毒物在肾组织都有主要的作用部位,表现为毒物对肾脏毒作用的选择性(表 22-1)。抗生素常作用于肾近曲小管,免疫复合物往往在肾小球,氟在亨利袢和集合管,解热镇痛药在髓质和肾乳头。这种选择性原因尚不是很清楚,可能与血流、毒物的理化性质、转运、蓄积和靶部位结合能力有关。近年来许多学者认为,这种选择性可能与外源化学物对肾小球的损伤、肾脏细胞因子和生长激素的分泌、外源化学物在肾脏的生物转化和膜转运等因素有关。

表 22-1　代表性肾毒物损伤部位及表现

化学物种类		肾脏损害部位	临床表现
金属和类金属	汞	肾小管、肾小球	水肿、无尿、氮质血症、高钾血症、酸中毒、尿毒症,严重者出现急性肾衰竭并危及生命。对汞过敏者可出现血尿、嗜酸性粒细胞尿,伴全身过敏症状,部分患者可出现急性肾小球肾炎,严重者有血尿、蛋白尿、高血压以及急性肾衰竭(ARF)
	铅	肾小管	早期表现为近曲小管功能障碍,可见低分子蛋白尿、氨基酸尿、糖尿及磷酸盐尿;晚期主要表现为 TIN,出现间质纤维化、肾小管萎缩、肾硬化,最后可致 CRF,甚至肾肿瘤
	砷	肾小管	砷化物除了对肾脏有直接毒性外,还可引起急性溶血,生成大量游离血红蛋白堵塞肾小管,易造成肾小管变性、坏死并出现酱油色尿、少尿,重者很快进入急性肾衰竭
有机溶剂	四氯化碳	肾小球	急性中毒患者有程度不等的肾损害,出现蛋白尿、红细胞尿或管型尿,严重者可有少尿、无尿、氮质血症等肾衰竭表现
	三氯甲烷	肾近曲小管,无肾小球和远曲小管的损害	蛋白尿、糖尿和 BUN 升高
农药	五氯苯酚	肾小管	除生成大量游离血红蛋白致急性肾小管堵塞、坏死外,还对肾小管有直接毒性,可引起肾小管急性坏死,严重者可致急性肾衰竭等
生物毒素	黄曲霉素	肾小管	肾脏受损害,主要表现为肾小管上皮细胞变性、坏死,有管型形成
药物	庆大霉素	肾小管	轻度中毒仅有血尿、蛋白尿及尿比重降低,重度中毒,则出现急性肾衰竭
其他毒物	苯酚	肾小球	严重者引起蛋白尿,甚至出现急性肾衰竭

二、中毒性肾损害的类型与表现

中毒性肾损害的分类可以依据临床表现、病理改变或病因学来确定。基本方法是按肾脏主要的解剖结构(如肾小球、肾小管、间质、血管),与重要的临床综合征联系起来。肾脏毒物可能具有多个肾脏靶部位,损伤表现可有多种临床综合征。

1. 免疫介导肾小球疾病　免疫介导的肾小球肾炎可能是由于循环的抗体与肾小球结构抗原或是非肾小球抗原相作用所产生的沉积物所导致(例如被肾小球基底膜阴离子所固定的阳离子蛋白)。另外,肾小球损伤可能也是循环免疫复合物沉着的结果。两种主要的抗体介导肾小球肾炎的形式是抗肾小球基底膜(GBM)抗体介导的疾病和膜性肾小球肾炎疾病(或免疫复合物介导的肾小球肾炎)。前一种疾病的特征是在肾小球基底膜上存在 IgG 的沉着,而后一种疾病可能是抗原和循环抗体复合物沉着所造成的。另外一些药物如非类固醇药和锂盐也可能导致微小肾小球改变的肾病综合征。

有许多潜在的环境毒物、药物与这种类型的肾小球肾炎有关,如金、汞、D-青霉胺、非类固醇类抗炎剂和二乙酰吗啡等。另外,有一些药物可能导致皮质中类似于狼疮综合征的免疫复合物肾小球肾炎,如盐酸肼屈嗪、丙卡巴肼和二苯基乙内酰脲。

2. 直接肾小球损伤　药物或化学物的直接毒性可能会导致肾小球的损伤,但不常见。金和硅能够沉着于肾小球系膜细胞中,这种沉着反应可能是肾小球细胞和炎症细胞扩散的一种反应。肾小球膜的损伤可能转变为肾小球渗透性的改变。肾小球膜收缩致使肾小球毛细管变小变窄,从而降低肾小球滤过率。肾小球的损伤同样可能是由于纤维沉着所导致的。纤维蛋白沉着可以通过多种途径导致损害肾小球,包括阻塞肾小球毛细管、干预渗透反应或对于肾小球系膜细胞的直接毒性作用。

3. 急性肾小管损伤　毒物产生的急性肾小管损伤是直接细胞毒性的结果。它们可能会由于小管细胞的坏死而有所变化,导致急性肾衰。接近于小管衬里细胞正常重吸收物质的排泄增加可导致细胞损伤,如葡萄糖、氨基酸、磷酸盐、钠。延伸至末梢部分小管的损伤伴随着肾功能的丧失,如酸性尿液、水和电解质失衡。肾小球的影响可能伴随着小管毒性,如果这种过程持续,就可能导致慢性间质性肾病,如铅和镉的毒性。

4. 急性间质性肾炎　急性间质性肾炎(AIN)的发生可能是一种对于多种药物的免疫变应性或是细胞介导的免疫反应,特别是青霉素以及它的衍生物,如甲氧苯青霉素、利尿药、非类固醇类消炎药、金盐和职业性汞暴露等。包括体液免疫反应以及细胞免疫反应都被涉及。在大多数的急性间质性肾炎病例中没有发现免疫反应物。最显著的特点是单核细胞和嗜酸性细胞的细胞渗透间隙组织的现象。大多数的淋巴细胞是 T 细胞,而绝大多数的是 T_4 细胞(辅助/诱导细胞),小部分的组成是 T8 细胞(抑制/细胞毒性细胞)。

5. 慢性间质性肾炎　慢性间质性肾炎(CIN)与急性肾病相比通常很少。单核细胞的渗透、显著的间质纤维化和小管萎缩是它形态学上的特征。

6. 急性肾衰竭　急性肾衰竭(acute renal failure,ARF)是一种严重的肾毒性损害,其特点是短时间内(数小时到数日)肾小球滤过率急剧下降(超过50%),出现以氮质血症为主的综合征。其主要表现是少尿或无尿、氮质血症、高钾血症和代谢性酸中毒。也有部分病人尿量并不减少,但血中非蛋白氮和肌酐进行性升高,称为非少尿型 ARF。实验室检查可发现尿量少、酸性尿、低比重尿、尿蛋白、尿钠增加,显微镜下可见数量不等的红细胞、白细胞、透明或颗粒管型蛋白,尿中尿素氮、尿肌酐的浓度降低。外源化学物引起的 ARF,发病常常比较快,如果肾损害比较轻微,停止接触毒物后多数可以恢复,但如果肾损害比较严重,或者处理不及时、不恰当,则可发生死亡或者转化为慢性肾衰竭。

7. 慢性肾衰竭　慢性肾衰竭(chronic renal failure,CRF)是多种原发或继发性肾病变持续进行,造成以肾小球滤过率(GFR)渐进性和不可逆性下降为特征,以代谢产物潴留,水、电解质及酸碱平衡失调为主要临床表现的晚期肾脏损害。

外源化学物可以引起小动脉性肾硬化症和慢性肾小球性肾炎。铅中毒引起的小动脉性肾硬化症,可能与铅对血红素合成的破坏有关。静脉途径滥用海洛因与膜增殖性肾小球肾炎进展有关,其原因可能与海洛因的直接毒性有关,也可能是先使嗜毒者过敏,继而诱发免疫复合物肾病。也有环孢霉素引起肾小球肾炎的报道。

8. 肾病综合征　肾病综合征(nephrotic syndrome,NS)是由多种原因引起的一组肾病症候群,临床表现为蛋白尿、水肿、低蛋白血症和高脂血症。肾小球滤过膜由毛细血管内皮细胞层、基底膜和肾球囊脏层上皮细胞足细胞层组成,受到损伤后对蛋白质过滤的屏障作用减弱,蛋白质滤出增加而出现蛋白尿。尿中大量蛋白质的丢失使血浆蛋白降低,血液胶体渗透压下降,毛细血管与组织间液体交换失衡,水在组织间隙内潴留,形成水肿。由于有效血容量减少,促进肾素、血管紧张素、醛固酮系统分泌增加,也引起水钠潴留。因肾血流量减少使肾小球滤过率下降也促使水肿发生。

引起肾病综合征的原因很多。原发性肾病综合征由原发性肾小球疾病所致,继发性肾病综合征除了由类风湿关节炎、糖尿病、肾硬化等疾病诱发之外,也可由外源化学物引起,如一些药物(青霉胺、海洛因、三甲双酮、甲苯磺丁脲)引起的肾损害。

9. 肾肿瘤　肾肿瘤约占成人恶性肿瘤的 1%~3%。肾肿瘤绝大多数为恶性,常见的有肾癌、肾盂癌、肾母细胞瘤。良性肿瘤如纤维瘤、血管瘤、脂肪瘤、平滑肌瘤以及各种组织来源的混合性错构瘤等,但不及全部肾肿瘤的 5%。与肾肿瘤发生相关的危险因素有:①吸烟:多数流行病学研究认为吸烟具有肾癌危险性,比值比(OR)一般在 1.5~2.2 之间。②高危职业:镉工业、钢铁冶炼、焦炭生产、石油行业、印刷工业工人肾癌危险增加。③药物:雌激素过量可促使肾皮质癌发生,非那西汀等止痛药的滥用易发生肾盂癌,滥用止痛药会增加肾癌危险。④外源化学物:如镉、铅、砷和一些放射性核素(Th、Ra、U 等)。

第三节　肾损害的毒作用机制

一、细胞死亡

肾细胞损伤最终导致细胞死亡,可以是坏死,也可以是凋亡,两者在形态和生理上有很大的差别。凋亡是一个有严密调控的过程,往往影响散布的个别细胞,细胞保持完整而细胞容积减少,最终细胞变成小碎片,并被毗邻的细胞和吞噬细胞所吞噬,无炎症反应。坏死常累及一大团细胞,细胞肿胀,容积增大,细胞破裂,内容物溢出,伴有炎症。一般肾性毒作用都是由细胞坏死引起细胞死亡。

二、毒物及代谢产物与生物大分子结合

毒物引起细胞损伤有不同的机制,有些毒物能直接与细胞大分子相结合而造成毒作用,如汞和细胞的巯基相结合。但有些化学物本身并无毒性,只有通过生物转化成活性中间代谢产物才有毒性。生物活性中间代谢产物如烷化剂,是亲电子物质,可以与细胞成分相结合。如乙酰氨酚和三氯甲烷在小鼠肾脏内通过 P450 的作用代谢为活性中间代谢产物 N-乙酰-邻-苯喹啉胺和光气。活性中间代谢产物和靶细胞大分子共价结合,影响大分子的正常生物活性,而造成细胞损伤。毒物也可以

通过增加活性氧(reactive oxygen species,ROS),如超氧化物阴离子自由基($\cdot O_2^-$)、过氧化氢(H_2O_2)和羟基自由基($\cdot OH$),诱导氧化应激。ROS可以和一些细胞成分反应诱发毒性,如脂质过氧化,影响细胞膜的流动性、酶的活力、膜的通透性和转运能力,通过氧化靶蛋白的巯基或氨基使细胞酶失活,诱导DNA链或染色体断裂,这些都可以造成细胞损伤和死亡。

三、细胞膜功能丧失

细胞容积和离子内稳态有密切联系,对于肾小管上皮的重吸收也至为重要。毒物一般都是通过与细胞膜作用,增加离子通透性和抑制能量产生而影响细胞容积和离子内稳态。正常情况下膜的转运可维持细胞内离子的平衡和跨膜离子运动,ATP的失代偿可以抑制膜的转运。随着ATP的耗竭,钠钾ATP酶活性受抑制,引起钾外流,钠、氯内流,细胞肿胀,最终细胞溶解。

四、细胞骨架损害

毒物可以引起一些早期膜完整性的变化,如刷状缘的丧失、浆膜变性和细胞极性的改变。这可能与毒物诱发的细胞骨架改变有关。近曲小管有明显的极性,在毒物作用下,由于能量代谢紊乱,骨架的重排,导致近曲小管的极性破坏。

五、线粒体损伤

许多细胞过程依赖线粒体的ATP合成,因此外源化学物能够通过干扰细胞呼吸来影响细胞活动。外源化学物也会影响线粒体的功能。例如,$HgCl_2$染毒后,肾皮质的线粒体功能首先发生改变,然后才出现肾小管坏死。不同外源化学物对线粒体的损害也不同,如五氯乙烷-L-半胱氨酸通过消除质子梯度,使近端小管细胞的氧化磷酸化过程解偶联,而TFEC干扰呼吸链的电子传递过程。他汀类药物消耗甲-羟戊酸盐,通过干扰细胞合成辅酶Q_{10}(CoQ_{10})而影响能量代谢,导致肾细胞能量耗竭,造成细胞死亡。金属铊可干扰酶系统,与线粒体表面的巯基结合,抑制氧化磷酸化过程,干扰含硫氨基酸的代谢而引起肾损害。

线粒体损伤在决定细胞死亡形式方面起关键作用。肾线粒体损伤的一种主要形式是线粒体通透性(mitochondria permeability transition,MPT)改变,其特点是膜上高电导率的小孔开放,容许分子量小于1500的溶质分子通过。在细胞损伤过程中,如果有充足的ATP,MPT会进一步诱导细胞凋亡;如果ATP耗竭,则MPT引起细胞色素C的释放而启动细胞死亡。

六、钙稳态失衡

钙作为第二信使在很多细胞功能中起到了很重要的作用。钙离子在肾细胞内的分布很复杂,它不但可以与大分子相结合,也可存在亚细胞房室中。最重要的细胞钙调节库是胞浆中的游离钙离子,浓度大约是100nM,依靠存在于浆膜和内质网上的各种泵和通道,克服细胞内外的浓度梯度(1:10 000),维持胞浆内游离钙离子的水平。另外,50%~60%从肾小球中滤过的钙由肾近曲小管重吸收,大量钙进入细胞以维持胞浆内钙离子水平。细胞内游离钙水平的升高能活化一些钙离子依赖性酶,如磷脂酶和蛋白酶功能异常。

第四节　肾损害的检测与评价

单独使用体内或体外的方法研究化学物的毒性不能解决所有问题。肾毒性评价的整体性方法也要求与离体研究相结合。不仅用不同种系的动物,也要结合人群临床及流行病学研究。

一、整体试验

肾脏是动物的主要排泄器官之一,尿液中各种物质排泄的量在生理情况下是较为恒定的,如果排泄量过多或过少往往表示肾功能异常。同时结合血液生化的改变,可以得到初步的评价。值得注意的是,在反映尿中某物质的含量时,以 24 小时尿中的含量最理想,因尿量的多少受饮水量的多少影响较大,只测定一次随机尿样中物质的含量,不太能反映真实的情况,在收集 24 小时尿量有困难时,一般用尿肌酐来校正尿量。

(一)肾脏浓缩-稀释试验

反映肾脏浓缩功能。在生理情况下,限制饮水则远曲小管及集合管对水分的重吸收增多,尿量减少,比重上升,大量饮水则尿量增多而比重下降。如果远曲小管及集合管的重吸收功能障碍,可导致肾脏浓缩-稀释功能下降或丧失。

此项功能测定一般先做浓缩试验,再做稀释试验,两项试验的间隔时间需 24 小时。

(二)尿成分的改变

1. 尿蛋白　生理情况下,尿蛋白的来源是原尿中未被肾小管完全吸收的少量小分子蛋白质,部分来自肾小管脱落的细胞等。若尿中以大分子蛋白(如白蛋白)为主或出现大量蛋白质,提示肾小球的选择性滤过功能障碍或结构不完整;若以小分子蛋白(常见的如 β_2-微球蛋白和视黄醇结合蛋白)为主,则提示损伤部位主要在近曲小管,但要排除血中小分子蛋白异常增高的可能性。

2. 尿糖　生理情况下,原尿中葡萄糖的浓度未超过肾阈时,能被肾小管全部吸收。因此,如果血糖不高而出现尿中葡萄糖浓度增高,提示肾小管功能障碍。

3. 尿酶　尿酶是肾损害早期和敏感的指标之一。不同的酶来自肾脏的不同部位,可以作为肾脏损害的标记酶。碱性磷酸酶(alkaline phosphatase,AKP)和 γ-谷氨酰转移酶(γ-glutamyl transferase,γ-GT)活性增高,是刷状缘受到损害的标记酶。而其他的一些酶,如乳酸脱氢酶(lactate dehydrogenase,LDH)和谷氨酸脱氢酶(glutamate dehydrogenase,GDH)分别存在于细胞质和线粒体,如果它们的活性增高则提示可能有广泛的细胞损伤。值得注意的是,在化学性损害时,由于细胞内的酶大部分在早期即排出,尿酶常常是一过性的,因此如果没有尿酶增高并不一定表示没有肾损害,在急性肾损害比慢性肾损害更有用。

肾酶分布存在相当大的种属差异。一般而言,大鼠肾酶分布较接近人类,宜作为尿酶研究的首选动物。

（三）肾小球滤过率（GFR）测定

GFR可直接通过测定菊糖（inulin）或内生肌酐（creatinine）清除率来反映，也可间接地用测定血中肌酐或血尿素氮（blood urea nitrogen，BUN）来反映。

1. 菊糖清除试验　菊糖是一种多糖，分子量为5200，它能从肾小球滤过，但不被肾小管重吸收或分泌，在体内既不与血浆蛋白结合，又不被机体代谢，是测定GFR较好的方法。

2. 内生肌酐清除率　肌酐为肌酸的代谢产物。肌酐被肾小球滤过后，肾小管无任何吸收而全部从尿中排出，只有在血浆中浓度较高时，有小部分由肾小管排泄。内生肌酐清除率比较接近菊糖清除率，且更实用，因为不仅可以免除静脉注射，而且血浆肌酐浓度甚为稳定。

（四）形态学和酶组织化学检查

做急性或慢性毒性试验结束时，需常规称量肾脏和体重，计算脏器系数，脏器系数改变，提示可能有肾脏损害。另外，病理检查还能发现肾脏有无充血、水肿、纤维化等病理改变。

光镜和电镜检查能发现肾脏在组织学以及亚细胞水平上损害的部位、范围、性质、形态学特征以及严重的程度。酶组织化学检查能对某些病损或某些功能（如一些酶活性）进行定位研究，在肾脏毒理学研究中具有很重要的意义。

二、离体试验

肾小管功能（tubular function）阻断-流动技术（stop-flow techniques）和微穿刺技术（micropuncture techniques）等方法，使得对肾功能和肾毒性检测可在肾单位，甚至某部分肾小管的水平进行，更有利于对毒作用机制的阐明。但这些技术复杂，设备条件要求高，普及应用还有困难。

1. 肾皮质薄片或肾组织片段（renal tissue fragment）培养　肾皮质薄片（renal cortex）技术是将肾皮质用Stadie-Riggs或Mcllwain组织切片机，切成0.2~0.5mm的薄片，然后放入一定的培养基中培养，培养基中加入待测定的化学物，经过一定时间后，测定培养基和薄片中化学物的比值。该技术特别适宜研究有机物的转运，还能用于检测组织中钾和钠浓度、组织总水分和细胞内、外水的分布。这项技术相对较为简单，易于施行。

2. 离体灌注肾小管技术（isolated perfused tubule）　此项技术就是将肾小管分离出来后，再进行灌注试验。这项技术最复杂和困难的是肾小管的制备，需在显微镜下人工完成，最好的动物是兔子，微量加样器用于灌注。分离出的肾小管基本保持其正常的生理功能，在药理学和毒理学中都有广泛的应用。

3. 其他　离体肾脏灌注、原代肾细胞培养、亚细胞器分离以及建立肾细胞株等方法都已较成熟，在肾脏毒理学中得到应用。

体外研究方法具有实验周期短、一个模型可以用于测试多种化学物、免去动物饲养的麻烦等优点，但也有它的缺陷。例如，新鲜制备的离体灌注肾脏、肾切片、肾小管和细胞等虽然在功能上与整体类似，但在体外存活的时间只有2~24小时。与此相反，肾原代或细胞株存活时间可达两周以上，但在功能上与整体情况下的相似性方面不如上述的几项技术，在肾毒性测试时根据情况选用（图22-1）。

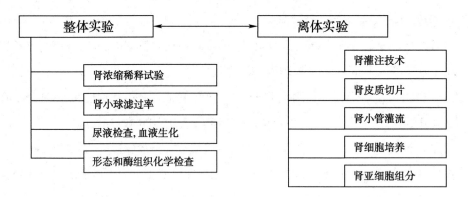

图 22-1
肾毒性筛检流程图

（安 艳 郑金平）

思考题   1. 阐述肾脏对毒物的易感性。

2. 举例说明毒物对肾脏毒作用的选择性。

3. 试述毒物肾损害的评价原则。

第二十三章

心血管毒理学

第一节　概述

心血管系统由心脏和血管构成,其功能是维持机体血液循环的正常运行,通过血液循环将营养物质、氧气和激素等运送到全身各组织细胞,同时将外来化学物和体内代谢产生的废物带到排泄器官排出体外。这些功能在神经、体液等因素的调节下进行。心血管系统由于其功能的特殊性,使其在与进入血液毒物接触中首先受到损伤。由于心血管系统的血液环境延伸到机体的各个组织,所以它对保持机体内环境的稳定和正常的生理功能至关重要。

一、心血管毒理学的概念

心血管毒理学(cardiovascular toxicology)是研究外源性和内源性有害物质对心血管系统的损害作用、作用机制以及中毒的诊断、治疗和预防的一门学科。心血管毒理学作为一门交叉学科是靶器官毒理学的重要组成部分。由于心血管系统在机体中的重要作用以及心血管疾病在人类重大疾病中的重要地位,近年来心血管毒理学研究十分活跃。毒理学工作者采用毒理学、细胞生物学、分子生物学、遗传学、免疫学、诊断学以及医学影像学等学科的原理与技术方法,在心血管毒物毒性研究、毒作用机制探讨、临床心血管药物毒理学评价、心肌基因治疗和干细胞治疗等方面开展了一系列具有创新意义的研究工作,使心血管毒理学成为毒理学研究中进展迅速、成果显著的研究领域。

二、心血管毒物的来源及种类

心血管毒物(cardiovascular toxicant)指具有心血管毒性并可能引发心血管系统损伤和导致心血管疾病的物质的总称。心血管毒物的种类很多,根据其来源可分为环境心血管毒物、药物、具有心血管毒性的内源性物质和天然物质,它们可使心血管发生结构和功能上的改变。

环境心血管毒物是指来源于人类生活环境的心血管毒物,主要包括工业生产过程产生和排放以及职业暴露所接触的心血管毒物、悬浮性颗粒、吸烟产生的尼古丁及其他有害物质,如有机溶剂、烷胺、电离辐射、金属(汞、铅、镉、钴)、砷、农药、硝基芳香族化合物、多环芳烃、甲烷、氯甲烷、氟乙酰胺、硫化氢、一氧化碳、二硫化碳、氮氧化物、臭氧、丁二烯、丙烯醛等,其中吸烟及大气悬浮性颗粒的心血管毒性主要是依据流行病学调查结果确定,其有效成分并不十分明确。

具有心血管毒性的药物的种类比较多,临床上使用的许多药物,包括用于心血管病治疗的药物,如果使用不当,都可能成为心血管毒物。这类药物包括 Na^+ 通道阻滞剂、K^+ 通道阻滞剂、Ca^{2+} 通道阻滞剂、β-肾上腺素受体阻滞剂、强心苷、Ca^{2+} 致敏剂、儿茶酚胺和拟交感神经药物、抗生素类药物、抗病毒药物、抗肿瘤药物、抗抑郁药物和免疫抑制剂等。此外,毒品和依赖性药物也具有心血管毒性。

有些心血管毒物来自体内代谢过程,称之为具有心血管毒性的内源性物质,包括体内产生的各类自由基、细菌内毒素、激素(如雄激素、雌激素、孕酮、肾上腺皮质激素)和细胞因子(如干扰素、TNF-α 和白介素)等。此外,有些天然物质,如动物毒素和植物毒素也具有心血管毒性。

三、心血管毒物与心血管疾病

心血管疾病(cardiovascular disease)属于人类重大疾病,严重威胁着人类健康与生命。随着医学模式的转变,传染病的发病率和死亡率在逐渐下降,而心血管疾病发病率和死亡率却呈上升趋势,在一些发达国家和工业化国家中,缺血性心脏病已成为常见病和多发病。在我国,心血管疾病居于慢性疾病死因顺位的前列,发病率约为115/10 万,已超过日本和法国等发达国家。心血管疾病及其防治已成为各国政府、卫生部门和医学界面临的一个重大课题。

在心血管疾病中缺血性心脏病是一种致死性疾病,在临床上可表现为心肌损害、心绞痛和慢性缺血性心力衰竭。一般认为缺血性心脏病是冠状动脉粥样硬化以及冠状动脉痉挛导致动脉阻塞所致。外源化合物如可卡因、拟交感神经剂以及合成的类固醇激素均与缺血性心脏病的发生有关。大气颗粒物(PM2.5)短期高浓度暴露能增加死亡风险,PM2.5 浓度每增加 10 $\mu g/m^3$,心血管疾病的死亡风险增加 10% 以上。据 WHO 发布的报告,每年因大气颗粒物暴露致死人数约为 320 万,估计中国每年约有 38 万人死因可归因于大气颗粒物暴露。现已证实,心血管毒物可以导致多种心血管疾病的发生。

第二节   心血管毒物的毒性效应

心血管毒物可以引起心血管系统复杂的生物效应,表现为心脏和血管的功能紊乱,导致心律异常(arrhythmia)、传导阻滞(conduction block)、心肌肥大(myocardial Hypertrophy)、缺血性心脏病(ischemic cardiomyopathy)、心肌及血管细胞凋亡(apoptosis)、坏死(necrosis)和心力衰竭(cardiac failure)等一系列功能和器质性改变。心血管毒物对心血管系统的毒性作用大小取决于毒物的种类、作用时间与作用强度。

心血管毒物短时间作用引起的心脏早期反应是生化改变,如心肌酶活性变化、能量代谢和离子稳态改变等,通常可导致心律异常。心律异常一般能恢复,并经常作为其他类型心功能紊乱的并发症状出现。心脏传导系统受损则可引起传导阻滞,传导阻滞可分为不完全传导阻滞和完全传导阻滞。不完全传导阻滞是心房保持规律搏动,而心室不发生相应的去极化;完全传导阻滞是指房室之间的传导完全被阻滞。严重的急性损伤可导致心肌细胞死亡和心力衰竭。

一、心血管毒物对心脏的毒性作用

（一）环境心血管毒物的心脏毒性

现有研究表明,环境心血管毒物可导致心脏功能紊乱、心律异常、传导障碍、心肌肥大、心肌细胞凋亡坏死、加重患者心肌缺血程度以及心肌梗死的易感性。人群流行病学和队列研究证实,长期暴露于污染空气与心血管的发病和死亡之间存在密切关联。大气颗粒物重污染区比轻污染区心血管疾病死亡风险上升 26%。细颗粒物(PM2.5)浓度每增加 10 $\mu g/m^3$,人群全死因死亡率每年增加 6%,心肺疾病的死亡率增加 9%;而粗颗粒物浓度每增加 10 $\mu g/m^3$,人群全死因死亡率增加 0.51%,心肺疾病死亡率增加 0.68%。这些研究表明,长期暴露于大气细颗粒物是引起心肺疾病死亡的一个重要环境危险因素。而心血管系统受损的患者对细颗粒污染物引起的心脏毒性更为敏感。对患有冠状动脉疾病的患者进行的队列研究显示,环境细颗粒污染物暴露两天,患者运动中心肌缺血发生的危险性显著增高。糖尿病患者对空气颗粒物暴露引起的心血管损害也十分易感,糖尿病患者发生心血管损害的危险性是非糖尿病患者的两倍。

实验研究表明,大气颗粒污染物可导致心电图的改变,包括心律异常、心率减慢以及 ST 段改变等,并与心肌梗死具有相关性。进一步研究发现,人血液中 C-反应性蛋白(CRP)水平的增高与空气污染物中粗颗粒物和硫氧化物浓度具有相关性,空气污染物可诱导产生急性期反应,导致心脏疾病发病的危险性增加。动物实验研究显示,发生急性心肌梗死时,动物对细颗粒物的心脏毒性作用更为敏感,细颗粒物能引起血清内皮素增加和急性心肌梗死发生,导致心脏内皮素受体上调。这表明,内皮素系统的上调很可能与颗粒污染物引起的心脏毒性有关。

由于空气悬浮性颗粒物常附着有重金属和其他环境污染物,所以,研究悬浮性颗粒的心脏毒性要充分考虑到附着物尤其是重金属的心脏毒性。目前了解的与心脏毒性有关的重金属包括镉、铅、钴,这些金属可以影响神经传导功能,降低心肌收缩力,导致心脏结构及功能的改变。长期镉暴露可能引起心肌肥大和动脉粥样硬化;铅可导致心律不齐和心脏退行性改变,并可能与成人及儿童高血压有关;钴可引起心肌细胞损伤,导致心肌病。此外,金属银、镍、镧和锰也可能影响心脏功能,如 Mn^{2+} 能抑制新生鼠和成年鼠心脏收缩力。空气中的主要化学污染物成分一氧化碳、二氧化氮和臭氧,均可导致新生儿主动脉弓及瓣膜缺陷、肺动脉缺陷及瓣膜异常以及共同动脉干缺陷发生的概率增加。

工业心血管毒物如有机溶剂通常具有良好脂溶性,能够影响细胞膜流动性、通透性及离子稳态。有机溶剂乙醇的心脏毒性可分为急性和慢性酒精中毒两种。乙醇急性中毒出现负向传导效应(传导下降)和心室纤颤阈值降低。长期或慢性暴露主要引起心律异常。慢性酒精摄入导致心肌结构和功能异常以及与充血性心力衰竭症状类似的酒精性心肌病。研究认为,与乙醇摄入有关的心肌损伤主要由其代谢产物乙醛造成。心肌细胞中缺乏将乙醇代谢转化为乙醛的乙醇脱氢酶。乙醇损伤肝脏并产生大量乙醛,这些乙醛可转运至心脏,对心肌产生毒性效应。乙醛对心肌的直接效应包括抑制蛋白合成、影响线粒体呼吸及干扰肌动蛋白与肌球蛋白连接。乙醇性心肌病影响因素较多,包括慢性乙醇消耗、营养不良、吸烟、系统性高血压及饮料添加剂等。一般认为,一定条件下乙醇单独作用或多因素联合作用均可导致乙醇性心肌病。此外,酒精对子代胚胎期心脏发育也具有一定影响,但机制尚未明确。

近来研究发现,卤代烃具有高亲脂性,可以影响传导,引起心率下降和心肌收缩减弱,并影响心脏发育。如水中的化学污染物 1,2 二氯甲烷、三氯乙烯、四氯乙烯和氯化物等均与心脏室间隔缺损的发生呈正相关,持久性有机污染物六氯苯可导致左心室肥大。TCDD 对大鼠胚胎心脏发育有明显影响,随着 TCDD 剂量增加,大鼠胚胎心脏重量、心脏重/体重比呈下降趋势,并呈现剂量-效应关系。此外,有机农药具有明显的心脏毒性。有机磷农药能降低牛蛙心室的质量,并提高其心率;农药硫丹可引起兔子心肌细胞的炎症反应和心肌纤维化变化;焦炉逸散物能导致人群收缩压增高。化学废物和吸烟均可对子代胚胎期心脏发育产生一定影响,但机制尚不清楚。

(二)药物的心脏毒性

抗肿瘤药物可对心肌产生直接的毒性作用。研究表明,盐酸多柔比星、表柔比星、伊达比星、米托蒽醌等蒽环类抗肿瘤药物对心肌细胞具有独特的亲和力,易在心脏中特异性蓄积,引起心肌病和充血性心力衰竭。阿霉素和野百合碱等一些抗肿瘤药物还可升高体内儿茶酚胺的浓度,增加心脏负荷,从而引起心肌细胞肥大。

抗精神异常药物可直接抑制心肌,并导致心肌收缩性减低和心室应激性增高。三环抗抑郁药(tricyclic antidepressant,TCA)如阿米替林(amitriptyline),可阻滞乙酰胆碱 M 受体,引起窦性心动过速,阻滞肾上腺素 a_1 受体和 H_1 受体,导致血压降低。

抗病毒药物可诱导产生心脏毒性。据报道,广泛应用的抗病毒药物齐多夫定(zidovudine,AZT),可引起少数成年患者心肌肥大。用 AZT 进行不连续的治疗可改善左心室功能。近年来采用高效抗反转录病毒疗法(HAART)治疗艾滋病,明显提高了艾滋病患者的存活率,但同时伴有药物不良反应。标准的 HAART 治疗方案是用二种核苷反转录酶抑制剂(NRTI)和一种蛋白酶抑制剂(PI)或一种非核苷反转录酶抑制剂(NNRTI)联合作用。单纯 NRTI(如 AZT)已显示能够引起心脏毒性,HAART 联合治疗方案进一步促进了心脏毒性的发生。目前的证据表明,HAART 可引起心脏毒性,对 18 名 AIDS 患者的心脏进行检测发现,其中有 5 名患有心肌病。

砷既属于环境心血管毒物,也是具有心血管毒性的药物。砷的三氧化物对于易复发和难治的急性早幼粒细胞性白血病(APL)具有很好的疗效。美国已于 2000 年将一种砷三氧化物(trisenox)应用于临床,近来临床有关报道显示,As_2O_3 可引起 APL 患者严重的室性心动过速。小鼠给予 APL 治疗剂量的 As_2O_3(每日给药 5 mg/kg,30 天),出现砷诱导的心肌功能改变,包括在心室收缩过程中室内压增加的最大速率(MAX dp/dt)明显降低,以及舒张末压和心室最小舒张压显著增加。给予作用于 β-肾上腺素能受体的异丙肾上腺素,经砷处理的小鼠心脏 MAX dp/dt 未出现增高,而在用盐水处理的对照组观察到应激反应。这一研究表明,As_2O_3 在临床观察到的血清浓度范围内,能够引起心脏毒性。

(三)内源性物质和天然物质的心脏毒性

具有心血管毒性的内源性物质和天然物质主要包括类固醇激素(steroid hormone)、细胞因子(cytokine)和动物毒素(animal toxin)及植物毒素(plant toxin)等,下面主要介绍细胞因子的心脏毒性。

细胞因子是一类在细胞和体液免疫应答中具有多种重要功能的蛋白质。目前已发现 100 多种不同的细胞因子,这些细胞因子按其对心血管影响可被分为前炎症细胞因子、抗炎症细胞因子和心脏保护因子。前炎症细胞因子包括肿瘤坏死因子-α(TNF-α)、白细胞介素-1β(IL-1β)、白细胞介素-2(IL-2)、白细胞介素-6(IL-6)、白细胞介素-8(IL-8)和趋化因子如 MCP-1、MIP-1α 和 RANTES。抗炎症细胞因子包括白细胞介素-4(IL-4)、白细胞介素-10(IL-10)、白细胞介素-13(IL-13)和转化生长因子-β(TGF-β)。心肌保护细胞因子包括可以抑制心肌细胞凋亡的 Cardiotrophin-1(CT-1)和白血病抑制因子(LIF)。

IL-1、IL-2 和 γ-干扰素能诱导包括心肌细胞在内的靶细胞产生 TNF。TNF-α 可以诱导包括心肌细胞在内的靶细胞凋亡,其中最重要的作用是诱导心肌细胞凋亡。在慢性心力衰竭中,TNF-α 和 Fas 配体的血清浓度升高,因此 TNF-α 和 Fas 配体可作为慢性心力衰竭的生物标志。IL-1β 可以降低心肌收缩力并能导致心肌细胞凋亡,IL-2 能够降低心脏力学功能和代谢效率,干扰素可导致心律失调、扩张性心肌病和心肌缺血。IL-6 是一个多功能的细胞因子,介导免疫和炎症性反应。它可导致心肌细胞收缩力降低。在患有心力衰竭的病人中,其血清 IL-6 浓度升高。IL-6 受体家族成员心脏营养素-1 具有神经生长因子的作用,能引起心脏肌细胞肥大,抑制细胞因子诱导的凋亡。IL-1β 和 TNF-α 均可诱导心肌细胞表达 IL-6,造成心肌细胞损伤,对心肌细胞功能造成不利影响。

不同的心血管毒物引起的毒性效应(toxic effect)和毒作用机制(toxic mechanism)不同。心血管毒物的心脏损伤效应及作用途径见图 23-1。

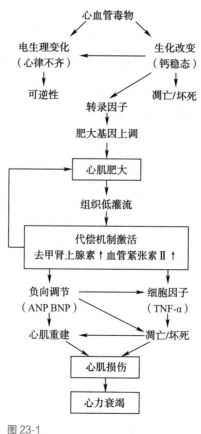

图 23-1
心血管毒物致心脏损伤示意图

二、心血管毒物对血管的毒性作用

血管毒物按其来源可分为环境毒物、具有血管毒性的药物以及天然物质和内源性物质。环境毒物包括脘基胺类、重金属类、硝基芳香类化合物、多环芳烃类化合物、一氧化碳、二氧化硫、丁二烯、氮氧化物、臭氧等。具有血管毒性的药物包括拟交感神经胺类、精神类药物、抗肿瘤药物、非甾体类镇痛抗炎药物、口服避孕药、放射性药物、磷酸二酯酶抑制剂等。具有血管毒性的天然物质和内源性物质包括细菌内毒素、T-2 毒素、同型半胱氨酸、联氨安息香酸和维生素 D 等。

(一)环境心血管毒物的血管毒性

动物实验证实,某些芳香族化合物是引起和(或)促进动脉粥样硬化(atherosclerosis)的血管毒物。多环芳烃是典型的环境污染物和心血管毒物,关于芳香族化合物毒性的研究多集中于多环芳烃,尤其是苯并(a)芘。苯并(a)芘和 7,12-二甲基苯并(a)蒽可引起鸟类动脉粥样硬化。动脉粥样硬化作用的发生涉及细胞色素 P450 介导前体化合物转为有毒代谢中间产物。这些化合物的生物转化主要发生在主动脉平滑肌。研究发现,Ah-反应小鼠比 Ah-抗性小鼠的动脉粥样硬化易感性高,主动脉芳烃羟化酶与鸟类动脉粥样硬化易感性水平有关。近来研究表明,细胞色素 P450 1B1 是在人类和啮齿类动物血管细胞中表达的主要细胞色素 P450 的同工酶。

脂肪胺如烯丙基胺(抗真菌剂)具有选择性心血管毒性,它能引起动物的心肌、主动脉和冠状动脉受损,慢性给药产生类似动脉粥样硬化的平滑肌细胞增殖和纤维化。血管毒性反应可能与烯丙基胺在肌肉和动脉中的富集有关。血管平滑肌和线粒体是烯丙基胺毒性的早期靶目标,烯丙基胺毒性与线粒体的胺氧化酶活性及富集程度相一致。丙烯醛能损伤膜的完整性和线粒体功能。体外血管平滑肌细胞用谷胱甘肽 S-转移酶抑制剂柳氮磺胺吡啶预处理,可以增强烯丙基胺和丙烯醛的细胞毒性,说明这个酶在 α、β 不饱和羰基造成的血管损伤中具有保护作用。丙烯醛是存在于发动机废气和烟草烟雾中的有毒化学物质,可以损伤包括血管细胞在内的多种靶细胞的硫醇平衡,使蛋白质变性并干扰核酸合成。丙烯醛持续暴露可使大鼠血管平滑肌细胞从静止状态转向增殖,丙烯醛处理的大鼠细胞在连续的体外传代后仍保持改变后的表型,所以表型调节被认为与丙烯醛所致损伤有关。丙烯醛、乙醛和甲醛的间接拟交感神经活性可能是具有高血压倾向动物敏感性增强的原因。

此外,铅在动脉壁异常沉积,可导致血管平滑肌纤维及成纤维细胞增生,致使血管变窄、变厚,导致外周血阻力增加,引起心血管结构和功能发生变化;电离辐射可导致内皮细胞衰老,引起内皮功能障碍,从而引发心血管疾病;农药硫丹可损害血管内皮细胞和血管壁;妊娠早期暴露 DDT 可导致胎儿大动脉转位。

(二)药物的血管毒性

一些治疗药物的血管毒性,包括抗菌剂和抗凝剂,通常首先引起过敏反应,然后是脉管炎。一些化合物可以通过损伤大血管引起出血。在某些急性中毒事件中,可出现由细胞毒性化合物损伤毛细血管导致的斑点性出血。由化合物引起的凝血机制的损伤增加了发生出血的可能性。毒物可通过使血小板聚集和黏附性增强,或引起凝血因子增多或活性增强,导致动脉和静脉栓塞形成。有些化合物可以通过抗凝血酶原Ⅲ（口服避孕类固醇）或抑制纤维蛋白分解（皮质甾类、含汞制剂）导致栓塞血管过度紧缩或外周阻力的下降，引起血流突然改变，导致动脉栓塞。静脉淤血可促进静脉栓塞发展。通过静脉注射兴奋剂可以引起内皮损伤和许多部位的栓塞。部分栓塞可能会释放并在血管系统流动，直到流动至比它最初形成时的血管直径小的地方，成为栓子为止。损伤程度取决栓塞部位，严重栓塞可以导致死亡。

第三节　心血管毒物的毒作用机制

一、心脏毒性的毒作用机制

心血管毒物种类繁多，不同的心血管毒物毒作用机制不尽相同。心血管毒物主要通过干扰离子内环境稳态、改变冠状血流以及引起细胞器功能紊乱和基因水平调节异常导致心脏毒性。心脏毒性的一般机制及产生的细胞毒性效应和器官改变见表 23-1。

表 23-1　心脏毒性一般机制

一般机制	细胞效应	器官改变
1. 干扰离子内环境稳态		
抑制 Na^+/K^+ ATP 酶	$[Ca^{2+}]\uparrow$	正向肌力效应
	传导速率↓	心律异常
Na^+ 通道阻滞	Na^+ 通道活性↓	心律异常
	传导速率↓	
K^+ 通道阻滞	K^+ 通道活性↓	心律异常
	复极化↓	
	动作电位延续时间↑	
Ca^{2+} 通道阻滞	L-型 Ca^{2+} 释放↓	负向肌力效应
	诱导 Ca^{2+} 释放	负变时性效应
	AV 传导↓	心动过缓
2. 冠状血流改变		
冠状血管收缩或闭塞	缺血（ATP 耗竭，细胞内酸中毒）	心肌梗死；心肌重建；心肌细胞死亡（坏死）
缺血/再灌注损伤	氧化应激反应 $Ca^{2+}\uparrow$	心肌细胞死亡
	细胞 pH 改变	
氧化应激反应	过氧化作用	心肌细胞死亡
	DNA 损伤	
	线粒体功能障碍	
	$[Ca^{2+}]$ 稳态改变	

续表

一般机制	细胞效应	器官改变
3. 细胞器功能失调(障碍)		
肌纤维膜损伤	改变膜完整性	心肌细胞死亡
肌质网功能失调	[Ca^{2+}]稳态改变	心肌细胞死亡
线粒体损伤	ATP 酶耗竭	心肌细胞死亡
	细胞色素 C 释放	
	改变线粒体[Ca^{2+}]稳态	
细胞凋亡	细胞皱缩	心肌细胞死亡
	肌纤维出胞	
	染色质聚集	
	膜磷脂再分布	
	DNA 断裂	
增生改变	细胞肿胀	心肌细胞死亡
	肌纤维出胞	
	染色质凝聚	
	线粒体肿胀	
4. 基因水平调节	细胞肥大基因过度表达	病理性心肌肥大

(一)干扰离子内环境稳态

1. 干扰心肌细胞内 Ca^{2+}的稳态　毒物通过干扰离子内环境稳态发挥心脏毒性作用。心肌动作电位和兴奋-收缩偶联依赖于离子通道活性和离子稳态,任何心血管毒物只要能够影响离子转运和离子稳态(ion homeostasis),都可引起心血管的毒性和损伤。研究表明,毒物刺激可使心肌细胞中 Ca^{2+}浓度升高,Ca^{2+}浓度升高和 K^+浓度降低是导致各种心律失常的主要原因。细胞内 Ca^{2+}可作为环境毒物所致心肌毒性反应的信号。研究发现,环境雌激素壬基苯酚可作用于 L 型钙通道影响细胞内钙离子浓度,进而影响心肌收缩力。TCDD 可导致乳鼠心肌细胞内游离 Ca^{2+}含量增高,产生 Ca^{2+}超载现象。重金属主要通过影响离子稳态、拮抗细胞内 Ca^{2+}以及与细胞生物大分子的相互作用对心脏产生毒性作用。镉能使细胞膜上 Na^+-K^+泵的功能发生障碍,影响 Na^+通道,抑制 Na^+的内流,阻滞心肌细胞膜 B 和 L 型通道,并且可以与 Ca^{2+}竞争通道结合蛋白,阻滞 Ca^{2+}通道和抑制 Ca^{2+}-ATP 酶活性,阻碍 Ca^{2+}内流,造成细胞内的 Ca^{2+}浓度下降,干扰心肌静息电位和动作电位的形成,导致动作电位幅度降低和动作电位周期延长。

关于 Ca^{2+}致心脏毒性的作用机制方面的研究较少。研究发现,细胞内 Ca^{2+}浓度持续升高可激活钙神经素,钙神经素通常以丝氨酸/苏氨酸磷酸酶异源二聚体形式存在,由一个 59kDa 钙结合催化亚单位 A 和一个 19kDa 的 Ca^{2+}结合调节亚单位 B 组成。钙神经素是通过 Ca^{2+}和钙调蛋白分别与调节和催化亚单位结合而被激活。钙神经素的毒理学意义在于可被持续升高的 Ca^{2+}所激活,但对暂时性的 Ca^{2+}增多如发生在心肌细胞收缩反应中的 Ca^{2+}增多不敏感。

研究表明,在心肌对肥大性刺激的反应中,Ras、有丝分裂原激活蛋白激酶(MAPK)和蛋白激酶

C 信号通路有重要作用。所有这些信号传导通路都与细胞内 Ca^{2+} 浓度和肌肉收缩力的增加有关。Ca^{2+} 在心肌肥大反应中的调控作用可能是通过肥大性刺激,如血管紧张素 Ⅱ 和去氧肾上腺素引起细胞内钙增高及钙神经素激活,通过钙神经素激活引发一系列反应,包括 NFAT3 的去磷酸和移位到核内,在核内与 GATA4 相互作用。钙神经素也可能通过 NFTA 非依赖的机制调控心肌肥大。

2. 影响心肌细胞离子通道蛋白　心肌细胞离子通道蛋白对维持细胞离子稳态以及保证心肌的收缩功能和电生理功能十分重要。离子通道通过蛋白修饰和变构实现对细胞内外离子浓度的调控,编码离子通道蛋白的基因变异、蛋白修饰及通道阻断剂都可以影响通道的门控特性,导致心肌细胞电生理及结构功能改变,甚至引起致死性心肌病。

编码心肌细胞离子通道蛋白的基因突变可以导致 QT 延长综合征(long QT syndrome,LQTS)。LQTS 临床特征为心室复极时间和 QT 间期延长,易诱发室性心动过速、室颤和心性猝死。目前已发现多种基因与 LQTS 有关,如 KCNQ1(LQT1)、HERG(LQT2)、SCN5A(LQT3)、ANK2(LQT4)、KCNE1(LQT5)、KCNE2(LQT6)和 KCNJ2(LQT7)等。HERG 基因突变是导致 LQT2 的主要原因。HERG 位于染色体 7q35-36,在心肌中高表达,编码心脏快速延迟整流钾通道 Ik(delayed rectifier K channel)蛋白,在心脏动作电位复极化过程中发挥重要作用。HERG 突变可导致钾离子通道蛋白功能缺失和细胞外 K^+ 堆积,引起心脏 Ikr 电流和门控动力学特性改变,诱发心肌复极电流减小、QT 间期延长和心律不齐。HERG 突变影响复极化过程并导致 LQTS 的机制可能与以下因素有关:HERG 基因突变产生的异常亚基不能与正常亚基共同装配形成 Ikr 通道,从而导致功能性(野生型)Ikr 通道数量减少,影响复极化过程;HERG 错义突变产生的亚基与正常亚基共同装配成 Ikr 通道时,单个突变亚基就能表现出丧失功能的变异通道表型(即负显性机制),结果造成通道功能丧失;变异通道蛋白不能完成由不成熟状态转变为成熟状态的过程,无法转运至细胞膜上进行装配,结果功能性 Ikr 通道数量减少,影响复极化过程。

心肌细胞离子通道可以成为心血管毒物和药物作用的靶点。在新药研究中,药物引发 QT 间期延长越来越受到重视。美国 FDA 已颁布药物延迟心室复极化潜在作用的非临床评价指导原则,主要是通过测定离体心脏细胞、细胞系、离体心脏或整体动物的离子电流、电生理参数和动物心电图参数评价药物致 QT 间期延长及心律不齐的作用。研究心肌细胞离子通道在生理和病理条件下的功能及其调控机制,对了解心血管毒物对心脏毒性及作用机制、寻找药物作用靶点和设计有效的心血管药物具有重要科学意义。

（二）改变冠状动脉血流

1. 心肌的适应或心肌重建　心脏毒物可引起冠状血流改变,导致心肌适应或心肌重建(remodeling)。心肌适应是心室肌在结构和功能上发生改变的过程。这个过程也称心肌重建。在心肌成熟过程中,心肌重建是心脏满足对机体不断增加需求的适应过程。如果短期内暴露于环境心血管毒物,心肌重建过程可能是适应性的,但若长期暴露则是适应不良,最终导致心肌功能紊乱。心肌重建的主要特征是与心室形态变化相联系的心肌细胞质量增大,以及代偿修复过程中的心肌形态功能改变。心血管毒物引起的最早的心肌形态学改变是心脏肥大。肥大反应最初是一个增加心脏输出的代偿性机制,但持续的肥大能引起扩张性心肌病(dilated cardiomyopathy)、心力衰竭和猝死。

　　心肌预适应(preconditioning)是指预先给予心肌某种适度的刺激(如短暂缺血或机械刺激等),使心肌对随后受到的更强的有害刺激产生耐受性或适应性。研究证实,心肌预适应可引起腺苷、缓激肽、去甲肾上腺素、血管紧张素Ⅱ、内啡肽、内皮素等多种内源性物质及细胞因子释放,通过与G蛋白偶联的相关受体的作用,可激活PKC,通过PKC途径活化基因,启动机体抗损伤及保护机制。

　　PKC在心肌预适应中具有关键作用,通过PKC的激活与转位以及PKC与腺苷、K^+-ATP通道和丝裂原激活蛋白激酶的相互作用,启动和调节机体保护机制的相关基因和基因产物,如K^+-ATP通道、金属硫蛋白和热休克蛋白等,使心肌对毒物的损伤作用产生适应和耐受。心肌细胞适应性反应的机制目前尚不清楚,这方面的研究在心血管疾病预防及治疗方面具有应用前景。

　　2. 缺血再灌注损伤　心血管毒物能诱发冠状动脉的痉挛、狭窄并引起冠状动脉血流改变(coronary blood flow),造成心肌缺血和缺氧以及心肌细胞代谢异常,最终可导致缺血性心脏病。研究发现,在病理状态或心血管毒物作用下,均可导致心肌低灌注和心肌缺血,使氧气和心肌代谢所需营养物质缺乏,代谢产物堆积。心肌缺血能导致心肌细胞酸中毒、氧化磷酸化障碍和ATP衰竭,持续缺血的心肌组织再灌注,能导致组织继发性损伤,甚至发生不可逆性损伤。这种在缺血基础上恢复血流后对组织细胞造成的损伤称为缺血再灌注损伤(ischemia/reperfusion injury)。损伤作用与过量的氧自由基形成、Ca^{2+}过负荷、pH改变及线粒体氧化磷酸化过程有关。心肌损伤后,连接组织细胞活化、瘢痕形成、心肌代偿性肥大以及心功能的改变构成了病理条件下的心肌重建过程。

(三)细胞器功能紊乱和基因水平调节异常

　　1. 引起心脏肥大的相关分子机制　心血管毒物引起心肌细胞分子层面的一系列改变,包括细胞增大和蛋白质合成增加、胚胎心脏基因上调和诱导即早基因表达,这些反应共同引起心脏肥大。

　　参与心脏肥大的转录因子(transcription factor)包括活化蛋白-1(AP-1)、转录增强因子-1(TEF-1)、血清反应因子(SRF)、活化T细胞核因子(NFATs)和GATA4。这些转录因子介导信号传导通路和调控肥大基因表达。

　　AP-1是由 *Jun* 和 *Fos* 基因家族成员组成的转录因子。研究表明,C-Jun的水平升高与在心肌细胞中缺血/再灌注引起的应激反应有关。在容积过负荷的心肌肥大中,AP-1对调节Fas和FasL活性有重要作用。心肌过度拉伸可引起Fas表达。在分离的心肌细胞中,AP-1的激活与Fas依赖的信号通路相偶联可以引起心肌细胞凋亡。但也有研究表明,AP-1与肥大相关基因的转录调控有关,AP-1的激活对凋亡的诱导是非依赖的。它参与心脏肥大中β-肌球蛋白重链(MCH)和α-骨骼肌动蛋白胚胎同源基因的诱导。TRE介导心肌拉伸反应c-fos诱导表达。这种拉伸引起的SRF激活和对c-fos的诱导也可在低渗性细胞肿胀中观察到。因而,在心肌细胞中增加膜张力引起SRF的激活可能是c-fos激活的一般机制。

　　NFAT3是一个包含四个成员的多基因家族成员之一,四个成员分别为NFATc、NFATp、NFAT3和NFAT4。这些转录因子通过一个Rel同源结构域与DNA序列GGAAAAT结合成为单体或二聚体。NFAT3可在包括心脏在内的多种组织中表达,NFAT3在心脏肥大中的作用已被证实:肥大刺激,如血管紧张素Ⅱ和去氧肾上腺素引起在心肌细胞中的胞内钙水平升高及钙神经素的激活,NFAT3定位于细胞质,可被激活的钙神经素去磷酸,去磷酸后NFAT3转移定位到细胞核,在核内与

GATA4 相互作用并激活肥大基因。NFAT3 也能通过 GATA4 非依赖机制激活某些肥大相关基因。

GATA 因子是一个核转录调节蛋白家族。目前,脊椎动物中已鉴定出六个不同的该家族成员,它们是 GATA1,2,3,4,5,6。每一个蛋白都含有两个类似的高度保守的锌指重复序列。这个 c-末端重复序列构成一个 DNA 结合区,能对"GATA"顺式元件特异性识别,(A/T)GATA(A/G)或相关 DNA 序列通常存在于靶基因中的启动子和(或)增强子。GATA1,2,3 主要调节造血,而 GATA4,5,6 因子参与心脏发生的调节。GATA4 在心肌细胞肥大反应调节中具有重要意义。此外,AP-1 和 GATA4 之间以及 NFAT3 和 GATA4 之间的相互作用在心脏肥大反应中是必要的。

2. 导致心肌细胞能量代谢障碍和凋亡的相关机制 心脏属于高耗能器官,含有丰富的线粒体。研究发现,心血管毒物可以通过氧化应激引起线粒体膜和线粒体嵴的损伤,造成线粒体结构损伤和功能改变,影响细胞呼吸链的电子传递,使氧化磷酸化异常,导致细胞能量代谢障碍。细胞内 ATP 是维持细胞生命的重要能量物质,能量代谢障碍所致的细胞内 ATP 缺失将导致细胞死亡。细胞死亡包括细胞凋亡和坏死两种死亡形式。细胞凋亡是一个能量依赖过程,ATP 浓度是决定细胞凋亡还是坏死的重要因素,是凋亡和坏死转换的关键。由于心肌收缩所需能量主要来自葡萄糖的有氧代谢,心肌细胞缺血时可引起 ATP 明显减少和最终耗竭。当心肌细胞中 ATP 耗竭超过 ATP 总量的 70% 时,将引起凋亡向坏死的转换,这种程度的 ATP 耗竭通常在心肌梗死中可以观察到。

过去认为心肌梗死(myocardia infarction)是心肌细胞坏死的结果,现在认为凋亡在心肌梗死过程中发挥了重要作用。心肌细胞凋亡与坏死(apoptosis and necrosis)的作用机制及调控途径不同,形态学特征也易于鉴别,但在细胞损伤过程,往往同时出现。凋亡与坏死的激发事件可能是共同的,出现哪种死亡形式取决于毒物的种类、作用强度和作用时间。两者既有区别,又有联系,不能截然分开。凋亡是受基因调控的程序性死亡,如果凋亡程序在下游的某个控制点被终止或毒物作用强度很大,细胞死亡形式可能由凋亡转为坏死。动物实验研究表明,在病理条件下,心肌细胞中出现凋亡的比例很小。在铜缺乏的小鼠中,出现凋亡的细胞不足 0.5%,似乎对心肌损伤过程意义不大。但由于心肌细胞凋亡时间很短,估计大鼠心肌细胞凋亡可能在 20 小时内完成,而且心脏是一个终末分化的器官,如果凋亡持续发生,凋亡细胞数不断增加,加上坏死造成的细胞损失,这些因素累加起来,对总的心肌细胞损失也很严重。研究发现,在心肌损伤部位可见坏死及凋亡的心肌细胞,损伤可由连接组织细胞如成纤维细胞形成瘢痕修复。

心肌细胞凋亡至少通过死亡受体途径(外在途径)和线粒体途径(内在途径)两条主要通路,线粒体途径是心肌细胞凋亡的重要调控途径。在线粒体凋亡途径中,细胞在受到诸如 ATP 耗竭、DNA 损伤和细胞周期阻滞等刺激时,可引起促凋亡因子 Bax 激活或表达。Bax 激活或表达可促进线粒体通透性转换孔开放,导致细胞色素 C 释放入胞质,细胞色素 C 与凋亡蛋白酶激活因子-1(Apaf-1)、Caspase-9 及 ATP 聚合,随后激活 Caspase-9,引发其下游的效应子 Caspase-3 激活,启动凋亡级联反应,导致多聚 ADP 核糖聚合酶(PARP)和蛋白激酶 C-δ(PKC-δ)失活,最终导致细胞凋亡。Bcl-2 可拮抗促凋亡基因 Bax 活性,抑制细胞色素 C 自线粒体释放至胞质,阻止细胞色素 C 对 Caspase 蛋白酶激活,从而抑制细胞凋亡。研究发现,心脏毒物可导致心肌细胞发生线粒体渗透性转变(mitochondrial permeability transition,MPT)。MPT 的发生可能是短暂的,但能迅速变成不可逆过程并伴有线粒体稳态丧失和线粒体高度肿胀。线粒体肿胀能引起外膜破裂,将膜内的蛋白质及细胞色素 C 释放到胞质中。在心肌细胞线粒体途径凋亡过程中,细胞色素 C 从线粒体释放到胞质是一个关键的起始步骤。

细胞凋亡的两条主要通路即死亡受体途径(外在途径)和线粒体途径(内在途径)均是通过激活 caspase-3 蛋白酶实现。在细胞凋亡的死亡受体途径中,通过膜的死亡受体 Fas 及其配体 FasL 作用,激活 Caspase-8,导致其下游的 Caspase-3 激活,从而引起细胞凋亡。研究发现,细胞色素 C、Caspase-9、Caspase-8 和 Caspase-3 等因子可被心血管毒物激活,通过氧化应激介导信号传导通路引起心肌细胞死亡,说明心血管毒物可通过线粒体途径和死亡受体途径引起心肌细胞凋亡。采用 Caspase-3 特异性抑制剂 Ac-DEVD-cmk 预处理,可有效地抑制 Caspase-3 活性并且降低凋亡细胞的数量。但 Caspase-3 介导的凋亡通路受抑制并不能完全终止细胞死亡,在 Caspase-3 抑制剂存在情况下,坏死所致细胞死亡增多。心肌细胞坏死也能被 MPT 和线粒体细胞色素 C 释放所引发。细胞色素 C 丢失可阻断组织电子传递,导致 ATP 产生下降,甚至 ATP 耗竭,引起心肌细胞坏死。此外,从线粒体释放的凋亡诱导因子(AIF)可以直接转移定位到细胞核,并引起 DNA 断裂。这种由线粒体介导的多通路调控说明心肌损伤和心肌细胞死亡过程的复杂性,分析环境心血管毒物慢性作用对线粒体电子传递链、MPT、细胞色素 C 以及其他非线粒体因素的改变对心肌细胞损伤评价和预防具有重要意义。

HAART 治疗艾滋病可导致患者心肌病。在 HIV 心肌病患者可见心肌细胞凋亡,并且其 Caspase-9、肿瘤坏死因子 α(TNF-α)和 Fas 配体活性增强。这些结果表明,HIV 心肌病患者心肌细胞凋亡途径可能通过线粒体介导和死亡受体调控机制两条途径被激活,从而导致心肌细胞死亡。但究竟是 HIV 还是 HAART 还是两者的联合作用导致了心肌细胞凋亡,有待于进一步研究。从目前的研究报道来看,HAART 引起的心脏毒性大多与线粒体损伤有关,如 AZT 作用类似于线粒体 DNA 聚合酶的非竞争性抑制剂。这提示,HAART 的心脏毒性可能是由于其作用于线粒体产生的毒性所致。此外,HAART 的心脏毒性机制也涉及活性氧类物质的产生及其介导的信号转导途径的改变。

3. 诱发氧化应激及其相关信号通路改变 心脏毒物引起的氧化应激是诱发心脏毒性的重要机制。心肌细胞在生理及病理性情况下均能产生活性氧,生理状况下体内抗氧化机制可以及时清除自由基,防止氧化损伤。心血管毒物能够造成机体氧化-抗氧化过程失衡,诱发氧化应激(oxidative stress),造成心肌细胞的氧化损伤。活性氧产生是心肌细胞凋亡的重要环节。某些环境心血管毒物、药物、缺血或 I/R 损伤都可导致活性氧(reactive oxygen species,ROS)产生。镉能引起心肌细胞脂质过氧化,诱发产生大量活性氧自由基,导致心肌细胞氧化应激,引起 DNA 损伤。

乙醇对心脏产生的损害作用可能是由其代谢产生的自由基所引起。研究发现,乙醇代谢产生的活性代谢产物可导致心肌细胞脂质过氧化或细胞及细胞膜蛋白巯基氧化。而用抗氧化剂维生素 E 预处理啮齿动物,可阻止血浆中乳酸脱氢酶同工酶增加,减少心肌超微结构的损伤。乙醇可增加黄嘌呤脱氢酶向黄嘌呤氧化酶的转化,黄嘌呤氧化酶是一种产生超氧化物阴离子的酶,可增强鼠心肌超氧化物 acyl-CoA 氧化酶和过氧化氢酶的活性,这两种酶可增加过氧化氢及乙醛的产生,导致心肌细胞发生脂质过氧化损伤。抗肿瘤药物如盐酸多柔比星、表柔比星、伊达比星、米托蒽醌等蒽环类可通过在代谢过程中产生大量 ROS,降低心肌细胞内抗氧化物酶的活性,使心肌细胞处于氧化应激状态,从而引起心肌病和充血性心力衰竭。空气中化学污染物的主要成分如一氧化碳、二氧化氮和臭氧等,可通过血流动力学、缺氧过程、氧化应激反应等环节影响胎儿发育过程中的一定细胞群,导致新生儿主动脉弓、肺动脉及瓣膜缺陷等心血管发育异常。

机体 ROS 水平增高可激活多种信号转导通路,其中 MAPKs 是与氧化应激关系最为密切的氧化还原敏感信号通路之一,ROS 作为上游刺激信号可激活蛋白激酶和相关转录因子,调控下游基因表达,参与细胞增殖分化和细胞凋亡调控。研究发现,氧化应激和 MAPKs 与心肌重建有关。p38MAPK 在缺血再灌注处理的心脏中与凋亡的发生有关。在非心脏细胞中,p38MAPK 在对内毒素、细胞因子、机械力和化学损害的反应中可引起基因表达、形态学改变和细胞死亡。ROS 可使心肌细胞线粒体蛋白 Bax 表达上调,活化或上调肿瘤抑制蛋白 p53、核因子(NK-κB)以及 MAPKS(ERK1/2,JUK/SAPK 和 p38),p38MAPK 的激活与应激条件下产生的活性氧积累有关。

4. 诱发细胞因子致心肌细胞损伤　心肌细胞既是细胞因子的来源也是它的靶细胞。某些细胞因子与急性冠状动脉综合征和慢性心力衰竭的发病机制有关。心肌细胞丢失是这种疾病的基本特征。近年研究发现,炎性细胞因子如肿瘤坏死因子(TNF)、白细胞介素(IL-1、2、6、10 和 28)、干扰素(IFN)等参与了心肌细胞凋亡以及心室重构过程。IL-1、IL-2 和 γ-干扰素能诱导包括心肌细胞在内的靶细胞产生 TNF。在慢性心力衰竭中,TNF-α 和 Fas 配体的血清浓度升高,因此 TNF-α 和 Fas 配体可作为慢性心力衰竭的生物标志。研究发现,TNF-α 和 Fas 配体能引起心肌细胞凋亡。TNF-α 可以诱导包括心肌细胞在内的靶细胞凋亡。TNF-α 诱导的心肌凋亡通路由 TNF 受体-TNFR1 和 TNFR2 所介导。这些受体的激活可引起 Caspase-8 激活,线粒体向核聚集并释放细胞色素 C,引起线粒体膜电位丧失、细胞皱缩和核浓缩,最终导致细胞凋亡。此外,Caspase-8 能直接激活 Caspase-3,引起细胞凋亡。研究发现,鞘氨醇暴露可导致细胞凋亡,而且 TNF-α 可能通过增加鞘氨醇降低心肌细胞的收缩力,表现出与鞘氨醇类似的作用。

IL-1β 对心肌细胞的影响可能是通过诱导氮氧化物合成酶和(或)促进氮氧化物产生来调节。氮氧化物合成酶的诱导与降低心肌收缩力有关,通过活化鸟苷环化酶促进 cGMP 增加,导致电子转运受抑制,引起活性蛋白巯基发生亚硝化反应或产生活性氧,造成心肌细胞损伤,引起心肌收缩力降低并导致心肌细胞凋亡。除了 IL-1β 的直接作用外,IL-1β 诱导心肌细胞编码的 IL-6 mRNA 的表达,也可造成心肌细胞损伤。此外,IL-1β 和干扰素-γ 协同作用可引起心脏氮氧化物形成,导致心肌细胞中 Bax 表达和心肌细胞凋亡。

IL-6 可以介导免疫和炎症性反应。IL-6 受体家族成员心脏营养素-1 具有神经生长因子的作用,能引起心脏肌细胞肥大,抑制细胞因子诱导的凋亡。IL-6 可能通过诱导氮氧化物合成酶表达和增加氮氧化物产物导致心肌细胞收缩力降低。研究发现,在患有心力衰竭的病人中,其血清 IL-6 浓度明显升高。

内皮素-1 在心肌病形成过程中具有重要作用。它由心脏的内皮细胞、心内膜和肌细胞多种类型的细胞产生。心肌细胞中内皮素-1 的表达抑制是对应激的适应性反应,能提高心肌收缩力和增加肌细胞蛋白合成率。而内皮素-1 的过表达可通过产生灶性血管痉挛、肌细胞崩解和增加心肌纤维化使心肌适应不良。对大鼠模型研究发现,心肌梗死伴有内皮素-1高表达。

人表皮生长因子2(human epidermal growth factor type 2/Her2,ErbB2)在心脏形成和对抗毒素的能力方面发挥了重要作用。它参与了心肌细胞线粒体的凋亡和心脏的除极化过程。肿瘤的靶向治疗药物,可通过多种途径引起心室功能障碍。曲妥珠单抗(trastuzumab)是一种典型的可引起严重心肌毒性的靶向治疗药物,在其引起心肌毒性的机制中 ErbB2 发挥了重要的作用,ErbB2 功能受损时,可降低心脏的收缩力。

5. 引起心肌细胞自噬和自噬性细胞死亡　新近研究表明,心肌细胞自噬和自噬性细胞死亡被认为是心脏毒物导致心脏毒性的潜在机制。细胞自噬能清除损伤的蛋白质和细胞器,自噬功能紊乱导致细胞损伤,引起细胞增殖、分裂异常,促使疾病的发生。心脏毒物诱导的 ROS 可通过抑制 PI3K/Akt/mTOR 信号通路,导致自噬标志性蛋白 LC3 升高,诱导细胞自噬。Hariharan 等研究发现,抗氧化剂可抑制小鼠心肌细胞的自噬水平,使心肌梗死面积减少,说明细胞自噬可能通过氧化应激诱导心肌梗死。在受损心肌细胞中,可通过细胞自噬机制来拮抗 ROS 对细胞的损伤并促进细胞存活。线粒体膜电位降低是诱导线粒体自噬的关键信号。因此,线粒体自噬可能在心脏毒物引起的心脏毒性中发挥了重要作用。

6. 其他　环境雌激素类物质通过与细胞内受体的结合进入细胞核,通过打开或关闭选择性基因而作用于细胞内的 DNA。但是某些合成的化学物质也通过与这些受体结合模拟这些雌激素的作用。环境内分泌干扰物可激活发育中的斑马鱼的心脏瓣膜中的雌激素受体。尼古丁可通过改变心肌分化过程中的整体甲基化水平,进而调控心肌特异转录因子表达,抑制心肌祖细胞的数量,对心脏的早期发育具有不利影响。

综上所述,心血管毒物的持续作用可以激活转录因子,引发心肌细胞的一系列细胞及分子调控事件。通过肥大基因激活和转录因子上调可以引起心肌肥大,非生理状态心肌肥大在初期属于心脏对心血管毒物作用产生的心功能改变的代偿反应,这时心肌损伤是可逆的;如果心血管毒物持续作用,心脏会出现生理、生化、形态及功能的一系列改变,导致以心肌细胞凋亡和坏死为形态学特征的细胞死亡,并进一步发展为不可逆性的心肌损伤甚至心力衰竭。

二、血管毒性的毒作用机制

血管毒物可以通过呼吸、皮肤、胃肠道和静脉吸收,在到达人体的其他部位之前先接触血管细胞,这样使血管细胞极易成为靶细胞而遭受毒物的侵害,流行病学调查及实验室研究均已证实,血管毒物与动脉粥样硬化及其相关心血管疾病发病率及死亡率有关。

血管毒物引起血管毒性的机制包括:①膜的结构和功能的变化引起血管反应性与选择性改变;②化学物质暴露可能造成氧化应激,导致基因调节机制、抗氧化损伤机制紊乱以及稳态丧失,从而产生血管毒性;③血管特异性毒物的生物活化;④血管细胞中活性毒物蓄积。不同的血管化学毒物常涉及不同机制,也可能多种机制并行,但血管细胞的生长和分化调节通常是血管毒性的观测终点。

毒素损伤一般从血管内腔到血管壁深层,内皮细胞是第一层细胞屏障,这种位置使内皮细胞对毒素侵害更为敏感。血管毒物能导致血管产生变性或炎症反应。如麦角胺引起的持久的血管紧缩可导致周围血管损害以及内膜增殖和变性。血管毒物及其代谢产物能和血管壁的结构和（或）功能成分之间相互作用，导致内皮细胞死亡和产生动脉硬化症。研究发现，环境心血管毒物中的多环芳烃类物质，可促进血管平滑肌细胞增生，从而导致动脉粥样硬化。同型半胱氨酸是由蛋氨酸生物合成半胱氨酸中产生的一种含硫氨基酸，其硫基活性已在其致动脉粥样硬化的反应中得到证实。毒性化学物质也可引起中层平滑肌细胞和（或）外膜或纤维细胞的损害。血管中层平滑肌细胞的损害与血管中层的变性有关。如丙烯胺毒性可导致血管中层和血管内皮细胞改变，持续作用可使平滑肌增生，造成冠状动脉及主动脉损伤。丙烯胺的血管特异性生物激活是产生毒性作用的先决条件。丙烯胺通过氧化去氨基反应可能引起内皮损伤和动脉粥样硬化。苯甲胺氧化酶催化丙烯胺的氧化去氨基，这种酶在心血管组织的浓度高于其他组织。慢性酶抑制与初断乳大鼠主动脉中间弹性蛋白结构解体、间质退行性改变和血管平滑肌细胞改变有关。血管毒性反应受细胞外基质蛋白、凝血因子、调节血管功能的激素和生长因素以及血浆脂蛋白等因素的影响。

氧化应激及抗氧化机制对维持血管正常生理功能至关重要。低密度脂蛋白（LDLs）可被血管细胞释放的氧自由基所氧化，这一反应被认为是启动和加重动脉粥样硬化过程的关键环节。LDL 氧化过程产生 ROS，可以直接损伤内皮细胞，同时增加单核细胞和 T 淋巴细胞在血管局部黏附，血管内皮细胞及巨噬细胞释放的生长调节因子促使平滑肌细胞增殖及胞外基质蛋白分泌。氧自由基产生是血管损伤的重要机制。如果机体氧化损伤系统不能及时清除这些氧自由基，造成机体氧化-抗氧化过程失衡，将导致血管毒性和动脉粥样硬化形成。研究发现，内皮的损伤可由器官移植再灌注产生的氧自由基引起。

血管毒物诱发的 ROS 可损伤 DNA，调控其下游基因表达和多种信号转导通路，影响细胞结局。血管毒性可涉及多种细胞和细胞成分的相互作用，并在形态、代谢和基因水平表现出来。在肿瘤的靶向治疗药物中，血管生成抑制剂可通过调节血管内皮生长因子（vascular endothelial growth factor, VEGF）及其受体引起高血压。VEGF 可调节一氧化氮（nitric oxide）和前列环素（prostacyclin）的释放，从而促进血管舒张和增加血管内皮细胞的渗透性，降低血压。一氧化氮合酶可作用于 VEGF 受体，激活下游 PI3K 和 MAPK 信号转导通路。VEGF 抑制物可导致一氧化氮和前列环素的缺失，从而引起血管收缩、降低血管渗透性、增加管腔内压和动脉血压；VEGF 抑制物可提高压力感受器的功能，增加血管紧张度；VEGF 抑制物可直接升高外周血管阻力从而引起高血压。二噁英（TCDD）可抑制血管生成素的表达，降低血管内皮细胞的反应，减少血管内皮细胞的生成。丙烯醛染毒细胞增殖能力增强与磷脂代谢、PKC 活性增强、c-Ha-ras 原癌基因表达和胞外基质成分分泌及沉积有关。最近的研究表明，丙烯醛可影响血管平滑肌细胞中黏合素分子受体相对表达和黏合素偶联 NF-κB 的信号传导。纳米二氧化硅颗粒可通过 VEGFR2/PI3K/Akt/mTOR 和 VEGFR2/MAPK/Erk1/2/mTOR 通路引起血管内皮下自噬，造成内皮细胞功能紊乱和心血管系统损伤。苯并（a）芘能通过芳香烃受体介导的通路增强生长相关基因的转录、影响动脉粥样硬化易感和抗性动物物种的主动脉平滑肌细胞中的 PKC 信号传导、将母体化合物转为可与 DNA 共价结合形成 DNA 加合物等机制，引起平滑肌细胞增殖。此外，苯并（a）芘可导致主动脉平滑肌细胞姐妹染色体交换、基因突变和 DNA 的程序外合成，影响细胞周期调控、基因表达、抗氧化防御机制和基因组稳定性。苯并（a）芘引起的平滑肌细胞增殖和迁移增强可能涉及基因致突变过程。苯并(a)芘和相关化合物的致动脉粥样硬化过程的"引发"涉及靶基因的突变,而"促进"涉及有丝分裂信号传导,包括生长相关基因表达和蛋白磷酸化作用。这说明,苯并(a)芘的血管毒性可能是由遗传性损伤所致。

　　血管对某些血管毒物的选择性蓄积是引起血管毒性的另一个重要因素,目前对血管毒物选择性蓄积的机制尚不清楚。已有多种血管毒物成分在动脉粥样硬化灶中被确认。血管毒性的产生是血管毒物与血管细胞及非血管细胞如单核细胞、T淋巴细胞相互作用的结果。在此过程中,血浆脂蛋白、胞外基质蛋白、凝血因子、免疫复合物、激素及细胞因子均发挥着重要作用,所涉及的信号传导及分子调控过程有待深入研究。心血管毒物损伤效应的可能机制及调控途径见图23-2。

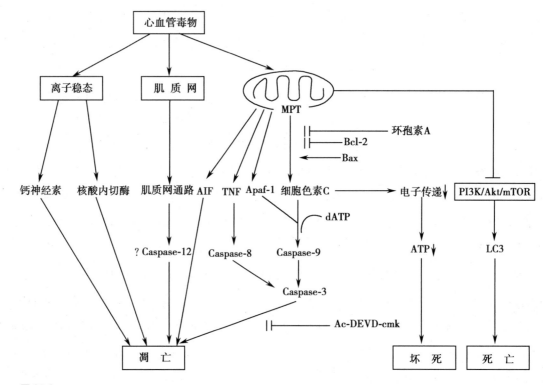

图 23-2
心血管毒物损伤效应的可能机制及调控途径

第四节　心血管毒性的检测与评价

一、概述

　　心血管毒理学的研究方法可分为宏观研究方法和微观研究方法两类。宏观研究方法主要采用循证医学和流行病学的理论和方法,研究心血管毒物暴露与心血管疾病的关系,观察暴露人群发病率和死亡率变化,进行归因分析及危险性评价。具体研究方法包括回顾性调查、病例对照研究、定群研究、前瞻性队列研究及回顾性队列研究。

　　采用宏观研究方法主要获取某一心血管毒物毒性的群体信息,如果研究设计的周密,不仅可能确定心血管毒物与毒性效应的因果关系,而且可以分析剂量-反应关系,判断相对危险性。对全美近20年来50万例死亡资料进行分析发现,$PM_{2.5}$每增加10 $\mu g/m^3$,人群全死因死亡率增加6%,心肺疾病死亡率增加9%。由此认为长期暴露于污染空气中的细颗粒物是引起心肺疾病的重要环境危险因素。目前采用流行病学方法研究的环境心血管毒物及职业心血管毒物包括悬浮性颗粒、吸烟与被动吸烟、汽车尾气、铅、钴、镉、砷、一氧化碳、二硫化碳等。对有些心血管毒物与心血管疾病的关系得出了明确结论,确定因果关系后采取的干预措施能明显降低心血管病的发病率。但仍有许多研究没能得出令人信服的结论,或者存在众多不确定因素,尚需进一步研究证实。

心血管毒理学的微观研究方法主要相对宏观方法而言,是指针对人和实验动物个体所进行的研究,主要了解心血管毒物对人或实验动物的心血管毒性效应、剂量-效应关系、时间-效应关系以及毒作用机制。研究的效应指标可涉及人或动物整体、系统、器官、组织、细胞、亚细胞及分子多个层面。宏观研究方法与微观研究方法既有区别又有联系,现代流行病学方法中增加了大量的实验流行病学内容,分子流行病学和基因组流行病学研究工作的开展为流行病学研究提供了大量的分子层面的实验依据。因此,将宏观研究和微观研究有机结合起来,对全面了解心血管毒物的毒性效应及其与心血管疾病的关系十分必要。

二、心血管毒理学实验方法

心血管毒理学研究中常用的实验方法是传统毒理学的方法,即体内实验和体外实验两种方法,实验动物和细胞模型是毒理学研究不可缺少的条件。通过动物实验可以了解心血管毒物在实验动物体内吸收、分布、蓄积、代谢和排泄过程;分析在不同作用时间和剂量条件下对机体尤其是对心血管系统的急性毒性、蓄积毒性、亚慢性毒性和慢性毒性;观察心血管毒物可能引起的基因突变、染色体损伤及其后果,探讨心血管毒物的毒作用机制,并依据掌握的毒理学资料对受试毒物进行安全性评价和采取必要的防治措施。

心肌细胞的特点决定了心血管毒理学实验方法的特殊性。心肌细胞属于终末分化细胞,具有自律性、传导性和收缩性的特点。这些特点给选择实验模型和检测指标带来一定困难,也决定了心血管毒理学研究对技术手段要求更高。目前心血管毒理学研究中广泛采用的胚胎心肌培养技术、流式细胞技术、激光共聚焦扫描显微技术以及心血管病动物模型和转基因动物模型,就是适应心血管毒理学研究特殊要求的体现。

随着动物实验3R原则的倡导以及毒理学替代法研究的进展,心脏毒性评价的体外替代模型研究越来越受重视,主要有立体心脏灌流模型、全胚胎培养模型、心肌细胞培养模型、清醒动物无线遥测技术以及计算机模拟替代法。近年来,模式生物斑马鱼被逐渐用来进行心脏毒性的评价。斑马鱼早期胚胎透明,发育24小时已出现心跳,发育48小时已形成功能化的心脏,借助显微镜可很方便观察毒物对心脏的毒性作用。

三、形态学和功能学检测与评价

心血管毒物作用可引起心血管系统中脏器、组织、细胞及生物大分子的一系列形态和功能改变,检测和评价心血管系统的形态和功能变化对了解心血管毒物毒性、确定毒物与损伤效应及心血管疾病的关系以及探讨毒作用机制十分重要。

心血管毒性的形态学检测包括组织病理学方法、免疫组织学方法、分子杂交方法、图像分析技术和激光共聚焦扫描显微技术。组织病理学方法可对毒物造成的心脏血管损伤进行光镜下的病理分析,也可采用电镜对心脏血管组织及其亚细胞结构进行超微结构观察。利用免疫组织化学方法可对心脏血管细胞中的抗原抗体反应进行检测。分子杂交以及原位杂交方法可从形态学角度证实样品组织和细胞中特异性 DNA 或 RNA 序列的存在。图像分析技术可采集心血管系统损伤的形态学数据并加以量化处理。激光共聚焦扫描显微技术则可对心脏和血管细胞进行活细胞动态观察。三维断层扫描与重组以及 DNA、RNA、抗原、抗体、酶等生物大分子可在细胞内定性、定量和定位。

心血管毒性的功能学检测包括心血管功能检测和心脏血管细胞功能检测。心血管功能检测可采用心电图、心电向量图、心阻抗血流图、多导生理信号记录仪、超声心动图及磁共振技术进行。同时,可利用生物化学和细胞生物及分子生物学技术对心血管损伤出现的敏感、特异的生物标志物进行检测。对心脏血管细胞功能的检测可从细胞、亚细胞及分子层面进行,比如细胞膜结构功能的改变、酶活性变化、线粒体等细胞器的功能、细胞氧化损伤、细胞凋亡和坏死、DNA 损伤与修复、基因结构功能改变、信号传导过程、分子调控过程等。

心血管毒性的形态学检测和功能学检测是相互联系的,细胞形态学的改变可能体现出功能变化,如心肌细胞凋亡和坏死可采用形态学方法检测,但实质是反映心肌细胞功能的改变。荧光蛋白作为指示蛋白在细胞内的定位、定性分析,也是反映目的基因的功能变化。反之,心肌细胞损伤后某些生物标志物如心房钠尿肽(atrial natriuretic peptide,ANP)在血中含量变化,也可反映心肌出现了心肌梗死这样的形态学和病理学改变。因此,心血管毒性的形态学检测和功能学检测可以相互验证。

（周显青）

思考题

1. 心血管毒物的毒性效应有哪些?
2. 心肌细胞凋亡的可能途径是什么?
3. 简述心肌重建的生理和病理学意义。
4. 简述心血管毒物的毒作用机制。

第二十四章

皮肤毒理学

第一节　概述

一、皮肤毒理学的概念

皮肤直接与外界环境接触,是防御外来因素侵袭的第一道防线,对机体有重要的保护作用,但也最容易受到外来因素损伤,使皮肤成为重要的靶器官。环境中的外来因素包括化学物(如环境污染物、工业毒物和粉尘、药物、农药、食品添加剂、化妆品、生活洗涤用品)、物理性因素(机械性刺激、日光、过分干燥、电离与非电离辐射和环境温度等)与生物性因素(真菌、花粉、动物皮毛等)都可作用于皮肤。一旦外来因素的有害作用超出皮肤的防护能力,就会导致各种各样的皮肤损伤或全身中毒。目前已知的 6 万种化学物质中约四分之一可以经皮吸收而引起急性和慢性中毒。美国国家职业安全研究所(NIOSH)将皮肤病列为 10 种最主要的职业相关疾病之一,美国劳动统计局公布的资料显示职业有关的疾病中皮肤病约占 30%,主要分布于农业和制造业。日用产品引起的皮肤病也不容忽视。为此,深入研究皮肤功能和理化因素相互作用,探讨控制毒物经皮吸收的条件和发挥皮肤的天然屏障作用,对防治皮肤损伤和经皮吸收中毒有非常重要的意义。由此产生了毒理学与皮肤病学相结合的一门重要的分支学科——皮肤毒理学。皮肤毒理学(dermatoxicology)是研究外源化学、物理和生物因素对皮肤或经皮肤吸收致局部或全身毒性作用与机制,以及中毒的诊断、治疗和预防的科学。

二、皮肤的功能及毒理学意义

皮肤覆盖整个体表,约占体重的 16%。成人皮肤总面积约 1.5~2.0 m²,是人体面积最大的器官。人体各部位皮肤厚度不一,手掌和足底处最厚,眼睑皮肤最薄,眼睑厚约 0.51 mm,掌跖厚约 4.1 mm,平均厚约 1~4 mm。皮肤由表皮、真皮和皮下组织组成,借皮下组织与深部的组织相连。有毛发、指(趾)甲、皮脂腺和汗腺等皮肤附属器。其结构和功能在接触外来因素时具有不同的毒理学意义。

(一)皮肤对毒物的屏障作用

外来因素引起皮肤损伤和全身中毒,需经过表皮层的弥散、穿透以及真皮的吸收作用。一般认为外来因素进入体内需穿过皮肤的三道屏障。①表面膜:由皮脂腺分泌的物质和汗腺分泌的盐分及脱落的角质细胞碎片组成,呈酸性,对水溶性的化学物质有一定的阻滞作用,但不能阻止脂溶性物质通过。②表皮屏障:主要由角质层下部和透明层组成。角质层细胞排列紧密,胞膜较厚,细胞内充满纵横交错的 a 角蛋白丝和无定型的基质（主要为透明角蛋白），其底部细胞间隙狭窄，间隙中有板状脂类和细胞间桥，这就构成了表皮的穿透屏障，毒物穿透困难。③真表皮交界：即边缘层部位，为胶原样结构，主要由硬蛋白、脂质、糖蛋白和黏多糖蛋白构成，对外来物具有选择屏障作用。

（二）皮肤对毒物的吸收

经皮吸收是毒物进入机体的一个重要吸收途径。许多物质可经完整无损的皮肤吸收。经皮吸收一般包括两个时相：①穿透相：外源化学物通过被动扩散透过角质层，进入整个表皮层；②吸收相：通过了表皮层的化学物达到真皮层透过毛细血管壁吸收入血。脂/水分配系数较高的物质易从皮肤吸收。脂溶性物质可经皮大量吸收，酚类可由皮肤透入，激素类容易迅速经皮吸收，重金属的脂溶性盐类也可经皮吸收，铅、锡、铜、砷、锑、汞可与皮肤和皮脂中的脂肪酸结合成复合物，由非脂溶性变为脂溶性，从而使皮肤易于吸收。此外，氢、氮、氨、硝基苯及特殊的芳香族油类蒸气也可透入皮肤。一些物质还可经皮肤附属器进入机体，虽然附属器的相对面积仅占皮肤总面积的 0.1%～1%，但皮肤附属器相对直接的传输在短期暴露中无疑起了重要的作用，另外，皮脂腺还可能成为一些脂溶性药物的储存库。

不仅化学物的理化性质（溶解度、分子量和吸附性）可影响外源性化学物经皮吸收，机体接触因素如物种、接触部位、年龄、性别、皮肤的完整性、皮肤的温湿度及 pH、接触面积和时间等也可影响吸收速度。经皮吸收速度依次为兔>鼠>豚鼠>猪>人；不同部位表皮的弥散速率不等，通透性依次为阴囊>前臂>掌跖；一般新生儿皮肤渗透性比成人大；女性皮肤渗透性高于男性；温度高、湿度大增加皮肤渗透性；pH 影响化学物的解离，影响其经皮吸收；接触面积大，时间长，经皮吸收毒物多。另外，皮肤充血时，血流增速，可使物质易于透过皮肤；皮肤干燥脱水，角质层变脆易裂，使物质易于透过皮肤；影响角质层的皮肤病，如银屑病和湿疹可导致皮肤吸收功能增强。

（三）皮肤对毒物的生物转化

皮肤（主要是表皮和皮脂腺）含有多种酶系统，参与糖、脂肪、蛋白质、黑色素等物质的代谢。正常情况下皮肤 I 相反应酶活性仅相当于肝脏的 2%，但诱导后其活性明显增加。例如，用苯并（a）芘处理新生大鼠的表皮，皮肤芳香烃羟化酶活性增加了 20%。TCDD、多环芳烃、多氯联苯、天然煤焦油（用于皮肤治疗）等可诱导表皮中 P4501A1 的活性。已发现皮肤中含有多种 P450，如 P4502B12 和 2B19 参与花生四烯酸代谢，可能和信号传递有关。皮肤还有多种 II 相代谢反应酶，如环氧化物酶和 UDP-葡糖醛酰基转移酶等。这些酶活性比肝脏相应酶的活性低得多，但也有例外，皮肤醌还原酶相对活性就比较高。谷胱甘肽转移酶能促进谷胱甘肽和花生四烯酸脂氧化物的反应，产生皮肤过敏（anaphylaxis）和炎性趋化（chemotaxis）反应介质。此外，人皮肤还含其他酶类，如蛋白水解酶、酯酶、糖苷酶和磷酸酯酶，其催化活性对穿透皮肤的物质有重要的影响。例如，水杨酸甲酯经代谢后在真皮中测到其脱酯水杨酸盐。皮肤中有色素代谢，皮肤中色素的形成过程在黑素细胞中进行。皮肤对外源化学物的代谢通常是解毒或灭活，但也有一些化学物经皮肤代谢活化，如多环芳烃可经 P450 代谢为终致癌物。

（四）皮肤的免疫功能

皮肤还具有很强的非特异性免疫防御功能。皮肤免疫系统由朗格汉斯细胞、角质形成细胞、淋巴细胞以及局部淋巴结组成。外来抗原物质与表皮和真皮内存在的淋巴细胞和组织细胞产生免疫作用。表皮中朗格汉斯细胞和角质形成细胞分泌调节皮肤反应的各种因子如 IL、IFN、CSF、TNF 等，调节皮肤免疫反应。皮肤还具有免疫监视功能，防止皮肤肿瘤的发生。

此外，皮肤还具有分泌和排泄、调节体温、感觉等多种功能。

第二节　皮肤毒作用类型和机制

一、接触性皮炎

接触性皮炎（contact dermatitis）又称环境与职业性皮炎，在职业因素和化妆品引起的皮肤病中约占 90% 以上，是严重影响接触者健康的皮肤疾患。根据其不同的炎症反应过程，可分为刺激性皮炎和变态反应性皮炎。这两种皮炎的临床特点很相似，难以分辨。典型的表现是直接暴露部位出现红斑、丘疹、水疱、大疱，甚至溃疡。病变部位活检显示淋巴细胞和嗜酸性细胞浸润和棘细胞层水肿。

（一）刺激性皮炎

刺激性皮炎（irritant dermatitis）是指外源性物质直接作用于皮肤部位出现的非免疫反应。尽管刺激性皮炎属非过敏反应，病变部位仍可检测到特殊的细胞因子。作用物浓度、pH、温度、接触时间、反复接触等可明显影响皮炎的表现。强酸、强碱以及不稳定的化学物是最强的刺激物。

一次暴露于 pH 过高和过低的刺激性化学物质可立即导致不可逆的严重的刺激性皮炎，这种急性刺激表现类似于化学烧伤，被称为腐蚀反应（etching reaction）。较为多见的是，一次暴露于弱刺激化学物不引起明显反应，重复暴露才会出现明显的临床改变，最终导致湿疹样皮炎，具有变态性皮炎的临床和病理生理改变，或皮肤皲裂增厚，无明显的炎性改变。仅诱发皮肤皲裂增厚，而无明显炎性改变的化学物称为边缘刺激物（marginal irritants）。

刺激反应的阈值存在明显的个体差异，可能与遗传有关。同卵孪生子对十二烷基硫酸钠和氯苄烷铵的反应比异卵孪生子更一致。皮肤白皙的年轻人比皮肤较黑的老年人对刺激性化学物更敏感，意味着除遗传因素外，年龄也起着一定作用，而性别似乎没有明显影响。

刺激性皮炎有多种病因和病理生理机制。直接腐蚀剂、蛋白溶媒、氧化还原剂和脱水剂等刺激物主要破坏角蛋白的超微结构或直接损伤重要的细胞大分子或亚细胞器。边缘刺激物导致的湿疹样皮炎是多种因素作用的结果，而且是在特定环境下形成的。不同刺激物诱发皮炎的潜伏期不等，这不仅取决于经皮吸收的速率，而且还取决于刺激物本身。因此，化学物质并不是通过共同的炎症反应途径产生皮肤刺激反应，例如：十四烷酰佛波乙酸酯（tetradecanoylphorbol acetate）是一种强刺激物，作用于培养的人角质形成细胞可诱导前列腺素 E_2 增加 10 倍。而苯丙炔酸乙酯（ethyl phenylpropiolate）对前列腺素 E_2 无诱导作用。氯苄烷铵（洁尔灭）和十二烷基磺酸钠诱导刺激性皮炎，其疱液中前列腺素和白细胞三烯 B4 与表皮红肿损伤程度有关。这些细胞因子和类花生酸类物质（eicosanoid profile）可能是表面活性剂诱发刺激性皮炎的介质，而并非是三乙醇胺（triethanolamine）和 Tween 80 的刺激介质。有研究发现十二烷基磺酸钠作用于皮肤 48 小时后角质形成细胞增生，朗格罕细胞数目和分布无变化;相反,壬酸作用24小时后角质形成细胞的增生减少,作用6小时后表皮细胞出现凋亡。尤其是暴露24小时和48小时后,朗格罕细胞减少、凋亡表现得更为明显。各种刺激性皮炎对可溶性黏附分子的表达无明显改变,变态反应皮炎使可溶性黏附分子明显增加。

(二)化学烧灼

强腐蚀性化学物可导致皮肤组织速发性凝固坏死、溃疡和腐烂,称之为化学烧灼(chemical burns)。不同于刺激性皮炎,化学烧灼是化学物直接损伤的结果。除直接影响外,坏死组织也可作为化学物的储蓄库,导致持续的皮肤损伤或经皮吸收。常见的引起皮肤化学烧灼的化学物有:氨水、氧化钙、氯、环氧乙烷、盐酸、氟化氢、过氧化氢、溴甲烷、氮氧化物、磷、苯酚、氢氧化钠、甲苯二异氰酸脂等。

(三)变态反应性皮炎

变态反应性皮炎(allergic contact dermatitis)属T淋巴细胞介导的迟发型(Ⅳ)超敏反应。其发病过程是:初次接触某种化合物致敏,随后再暴露于相同物质才引发典型的临床表现和病理学改变。在变态反应性皮炎的发生中,仅少量的物质即可引发明显的反应,这点不同于刺激性皮炎,后者反应的强度与作用物的剂量成正比。但随着研究的深入,人们发现接触性变态反应性皮炎还存在Ⅰ型变态反应或Ⅲ型变态反应,其发病机制要复杂得多。变态反应性皮炎约占接触性皮炎的20%。

引发变态反应性皮炎的物质多是小分子量的半抗原,多数分子量小于1000 Da,具亲电子或亲水性。其中有的物质原型需经皮肤的代谢转化形成半抗原。半抗原穿透角质层与表皮载体蛋白结合形成完全抗原,两者通常是共价结合。金属半抗原与表皮蛋白可形成稳定的非共价键结合物。这些结合蛋白可能是朗格罕细胞的表面分子,其中大多可能是 *HLA-DR* 基因编码的Ⅱ类抗原。

朗格罕细胞吞饮半抗原/载体蛋白复合物。朗格罕细胞处理抗原的过程中表型发生了变化,包括Ⅱ类分子(class Ⅱ molecules)、淋巴细胞功能相关抗原3(CD58)和转运分子如细胞间黏附分子-1(ICAM-1)增加。朗格罕细胞随之移入附近淋巴结,将处理的抗原呈交于 T-helper cell(CD4)。这些同样也携带细胞表面分子 CD45RA 的原始(virgin)T 细胞被称为 TH0 细胞。朗格罕细胞处理抗原的同时产生 IL-1 和 IL-12,它们可刺激 T 细胞产生 IL-2 和 γ-干扰素。IL-12 可能促进 TH0 分化为典型的变态反应性皮炎效应细胞,此效应细胞表面携带有 TH1/CD45R0。IL-2 激活并促使抗原特异致敏的 T 细胞增生。

循环中致敏 T 细胞通过被激活的内皮细胞时,缓慢游出血管,在抗原暴露部位表达转运表面分子(trafficking surface molecules)如选择蛋白(selectins)和细胞间黏附分子(ICAMs),从而促进细胞外游。同时,角质形成细胞在变态反应性皮炎发病机制中也起了重要作用。它们不仅能产生大量的细胞因子如 IL-1、IL-2、IL-3、血管通透因子 VPF 和粒细胞-巨噬细胞集落刺激因子(granulocyte-macrophage colony-stimulating factor)等,而且在一定的情况下还表达 HLA-DR 抗原。结果产生 IL-2 和 γ-干扰素,招募(吸引)淋巴细胞和巨噬细胞导致变态反应皮炎典型的血管和浸润改变。一旦诱发致敏,以后接触相同的抗原就可引发上述致敏过程的相似级联反应。特异致敏的 T 细胞可大量出现在皮肤,免疫反应非常迅速。

目前已知的变态反应原有几千种,表 24-1 列出了比较常见的变态反应原及其来源。典型的非职业暴露来源包括局部治疗、卫生产品、橡胶制品、纺织品、表面活性剂、化妆品、胶、农药和塑料。其中几种变态反应原如镍、铬、钴和一些调味品不仅人体皮肤可能接触,而且经常可通过消化道进入人体。食入这些物质过敏的个体,出现皮肤反应的同时可能伴随头痛、关节痛(arthralgia)等全身症状。系统接触性皮炎(systemic contact dermatitis)可出现迟发型过敏反应并引起免疫球蛋白及补体沉积于皮肤。这样的沉积可诱导继发炎性反应。可能是皮肤水疱初始病理生理改变。

如果化学物之间含有重要的形成完全抗原的相似功能基团,这些化学物之间可能会发生交叉反应。这就给有效控制接触性皮炎造成一定的困难,因为避免接触已知的变应原和可能的交叉反应物质是防治的重要措施。

表 24-1　常见的接触性变态反应原

来源	常见变态反应原
局部药疗法/卫生用品	抗生素:杆菌素、新霉素、多黏菌素、氨基葡糖苷、磺胺类药物 消毒剂:氯苄烷铵、甲醛、Quaternium-15、咪唑烷脲、diazolidinyl urea、乙内酰脲、methyl-chloroisothiazolinone 药物:氨基苯甲酸乙酯、氟尿嘧啶、碘苷、维生素 E、皮质甾类 其他:肉桂醛、乙二胺、羊毛脂、对苯二胺、丙二醇、二苯酮、香味剂、巯基乙酸盐
植物	松香酸,秘鲁香胶,松香,十五烷邻苯二酚,倍半萜,山慈菇苷 A
防腐剂	氯胺,氯己定,氯二甲酚,双氯酚,N;N-二甲氨基异丙酸,盐酸十二烷氨乙基甘氨酸,戊二醛,六氯酚,硫柳汞,汞制剂,三苯甲烷
橡胶产品	二苯胍,氢醌,巯基苯并噻唑,对苯二胺,间苯二酚单苯甲酸盐,苯并噻唑亚磺酰胺,二硫代氨基甲酸盐,秋兰姆
皮革制品	甲醛,戊二醛,重铬酸钾
纸制品	松香酸,甲醛,苯胺黑,松香,磷酸三苯酯,染料
黏合剂	双酚丙烷,氯环氧丙烷,甲醛,丙烯酸单体,氰丙烯酸盐黏合剂,环氧树脂,甲醛树脂,甲苯磺酰胺树脂,尿素甲醛树脂
金属	铬,钴,汞,镍

二、皮肤光毒性

人体皮肤终生暴露于电磁光谱辐射,其主要来自太阳紫外光(ultraviolet UV)、可见和红外光以及人工光源和热源。一般到达地球的太阳辐射中波长 290~700 nm 的紫外和可见光谱最能诱发皮肤改变。这个范围之外的波长可被大气层过滤,无足够的能量引起皮肤病理改变。紫外线可分为长波紫外线(UV-A,320~400 nm)、中波紫外线(UV-B,290~320 nm)和短波紫外线(UV-C,180~290 nm)。不同波长的紫外线有不同的生物学效应。UV-A 可穿透表皮达真皮上部,可作用于血管和其他组织,仅在某些光敏物存在时才引起皮肤反应;UV-B 主要由表皮吸收,损伤表皮,引起皮肤红斑;UV-C 有较强的杀伤作用,但大部分被空气、云层、尘粒、水汽吸收和散射。人工辐射(如紫外灯)UV-C(<290 nm)或 X 线达到足够剂量可诱发明显的生理和皮肤毒理学改变。任何形式的电磁辐射诱发生物学改变,它必须首先被吸收。皮肤表皮的厚度、发色团和水分含量等均可影响光的吸收。黑色素是皮肤一个重要的发色团,皮肤中其他的发色团有氨基酸和氨基酸残基如色氨酸(tryptophan)、咪

唑丙烯酸(urocanic acid),它们能吸收 UV-B(290~320 nm)光谱的辐射。从生物学角度来说,最重要的生色团是 DNA,它的损伤对组织的结构和功能将产生持久的影响。

（一）电磁光谱辐射对皮肤的毒作用

皮肤暴露于电磁光谱辐射可出现各种急慢性反应。UV 辐射后最明显的急性反应是红斑(发红或变黑)。诱发红斑反应的最小剂量,也就是最小红斑剂量(minimal erythema dose,MED),个体差异很大。皮肤颜色改变的实质是皮肤血管扩张,并伴随炎性介质(如前列腺素 D_2、E_2、F2a、IL-B4 和前列腺环素 12)的明显变化。另外,暴露于 UV-B 几小时内 IL-1(能来自局部炎性细胞和受损的角质形成细胞)明显升高,可能与热射病的体征(如发热、寒战和不适)有关。引起人皮肤红斑的最强光谱是 UV-B。到达地球的 UV-A 的量比 UV-B 高 100 倍,然而后者诱发人体红斑作用是前者的 1000 倍。影响 UV 诱发损伤的因素有暴露时间、季节、海拔、体位、皮肤色素和既往暴露等。UV 晒黑皮肤是黑色素细胞释放的黑色素增多或黑色素的感光氧化作用所致。暴露于 UV 3 天内常可见皮肤变黑或色素增加。尽管较宽的光波均可在一定程度上增加皮肤色素,但 UV-B 的作用最强。UV-A 和可见光可迅速增加皮肤色素。肤色变黑能增强皮肤中黑色的保护效果。浅肤色人种黑色素少,更易受到照射的损伤。

UV 辐射使黑色素形成达一定的量,可引起角质层皮肤增厚。慢性暴露于光辐射可诱发一些特异的皮肤改变。就 UV 光而言,这些改变主要取决于个体皮肤色素形成的基础水平以及暴露的时间和部位。肤色较浅的个体较深肤色个体皮肤易发生慢性改变,常发生于头、颈、手和上胸等部位。慢性暴露于 UV 可导致皮肤改变,主要类型有:皮肤色斑、色素缺失、褶皱、毛细血管扩张、光线性角化病、皮肤肿瘤(基底和鳞状上皮癌、恶性黑色素瘤)。慢性暴露于 UV 可引起朗格罕细胞明显减少,与光保护部位相比可减少 50%,致使机体免疫监视功能降低,恶性细胞的转化概率增加。不同剂量的电磁辐射可导致不同的疾病谱。大剂量急性暴露可导致皮肤潮红、水疱、肿胀、溃疡等症状;潜伏期后或亚急性暴露可能会出现一些特征性的皮肤改变(表皮变薄、色斑、血管扩张、溃疡不愈合);暴露于辐射后数年,可见各种皮肤恶性肿瘤增多。

（二）光敏性

光敏性(photosensitivity)是指机体对 UV 和可见光异常敏感而导致的症状,可能是由外源性或内源性因素引起。许多遗传性疾病可破坏机体修复 UV 损伤的能力。自身免疫性疾病红斑狼疮也有对紫外光过敏的特点。遗传或化学因素均可导致卟啉病(porphyrias),这是由于血红素合成酶异常,卟啉前体或卟啉代谢产物在体内(包括皮肤)积聚的结果。这些化合物暴露于 400~410 nm 波长的光能发出荧光,而且能和细胞内大分子或分子氧反应产生自由基。已知氯化芳烃(六氯联苯和二噁英)可导致这种卟啉病。

1. 光毒反应　全身或局部暴露于光毒性化合物可产生光毒反应。皮肤可在照射紫外线后数分钟~数小时内出现红斑、水疱,为急性光毒反应。慢性光毒反应可引起照射处色素沉着过多和皮肤变厚。UV-A(320~400 nm)最常引起此症状,UV-B 偶尔也可引起。

表 24-2 列出了常见的与光毒反应有关的物质。这些物质容易吸收紫外线而处于高能激发状态,如卟啉。这些激发态分子返回基态发生氧依赖性光动力学反应(oxygen-dependent photodynamic reaction），激发的三重线态分子（excited triplet state molecules）将能量转移给氧，形成单线态氧（singlet oxygen），或被还原形成高反应活性自由基。这些活性产物可作用于细胞大分子而导致细胞死亡。化学损伤的结果使角质形成细胞和局部的白细胞释放各种免疫介质，进一步动员更多的炎性细胞到达皮肤损害部位，呈现出光毒性临床症状。

表24-2　光毒性化合物

呋喃并香豆素〔植物〕	磺胺类药物
8-甲氧基补骨脂素	氯丙嗪
5-甲氧基补骨脂素	萘啶酸
三甲氧补骨脂素	非类固醇抗炎药
多环芳烃	苯噁洛芬〔消炎镇痛药〕
蒽	戊基-O-二甲氨基苯甲酸
荧蒽	染料
吖啶	伊红
菲	吖啶橙
四环素族	卟啉衍生物
去甲氯四环素（广谱抗生素）	血卟啉

如补骨脂素（psoralens）的光毒发病机制——非光动力学机制：补骨脂素进入细胞以非光依赖作用嵌入DNA中。随后UV-A照射激发光化学反应最终导致补骨脂素与嘧啶碱共价结合，在很大程度抑制了DNA的合成和修复，从而出现临床上的光毒反应。植物（如菩提树和芹菜）中含有大量的补骨脂素，阳光下接触它们的果汁和叶子，接触部位会起疱，被称为植物日光性皮炎（phytophotodermatitis）。

2. 光变态反应（photoallergy）　某些化学物质污染皮肤，经光能作用转变成光半抗原，与载体结合成完全光抗原（comepletephotoantigen），引起迟发型（Ⅳ型）变态反应，病变类似延迟性丘疹和湿疹型反应，也可出现即刻性荨麻疹反应。其特征是受接触者体质影响大，仅少数人发病，潜伏期较长数天至数月，经第二次接触光照才发病等。局部或全身接触化学物均可诱导或激发光变态反应：局部接触引发的反应称为光接触性皮炎（photocontact dermatitis）；全身接触称为全身性光变态反应（systemic photoallergy），常见由于服用药物引起。20世纪60年代四氯水杨酰苯胺和三溴水杨酰苯胺作为肥皂中的抗菌添加剂引发了上千例的光接触性皮炎。紫外线照射在光敏化学物转化为引发变态反应的半抗原中起了重要作用。

三、痤疮

痤疮（acne）为多形性疾病，致病因素很多，皮脂分泌增多、雄激素、细菌、遗传和环境因素是主要影响因素，大多数情况下是一种因素占主导地位。本文主要讨论由毒物引起的痤疮。

能够引起痤疮的化学物质称为致粉刺物（comedogenic）。粉刺是痤疮的典型临床特征。粉刺顶端可以是开放的，也可能是闭合的，称为黑头粉刺和白头粉刺。痤疮发生过程中，可表现为丘疹、脓疱、囊肿、瘢痕等改变。毛囊和皮脂腺可能渐渐被浸在皮脂中的紧密排列的角质形成细胞堵塞。大多时候,痤疮发生于面部、背部和上胸部,但中毒性痤疮损伤部位取决于暴露部位。

油性痤疮是由石油、煤焦油和润滑油引起的,在动物试验和人的皮肤均可导致痤疮样改变。一般接触数月后逐渐发生,导致黑头粉刺形成。

氯痤疮(chloracne)是暴露于卤代多环芳烃导致的痤疮。如多氯萘、多溴萘、多氯联苯、多溴联苯、多氯苯、多溴苯、多氯酚等。人暴露后很快就出现氯痤疮,而且脱离接触后甚至几十年仍有氯痤疮。氯痤疮是多氯联苯和二噁英暴露的可靠标志。氯痤疮典型症状可见耳后、眼睛周围、双肩、背部和外生殖器出现粉刺和淡黄色脓疱,同时伴随多毛症、色素过度沉着、指甲棕色变、结膜炎和眼分泌物增多。引起氯痤疮的化合物一般影响机体多个器官,肝和神经系统损伤时可能伴随一定的皮肤改变。氯痤疮的组织学检查可见皮脂腺单位进行性退化、皮脂腺细胞角质化以及毛囊过度角化隆起,这点有别于其他形式的痤疮。

四、色素异常

皮肤色素受许多因素影响。黑色素由酪氨酸经一系列酶促反应形成,指导酶合成的遗传物质错误或酪氨酸类似物干扰均可导致色素形成异常。其他如表皮厚度和局部血流都影响皮肤的颜色。黑色素生成增多、内源性或外源性色素在真皮上部沉积可致色素过度沉着。黑色素和含铁血黄素是常见的内源性物质;外源性色素过度增多见于真皮组织金属元素和药物沉积。相反,黑色素丢失和黑色素细胞损伤或血管异常可导致色素减少。白斑病和色素缺失表示皮肤黑色素完全丢失。许多药物和化学物质能够干扰色素的正常形成和清除,对黑色素形成细胞有直接毒作用。酚和邻苯二酚是极强的化学脱色物,导致皮肤色素丢失。

五、肉芽肿

肉芽肿(granulomatous disease)指皮肤炎性肉芽肿的组织病理学改变。肉芽肿是包裹某些损伤的一种免疫反应,可起到"屏蔽"作用。麻风病、结核、异物反应等皮肤感染疾病可见到肉芽肿病变。异物反应可能是继发于最初的刺激如滑石、二氧化硅或木屑进入真皮诱发的创伤。极少数情况,对铍、锆、钴、汞、铬和文身染料过敏诱发肉芽肿反应。这些肉芽肿反应的病理生理过程和发生于器官的肉芽肿如铍尘肺的肉芽肿并无不同。

六、荨麻疹

荨麻疹(urticaria/hives)俗称风疹、风团,是由于皮肤、黏膜小血管反应性扩张及渗透性增加而产生的一种局限性水肿反应。发病部位为表皮和真皮水肿,水肿部位发红,与正常皮肤界限清楚,自觉刺痒,并有一种烧灼感。风疹一般几个小时内即可退去,但水肿明显的荨麻疹,即真皮深层、皮下和黏膜层下水肿可持续72小时。

荨麻疹主要是由肥大细胞释放的组胺和血管活性物质诱导引起的。这些活性介质通过免疫或非免疫机制释放,分为免疫和非免疫性荨麻疹。非免疫性荨麻疹是常见的类型,常见致病原有药物

（如阿托品、箭毒、吗啡、奎宁、阿司匹林等）、毒素（蛇毒、细菌毒素、海蜇毒素、昆虫毒素）、食物（水生贝壳类动物、龙虾、蘑菇、草莓等）。大多数患者首次暴露于致病原即发病。荨麻疹的风团可能局限于某部位，也可能扩展到全身，致病原的种类、浓度以及皮肤部位影响其反应强度。发病机制是由于接触物质进入机体内使补体激活或直接刺激肥大细胞释放组胺、激肽等活性介质引起。人们再次接触致病原出现的荨麻疹属免疫性荨麻疹。致病原与肥大细胞膜上特异性 IgE 结合，释放血管活性物质引发皮肤病变。组胺起了主要作用，其他炎性介质（前列腺素、白介素和激肽）可能影响反应的程度。免疫性荨麻疹可伴随出现其他症状，如鼻炎、结膜炎、哮喘。有学者称其为荨麻疹综合征。

表 24-3 致人荨麻疹的几种物质

免疫机制	非免疫机制	未知机制
双齿鱼叉	阿司匹林	莴苣/莴荬菜
坚果	秘鲁香胶	桂皮油
杆菌肽（素）	苯甲酸	甲醛
海鲜（蛋白质提取物）	辣椒胡椒	新霉素
盘尼西林	肉桂醛	
羟基丁酸甲苯	二甲基亚砜	

七、中毒性表皮溶解坏死

中毒性表皮溶解坏死（toxic epidermal necrolysis，TEN）常由药物或化学物引起，发生非常迅速，可危及生命。表皮全层坏死脱落是其特点。表皮糜烂脱落后仅留真皮组织，这样就严重影响了热量、液体和电解质平衡。TEN 与多形红斑是类同的疾病，病因还不完全清楚，但认为与免疫代谢机制有关。一项由卡马西平（解痉药）诱导的 TEN 研究显示淋巴细胞代谢卡马西平毒性中间体的能力降低。卡马西平是在肝脏进行代谢的，其原形未发现有淋巴细胞毒性。环氧化物水化酶和谷胱甘肽转移酶异常可能和毒物［可能是氧苯肿氧化物（arene oxide）］的代谢机制有关。TEN 发病中 CD8 淋巴细胞的炎性反应提示这是由卡马西平中间体诱导的细胞毒免疫介导反应。最近的研究表明氮氧化物代谢产物在 TEN 中有介导表皮坏死作用，再一次说明代谢免疫机制的参与。

八、皮肤肿瘤

皮肤肿瘤为人类最常见的肿瘤，约占每年诊断肿瘤的三分之一。皮肤肿瘤起源于表皮、毛囊、汗腺和皮脂腺，也可起源于真皮和皮下组织。皮肤肿瘤有多种形式，有良性和恶性，病程和预后变化很大。基底细胞癌最为常见，然后是鳞状上皮癌。皮肤肿瘤的致病因素有物理因素和化学因素。

（一）物理因素

主要包括日光照、放射线和电离辐射。目前皮肤癌的主要原因是日光照，日光可损害表皮细胞的 DNA。UV-B 可诱导嘧啶二聚体形成，引发关键基因的突变。P53 肿瘤抑制基因是主要的靶基因，几乎所有的鳞状细胞癌的早期均可测到受损的 P53 基因。紫外线还有免疫抑制作用，可助肿瘤生存。皮肤癌在热带和浅肤色的白种人中发病率非常高，尤其是头、颈接受照射最强的部位。着色性干皮病的患者缺乏修复嘧啶二聚体的能力,更容易罹患皮肤癌。对于正常人来说,即使阳光暴露不引起癌变,也会导致皮肤过早衰老。电离辐射也是皮肤癌的重要病因。电离辐射用于治疗多种皮肤疾患高水平的暴露导致皮肤癌危险性增加,有时可诱发皮肤萎缩(放射性皮炎),这是由于分泌弹性纤维的成纤维细胞死亡和早熟性老化的结果。

(二)化学因素

主要有多环芳烃类物质(煤焦油、沥青、蒽、木榴油、页岩油、杂酚油、石蜡等)、氯丁二烯、砷化物等。1775年英国Pott医生的流行病学调查表明扫烟囱接触煤烟和阴囊癌发病有关。此后,许多富含多环芳烃的物质被认为可引发人和动物皮肤癌。多环芳烃可被多种P450,尤其是P450 1A1和1B1氧化,产生亲电子环氧化物,与DNA形成加合物。环氧化物分子重排可产生酚,酚进一步氧化为醌,产生活性氧,引起DNA损伤。光照可增加暴露于这些化合物的人群罹患皮肤癌的危险性。如煤焦油结合紫外线照射可治疗严重的牛皮癣,这是利用了其毒性(减少了角质形成细胞的过度角化),然而长期应用也增加了患皮肤癌的危险性。

长期暴露于高浓度的砷易患砷性角化(肿瘤前损伤)、黑脚病(内皮细胞损伤导致血液循环障碍)、皮肤鳞状上皮癌和其他器官肿瘤(膀胱、肺和肝)。三价砷很容易与巯基结合,抑制DNA的修复;五价砷可取代生物大分子如DNA的磷,但形成的酯不稳定。两种形式的砷可通过以上机制引发染色体断裂和基因扩增、诱导培养细胞转化和促进肿瘤的发生和发展。砷还可改变DNA甲基化、抑制角质形成细胞的分化以及增强表皮生长因子的分泌。砷致癌作用的机制目前仍不清楚。砷致皮肤癌大多来自高砷饮用水地区、燃煤砷污染地区和采炼砷工人。尽管暴露于高砷饮用水可致肿瘤,但关于剂量-反应曲线的形状很难确定。研究表明低剂量时的致癌反应不能依据线性关系从已知的高剂量外推得出。事实上低剂量的危险性明显降低,可能有阈值存在。因为观察到砷中毒病人和动物尿中的单甲基和双甲基砷毒性的确非常低,所以砷的甲基化代谢产物可能是一种解毒方式。但不同物种之间砷甲基化能力存在很大差异,这说明可能存在其他的解毒途径。

第三节　皮肤毒理学研究方法和评价

皮肤毒理学研究方法发展迅速,特别是整体动物毒性试验是最常用、传统的皮肤毒理学研究方法之一,包括皮肤黏膜刺激试验、皮肤致敏和光敏试验、皮肤接触性荨麻疹试验、皮肤急性和慢性毒性试验、皮肤致癌试验等,这里仅作简要介绍和评价。

一、皮肤刺激性/腐蚀性试验

该试验适用于检测和评价化学物对皮肤局部是否有刺激作用或腐蚀作用及其程度。常见的有皮肤原发性刺激实验,包括单次和多次皮肤刺激试验,完整皮肤和破损皮肤刺激试验等。常用的动物是家兔和豚鼠,将受试物一次或多次涂敷于受试动物皮肤表面,在规定时间间隔内,采用自身对照观察动物皮肤局部刺激或腐蚀程度并进行评分评价。急性皮肤刺激试验结果从动物外推到人的可靠性很有限。白色家兔在大多数情况下对具有刺激性或腐蚀性的物质与人类相比较为敏感,若用其他品系动物进行试验时也得到类似结果,则会增加从动物外推到人的可靠性。试验中使用封闭式接触是一种超常的实验室条件下的试验,在人类实际接触化学物过程中很少存在这种接触方式。

目前国际上推荐使用的皮肤刺激性/腐蚀性体外替代试验方法包括人重组皮肤模型 Episkin™、EpiDerm™、小鼠皮肤功能完整性试验(SIFT)、大鼠经皮电阻测定分析(TER)、Corrositex™试验等。

二、皮肤致敏试验

皮肤致敏的目的是确定重复接触化学物对动物是否可引起变态反应及其程度。常用的方法有局部封闭涂皮法(BT)和豚鼠最大值试验(GPMT)。实验动物通过多次皮肤涂抹或皮内注射诱导14天(诱导期)后,给予激发剂量的受试样品,观察实验动物,并与对照动物比较对激发接触受试样品的皮肤反应强度,得出受试物的致敏能力和强度。近年来发展起来的小鼠耳肿胀试验(mouse ear swelling test,MEST)和小鼠局部淋巴结试验(local lymph node assay,LINA)也得到广泛应用。这些结果只能在很有限的范围内外推到人类。引起动物强烈反应的物质在人群中也可能引起一定程度的致敏反应,而引起动物较弱反应的物质在人群中也许不能引起致敏反应。

三、皮肤光毒性试验

该试验用来评价化学物引起皮肤光毒性的可能性,即皮肤一次接触化学物质后,暴露于紫外线照射下所引发的一种皮肤毒性反应,或者全身应用化学物质后,暴露于紫外线照射下发生的类似反应。单纯涂受试物而未经照射区域未出现皮肤反应,而涂受试物后经照射的区域出现皮肤反应分值之和为2或2以上的动物数为1只或1只以上时,判为受试物具有光毒性。常用的方法有豚鼠皮肤光毒试验、小鼠尾光毒试验等。3T3 成纤维细胞中性红摄取光毒性试验(3T3 neutral red uptake phototoxicity assay,3T3 NRUPT)是目前比较成熟的光毒性体外替代试验,OECD 已正式发布该试验的操作指南。其他替代试验还有重组人三维皮肤模型、人体角朊细胞试验、肝细胞试验、光-红细胞联合试验等。

四、人体皮肤安全性检验方法

用于检查受试物是否引起人体皮肤不良反应。化妆品及有些化学物在完成必要的毒理学试验后,在保证对人体安全,或受试物系统毒性低,所造成的轻微损伤短期内可以恢复的情况下,方可安排。常用的有人体斑贴试验和人体皮肤试用试验。一般单剂量刺激斑贴试验、重复剂量刺激斑贴试验和加强暴露刺激试验主要用于检验受试物对人皮肤的刺激性和腐蚀性;重复刺激斑贴试验和人体激发斑贴试验主要用于检验受试物对人体皮肤的致敏性;人体光斑贴试验用于检验受试物对人体皮肤的光毒性;化妆品的安全性检验主要采用皮肤封闭型斑贴试验和皮肤重复性开放型涂抹试验。如人体斑贴试验表明受试物为轻度致敏原,可做出禁止生产和销售的评价。人体皮肤试用试验分为化学物人体皮肤试用试验、特殊用途化妆品人体皮肤试用试验两种,受试者中出现一定比例主诉和体征者,可判定受试物有皮肤刺激作用或不良反应。

(牛 侨 郑金平)

思考题

1. 如何看待皮肤对毒物的屏障作用和经皮吸收作用?
2. 简述皮肤的生物转化作用在皮肤毒理学中的意义。
3. 简述刺激性皮炎和变态反应性皮炎的异同点。
4. 简述电磁光谱辐射所致不良反应的主要表现和作用机制。
5. 简述痤疮的致病因素和表现特征。
6. 简述荨麻疹的发生机制。

推荐阅读

[1] 王心如.毒理学基础.6 版.北京:人民卫生出版社,2012.

[2] 金泰廙.现代毒理学原理与方法.上海:复旦大学出版社,2015.

[3] 张爱华,孙志伟.毒理学基础(案例版).北京:科学出版社,2008.

[4] 袁晶,蒋义国.分子毒理学.北京:人民卫生出版社,2016.

[5] 周宗灿.毒理学教程.3 版.北京:北京大学医学出版社,2006.

[6] 史蒂芬·吉尔伯特.生活中的毒理学.周志俊,顾新生,刘江红,译.上海:上海科学技术出版社,2013.

[7] 黄吉武,童建.毒理学基础(双语教材).北京:人民卫生出版社,2016.

[8] 中国科学技术协会,中国毒理学会.毒理学学科发展报告.北京:中国科学技术出版社,2011.

[9] 彭双清,郝卫东,武一军.毒理学替代法.北京:军事医学科学出版社,2009.

[10] 中华人民共和国国家质量监督检验检疫总局,中国国家标准化管理委员会.化学品免疫毒性试验方法:GB/T 27817—2011.北京:中国标准出版社,2011.

[11] 国家食品药品监督管理总局.化妆品安全技术规范(2015 年版).(2015-12-23)http://www.sda.gov.cn/WS01/CL0053/140161.html

[12] 中华人民共和国国家质量监督检验检疫总局,中国国家标准化管理委员会.食品安全国家标准 食品安全性毒理学评价程序:GB 15193.1—2014.北京:中国标准出版社,2014.

[13] 金泰廙,周志俊,夏昭林,等.转化毒理学的实践与展望.中华预防医学杂志,2012(46)12:1061-1063.

[14] Melvin E.Andersen,Daniel Krewski.21 世纪毒性测试:愿景与策略.屈卫东,郑玉新,陈雯,译.上海:复旦大学出版社,2014.

[15] Klaassen CD,Watkins JB.Casarett & Doull's Essentials of Toxicology.3th ed.New York:Mcgraw-Hill Co.,2015.

[16] Derelanko MJ,Auletta CS.Handbook of Toxicology.3rd ed.Florida:CRC Press,2014.

[17] John AT.Principles of Biochemical Toxicology.4th ed.London:Informa Healthcare USA,Inc.,2009.

[18] Stine KE,Brown TM.Principles of Toxicology.3rd ed.Florida:CRC Press,2015.

[19] Casciano DA,Sahu SC.Handbook of Systems Toxicology.New Jersey:John Wiley and Sons,Inc,2011.

[20] Hayes AW.Principles and Methods of Toxicology.6th ed.Philadelphia:Taylor &

Francis Routledge,2014.

[21] Boverhof DR, Gollapudi BB. Applications of Toxicogenomics in Safety Evaluation and Risk Assessment. New Jersey: John Wiley and Sons, Inc., 2011.

[22] Mendrick DL, Mattes WB. Essential Concepts in Toxicogenomics. New Jersey: Humana Press, Inc., 2010.

[23] Dhawan A, Kwon S. In Vitro Toxicology. New York: Academic Press, 2017.

[24] Sengupta R. Regulatory Toxicology. New Delhi: Narosa Publishing House, 2015.

[25] Wei YH, Tzeng CR, Lee HM. Mitochondrial Research in Translational Medicine. Boston: Blackwell Publishing, 2010.

[26] Smart RC, Hodgson E. Molecular and biochemical toxicology. 4th ed. New Jersey: John Wiley and Sons, Inc., 2008.

[27] National Research Council. Toxicity Testing in the 21st Century: A Vision and a Strategy. Washington, DC: The National Academies Press, 2007.

[28] United Nations. Globally harmonized system of classification and labeling of chemicals (GHS). (2007-10-5) https://www.osha.gov/dsg/hazcom/ghsguideoct05.pdf

[29] Littman BH, Di Mario L, Plebani M, et al. What's next in translational medicine? Clin Sci (Lond), 2007, 112(4): 217-227.

[30] Kensler TW, Roebuck BD, Wogan GN, et al. Aflatoxin: a 50-year odyssey of mechanistic and translational toxicology. Toxicol. Sci., 2011, 120 Suppl 1: S28-48.

[31] Mattes WB, Walker EG. Translational toxicology and the work of the predictive safety testing consortium. Clinical Pharmacology and Therapeutics, 2009, 85(3): 327-330.

附录　毒理学相关信息资源

从事毒理学研究、教学、相关科学技术工作,需要进行有关信息的检索。主要的科技信息源有科技图书、科技期刊、科技报告、科技会议文献、专利文献、标准文献、政府出版物、学位论文、产品样本、科技档案等 10 种。随着计算机、网络、通信与存储技术的发展,发展了多种数据库,如书目(题录文摘)型数据库、全文型数据库、数值型数据库和事实型数据库,电子信息资源在整个信息资源中所占的比重越来越大。以下介绍了毒理学领域的主要国内外学术期刊和主要的毒理学相关网络资源。

一、毒理学相关学术期刊

(一)主要中文毒理学学术期刊

1.《毒理学杂志》　中华预防医学会系列杂志,北京市预防医学研究中心,北京大学公共卫生学院主办。

2.《中国药理学和毒理学杂志》　军事医学科学院毒物药物研究所,中国药理学会和中国毒理学会主办。

3.《癌变·畸变·突变》　中国环境诱变剂学会主办,汕头大学医学院承办。

4.《生态毒理学报》　中国科学院生态环境研究中心主办。

(二)主要英文毒理学领域学术刊物

Journal Title	ISSN	Journal Title	ISSN	Journal Title	ISSN
ALCOHOL	0741-8329	ENVIRON MOL MUTAGEN	0893-6692	J VENOM ANIM TOXINS	1678-9199
ANN OCCUP HYG	0003-4878	ENVIRON TOXICOL	1520-4081	MAR ENVIRON RES	0141-1136
ANNU REV PHARMACOL	0362-1642	ENVIRON TOXICOL CHEM	0730-7268	MOL CELL TOXICOL	1738-642X
AQUAT TOXICOL	0166-445X	ENVIRON TOXICOL PHAR	1382-6689	MUTAGENESIS	0267-8357
ARCH ENVIRON CON TOX	0090-4341	EXP TOXICOL PATHOL	0940-2993	MUTAT RES-FUND MOL M	0027-5107
ARCH LEBENSMIT-TELHYG	0003-925X	FLUORIDE	0015-4725	MUTAT RES-GEN TOX EN	1383-5718

Journal Title	ISSN	Journal Title	ISSN	Journal Title	ISSN
ARCH TOXICOL	0340-5761	FOOD ADDIT CONTAM A	1944-0049	MUTAT RES-REV MUTAT	1383-5742
ARH HIG RADA TOKSIKO	0004-1254	FOOD ADDIT CONTAM B	1939-3210	NANOTOXICOLOGY	1743-5390
B ENVIRON CONTAM TOX	0007-4861	FOOD AGR IMMUNOL	0954-0105	NEUROTOXICOL TERATOL	0892-0362
BASIC CLIN PHARMACOL	1742-7835	FOOD CHEM TOXICOL	0278-6915	NEUROTOXICOLOGY	0161-813X
BIOMARKERS	1354-750X	FORENSIC TOXICOL	1860-8965	PART FIBRE TOXICOL	1743-8977
BIRTH DEFECTS RES A	1542-9768	HUM EXP TOXICOL	0960-3271	REGUL TOXICOL PHARM	0273-2300
BIRTH DEFECTS RES B	1542-9733	IMMUNOPHARM IMMUNOT	0892-3973	REPROD TOXICOL	0890-6238
CARDIOVASC TOXICOL	1530-7905	IND HEALTH	0019-8366	REV ENVIRON CONTAM T	0179-5953
CELL BIOL TOXICOL	0742-2091	INHAL TOXICOL	0895-8378	SAR QSAR ENVIRON RES	1062-936X
CHEM RES TOXICOL	0893-228X	INT J TOXICOL	1091-5818	THER DRUG MONIT	0163-4356
CHEM SPEC BIOAVAILAB	0954-2299	J ANAL TOXICOL	0146-4760	TOXICOL APPL PHARM	0041-008X
CHEM-BIOL INTERACT	0009-2797	J APPL TOXICOL	0260-437X	TOXICOL IN VITRO	0887-2333
CLIN TOXICOL	1556-3650	J BIOCHEM MOL TOXIC	1095-6670	TOXICOL IND HEALTH	0748-2337
COMP BIOCHEM PHYS C	1532-0456	J ENVIRON PATHOL TOX	0731-8898	TOXICOL LETT	0378-4274
CRIT REV TOXICOL	1040-8444	J ENVIRON SCI HEAL C	1059-0501	TOXICOL MECH METHOD	1537-6524
CUTAN OCUL TOXICOL	1556-9527	J EXPO SCI ENV EPID	1559-0631	TOXICOL PATHOL	0192-6233
DNA REPAIR	1568-7864	J HEALTH SCI	1344-9702	TOXICOL SCI	1096-6080
DRUG CHEM TOXICOL	0148-0545	J IMMUNOTOXICOL	1547-691X	TOXICOLOGY	0300-483X
DRUG SAFETY	0114-5916	J TOXICOL ENV HEAL A	1528-7394	TOXICON	0041-0101
DRUGS	0012-6667	J TOXICOL ENV HEAL B	1093-7404	TOXIN REV	1556-9543
ECOTOX ENVIRON SAFE	0147-6513	J TOXICOL PATHOL	0914-9198	XENOBIOTICA	0049-8254
ECOTOXICOLOGY	0963-9292	J TOXICOL SCI	0388-1350		

二、毒理学网络信息资源

（一）TOXNET

Toxnet（TOXicology Data NETwork）是美国国家医学图书馆（the National Library of Medicine，NLM）建立的涉及毒理学、有害化学物、环境健康和相关领域的系列数据库。是一个收录毒理学内容广、检索途径多、交互性好的大型毒理学网站。其网址为：http://toxnet. nlm. nih. gov/（附图）

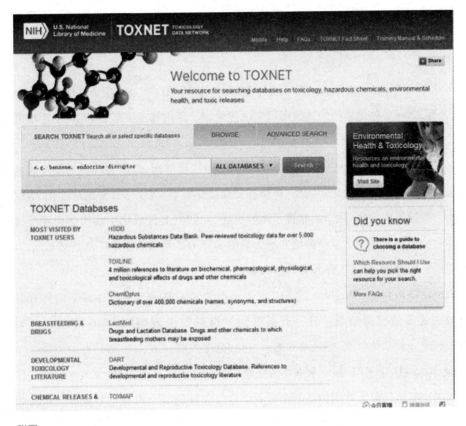

附图
TOXNET 网页

TOXNET 提供如下数据库的免费链接和便利检索：

1. 毒理学数据库（Toxicology Databases）

（1）HSDB®（Hazardous Substances Data Bank）：有害物质数据库（HSDB）是有关超过 5000 种潜在有害化学物的毒理学的事实型数据库。除了毒性数据外，HSDB 还提供了应急处置程序、职业卫生、环境转归、人体暴露、清除方法和管理需要等领域的信息。数据都注明了资料来源，并经过由有经验的科学家组成的科学审查小组审查。

（2）IRIS（Integrated Risk Information System）：综合风险信息系统（IRIS）是由美国环境保护局（EPA）建立的数据库，含有超过 500 种化学物的致癌物和非致癌物的健康风险信息。IRIS 的风险评估资料经 EPA 科学家审查，代表 EPA 的观点。

（3）ITER（International Toxicity Estimates for Risk）：国际毒性危险度预测（ITER）含有支持人类

健康风险评估的资料,由毒理学危险度评价公司(Toxicology Excellence for Risk Assessment,TERA)编辑,包含 650 多种化学物的记录。ITER 提供了国际风险评估信息的比较,解释了来自不同组织的风险值的差异。侧重在危害鉴定和剂量-反应关系评估的 ITER 数据,来源于各评估机构,含有源文件的链接。

(4)CCRIS(Chemical Carcinogenesis Research Information System):化学致癌作用研究信息系统(CCRIS)是由美国国家癌症研究所(National Cancer Institute,NCI)建立和维护的经科学评价和详细标注文献出处的数据库。内容包括 9000 多种化学物质的致癌性、致突变性、促癌与抑瘤方面的试验结果。数据来源于原始期刊引用的研究、NCI 报告及其他特种资料等。试验结果都经过了致癌、致突变专家的审定。

(5)GENE-TOX(Genetic Toxicology):遗传毒理学(GENE-TOX)是由美国环境保护局创建的毒理学数据库,含有 3200 多种化学物的遗传毒理学试验数据。所选择的文献,预先对于评价的试验系统都经科学专家审查,GENE-TOX 描述其结果。

(6)Tox Town®:Tox Town 是一个对于日常接触的毒性化学物、健康和环境的交互式的指导。它用颜色、图表、声音和动画连接化学物质、环境和公众健康联系,提供了日常的毒性化学物的概况、环境如何影响人类健康的信息、化学物非技术性的描述、互联网上权威化学物信息和环境健康话题的链接。与作为专门用于毒理学家和健康专业人员的 TOXNET 系列数据库广泛信息不同,Tox Town 的受众是小学以上的学生、教育工作者和一般大众。

(7)Household Products Database:家用产品数据库提供了 10 000 种以上在室内外日常使用的家用产品的潜在健康效应的信息。每一产品都包括材料安全数据单(Material Safety Data Sheet,MSDS)报告的成分和其他信息,如处理和处置方法、健康效应。

(8)Haz-Map®:HAZ-MAP 是一个主要为健康和安全专业人员,同时也为欲理解在工作环境接触化学物质和生物制品的健康效应信息的消费者而专门设计的职业毒理学数据库。它将职业和有害工作与职业病及其症状联系。数据库中 4556 种化学物和生物因子与工业过程和其他活动(如嗜好)相关联,指出了接触这些因子的可能性。叙述了 225 种职业病及其症状与有害作业的关系。

(9)TOXMAP®:TOXMAP 是 NLM 的一个网址,它利用美国地图来显示释放到环境中的有毒化学物量和地点。数据来源于 EPA 的有毒物质排放报表(Toxics Release Inventory,TRI),该报表作为全美国工业机构的年报提供了有毒化学物的排放入环境信息。

(10)LactMed(Drugs and Lactation):这是一个有关药物和其他哺乳母亲可能接触的化学物的数据库,包括了有关这些物质在乳液和婴儿血液中的水平及对婴儿可能的有害作用信息。所有资料来源于科学文献,并详细列出了出处。

(11)CPDB(Carcinogenic Potency Database):致癌性数据库(CPDB)由加州大学伯克利分校和劳伦斯伯克利实验室开发,提供了自 20 世纪 50 年代以来进行的,在公开发表文献发表和 NCI 及国家毒理学规划(National Toxicology Program)报告的 6540 种慢性、长期动物致癌实验的结果分析。

(12)CTD(Comparative Toxicogenomics Database):比较毒理基因组学数据库(CTD)包含人工管理的有关物种间化学物-基因/蛋白交互作用和化学物-基因-疾病关系数据。

2. 毒理学文献（Toxicology Literature）

（1）TOXLINE®（Toxicology Information Online）：TOXLINE 是一个广泛涵盖从 1965 年到现在的有关药物和其他化学物质的生物化学、药理学、生理学、毒理学作用的文献数据库。TOXLINE 含有 300 多万条引文,几乎所有都有摘要和(或)检索条以及 CA 登录号。

（2）DART®/ETIC（Development and Reproductive Toxicology/Environmental Teratology Information Center）：发育与生殖毒理学/环境致畸信息中心（DART®/ETIC）数据库是一个涵盖自 1965 年以来发表的生殖与发育毒理学文献的文献数据库。DART 由 NLM 管理,受 EPA、NIEHS(国立环境卫生科学研究所)和 NLM 资助。

（3）TRI（Toxics Release Inventory）：毒性化学药品的排放报表(TRI)是一个基于全美国工业机构向 EPA 提交的资料,在 1987—2009 年报告年份,描述每年毒性化学物向环境排放的系列数据库。包括了化学物质的名称,工业机构的地址,排向大气、水或土壤中的,或转送到废物点的特定毒性化学物质的量。有 650 多个化学物和化学物类别的信息。也有每个机构对每个化学物的污染预防的数据。

3. 化学物信息（Chemical Information）：ChemIDplus®是一个提供接入到结构和术语权威数据库用于 NLM 引用的化学物质鉴定的数据库。ChemIDplus 含有超过 390 000 种化学物的记录,其中 299 000种包括化学结构。

通过 TOXNET 还可链接到 PubMed® 及 NLM 的世界生物医学文献和其他毒理学性息资源的免费网址界面。

（二）其他网络信息资源

序号	中文名	英文名	缩写	网址	单位	涉及的毒性类别
1	OECD 现存化学品筛选信息数据集	OECD Existing Chemicals Screening Information Data Sets	SIDS	http://oecdsids.jrc.ec.europa.eu/i5browser/Welcome.do	经济合作与发展组织（OECD）	急性毒性、刺激腐蚀性、致敏性、重复剂量毒性、遗传毒性、致癌性、生殖毒性
2	国际化学品评价简明文件	Concise International Chemical Assessment Documents	CICADs	http://www.inchem.org/pages/cicads.html	国际化学品安全规划署（IPCS）	单次暴露、刺激与致敏性、短期和长期暴露、遗传毒性、生殖发育毒性、致癌性
3	环境健康标准专著	Environmental Health Criteria	EHC	http://www.inchem.org/pages/ehc.html	国际化学品安全规划署（IPCS）	单次暴露、短期和长期暴露、生殖、胚胎毒性和致畸性、致突变性和致癌性
4	毒物信息专著	Poisons Information Monographs	PIMs	http://www.inchem.org/pages/pims.html	国际化学品安全规划署（IPCS）	对动物/人类毒性数据,致癌致畸致突变性
5	卫生与安全指南	Health and Safety Guides	HSGs	http://www.inchem.org/pages/hsg.html	国际化学品安全规划署（IPCS）	对动物/人类毒性数据,致癌致畸致突变性

续表

序号	中文名	英文名	缩写	网址	单位	涉及的毒性类别
6	美国环境保护局综合风险信息系统	Integrated Risk Information System	EPA-IRIS	http://cfpub.epa.gov/ncea/iris/	美国环保局（US EPA）	急性毒性、亚慢性、慢性毒性和致癌性、发育毒性、致畸性
7	澳大利亚国家工业化学品申报与评价机构现有优先化学品评估报告	National Industrial Chemicals Notification and Assessment Scheme：Priority Existing Chemical Assessment Reports	NICNAS-PECAR	https://www.nicnas.gov.au/chemical-information/pec-assessments	澳大利亚国家工业化学品申报与评价机构（NICNAS）	急性毒性、短期重复剂量毒性、遗传毒性
8	初步风险评估	Initial Risk Assessment	IRA	http://www.safe.nite.go.jp/english/risk/initial_risk.html	日本国家技术和评估研究机构（NITE）	重复剂量毒性、生殖发育毒性、致癌性、遗传毒性
9	新西兰危险性物质和新生物化学品分类信息数据库	HSNO Chemical Classification and Information Database	HSNO-CCID	http://www.epa.govt.nz/search-databases/Pages/HSNO-CCID.aspx	新西兰环境保护局	急性毒性、腐蚀刺激性、致癌性、生殖发育毒性、特定靶器官毒性（均为数据摘要）
10	优先物质评估项目评估报告	Existing Substances Evaluation：Priority substances Assessment Program	PSAP	https://www.ec.gc.ca/ese-ees/default.asp?lang=En&n=3E5A065C-1	加拿大环境省和健康省	急性毒性、刺激性和致敏性、短期和亚慢性毒性、慢性毒性和致癌性、遗传毒性、生殖和发育毒性
11	美国毒物和疾病登记局毒性物质档案	Agency for toxic substances & disease registry	ATSDR	http://www.atsdr.cdc.gov/	美国毒物和疾病登记局（ATSDR）	不同途径暴露危害、遗传毒性、毒代动力学
12	农药：重新登记	Pesticides：Reregistration	—	http://www.epa.gov/pesticides/reregistration/status.htm	美国环保局（US EPA）	急性毒性、慢性毒性、发育毒性、致癌致畸性
13	国际癌症研究机构的总结与评价	International Agency for Research on Cancer (IARC)-Summaries & Evaluations	—	http://www.inchem.org/pages/iarc.html	国际癌症研究机构（IARC）	致癌性
14	美国国家毒理学计划致癌物评估报告	NTP Report on Carcinogens	—	https://ntp.niehs.nih.gov/pubhealth/roc/	美国毒理学计划（NTP）	致癌性

续表

序号	中文名	英文名	缩写	网址	单位	涉及的毒性类别
15	国际癌症研究机构对人类致癌的风险数据库	IARC Monographs Database on Carcinogenic Risks to Human	—	http://publications.iarc.fr/Book-And-Report-Series/Iarc-Monographs-On-The-Evaluation-Of-Carcinogenic-Risks-To-Humans	国际癌症研究机构(IARC)	致癌性
16	欧盟已注册物质数据库	ECHA CHEM on registered substances	ECHA CHEM	http://echa.europa.eu/web/guest/information-on-chemicals/registered-substances	欧洲化学品管理局(ECHA)	急性毒性、皮肤腐蚀刺激性、致敏性、重复毒性、遗传毒性、致癌性、生殖毒性
17	危险物质数据库	Hazardous Substances Data Bank	HSDB	http://www.toxnet.nlm.nih.gov/cgi-bin/sis/htmlgen?HSDB	美国国立医学图书馆(NLM)	急性毒性、慢性毒性、生殖毒性、致癌性
18	食品添加剂联合专家委员会专著与评估	JECFA - Monographs & Evaluations	JECFA	http://www.inchem.org/pages/jecfa.html	世界卫生组织(WHO)/联合国粮食及农业组织(FAO)	急性毒性、短期和长期毒性
19	农药残留-著与评价	JMPR-Monographs & Evaluations	JMPR	http://www.inchem.org/pages/jmpr.html	世界卫生组织(WHO)/联合国粮食及农业组织(FAO)	急性毒性、短期和长期毒性
20	化学品初步风险评估概要	Profiles of the Initial Environmental Risk Assessment of Chemicals	PIERAC	http://www.env.go.jp/en/chemi/chemicals/profile_erac/index.html	日本环境省(MOE)	健康评估数据概述
21	化学致癌研究信息系统	Chemical Carcinogenesis Research Information System	CCRIS	http://toxnet.nlm.nih.gov/cgi-bin/sis/htmlgen?CCRIS	国立癌症研究院(NCI)	致癌性
22	遗传毒理学数据库	Genetic Toxicology Data Bank	GENE-TOX	http://toxnet.nlm.nih.gov/cgi-bin/sis/htmlgen?GENETOX	美国食品药品监督管理局	遗传毒性
23	日本化学品评估调查协会危险性评估报告	Chemicals Evaluation and Research Institute CERI,Japan	CERI	http://www.cerij.or.jp/ceri_en/hazard_assessment_report/yugai_indx_en.htm	日本化学品评估和研究机构(CERI)	急性毒性、刺激和腐蚀性、致敏性、重复剂量毒性、生殖和发育毒性、遗传毒性、致癌性

续表

序号	中文名	英文名	缩写	网址	单位	涉及的毒性类别
24	美国环境保护局毒理学资源汇总	U. S. EPA Aggregated Computational Toxicology Resource	ACTOR	https://actor. epa. gov/actor/home. xhtml	美国环境保护局（EPA）	急性毒性、亚慢性毒性、慢性毒性、致癌性、遗传毒性、发育毒性、生殖毒性、神经毒性、免疫毒性、皮肤毒性、生态毒性
25	危险物质GESTIS 数据库	GESTIS-database on hazardous substances	GESTIS	http://gestis-en. itrust.de/nxt/gateway. dll？f=templates&fn =default. htm&vid = gestiseng：sdbeng	德国社会意外保险职业安全与健康研究所（IFA）	毒理学/生态毒理学：较简略，包括LD_{50}、LC_{50}、EC_{50}等数据
26	致癌性数据库	Carcinogenic Potency Database	CPDB	http://potency. berkeley.edu/	美国国家医学图书馆（NLM）	致癌性
27	职业安全与健康主题——化学物	（NIOSH）HomeWorkplace Safety & Health Topics	—	http://www.cdc. gov/niosh/topics/ chemical. html	美国国家职业安全与健康研究所（NIOSH）	
28	化学品风险信息平台	Chemical Risk Information Platform	CHRIP	http://www. safe. nite. go. jp/english/ db.html	NITE 化学品管理中心（CMC）	
29	化学品危害袖珍手册	（NIOSH）Pocket Guide to Chemical Hazards	—	http://www. cdc. gov/niosh/npg/de-fault.html	美国国家职业安全与健康研究所（NIOSH）	
30	国际化学品安全卡	International Chemical Safety Cards	ICSC	英文网址：http://www. inchem. org/ pages/icsc. html 中文网址：http:// icsc. brici. ac. cn/	联合国国际化学品安全规划机构和欧盟委员会	
31	—	Haz-Map	Haz-Map	http://hazmap. nlm.nih.gov/	美国国家医学图书馆（NLM）	

（二）其他网络信息资源

序号	中文名	英文名	缩写	网址	单位	涉及的毒性类别
1	OECD 现存化学品筛选信息数据集	OECD Existing Chemicals Screening Information Data Sets	SIDS	http://oecdsids.jrc. ec.europa.eu/i5brow ser/Welcome.do	经济合作与发展组织（OECD）	急性毒性、刺激腐蚀性、致敏性、重复剂量毒性、遗传毒性、致癌性、生殖毒性

续表

序号	中文名	英文名	缩写	网址	单位	涉及的毒性类别
2	国际化学品评价简明文件	Concise International Chemical Assessment Documents	CICADs	http://www.inchem.org/pages/cicads.html	国际化学品安全规划署（IPCS）	单次暴露、刺激与致敏性、短期和长期暴露、遗传毒性、生殖发育毒性、致癌性
3	环境健康标准专著	Environmental Health Criteria	EHC	http://www.inchem.org/pages/ehc.html	国际化学品安全规划署（IPCS）	单次暴露、短期和长期暴露、生殖、胚胎毒性和致畸性、致突变性和致癌性
4	毒物信息专著	Poisons Information Monographs	PIMs	http://www.inchem.org/pages/pims.html	国际化学品安全规划署（IPCS）	对动物/人类毒性数据，致癌致畸致突变性
5	卫生与安全指南	Health and Safety Guides	HSGs	http://www.inchem.org/pages/hsg.html	国际化学品安全规划署（IPCS）	对动物/人类毒性数据，致癌致畸致突变性
6	美国环境保护局综合风险信息系统	Integrated Risk Information System	EPA-IRIS	http://cfpub.epa.gov/ncea/iris/	美国环保局（US EPA）	急性毒性、亚慢性、慢性毒性和致癌性、发育毒性、致畸性
7	澳大利亚国家工业化学品申报与评价机构现有优先化学品评估报告	National Industrial Chemicals Notification and Assessment Scheme：Priority Existing Chemical Assessment Reports	NICNAS-PECAR	https://www.nicnas.gov.au/chemical-information/pec-assessments	澳大利亚国家工业化学品申报与评价机构（NICNAS）	急性毒性、短期重复剂量毒性、遗传毒性
8	初步风险评估	Initial Risk Assessment	IRA	http://www.safe.nite.go.jp/english/risk/initial_risk.html	日本国家技术和评估研究机构（NITE）	重复剂量毒性、生殖发育毒性、致癌性、遗传毒性
9	新西兰危险性物质和新生物化学品分类信息数据库	HSNO Chemical Classification and Information Database	HSNO-CCID	http://www.epa.govt.nz/search-databases/Pages/HSNO-CCID.aspx	新西兰环境保护局	急性毒性、腐蚀刺激性、致癌性、生殖发育毒性、特定靶器官毒性（均为数据摘要）
10	优先物质评估项目评估报告	Existing Substances Evaluation：Priority substances Assessment Program	PSAP	https://www.ec.gc.ca/ese-ees/default.asp?lang=En&n=3E5A065C-1	加拿大环境省和健康省	急性毒性、刺激性和致敏性、短期和亚慢性毒性、慢性毒性和致癌性、遗传毒性、生殖和发育毒性
11	美国毒物和疾病登记局毒性物质档案	Agency for toxic substances & disease registry	ATSDR	http://www.atsdr.cdc.gov/	美国毒物和疾病登记局（ATSDR）	不同途径暴露危害、遗传毒性、毒代动力学
12	农药：重新登记	Pesticides：Reregistration	—	http://www.epa.gov/pesticides/reregistration/status.htm	美国环保局（US EPA）	急性毒性、慢性毒性、发育毒性、致癌致畸性

续表

序号	中文名	英文名	缩写	网址	单位	涉及的毒性类别
13	国际癌症研究机构的总结与评价	International Agency for Research on Cancer（IARC）- Summaries & Evaluations	—	http://www.inchem.org/pages/iarc.html	国际癌症研究机构（IARC）	致癌性
14	美国国家毒理学计划致癌物评估报告	NTP Report on Carcinogens	—	https://ntp.niehs.nih.gov/pubhealth/roc/	美国毒理学计划（NTP）	致癌性
15	国际癌症研究机构对人类致癌的风险数据库	IARC Monographs Database on Carcinogenic Risks to Human	—	http://publications.iarc.fr/Book-And-Report-Series/Iarc-Monographs-On-The-Evaluation-Of-Carcinogenic-Risks-To-Humans	国际癌症研究机构（IARC）	致癌性
16	欧盟已注册物质数据库	ECHA CHEM on registered substances	ECHA CHEM	http://echa.europa.eu/web/guest/information-on-chemicals/registered-substances	欧洲化学品管理局（ECHA）	急性毒性、皮肤腐蚀刺激性、致敏性、重复毒性、遗传毒性、致癌性、生殖毒性
17	危险物质数据库	Hazardous Substances Data Bank	HSDB	http://www.toxnet.nlm.nih.gov/cgi-bin/sis/htmlgen?HSDB	美国国立医学图书馆（NLM）	急性毒性、慢性毒性、生殖毒性、致癌性
18	食品添加剂联合专家委员会专著与评估	JECFA - Monographs & Evaluations	JECFA	http://www.inchem.org/pages/jecfa.html	世界卫生组织（WHO）/联合国粮食及农业组织（FAO）	急性毒性、短期和长期毒性
19	农药残留-专著与评价	JMPR - Monographs & Evaluations	JMPR	http://www.inchem.org/pages/jmpr.html	世界卫生组织（WHO）/联合国粮食及农业组织（FAO）	急性毒性、短期和长期毒性
20	化学品初步风险评估概要	Profiles of the Initial Environmental Risk Assessment of Chemicals	PIERAC	http://www.env.go.jp/en/chemi/chemicals/profile_erac/index.html	日本环境省（MOE）	健康评估数据概述
21	化学致癌研究信息系统	Chemical Carcinogenesis Research Information System	CCRIS	http://toxnet.nlm.nih.gov/cgi-bin/sis/htmlgen?CCRIS	国立癌症研究院（NCI）	致癌性

续表

序号	中文名	英文名	缩写	网址	单位	涉及的毒性类别
22	遗传毒理学数据库	Genetic Toxicology Data Bank	GENE-TOX	http://toxnet. nlm. nih.gov/cgi-bin/sis/htmlgen? GENE-TOX	美国食品药品监督管理局	遗传毒性
23	日本化学品评估调查协会危险性评估报告	Chemicals Evaluation and Research Institute CERI,Japan	CERI	http://www. cerij. or. jp/ceri_en/hazard_assessment_report/yugai_indx_en.htm	日本化学品评估和研究机构(CERI)	急性毒性、刺激和腐蚀性、致敏性、重复剂量毒性、生殖和发育毒性、遗传毒性、致癌性
24	美国环境保护局毒理学资源汇总	U. S. EPA Aggregated Computational Toxicology Resource	ACTOR	https://actor. epa. gov/actor/home. xhtml	美国环境保护局(EPA)	急性毒性、亚慢性毒性、慢性毒性、致癌性、遗传毒性、发育毒性、生殖毒性、神经毒性、免疫毒性、皮肤毒性、生态毒性
25	危险物质 GESTIS 数据库	GESTIS-database on hazardous substances	GESTIS	http://gestis-en. itrust. de/nxt/gateway. dll? f = templates&fn = default. htm&vid = gestiseng:sdbeng	德国社会意外保险职业安全与健康研究所(IFA)	毒理学/生态毒理学:较简略,包括 LD_{50}、LC_{50}、EC_{50} 等数据
26	致癌性数据库	Carcinogenic Potency Database	CPDB	http://potency. berkeley.edu/	美国国家医学图书馆(NLM)	致癌性
27	职业安全与健康主题—化学物	(NIOSH) HomeWorkplace Safety & Health Topics	—	http://www. cdc. gov/niosh/topics/chemical.html	美国国家职业安全与健康研究所(NIOSH)	
28	化学品风险信息平台	Chemical Risk Information Platform	CHRIP	http://www. safe. nite. go. jp/english/db.html	NITE 化学品管理中心(CMC)	
29	化学品危害袖珍手册	(NIOSH)Pocket Guide to Chemical Hazards	—	http://www. cdc. gov/niosh/npg/default.html	美国国家职业安全与健康研究所(NIOSH)	
30	国际化学品安全卡	International Chemical Safety Cards	ICSC	英文网址:http://www. inchem. org/pages/icsc.html 中文网址:http://icsc.brici.ac.cn/	联合国国际化学品安全规划机构和欧盟委员会	
31	—	Haz-Map	Haz-Map	http://hazmap.nlm. nih.gov/	美国国家医学图书馆(NLM)	

（郝卫东）

中英文名词对照索引